Hippokrates

Der Autor:

Torsten Liem, D.O.
Autor der »Praxis der Kraniosakralen Osteopathie«, Koautor des Buches »Osteopathie – Die sanfte Lösung von Blockaden«, Leiter der Osteopathie Schule Deutschland, Chefredakteur der Zeischrift »Osteopathische Medizin«. Osteopathieausbildungen in Deutschland und Belgien. Mitglied des General Osteopathic Council (England). Darüber hinaus ist er ausgebildet in Psychotherapie, NLP und Hypnose, sowie in Akupunktur u. a. im Hospital für Traditionelle Chinesische Medizin, Beijing. Mit Hingabe widmet er sich der Verwirklichung osteopathischer Prinzipien in der Praxis und ihrer Verknüpfung mit Prinzipien klassischer chinesischer Medizin sowie psychologischen energetischen Gesichtspunkten.
Torsten Liem arbeitete im Centre d'Instinctothérapie sowie an zahlreichen Instituten und Schulen im In- und Ausland.

Torsten Liem

Kraniosakrale Osteopathie

Ein praktisches Lehrbuch

Mit Geleitworten von
Alan R. Becker und Anne L. Wales

3., überarbeitete und erweiterte Auflage

Hippokrates Verlag · Stuttgart

Die Deutsche Bibliothek – CIP-Einheitsaufnahme

Ein Titeldatensatz für diese Publikation ist bei Der Deutschen Bibliothek erhältlich.

Grafikerstellung:
Sabine Reichert, Hamburg
Chryssa Dardamissis, Hamburg

Anschrift des Verfassers:

Torsten Liem, D. O.
Eimsbütteler Chaussee 37
20259 Hamburg

1. Auflage 1998
2. Auflage 1998
3. Auflage 2001

Wichtiger Hinweis:
Wie jede Wissenschaft ist die Medizin ständigen Entwicklungen unterworfen. Forschung und klinische Erfahrung erweitern unsere Erkenntnisse, insbesondere was Behandlung und medikamentöse Therapie anbelangt. Soweit in diesem Werk eine Dosierung oder eine Applikation erwähnt wird, darf der Leser zwar darauf vertrauen, dass Autoren, Herausgeber und Verlag große Sorgfalt darauf verwandt haben, dass diese Angabe dem Wissensstand bei Fertigstellung des Werkes entspricht.
Für Angaben über Dosierungsanweisungen und Applikationsformen kann vom Verlag jedoch keine Gewähr übernommen werden. Jeder Benutzer ist angehalten, durch sorgfältige Prüfung der Beipackzettel der verwendeten Präparate und gegebenenfalls nach Konsultation eines Spezialisten festzustellen, ob die dort gegebene Empfehlung für Dosierungen oder die Beachtung von Kontraindikationen gegenüber der Angabe in diesem Buch abweicht. Eine solche Prüfung ist besonders wichtig bei selten verwendeten Präparaten oder solchen, die neu auf den Markt gebracht worden sind. Jede Dosierung oder Applikation erfolgt auf eigene Gefahr des Benutzers. Autoren und Verlag appellieren an jeden Benutzer, ihm etwa auffallende Ungenauigkeiten dem Verlag mitzuteilen.
Geschützte Warennamen (Warenzeichen) werden nicht besonders kenntlich gemacht. Aus dem Fehlen eines solchen Hinweises kann also nicht geschlossen werden, dass es sich um einen freien Warennamen handele.

ISBN 3-7773-1469-2

Printed in Germany 2001

Satz: Hofacker DDV GmbH, Schorndorf
Druck: Kohlhammer GmbH, Stuttgart

Inhaltsverzeichnis

Der Schädel

Prinzipien der Diagnose und Behandlung

Praktische Anwendung

Geleitworte

Torstens Wunsch, ein Geleitwort zu seinem Buch zu schreiben, ehrt mich. Ich bin beeindruckt, wie detailliert und ausführlich er die Materie beschreibt, wie er die Ordnungsprinzipien erfasst, die dem Erlernen der Wissenschaft der Osteopathie zugrunde liegen und besonders, wie er die Grundprinzipien beschreibt, auf denen die Osteopathie ruht.
Er greift die Idee auf, dass der menschliche Körper auf ein korrektes Funktionieren angelegt ist und dass es nicht die Aufgabe des Therapeuten ist, den Körper zu reparieren. Die Rolle des Arztes besteht darin, den Körper zu ermutigen und darin zu unterstützen, dass er das tut, von dem der Körper selbst weiß, wie er es am besten erreicht, auf welche Art er funktionieren muss und wie er dadurch eine stabile Gesundheit zurückerhält.
Torsten versteht außerdem die grundlegende Wahrheit der Palpation („man fühlt nicht mit den Fingern, sondern mit dem Gehirn über die Finger oder den Teil des Körpers, den der Therapeut benutzt, um Kontakt mit dem Körper des Patienten herzustellen"). Ich bin überzeugt, dass dieses Buch ein Basistext für alle künftigen Studenten der Wissenschaft der Osteopathie sein wird, sobald es im Druck erscheint und den Lesern zugänglich sein wird.

Alan R. Becker, D.O., F.A.A.O., F.C.A.
ehem. Präsident der American Academy of Osteopathy

Glücklicherweise hat Torsten Liem die 3. erweiterte Ausgabe des Buches über Kraniosakrale Osteopathie fertiggestellt. Es ist wichtig, das Wissen über den menschlichen Kopf allen Osteopathen bekannt zu machen.
Da das gelenkige endoskelettale System des menschlichen Körpers fundamental für die Lebensaktionen im Ganzen ist, birgt die Osteopathie nützliches für jeden Teil. Es ist erst 60 Jahre her, seit W. G. Sutherland, D.O., D. Sc. (Hon.) begann Osteopathie im kranialen Bereich zu unterrichten. Jetzt werden seine Lehren durch das vorliegende Buch weitergeführt.
Dr. Sutherland lehrte, dass „das Ziel einer osteopathischen Behandlung ist, einen effizienteren Austausch zwischen allen Flüssigkeiten des Körpers über alle Grenzflächen zu erreichen. Diese Sichtweise beinhaltet die posturale Mechanik ebenso wie den mikroskopischen Bereich.

Anne L. Wales, D.O.
(Herausgeberin der „Teachings in the Science of Osteopathy" by W. G. Sutherland und „Contributions of Thought, the Collected Writings of W. G. Sutherland")

Vor über einem Jahrhundert suchten *Dr. A. T. Still* und *Dr. W. G. Sutherland* eine ganzheitliche Behandlungsweise. Dem Autor ist es wichtig zu betonen, dass nur aufgrund ihrer Hingabe und ihrer Forschung, ihrer Arbeit und Erfahrung, weitergeführt durch eine Vielzahl weiterer Osteopathen, und aus Idealismus dieses Buch entstehen konnte.
10% seines Gewinnes dieses Buches spendet der Autor der Organisation Greenpeace.
Welche gesundheitsfördernde individuelle Heilmethoden auch immer angewendet werden, unsere Gesundheit und die unserer Kinder lassen sich dennoch langfristig nur in Einklang mit unserem Lebensraum und unserer Umwelt verwirklichen. „Die Phantasie der Natur ist reicher als unsere eigene."
(Freeman Dyson).

Für Sybille, Noak und Mutter Erde

Einleitung

Osteopathie ist für mich eine Kunst, die gleichermaßen die Hände, den Verstand und das Herz miteinbezieht. Insbesondere von *Alan Becker*, der das Privileg hat, in einem der ersten Kurse von *William Sutherland* in die kraniale Osteopathie eingewiesen worden zu sein, habe ich gelernt, dass das Wichtigste ist, mit sanfter Aufmerksamkeit zu warten, bis das Gewebe zu sprechen beginnt, zuzuhören, es geschehen zu lassen und einfach da zu sein. Es geht nicht darum, etwas zu machen, sondern im Gegenteil, sich auf das Gewebe und den Patienten einzustimmen und seine ihm eigene Geschichte verstehen zu lernen.

Im Laufe meiner Ausbildungen, oder vielleicht sollte ich besser sagen Einweihungen, wurde ich nicht nur in fluide und energetische Palpationen sowie in die Erspürung embryologischer Bewegungsimpulse eingewiesen, sondern auch der Blick hinter die Strukturen wurde geöffnet – der Blick für das Herz oder den Punkt der Stille des Klienten und das Erspüren der individuellen potenziellen Quelle seiner Gesundheit. Unter Palpation verstanden die alten Lehrer und Meister mehr ein Einstimmen in das, was Sutherland den „Atem des Lebens" nannte. Dies ist eine äußerst bewusste, sehr sanfte und respektvolle Annäherung an die Ganzheit des Patienten. Die „alten Lehrer" palpierten nicht nur mit den Händen, sondern öffneten all ihre Sinne, ihren Verstand und ihr Herz, um wahrzunehmen, wie die universelle Atmung des Kosmos ihren Widerhall und individuellen Ausdruck im Klienten und jeder anderen Existenzform findet, um den einzigartigen Geschichten der Gewebe zu lauschen und um feinste Gewebebewegungen, Rhythmizitäten und Spannungen zu erspüren. Alan Becker spazierte zum Beispiel manchen Abend durch die Wälder, um in der Dunkelheit die Schwingungen der Farben der Blütenblätter zu palpieren.

Der therapeutische Impuls besteht eher im Einstimmen auf diese Rhythmen und Energien, die sich in den anatomischen Strukturen und darüber hinaus offenbarten, als in einer rein mechanisch ausgeführten Technik. Der Therapeut tritt in seiner Annäherung an den Patienten so weit zurück und wird so rezeptiv, dass es ihm möglich wird, zu dem mesenchymalen Urmeer, dem Potenzial und dem SINN zu folgen. Hier kann sich der Organismus in einem unmittelbaren Erleben neu orientieren und vom Fulcrum der Krankheit zum Fulcrum der Gesundheit hinüberbewegen.

Viele kraniosakrale Lehrer nehmen heutzutage diese Entdeckungen für sich in Anspruch. Es ist dennoch fair anzumerken, dass dies für Sutherland und seine Studenten tägliche Praxis war. Allerdings wurde diese Herangehensweise nur einem kleinen Kreis von Schülern zugänglich gemacht.

Als ich *Anne Wales*, die dieses Jahr das gesegnete Alter von 92 Jahren erreichte, fragte, was das Besondere eines Osteopathen sei, antwortete sie mir: „Als Osteopath untersuchst du den Körper des Patienten durch deine Hände. Du studierst die Anatomie, damit du verstehen kannst, wie der Körper arbeitet und was das Problem ist, das den Patienten zu dir führt. Du möchtest die Problematik verstehen, bevor du irgendeine Art von Behandlung verordnest. Du möchtest verstehen, was seine Beschwerden sind, die Geschichte seiner Beschwerden, und dann möchtest du herausfinden, worin das Problem hinter seinen Beschwerden besteht."[1]

In diesem Sinne ist das Buch konzipiert. Es bringt die nötigen embryologischen und anatomischen Grundlagen, die für den Therapeuten die unabdingbare Landkarte für seine Annäherung an den Patienten darstellen. Der gesunde Mensch, das gesunde lebendige Gewebe und die Physiologie sind unser Wegweiser, um den Patienten in seiner Selbstheilung zu unterstützen. Heutzutage findet die Anwendung kraniosakraler Techniken weit über die

Grenzen der Osteopathie hinaus Verbreitung und ergänzt das Handwerkszeug vieler anderer Therapeuten und Therapieansätze. Vielleicht kann das Buch dazu beitragen, Fragen zu klären, Grundlagen, neue Einblicke und Impulse zu vermitteln, sowie als Nachschlagewerk zu dienen, damit diese Therapieform erfolgreich in die Praxis integriert werden kann.
Es werden die bisherigen Ergebnisse der wissenschaftlichen Untersuchungen im großen Feld der kraniosakralen Osteopathie dargestellt, auch in der Hoffnung, dass der eine oder andere Anregungen findet, mitzuwirken an der Klärung der noch vielen offenen Fragen. Und vielleicht wird auch etwas vom ursprünglichen Geist und der Hingabe der alten weisen Lehrer zwischen den Zeilen zu lesen sein.
Alle diese Lehrer legten Wert darauf, dass die kraniosakrale Osteopathie nur mit Hilfe eines fundiert ausgebildeten Lehrers und nicht nur durch ein Buch zu erlernen sei.
Außerdem ist es das Anliegen des Buches, Neugierde zu wecken, sich auf einen Weg zu machen, dessen Ende noch längst nicht erreicht ist, und Vertrauen in die eigenen Hände und Wahrnehmungen zu gewinnen. Im letzten Drittel des Buches werden dem Leser außer Diagnose- und Behandlungsprinzipien kraniale Techniken näher gebracht. *Dr. Still*, der Begründer der Osteopathie, vermied es meist, seinen Schülern Techniken zu vermitteln, und legte mehr Wert darauf, dass sie die Prinzipien der Organisation des Körpers verstanden. *Dr. Sutherland* hatte seinen Studenten in seinem ersten zweiwöchigen Kurs ganze drei Techniken gezeigt. Die Techniken sind wie reife Früchte, die dem Therapeuten in die Hände fallen, je mehr er die Fähigkeit der Visualisierung der beteiligten Strukturen und ihre Wechselwirkung meistert, die Diagnose- und Behandlungsprinzipien verinnerlicht und ein Feingefühl in seinen Händen erworben hat. Dann wird er auch in der Lage sein, eigene Techniken zu entwickeln und diese an den jeweiligen Patienten anzupassen. Dazu gehören neben der Bewusstheit für die individuellen Körperenergien auch eine liebevolle Zuwendung zum Patienten.
Ein Lehrer meines Lehrers pflegte nach einem Vortrag stets zu sagen, dass er überzeugt sei, 50 % seines Vortrages seien richtig, aber er wüsste leider nicht, welche 50 % dies seien. In diesem Sinne wünsche ich jedem Leser viel Spaß beim Lesen.

Hamburg, im Frühjahr 1997 *Torsten Liem*

Quellenangabe:

1 Anne Wales im persönlichen Gespräch mit dem Autor vom 5.2.1996. Zitatveröffentlichung mit Genehmigung von Dr. Wales.

Danksagung:

Besonderen Dank an Sabine Reichert und Chryssa Dardamissis für ihre Mühe und kreativen Einfälle bei der Verwirklichung der Grafiken dieses Buches sowie an Helge Schenk, Friedhelm Kaiser und Karsten Franke für die Realisierung der Fotografien.
Und vielen Dank auch an John E. Upledger D.O., F.A.A.O., Philip Greenman D.O. F.A.A.O., Dr. Louis Philippe Dombard, Dr. Richard Kriebel, Dr. Patrick Coughlin und den verstorbenen Dr. Ernest W. Retzlaff für die Erlaubnis, einige ihrer Fotos veröffentlichen zu dürfen, sowie an Viola Fryman D.O., F.A.A.O., F.C.A., Dr. Zanakis und Dr. Greitz für die Genehmigung, einige Grafiken ihrer Forschung zu publizieren.
Danken möchte ich insbesondere meinen Lehrern im großen Gebiet der kranialen Osteopathie, die allesamt zu den renommiertesten zur Zeit lebenden kraniosakralen Behandlern zählen:

- Alan R. Becker D.O., F.A.A.O., F.C.A., für seine Freundschaft und Heranführung an eine zuhörende, offene Palpation

- Viola Fryman D.O., F.A.A.O., F.C.A., der „Grande Dame“ der kranialen Osteopathie, für ihre feinfühligen wissenden Hände und ihre Erfahrung, die sie mir zuteil werden ließ
- Léopold Busquet D.O., für die vielerlei Erleuchtungen der biomechanischen Zusammenhänge im kraniosakralen System
- Marc Wyvekens D.O., für seinen sehr fundierten anregenden Unterricht in den Grundlagen der kraniosakralen Osteopathie, der weit über das hinausgeht, was man sonst darunter versteht
- Patrick van den Heeden D.O., der mich mit seiner Genialität und Intuition, die ich kurze Zeit erleben durfte, nicht nur immer wieder erstaunte, sondern auch sehr inspirierte
- Robert Fulford D.O., F.A.A.O., F.C.A., für seine Weisheit und Wärme, die jede seiner Berührungen begleitete
- Sehe ich Anne Wales D.O., F.A.A.O., F.C.A. in meinen Erinnerungen, sehe ich dem Altwerden als Osteopath sehr gelassen entgegen (dabei bin ich ja noch recht jung). Nicht nur, dass sie auch in den letzten Jahren noch jeden Zuhörer mit ihrer geistigen Auffassung in Bann zog. Es ist so wohltuend einen Menschen zu sehen, den durch seine Aufrichtigkeit, Bescheidenheit und Hingabe im Leben, im hohen Alter eine scheinbar zeitlose Jugend, Schönheit und einzigartige Ausstrahlung umgibt.
- Jim Jealous D.O., F.A.A.O. für seine Vermittlung der Stille und Liebe in Verbindung mit den Rhythmizitäten des Organismus und seine weitreichenden Einblicke in die Selbstheilungskräfte und die Weisheit des Körpers, die weit über die Gewebestrukturen hinausreichen
- Richard Feely D.O., F.A.A.O., F.C.A. für die Erläuterungen der neurologischen Aspekte der kraniosakralen Osteopathie
- Herb Miller D.O., F.A.A.O., F.C.A., der mir durch seine Präsenz und einfühlsamen Hände Vertrauen in meine eigenen Hände schenkte
- Thomas Schooley D.O., F.A.A.O., F.C.A., der mir an zwei Nachmittagen in privater Runde viel vom ursprünglichen Geist der Osteopathie näher brachte
- John Upledger D.O. F.A.A.O., für seine Kreativität und Inspiration, die ich durch die Begegnung mit ihm erfuhr
- Dr. Frank Willard, dessen brillante Vorlesungen der anatomisch physiologischen Zusammenhänge mich zutiefst beeindruckten
- Harold I. Magoun jr. D.O., F.A.A.O., F.C.A. für die Erfahrung, von ihm behandelt worden zu sein
- Auch allen meinen ungenannten weiteren Lehrern in den verschiedensten Lehrinstituten, für ihre liebevolle Unterstützung
- Sehr inspiriert bin ich von dem Unterricht von Jean Pierre Barral, D.O. M.R.O. Nicht nur von seiner einzigartigen Erfahrung, die jeder seiner Ausführungen wortlos begleitet, sondern besonders die ungezwungene Art, wie er mich und andere unterstützt, meiner Palpation zu vertrauen und Spaß daran zu haben. In der Tat würde ich ihm fast alles glauben, selbst wenn er mir erzählte, er würde die Farbe der Unterwäsche durch die Kleidung palpieren. (Gleichzeitig fühle ich mich manchmal so sprachlos unsicher ihm gegenüber. Aber das kommt häufiger einmal vor. Meist hilft ein Gläschen guter Wein.)
- Franz Buzet, M.R.E.O., M.S.B.O. verdanke ich sehr sehr viel. Es ist ein so gutes Gefühl, wenn jemand an einen glaubt.
- Ich danke Beatrice Macazaga, die mich vor so vielen Jahren als Freundin und als unfreiwilligen Muttersatz zur Heilkunde inspirierte.
- Fred L. Mitchell jr. D.O., F.A.A.O., F.C.A. ist für mich ein wunderbares Beispiel für einen Lehrer, der gleichzeitig einfühlsam, klar, anschaulich, bescheiden und kompetent ist, so dass er selbst die scheinbar blödeste Frage mit der immer gleichen Anteilnahme und Aufmerksamkeit beantwortet.

- Über den Kontakt zu Renzo Molinari D.O., M.R.O. bin ich besonders dankbar. Nicht nur über die großartige Unterstützung seinerseits, sondern weil ich mir keinen kompetenteren, engagierteren und einfühlsameren Präsidenten der European School of Osteopathy vorstellen könnte.
- Artho Wittemann, ist mir Begleiter, Therapeut und Freund. Ich danke ihm besonders mich dabei zu unterstützen in Berührung mit zahlreichen Facetten meiner Selbst zu kommen. Ich bin immer wieder selbst überrascht, welche Seelen in meiner Brust gleichzeitig oder abwechselnd agieren.
- Wenn ich jemals der Ansicht war, Osteopathie hätte etwas mit Kraft zu tun, dann hat mich Lawrence H. Jones, D.O., F.A.A.O., vom Gegenteil überzeugt. Es war für mich beeindruckend mit welcher Leichtigkeit und Anmut, ähnlich eines Tänzers Dr. Jones – selbst im hohen Alter – mich berührte, bewegte und behandelte.
- Des Weiteren auch Philip E. Greenmann D.O., F.A.A.O., Rober C. Ward D.O., F.A.A.O., und den vielen anderen Lehrern, die mir Verständnis in die übrigen Bereiche der Osteopathie vermittelten.
- Allen meinen Patienten. Jeder von ihnen stellt für mich eine Herausforderung, eine Begegnung und Wachstum dar.
- Für die Erlaubnis, ausgewählte Zitate veröffentlichen zu dürfen, bedanke ich mich bei der American Academy of Osteopathy, bei Dr. Harold I. Magoun jr., Dr. Donald L. Becker, Dr. Anne L. Wales, Dr. Robert C. Fulford, Ronald R. McCatty, Droemer Knaur Verlag, Diederichs Verlag, Verlag Hinder und Deelmann, Insel Verlag, Klett-Cotta Verlag, Quintessenz Verlag, Rowohlt Verlag, Scherz Verlag sowie beim Journal of Neurosurgery. Insbesondere möchte ich mich auch bei Stephen J. Noone, Executive Director der AAO, für seine freundliche Unterstützung bedanken. Ganz besonders möchte ich mich beim Hippokrates Verlag sowie bei Frau D. Seiz und Frau Horbatsch für ihre unglaubliche Geduld und Flexibilität bis ins späte Stadium der Verlagsarbeit bedanken.

„Er (der Mensch) ist nicht der physische Körper, die Emotionen oder der Geist. Dies sind vielmehr Instrumente, die es ihm ermöglichen, in der physischen, emotionalen und geistigen Welt zu agieren, und es obliegt uns die Anatomie und Physiologie dieser Instrumente zu studieren, wenn wir den Menschen in seiner Ganzheit behandeln wollen."

V. M. Frymann[1]

„Gesundheit zu finden sollte das Ziel des Arztes sein. Krankheiten kann jeder finden."

A. T. Still[2]

Grundlagen der kraniosakralen Osteopathie

Die Geschichte der kraniosakralen Osteopathie

Entwickelt wurde die Osteopathie vom Amerikaner Dr. *Andrew Taylor Still* (1828 - 1917). Aus der Auseinandersetzung mit der zur damaligen Zeit betriebenen Heilkunde und der Unzufriedenheit über die übertriebenen Medikamentenverordnungen, Aderlässe und andere Methoden der Ärzte, entwickelte er ein neues ganzheitliches medizinisches System, das er Osteopathie nannte. Im Jahre 1874 trat er mit seinen philosophischen und praktischen Grundlagen der Osteopathie zum ersten Mal an die Öffentlichkeit.
Durch *J. M. Littlejohn* fand die Osteopathie auch in Europa ihren Einzug, so dass die erste europäische Osteopathieschule 1917 in England gegründet wurde: The British School of Osteopathy. 1957 wurde unter der Leitung von *Paul Geny* die „Ecole Française d'Osteopathie" gegründet, die aufgrund von staatlichen Repressalien 1960 nach England verlegt wurde und zur „European School of Osteopathy" in *Maidstone* wurde. Seit den achtziger Jahren nimmt die Osteopathie in Europa stetig an Beachtung zu, wobei sich mehrere berufsbegleitende Aus- bzw. Fortbildungsinstitute gebildet haben.
Die kraniosakrale Behandlungsmethode wurde Anfang der dreißiger Jahre von *William Garner Sutherland* (1873 - 1954) entwickelt. Allerdings wurden schon im alten Griechenland kraniale Manipulationen angewendet[3]. Im Alter von 25 Jahren gab Sutherland seinen Beruf als Journalist auf, um bei *Dr. A. T. Still* in Kirksville/Missouri Osteopathie zu studieren. Nach erfolgreichem Abschluss seines Studiums erlangte er 1900 den Titel „Doktor der Osteopathie". Noch als Student an der Osteopathieschule in Kirksville hatte er einen zerlegten Schädel betrachtet. Dabei erregten die eigentümlich gebildeten Verbindungsflächen zwischen dem großen Keilbeinflügel und der Schläfenbeinschuppe seine Aufmerksamkeit. Diese Verbindung erschien ihm gekantet, wie die Kiemen eines Fisches[4]. Sie schienen hinzuweisen auf eine gelenkige Beweglichkeit eines Atemmechanismus. Obwohl alle ihm bekannten anatomischen Textbücher lehrten, dass die Schädelnähte verknöchern und ein unbewegliches, statisches Ganzes darstellen, ließ ihn der Gedanke um die Möglichkeit von Bewegungen im Schädel nicht wieder los.

Nach zehn Jahren vergeblicher Mühe, nicht mehr daran zu denken, versuchte er seine Idee zu widerlegen und begann, mit gelenkigen Verbindungen vertraut, die unterschiedlichen Gelenkflächen der Schädelknochen zu erforschen. Eine Frage tauchte immer wieder auf: „Warum diese Kantung (der Schädelknochen)?"[5] Die Frage nach dem Sinn der unterschiedlichen Anordnung der Schädelnähte ließ *Sutherland* jedes kleinste anatomische Detail der Schädelknochen studieren. Seine Frau nannte es die „knöcherne Phase" ihrer Ehe, denn seine Knochen begleiteten ihn in dieser Zeit überall hin und lagen in der ganzen Wohnung herum. Statt seine Idee zu widerlegen, kam er zu dem Schluss, dass die Gelenkflächen der Schädelknochen eine Konstruktion darstellen, die nur den Zweck haben können, Bewegung zu ermöglichen. Er fand heraus, dass die Schädelknochen durch Membranen im Schädel miteinander verbunden sind und ihre Bewegung durch diese Membranen koordiniert werden. Deshalb bezeichnet er sie als „reziproke Spannungsmembran". Auch das Kreuzbein ist durch die Dura im Rückenmarkskanal mit den intrakranialen Membranen und so mit den Schädelknochen verbunden.

Immer wieder palpierte er seinen Schädel und die Köpfe seiner Patienten und begann etwas zu erspüren, das er sich nicht erklären konnte: Der Schädel bewegt sich tatsächlich, und zwar unabhängig vom Herz- und Atemrhythmus. Nach weiterem unermüdlichem „Fühlen" dieser feinsten Bewegungen kommt er zu dem Schluss, die Eigenbewegung des Gehirns, die regelmäßigen, rhythmischen Fluktuationen der Hirn- und Rückenmarksflüssigkeit, die Beweglichkeit der duralen Hirn- und Rückenmarkshäute, der Schädelknochen sowie des Kreuzbeins seien die Grundlage dieser Bewegung.

Nachdem *Sutherland* die Strukturen in ihrer normalen Funktion studiert hatte, untersuchte er die Auswirkung feinster struktureller Veränderungen. Durch Beobachtung der unterschiedlichen Schädelformen in seiner Praxis, auf den Bahnhöfen, Straßen und Lokalen kam *Sutherland* zur Überzeugung, das äußere Erscheinungsbild gebe Hinweise auf Strukturierungen im Inneren des Schädels. Das Keilbein, das mit 11 weiteren Schädelknochen artikuliert, nimmt mit seiner Verbindung zum Hinterhaupt eine Schlüsselstellung ein.

Um genauer zu verstehen, warum der eine Kopfschmerzen hat, während ein anderer eine Brille benötigt oder unter Bissstörungen leidet, führte er weitere Selbstversuche durch. Er konstruierte sich einen Helm, mit dem er an bestimmten Stellen seines Kopfes Druck ausüben konnte. Auf diese Weise erforschte er die Auswirkung von Restriktionen an den Schädelknochen. Nicht nur, dass er mit Kopfschmerzen, Halluzinationen, Seh- und Hörstörungen auf diese künstlichen Restriktionen reagierte, sondern er überraschte seine Frau auch mit Persönlichkeitsveränderungen. Aufgrund seines Wissens um die normale Struktur der Gewebe und mit Hilfe seiner Frau korrigierte er diese Restriktion und beobachtete an sich die Ergebnisse. Schließlich erforschte er Möglichkeiten der Diagnose und Therapie, um vorhandene Störungen seiner Patienten heilen zu können.

Zwischen 1934 und 1939 behandelte *Sutherland,* zusätzlich zu seinem eigenen Praxisbetrieb, Kleinkinder im Krankenhaus einer nahe gelegenen Stadt, die unter zerebralen Lähmungserscheinungen, Hydrozephalus, Koordinationsstörungen, Hyperaktivität und anderen Entwicklungsstörungen litten. Dadurch vertiefte er seine Kenntnisse und erreichte im Laufe der Zeit zunehmende Erfolge bei diesen Kindern, so dass es vielen von ihnen ermöglicht wurde, wieder ein normales Leben aufzunehmen. Nicht nur, dass er durch kraniosakrale Techniken Krankheiten der Kleinkinder verbessert oder sogar heilt – es ist auch möglich, Schäden zu korrigieren, die in dieser frühen Lebensphase selbst noch keine Symptomatik erkennen lassen. Dadurch wird einer Vielzahl späterer Entwicklungsstörungen und Krankheitsanlagen vorgebeugt und unnötiges Leid vermieden.

Immer aufs Neue untersuchte *Sutherland* über 20 Jahre hinweg mit seinen „fühlenden, sehenden, denkenden ... Fingern" die Strukturen, kleinste Bewegungsmöglichkeiten und feinste Bewegungen im und am Schädel sowie vorhandene Restriktionen und ihre Behandlungsmöglichkeiten, bis er mit seinen Ergebnissen an die Öffentlichkeit trat. Allmählich entwickelte sich aus seinen Untersuchungen und Experimenten eine neue Behandlungsmöglichkeit: Die kraniosakrale Osteopathie.
Sutherlands größter Verdienst war neben der konsequenten Anwendung der osteopathischen Prinzipien auf den Schädel, der bis dahin auch unter Osteopathen als unbewegliches Ganzes angesehen wurde, die Entdeckung eines Regulationssystems für den Gesamtorganismus, das sich durch eine rhythmische, langsame Bewegung am Schädel äußerte. Er richtete seine Aufmerksamkeit auf die fluiden Bestandteile des Körpers, insbesondere auf den Liquor cerebrospinalis und bemerkte, dass sich durch feinste Impulse auf die Fluida Fixationen fester Körperstrukturen zu lösen begannen.
Er begann unter dem Pseudonym „Blunt Bone Bill" Kolumnen im Northwest Bulletin zu schreiben, dessen Herausgeber die Minnesota State Osteopathic Association war. 1939 wurde sein Buch „The Cranial Bowl" veröffentlicht, in dem er die Erkenntnisse seiner Forschungen und Grundlagen der kraniosakralen Osteopathie beschrieb. Die Reaktionen auf dieses Buch bestanden aus Unverständnis und Ablehnung, so dass es noch 7 Jahre dauerte, bis Sutherland 1946 auf einem Kongress in Denver der Durchbruch für die Akzeptanz seiner Ideen gelang.
Gleichzeitig zu *Sutherland* entwickelte ein Chiropraktiker namens *Nephi Cottam* die Craniopathie. *Bertrand DeJarnette,* D.C., der Kontakt zu *Sutherland* (etwa 1922) wie auch zu *Cottam* hatte, entwickelte die Sacro-okzipitale Technik (SOT). Allerdings haben diese im Gegensatz zu *Sutherland* keine rhythmischen Impulse am Schädel beschrieben und ihr Konzept auch nicht als integralen Bestandteil der osteopathischen Prinzipien verstanden[6].
Harold Ives Magoun (1898-1981), erster Präsident der amerikanischen Akademie der Osteopathie (1947) und ein Schüler *Sutherlands,* veröffentlichte 1951 das Buch „Osteopathy in the Cranial Field", welches seitdem als Grundlagenwerk für jeden kraniosakralen Osteopathen gilt. Im Jahr 1954, an seinem Sterbebett, verpflichtete *Sutherland* seinen Schüler *Magoun* dazu, die kraniale Osteopathie auch in Europa zu lehren. Im Jahre 1964 unterrichteten *Harold Magoun, Viola Frymann* und *Thomas Schooley* in der „British School of Osteopathy" in London die Grundlagen der kranialen Osteopathie. Als sie dort auf Ablehnung und Skepsis stießen, begannen sie mit der Unterstützung von *Denis Brookes,* einem englischen Osteopathen, noch im gleichen Jahr in Paris, neun Osteopathen und Ärzte in einem Zeitraum von vier Jahren in kranialer Osteopathie zu unterweisen.
Eine Vielzahl von Veröffentlichungen erschien seitdem, und eine zunehmende Zahl von Osteopathen und Wissenschaftlern hat die Forschung auf diesem Gebiet vorangetrieben und die Arbeiten von *W. G. Sutherland* fortgeführt.

Definitionen in der kraniosakralen Osteopathie

Der kraniosakrale Rhythmus

Ausgangspunkte der Diagnose und Therapie ist der kraniosakrale Rhythmus, der wie der Herz- und Atemrhythmus einen eigenständigen Körperrhythmus darstellt. Dieser Rhythmus beeinflusst den Stoffwechsel des Organismus und jeder einzelnen Körperzelle.

Mit Übung kann er auch zur Diagnose von Körper- und Organstörungen benutzt werden. Selbst, um psychische und emotionale Ursachen zu erkennen, fand er als so genannter körpereigener „Lügendetektor" und Signifikanzdetektor in neuerer Zeit Anwendung.
Der kraniosakrale Rhythmus lässt die Schädelknochen wie auch den übrigen Körper mit einer Frequenz von 6 bis 14/min sanft und fast unmerklich flektieren und extendieren bzw. nach außen und innen rotieren. *Sutherland* selbst hat allerdings nie eine genaue Frequenz erwähnt. Dieser Rhythmus beginnt in der embryonalen Entwicklung und ist sogar kurz nach dem Tode noch palpierbar.
Die Bedeutung des kraniosakralen Rhythmus als ausschließlicher inhärenter Rhythmus muss allerdings relativiert werden. *Sutherland* selbst sprach in seinen späten Jahren im engeren Kreis seiner Studenten von der Diagnostik und Therapie mit Hilfe der Gezeitenbewegung und von der Bedeutung langsamerer Rhythmen im und um den Organismus herum. So beschrieb *Becker* einen Rhythmus von 6 Zyklen pro 10 Minuten, den er die große Gezeitenbewegung nannte, während *Jealous* zusätzlich einen Rhythmus von 2,5 Zyklen pro Minute palpieren konnte.
Auch Messungen von Bewegungen am Schädel ergaben weitere deutlich langsamere Rhythmen als den kraniosakralen Rhythmus (siehe Kap. 2. und 10).
Sutherland erkannte in der rhythmischen Pumpbewegung des Systems Ähnlichkeiten zum Atmungssystem und hielt dieses System für so bedeutsam, dass er es den „primär respiratorischen Mechanismus"[7] (primary respiratory mechanism) nannte und etwas in diesem Mechanismus als den „Atem des Lebens"[8] bezeichnete. „Respiratorisch" ist im Sinne einer Gewebeatmung zu verstehen, wobei jede Zelle im Körper durch die feinen Bewegungen dieses Systems rhythmisch drainiert wird, wie auch die Funktion des Atemzentrums und aller anderen Hirnzentren von diesen Bewegungen abhängt. Der primär respiratorische Mechanismus umfasst die inhärenten Bewegungen des Gehirns und Rückenmarks, die Fluktuationen der Hirn- und Rückenmarksflüssigkeit (incl. der Strukturen, die der Produktion und Resorption dieser Flüssigkeit dienen), die Beweglichkeit der Duralmembrane, die Beweglichkeit der Schädelknochen und die unwillkürliche Beweglichkeit des Kreuzbeins zwischen den Beckenknochen. Des Weiteren sollte die Frage offen gehalten werden, ob noch weitere bisher nicht erwähnte Strukturen am primär respiratorischen Mechanismus teilhaben.
Der Terminus „kraniosakrales System" hebt besonders die funktionelle Einheit zwischen Schädel (Kranium) und Kreuzbein (Sakrum) im primär respiratorischen Mechanismus hervor. Es ist ein funktionelles anatomisches System, das bei allen Lebewesen, die Hirn- und Rückenmark besitzen, existiert.
Die kraniosakrale Behandlungsmethode hat sich als Teilbereich der Osteopathie entwickelt. Ihre Wurzeln liegen begründet in den Prinzipien der Osteopathie, und sie ist eingefügt in den ganzheitlichen Ansatz der Osteopathie. Aus diesem Grunde sollen im Folgenden die Grundlagen der Osteopathie erläutert werden.

Grundlagen der Osteopathie

Wörtlich übersetzt heißt Osteopathie „krankhafte Veränderung des Knochens", aber das kann zu Missverständnissen führen. *Still* wählte diesen Namen für sein Therapiekonzept, weil er mit seinen Forschungen am Knochen begann und weil er damit begann, zunächst das knöcherne Skelett zu norma-

lisieren. So verband er Knochen („Osteo") mit Leiden („Pathos") und hatte als Ergebnis Osteopathie.
Still[9] kam zur Erkenntnis, dass ein freier Blutfluss Gesundheit gewährleistet, wohingegen lokale oder allgemeine Zirkulationsstörungen Krankheiten hervorrufen. Bewegung ist Leben. Alles, was lebt, fließt. Die Bewegung ist das bedeutendste Kennzeichen und Voraussetzung für das Leben. Sind Bewegung und Beweglichkeit der Gewebe vermindert oder eingeschränkt, so dass die Flüssigkeiten (Blut, Lymphe etc.) nicht mehr ungehindert fließen können, entsteht eine mehr oder minder ausgeprägte Stauung. Auch die nervale Versorgung der Gewebe kann dadurch beeinträchtigt werden. Die Folge ist eine Einschränkung der Nährstoff- und Sauerstoffversorgung sowie ein verminderter Abtransport von Metaboliten im Gewebe. Das Gewebe verliert seine Vitalität – der Boden ist bereit für eine Erkrankung.
Still[10] benutzte die Hebelwirkung der Knochen, um den Druck auf Nerven, Arterien und Venen zu entlasten und dadurch wieder die Voraussetzung für eine gesunde Physiologie zu schaffen. Auch heute besteht das Bestreben eines Osteopathen darin, die mechanischen und strukturellen Hindernisse zu beseitigen, die die Kommunikation der Körperflüssigkeiten hemmen, der intra- wie auch der extrazellulären, inklusive der Hirnflüssigkeit. Dabei ist die Vielfalt der „Techniken" angepasst an die Vielfalt der Ursachen von Bewegungsverlusten (Frakturen, Verstauchungen, Entzündungen, Verklebungen, Narben, Fehlbelastungen, psychische und soziale Einflüsse, Ernährungs- und Lebensgewohnheiten).
„Ce n'est pas le microbe, c'est le terrain"[11], sagte schon *Bechamp*, Professor an der medizinischen Fakultät von Montpellier, Lille und Straßburg, zur Zeit *Pasteurs* und der Entdeckung des Tuberkelbazillus. Dieses Terrain, der Zustand der Gewebe im allgemeinen und des Bindegewebes im Besonderen, ist das Betätigungsfeld des Osteopathen.
Die Osteopathie betrachtet die Ganzheit des Menschen in ihrer somato-viszeral-psychischen Einheit und Wirkungsweise. Sie umfasst die Eigenschaften und Aspekte, die das Leben ausmachen und erkennt die Gesetzmäßigkeiten an, die das Leben auf der Erde bestimmen. Diesen Gesetzmäßigkeiten sind die Tiere, die Pflanzen und auch die Menschen unterworfen.
So versteht *Still* unter Gesundheit ein harmonisches Zusammenwirken von Körper, Seele und Geist. Dabei beeinflussen die Umwelt- und Lebensfaktoren den Zustand des Menschen in seiner Körper-Geist-Seele-Einheit. Zu den Lebensfaktoren gehören u. a. die Ernährung, die Bewegung, das Wasser, die Luft, Sonne, der Wach-/Schlafrhythmus, das Aktivitäts-/Ruheverhältnis.

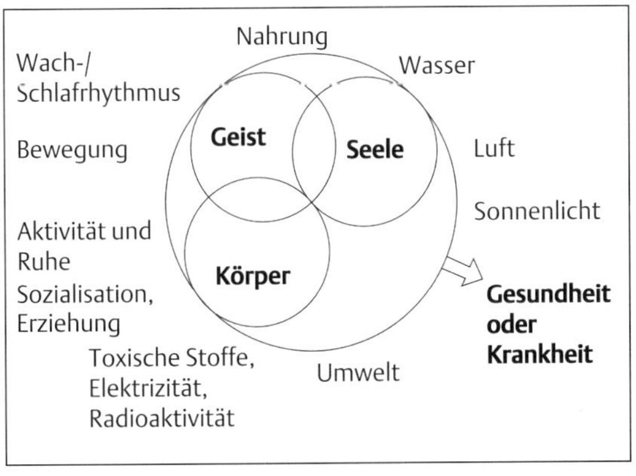

1.1
Einflüsse auf die Gesundheit

Wenn die unterschiedlichen Strukturen des Körpers sich in einem optimalen Zustand befinden und auf faszialer, biomechanischer, muskulärer, nervaler, zirkulatorischer und endokriner Ebene harmonisch zusammen wirken, resultiert daraus Gesundheit. Die jeweiligen körperlichen und geistigen Eigenschaften bilden dabei die spezifische körperlich-geistige Wahrnehmung, aus der die mentalen Einstellungen und Fähigkeiten des jeweiligen Menschen resultieren. Der Geist und die Seele bilden die spezifischen psychologischen und spirituellen Aspekte des jeweiligen Menschen. Nach *Still* stellt die Gesundheit einen „positiven Zustand" dar, der mehr als die Abwesenheit von Krankheit bedeutet.
Die Osteopathie umfasst spezielle manuelle Diagnose- und Therapiemethoden, mit dem Schwerpunkt auf den strukturellen Beziehungen und Wechselwirkungen der verschiedenen Gewebe. Das Ziel einer osteopathischen Behandlung ist die Erhöhung der individuellen Lebensqualität des Patienten, die Verbesserung des strukturellen und dynamischen Gleichgewichts in seinen Körpersystemen sowie die Ökonomisierung seines Energieverbrauchs. Die osteopathische Medizin ist bestrebt, im Körper alle Ressourcen freizusetzen und sich entwickeln zu lassen, die die Grundlage bilden für seine Wiederherstellung und seine Widerstandsfähigkeit gegenüber krankhaften Einflüssen. In diesem Sinne richtet sich die Vorgehensweise in der Osteopathie weniger nach einer analytischen isolierten Betrachtung der störenden Symptome als vielmehr nach der Fragestellung, unter welchen Bedingungen der Organismus seine Ordnung und Intaktheit autonom aufrechterhält. Erst dann wird der Erforschung der Ursachen nachgegangen, die zur Entstehung von Krankheitssymptomen geführt haben. Diese Ursachen können mannigfaltig sein und die Gesundheit und Lebenskraft durch Behinderungen der Flüssigkeits- und Energiebewegungen und der Nervenimpulse etc. beeinträchtigen. Im Heilungsprozess ist der Patient mit aufgefordert, die Bedingungen zu erkennen und in sein Leben zu integrieren, die ein normales Wirken seiner eigenen biologischen Kreislaufprozesse und seiner Selbstheilungskräfte ermöglichen (Ernährung, Wach-/Schlafrhythmus, Bewegung, Sinnfindung etc.).

Eine Definition der Osteopathie formulierte *H. M. Wright*[12]:
„Die Osteopathie ist zugleich eine Philosophie, eine Wissenschaft und eine Kunst. Ihre Philosophie stellt das Konzept dar von der Einheit der Struktur und der Funktion des Körpers, in Gesundheit wie auch in Krankheit. Ihre Wissenschaft beinhaltet die chemischen, physikalischen und biologischen Wissenschaften im Dienste der Gesundheit ebenso wie in der Prävention, Heilung und Verbesserung von Krankheiten. Ihre Kunst ist die Anwendung der Philosophie und Wissenschaft in der Praxis der osteopathischen Medizin und Chirurgie und all ihrer Fachbereiche."

Prinzipien der Osteopathie

1. Der Körper ist eine Einheit

Die Osteopathie betrachtet alle Teile des physischen Körpers, den Geist und die Seele (mit den Emotionen, die über das neurohumorale System vernetzt sind) als miteinander verbunden und in Wechselbeziehung zueinander stehend. Alle Zellen, Gewebe und Organe des Körpers arbeiten zusammen und sind als eine Einheit anzusehen, im gesunden wie auch im kranken Zustand. Die einzelnen Teile formen ein lebendiges Ganzes, das mehr als die Summe seiner Teile darstellt. Der Mensch wiederum bildet eine Einheit mit anderen

Menschen, seiner Umwelt und dem gesamten Kosmos. Abnorme strukturelle Veränderungen oder Störungen in der Funktion einzelner Gewebe, wie zum Beispiel den Knochengelenken, Muskeln, faszialen Strukturen oder Organen, können sich auf den gesamten übrigen Organismus auswirken. In der Osteopathie wird weder der Psyche noch der Physiologie oder den Körperstrukturen eine Vormachtstellung eingeräumt. Die eine kann durch die jeweils andere beeinflusst werden, wobei die Osteopathie bestrebt ist, über die Struktur des Körpers auf den Gesamtorganismus und die Zirkulation seiner Flüssigkeiten und Energien Einfluss auszuüben.

2. Der Körper verfügt über eigene selbstregulative und heilende Kräfte

Diese Selbstheilungskräfte äußern sich:

- in der homöostatischen Regulation der gesamten Vitalfunktionen des Organismus
- in der angeborenen oder erworbenen Immunität gegen Krankheitserreger
- in der Heilung von beschädigten Körpergeweben
- in der Korrektur von Schäden aufgrund schädlicher äußerer Einflüsse
- und in der Kompensation irreparabler Schäden

Der Körper ist in kontinuierlichem Bestreben, Toxine zu binden, zu entgiften und auszuscheiden, so dass er zum Beispiel selbst bei jahrzehntelanger Fehlernährung noch erstaunlich gut funktionieren kann. Unablässig sucht und erkennt er veraltete oder entartete Zellen, baut sie ab und ersetzt diese durch funktionsfähige neue Zellen. Schädliche Bakterien werden angegriffen und spezifische Antikörper gegen sie gebildet. Wunden werden geschlossen und Verletzungen an Bändern, Gelenken und Knochen repariert. Diese Selbstheilungskräfte sind wiederum abhängig von genetischen und Umweltfaktoren, von der Ernährung, dem Lebensstil, der psychischen Verfassung und dem sozialen Umfeld (s. auch *Abb. 1.1*).

Das Entstehen von Krankheiten ist abhängig von den Abwehr- und Selbstheilungskräften des Organismus und der Stärke der toxischen Einflüsse. Bei besonders toxischen Erregern oder Stoffen können sich sofort Krankheitssymptome ausbilden.

Ab einem bestimmten Niveau bzw. ab einer bestimmten Grenze der Akkumulation von weniger starken krankhaften Einflüssen – wie genetische Konstitution, fetale Einflüsse, Geburtstraumata, Unfälle, Ernährung, früheren Krankheiten, Umweltfaktoren, Impfungen, physischer und psychischer Stress u. a. – ist die Kompensationsfähigkeit und Abwehrkraft des Organismus so weit vermindert, dass sie durch einen erneuten Faktor bzw. Auslöser überwunden werden kann. Es entsteht ein Symptom oder eine Krankheit. Durch die therapeutische Auflösung verschiedener dieser krankmachenden Einflüsse kann der Organismus wieder so viel Kompensationsmöglichkeiten erlangen, dass er imstande ist, sich selbst zu heilen.

3. Struktur und Funktion beeinflussen sich wechselseitig

Die Beziehung zwischen der Struktur bzw. Anatomie des Körpers und seiner Funktion bzw. Physiologie ist die Grundlage der Diagnose und Therapie. Als Struktur werden die knöchernen, muskulären, faszialen, viszeralen und neuralen Teile und selbst die Körperflüssigkeiten (im Sinne einer beweglichen Struktur) des Organismus bezeichnet. Es besteht eine enge Beziehung zwischen der Art der Körperstrukturen und der Fähigkeit und Möglichkeiten des jeweiligen Menschen, sein Leben zu gestalten. Auf der anderen Seite führen bestimmte Anforderungen und Funktionen zur Ausprägung bestimmter struktureller Veränderungen, um diese Funktionen bestmöglich ausführen zu können.

Der gegenseitige Einfluss der Struktur und Funktion besteht auf:
- mechanischem Niveau zwischen den Gelenken, Muskeln, Knochen
- membranösem Niveau durch fasziale, ligamentäre Beziehungen zwischen den Organen und Geweben
- zirkulatorischem Niveau aufgrund des Verlaufs von Blut- und Lymphgefäßen und der Fluktuationen der Hirn- und Rückenmarksflüssigkeit
- neurologischem Niveau durch Informationsübertragung über die peripheren und zentralen Nervenbahnen
- biochemischem, hormonellem und elektrophysiologischem Niveau zwischen den Geweben und Organen

Eine normale Struktur und ein physiologischer Spannungszustand der gesamten Körpergewebe sind notwendig, um seine optimale Funktion zu gewährleisten. Demgegenüber können abnorme strukturelle Veränderungen zu einer Verschlechterung der Funktion, wie z. B. zu einer verminderten lokalen Durchblutung von Geweben oder zu einer gestörten Verdauung führen, so dass es über lange Sicht zu krankhaften Erscheinungen kommen kann. Das Muskel-Faszien-Skelett-System ist dabei von besonderer Bedeutung für den Osteopathen. Die Gefäßsysteme und Nerven bieten nach *Still* ein integrierendes und unterstützendes Gerüst für den Gesamtorganismus.
Im Weiteren sind auch die Entstehung von Strukturen sowie die diese Entstehung regulierenden Faktoren für das Verständnis der jeweiligen Störung und der Therapie von Bedeutung. Sowohl das Verständnis der embryologischen Entwicklung der verschiedenen Gewebe und Organe als auch Erkenntnisse aus der modernen Physik über die Grundlagen der Struktur sind daher von Bedeutung. Gravitationsfelder oder elektromagnetische Felder können nicht von der Materie her erklärt werden, sind aber von zentraler Bedeutung für die Organisation von Materie.
Rupert Sheldrake, ein Biochemiker, vermutet, „dass selbstorganisierende Systeme aller Komplexitätsgrade – also Moleküle oder Kristalle ebenso wie Zellen, Gewebe, Organismen und Gesellschaften von Organismen – von Feldern“[13], so genannten morphogenetischen Feldern, organisiert werden. Er versteht die Vererbung organischer Formen als eine Vererbung von Feldern, die eine Art Erinnerungsvermögen beinhalten.
Therapeutisch könnnte dabei von Bedeutung sein, dass es über Resonanzphänomene möglich sein könnte, Einfluss auf diese Felder zu bekommen und somit auf die Strukturierung von Geweben und Organismen einzuwirken.

4. Die osteopathische Behandlung integriert alle vorher genannten Punkte

Sie basiert auf dem Verständnis und dem Wissen um die Einheit und die Selbstheilungskräfte des Körpers, ebenso wie um die Wechselwirkungen der unterschiedlichen Gewebe zu ihrer Funktion. Der Osteopath gebraucht keine Drogen, um den Körper zu beeinflussen, sondern beabsichtigt durch die Behandlung der Körperstruktur des Patienten, auf seine Physiologie einzuwirken. Die eigentliche osteopathische Behandlung ist manuell, obwohl Ernährung, psychische, soziale und andere Lebensfaktoren je nach Erfahrung und Ausbildung des Osteopathen mit berücksichtigt werden.
Durch einen minimalen therapeutischen Eingriff an den Körpergeweben, insbesondere am Muskelfaszienskelettsystem, zum Beispiel durch Behebung von Hindernissen für die Flüssigkeitsbewegungen wird es der Lebenskraft ermöglicht, Störungen in normale Funktion zurückzubringen. Die inte-

grative Funktion des Nerven- und des endokrinen Systems auf den gesamten Organismus und die unterstützende Funktion des Gefäßsystems sind dabei für den Osteopathen von zentraler Bedeutung.
Eine osteopathische Behandlung versucht also, Beziehungen zwischen Strukturen zu erkennen, um diese dann gegebenenfalls zu normalisieren, damit sich wieder eine „normale" Körperfunktion einstellen kann. Dabei wird der Patient nicht durch den Behandler geheilt, sondern es ist vielmehr der Organismus, der durch die Impulse der osteopathischen Behandlung zu einer Selbstkorrektur geführt wird und die Natur, die in die Lage versetzt wird, den erkrankten Teil zu heilen. Das Ziel der Behandlung ist, ursächliche Krankheitsfaktoren aufzulösen oder abzuschwächen, freie Beweglichkeit der Gelenke und Faszien wieder einzurichten, die Austauschprozesse der gesamten Körperflüssigkeiten zu normalisieren, die bioelektrischen Phänomene zu koordinieren, das autonome Nervensystem auszugleichen, die Harmonisierung der Körperstatik, die Auflösung viszeraler Störungen, die Unterstützung und Regulierung der ernährenden Körperelemente, die Vertiefung der Atmung, Entspannung, Tonisierung, die Widerstandskraft des Körpers zu stärken und ihn zu ermutigen, seine eigene selbstregulative Tätigkeit wieder zu übernehmen, um sich selbst zu heilen.
Je stärker sich der therapeutische Eingriff an der Ganzheitlichkeit des Organismus orientiert, desto tiefgreifender und erfolgreicher wird er sein. Grundlagen jedes kraniosakralen Osteopathen sind aus diesem Grunde sehr exakte theoretische und praktische Kenntnisse der gesamten Gewebestrukturen (faszial, ligamentär, artikulär, nerval, vaskulär, viszeral etc.), deren Beziehungen und Wechselwirkungen zueinander sowie deren Physiologie und embryologische Entstehung.
Durch die anatomischen Strukturen und die Körperphysiologie manifestiert sich eine Art potenzielle Kraft in Form komplexer ineinanderfließender Ströme von Energie. Der kraniosakral arbeitende Osteopath sollte sich der potenziellen Kraft in den physiologischen Rhythmizitäten des Organismus bewusst sein und unvoreingenommen und erwartungsfrei mit all seinen Sinnen, insbesondere der Palpation, die in den physiologischen Änderungen in den Geweben innewohnende Kraft wahrnehmen. Des Weiteren sollte er erlernen, wie er diese potenzielle Kraft in den körpereigenen Rhythmizitäten und Strömungen zur Diagnose und Therapie nutzen kann. Indem der Therapeut, ohne einzugreifen, mit entspannter Aufmerksamkeit die Ruhe und Stille hinter und zwischen den Bewegungen wahrnimmt und den Rhythmizitäten zu ihrem Ursprungsort folgt, kann er eine unmittelbare Erfahrung dieser Kraft spüren. Die Palpationsfähigkeit seiner Hände, die Fähigkeit, die psycho-emotionale Ebene des Patienten zu erfahren, ihn in seiner soziokulturellen Entwicklung und in seiner Umwelt wahrzunehmen, wie auch die Fähigkeit, die Bedeutung der unterschiedlichen exo- und endogenen Einflüsse für den Gesamtorganismus einzuschätzen, stellen die hohe Kunst der Osteopathie dar.
Dabei ist zu berücksichtigen, dass der Patient nicht eine statische, sondern eine sich dynamisch verändernde Entität darstellt, die zugleich Teil von Entitäten ist und sich innerhalb anderer Entitäten bewegt und bewegt wird. Je besser der Patient in diesem Kontext erfahren und verstanden wird, desto gezielter kann ein therapeutischer Impuls ausgeführt werden.
Für die Diagnose untersucht der Osteopath zuerst die pathologischen Verhältnisse und die Art dieser Pathologien und sucht dann nach osteopathischen Dysfunktionen bzw. Läsionen.
Eine osteopathische Dysfunktion bzw. Läsion bezeichnet dabei eine strukturelle Abnormalität. Eine osteopathische Behandlung kann niemals ohne eine genaue Diagnose erfolgen, und es kann nur dann eine Behandlung empfohlen werden, wenn osteopathische Dysfunktionen gefunden werden.

Still selbst gebrauchte verschiedene Techniken. Einige davon werden heute nicht mehr benutzt, neue haben sich aus seinen Prinzipien entwickelt. Obwohl osteopathische Methoden auf den gleichen Grundsätzen beruhen (s. o.), hat jede Methode ihre eigenen diagnostischen Möglichkeiten und Behandlungstechniken. Auch kann eine entsprechende Diagnose mehrere Behandlungsmethoden ermöglichen.

Osteopathische Dysfunktion und Kompensation

Eine osteopathische Dysfunktion äußert sich in einer Veränderung der physiologischen Beziehung innerhalb eines Gewebes oder zwischen verschiedenen Organstrukturen. Die mechanische oder physiologische Reaktion läuft ab in knöchernen, faszialen, muskulären oder viszeralen Strukturen, auf innere wie äußere Einflüsse:

1. Genetische Einflüsse
2. Intrauterine Einflüsse
3. Traumata wie Geburtstraumata, Schleudertrauma
4. Folgen schwerer Erkrankungen wie Enzephalitis, Meningitis, Otitis media usw.
5. Folgen von Operationen, Lumbalpunktionen, Medikamenten, Impfungen, Narben
6. Folgen von Zahnextraktionen oder anderen zahnmedizinischen Eingriffen, wie Zahnklammern oder Brücken
7. Mechanische Einflüsse, z. B. durch berufliche Fehlbelastungen
8. Viszerale Einflüsse wie Organdysfunktionen bzw. Erkrankungen
9. Psychische Einflüsse
10. Einflüsse der Ernährung auf die Körperphysiologie
11. Einflüsse der Außenwelt wie Umweltverschmutzung und Hygienebedingungen

Diese Einflüsse führen zunächst zu mehr oder weniger feinen Bewegungseinschränkungen der jeweiligen Gewebe. Sie sind vorhanden, noch bevor es zu anderen tast- oder sichtbaren Gewebeveränderungen, Schmerzen, sensiblen und sensorischen Veränderungen, organischen Erkrankungen, funktionellen Störungen oder zu einem beeinträchtigten Allgemeinzustand kommt. Als Folge dieser Bewegungseinschränkung wird der Organismus in seinen physiologischen Abläufen gestört.

In der Chiropraktik wird der Begriff „Subluxation" häufig in ähnlichem Zusammenhang wie die osteopathische Dysfunktion verwendet, bleibt dabei aber meist auf die veränderte Mobilität von Gelenken beschränkt.

Eine osteopathische Dysfunktion kann sich äußern:

- in jedem Gelenk
- in jedem Skelettmuskel
- in Faszien und anderen Bindegewebsstrukturen, wie z. B. in Schädelnähten, Hirnhäuten, Diaphragmen
- in jedem Organ oder anderen viszeralen Strukturen

Jede Dysfunktion ist höchst individuell, abhängig beispielsweise von der Art und der Intensität der Ursache, vom jeweiligen Zustand der Gewebe, der Aktivität, dem Alter und dem emotionalen Befinden des Menschen. Osteopathische Dysfunktionen müssen palpabel sein, da sie sonst nicht behandelt werden könnten. Sie können sehr deutlich sein, zum Beispiel nach einem Umknicken mit dem Fuß, mit einer starken Bewegungseinschränkung, Entzündung und Schwellung des Gewebes. Aber häufig ist auch nur eine feine Ver-

änderung in der Bewegung und Beweglichkeit der Gewebe wahrnehmbar. Beseitigen die Selbstheilungskräfte die schädlichen Einflüsse, tritt eine Entwicklung in Richtung Gesundheit ein. Wenn die krankmachenden Einflüsse stärker sind als die Selbstheilungskräfte und diese es nicht mehr schaffen, die krankhaften Einflüsse oder ihre Wirkungen zu beseitigen, kommt es zu weiteren Veränderungen der Gewebe, wie Elastizitätsverlust, Aufquellungen, Verhärtungen, Fibrosierungen etc. Das Gewebe und der Körper werden sich nun mehr und mehr in Richtung Krankheit entwickeln.
Auch nach dem Abklingen der akuten Symptome wie beim Fußumknicken kann noch eine feine Verminderung in der Beweglichkeit zurückbleiben. Diese feinen Bewegungseinschränkungen sind dem Patienten meist gar nicht bewusst. Ohne selbst weitere Symptome zu verursachen, können diese Stellen andere Gewebe beeinflussen, so dass später vielleicht ganz neue Symptome an ganz anderer Stelle auftreten.
In diesem Sinne beschreibt *Korr* vier Prinzipien der Osteopathie:

1. Die Gelenke und ihre umgebenden Gewebe sind beeinflussbar durch anatomische und funktionelle Störungen.
2. Diese Störungen haben lokale und entferntere Auswirkungen.
3. Diese Störungen stehen in direkter oder indirekter Beziehung zu anderen pathologischen Faktoren.
4. Es ist möglich, diese Störungen zu lokalisieren und positiv mit Hilfe von Manipulationen zu beeinflussen.

Beispiel 1

Nach dem Umknicken mit dem rechten Fuß, entsprechend einer internen Verstauchung, wird das Wadenbein nach unten anterior gezogen und übt einen Zug auf den M. biceps femoris aus. Dieser kann über seinen Ursprung am Sitzbeinhöcker das Becken nach posterior kippen, wodurch das rechte Bein kürzer erscheint. Der M. biceps femoris fibrosiert vielleicht mit der Zeit. Durch das rechte Becken in Posteriorität können sich der rechte M. quadratus lumborum und der M. iliopsoas anspannen und verkürzen, mit der Folge einer Lendenskoliose. Das Kreuzbein bewegt sich mit seiner Spitze auf der rechten Seite relativ nach hinten, so dass die Ligg. sacrospinale und sacrotuberale rechts gedehnt werden. Ebenso werden die Adduktoren gedehnt mit der Folge eventueller Tendiniten. Später können in Kombination mit anderen „kleinen Veränderungen" eine Vielzahl von Störungen auftreten, von Blasenentleerungs- und Sexualstörungen bis hin zu Dickdarmsymptomen oder Muskelschmerzen im Bein.

Beispiel 2

Hinterhaupt und Kreuzbein sind über die Dura mater spinalis miteinander verbunden. Ein Sturz auf das Kreuzbein kann über seine Verbindung zum Hinterhauptbein im Laufe der Zeit, nachdem der Sturz längst vergessen ist, zu Kopfschmerzen führen. Ebenso kann es bei einem Sturz auf das Hinterhauptsbein außer zu Kopfschmerzen über die Verbindung zum Kreuzbein unter Umständen auch zu Stuhlentleerungsstörungen kommen.

Einteilung der Dysfunktionen

Es wird zwischen primären und sekundären Dysfunktionen sowie Kompensationen unterschieden.
Eine **primäre Dysfunktion** ist meist traumatischer Art, bleibt monosegmentär und wird durch exogene Einflüsse hervorgerufen.
Die **sekundäre Dysfunktion** folgt meist schleichend und passiv der primären Dysfunktion. Sie ist adaptativ und wirkt als Kompensation zu strukturellen Veränderungen des knöchernen Skeletts oder ist die Folge anderer Störungen im Organismus.

Sie ist meist plurisegmentär, das heißt, mehrere Segmente in der Wirbelsäule sind dabei betroffen. Sie kann als endogenes Phänomen angesehen werden (von inneren Einflüssen verursacht).

Kompensation bezeichnet die Anpassung des Körpers an eine nicht normale Funktion oder an krankmachende Einflüsse. In der Kompensation besteht noch kein Mobilitätsverlust, wohl aber eine Tendenz zur Dysfunktion. Sie ist reversibel bei primären und sekundären Dysfunktionen, aber irreversibel bei erblichen oder anatomischen Fehlbildungen.
Den sekundären Dysfunktionen können auch tertiäre Dysfunktionen folgen. Die sekundären oder tertiären Dysfunktionen können weiter differenziert werden:

Somatosomatische Dysfunktion: Eine primäre somatische Dysfunktion (am knöchernen Skelett oder am Skelettmuskel) führt über fasziale, ligamentäre, muskuläre oder nervale Verbindungen zu weiteren somatischen Dysfunktionen.

Somatoviszerale Dysfunktion: Eine primäre somatische Dysfunktion kann über fasziale, ligamentäre, vaskuläre Verbindungen zu Störungen an den viszeralen Strukturen (inneren Organen) führen.
Dies trifft vor allem für vertebrale Dysfunktionen zu. Über die sympathischen Ganglien, die aus den Segmenten ihren Ursprung nehmen, und die die Gelenke oder Muskeln sensibel und motorisch innervieren, können somatische Dysfunktionen viszeralisiert werden. Zum Beispiel kann der Tonus der kleinen Wirbelgelenke sich erhöhen und als Folge der Rippenkopf Druck auf das Sympathikusganglion ausüben. Je nach Lokalisation können verschiedene viszerale Strukturen dadurch verminderte oder verstärkte sympathische Impulse erhalten und die entsprechende Organfunktion, zum Beispiel des Magens, gestört werden.

Viszerosomatische Dysfunktion: Störungen der inneren Organe können über die eben beschriebenen Wege, insbesondere aber über die zugehörigen Rückenmarkssegmente, zu Störungen im Muskelskelettsystem führen.

Viszeroviszerale Dysfunktion: Über fasziale, ligamentäre, nervale oder vaskuläre Verbindungen.

Psychosomatische oder psychoviszerale Dysfunktion: Psychische Stressfaktoren oder Situationen, die entweder kurzfristig mit sehr starker Intensität (Tod der Eltern, Vergewaltigung etc.) oder über einen längeren Zeitraum mit geringerer Intensität (Streit, Existenzsorgen etc.) auf das Individuum einwirken, können die homöostatischen Kapazitäten des Individuums übersteigen. Der Körper reagiert darauf global und lokal. Global, zum Beispiel:

- über eine Schwächung der Lymphozytenfunktion,
- über einen Anstieg der Cortisolausschüttung
- über das limbische System und das autonome Nervensystem, das bestimmte unwillkürliche Körperreaktionen hervorruft

Lokal zum Beispiel durch Anspannung bestimmter Muskeln oder Muskelgruppen. Der Osteopath *S. D. Blood* schreibt, dass negative Emotionen (Angst oder unaufgelöster Ärger) üblicherweise Symptome und Krankheiten verursachen, deren Ursache ein Leben lang unentdeckt bleiben kann.
Somatopsychische oder viszeropsychische Dysfunktion: Zum Beispiel über einen erhöhten sympathischen Tonus, über Schmerzen, Bewegungsein-

schränkungen oder neuroendokrine Veränderungen, die allesamt zu psychischen Störungen führen können.
Außerdem können die kranialen Dysfunktionen in fluide, membranöse und ossäre Dysfunktionen unterteilt werden:

1. **Fluide Dysfunktionen:** Damit werden die pathologischen Veränderungen des Liquor cerebrospinalis (LCS) in seinem Rhythmus, seiner Zusammensetzung und seinem Volumen bezeichnet. Im weiteren Sinne können dadurch auch Veränderungen der übrigen Körperflüssigkeit bezeichnet werden.
2. **Membranöse Dysfunktionen:** Diese bestehen in pathologischen Veränderungen der membranösen Strukturen des kraniosakralen Systems, wie die Struktur und Funktion der Hirn- und Rückenmarkshäute, die bindegewebige Umhüllungen der Hirn- und Rückenmarksnerven, usw. Im weiteren Sinne können dadurch auch Veränderungen der übrigen Körperfaszien bezeichnet werden.
3. **Die ossären Dysfunktionen** umfassen jede pathologische Veränderung in der Struktur, der physiologischen Bewegung und der Position der Schädelknochen. Im weiteren Sinne können dadurch auch Veränderungen der übrigen Knochengelenke bezeichnet werden.

Beeinflusst werden können durch diese Dysfunktionen die Hirnnerven, die (lokale) Gefäßversorgung und die Flüssigkeitsbewegungen im Schädel, das Gehirn und über die Hypophyse – das endokrine System. Ebenso können das Kreuzbein, die Wirbelsäule und eine Vielzahl anderer Strukturen direkt oder indirekt beeinträchtigt werden. Die Symptome reichen von Saug- und Schluckstörungen, Erbrechen, Kopfschmerzen, Trigeminusneuralgien, Hörstörungen, Faszialisparesen, psychischen und Konzentrationsstörungen bis zu Innervationsstörungen der inneren Organe, vermittelt über den Vagusnerven oder den sympathischen Grenzstrang und über Muskelstörungen.

Quellenangabe:

1 Frymann, V. M.: Scott Memorial Lecture 1972, The law of mind, matter and motion. Scott Memorial Lectures, AAO (1985), S. 63.
2 Still, A. T.: Philosophy of osteopathy. Kirksville. 6th Reprint. American Academy of Osteopathy, Ohio 1986, S. 28.
3 McPartland, J., Mein, J.: Entrainment and the cranial rhythmic impulse. Alternative Therapies in Health and Medicine. 3 (1977) 40 – 45.
4 Sutherland W. G. in Sutherland, A. S.: With thinking fingers. The Cranial Academy, USA 1962, S. 13.
5 Sutherland W. G. in Sutherland, A. S.: With thinking fingers. The Cranial Academy, USA 1962, S. 13.
6 Cottam, C., MacGillivray-Smith, E.: The roots of cranial manipulations: Nephri Cottam and Craniopathy. Chiropractic Hist. 1 (1981) 31 – 35.
7 Sutherland, W. G.: Teachings in the science of osteopahty. Suther Cranial Teaching Foundation 1991, S. 3.
8 Sutherland, W. G.: Teachings in the science of osteophathy. Sutherland Cranial Teaching Foundation 1991, S. 14. Constributions of thought. Sutherland Cranial Teaching Foundation 1967, 151.
9 Still, A. T.: Osteopathy, research and practice. Eastland Press, Seattle 1992, S. 10p.
10 Still, A. T.: Osteopathy, research and practice. Eastland Press, Seattle 1992, S. 66.
11 Passebecq, A.: Bechamp et Tissot contre Pasteur. Vie et Action N° 32, Vence.
12 Wright, H. M.: Perspectives in osteopathic medicine: Kirksville College of Osteopathic Medicine, Kirksville, 1976, S. 7.
13 Sheldrake, R.: Die Wiedergeburt der Natur. Rowohlt Taschenbuch Verlag, Reinbeck bei Hamburg 1994, S. 27.

Weitere Literaturhinweise:

Arbuckle, B. E.: Early cranial considerations. JAOA 47 (1948) 315-320.
Barillon, B., Gabarel, G.: Le crâne et la santé. 1981.
Barral, J. P., Mercier, P.: Visceral manipulation. Eastland Press, Seattle 1988.
Becker, R. E.: Be still and know. A Dedication to William G. Sutherland D.O. Cranial Academy Newsletter, 12/1965

Becker, R. E.: Craniosacral trauma in the adult. Ostepath. Ann. 4 (1976) 43 – 59.
Becker, R. E.: Cranial therapy revisited. Ostheopath. Ann. 5 (1977) 11 – 40.
Blood, S. D.: The three-dimensinal approuch. JAOA 5 (4) (1995) 9 – 13.
Brookes, D.: Lectures on cranial osteopathy. A manual for practitioners and students. Thorsons Publishers Limited, Wellingborough Northhamptonshire 1981.
Busquet, L.: L'Osteopahtie cranienne. Maloine, Paris 1985.
Chapman, J. D.: Perinatal facotrs causing brain injuries. Osteopath. J. of Ob. and Gyn. X (1) (1962).
Danese, S.: Craniosacral therapy. Toronto New Age Monthly, Dimensions. IV (2) (1989).
De Battersby, R., Williams, B.: Birh injury: A possible contributory factor in the etiology of primary basilar impression. J. Neurol., Neurosurg. & Psychiatry 45 (1982) 879 – 883.
Delaunois, P.: Introduction à l'Osteopathie. 1994.
General Council and Register of Osteopaths: Osteopathy, Your questions answered. London 1984.
Handy, C. L.: History of Cranial Ostepathy. JAOA 47 (1) (1948) 269 – 272. Hix, E. L., Korr, I. M., Buzzel, K. A.: Physilogical basis of osteopathic medicine. The postgraduate Institue of Osteopahic Medicine and Surgery, New York 1970.
Hermann, N.: Sutherland, Arbuckle, Upledger. Zur Geschichte und Theorie der osteopathischen Kraniosakraltherapie. Naturheilpraxis (1991) 913 – 918.
Jakob, S. W., Francone, S. A.: Structure and function in man. W. B. Saunders Co., Philadelphia 1974.
Kappler, R. E.: Osteopathy in the cranial field. Osteopath. Phys. 2 (1979) 13 – 20.
Kimberly, P. E. Cranial osteopathy. Des Moines, Still College of Osteopathy and Surgery 1947.
Kimperly, P. E.: Modus operandi of cranial lesions. JAOA, 1951.
Kimberly, P. E.: Outline of the cranial concept. 2nd ed. Publ. by the author, 1950.
Kötschau, K.: Gewaltfreie Medizin. Triltsch, Düsseldorf 1981.
Lippincott, R. C.: Cranial Osteopathy. AAO Yearbook 1947, 103 - 111.
Littlejohn, J. M.: Notes on the principles of osteopathy. The Maidstone Osteopathic Clinic, Maidstone.
Magoun, H. I.: Osteopathy in the cranial field. 3rd ed. Journal Printing Company, Kirksville 1976.
Page, E. L.: Osteopathic fundamentals. Tamor Pierston, London 1981.
Passebecq, A.: Bechamp et Tissot contre Pasteur. Vie et Action N° 32, Vence.
Sheldrake, R.: Das Gedächtnis der Natur. Scherz, München 1994.
Still, A. T.: Philosophy and mechanical principles of osteopathy. Hudson Kimperly, Kansas 1902. Reprinted 1986 by Osteopathic Enterprise, Kirksville.
Still, A. T.: Autobiography of A. T. Still. American Academy of Osteopathy, Indianapolis, 1981.
Sutherland, W. G.: The cranial bowl. Free Press Company, Mankato, Minnesota 1939.
Thomas, L.: The lives of a cell. Bantam Books, New York, 1974. Tucker, E. E., Wilson P. T.: The theory of osteopathy. Journal Printing Company, Kirksville 1936.
Tweedle, C. D.: The development of sense organs in the absence of innervation. JAOA Research Report 77 (1978) 474.
Wales, A. L.: The work of William Garner Sutherland. JAOA 71 (1972) 788 – 793.
Walter, G. W.: Osteopathic medicine: Past and present. Kirksville College of Osteopathic Medicine, Kirksville 1981.
Wernham, J.: Lectures on osteopathy. Maidstone College of Osteopathy.

„Die Ärzte, die den Menschen verstehen möchten, müssen ihn als ein Ganzes betrachten und nicht als Teil eines Flickwerks. Wenn man einen Teil des menschlichen Körpers erkrankt vorfindet, muss man nach der Ursache schauen, welche das Leiden produziert hat und nicht nur nach den äußeren Wirkungen."

Paracelsus

„Alles Leben manifestiert sich in Energie oder Bewegung".

Magoun[1]

Der primär respiratorische Mechanismus (PRM)

Dieser Mechanismus setzt sich aus folgenden Faktoren zusammen:

1. Motilität (Inhärente Bewegung) des Gehirns und Rückenmarks
2. Fluktuation der Hirn- und Rückenmarksflüssigkeit (Liquor cerebrospinalis, LCS)
3. Mobilität (Beweglichkeit) der intrakranialen und intraspinalen Membranen
4. Mobilität (Beweglichkeit) der Schädelknochen
5. Unwillkürliche Mobilität (Beweglichkeit) des Kreuzbeins zwischen den Beckenknochen

Während die Wirbelsäule durch die Muskulatur bewegt wird, die sozusagen als Motor für die Bewegung der Wirbelsäule angesehen werden kann, gibt es innerhalb des Schädels keinerlei Muskulatur, die diese Aufgabe erfüllen könnte. Nur einige exokraniale Muskeln inserieren am Schädel, die die Mobilität der Schädelknochen zwar beeinflussen, aber nicht als der eigentliche Motor in Beweglichkeit angesehen werden können. Der PRM ist sozusagen der Motor bzw. der Mechanismus, der die feinen unwillkürlichen Bewegungen im Organismus ermöglicht.
Der Terminus **cranio-rhythmic impulse (CRI)** sollte ursprünglich unabhängig von den Erklärungsversuchen dieses Rhythmus nur die messbare, physiologische unwillkürliche und rhythmische Expansions- und Retraktionsbewegung am Schädel, insbesondere an Arterion (Verbindungsstelle von Scheitel-, Schläfen- und Hinterhauptbein) umschreiben. Er wurde von den Psychiatern und Osteopathen *Woods* und *Woods*[2] geprägt, damit andere Ärzte diese Bewegung palpieren und bewerten konnten, ohne mit der Idee des primär respiratorischen Mechanismus konfrontiert zu werden. Im weiteren Verlauf des Buches werden die Begriffe **cranio-rhythmic impulse** und **kraniosakraler Rhythmus** synonym angewandt und entgegen ihrer historischen Entstehungsgeschichte als Ausdruck des primär respiratorischen Mechanismus verstanden.
Der Mechanismus wird **„primär"** genannt, weil er direkt mit der inneren Gewebeatmung des Zentralnervensystems, das die Lungenatmung und die gesamten Körperfunktionen reguliert, verbunden ist (Beispiel: die wichtigen Zentren um den vierten Ventrikel). Außerdem tritt er vor der pulmonalen At-

mung in Aktion, nach Schätzung einiger Osteopathen ungefähr im 5. Fetalmonat, und ist auch Minuten bis Stunden nach dem Tode noch wahrnehmbar. Demgegenüber bezeichnete *Sutherland* die Lungenatmung als sekundär respiratorisches System, da diese durch die primäre Atmung kontrolliert wird.

Er wird **„respiratorisch"**[3] genannt, weil er ebenso wie die Lungenatmung einen rhythmischen Vorgang darstellt, der mit Austauschprozessen zu tun hat. Er stellt einen anabolen wie katabolen Stoffwechselprozess dar, der sich zuerst intrakranial abspielt und in Verbindung steht mit dem Nervensystem und dem LCS. Aber durch die rhythmische Drainage der gesamten Körpergewebe spielt er auch eine bedeutende Rolle bei der Gewebeatmung des gesamten Organismus. Die Gewebeatmung des Nervensystems wie des übrigen Körpers verläuft autonom und unwillkürlich.

Er wird **„Mechanismus"** genannt, da er aus Teilen besteht, die zusammen den Mechanismus oder Motor bilden, der den CRI ermöglicht.

Sutherland vergleicht den Rhythmus des **primär respiratorischen Mechanismus (PRM)** mit den Gezeitenbewegungen der Meere. Die relativ unveränderlichen konstanten Phasen – Ebbe und Flut – werden vor allem durch die Schwerkraft des Mondes beeinflusst. Ebenso ist der „cranio-rhythmic impulse" relativ konstant und stabil. Demgegenüber ist nach *Viola Frymann* die sekundäre respiratorische Atmung viel schneller von äußeren Einflüssen veränderbar. Sie ist eher vergleichbar mit den Wellen der Meere, die sich je nach Wetterlage verändern und zum Beispiel auch von den Windverhältnissen abhängen. Das primäre Atmungssystem bildet sozusagen die Basis für das innere Milieu des Organismus, während „das sekundäre Atmungssystem als Bindeglied zwischen der wechselnden äußeren Umgebung und dem (relativ) stabilen inneren Milieu wirkt".

Die rhythmische Expansions- und Retraktionsbewegung am Schädel und am übrigen Körper wird auch Inspirations- und Expirationsphase des PRM genannt.

Außer der Expansions- und Retraktionsbewegung beim cranio rhythmic impulse (CRI) mit einer Frequenz von 6 – 14 Zyklen pro Minute wurden auch weitere inhärente Rhythmen beschrieben. So sprach schon *Sutherland* von deutlich langsameren Rhythmen. *Becker* beschrieb einen Rhythmus von 6 Zyklen pro 10 Minuten, den er die große Gezeitenbewegung nannte und den *Jealous* in Anlehnung an Sutherland als den „Atem des Lebens" bezeichnete. Zusätzlich konnte *Jealous* noch einen Rhythmus mit 2,5 Zyklen pro Minute palpieren. Diese langsameren Rhythmen haben nach *Jealous* weitaus größere Bedeutung für den Gesamtorganismus als der CIRI, denn sie scheinen im Gegensatz zum CRI nicht durch die Physiologie oder Dysfunktion des Organismus in ihrer Frequenz und Amplitude beeinflussbar. Der so genannte „Atem des Lebens" ist ein Rhythmus außerhalb des Körpers. Der Rhythmus mit 2,5 Zyklen pro Minute entsteht in den Organismen nach *Jealous* als Widerhall bzw. Resonanz auf den „Atem des Lebens". Durch Bewusstwerdung dieser Rhythmen sind die tiefsten Heilungsprozesse möglich. Während nach *Jealous* durch den 2,5-Zyklen-Rhythmus die Potenz in den Fluida erspürt werden kann, ist die Potenz durch Wahrnehmung des „Atem des Lebens" am unmittelbarsten erfahrbar.

1. Die Motilität (inhärente, eigenständige Bewegung) von Gehirn und Rückenmark

Motilität bezeichnet die Eigenschaft einer Substanz, ihre Form zu verändern. Mobilität hingegen bezeichnet die Eigenschaft der Positionsänderung eines

Teils in Beziehung zu einem anderen Teil (zum Beispiel die Bewegung des Keilbeins in Beziehung zum Hinterhaupt). Es können voneinander unterscheidbare Rhythmen am Schädel palpiert werden.

- eine Bewegung, die mit dem Herzschlag synchron verläuft
- eine Bewegung in Übereinstimmung mit der Lungenatmung, verbunden mit den wechselnden Druckverhältnissen während der Ein- und Ausatmung
- zwei oder sogar mehr rhythmische und unwillkürliche Bewegungen, die unabhängig von den vorherigen ablaufen.

Eine davon ist wahrscheinlich die so genannte Eigenbewegung des Hirngewebes. Jedes lebende Organ wie auch das Gehirn besitzt eine inhärente aktive Eigenbewegung (Motilität). Im Gehirn besteht sie in einer langsamen und rhythmischen Auf- und Entrollung der Großhirnhemisphären. In der einen Phase verkürzt sich ihr longitudinaler Durchmesser, während sie sich nach lateral verbreitern, in der anderen Phase verlängern sie sich in ihrem longitudinalen Durchmesser und verengen sich lateral. Einige Osteopathen sind der Auffassung, dass diese feinste Bewegung eine Art rhythmische Wiederholung der Bewegung darstellt, die Gewebe und Organe in der Embryonalzeit zurücklegen. Das Wachstum der Großhirnhemisphären nach anterior wurde durch das Stirnbein begrenzt, so dass sie sich während ihrer Entwicklung widderhornartig eingerollt haben: Sie bewegten sich in ihrer Entstehung nach superior (Lobus frontalis), nach posterior (Lobus parietalis), nach inferior (Lobus occipitalis) und nach anterolateral (Lobus temporalis). So wäre die wahrnehmbare, feine widderhornartige Auf- und Entrollung des Großhirns zu erklären *(Abb. 2.1)*.

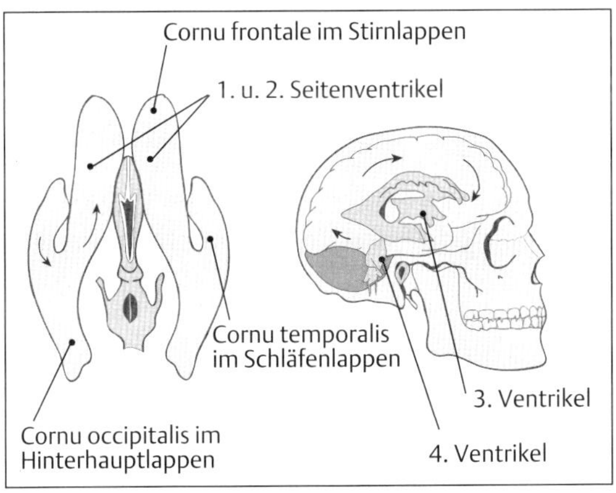

2.1
Hirnmotilität: Auf- und Entrollung der Großhirnhemisphäre

Eine andere Bewegung ist der so genannte kraniosakrale Rhythmus, der „cranio-rhythmic impulse". Vielleicht aber ist der „cranio-rhythmic impulse" mit der oben genannten Eigenbewegung von Geweben auch identisch.

2. Die Fluktuation der zerebrospinalen Flüssigkeit

Die Fluktuation der zerebrospinalen Flüssigkeit, einschließlich der Strukturen, die der Produktion und Resorption des Liquor cerebrospinalis (LCS) dienen (Villi arachnoidalis, Plexus choroideus) scheint mitverantwortlich für die Wahrnehmung des vierten Rhythmus am Schädel zu sein, des kraniosakralen Rhythmus. Die zerebrospinale Flüssigkeit kommt intrakranial in den vier Ventrikeln und im Subarachnoidalraum und extrakranial in der Dura mater spinalis vor. Sie wird in den Plexus choroidei vor allem der Seitenventrikel gebildet und zum großen Teil in den Arachnoidalzotten ins venöse System zurückresorbiert. Die Fluktuation des Liquor cerebrospinalis besteht in einer rhythmischen Füllungs- und Entleerungsphase der Ventrikel. Der LCS breitet sich nicht nur im Gehirn und Rückenmark, sondern durch die Mikrotubuli in den Körperfaszien im gesamten Körper aus. Die Mikrotubuli sind hohle Kollagenfasern mit einem Durchmesser von ca. 0,5 µm. Die intrakranialen und intraspinalen Membranen setzen sich an den Nervenaustrittsstellen des Schädels und der Wirbelsäule in die Nervenscheiden der austretenden Nerven fort. Dabei gelangt auch LCS entlang dieser Nervenscheiden in das extrakraniale System. Von den Nervenscheiden kommt der LCS über diese Mikrotubuli mit den extrazellulären Räumen und der Lymphe in Kontakt (s. Kapitel 9).

3. Die Mobilität der intrakranialen und intraspinalen Membranen

Die Fluktuation der LCS und die inhärente Motilität des Nervensystems stellen die Energie- und Kraftquelle des kraniosakralen Rhythmus dar. Damit diese Kraft auch in Erscheinung treten kann, werden weitere Strukturen benötigt: Die intrakranialen und intraspinalen Membranen.
Diese Membranen (Falx cerebri, cerebelli, Tentorium cerebelle, Dura mater spinalis) bestehen aus derbem Kollagenfasergewebe und sind weitgehend unelastisch und sehr fest. Sie wurden von *Sutherland* „reziproke Spannungsmembran" genannt (s. Kapitel 7). Sie organisiert sich um einen mobilen und anpassungsfähigen Ruhepunkt, der sich am Sinus rectus befindet.
Die Funktion dieser Membranen besteht darin, die Bewegung der Schädelknochen und des Kreuzbeins zu gewährleisten und zu kontrollieren sowie zu begrenzen. Diese Membranen empfangen die rhythmischen Impulse des LCS, „wie die Segel den Wind auffangen", übertragen diese an die Schädelknochen und koordinieren so die unwillkürliche Bewegung der Schädelknochen. Wird Zug auf eine Membran ausgeübt, hat das adaptative Veränderungen der anderen Membranen zur Folge. Dieses Membransystem ist zuständig dafür, dass sich die einzelnen Schädelknochen und das Kreuzbein während der Inspirations- und Exspirationsphasen des PRM gleichmäßig bewegen.

4. Die Mobilität der kranialen Knochen

Der Schädel besteht aus 22 Schädelknochen (28 inklusive der Gehörknöchelchen), die über 100 Verbindungen zueinander bilden. Die Schädelnähte der Knochen lassen feine Bewegungsmöglichkeiten zu und können durch Kraft- oder Druckeinwirkungen auseinandergleiten. Außerdem besitzt jeder Schädelknochen als lebendige gut durchblutete („fluide") Struktur ein gewisses Maß an Flexibilität bzw. Biegsamkeit. Dadurch erlangt jeder Schädelknochen eine minimale, aber bedeutende Beweglichkeit, die je nach Patient zwischen 12 und 25 µm beträgt.
Durch ihre spezifischen suturalen Gelenkflächen werden bestimmte Bewegungsmuster der kranialen Schädelknochen ermöglicht. Die Stellen, an denen es zu einem Richtungswechsel der Schädelnähte kommt, werden Pivotpunkte genannt. Diese Stellen legen die Bewegungsachse der Schädelknochen fest. Die Synchondrosis sphenobasilaris kann als die zentrale Stelle im knöchernen Schädelskelett für die Bewegung der übrigen Schädelknochen betrachtet werden. Die peripheren Schädelknochen passen sich gleichmäßig an die feinen Bewegungen der drei sogenannten kranialen Wirbel der Schädelbasis, Os occipitale, Os sphenoidale und Os ethmoidale, an.

In der Inspirationsphase entsteht eine Flexion der Knochen in der Mittellinie und eine Außenrotation der Knochen in der Peripherie. In der Exspirationsphase entsteht eine Extension der Knochen in der Mittellinie und eine Innenrotation der Knochen in der Peripherie.
Die feinen Bewegungen der Schädelknochen können vom kraniosakralen Osteopathen durch Betasten wahrgenommen und beurteilt werden.

5. Die unwillkürliche Mobilität des Kreuzbeins zwischen den Darmbeinen

Die vom Foramen magnum ausgehende Dura mater spinalis inseriert auf Höhe des ersten oder zweiten Sakralwirbels, im Innern des Kreuzbeinkanals. Der zweite Sakralwirbel (auf Höhe der Verbindung von langem und kurzem Arm der sakroliakalen Gelenkfäche des Kreuzbeins) bildet auch die hypothetische Achse, um die sich das Kreuzbein im Rhythmus des primär respiratorischen Mechanismus bewegt. Da die Dura mater spinalis die Fortsetzung der intrakranialen Dura darstellt, wird die kraniale Bewegung des Kraniums direkt auf das Kreuzbein übertragen. In der Inspirationsphase des PRM bewegt sich das Foramen magnum des Hinterhaupts anterior-superior, übt so einen leichten Zug auf die Rückenmarkshaut aus und lässt das Kreuzbein flektieren, die Sakrumbasis verschiebt sich nach posterior und superior, die Spitze nach anterior und inferior. In der Exspirationsphase des kraniosakralen Rhythmus geschieht das Gegenteil, die intraspinale Duralmembran bewegt sich nach kaudal und das Kreuzbein extendiert, die Sakrumbasis verschiebt sich also nach anterior und inferior. Die Achse, um die sich das Kreuzbein dabei bewegt, befindet sich auf Höhe des zweiten Sakralwirbels. Das Kreuzbein bewegt sich synchron mit dem Hinterhauptbein und entgegengesetzt zum Keilbein. Jeder Bewegung, die das Hinterhaupt ausführt, folgt das Kreuzbein. Dieser Zusammenhang ist wichtig für das Verständnis von Dysfunktionen

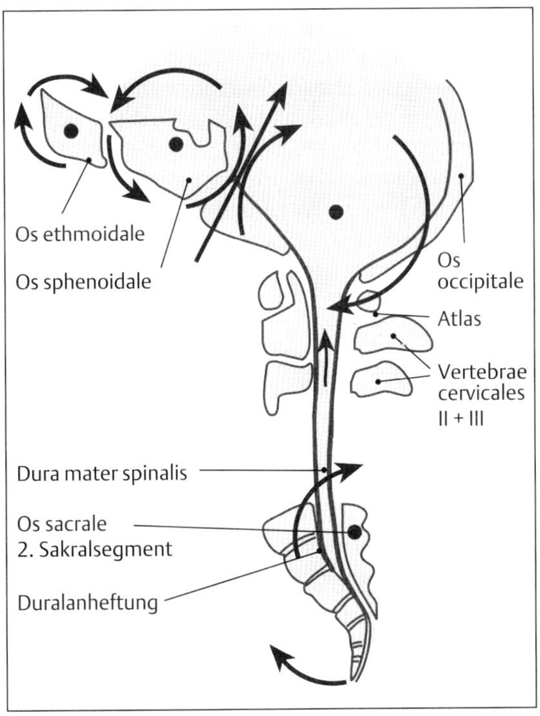

2.2
Die kraniosakrale Bewegung in der Inspirationsphase

des Schädels (vor allem des Hinterhaupts und des Keilbeins, die sich auf das Kreuzbein auswirken können, oder umgekehrt, von Dysfunktionen des Kreuzbeins, die sich auf den Schädel auswirken können. Zum Beispiel verursacht eine Torsion im Gelenk zwischen Hinterhaupt und Keilbein auch eine Torsion des Kreuzbeins zwischen den beiden Beckenkämmen.

Jede dieser fünf genannten Strukturen ist notwendig, um ein physiologisches Funktionieren des kraniosakralen Systems im Speziellen und des Organismus im Allgemeinen zu gewährleisten. Jede dieser Strukturen kann gestört sein und dadurch die rhythmische unwillkürliche kraniosakrale Bewegung beeinträchtigen. Und jede dieser Strukturen kann spezifisch behandelt und normalisiert werden.

Ein mögliches Zusammenspiel der fünf Faktoren wird im Folgenden dargestellt. Die Eigenbeweglichkeit des Hirngewebes sowie die Produktion und die Resorption des Liquor cerebrospinalis über die Villi arachnoidei und die Plexus choroidei sind für die Entstehung des Rhythmus verantwortlich. Der Liquor selbst dient als Puffersystem. Über die hydrodynamischen Eigenschaften des Liquors und die mechanischen Eigenschaften der Meningen wird der Rhythmus gleichmäßig auf die übrigen Strukturen übertragen. Die suturalen Flächen der Schädelknochen und die Gelenkflächen des Kreuzbeins sowie die intraossale Elastizität bestimmen und ermöglichen die jeweiligen spezifischen Schädelknochen- und Kreuzbeinbewegungen. Diese Bewegungen entstehen als Anpassung und Reaktion auf die intrakranialen und intraspinalen Druck- und Spannungsveränderungen.

Eine andere Möglichkeit für das Zusammenspiel der fünf Faktoren könnte in den simultan wirkenden embryologischen Bewegungsimpulsen der jeweiligen Strukturen bestehen. Jede Struktur wäre demnach gleichermaßen aktiv an der palpablen rhythmischen Bewegung beteiligt. Im Weiteren könnten u. U. auch andere Strukturen entspechend ihres embryologischen Entwicklungsweges an der Entstehung des Rhythmus beteiligt sein. Deshalb sollte die Frage, ob noch weitere bisher nicht erwähnte Strukturen am primär respiratorischen Mechanismus teilhaben, offengehalten werden.

Ausdruck des primär respiratorischen Mechanismus ist aus biomechanischer Sicht der kraniosakrale Rhythmus.

Über die extrazellulären Flüssigkeiten und das Fasziensystem werden diese Rhythmen auf den gesamten Körper übertragen und sind im gesamten Körper wahrnehmbar. Der primär respiratorische Mechanismus gemeinsam mit diesen inhärenten Rhythmen können als ein „homöostatischer Mechanismus" angesehen werden, der ständig das bestmögliche Gleichgewicht der Körperstrukturen gewährleistet und somit das optimale Funktionieren der Organe ermöglicht.

Dies wird erreicht:

- über die kontinuierliche Bewegung des Schädels und des Kreuzbeins
- durch die Fortführung und Kontinuität der Spannungsveränderungen von den intrakranialen und intraspinalen Membranen in die Faszien und Bindegewebe des übrigen Körpers
- durch die Übertragung der rhythmischen intrakranialen und intraspinalen Liquor-Druckveränderungen auf den extrazellulären Flüssigkeitsdruck und von diesem auf jede einzelne Körperzelle.

Einflüsse des PRM auf:

- den Stoffwechsel des zentralen Nervensystems
- die Kerne der Hirnnerven und die vitalen Zentren des dritten und vierten Ventrikels
- den Transport neurohypophysärer Substanzen
- die venöse Drainage des Gehirns

- das biochemische und bioelektrische Gleichgewicht im Körper (s. Kap. 9)
- den Austausch von Flüssigkeiten im Organismus
- das strukturelle und dynamische Gleichgewicht im Organismus

Im Weiteren wird der Rhythmus des PRM in der kraniosakralen Osteopathie zur Diagnose und Behandlung der Körperstrukturen genutzt.

Es bestehen sehr enge und wechselseitige Beziehungen zum

- Nervensystem, insbesondere dem neurovegetativen System
- Muskelfaszienskelettsystem
- arteriovenösen System
- lymphatischen System
- Atmungssystem (sekundär respiratorisches System)
- endokrinen System
- Immunsystem
- viszeralen System

Zwischen diesen Systemen stellt das kraniosakrale System ein inneres Milieu dar, das alle Vorgänge koordiniert, und zwar über:

- biochemische Einflüsse
- hydrodynamische Einflüsse
- neurovegetative Einflüsse
- Bewegungen des kraniosakralen Rhythmus

Zusätzlich beeinflusst die Qualität des Austauschs zwischen dem Liquor und den peripheren lymphatischen Gefäßen die neurosensuelle Orientierung, wie z. B. das Hören und Riechen.

Quellenangabe:

1 Magoun, H. I.: Ostepathy in the cranial field. 1st ed. Journal Printing Company, Kirksville 1951, S. 15.
2 Woods, J. M., Woods, R. H.: A physical finding related to psychiatric disorders. JAOA 60 (1961) 988.
3 Sutherland, W. G.: Contributions of thought. Sutherland Cranial Teaching Foundation 1967, 207.

Weitere Literaturhinweise:

Becker, R. E.: The cerebrospinal fluid as a dialectic envelope. J. Osteopath. Cranial Assoc. (1948) 40 - 46.
Becker, R. E.: A study in cerebrospinal fluid and nerve cell activity. J. Osteopath. Cranial Assoc. (1949) 15 - 21.
Kennedy, J. J.: Tubular structure of collagen fibrills. Science 121 (1955) 673 - 674.
Kimberly, P. E.: The application of the respiratory principle to osteopathic manipulative procedures. JAOA 48 (1949) 331 - 334.
Lay, E.: An outline of osteopathy in the cranial field. Department of Osteopathic Theory and Methods, KCOM, Kirksville 1981.
Little, K. E.: The Tide. J. Osteopath. Cranial Assoc, (1948) 48 - 50.
McCatty, R. R.: Essentials of craniosacral osteopathy. Ashgrove, Bath 1988.
Mitchell, F. L.: Toward a definition of somatic dysfunction. Osteopath. Ann. 7 (1980) 12 - 25.
Richard, R.: Lésions ostépathiques du sacrum. Maloiine, Paris 1978.
Schooley, T. L.: Embryologic development of the central nervous system. Osteopath. Ann. 4 (1976) 20 - 21.
Schooley, T. L.: The force behind the craniosacral mechanism. J. Ostepath. Cranial Assoc. (1948) 3 - 7.
Sutherland, W. G.: Teachings in the science of osteopathy. Sutherland Cranial Teaching Foundation. Rudra Press 1991.

„Sobald man in den Bereich der Zellen hinabdringt, verschwindet diese Art der Schwere der Materie. Es beginnt wieder zu fließen, vibrieren. Das würde beweisen, dass die Schwere, die Dicke, die Trägheit etwas ist, das hinzugefügt wurde – das ist die falsche Materie, jene, die wir denken oder spüren, jedoch nicht die Materie, wie sie wirklich ist."

Sri Aurobindo[1]

Entwicklung des Schädels und Darstellung der Wachstumsbewegungen der Schädelknochen

Die Embryologie beschreibt die Entstehung von Formen, die Wechselbeziehungen der entstehenden Strukturen, Wachstumsbewegungen von Strukturen und morphogenetische Felder, die den Entwicklungen zugrunde liegen. Ein Verständnis der Embryologie im Allgemeinen und der Entwicklung des Schädels im Speziellen ist die Grundlage für das Verstehen vieler strukturellerl, physiologischer, funktioneller und dysfunktioneller Zusammenhänge, die für die Palpation und Therapie von großer Bedeutung sind. Der Osteopath bekommt durch die Embryologie ein Verständnis von der Eigendynamik des Gewebewachstums und der Entwicklungsdynamik der Gewebe in Wechselwirkung zur Entstehung anderer Gewebestrukturen. Mit diesem Verständnis können so nicht nur strukturelle Dysfunktionen zum Zeitpunkt der Untersuchung in Beziehung zueinander gebracht werden, sondern Sie können ebenso zum Faktor Zeit, zur Dynamik von prä- und postnatal entstehenden Relationen und formgebenden Prozessen wahrgenommen, palpiert, verstanden und behandelt werden.
Die aktuelle Strukturierung des Organismus und jedes einzelnen Gewebes ist auch gleichzeitig Ausdruck seiner Entwicklung und der Entstehung seines individuellen Gleichgewichts.
Viele Osteopathen nehmen an, dass die embryologischen Wachstumsbewegungen der Strukturen auch nach Abschluss des Wachstumsprozesses als feinste rhythmische inhärente Bewegungen weiterexistieren und einen Einblick bieten in die feine morphogenetische Struktur des Gewebes. Die Kenntnis der embryologischen Wachstumsbewegungen gibt dem Osteopathen eine Orientierung darüber, wie sich inhärente Bewegungen der einzelnen Strukturen im optimalen Zustand anfühlen.
Neben biomechanischen Bewegungsachsen in Gelenken und anderen Strukturen existieren auch embryologische dynamische Bewegungsachsen. Sie beruhen auf dem jeweiligen Wachstums- bzw. Formgebungsprozess der Strukturen und bestehen auch nach Abschluss des Wachstums als inhärente Bewegungen in den Geweben weiter.
In der Psychotherapie wird schon lange vermutet, dass traumatische Erlebnisse besonders der frühen Lebensjahre die weitere Persönlichkeitsentwicklung bis ins hohe Alter beeinflussen können und dass durch Bewusstwerdungsprozesse die Einschränkungen und psychischen Störungen aufgrund vergangener Erlebnisse aufgelöst bzw. konstruktiv integriert werden können.

Eine ähnliche Herangehensweise und Arbeitshypothese kann auch bei der Arbeit mit dem Gewebe zugrundegelegt werden. Indem der Osteopath seine Aufmerksamkeit auf die inhärenten Spannungen und Gewebebewegungen richtet, ist er in der Lage, durch nach- oder vorgeburtliche Einflüsse oder Traumata entstandene Gewebespannungen zu palpieren und sich auflösen zu lassen.

Ossifikation des Neurokraniums und Viszerokraniums

Der Schädel entsteht aus dem Mesenchym, das die primitive Hirnblase umhüllt, und kann in das Neurokranium (Hirnschädel) und das Viszerokranium (Gesichtsschädel) unterteilt werden. Das Neurokranium setzt sich wiederum aus der Schädelbasis und dem Schädeldach zusammen. Die Schädelbasis entsteht durch enchondrale Ossifikation, sie enwickelt sich also zuerst als Knorpelgewebe. Das Schädeldach und der Gesichtsschädel entstehen durch desmale Ossifikation: die Knochen entwickeln sich direkt aus dem mesenchymalen Bindegewebe. Einige Knochen, die an der Schädelbasis wie auch am Schädeldach teilhaben, verknöchern gleichzeitig auf beide Arten *(Tab. 3.1)*.
Während der Erwachsenenschädel aus 22 Knochen besteht, setzt sich der Schädel eines Neugeborenen noch aus 45 Knochen zusammen. Beim Schädel eines menschlichen Embryo entstehen sogar zwischen 110 und 120 Verknöcherungszentren.

Schädeldach:	Desmale Ossifikation
Schädelbasis:	Enchondrale Ossifikation
Gesichtsknochen:	Desmale Ossifikation

Tabelle 3.1:

Einteilung der einzelnen Schädel- und Gesichtsknochen entsprechend ihrer Ossifikation (s. auch Abb. **3.7**)

Knorpelige Anlage	Membranöse Anlage
Neurokranium	
Chondrokranium, Schädelbasis • Os occipitale, unterhalb der Linea nuchae superior • Os sphenoidale, bis auf den vertikalen Teil der Ala major • Os ethmoidale • Pars petrosa ossis temporalis	Desmokranium, Schädeldach • Os occipitale: Supraocciput • Ala major des Os sphenoidale • Os parietale • Os frontale • Os temporale, Pars squamosa
Viszerokranium	
• Septum nasi • Concha nasalis inferior • Corpus ossis hyoidei und große Zungenbeinhörner	• Maxilla • Mandibula (bis auf die Kinnpartie und den Processus condylaris) • Os zygomaticum • Os palatinum • Os nasale • Os lacrimale

Einflüsse auf das Wachstum der Schädelknochen nach Erscheinen der Ossifikationszentren

Nach der Bildung der Ossifikationszentren und der zunehmenden Verknöcherung kommt das Wachstum der Schädelknochen im Inneren der Ossifikationsstellen zum Stillstand, so dass sich das weitere Wachstum nur an der Peripherie des jeweiligen Knochens vollziehen kann:

An der Oberfläche des Knochens durch appositionelles, periostales Wachstum; Knochen wird an der einen Knochenseite am Periost angebaut, während er auf der anderen Knochenseite am Periost zum Teil wieder abgebaut wird. Dabei wirkt die gesamte Oberfläche des Knochens als mehr oder weniger starkes Wachstumsfeld. Neben dem Wachstum des Knochens in seiner Gesamtheit findet auch eine fortwährende intraossale Remodellierung und Bewegung einzelner Knochenteile in Beziehung zu anderen Knochenteilen statt.

Das periostale Wachstum ist nach *Delaire* abhängig von den Geweben und viszeralen Strukturen, die am Schädelknochen ansetzen und ihn umgeben. Das Knochenwachstum wird durch die Weichgewebematrix nicht nur induziert, sondern auch determiniert. *„Der Plan für das Design, die Konstruktion und das Wachstum eines Knochens liegt im Zusammenspiel von Muskeln, Zunge, Lippen, Wangen, der Haut, Schleimhaut, der Bindegewebe, Nerven, Blutgefäße, Luftwege des Pharynx, des Gehirns in seiner Gesamtheit, den Drüsen usw.“*[2] (Enlow). Das Wachstum dieser **funktionellen Faktoren** bewegt den Knochen und reguliert sein Wachstum, damit dieser durch seine spezifische Form und Größe seine Funktion erfüllen kann.

Wachstum in den Schädelnähten (Suturen), den Spalten mit konjunktivalem Gewebe zwischen angrenzenden Schädelknochen. Die Synchondrosen, knorpelige Verbindungen zwischen den Knochen, schaffen allerdings die Voraussetzung für die suturale Knochenbildung. Der Knorpel ist das einzige Gewebe, das auch bei Druckkräften seine Wachstumskapazität beibehält (druckadaptive Wachstumszone), im Gegensatz zu den Suturen, die auf Druck im Wachstum gehemmt werden (zugadaptive Wachstumszone).

Durch das Wachstum der Synchondrosen sowie der Weichgewebe werden Knochen auseinander bewegt. Dies übt einen Zug auf die Schädelnähte aus. Dadurch wird das suturale Gewebe stimuliert, den Knochen-Knochenkontakt zu erhalten und neuen Knochen zu bilden, so dass sich die Knochen sekundär vergrößern.

Während die Schädelknochen sich in ihrer Entwicklung voneinander entfernen, wächst das konjunktivale Gewebe zentrifugal. Im Wachstumsprozess entsteht ein Gleichgewicht zwischen der Spreizung der Schädelknochen, dem Wachstum des konjunktivalen Suturengewebes und der desmalen Ossifikation des Knochens.

Embryologische Wachstumsbewegungen der Schädelknochen finden durch verschiedene zum Teil gleichzeitig verlaufende Mechanismen statt:

1. Bewegung einzelner Knochenteile durch unregelmäßige An- und Abbauprozesse
2. Bewegung des gesamten Knochens als Folge seines eigenen Größenwachstums; allerdings schafft das Weichteilgewebe durch sein expansives Wachstum erst Raum zwischen aneinander grenzenden Knochen, der es dem Knochen zu wachsen ermöglicht. Während ein Knochen in eine Richtung wächst, wird er in die entgegengesetzte Richtung verlagert, zum Beispiel wird der Oberkiefer nach anterior bewegt, während er nach hinten Knochen anbaut und wächst.

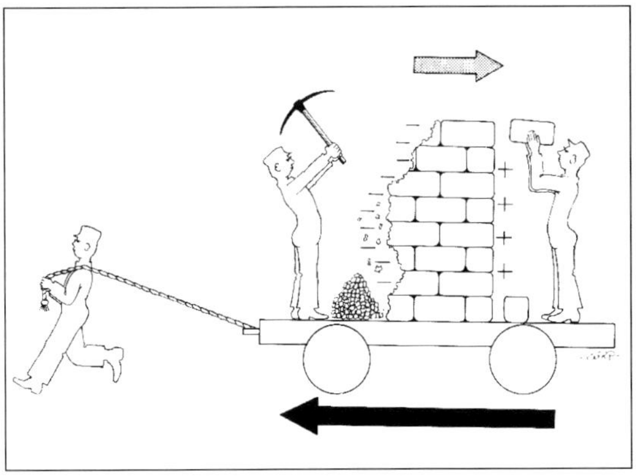

3.1
Knochenwachstum und Knochenverlagerung aus Enlow: Handbuch des Gesichtswachstums

3. Bewegung des gesamten Knochens durch Größenzunahme eines anderen angrenzenden oder eines weiter entfernten Knochens; zum Beispiel die Bewegung der Maxilla durch Wachstum der angrenzenden Nasenscheidewand oder der weiter entfernten Schädelbasis.

Neurokranium/Hirnschädel

In der vierten Woche intrauterin (i. u.) entwickeln sich aus der kapsulären mesenchymalen Membran, die sich um das entstehende Gehirn bildet, innen die Endomeninx und außen die Ektomeninx. Die Endomeninx entsteht aus Neuralleistenmaterial, während sich die Ektomeninx sowohl aus Neuralleistenmaterial als auch aus paraxialem Mesoderm entwickelt.
Aus der Endomeninx entstehen die Pia mater und die Arachnoidea.
Die Ektomeninx entwickelt sich innen weiter zur Dura mater. Außen an der Oberfläche der Ektomeninx bildet sich das Neurokranium aus dem membranösen **Schädeldach (Desmokranium)** um das Gehirn herum sowie aus der knorpeligen **Schädelbasis (Chondrokranium)** am Boden.

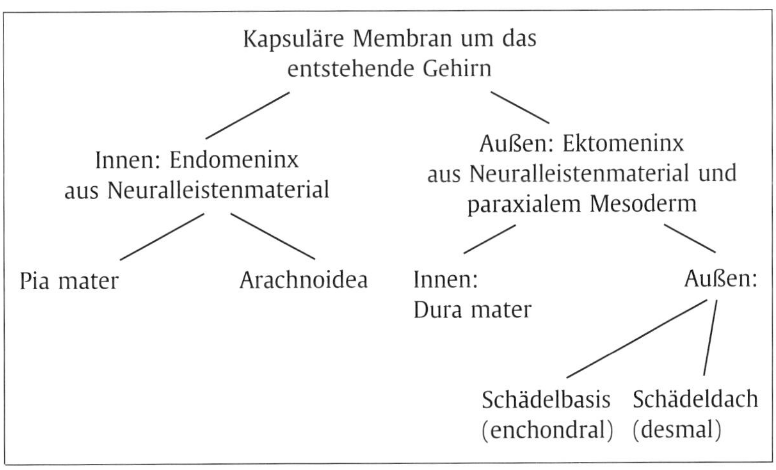

3.2
Schema der Entstehung des Neurokraniums

Den größten Einfluss auf die Form des Neurokraniums hat das Wachstum des Gehirns. Ohne Gehirnentwicklung würden sich weder Dura noch Schädeldach ausbilden. Auf der anderen Seite wird das Hirnwachstum durch die Duragurte eingeschränkt, so dass auch die bindegewebige Dura einen formenden Einfluss auf das Gehirn ebenso wie auf das Schädeldach ausübt.
Zusammenspiel zwischen Gehirnentwicklung, Dura- und Schädelentwicklung nach *Blechschmidt: (Abb. 3.3, 3.4, 3.5).*
Durch das wachsende Gehirn wird zwischen den Furchen der benachbarten Gehirnabschnitte das Gewebe im Wachstum behindert und gestrafft, so dass ein System von so genannten Duragurten entsteht. Ein paariger Duragurt bildet die Falx zwischen den Großhirnhemisphären, ein unpaariger Duragurt das Tentorium zwischen dem Klein- und dem Großhirn. Nach *Blechschmidt* stellen die Duragurte eine Art Fensterrahmen für das Klein- und Großhirn dar. In den Fenstern wölbt sich das Gehirn zwischen den straffen Durazügen gegen die Haut vor: Eine paarige Wölbung entsteht in der Stirn- und Schläfenregion, eine unpaare Wölbung durch das Kleinhirn in der Hinterhauptregion. An der Hirnbasis bildet sich durch die Dura die bindegewebige Schädelbasis.

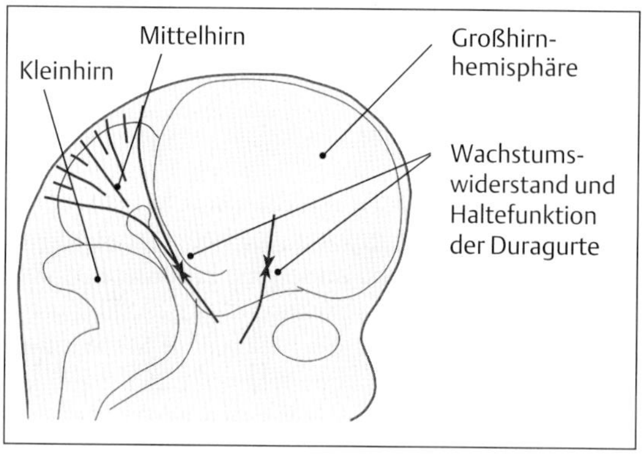

3.3

Einfluss des Gehirns auf die Schädelentwicklung bei einem 29 mm großen Embryo, nach Blechschmidt. Bildung der bindegewebigen Durastränge zwischen Groß- und Kleinhirn sowie Stirn- und Schläfenlappen

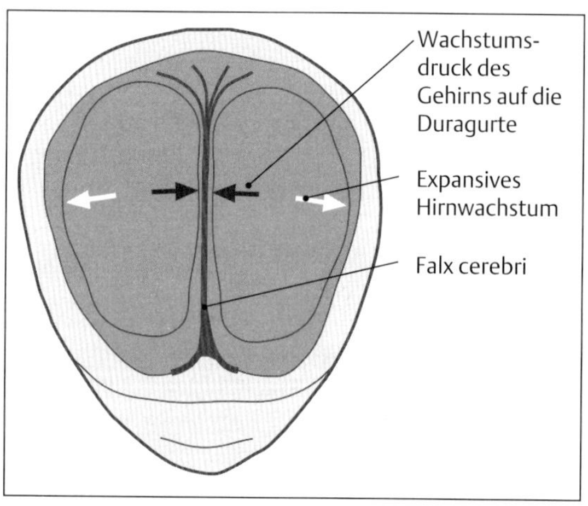

3.4

Vorderansicht der linken und rechten Duragurte im Stirnbereich eines 29 mm großen Embryos, nach Blechschmidt

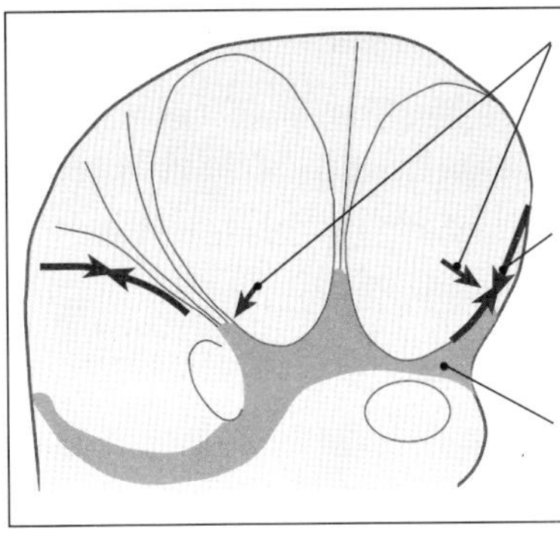

3.5
Seitenansicht der Duragurte eines 29 mm großen Embryos, nach Blechschmidt. Aus einer Verdichtung an der Basis der Duragurte entwickelt sich die knorpelige Schädelbasis

Entwicklung des Chondrokraniums (Schädelbasis)

Der kraniale Bereich der Chorda dorsalis (= zentrales Achsenskelett des Embryos) befindet sich auf Höhe der Rachenmembran (Membrana buccopharyngea). Die Rachenmembran umschließt die Mundbucht (Stomatodeum). Vor der Rachenmembran befindet sich die Hypophysentasche (Rathke-Tasche). Diese entsteht aus dem ektodermalen Dachteil der Mundbucht und bildet den Hypophysenvorderlappen.
Aus dem embryonalen Bindegewebe (Mesenchym), das sich am kranialen Bereich der Chorda dorsalis befindet, entwickeln sich die **parachordalen Knorpel**. Sie bilden zusammen die Basalplatte.
Kaudal vom parachordalen Knorpel befinden sich **4 Sklerotome** (= Anlagen der Skelettelemente) der okzipitalen Somiten (Ursegmente aus dem Mesoderm). Während das oberste Sklerotom verschwindet, vereinigen sich die restlichen 3 Sklerotome mit dem parachordalen Knorpel und bilden gemeinsam die Anlage für die spätere Pars basilaris des Hinterhaupts. Später dehnt sich der Knorpel aus und umgibt das Rückenmark. So bildet sich die Begrenzung des Foramen magnum.
Die **hypophysären Knorpel** sind rostral vom parachordalen Knorpel gelegen. Sie bilden sich beiderseits des Hypophysenstiels, um die Rathke-Tasche herum. Die hypophysären Knorpel entwickeln sich zum Corpus des Keilbeins.
Vor den Hypophysenknorpeln befinden sich die zwei **Trabeculae cranii**. Sie verbinden sich und bilden so das Corpus des Siebbeins.
Beidseits der medialen Linie liegen weitere Knorpelkerne. Am weitesten vorne liegt die **Ala orbitalis**, die den kleinen Keilbeinflügel (Ala minor) bildet. Dahinter befindet sich die **Ala temporalis**, aus der der große Keilbeinflügel (Ala major) entsteht.
Hinter der Ala temporalis liegt beiderseits der Parachordalplatte die **Ohrkapsel**. Aus ihr entwickelt sich das Felsenbein (Pars petrosa) des Schläfenbeins.
Die **Nasenkapsel** verknorpelt im intrauterinen 2. Monat und bildet einen Hohlraum, der außen, innen und oben durch Knorpelwände begrenzt wird. Aus der äußeren Wand entstehen die Massa lateralis des Siebbeins und die untere Nasenmuschel. Aus der medialen Wand entwickelt sich das knorpelige Nasenseptum, mit Ausnahme seines hinteren unteren Teils, der verknöchert und die Anlage für das Pflugscharbein (Vomer) bildet. Die Pflugscharbeinflügel reichen bis zum Keilbein und bilden das Dach des Nasenrachens. Die knorpelige Nasenscheidewand entwickelt sich fetal zwischen der Schädelbasis und der unten gelegenen Prämaxilla, dem Processus palatinus des Oberkiefers und dem Pflugscharbein. Sein Wachstum übt eine nach **unten**

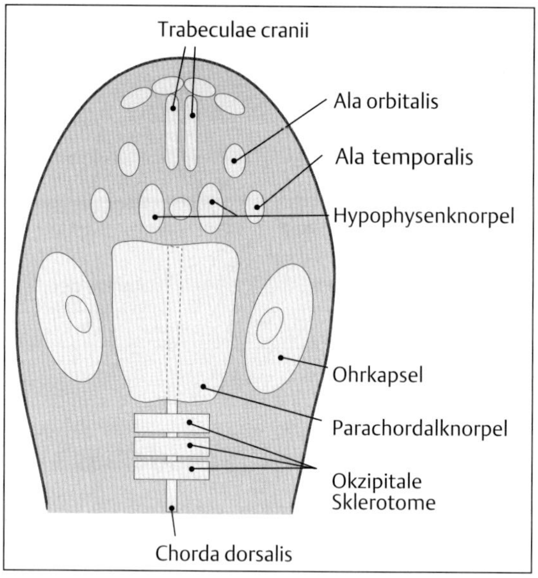

3.6

Sechs Wochen alter Embryo (Ansicht von oben)

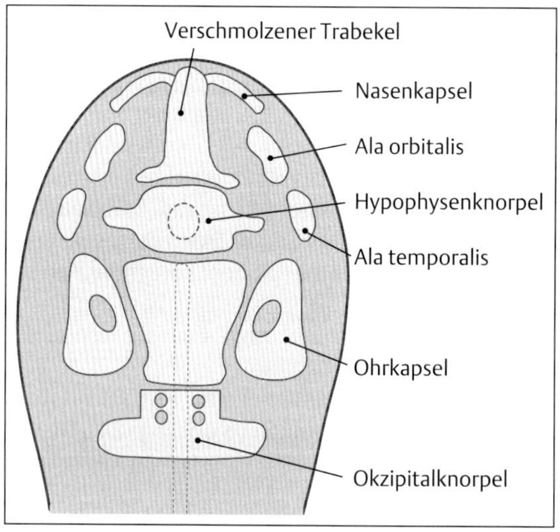

3.7

Sieben Wochen alter Embryo (Ansicht von oben)

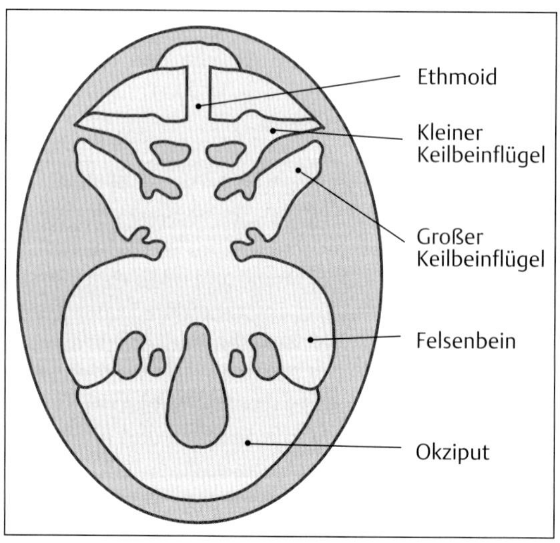

3.8

Zwölf Wochen alter Embryo (Ansicht von oben)

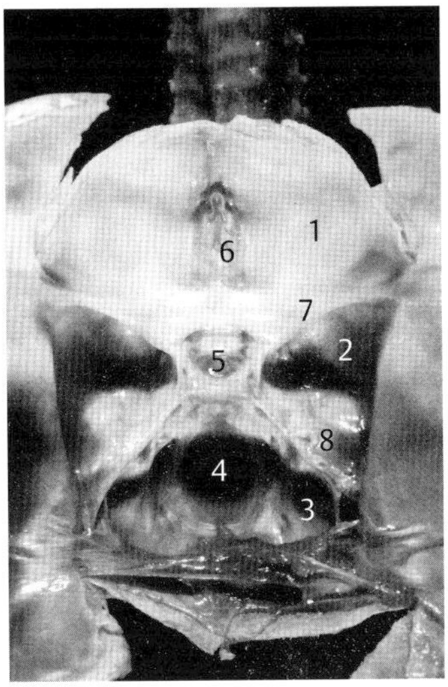

3.8-1

Schädelbasis eines Neugeborenen

Von L. P. Dombard

1. Fossa cranialis anterior
2. Fossa cranialis media
3. Fossa cranialis posterior
4. Foramen magnum
5. Sella turcica
6. Lamina cribrosa
7. Ala minor ossis sphenoidalis
8. Pars petrosa ossis temporalis

und vorne gerichtete Kraft auf das Wachstum des Oberkiefers aus und wird dabei durch das appositionelle Wachstum des hinteren oberen Vomerrandes unterstützt.

Die Entwicklungsschritte sind in den *Abbildungen 3.6* bis *3.8-1* dargestellt.

Entstehungsprozess der Schädelbasis

Nachdem sich an der Hirnbasis durch die Dura die bindegewebige Schädelbasis gebildet hat, führt dort das weitere Wachstum des Gehirns zu einer Aneinanderdrängung bzw. Stauchung des Gewebes (sog. Densationsfeld). Durch Verlust flüssiger Interzellularsubstanz verdichtet es sich und bildet Vorknorpel, der sich ungefähr am 40. Tag i. u. weiter zu Knorpel ausbildet. Die ersten Schädelknochen bilden sich ab dem 3. Fetalmonat am Rand der knorpeligen Schädelbasis. Dort entstehen nach *Blechschmidt*[4] so genannte Detraktionsfelder, Stellen, an denen durch zähe Gleitbewegungen in entgegengesetzte Richtungen Flüssigkeiten ausgepresst werden. Das Gewebe entwässert und verdichtet sich so extrem, dass kleine Ossifikationszentren entstehen.

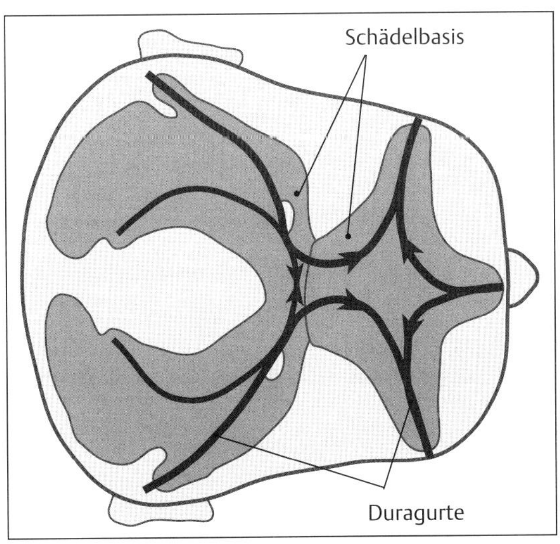

3.9

Ansicht von oben auf die knorpelige Schädelbasis eines 29 mm großen Embryos. Schwarze Linien: Gestraffte Duragurte

Die Knochen an der Schädelbasis sind durch knorpelige Artikulationen miteinander verbunden, so genannte Synchondrosen. Der Zeitpunkt der Verknöcherung der verschiedenen Synchondrosen an der Schädelbasis variiert stark, je nach Impulsen, denen sie durch das weitere Wachstum der Weichgewebe ausgesetzt werden. Während einige noch in der Fetalzeit verknöchern, ossifizieren andere erst im hohen Alter. Diese Synchondrosen sind von großer Bedeutung für die Entwicklung der Schädelbasis. Die Knochen werden durch das interstitielle Wachstum der Synchondrosen auseinandergedrängt, so dass sich die Knochen durch appositionelles Wachstum an den Rändern der Schädelnähte vergrößern können.

Schädelbasiswinkel

Der untere Winkel setzt sich aus der Verbindung der Linie von Nasion zur Sella turcica (Türkensattel des Keilbeins) und der Linie von der Sella zum Basion zusammen (siehe Kap. 4). Dieser Winkel ist ursprünglich ziemlich flach (ca. 150° in 4. Woche intrauterin) und wird im Verlauf der Entwicklung zunehmend spitzer (ca. 120° in 10. Fetalwoche). Zwischen der 10. – 20. Woche intrauterin wird der Winkel wieder etwas flacher (125 – 130°) und behält diesen Winkel auch nach der Geburt bei.

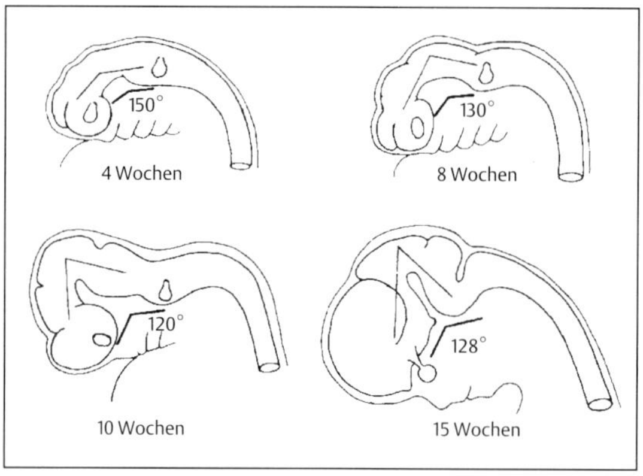

3.10

Veränderung des Schädelbasiswinkels während der Entwicklung, aus Sperber: Embryologie des Kopfes

Wachstumsbewegungen und Faktoren für das Wachstum der Schädelbasis

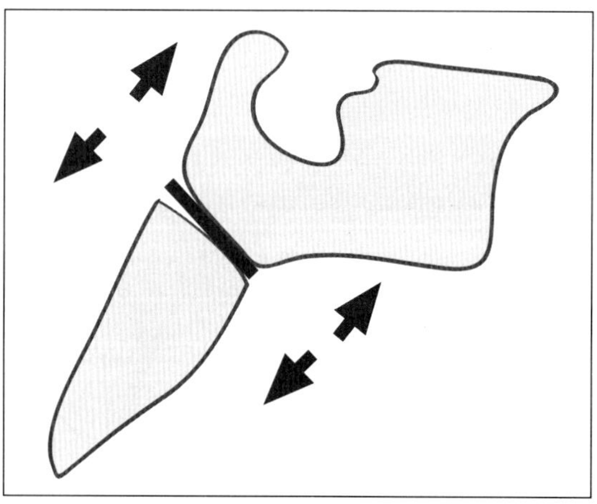

3.11

Auseinanderbewegung von Keil- und Hinterhauptbein

- Das Hinterhauptbein und das Keilbein bewegen sich **auseinander.**
Erklärung: Wachstum der Knorpelreste in den Synchondrosen, insbesondere in der Synchondrosis sphenobasilaris (Keilbein-Hinterhauptgelenk) durch das Wachstum und das Gewicht des Gehirns und des Gesichts. Auch genetische Wachstumsfaktoren der Synchondrosis sphenobasilaris werden diskutiert, jedoch kann sich ihr weiteres Wachstum in jedem Falle nur in wechselseitiger Abhängigkeit zum Hirnwachstum vollziehen.
- Der untere Winkel der Schädelbasis wird im Verlauf der Entwicklung zunehmend spitzer (ca. 120° in 10. Fetalwoche). Diese Entwicklung entspricht der **Flexionsbewegung der Schädelbasis.**
Erklärung: Druck des expansiv wachsenden Gehirns auf die Schädelbasis.
- Das Foramen magnum bewegt sich **nach inferior und posterior.**
Erklärung: Endokraniale Resorption und exokranialer Knochenanbau am Os occipitale.

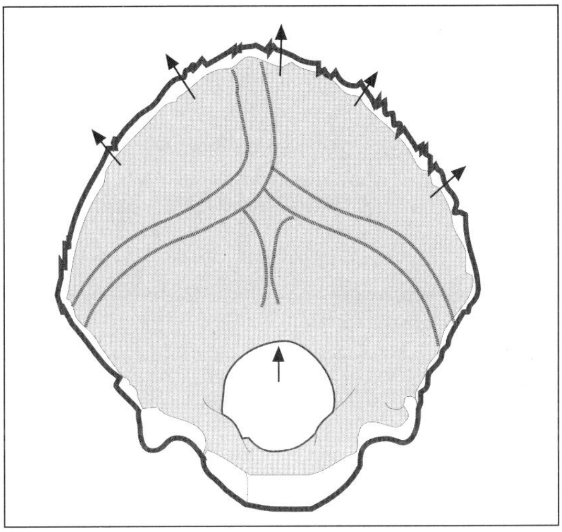

3.12
Inferior-posteriore Wachstumsbewegung des Foramen magnum und Vergrößerung der Squama occipitalis

- Squama occipitalis vergrößert sich stärker als das Foramen magnum.
Erklärung: Expansiveres Wachstum der Hinterhauptlappen im Vergleich zum Rückenmark.
- Die vordere Schädelgrube verschiebt sich **nach vorne.**
Erklärung: Wachstum der Suturen. Die vordere Schädelgrube vergrößert sich in Abhängigkeit zum Wachstum des Frontallappens.
- Vomer und Lamina perpendicularis (Nasenscheidewand) **verlängern sich vertikal** in ihren Suturen.
- **Zentrifugales Wachstum** der Schädelbasisknochen.
Erklärung: Das größer werdende Gehirn und das Wachstum an der Synchondrosis sphenobasilaris üben Zugkräfte auf die Suturen der Schädelbasis aus, so dass die Knochen der Schädelbasis entlang der Suturen wachsen und verlagert werden.

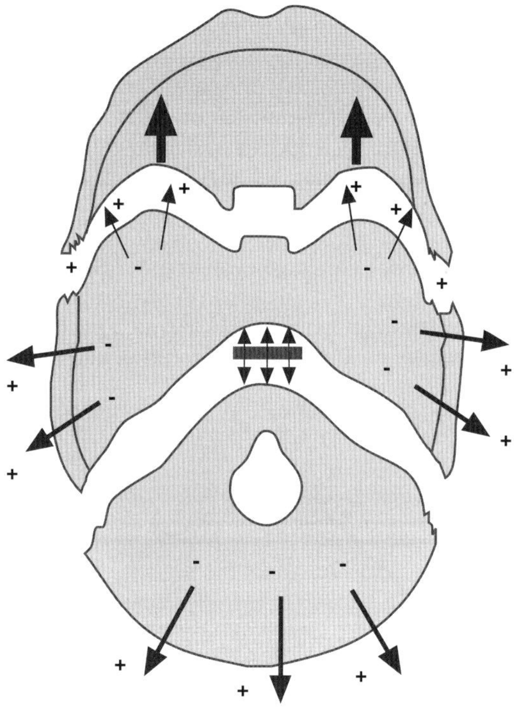

3.13

Zentrifugales Wachstum der Schädelknochen mit Darstellung von suturalem und periostalem Knochenanbau und Knochenabbau

- Der Bereich um die Synchondrosis sphenobasilaris wächst geringer als die peripher gelegenen Schädelgruben.
  Erklärung: Die oberhalb der Synchondrosis gelegenen Strukturen wie die Medulla oblongata, die Hypophyse und der Hypothalamus vergrößern sich weniger als die Großhirnlappen in den übrigen Schädelgruben.
- Die Struktur der inneren Fläche der Schädelbasis entwickelt sich in Abhängigkeit zur Gehirnform. Die Struktur der äußeren Schädelbasisfläche ist eher an die faszialen, zervikalen und pharyngealen Strukturen angepasst.

Einflüsse der Suturen und Synchondrosen auf das Schädelwachstum

- Die Synchondrosis sphenobasilaris ist wichtig für das anterior-posteriore und das vertikale Wachstum der Schädelbasis. Die mittlere Schädelgrube verschiebt die vordere Schädelgrube, das Mittelgesicht mit dem Oberkiefer, sowie den Unterkiefer nach vorne. Nach der Geburt ist die Synchondrosis sphenobasilaris die am stärksten beteiligte Struktur beim Wachstum der Schädelbasis. Ihre vorzeitige Verknöcherung führt zu einem schüsselförmigen Gesicht und einem eingedrückten Nasenrücken, wie dies bei vielen Schädelgesichtsmissbildungen anzutreffen ist.
- Die intraossalen synchondrotischen Verbindungen des Keilbeins sind wichtig für das transversale Wachstum der Schädelbasis und des Gesichts.
- Die Nasenscheidewand, von *Couly*[5] als vordere Synchondrose des Siebbeins bezeichnet, reguliert das sagittale und vertikale Wachstum des Oberkieferknochens.

- Die zugadaptive Sutura sphenofrontalis, sphenoethmoidalis und frontoethmoidalis regulieren das sagittale Wachstum der vorderen Schädelgrube.
- Die Sutura occipitomastoidea ist am longitudinalen Wachstum der hinteren Schädelgrube beteiligt.

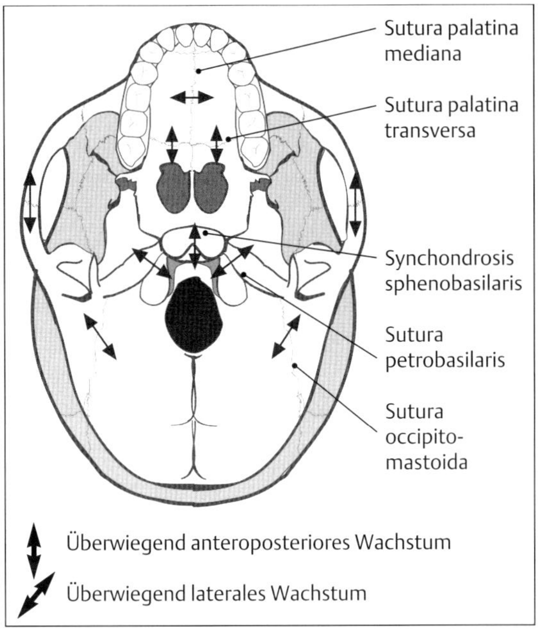

3.14
Richtungen des suturalen Knochenwachstums an der Schädelbasis

Zahlreiche Faktoren regulieren also das Wachstum der Schädelbasis. Die Form der Schädelbasis wiederum ist verantwortlich für die räumliche Entwicklung des Schädeldaches. So reguliert zum Beispiel die enchondrale Verknöcherung der Ohrkapsel die Position der membranös verknöchernden Schläfenbeinschuppe und der Wand des knöchernen Gehörgangs, des Weiteren auch die Position der Unterkiefergrube und somit des Unterkiefers. Die Schädelbasis bestimmt, ob sich eher eine runde, mittlere oder längliche Schädelform entwickelt (brachiocephalischer, mesocephalischer oder dolichocephalischer Typ). Außerdem ist sie das Fundament für die Ausprägung des Nasen- und Oberkieferkomplexes und mit verantwortlich für die Form des Gesichtsschädels. Durch das Wachstum der Schädelbasis wird der Oberkiefer nach vorne und unten verlagert. Dadurch kann dieser sich weiter nach posterior vergrößern, so dass die Weisheitszähne Platz finden. Auch für den wachsenden Nasen-Rachenkomplex wird Raum geschaffen.

Entwicklung des Desmokraniums (Schädeldach)

Das knöcherne Schädeldach entwickelt sich direkt aus dem mesenchymalen Bindegewebe, das die Anlage des Gehirns umhüllt.
Zum Zeitpunkt der Geburt sind die Schädelnähte (Suturen) 1 – 10 mm breit. An den Stellen, an denen mehr als zwei Knochen aufeinander treffen, erweitern sich die Schädelnähte. Diese insgesamt sechs häutigen Stellen werden **Fontanellen** genannt *(Abb. 3.15 und 3.16)*. Sie schließen sich erst in der frühen Kindheit.

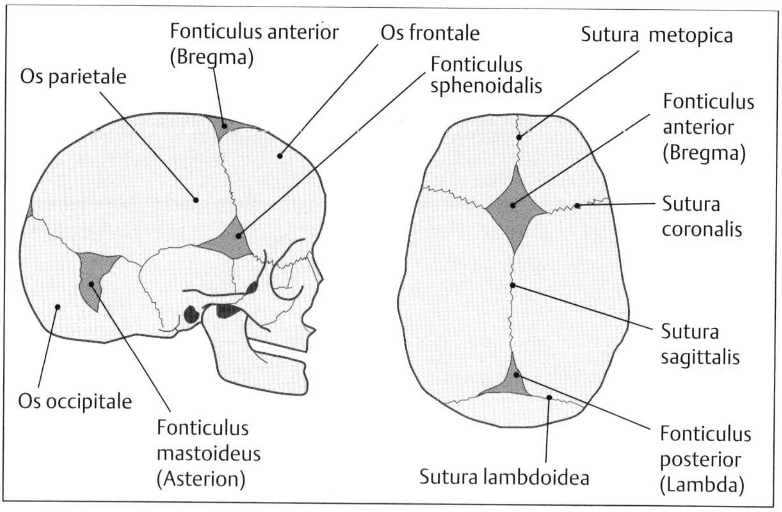

3.15 u. 16

Schädel eines Neugeborenen (von lateral und oben)

Fontanellen

Unterschieden werden:

- Fonticulus anterior (Bregma): Stirnfontanelle (1)
  Begrenzt vom Stirnbein und den Scheitelbeinen
  Schließung: 1.–2. Lebensjahr
- Fonticulus posterior (Lambda): Hinterhauptfontanelle (1)
  Begrenzt vom Hinterhauptbein und den beiden Scheitelbeinen
  Schließung: 1.–3. Lebensmonat
- Fonticulus anterolateralis (Pterion): Keilbeinfontanelle (2)
  Begrenzt vom Scheitelbein, Stirnbein, von der Schläfenbeinschuppe und von dem großen Keilbeinflügel
  Schließung: 6.–12. Lebensmonat
- Fonticulus posterolateralis (Asterion): Warzenfontanelle (2)
  Begrenzt vom Scheitelbein, Hinterhauptbein und Schläfenbein
  Schließung: 6.–12. Lebensmonat

Nachdem die Duragurte eine Art Fensterrahmen für das Klein- und Großhirn gebildet haben, entsteht in den Fenstern eine Vorwölbung des wachsenden Gehirns zwischen den straffen Durazügen gegen die Haut. An der Stirn- und Schläfenregion entsteht durch die Stirn- und Schläfenlappen des Großhirns eine paarige Wölbung, während in der Hinterhauptregion durch das Kleinhirn eine unpaare Wölbung entsteht. Es kommt an den Vorwölbungen zu einer Verdichtung des Gewebes. Nach *Blechschmidt*[5] entsteht diese Verdichtung durch zähe Gleitbewegungen in entgegengesetzte Richtungen, in deren Verlauf Flüssigkeiten ausgepresst werden, so dass es an den Fenstern zu einer extremen Entwässerung kommt (Detraktionsfelder).

Es bilden sich fünf Ossifikationsstellen, die sich zu Schädeldachknochen vergrößern: Anlage des paarigen Stirn- und Scheitelbeins und des weitgehend unpaaren Hinterhauptbeins *(Abb. 3.17)*.

Durch Detraktionsfelder bilden sich fünf Ossifikationsstellen, die sich zu Schädeldachknochen vergrößern: Anlage des paarigen Stirn- und Scheitelbeins und des weitgehend unpaaren Hinterhauptbeins.

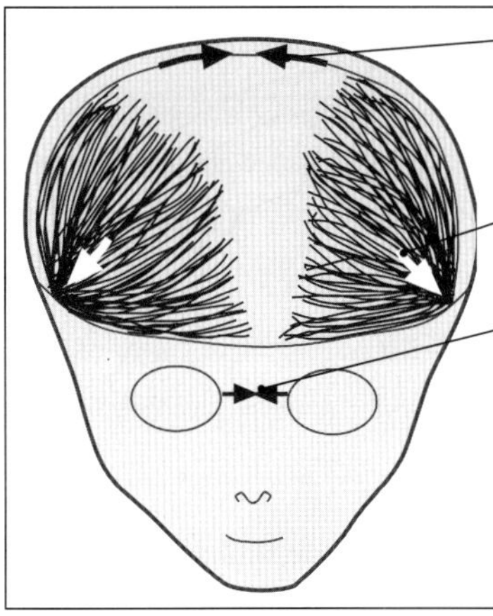

3.17

Vorderansicht auf die Stirnbeine eines 50 mm großen Fetus, nach Blechschmidt. Auswärtige Bewegung der Stirnbeine und radiärer Knochenbau durch expansives Gehirnwachstum

Wachstumsbewegungen und Faktoren für das Wachstum des Schädeldaches

- Die Schädeldachknochen bewegen sich **zentrifugal**.
  Erklärung: Expansives Wachstum des Gehirns.

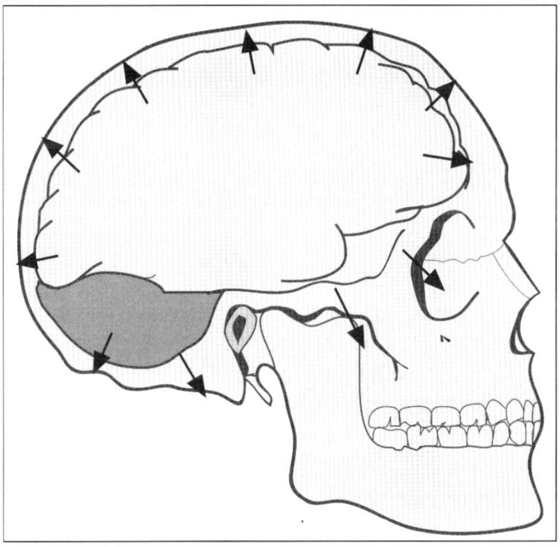

3.18

Passives zentrifugales Wachstum der Schädeldachknochen durch expansives Hirnwachstum mit der Entstehung von Zugkräften auf die Suturen

- Stirn- und Scheitelbein, Squama des Hinterhaupt- und Schläfenbeins entfernen sich voneinander.
  Erklärung: Zentrifugale Bewegung der Schädeldachknochen durch die Expansion des Gehirns; dadurch wird eine Dehnung bzw. ein Zug an den Suturen ausgeübt. Das führt zu suturalem Knochenwachstum. Abgesehen davon findet Knochenanbau an der Innen- und Außenfläche der Knochen statt.

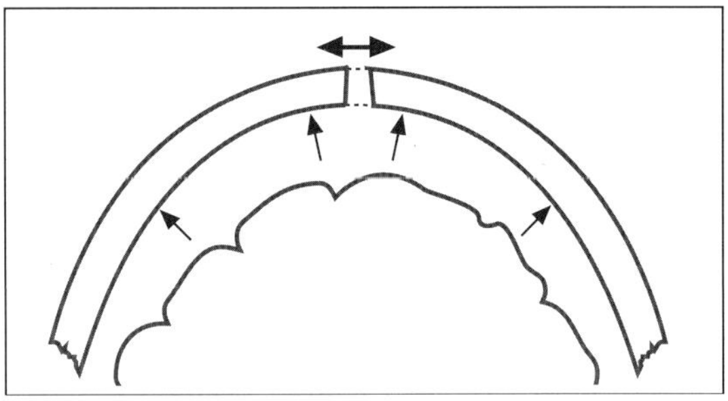

3.19
Schädeldachknochen entfernen sich voneinander

- Die **Konvexität der Schädelknochen nimmt ab**, und die Knochen werden flacher.
  Erklärung: Zentrifugale Bewegung der Schädeldachknochen durch die Expansion des Gehirns und spezifische An- und Abbauprozesse an den Außen- und Innenflächen der Schädeldachknochen nahe den Suturen.

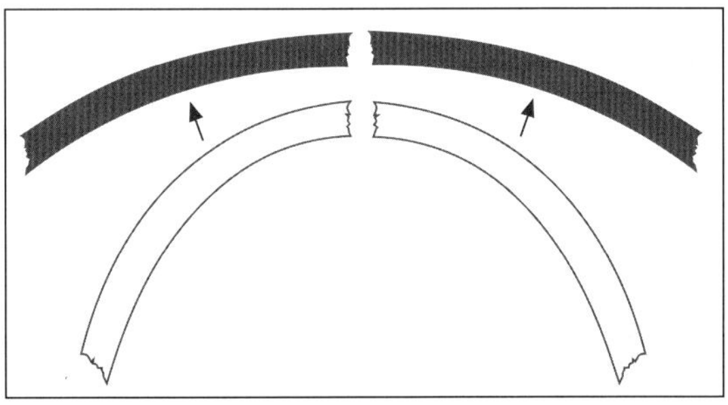

3.20
Abnahme der Konvexität des Schädeldaches

Einfluss der Schädelnähte

- Die sagittalen Schädelnähte wie zum Beispiel die Sutura sagittalis ermöglichen das transversale Wachstum des Hirn- und Gesichtsschädels.
- Die transversalen Schädelnähte wie zum Beispiel die Sutura coronalis ermöglichen das anterior-posteriore Wachstum des Hirn- und Gesichtsschädels.

Kompaktaschichten

Während das Schädeldach eines Neugeborenen nur aus einer Lamelle besteht, entwickelt sich ab dem 4. Lebensjahr eine innere und äußere Kompaktaschicht:

- Die Struktur der inneren Kompaktaschicht wird hauptsächlich von der Gehirnentwicklung und vom Schädelinnendruck bestimmt.
- Die äußere Kompaktaschicht wird eher durch Spannungen der äußeren Muskulatur und durch stützende Kräfte beeinflusst.

Nach *Delaire* wird die Entwicklung des Schädeldachs in geringerem Maße auch von der enchondral verknöchernden Schädelbasis und dem Gesichtsschädel beeinflusst.

Entwicklung des Viszerokraniums (Gesichtsschädel)

Der Gesichtsschädel entsteht aus dem unpaaren Stirnwulst und dem paarigen Oberkiefer- und Unterkieferwulst. Diese bilden sich um die Anlage der späteren Mundhöhle (Stomodeum). Die Oberkiefer- und Unterkieferwülste haben ihren Ursprung im ersten Kiemenbogenknorpel, der eine Art Schablone für die Bildung des Unter- und Oberkiefers darstellt. Alle Gesichtswülste sowie die sechs Kiemenbögen stammen aus dem Ektomesenchym der Neuralleiste.
Der Gesichtsschädel verknöchert desmal. Als Voraussetzung für die Entstehung der Gesichtsknochen muss eine Interaktion zwischen dem Ektomesenchym der Kiemenbögen und dem darüberliegenden ektodermalen Epithel stattfinden. Ist diese verhindert, können sich keine Gesichtsknochen ausbilden.

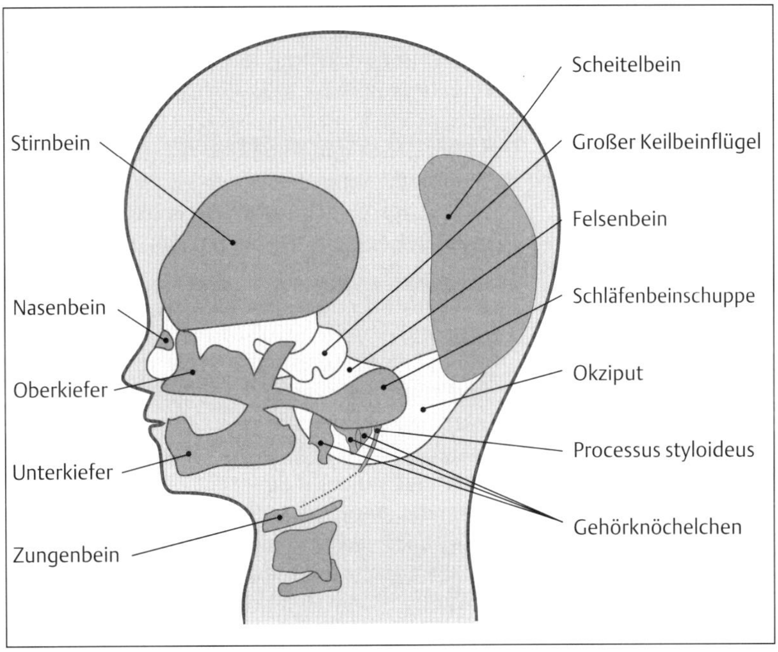

3.21
Seitenansicht: 20 Wochen alter Embryo

Kiemenbögen

Die Kiemenbögen entwickeln sich im 4. Fetalmonat und umgeben den primitiven Schlunddarm. Ihre Entstehung beginnt mit der Auswanderung von Zellen der Neuralleiste.
Jeder Kiemenbogen besteht aus einem mesodermalen Kern, der außen von Ektodermzellen und innen von Entodermzellen bedeckt wird. Weiterhin besitzt jeder Kiemenbogen eine Knorpelspange, eine muskuläre Komponente, eine Schlundbogenarterie und einen Schlundbogennerven (sensibel und viszeromotorisch), der einem Hirnnerven entspricht.

Der erste Kiemenbogen

Muskeln: Kaumuskeln, M. mylohyoideus M. digastricus (Venter anterior), M. tensor veli palatini, M. tensor tympani
Nerv: N. trigeminus (V)
Arterie: Beteiligt an der A. maxillaris und der A. carotis externa
Der **erste Kiemenbogenknorpel/Meckel-Knorpel** bildet die Gehörknöchelchen Malleus (Hammer) und Incus (Amboss) sowie das Lig. sphenomandibulare und das Lig. mallei anterius.

Aus dem mesenchymalen Gewebe um den Meckel-Knorpel herum entsteht durch desmale Ossifikation der Unterkiefer. (Die Ossicula mentalia an der Kinnspitze des Unterkiefers gehen direkt aus dem Kiemenbogenknorpel hervor und verknöchern enchondral).
Aus dem mesenchymalen Oberkieferfortsatz des ersten Kiemenbogens bilden sich durch desmale Ossifikation der Oberkiefer, das Jochbein und die Schläfenbeinschuppe.

Der zweite Kiemenbogen

Muskeln: M. stapedius, M. stylohyoideus, hinterer Teil des M. digastricus, mimische Gesichtsmuskeln
Nerv: N. facialis (VII)
Arterie: A. stapedia (Rückbildung in Fetalperiode)
Der **zweite Kiemenbogenknorpel/Reichert-Knorpel** bildet das Gehörknöchelchen Stapes (Steigbügel), den oberen Teil des Zungenbeinkörpers und das kleine Zungenbeinhorn, den Processus styloideus des Schläfenbeins und das Lig. stylohyoideum.
Sperber[7] unterteilt das Gesicht aus praktischen Gründen in ein oberes, mittleres und unteres Drittel, die in etwa der embryonalen Anlage des unpaaren Stirnwulstes und des paarigen Oberkiefer- und Unterkieferwulstes entsprechen.
Der Oberkiefer- und Unterkieferknochen entsteht aus den Neuralleistenzellen der Neuralfalten des Mittel- und Nachhirnbereiches. In der weiteren Entwicklung des Gesichtsschädels verschmelzen die Gesichtswülste und die Verbindung der maxillonasalen Anteile.

Wachstumsbewegungen und allgemeine Faktoren für das Wachstum des Gesichtsschädels

- Noch bis zur 7. Woche i. u. ist das Gesicht zwischen dem wachsenden Gehirn und dem Herzwulst eingezwängt, so dass es zum so genannten embryonalen **Breitgesicht** kommt mit großem Augen- und Nasenabstand und einer quer gestellten Mundspalte.
  Wenn das embryonale Herz **dem Zwerchfell folgend immer mehr absteigt**, während das **Gehirn in seinem Wachstumsprozess zunehmend aufsteigt**, entsteht Raum für das Längenwachstum des Gesichts. Es entsteht das so genannte **Langgesicht**. Das Gewebe im Inneren des Gesichts wird nach *Blechschmidt*[8] durch das Wachstum des Nasenknorpels gestrafft. Dieses Gewebe ist außerdem an der knorpeligen Schädelbasis und am zukünftigen Unterkiefer und Zungenbeinbogen angeheftet. Je straffer das Gewebe gespannt wird, desto länglicher wird das von ihm umschlossene Knorpelskelett.

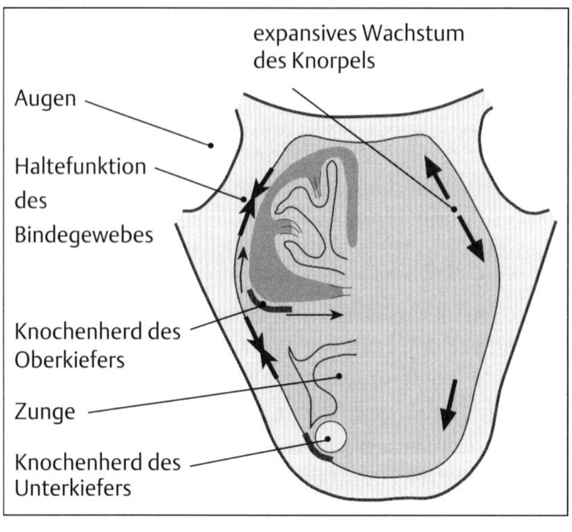

3.22
Frontalschnitt durch den Gesichtsbereich eines 37 mm großen Embryos, nach Blechschmidt: Entstehung des Langgesichts. Konvergente Pfeile: Haltefunktion des Bindegewebes. Divergente Pfeile: Wachstumsexpansion des Knorpels

- Das Wachstum der Sutura zygomaticomaxillaris und der Sutura intermaxillaris führt zu einer Verbreiterung des Gesichts.
- Nach *Delaire*[9] regulieren die den Oberkieferknochen **umgebenden Schädelnähte** und die **Schädelnähte zwischen Schädelbasis und Gesichtsschädel** sowie die **Synchondrosis sphenobasilaris** das vertikale und anteriorposteriore Wachstum des Gesichtsschädels. Die Entwicklung des Siebbeins und der übrigen Anteile der Nasenscheidewand wirken dabei als Impulsgeber.

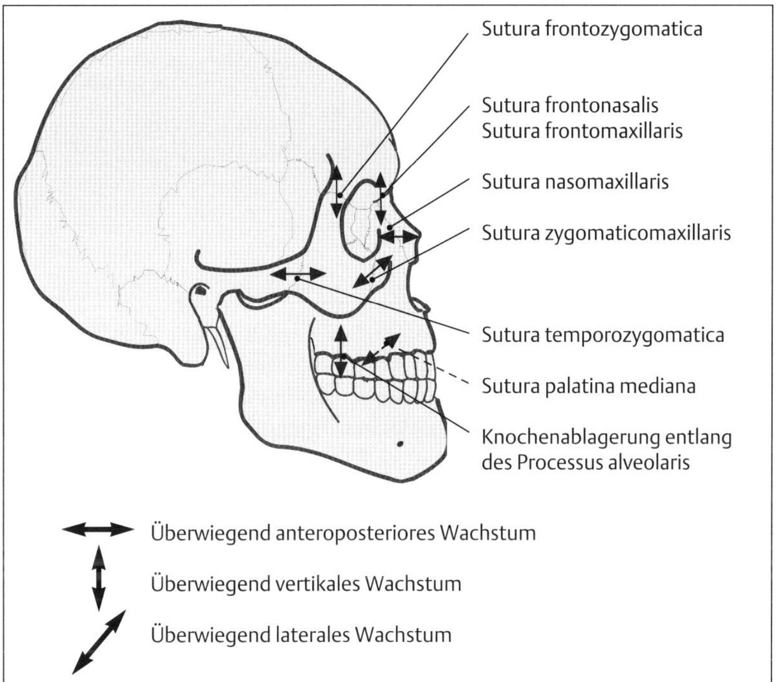

3.23
Richtungen des suturalen Knochenwachstums am Gesichtsschädel

- Durch das Wachstum der Nasenscheidewand wird eine **nach unten und vorne gerichtete Kraft** auf den Oberkiefer ausgeübt, mit der weiteren Folge der Auseinanderziehung an der Sutura frontomaxillaris, frontozygomatica, frontonasalis und zygomaticomaxillaris. Durch den schiebenden Druck, den das Siebbein und die anderen Anteile der Nasenscheidewand durch ihr prä- und postnatales Wachstum auf den Oberkiefer ausüben, wird der Gesichtsschädel in Beziehung zur Schädelbasis positioniert und werden Impulse gegeben für die Entwicklung des Gesichtsschädels.
- Auch das Auge, die Nasenhöhle und das äußere Ohr beeinflussen das Wachstum der Gesichtsknochen. Zum Beispiel wirkt das Wachstum des Auges als expandierende Kraft, die insbesondere an der Sutura frontomaxillaris und frontozygomatica das Schädeldach und den Gesichtsschädel voneinander entfernt.
- Das Wachstum des Processus alveolaris von Ober- und Unterkiefer bewirkt die Zunahme der vertikalen Gesichtshöhe und ermöglicht die Vergrößerung des Sinus maxillaris.
- Nach der Geburt ist die Entwicklung des Gesichtsschädels außerdem von vier weiteren Faktoren abhängig, vom Wachstum der Nasennebenhöhlen,

vom Wachstum und Saugvorgang der Zunge, von der Entwicklung der Zähne und dem Kauvorgang der Kaumuskulatur.

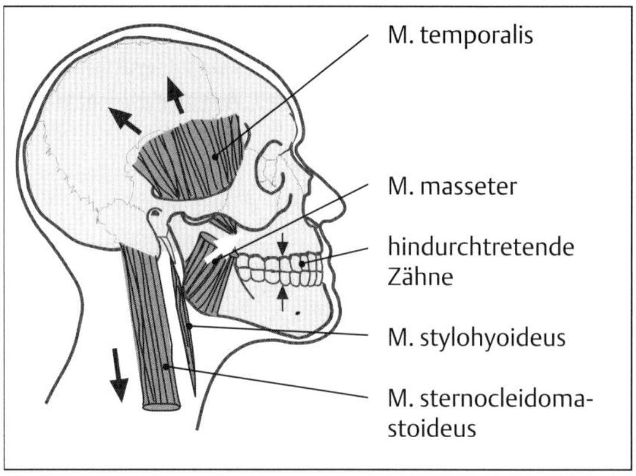

3.24

Postnatale Einflüsse auf das Wachstum des Gesichtsschädels

Oberes Gesichtsdrittel

In den unteren äußeren Ecken des Stirnwulstes bilden sich die Nasenplakoden, deren Entwicklung durch den Riechnerven induziert wird.
Ungefähr in der 8. Woche intrauterin bilden sich im Stirnwulst (in der Membran, die die Nasenkapsel bedeckt) Verknöcherungszentren für das Nasen- und Tränenbein. Folgende Wachstumsbewegungen und Faktoren für das Wachstum des oberen Drittels sind zu beobachten:

- Das obere Drittel (Stirnbein) bewegt sich nach **außen und vorne**.
  Erklärung: Expansives Wachstum der Stirnlappen des Gehirns; die Entwicklung des Stirnbeins verläuft zunächst am schnellsten. Nach dem 12. Lebensjahr ist sein Wachstum weitgehend abgeschlossen.

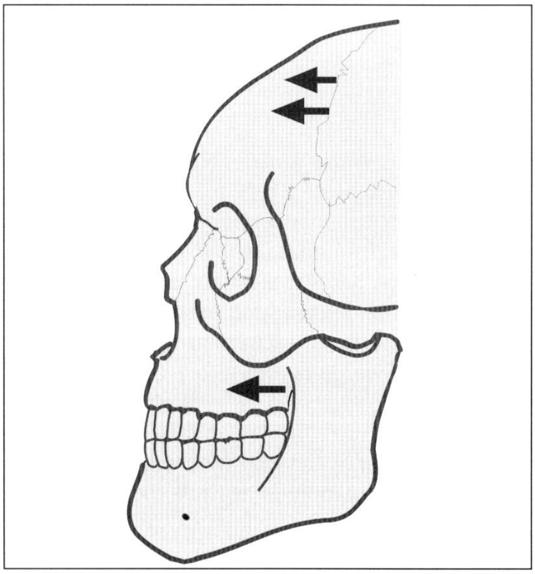

3.25

Vergrößerung des Stirnbeins durch suturales Wachstum

- Es entsteht eine Rotation der Augenhöhle, so dass die Achse des Auges **waagerecht** zu liegen kommt.
  Erklärung: Rotation des Stirnlappens.
- Die Augenhöhlen **rotieren zur Mittellinie**.
  Erklärung: Expansives Wachstum des Stirn- und Schläfenlappens.

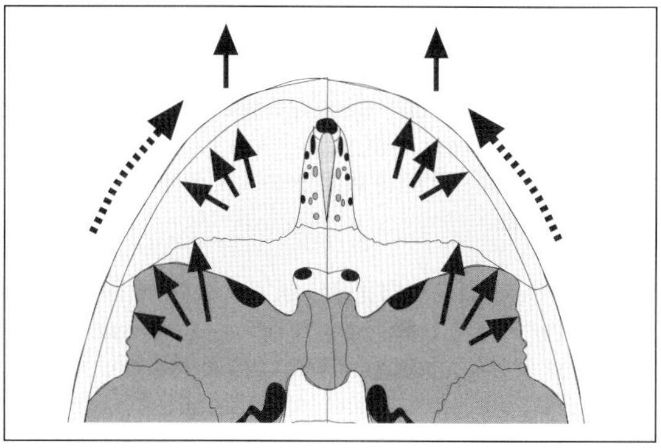

3.26
Rotation der Augenhöhle zur Mittellinie

- Die medialen Wände der Augenhöhlen wachsen **nach lateral**, die Cellulae ethmoidales werden größer.
- Das Orbitadach wächst nach vorne unten.
  Erklärung: Wachstum des Stirnlappens des Gehirns nach vorne unten.
- Die Orbita wird **nach vorne** verschoben.
- **Vergrößerung** der Augenhöhle.
  Erklärung: Wachstum in den Suturen der Augenhöhle.
- Rotation des Tränenbeins, bei welcher sich sein inferiorer Teil nach lateral bewegt.
  Erklärung: Expansion der Cellulae ethmoidales und Knochenwachstumsprozesse.

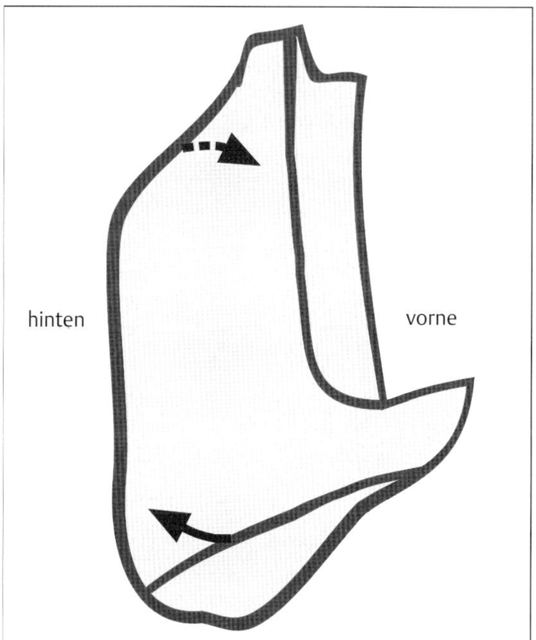

3.27
Wachstumsrotation des Tränenbeins

- Das Tränenbein spielt beim Wachstum der Orbita eine besonders wichtige Rolle: Es hat Verbindungen zu vielen anderen Knochen der Orbita, zur Maxilla, zum Sieb- und Stirnbein und zur unteren Nasenmuschel. Diese Knochen werden, während sie sich vergrößern, in sehr verschiedene Richtungen verlagert. Durch Gleitbewegungen an den Suturen des Tränenbeins können sie dennoch den Kontakt zur Augenhöhlenwand beibehalten. Zum Beispiel gleitet der Oberkiefer nach inferior, ohne den Kontakt zur Orbita zu verlieren.
- Entstehung des Sinus frontalis.
  Erklärung: Endet das Wachstum des Frontallappens, endet auch das Wachstum der endokranialen Fläche des Stirnbeins, während sich seine exokraniale Fläche weiter nach anterior bewegt, so dass ein innerer Raum entsteht.

Mittleres Gesichtsdrittel

Das mittlere Drittel ist der in seiner Entwicklung am kompliziertesten verlaufende Gesichtsabschnitt. Es setzt sich aus dem Nasenfortsatz, aus einem Teil der Schädelbasis sowie aus Teilen des Kauapparates zusammen.
In der 8. Woche intrauterin entstehen aus dem Oberkiefermesenchym, das die Nasenkapsel umgibt, Verknöcherungen für das Gaumen- und das Pflugscharbein (Vomer).
Auch die Lamina medialis des Processus pterygoideus des Keilbeins bildet sich aus dem Oberkieferwulst. (Weitere Ossifikationszentren entstehen für den großen Keilbeinflügel und die Lamina lateralis des Processus pterygoideus des Keilbeins. Im 5. Fetalmonat verschmelzen die Lamina medialis und lateralis knöchern miteinander.)
Schon in der 7. Woche intrauterin bildet sich am Ende des N. infraorbitalis ein primäres Verknöcherungszentrum für den Oberkiefer. Weitere Verknöcherungsstellen entstehen; so bildet sich zum Beispiel aus intermaxillären Verknöcherungsstellen die Prämaxilla (Os incisivum), die im ersten Lebensjahr mit dem übrigen Oberkiefer verschmilzt. Es bilden sich außerdem jeweils ein Verknöcherungszentrum für das Jochbein und die Pars squamosa des Schläfenbeins. Folgende Wachstumsbewegungen und Faktoren für das Wachstum des mittleren Drittels lassen sich darstellen:

- Das Jochbein mit dem Oberkiefer verlagert sich durch Wachstum in der Sutura temporozygomatica nach anterior und durch Wachstum in der Sutura frontozygomatica nach inferior.
  Erklärung: Nach vorne und unten gerichtetes Wachstum der Nasenscheidewand.

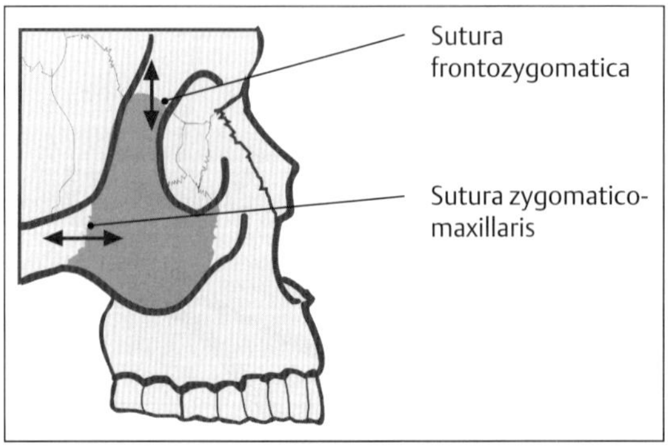

3.28
Verlagerung des Jochbeins mit dem Oberkiefer durch suturales Wachstum

- Nach *Delaire*[10] üben das Siebbein und die anderen Anteile der Nasenscheidewand durch ihr prä- und postnatales Wachstum einen schiebenden Druck auf den Oberkiefer aus. Zwischen der 10. bis 40. Fetalwoche vergrößert sich die Länge der Nasenscheidewand um das Siebenfache. Durch ihr Wachstum übt die Nasenscheidewand eine **nach unten und vorne** gerichtete Kraft auf das Wachstum des Oberkiefers aus und wird dabei durch das appositionelle Wachstum des hinteren oberen Vomerrandes unterstützt. Die Folge ist eine Auseinanderziehung an der Suturae frontomaxillaris, frontozygomatica, frontonasalis und zygomaticomaxillaris. Am direktesten wirkt sich das Wachstum der Nasenscheidewand auf den nasalen Teil des Oberkiefers und das anterior posteriore Wachstum der Sutura nasomaxillaris aus. Das Wachstum der Synchondrosis sphenobasilaris reguliert das anterior posteriore Wachstum des Oberkiefers. Druckresistentes Fettgewebe befindet sich zwischen der hinteren oberen Fläche des Oberkiefers und der Schädelbasis. Der wachsende sich ausdehnende Oberkiefer wird durch den Widerstand des Fettpolsters und der Schädelbasis **nach unten und etwas nach vorne** verschoben.

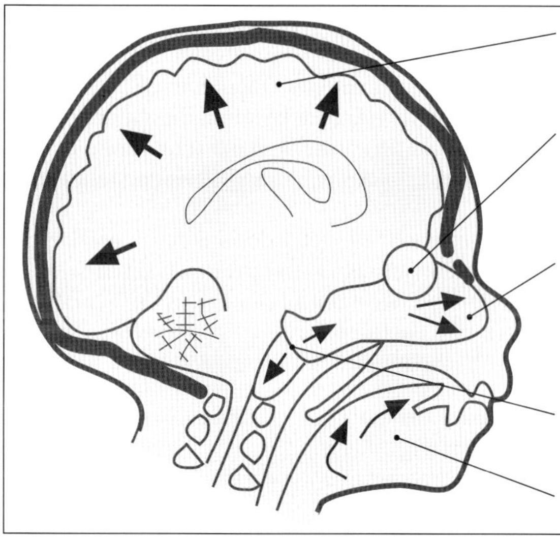

3.29

Einflüsse auf das Schädelwachstum: nach unten und vorne gerichtete Kraft auf das Wachstum des Oberkieferkomplexes durch Wachstum des Nasenseptums

- Der Jochbeinbogen bewegt sich nach lateral.
- Der Boden der Orbita bewegt sich mit dem nasomaxillären Komplex **nach unten, vorne und nach lateral**.
  Erklärung: Intraossale Umbauprozesse.
- Die Nasen- und Augenhöhlen bewegen sich mit dem Oberkiefer **nach unten**.
- Allerdings wird der Nasenhöhlenboden weit mehr gesenkt als der Boden der Augenhöhle.
  Erklärung: Entgegengesetzte intraossale Knochenan- und -abbauprozesse des Augen- und Nasenhöhlenbodens.
- Die Nasenregion erweitert sich **nach anterior**.
- Längenwachstum des nasomaxillären Komplexes.
  Erklärung: Knochenan- und -abbauprozesse sowie Verlagerung.
- Der Nasenraum expandiert **nach lateral, anterior und inferior**.
  Erklärung: Knochenresorption an den Nasenwänden und dem Boden, mit Ausnahme des Daches.

- **Abwärtsbewegung** des Gaumens.
  Erklärung: Knochenresorption am Nasenboden und Verlagerung des Oberkiefers.
- Die untere Nasenmuschel verschiebt sich **nach unten lateral**.
  Erklärung: Knochenanbau unten und lateral an der Nasenmuschel.
- Der Sinus maxillaris expandiert.
  Erklärung: Knochenabbau an seinen Wänden mit Ausnahme der medialen Wand.
- Vergrößerung des nasalen Teils des Oberkiefers.
  Erklärung: Expandierende Kraft durch die Vergrößerung der Augenhöhle.
- Vertikales Wachstum an den Suturae frontomaxillaris, ethmoidomaxillaris, frontoethmoidalis, frontonasalis und frontozygomatica.
  Erklärung: Vergrößerung der Augäpfel und der Nasenscheidewand.
- Anterior-posteriores Wachstum an der Sutura temporozygomatica.
  Erklärung: Anterior posteriores Gehirn- und Schädelbasiswachstum.

Weitere Wachstumsfaktoren:

- Die Zahnanlagen bilden die Grundlage für die Ausbildung der Pars alveolaris des Oberkiefers.
- Die Pars alveolaris ermöglicht wiederum die Vergrößerung des Sinus maxillaris.
- Der Zahn und die Pars alveolaris nehmen teil an der inferioren Wachstumsbewegung des Oberkiefers.
- Die vordere Schädelgrube steht mit dem Oberkiefer im Gleichgewicht, so dass beide normalerweise äquivalente Größenzunahmen erfahren.
- Unterhalb des N. infraorbitalis entsteht das Corpus des Oberkiefers.

Unteres Gesichtsdrittel

Das untere Drittel setzt sich aus dem Unterkiefer mit seinem Kauapparat zusammen. Aus dem Unterkieferfortsatz entwickelt sich der knöcherne Unterkiefer und der Anulus tympanicus des Schläfenbeins. Wachstumsbewegungen und Faktoren für das Wachstum des unteren Drittels sind:

- Wachstum des Ramus mandibularis nach hinten und oben.
  Erklärung: Knochenbildung in den Kondylen des Unterkiefers.

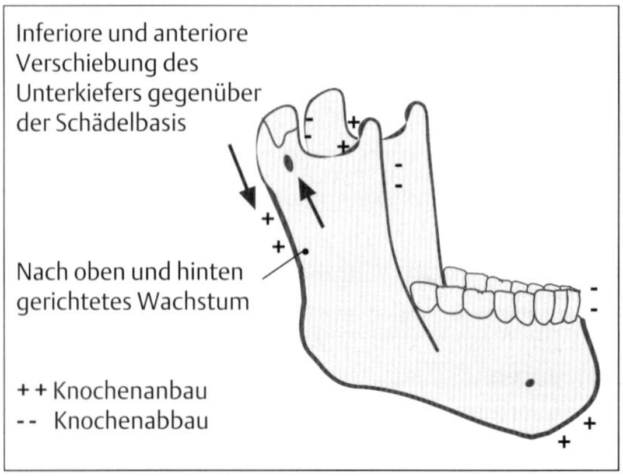

3.30
Wachstumsbewegung des Unterkiefers

- Verlagerung des Unterkiefers als Ganzes **nach unten und vorne**.
  Erklärung: Wachstum des Ramus nach hinten und oben.
- **Auseinanderweichen** der beiden Hälften des Corpus mandibulae im hinteren Bereich.
  Erklärung: Posteriores Wachstum der Kondylenköpfe.

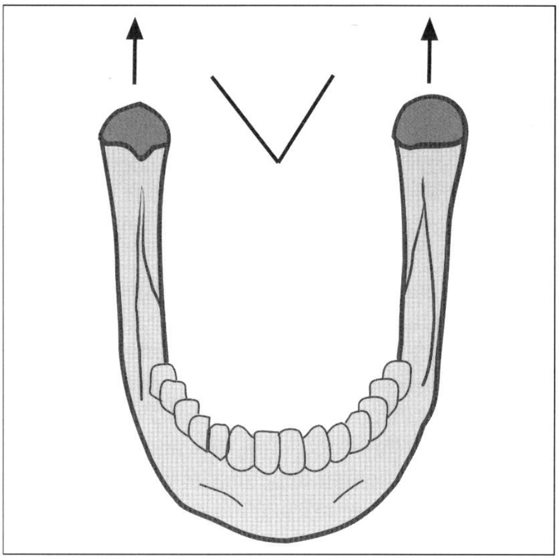

3.31
Laterale Ausdehnung des Ramus mandibulae

Weitere Faktoren für das Wachstum des Unterkiefers:

- Der N. mandibularis ist die erste Struktur, die sich im Bereich des Unterkiefers bildet. Dieser induziert wahrscheinlich die Bildung des Unterkieferwulstes aus einer membranösen Verdichtung des Ektomesenchyms. In der 6. Woche entsteht je ein Ossifikationszentrum für jede Unterkieferhälfte (an der Gegend der Bifurkation des N. alveolaris inferior sowie der A. alveolaris inferior). Die Verknöcherung setzt sich entlang des N. alveolaris und seinen Rami fort, während sich der Kiemenbogenknorpel fast vollständig auflöst.
- Als Reaktion auf die frühen Schluck- und Saugaktivitäten des Fetus findet im Unterkiefer der Umbau von Geflecht- und Lamellenknochen früher als in anderen Knochen statt (5. Fetalmonat).
- In der 12. Woche i. u. entstehen unabhängig vom Schlundbogenknorpel sekundäre Knorpel als Vorläufer für einen Teil des Processus condylaris, für das Caput mandibulae und den Kinnvorsprung.
  Während der sekundäre Knorpel des Condylus durch Knochen ersetzt wird, bleibt der obere Teil als Gelenkknorpel und Wachstumszentrum erhalten. Dieses Wachstumszentrum ist besonders wichtig für die weitere Formbildung des Unterkiefers.
- Die Aktivität des M. pterygoideus lateralis reguliert die Entwicklung des Processus condylaris.
- Die Aktivität des M. temporalis beeinflusst die Entwicklung des Processus coronoideus.
- Die Aktivität des M. masseter und des M. pterygoideus hat Einfluß auf die Entwicklung des Angulus und Ramus mandibulae.
- Die Zahnanlagen bilden die Grundlage für die Ausbildung der Pars alveolaris.
- Die Vertikalbewegung der Zähne.
- Auch das Wachstum und die Bewegung der Zunge beeinflussen die Oberkieferentwicklung.

Zusammenfassung

Zwischen der Entwicklung des Hirnschädels und in geringerem Ausmaße des Gesichtsschädels bestehen enge Wechselwirkungen zur Entwicklung des Gehirns. Die Entwicklung des Neuralohres wird durch die Chorda dorsalis aus dem Chordomesoblasten induziert. Die Neuralohrenentwicklung wiederum induziert die Entwicklung der Wirbelbögen und des Hirnschädels. Der Gesichtsschädel entsteht in Abhängigkeit vom Wachstum der Schädelbasis, des Gehirns und in Abhängigkeit von den lokalen Weichgeweben. Die Knochen entwickeln sich sozusagen als Anpassung und in funktioneller Verbindung zur Entwicklung der viszeralen Strukturen.

Dabei ist die Schädelbasis in ihrer Entwicklung unabhängiger als die der anderen Schädelknochen.

Als weitere lokale und entferntere Faktoren für die Entwicklung der Schädel- und Gesichtsknochen sind die umgebenden Schädelnähte, Gravitationskräfte, statische und dynamische Kräfte (Fortbewegung, Kauvorgänge, Entwicklung der Nasennebenhöhlen und der Zähne etc.) und genetische Einflüsse zu nennen.

Das **Zungenbein** entsteht aus dem zweiten und dritten Kiemenbogenknorpel. Je zwei Verknöcherungszentren bilden das Cornu majus (38. Fetalwoche), das Corpus (Geburt) und das Cornu minus (2. Jahr, postnatal) des Zungenbeins *(Abb. 3.7)*.

Das **Kreuzbein** besteht aus fünf modifizierten Wirbeln, die in ihrer pränatalen Entwicklung der Entwicklung der übrigen Wirbel entsprechen. Etwa mit dem 25. Lebensjahr ist die Verknöcherung der Kreuzbeinsegmente abgeschlossen.

Das Kreuzbein folgt der Gesamtflexion des Embryos, so dass seine Basis sich posterioisiert.

Quellenangabe:

1 Sat Prem: Mutters Agenda. Band 5, Institut für Evolutionsforschung (Verlag Hinder und Deelmann), Gladenbach 1995.
2 Enlow, D. H.: Handbuch des Gesichtswachstums. Quintessenz, Berlin 1989, S. 42.
3 Blechschmidt, E.: Anatomie und Ontogenese des Menschen. Quelle und Meyer, Heidelberg 1978, S. 99.
4 Blechschmidt, E.: Anatomie und Ontogenese des Menschen. Quelle und Meyer, Heidelberg 1978, S. 100.
5 Couly, G.: La dynamique de croissance céphalique. Le principe de conformation organofonctionelle. Actualités Odonto Stom. 117 (1977) 63 - 96.
6 Blechschmidt, E.: Die pränatalen Organsysteme des Menschen, Hippokrates Verlag, Stuttgart 1973. S. 166.
7 Sperber, G. H.: Embryologie des Kopfes. Quintessenz Verlag, Berlin, 1992, S. 107.
8 Blechschmidt, E.: Anatomie und Ontogenese des Menschen. Quelle und Meyer, Heidelberg 1978, S. 92.
9 Delaire, J.: Considérations sur la croissance faciale. Rev. Stomatol. 72 (1971) 59 - 60.
10 Delaire, J.: L'articulatio fronto-maxillaire. Rev. Stomatol. (1976) 922.

Weitere Literaturhinweise:

Blechschmidt, E.: Humanembryologie, Prinzipien und Grundbegriffe. Hippokrates, Stuttgart 1974.

Brodie, A. G.: On the growth pattern of the human head from the third month to the eighth year of life. Am. J. Anat. 68 (1941) 209 - 262.

Burdi. A. R., Spyropoulos, M. N.: Prenatal growth patterns of the human mandible and masseter muscle complex. Am. J. Orthod. 74 (1978) 380 - 387.

Cathie, A. G.: Growth and Nutrition of the body with special reference to the head. AAO Yearbook 1962, 149 - 153.

Cohen, M. M. Jr., Walker G. F., Phillips, C.: A morphometric analysis of the craniofacial configuration in achondroplasia. J. Craniofacial Genet. Dev. Biol. (Suppl. I) (1985) 139 - 155.

Currey, J. D.: The adaptation of bones to stress. J. Theoret. Biol. 20 (1968) 91 - 106.
Delaire, J., Le Diascorn, H., Lenny, Y.: La croissance de la face. Rev. Odontostom. 5, Ed. Maloine Paris (1972) 363 - 391.
Dolan, K. J.: Cranial suture closure in two species of South American monkeys. Am. J. Physic. Anthrop. 35 (1971) 109 - 118.
Duterloo, H. S., Enlow, D. H.: A comparative study of cranial growth in Homo and Macaca. Am. J. Anat. 127 (1970) 357 - 368.
Giblin, N., Alley, A.: Studies in skull growth. Coronal suture fixation. Anat. Rec. 88 (1944) 143 - 153.
Grossinger, R.: Embryogenesis. From Cosmos to Creature. The Origin of human biology. North Atlantic Books, California, 1986.
Herring, S. W.: Sutures - a tool in functional analysis. Acta Anat. 83 (1972) 222-247.
Harvey Kemple, J. V.: The importance of the nasal septum in the facial development. J. Laryng. otol. 87 (1973) 379 - 386.
Hoyte, D. A. N.: Experimental investigations of skull morphology and growth. Int. Rev. Gen. Exper. Zool. 2 (1966) 345 - 407.
Hoyte, D. A. N.: Mechanisms of growth in the cranial vault and base. J. Dent. Res. 50 (1971) 1447 - 1461.
Kokich, V. G., Shapiro, P. A., Moffett, B. C., Retzlaff, E. W.: Craniofacial sutures. Aging in nonhuman primates. Van Nostrand Reinhold, New York 1979.
Jarret, T. E.: Craniosynostosis. JAOA 54 (1954) 252 - 255.
Langmann, J.: Medizinische Embryologie. 8. Aufl. Thieme, Stuttgart 1989.
Lanz, T., Wachsmuth, W.: Praktische Anatomie, Bd. 1, Teil A. Springer, Berlin 1985.
Latham, R. A.: The sliding of cranial bones at sutural surfaces during growth. J. Anat. (1968) 593.
Latham, R. A.: The sliding of cranial bones at sutural surfaces during growth. J. Anat. (1968) 593.
Latham, R. A., Burston, W. R.: The postnatal of growth at the sutures of the human skull. Dent. Practii. 17 (1966) 61 - 67.
Meikle, M. C.: The role of the condyle in the postnatal growth of the mandible. Am. J. Orthod. 64 (1973) 50 - 62.
Moore, K. L.: Embryologie, 3. Aufl. Schattauer, Stuttgart 1993.
Müller, F., O'Rahilly, R.: The human chondrocranium at the end of the embryonic period proper with particular reference to the nervous system. Am J. Anat. 159 (1980) 33 - 47.
Oudhof, H. A. J., van Doorenmaalen, W. J.: Skull morphogenesis and growth: hemodynamic influences. Acta Anat. 117 (1983) 181 - 186.
Persson, M.: Closure of facial sutures: a preliminary report Transactions of the European Orthodontic society 1976.
Pierce, R. H., Mainen, M. W., Bosma J. F.: Cranium of the newborn infant: An atlas of tomography and anatomical sections; U.S. Dept. HEW-PHS—NIN—Nat. Inst. Dent. Res-Diagnostic Radiology Sect. DHEW (NiH) 78 - 788 (1977).
Pinder, D.; Mines, J. L.: Fetal cranial stresses during pregnancy and parturition. JAOA (1954) 164 - 167.
Retzlaff, E. W.: Embryological development of the cranium. In: Retzlaff, E. W., Mitchell, F. L. (Hrsg.): The cranium and its sutures. Springer-Verlag Berlin 1987, S. 1 - 4.
Scott, J. H.: Growth at facial sutures. Am J. Orthodont. 42 (1956) 381 - 387.
Smith, D. W., Töndury, G.: Origin of the calvaria and its sutures. Am. J. Dis. Child. 132 (1978) 662 - 666.
Thilander, B., Ingervall, B.: The human spheno-occipital synchondrosis. Acta Odontol. Scand. 31 (1973) 323 - 333.
Washburn, S. L.: The relation of the temporal muscle to the form of the scull. Anat. rec. 99 (1947) 239 - 248.

„Manche würden wohl sagen – und ich mit ihnen –, dass wir ein Skelett, Muskeln, Drüsen, ein Nervensystem nicht ‚haben', sondern dass wir dies alles ‚sind'."

Moshé Feldenkrais [1]

Der Schädel

Um eine erfolgreiche Therapie auszuführen, ist es von essenzieller Bedeutung, die zu behandelnden Strukturen so genau wie möglich zu kennen. Das Verständnis dieser Strukturen ist die Basis, um ihre Funktion und ihre Bedeutung für den Gesamtorganismus zu verstehen. Ebenso ermöglicht dieses Verständnis, den Sinn der jeweiligen Technik zur Korrektur abnormer Gewebezustände zu verstehen, was sich unmittelbar auch auf die Ausführung der jeweiligen Technik auswirkt. „Während jeder Ausführung einer kranialen Technik sollte der Therapeut die intrakranialen Strukturen kontinuierlich visualisieren" so *Sutherland*[2]. Bei der Einführung der amerikanischen Osteopathen in kraniale Techniken widmete *Sutherland* deshalb stets eine ganze Woche der Erläuterung der Schädelanatomie, bevor er damit begann, ihnen das primär respiratorische System näher zu bringen.

Deskriptive Anatomie des Kopfskeletts

Der Schädel setzt sich aus 22 Knochen zusammen, die Gehörknöchelchen ausgenommen.

Hirnschädel:

1. Os frontale (Stirnbein) – unpaarig
   Pränatal besteht das Stirnbein aus zwei Knochen. In ca. 10% der Fälle verknöchert die Sutura metopica zwischen den beiden Stirnbeinen nicht. Aber auch bei den übrigen 90% wird eine erhöhte Malleabilität (Flexibilität) zwischen den beiden Stirnbeinhälften angenommen, so dass sie sich im kraniosakralen Rhythmus wie zwei Knochen bewegen.
2. Os temporale (Schläfenbein) – paarig
3. Os parietale (Scheitelbein)
4. Os zygomaticum (Jochbein) – paarig
5. Os sphenoidale (Keilbein) – unpaarig
6. Os occipitale (Hinterhauptbein) – unpaarig

Gesichtsschädel:

7. Os ethmoidale (Siebbein) – unpaarig
8. Vomer (Pflugscharbein) – unpaarig
9. Os nasale (Nasenbein) – paarig
10. Os lacrimale (Tränenbein) – paarig
11. Concha nasalis inferior (untere Nasenmuschel) – paarig
12. Mandibula (Unterkiefer) – unpaarig
13. Maxilla (Oberkiefer) – paarig
14. Os palatinum (Gaumenbein) – paarig
15. Os zygomaticum (Jochbein) – paarig

Weitere Knochen: Os hyoideum (Zungenbein), Gehörknöchelchen

Hinweis:
Seiten- und Vorderansicht sind in den *Abbildungen 4.1, 4.2, 4.3* und *4.4* dargestellt, die Ansicht von unten in *Abbildung 4.5.*

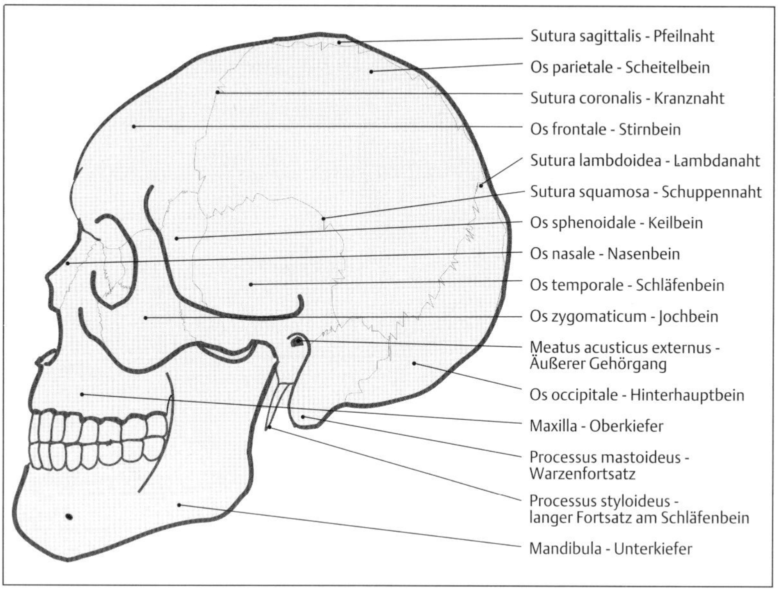

4.1
Schädel (von lateral)

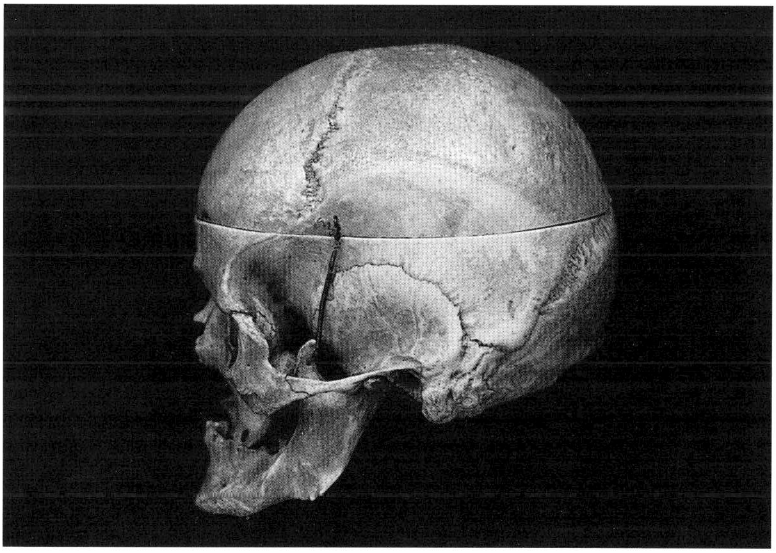

4.2
Schädel (von lateral)

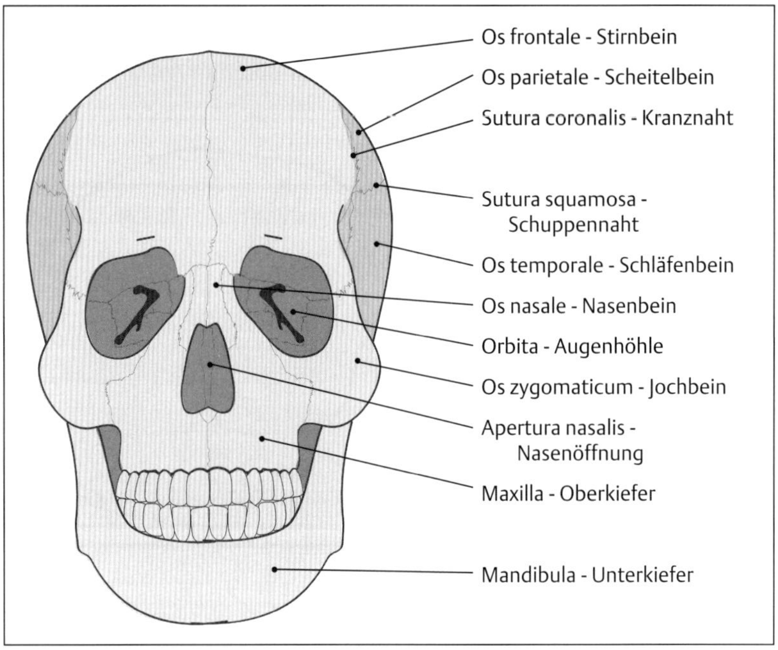

4.3
Schädel (von vorne)

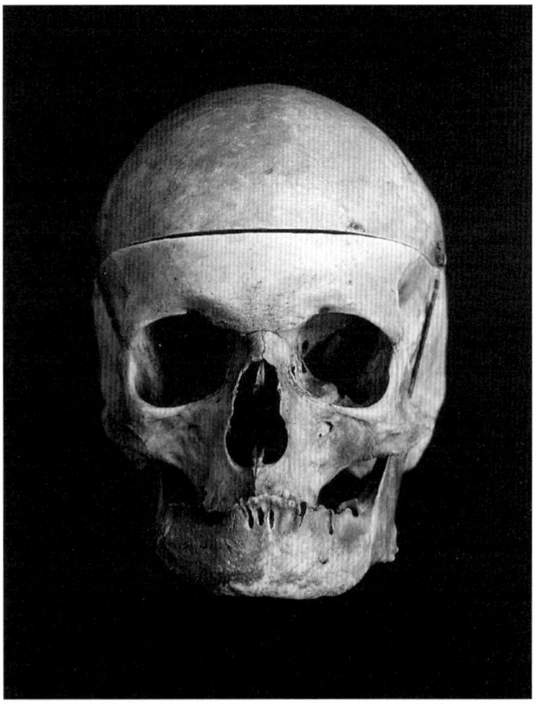

4.4
Schädel (von vorne)

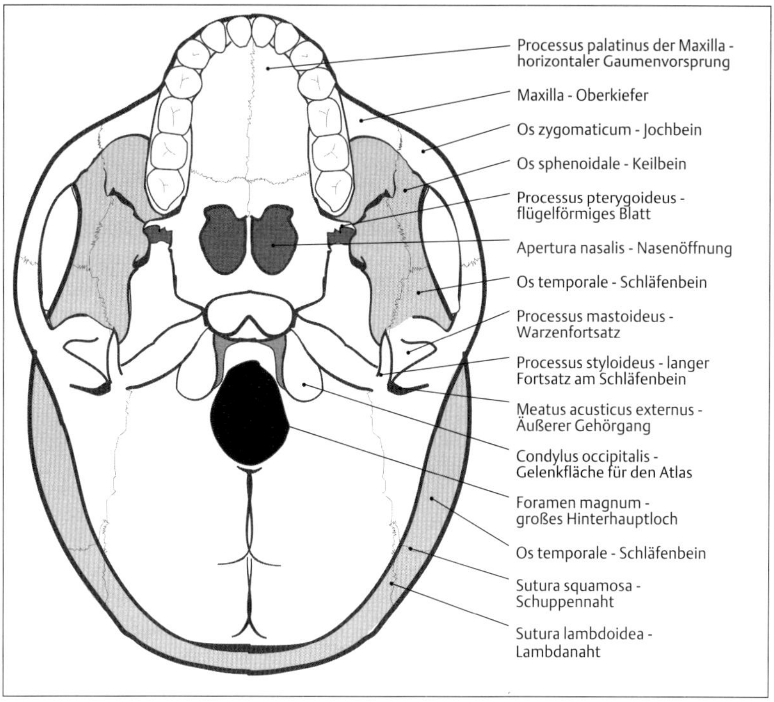

4.5
Schädel (von unten)

Erkennungsmerkmale *(Abb. 4.6)*

1. Nasion: medianer Punkt der Sutura frontonasalis
2. Glabella: Ebenes Feld zwischen den Augenbrauenbögen, am unteren Teil der Sutura metopica
3. Ophryon: Oberhalb der Glabella
4. Bregma: Treffpunkt der Sutura sagittalis und der Sutura coronalis
5. Vertex: Höchster Punkt des Schädels
6. Lambda: Treffpunkt der Sutura sagittalis und der Sutura lambdoidea
7. Inion: Protuberantia occipitalis externa
8. Pterion: Zusammenfügungspunkt des Os frontale, Os sphenoidale, Os temporale und des Os parietale
9. Asterion: Zusammenfügungspunkt des Os parietale, Os occipitale und des Os temporale
10. Basion: Mitte des vorderen Randes des Foramen magnum
11. Opisthion: Mitte des hinteren Randes des Foramen magnum
12. Gnathion: Unterster, in der Mitte gelegener Punkt an der Kinnspitze des Unterkiefers

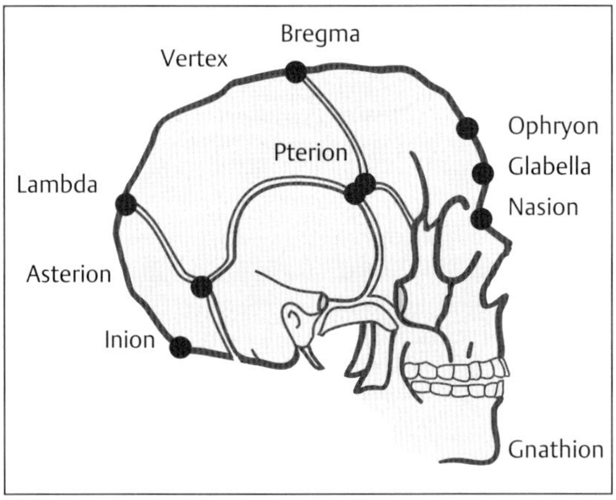

4.6
Bezugspunkte am Schädel

Schädeldach, Desmokranium

Das Schädeldach dient zum Schutz des Nervensystems. Die großen platten Knochen des Schädeldaches verknöchern durch desmale Ossifikation, sie entstehen direkt aus dem umgebenden Bindegewebe. Das ermöglicht ihnen eine erhöhte Knochenflexibilität zur Anpassung an Bewegungen der Schädelbasis. Gewöhnlich entstehen sie etwas später als die knorpelige Schädelbasis.

Skelettelemente:

- Squama frontalis (Stirnbeinschuppe)
- Ossa parietalia (Scheitelbeine)
- Pars squamosa ossis temporalis (Schläfenbeinschuppe)
- Oberer Teil der Squama occipitalis (Hinterhauptschuppe)
- Ala major ossis sphenoidalis (großer Keilbeinflügel)

Außenfläche des Schädeldaches

- Sutura metopica, Sutura coronalis, Sutura sagittalis, Sutura lambdoidea.
- Fossa temporalis (Schläfengrube). Sie wird aus der Schläfenbeinschuppe, dem unteren (auf das Schläfenbein weisenden) Rand des Scheitelbeins, dem großen Keilbeinflügel und dem Seitenteil des Stirnbeins gebildet.

Innenfläche des Schädeldaches

- Sulci arteriosi: Rinnen für die Arteria meningea media und ihre Äste
- Sulci venosi: Gelegentliche venenführende Rinnen
- Sulcus sinus sagittalis und Sulcus sinus transversi: Die Knochenrinnen für die Sinus durae matris (Hirnblutleiter)
- Juga cerebralia: Kammförmige Erhebungen zwischen zwei Großhirnwindungen
- Impressiones digitatae: Die Eindrücke der Großhirnwindungen
- Foveolae granulares: Grubige Vertiefungen, in denen die Zotten der Hirnhäute liegen.

Schädelbasis, Chondrokranium

Die Schädelbasis stellt das knöcherne Zentrum der Schädelknochenbewegung dar. In ihr sind die synchondrotischen Verbindungen anzutreffen, die ungefähr bis zum 25. Lebensjahr bestehen (Synchondrosis sphenobasilaris, Sutura sphenopetrosa). Zudem spiegeln sich an der Schädelbasis die Spannungsverhältnisse der unterschiedlichsten faszialen und viszeralen Strukturen, ebenso wie die Funktion des nervalen und endokrinen Systems wider. Die Schädelbasis verknöchert nach dem Modus der enchondralen Ossifikation, das heißt es wird zunächst eine knorpelige Vorform angelegt, die später durch Bildung enchondraler Knochenkerne in Knochen umgewandelt wird.

Skelettelemente:

- Os ethmoidale (Siebbein)
- Partes orbitales des Os frontale (Dach der Augenhöhle, durch das Stirnbein gebildet)
- Os sphenoidale (Keilbein), mit Ausnahme der größten Teile der Ala major und des Processus pterygoideus
- Pars petrosa und Pars mastoidea des Os temporale (Felsenbein und Warzenbein des Schläfenbeins)
- Os occipitale (Hinterhauptbein), bis auf den Teil der Squama occipitalis, der oberhalb der Linea nuchae superior gelegen ist
- Spina frontalis des Os frontale

Außenfläche der Schädelbasis *(Abb. 4.7* und *4.8)*

Vorderer Teil:

- Der orbitonasale Teil des Os frontale, das Os ethmoidale, die Maxilla und Mandibula sind an der Bildung des Gesichtsskeletts beteiligt.

Hinterer Teil:

- Das Corpus ossis occipitalis, das Foramen magnum und die Crista occipitalis externa liegen in der medianen Linie
- Seitlich befinden sich das anterolaterale Dreieck und das posterolaterale Dreieck. Das anterolaterale Dreieck besteht aus der Pars petrosa mit dem Foramen caroticum, dem Processus mastoideus, dem Processus styloideus, der Fossa jugularis und der Fossa mandibularis. Alles Teile des Os temporale. Das posterolaterale Dreieck bestehend aus dem Condylus occipitalis, der Pars lateralis des Os occipitale, der Squama occipitalis, der Lineae nuchae superior und inferior des Hinterhaupts.

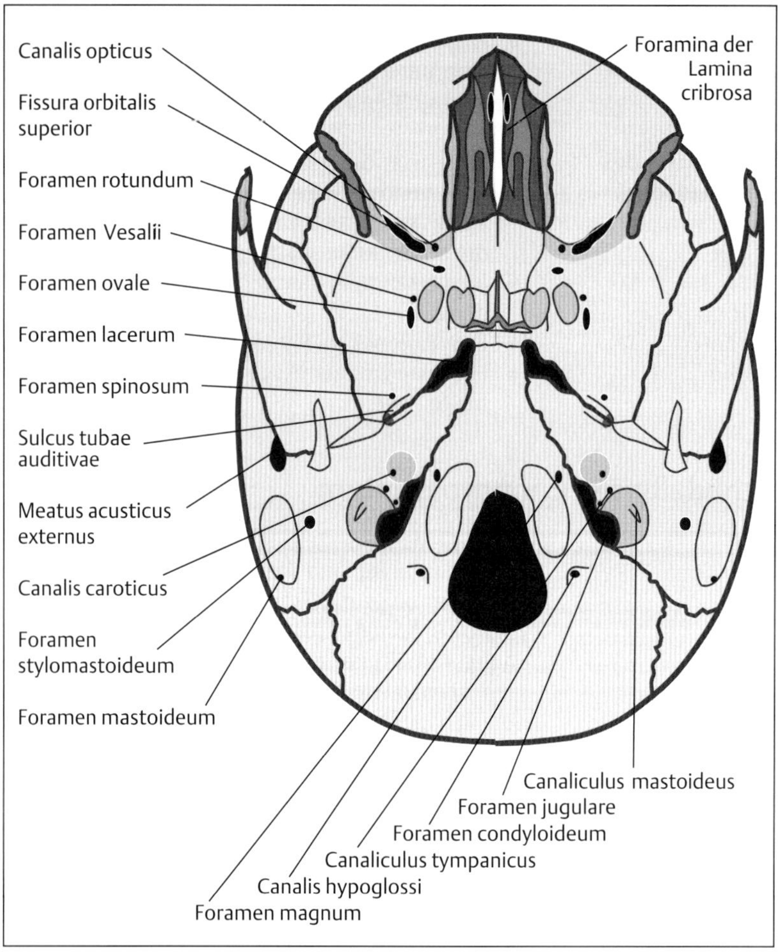

4.7

Schädelbasis (von außen)

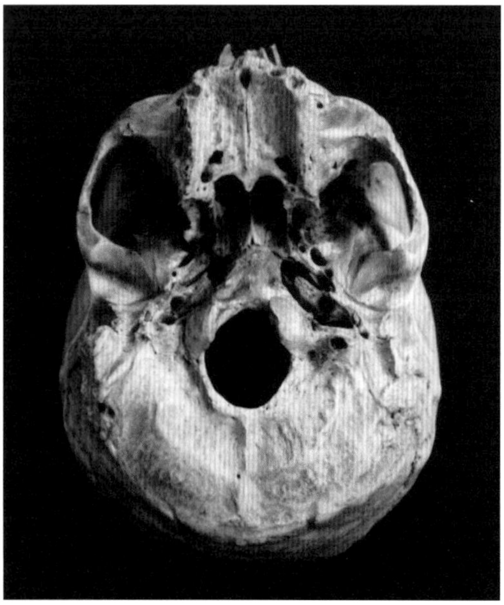

4.8

Schädelbasis (von außen)

Innenfläche der Schädelbasis *(Abb. 4.9* und *4.10)*

Diese kann in eine vordere, mittlere und hintere Schädelgrube untergliedert werden.
Die **Fossa cranialis anterior**, die vordere Schädelgrube, besteht aus den Knochen: Os frontale, Os ethmoidale, Os sphenoidale.
Sie wird gebildet vom orbitalen Teil des Os frontale, dem in der Mitte sich befindenden Os ethmoidale und der Ala minor ossis sphenoidalis (kleiner Keilbeinflügel). Der Hinterrand der Ala minor und das Dorsum sellae grenzen die vordere von der mittleren Schädelgrube ab. In ihr befinden sich die Riech- und Stirnlappen des Großhirns.

Öffnungen in der vorderen Schädelgrube

Os ethmoidale:
- Lamina cribrosa. Nn. olfactorii (I) und die A. und V. ethmoidalis anterior, die dort von fingerförmigen Duraausläufern umhüllt werden.
- Foramen caecum. Anheftung für die Falx cerebri; eine Vene tritt durch das Foramen zum Sinus sagittalis superior. Diese Vene ist allerdings im Erwachsenenalter nicht mehr anzutreffen.

Os sphenoidale:
- Canalis opticus: N. opticus (II) und A. ophthalmica

Die **Fossa cranialis media**, die mittlere Schädelgrube, besteht aus den Knochen Os sphenoidale, Os temporale, Os parietale.
Sie wird nach hinten vom Dorsum sellae und von der Vorderseite der Felsenbeinpyramide begrenzt. Der Keilbeinkörper, die großen Keilbeinflügel, die Schläfenbeinschuppen und der vordere Teil des Felsenbeins bilden die mittlere Grube. Die Sella turcica (Türkensattel) unterteilt sie in eine linke und rechte Grube. Darin liegen die Schläfenlappen des Großhirns.

Öffnungen in der mittleren Schädelgrube

Os sphenoidale:
- Fissura orbitalis superior:
  Lateral: N. trochlearis (IV), N. lacrimalis und N. frontalis aus dem N. ophthalmicus (V/1), V. ophthalmica superior
  Medial: N. oculomotorius (III), N. abducens (VI), N. nasociliaris aus dem N. ophthalmicus (V/1)
- Foramen rotundum: N. maxillaris (V/2), V. emissaria von *Nühn*
- Foramen ovale: N. mandibularis (V/3), Ramus meningeus accessorius, Plexus venosus, N. petrosus minor (IX)
- Foramen spinosum: A. und V. meningea media, N. recurrens meningeus des N. mandibularis (V/3)
  (Foramen Vesalii: inkonstant, V. emissaria)

Zwischen Os sphenoidale und Os temporale:
- Foramen lacerum: A. carotis interna (auf dem Knorpel bedecktem Foramen), Plexus caroticus internus, N. petrosus major (VII)

Os temporale:
- Foramina petrosi: Nn. petrosi major und minor (der Nn. VII, IX)

Die **Fossa cranialis posterior**, die hintere Schädelgrube, besteht aus den Knochen Os sphenoidale, Os occipitale, Os temporale.
Sie wird gebildet vom Clivus des Hinterhaupts, den Felsenbeinpyramiden und der Hinterhauptschuppe. Nach oben wird sie vom Tentorium cerebelli begrenzt. In ihr liegen der Hinterhauptlappen und das Kleinhirn. Die Pons und die Medulla oblongata verlaufen auf dem Clivus.

Öffnungen in der hinteren Schädelgrube

Os occipitale:
- Foramen magnum. Medulla oblongata, Aa. vertebrales, Spinalwurzeln der Nn. accessorii (XI), Aa. spinalis anteriores und posteriores, Rami meningei der Aa. vertebrales, Venengeflechte
- Canalis N. hypoglossi: N. hypoglossus (XII)
- Canalis condylaris: V. emissaria, meningealer Ast der A. pharyngea ascendens

Zwischen Os occipitale und Os temporale:
- Foramen jugulare:
  Vorne: Sinus petrosus inferior, N. glossopharyngeus (IX)
  Mitte: N. vagus (X) und N. accessorius (XI) in einer gemeinsamen duralen Umhüllung, A. meningea posterior
  Hinten: Sinus sigmoideus (Bulbus der Vena jugularis interna), R. meningeus n. vagi (Arnoldi)

Os temporale:
Porus acusticus internus: N. facialis (VII), N. vestibulocochlearis (VIII), A. labyrinthi; diese führen in das Felsenbein
Aquaeductus vestibuli: Ductus endolymphaticus
Foramen mastoideum: V. emissaria

Die Grenze zwischen Schädelbasis und Schädeldach wird durch eine S-förmige Linie gebildet, die vom Nasion über den oberen Rand der Augenhöhle, den Jochbogen und der Linea nuchae superior des Hinterhaupts zur Protuberantia occipitalis externa (Inion) verläuft.

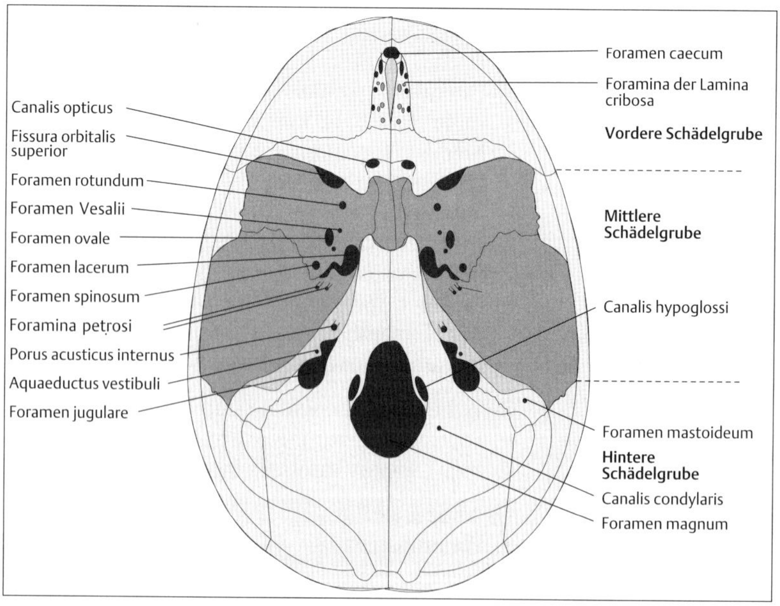

4.9
Schädelbasis (von innen)

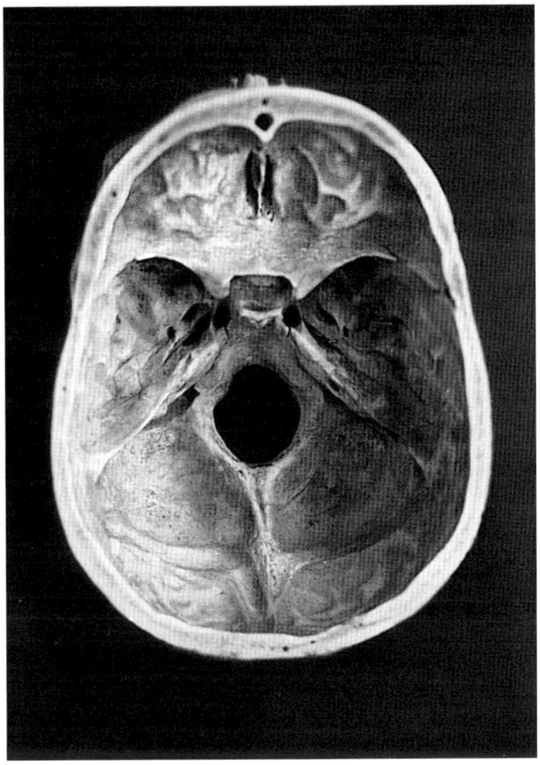

4.10
Schädelbasis (von innen)

Platte Knochen des Schädeldaches

Man unterscheidet eine feste Außenschicht (Substantia compacta), die außen und innen eine Lamina externa und interna bildet. Dazwischen findet man eine schwammartige Innenlage (Spongiosa), die auch als Diploe bezeichnet wird. Sie besteht aus zusammenhängenden Knochenbälkchen, in die das blutbildende Mark eingelagert ist. Außerdem durchziehen weite Knochenvenen (Venae diploicae) die Diploe, um Verbindung zwischen den Venen des Schädelinneren und der Schädelaußenfläche zu schaffen. Das Emissarium bezeichnet die Stellen, an denen Venen des Schädelinneren und des Schädeläußeren miteinander kommunizieren.

Gesichtsschädel

Der Gesichtsschädel beherbergt einen Großteil der Sinnesorgane. Unter dem Gesichtsschädel können im weiteren Sinne die knöchernen Strukturen der Augenhöhle, der Nasenhöhle, der Unterschläfengrube sowie der Unterkiefer zusammengefasst werden. Allerdings sind beim Aufbau dieser Strukturen zum Teil auch Knochen des Hirnschädels beteiligt. Der Gesichtsschädel hat sich um verschiedene Höhlungen konstruiert, wie die Mund-, Nasen-, Nasenneben- und Augenhöhlen.

Augenhöhle *(Abb. 4.11)*

Die Wände der Orbita werden von sieben Knochen gebildet. Einige dieser Knochen stammen von der Schädelbasis, andere vom Schädeldach und vom

Gesichtsschädel. Die Wände der Orbita besitzen durch die große Anzahl von Schädelnähten eine relativ große Beweglichkeit bzw. Anpassungsfähigkeit. Beteiligt an der Bildung der Orbita sind das Os frontale, das Os sphenoidale, die Maxilla, das Os lacrimale, das Os ethmoidale, das Os zygomaticum und das Os palatinum.
Das Dach der Orbita bilden der orbitale Teile des Stirnbeins (Pars orbitalis) und der kleine Keilbeinflügel (Ala minor). Die mediale Wand wird vom Stirnfortsatz des Oberkiefers (Processus frontalis), dem Tränenbein, der orbitalen Knochenplatte des Siebbeins (Lamina orbitalis), dem Keilbeinkörper (Corpus sphenoidale) und der Wurzel des kleinen Keilbeinflügels (Ala minor) gebildet. Die laterale Wand bilden das Jochbein, der Jochbeinfortsatz des Stirnbeins (Processus zygomaticus) und der große Keilbeinflügel. Den Boden bilden die Orbitaflächen der Maxilla und das Joch- und Gaumenbein. Die dünnen Wände zu den Nasennebenhöhlen begünstigen den Übergang krankhafter Prozesse auf die Orbita.

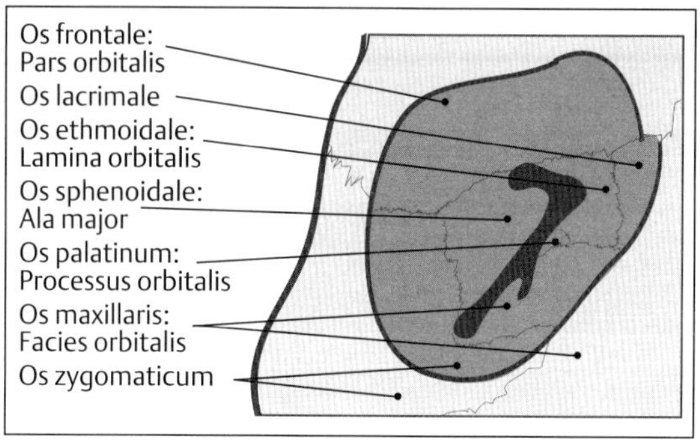

4.11
Rechte Orbita (von vorne)

Nasenhöhle
(Abb. 4.12)

Beteiligt an der Bildung der Nasenhöhle sind das Os ethmoidale, das Os sphenoidale, das Os frontale, das Os nasale, die Maxilla, das Os palatinum, das Os lacrimale und die Concha nasalis inferior. Die linke und rechte Nasenhöhle werden durch die knöchern-knorpelige und bindegewebige Nasenscheidewand (Septum nasale) getrennt. Diese dünne, feine Wand, befindet sich zwischen zwei kräftigen, stabilen knöchernen Strukturen. Die Entwicklung der Nasenscheidewand ist komplex. Der obere Anteil (Sieb- und Keilbein) verknöchert enchondral, der untere Anteil (Pflugscharbein) verknöchert membranös (desmal); der untere vordere Anteil bleibt als knorpelige Scheidewand während des gesamten Lebens bestehen.
Die Nasenhöhle steht in Verbindung mit den pneumatisierten Nasennebenhöhlen.
Das Dach bilden die Lamina cribrosa des Siebbeins, die Pars nasalis des Stirnbeins und das Nasenbein. Die kurze Hinterwand wird vom Keilbeinkörper gebildet, der Boden vom Processus palatinus der Maxilla und von der Lamina horizontalis des Gaumenbeins. Die laterale Wand bilden das Nasenbein, das Tränenbein, die Processus lacrimalis und ethmoidalis der unteren Nasenmuschel, der Processus uncinatus, die Bulla ethmoidalis und die Lamina perpendicularis des Gaumenbeins.

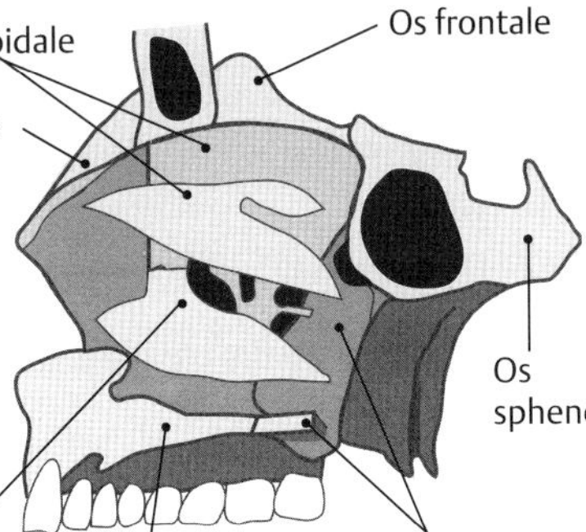

4.12
Nasenhöhle: seitliche Nasenwand

Unterschläfengrube *(Abb. 4.13)*

Sie wird gebildet von der Unterfläche des großen Keilbeinflügels. Begrenzt wird sie vorne durch die Maxilla, nach lateral durch den Unterkiefer und nach medial von der Lamina lateralis des Processus pterygoideus.

Öffnungen:
- In die Schädelhöhle: Foramen spinosum, Foramen ovale
- In der Fossa pterygopalatina: Fissura pterygomaxillaris für die A. maxillaris
- In die Orbita: Fissura orbitalis inferior für die V. ophthalmica inferior, den N. infraorbitalis (V/2) und den N. zygomaticus (V/2)

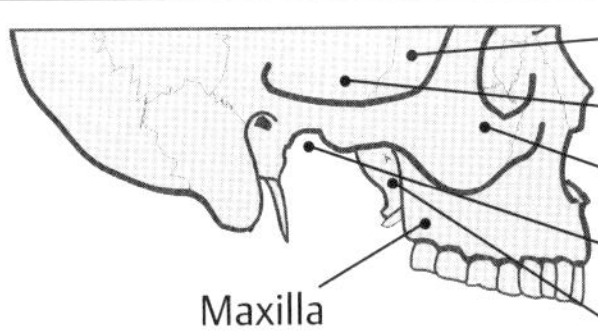

4.13
Unterschläfengrube

Die **Flügelgaumengrube** *(Abb. 4.15)* ist ein Teil der Unterschläfengrube. Sie ist mit ihr über die Fissura pterygomaxillaris verbunden. Ihre Begrenzung sind nach oben der Keilbeinkörper und die Wurzel der Ala major und nach medial die Lamina perpendicularis des Gaumenbeins.
In der Flügelgaumengrube befindet sich das parasympathische Ganglion pterygopalatinum, eines der bedeutsamen „kleinen Dinge" in der kraniosakralen Osteopathie (s. u.). Das Ganglion steht mit drei Wurzeln in Verbindung: Mit einer sensiblen Wurzel vom N. maxillaris des zweiten Trigeminusastes, die als N. pterygopalatinus zum Ganglion zieht; einer parasympathischen Wurzel, dem N. petrosus major aus dem N. facialis, und einer sympathischen Wurzel, dem N. petrosus profundus. Die beiden letztgenannten treten gemeinsam als N. canalis pterygoidei zum Ganglion.

Öffnungen:
- In die Schädelhöhle: Foramen rotundum für N. V/2; Canalis pterygoideus (Vidii) für den N. canalis pterygoidei
- In die Orbita: Fossa infratemporalis, Fissura obitalis inferior für Gefäße und Nerven
- In die Nasenhöhle: Foramen sphenopalatinum für Fasern für die Tränen- und Nasendrüsen
- In den Gaumen: Canalis palatinum major für die A. palatina descendens und die Nn. palatini

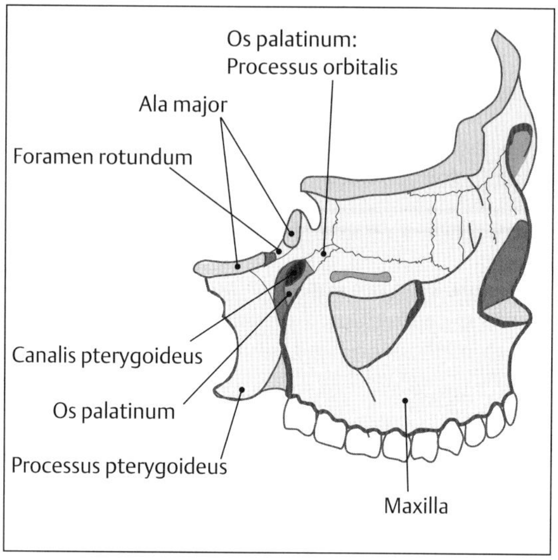

4.14
Flügelgaumengrube (von lateral)

Quellenangabe:

1 Feldenkrais, M.: Die Entdeckung des Selbstverständlichen. Suhrkamp 1987, S. 110.
2 Sutherland, W. G.: The cranial bowl. Free Press Company, Mankato, Minnesota 1939, S. 72.

Weitere Literaturhinweise:

Frick, H., Leonhardt, H., Starck, D.: Allgemeine Anatomie. Spezielle Anatomie I. 3. Aufl., Thieme, Stuttgart 1987.
Lanz, T., Wachsmuth, W.: Praktische Anatomie, Bd. 1, Teil A. Springer, Berlin 1985.
McCatty, R. R.: Essentials of craniosacral osteopathy. Ashgrove, Bath 1988
Rohen, J. W.: Anatomie für Zahnmediziner. 2. Aufl. Schattauer, Stuttgart 1988.

„Ein Osteopath zieht Rückschlüsse aus seinem anatomischen Wissen. Er vergleicht die Funktion des kranken Körpers mit der des gesunden Körpers.“

A. T. Still[1]

„Ein Student des Lebens muss alle Teile (des Körpers) geistig in sich aufnehmen sowie ihren Zweck und ihre Beziehung zu anderen Teilen und Systemen studieren.“

A. T. Still[2]

Anatomie, Ossifikation und Verbindungen der einzelnen Schädelknochen, des Os sacrum und des Os coccygis

Os occipitale/Hinterhauptbein

Unpaarig

Begrenzung

- Anterior: Os sphenoidale
- Superior anterior: Os parietale
- Lateral: Os temporale
- Inferior: Atlas

Anteile *(Abb. 5.1)*

- Pars basilaris vor dem Foramen magnum
- Squama occipitalis hinter dem Foramen magnum
- 2 Partes laterales (condylares) seitlich am Foramen magnum

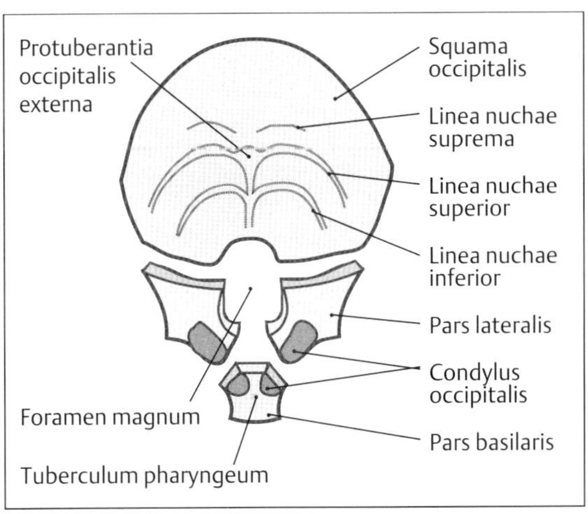

5.1
Anteile des Os occipitale (von hinten unten)

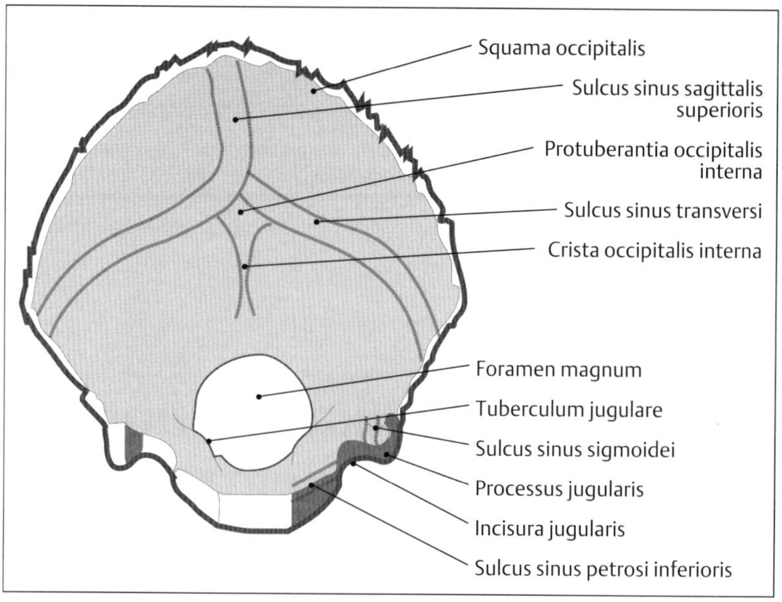

5.2

Os occipitale (von innen)

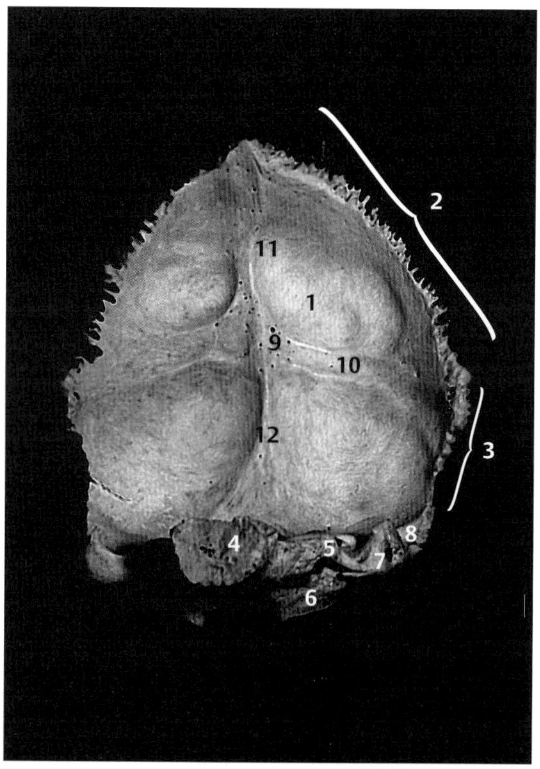

5.3

Os occipitale (von innen)

1 Squama occipitalis
2 Margo lambdoideus
3 Margo mastoideus
4 Pars basilaris
5 Pars lateralis
6 Condylus occipitalis
7 Processus jugularis
8 Processus intrajugularis
9 Protuberantia occipitalis interna
10 Sulcus sinus transversus
11 Sulcus sinus sagittalis superioris
12 Crista occipitalis interna

Pars basilaris

Außenfläche

- Tuberculum pharyngeum, ein Höckerchen für die Anheftung der Raphe pharyngis (Sehnenstreifen der Schlundschnürer)
- Der M. rectus capitis anterior und der M. longus capitis setzen ebenso wie das Lig. longitudinale anterius an der Pars basilaris an

Innenfläche

- Eine Grube für die Medulla oblongata
- Der Sulcus petrosus inferioris wird zusammen mit der Pars petrosa des Schläfenbeins gebildet
- Die lateralen Ränder der Basis des Hinterhaupts bilden eine Leiste für die Artikulation mit dem Schläfenbein

Vorderfläche

- Mit dem Keilbein über die vordere viereckige Fläche verbunden

Hinterer Anteil

- Bildet den vorderen Teil des Foramen magnum

Partes laterales (condylares)

Medialer Rand

- Bildet die seitliche Begrenzung des Foramen magnum

Außenfläche

- Zusammen mit der Pars basilaris bildet sie den konvexen, schräg nach vorn medial verlaufenden Condylus occipitalis
- Canalis hypoglossi, ein kurzer Kanal, der anterior und oberhalb der Kondylen liegt. Er verläuft schräg nach außen vorne und bietet einen Durchtritt für den N. hypoglossus (XII).

Innenfläche

- Sulcus sinus sigmoideus
- Tuberculum jugulare: Höckerchen über dem Canalis hypoglossi

Lateraler Rand

- Die Incisura jugularis bildet eine Einbuchtung für das Foramen jugulare
- Processus jugularis: ein Vorsprung am hinteren Rand des Foramen jugulare
- Processus intrajugularis: ein Knochenstachel, der das Foramen jugulare gelegentlich in einen äußeren und inneren Abschnitt unterteilt

Squama occipitalis

Außenfläche

- Konvex
- Protuberantia occipitalis externa (Inion): ein Knochenvorsprung in der Mitte des Hinterhaupts, der nach inferior in die Crista occipitalis externa übergeht
- Linea nuchae suprema: Vom oberen Rand des Inion ausgehende wenig ausgeprägte Querleiste
- Linea nuchae superior: Vom Inion ausgehende Querleiste
- Linea nuchae inferior: Unterhalb des Inions ausgehende Querleiste

Innenfläche

- Konkav
- Der Sulcus sinus transversus verläuft von der Protuberantia nach beiden Seiten
- Der Sulcus sinus sagittalis superioris verläuft von der Protuberantia nach superior
- Die Crista occipitalis interna verläuft von der Protuberantia nach inferior

- An der Protuberantia occipitalis interna verläuft eine kreuzförmige Knochenerhebung, die die beiden oberen und unteren Hinterhaupthöhlen unterteilt.

Ränder

- Superior verläuft der Margo lambdoideus für die Artikulation mit dem Scheitelbein
- Inferior verläuft der Margo mastoideus für die Artikulation mit dem Schläfenbein

Ossifikation *(Abb. 5.4)*

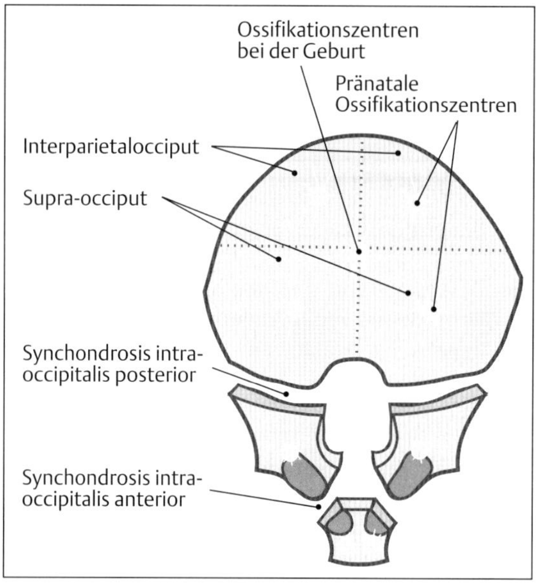

5.4
Ossifikationszentren des Os occipitale

Pränatal

- Knorpelige Anlage: Unterer Teil des Hinterhaupts bis einschließlich des Supraocciputs
- Membranöse Anlage: Interparietalocciput
- Pars basilaris: 2 Ossifikationszentren, 11. Woche, i. u.
- Pars lateralis: Je 1 Ossifikationszentrum, 12. Woche i. u.
- Supraocciput: 2 Ossifikationszentren, 8. Woche i. u.
- Interparietalocciput: 2 Ossifikationszentren, 10. Woche i. u.
- Supra- und Interparietalocciput verschmelzen normalerweise in 12. Woche i. u. miteinander

Bei der Geburt

- Das Hinterhauptbein besteht aus 4 Teilen, die durch Knorpel miteinander verbunden sind:
  Pars basilaris: 2 Ossifikationszentren
  Pars lateralis: Je 1 Ossifikationszentrum
  Pars squamosa: 1 Ossifikationszentrum
- Die Okzipitalkondylen werden zu $^{2}/_{3}$ aus der Pars lateralis und zu $^{1}/_{3}$ aus der Pars basilaris gebildet

Die Verbindungsstelle ist in früher Kindheit und bei Geburt besonders empfindlich gegenüber Krafteinwirkungen. Intraossale Dysfunktionen können u. a. zur Entwicklung von Skoliosen, zu Störungen am Foramen magnum, zu Störungen des N. hypoglossus (XII) am Canalis hypoglossi mit Saugproblemen und zu Störungen des N. IX, X, XI am Foramen jugulare führen.

Nach der Geburt

- Die Synchondrosis intraoccipitalis posterior zwischen der Squama und den Partes laterales verknöchert zwischen dem 2. und 4. Lebensjahr
- Die Synchondrosis intraoccipitalis anterior zwischen den Partes laterales und der Pars basilaris auf dem Niveau der Kondylen verknöchert zwischen dem 5. und 8. Lebensjahr

Muskuläre Verbindungen *(Abb. 5.5)*

- M. semispinalis: An der Linea nuchae superior
- M. trapezius: An der Linea nuchae superior
- M. longus capitis und der M. rectus capitis anterior: an der Pars basilaris
- M. rectus capitis lateralis: Am Processus jugularis
- Mm. rectus capitis posterior minor und major: An der Linea nuchae inferior
- M. obliquus capitis superior: Oberhalb des M. rectus capitis posterior major
- M. sternocleidomastoideus: An der Linea nuchae superior (und am Warzenfortsatz)
- M. constrictor pharyngis superior: Über die Raphe pharyngis an das Tuberculum pharyngeum des Hinterhaupts
- M. occipitofrontalis: An der Linea nuchae suprema in die Kopfschwarte.

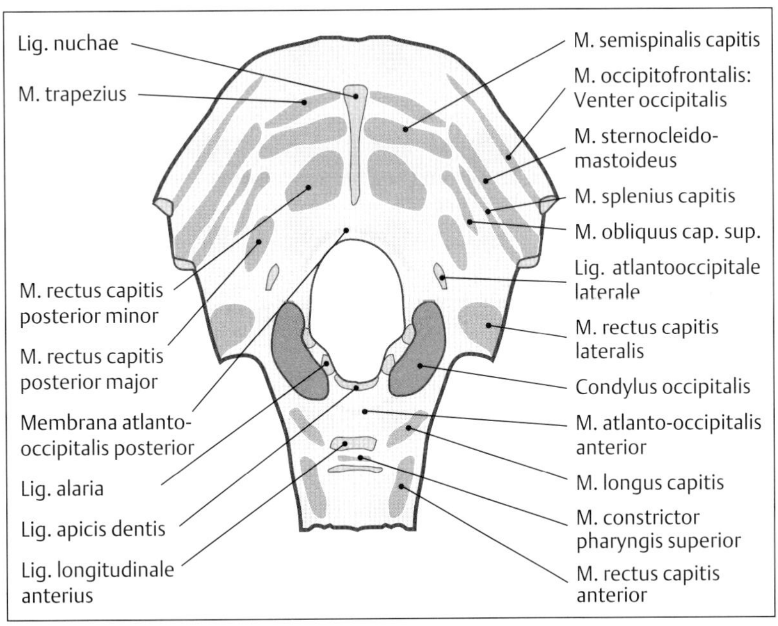

5.5
Os occipitale (von außen)

Dysfunktion

Da der M. sternocleidomastoideus quer über die Sutura occipitomastoidea verläuft, wird bei Hypertonus des Muskels die Beweglichkeit in dieser Schädelnaht vermindert. Dies kann zu schwerwiegenden Störungen führen.

Der XI. Hirnnerv verläuft durch das Foramen jugulare, das durch einen Hypertonus des M. sternocleidomastoideus oder des M. trapezius beeinträchtigt werden kann. Das wiederum kann über den XI. Hirnnerven zu zusätzlicher Erhöhung der Muskelspannung dieser beiden Muskeln führen.

Ligamentäre und membranöse Verbindungen

- Membrana atlanto-occipitalis anterior: Vom Vorderrand des Foramen magnum zum Arcus anterior des Atlas verlaufend
- Lig. longitudinale anterius: Vom Tuberculum pharyngeum des Hinterhaupts vor den Wirbelkörpern nach unten verlaufend und an der Axis sowie dem folgenden Wirbelkörper befestigt
- Lig. apicis dentis: Vom Apex zur Pars basilaris verlaufend
- Lig. alaria: Von der Dens zum Rand des Foramen magnum verlaufend
- Membrana tectoria: Von Axis zum Vorderrand des Foramen magnum verlaufend
- Lig. longitudinale posterius: Von der Pars basilaris zum Canalis sacralis verlaufend. Das hintere Längsband liegt an der Rückseite der Wirbelkörper und verbindet insbesondere die Bandscheiben miteinander.
- Membrana atlanto-occipitalis posterior: Vom dorsalen Rand des Foramen magnum zum Arcus dorsalis des Atlas verlaufend. Durchbohrt wird die Membran von der A. occipitalis und dem N. cervicalis I.
- Lig. nuchae: Von der Unterseite der Squama occipitalis, an der Crista occipitalis externa, nach kaudal verlaufend

Fasziale Verbindungen

- Lamina superficialis fasciae cervicalis: Zur Linea nuchae superior verlaufend
- Lamina praevertebralis fasciae cervicalis: Am Tuberculum pharyngeum befestigt, auf der Sutura occipitotemporalis
- Pharynx: am Tuberculum pharyngeum

Intra- und extrakraniale Membranen

- Falx cerebri: Am Sulcus sagittalis nach inferior zur Protuberantia occipitalis interna verlaufend
- Tentorium cerebelli: An der Protuberantia occipitalis interna und an den Querleisten des Hinterhaupts befestigt, wo es die Sinus transversus bildet
- Falx cerebelli: An der Unterseite des Tentoriums ansetzend und von der Protuberantia occipitalis interna entlang der Crista occipitalis bis zum Foramen magnum verlaufend. Sie bildet einen kräftigen Faserring, der das Foramen umgibt
- Dura mater spinalis: Vom Foramen magnum zum Os sacrale verlaufend

Beziehungen zu Hirnnerven und Cerebrum *(Abb. 5.6* und *5.7)*

- Fossa cranialis posterior mit dem Hinterhauptlappen und dem Kleinhirn
- Medulla oblongata im Clivus des Hinterhaupts, mit dem Atem- und Kreislaufzentrum
- Decussatio pyramidum für die Bewegungskoordination
- IV. Ventrikel, Hirnnerven und Nuclei der Hirnnerven am IV. Ventrikel (III, IV, V, VI, VII, IX, X, XI, XII)
- N. glossopharyngeus (IX), N. vagus (X), N. accessorius (XI), R. meningeus n. vagi (Arnoldi) am Foramen jugulare
- N. hypoglossus (XII) im Canalis hypoglossi
- Spinalwurzel des N. XI und der Medulla oblongata am Foramen magnum
- *Rami meningei der Aa. vertebrales*
- R. meningeus n. vagi (Arnoldi) am Foramen jugulare für den Sinus transversus und die Falx cerebelli

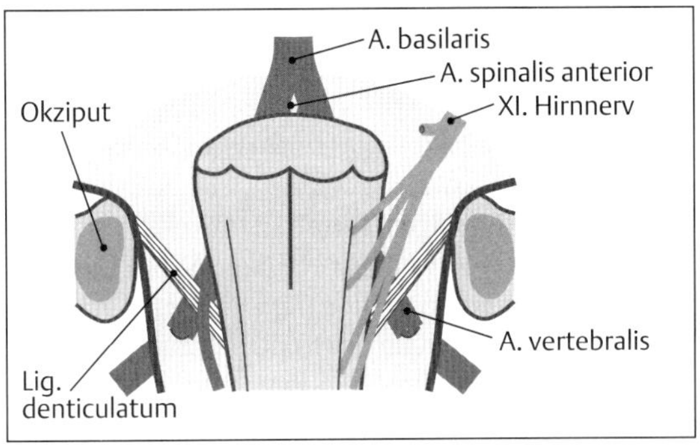

5.6
Foramen magnum

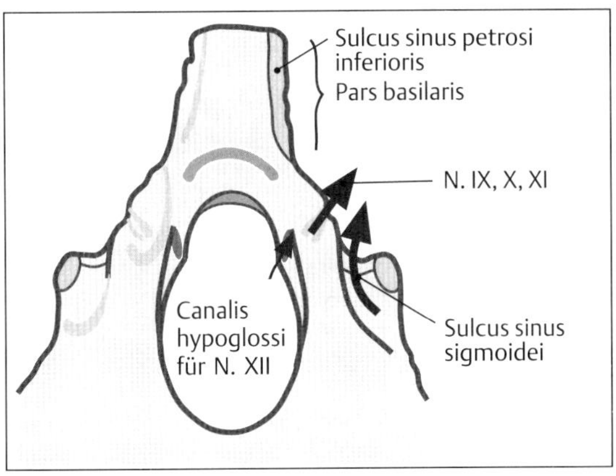

5.7
Os occipitale Pars basilaris und Partes condylares (von innen)

Gefäßverbindungen

- A. vertebralis sowie Aa. spinales anteriores und posteriores am Foramen magnum; A. basilaris
- A. meningea posterior in der Dura mater des Hinterhaupts
- (Circulus arteriosus cerebri Willisi und A. carotis interna)
- Confluens sinuum
- Sinus rectus
- Sinus transversus
- Sinus sagittalis superior
- Sinus sagittalis inferior

- Sinus sigmoideus: In einer Rinne zum Foramen jugulare verlaufend
- Vena jugularis interna am Foramen jugulare, an dem 85–95 % des venösen Blutes den Schädel verlassen
- Sinus petrosus inferior, in einer Rinne, die seitlich von der Pars basilaris und medial anterior von der Pars petrosa des Schläfenbeins gebildet wird

Os sphenoidale/Keilbein

Das unpaarige Keilbein ist der zentrale Knochen der Schädelbasis.

Begrenzungen

- Anterior: Os ethmoidale und Os frontale
- Posterior: Os occipitale
- Lateral: Os temporale
- Superior: Os parietale
- Anteriolateral: Os zygomaticum
- Anterioinferior: Os palatinum
- Inferior: Vomer

Anteile *(Abb. 5.8 bis 5.12)*

- Ein würfelförmiger Mittelteil, Corpus
- Beidseitig je ein großer Keilbeinflügel, die Ala major
- Beidseitig je ein kleiner flügelförmiger Fortsatz, die Ala minor
- Von der Unterfläche des Keilbeins entspringende Flügelfortsätze, die Processus pterygoidei

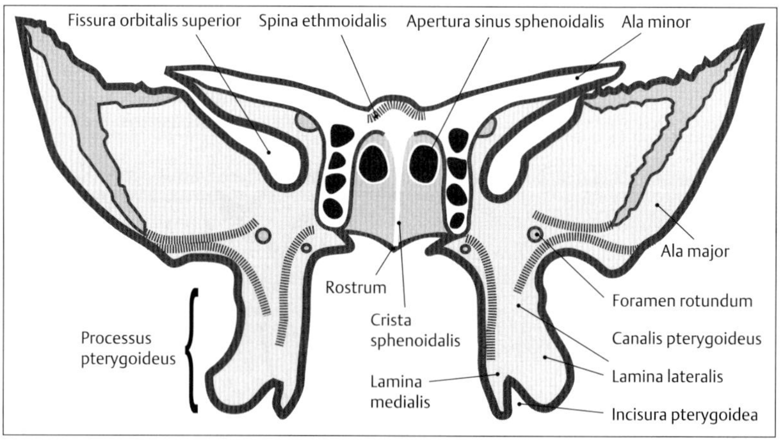

5.8
Os sphenoidale (von vorne)

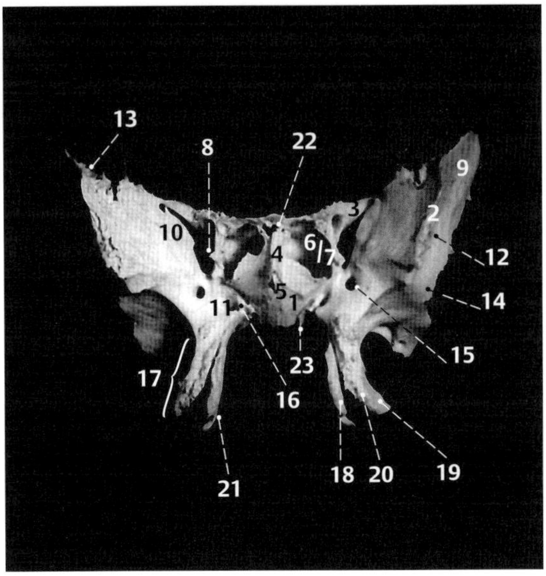

5.9

Os sphenoidale (von vorne)

1	Corpus	13	Margo frontalis
2	Ala major	14	Crista infratemporalis
3	Ala minor	15	Foramen rotundum
4	Crista sphenoidalis	16	Canalis pterygoideus
5	Rostrum sphenoidalis	17	Processus pterygoideus
6	Apertura sinus sphenoidalis	18	Lamina medialis
7	Sinus sphenoidalis	19	Lamina lateralis
8	Fissura orbitalis superior	20	Incisura pterygoideus
9	Facies temporalis	21	Hamulus pterygoideus
10	Facies orbitalis	22	Spina ethmoidalis
11	Facies maxillaris	23	Processus vaginalis
12	Margo zygomaticus		

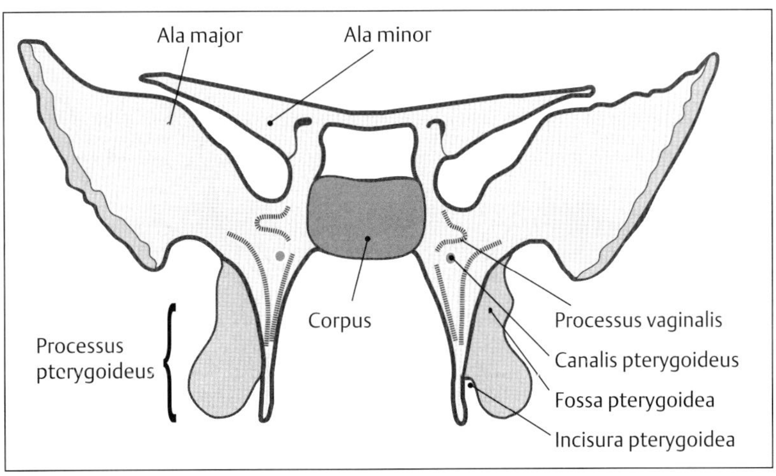

5.10

Os sphenoidale (von hinten)

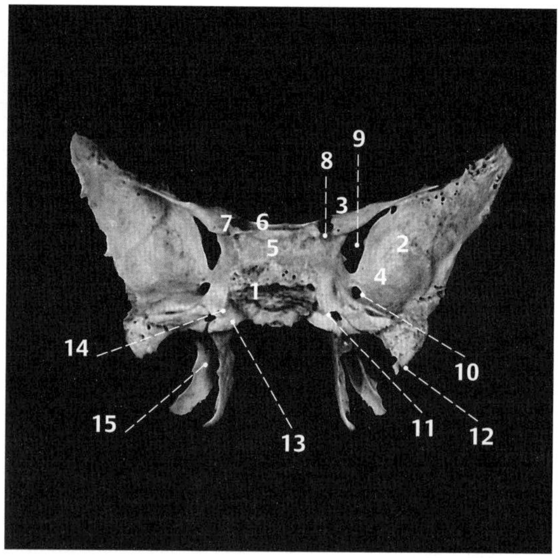

5.11

Os sphenoidale (von hinten)

1 Corpus
2 Ala major
3 Ala minor
4 Facies cerebralis
5 Sella turcica
6 Jugum sphenoidale
7 Processus clinoideus anterior
8 Canalis opticus
9 Fissura orbitalis superior
10 Foramen rotundum
11 Canalis pterygoideus
12 Spina ossis sphenoidalis
13 Sulcus caroticus
14 Lingula sphenoidalis
15 Fossa pterygoidea

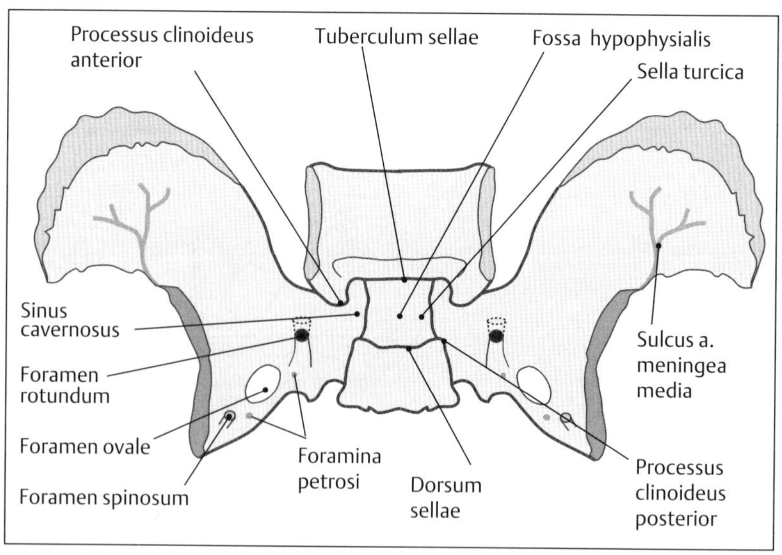

5.12

Os sphenoidale (von oben)

Corpus

- Annähernd würfelförmiger, ausgehöhlter Knochen für die paarigen Sinus sphenoidalis

Hintere Seite

- Mit dem Hinterhauptbein über die Synchondrosis sphenobasilaris verbunden

Unterseite

- Vorne bildet die Unterseite das Rostrum sphenoidalis
- Dahinter beteiligt sie sich an dem knöchernen Pharynxdach

- Der Processus vaginalis ragt auf Höhe der Lamina medialis des Processus pterygoideus nach unten medial
- Die Unterseite des Corpus bildet die Oberwand eines kleinen Kanals, des Canalis vomerovaginalis

Die untere Wand bildet der Processus vaginalis, die mediale Wand wird vom Vomer gebildet. In ihm verläuft ein Ast der A. sphenopalatina, und hier können neurovegetative Nervenfaszikel vom Ganglion sphenopalatinum in die Tuba auditiva laufen. Dieser Kanal kann bei Mittelohrentzündungen von Bedeutung sein.

Oberseite

Der Türkensattel, die Sella turcica, liegt zwischen den beiden mittleren Schädelgruben. In ihrem Zentrum befindet sich die Fossa hypophysalis, der Sitz der Hypophyse.

- Der vordere Rand der Sella turcica wird durch das quere Tuberculum sellae gebildet
- Den oberen anterioren Teil des Corpus bildet das Jugum sphenoidale, die Verbindung zu den kleinen Keilbeinflügeln
- Am weitesten anterior artikuliert die Spina ethmoidalis mit der Lamina cribrosa des Siebbeins

> Die Spina wurde von *Sutherland* als besonders wichtig angesehen für die Bewegungsübertragung vom Keilbein auf das Siebbein ebenso wie für die Drainage der Nasenhöhlen.

- Die rückwandige Sattellehne der Hypophysengrube bildet das Dorsum sellae. An seiner Vorderseite befindet sich häufig eine kleine Eindellung für den Hypophysenhinterlappen
- Die Fortsätze an den oberen Ecken des Dorsum sellae werden als Processus clinoidei posteriores bezeichnet
- Vorne wird die Hypophysengrube außerdem durch die medialen Enden der kleinen Keilbeinflügel, den beiden zapfenähnlichen Processus clinoidei anteriores, begrenzt
- Die vier Fortsätze dienen als Anheftung für das Tentorium cerebelli
- Auch am Tuberculum sellae kann sich ein kleiner Knochenstachel befinden, der Processus clinoideus medius
- Eine Querrinne vor dem Tuberculum sellae führt zu dem linken und rechten Canalis opticus

Vorderseite

- An der Vorderseite liegt die Crista sphenoidalis, eine mediane senkrechte Leiste zur Verbindung mit dem Siebbein
- Beidseits der Crista sphenoidalis befinden sich die Öffnungen (Aperturae sinus sphenoidalis) in die Keilbeinhöhlen. Dort haben die Keilbeinhöhlen Kontakt zur Nasenhöhle

Laterale Seite
(Abb. 5.13 bis 5.15)

- Beidseitig nehmen die kleinen Keilbeinflügel mit je 2 Wurzeln und die großen Keilbeinflügel mit je 3 Wurzeln ihren Ursprung
- Die lateralen Flächen der Sella turcica bilden die medialen Wände des Sinus cavernosus. An diesen Wänden verläuft der Sulcus caroticus für die A. carotis interna. Diese ist links meist stärker ausgeprägt als rechts
- Die Lingula sphenoidalis, ein spitzer Fortsatz, beteiligt sich an der Bildung des Canalis caroticus
- Der vorderste unterste Teil der lateralen Wand bildet das hinterste Segment der medialen Orbitawand

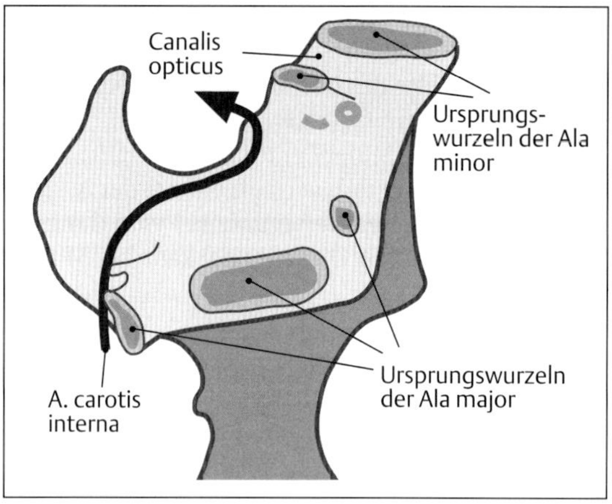

5.13

Laterale Seite des Corpus sphenoidalis mit dem Verlauf der A. carotis interna

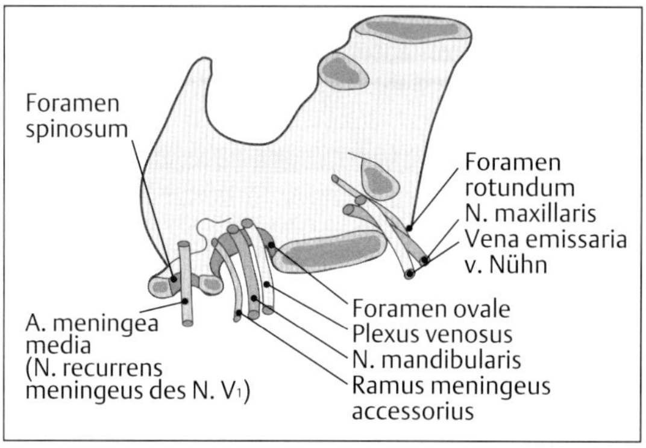

5.14

Laterale Seite des Corpus sphenoidalis mit den Nervenaus-trittsstellen

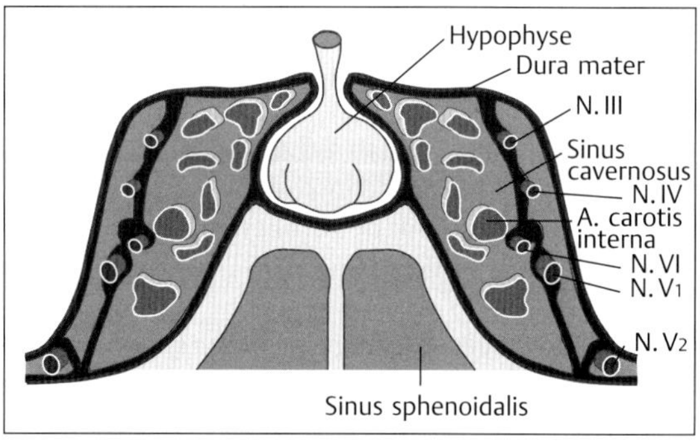

5.15

Sella turcica und Sinus cavernosus

Corpus inneres

- Im Corpus liegen die Sinus sphenoidales (Keilbeinhöhlen), die durch eine meist schräg verlaufende Wand, das Septum sinuum, in zwei Höhlen unterteilt werden

Ala minor

- Die Ala minor ist mit zwei Wurzeln am vorderen Teil des Corpus befestigt
- Der Canalis opticus verläuft an den beiden Ursprungswurzeln: Darin: N. opticus, A. ophthalmica
- Die kleinen Keilbeinflügel verlaufen nach oben-vorn-außen
- Die kleinen Keilbeinflügel stellen den hinteren oberen Teil der Augenhöhle dar

- Der hintere Teil des kleinen Keilbeinflügels bildet den Processus clinoideus anterior, der als Anheftungsstelle für das Tentorium cerebelli dient
- Seine Unterseite besitzt medial meist eine Eindellung, verursacht durch die A. carotis interna
- Lateral begrenzt seine Unterseite die Fissura orbitalis superior
- Der Hinterrand bildet meist die Grenze zwischen der vorderen und der mittleren Schädelgrube

Ala major

- Die Ala major entspringt beidseitig mit je 3 Wurzeln
- Sie bildet die laterale und anteriore Bodenfläche der mittleren Schädelgrube und besitzt vier Flächen: Facies cerebralis, Facies temporalis, Facies orbitalis, Facies maxillaris

Facies cerebralis

- Die dem Gehirn zugewandte Seite ist konkav
- Ihr anterior superiorer Teil begrenzt die Fissura orbitalis superior
- Sie beinhaltet drei Öffnungen (von vorne nach hinten):

Foramen rotundum: N. maxillaris (V/2), V. emissaria von *Nühn*
Foramen ovale: N. mandibularis (V/3), Ramus meningeus accessorius, Plexus venosus
Foramen spinosum: A. und V. meningea media, N. recurrens meningeus des N. mandibularis (V/3) (Foramen Vesalii: inkonstant, V. emissaria)

Facies temporalis

- Sie beteiligt sich an der Fossa temporalis
- Ihr unterer Teil beteiligt sich an der Fossa infratemporalis
- Lateral vom Processus pterygoideus bildet die Unterfläche der Facies temporalis mit der Pars petrosa des Felsenbeins eine Halbrinne (Sulcus tubae auditivae) für die Befestigung des knorpeligen Tubenteils
- Die Facies bildet eine nach unten gerichtete Spitze, die Spina sphenoidalis
- Die Crista infratemporalis trennt die horizontal und vertikal verlaufende Facies temporalis voneinander
- Der Margo zygomaticus trennt die Facies temporalis von der Facies orbitalis
- Ein sphenomaxillärer Rand trennt die Unterfläche der Facies temporalis von der Facies maxillaris

Facies orbitalis

- Sie bildet die hintere laterale Wand der Augenhöhle

Facies maxillaris

- Zum Oberkieferkomplex gerichtete Fläche der Ala major

Processus pterygoideus *(Abb. 5.16* bis *5.19)*

- Er befindet sich beidseitig an der Unterseite des Keilbeins und entspringt von diesem mit 2 Ursprungswurzeln
- An der Basis der Flügelfortsätze verläuft ein kleiner, nach vorn führender Kanal, der in die Fossa pterygopalatina mündet: Canalis pterygoideus. In ihm verlaufen die Nn. petrosi major und profundus

Anteile

Der Processus pterygoideus besteht aus zwei Blättern:

- Einer seitlichen, breiteren und kürzeren Lamina lateralis
- Einer medialen, schmaleren und längeren Lamina medialis, die in einen nach außen gekrümmten hakenförmigen Fortsatz, den Hamulus pterygoideus, ausläuft
- Die beiden Blätter begrenzen die nach hinten offene Fossa pterygoidea. Der untere Einschnitt (Incisura pterygoideus) artikuliert mit dem Processus pyramidalis des Gaumenbeins

- Von der Lamina medialis zieht eine kleine Knochenleiste (Processus vaginalis) nach medial zum Vomer und bildet mit diesem und der unteren Corpusfläche einen kleinen Kanal für einen Ast der A. sphenopalatina (Canalis vomerovaginalis)
- Außerdem bildet der Processus vaginalis mit dem Gaumenbein den Canalis palatovaginalis

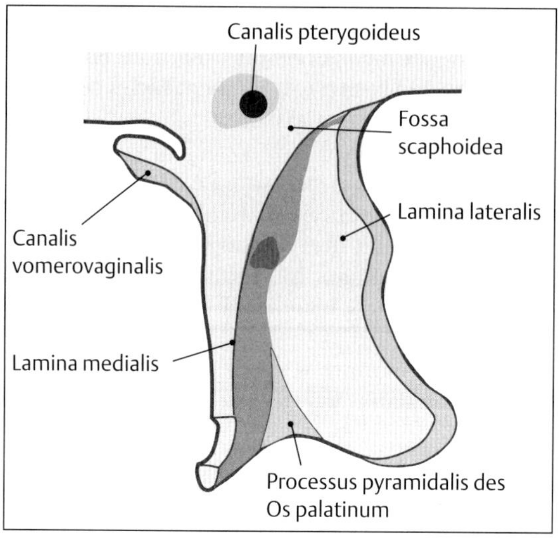

5.16

Processus pterygoideus (von hinten)

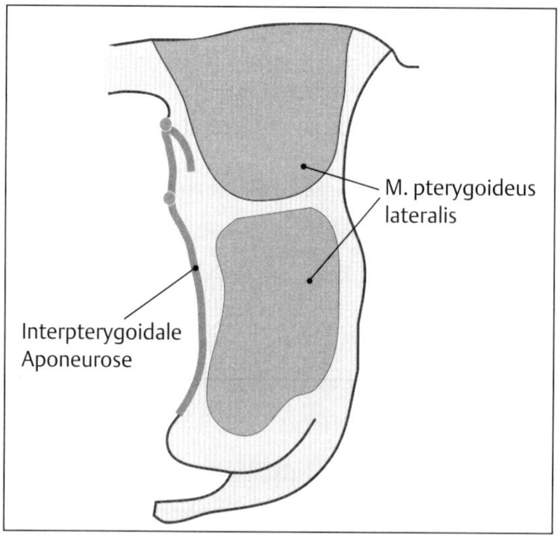

5.17

Processus pterygoideus (von lateral)

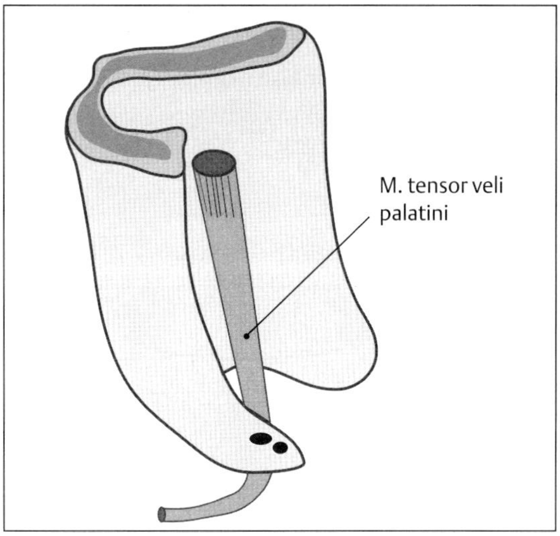

5.18
Processus pterygoideus (von hinten medial)

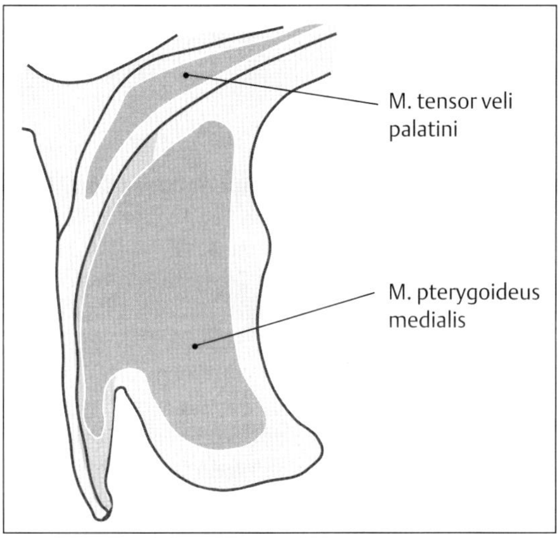

5.19
Processus pterygoideus (von hinten)

Ossifikation *(Abb. 5.20)*

Pränatal

- Knorpelige Anlage: Corpus, Ala minor, unterer Teil der Ala major
- Membranöse Anlage: Beide Processus pterygoidei und der obere Teil der Ala major
- Corpus: Präsphenoid und Postsphenoid. Das Präsphenoid befindet sich anterior vom Tuberculum sellae. 2 Ossifikationszentren für den Corpus, je 1 Ossifikationszentrum für die Alae minores.

Das Postsphenoid hat 2 Ossifikationszentren für den Corpus und das Dorsum sellae. Prä- und Postsphenoid verschmelzen ungefähr im 8. Fetalmonat miteinander (Synchondrose).

- Ala major: Je 1 Ossifikationszentrum
- Processus pterygoideus: Je 1 Ossifikationszentrum pro Lamina
- Störungen bei der Verbindung von Prä- und Postsphenoid sollen nach Sutherlands Beobachtung zu Downsyndrom führen können

Bei der Geburt

- Das Keilbein besteht aus 3 Teilen:
  1 Teil: Corpus (4 Zentren) und die beiden Alae minores (je 1 Zentrum)
  2 Teile: Die beiden Alae majores (je 1 Zentrum) und die Processi pterygoidei (je 2 Zentren)

Das Keilbein ist etwa im 7. Monat vollständig verknöchert.

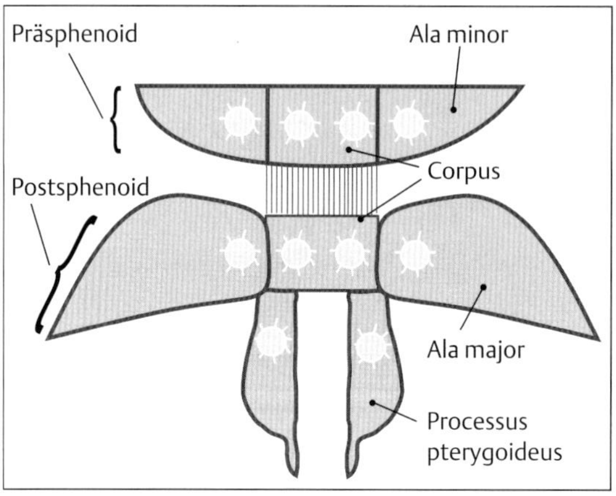

5.20
Ossifikationszentren des Os sphenoidale

Muskuläre Verbindungen

- M. temporalis: An der Außenfläche der Ala major
- M. pterygoideus lateralis: a) An der äußeren Fläche der Lamina lateralis des Processus pterygoideus; b) an der unteren Fläche des großen Keilbeinflügels und an der Crista infratemporalis
- M. pterygoideus medialis: An der fossa pterygoidea (innere Fläche der Lamina lateralis). Dieser Muskel zieht zur Innenseite des Unterkieferwinkels und zum Corpus des Oberkiefers
- Gerade Augenmuskeln: Der M. rectus superior, der M. rectus inferior, der M. rectus medialis und der M. rectus lateralis sind über den Anulus tendineus communis am Keilbein befestigt
- M. obliquus superior, der obere schräge Augenmuskel: Am Corpus sphenoidale, medial vom Anulus tendineus communis
- M. levator palpebrae superioris: Am Canalis opticus
- M. tensor veli palatini: Ursprung ist die Spina ossis sphenoidalis und Fossa scaphoidea des Keilbeins, vordere Tubenknorpellippe. Ansatz nach Umschlingung des Hamulus in die Gaumenaponeurose
- M. palatopharyngeus: Ursprung sind die Gaumenaponeurose sowie Hamulus und Lamina medialis des Processus pterygoideus. Ansatzpunkt sind Schildknorpel und laterale Pharynxwand
- M. constrictor pharyngis superior: Vom Processus pterygoideus zur Raphe pharyngis ziehend

Ligamentäre Verbindungen

- Lig. sphenomandibulare: Von der Spina ossis sphenoidalis zur Innenseite des Ramus mandibulae verlaufend
- Lig. sphenopetrosum (Lig. *Grüber)*: Vom Processus petrosus des Dorsum sellae zum Apex des Felsenbeins verlaufend. Der III., IV. und VI. Hirnnerv (Augenmuskelnerven) führen aus dem Mittelhirn seitlich am Keilbeinkörper entlang, nahe dieses Ligamentes
- Raphe pterygomandibularis: Vom Hamulus pterygoideus zur Mandibula verlaufend

- Lig. pterygospinale: Vom oberen Teil der Lamina lateralis des Processus pterygoideus zur Spina sphenoidalis verlaufend
- Lig. Hyrtl: Vom hinteren Rand der Lamina lateralis des Processus pterygoideus an die Außenseite des Foramen ovale ziehend
- Lig. mallei anterius: Vom Processus anterius des Hammers in die Fissura petrotympanica

Das Ligamentum sphenopetrosum ist häufig als Folge von zahnchirurgischen Eingriffen lädiert. Eine Zahnextraktion des Oberkiefers kann zu einer homolateralen Dysfunktion führen, während eine Zahnextraktion des Unterkiefers eine kontralaterale Dysfunktion des Ligamentes verursachen kann (s. auch S. 98).

Fasziale Verbindungen

- Interpterygoidale Aponeurose: An der Spina sphenoidale und am vorderen Rand des Foramen ovale und Foramen spinosum
- Aponeurosis pterygo-temporo-mandibulare: Von der Lamina lateralis des Processus pterygoideus zum Foramen ovale
- Aponeurosis palatina: An der Lamina medialis des Processus pterygoideus
- Fascia orbitalis: Die Faszie der Augenhöhle
- Lamina superficialis: Über die muskuläre und ligamentäre Anheftung am Processus styloideus
- Viszerale Loge und Pharynx: An der Lamina medialis des Processus pterygoideus und am Foramen lacerum

Intrakraniale Membranen

- Tentorium cerebelli: An den Processi clinoidei anterior und posterior
- Diaphragma selli: An den Seitenrändern der Sella turcica

Beziehungen zu Hirnnerven und Cerebrum (s. auch *Abb. 5.14* und *5.15*)

- Hypothalamus: Der Hypothalamus ist über den Hypophysenstiel, der durch das Diaphragma selli verläuft, mit der Hypophyse verbunden
- Broca-Sprachzentrum: In der unteren Stirnhirnwindung nahe der Ala minor
- Geschmackszentrum: Nahe der Ala major
- Der dritte Ventrikel befindet sich oberhalb der Sella turcica
- Fossa cranialis media mit Schläfenlappen und Hypothalamus
- N. opticus (II): Am Foramen opticum
- N. oculomotorius (III), N. trochlearis (IV), N. abducens (VI), N. ophthalmicus (V/1): Fissura orbitalis superior;
- N. abducens (VI): unter dem Lig. sphenopetrosum verlaufend; (Pathologie s. S. 98)
- N. oculomotorius
- N. III, IV, VI, V/1, V/2: Am Sinus cavernosus
- N. maxillaris (V/2), N. mandibularis (V/3): Foramen rotundum, Foramen ovale
- Ganglion pterygopalatinum: In der Flügelgaumengrube
- Plexus caroticus internus: Der A. carotis interna folgend
- N. canalis pterygoidei (sensibel, sympathisch, parasympathisch): Im Canalis pterygoideus

Verbindungen zum endokrinen System (s. auch *Abb. 5.15*)

- Hypophyse: In der Sella turcica

Gefäßverbindungen (s. auch *Abb. 5.13* bis *5.15)*

- A. carotis interna: Im Sulcus caroticus medial am Foramen lacerum am seitlichen Rand des Corpus des Keilbeins
- A. meningea media: am Foramen spinosum und im Sulcus arteriosus der Ala major, über die Sutura sphenosquamosa verlaufend

An beiden Stellen kann die Arterie Spannungen ausgesetzt sein, Folge: Migräne.

- A. ophthalmica: Am Foramen opticum
- Sinus cavernosus: Am Corpus sphenoidalis
- V. emissaria von *Nühn*: Foramen rotundum
- V. meningea media: Am Foramen spinosum
- V. ophthalmica sup.: Fissura orbitalis superior

Os ethmoidale/Siebbein

Das unpaarige Siebbein ist mitbeteiligt an der Bildung der mittleren Schädelgrube, der Nasenhöhlen und der Orbita.

Begrenzungen

- Anterior und lateral: Os frontale
- Anterior: Os nasale und Os lacrimale
- Posterior: Os sphenoidale
- Inferior: Vomer, Maxilla und Os palatinum
- Anterior inferior: Cartilago septi nasi (Knorpelstück der Nasenscheidewand)
- Concha nasalis inferior (untere Nasenmuschel)

Anteile (*Abb. 5.21* bis *5.25)*

- Lamina cribrosa
- Lamina perpendicularis
- Zwei laterale Anteile: die Labyrinthi ethmoidales

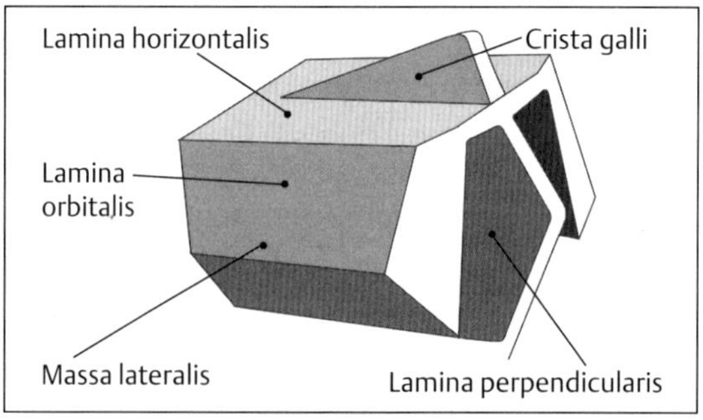

5.21
Os ethmoidale (von vorne außen)

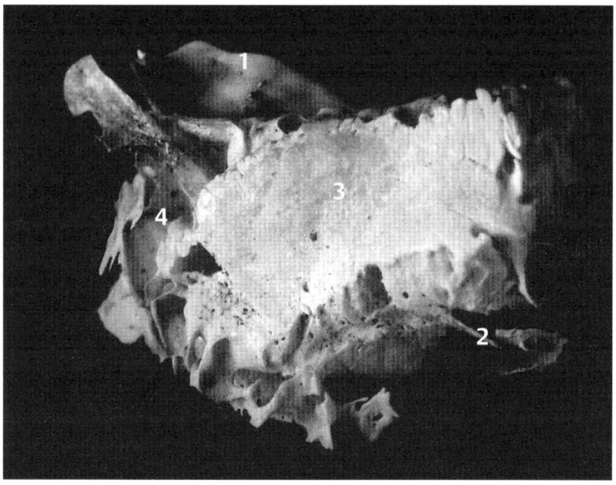

5.22

Os ethmoidale (von lateral)

1 Crista galli
2 Concha nasalis media
3 Facies orbitalis
4 Cellulae ethmoidalis

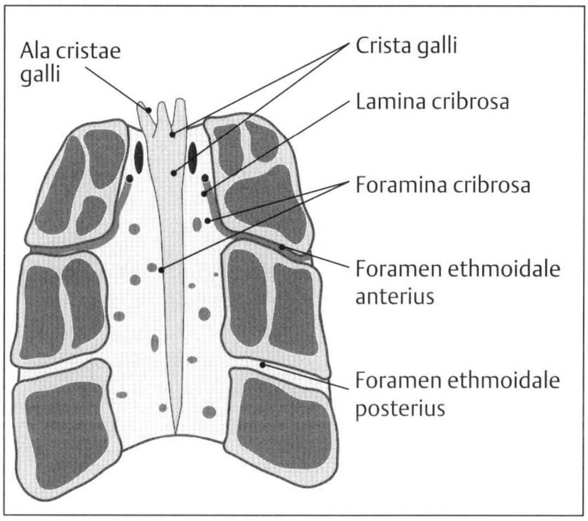

5.23

Os ethmoidale (von oben)

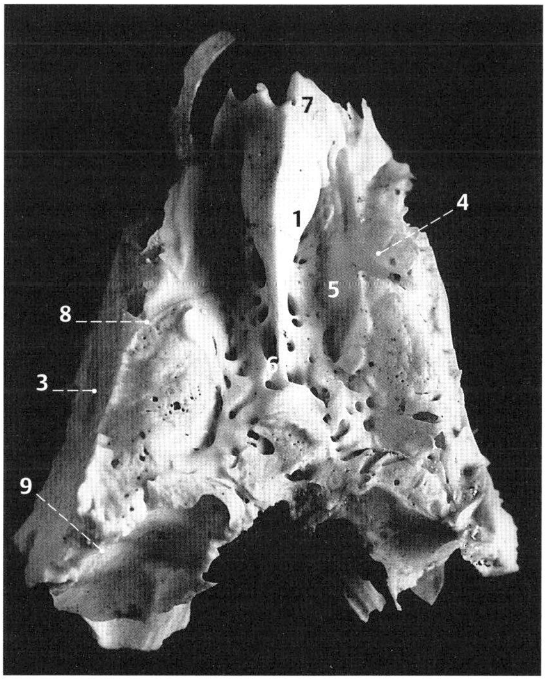

5.24

Os ethmoidale (von oben)

1 Crista galli
2 Concha nasalis media
3 Facies orbitalis
4 Cellulae ethmoidales
5 Lamina cribrosa
6 Foramina für die Fila olfactoria
7 Ala crista galli
8 Foramen ethmoidale anterius
9 Foramen ethmoidale posterius

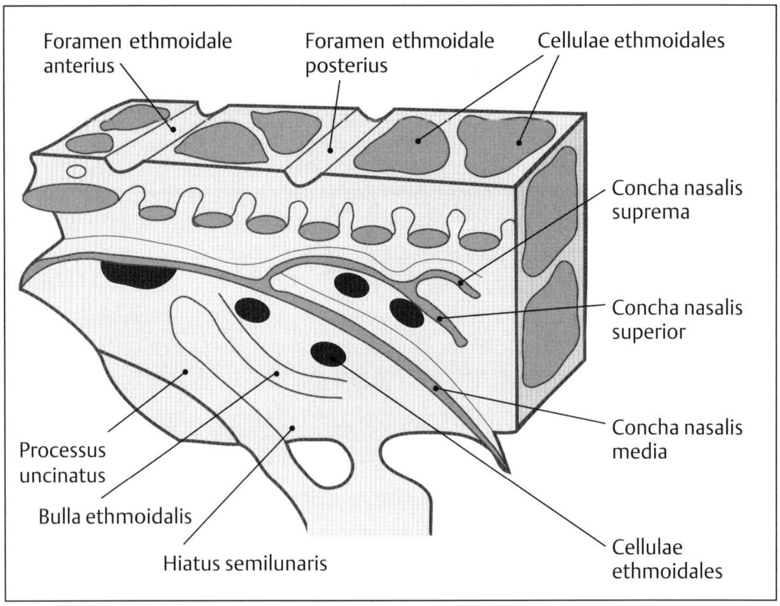

5.25
Os ethmoidale (Seitenansicht)

Lamina cribrosa

- Diese median befindliche horizontale längliche Platte bildet die Grenze zwischen Nasenhöhle und vorderer Schädelhöhle
- Beidseitig befinden sich 20 – 40 kleine Löcher für die Riechfäden, im vorderen Bereich zahlreicher. Durch diese Löcher stehen die Nasenhöhle und die vordere Schädelhöhle in Verbindung
- Anterior befindet sich eine Öffnung für N. und der A. ethmoidalis anterior: Foramen ethmoidale anterius
- Die Fissura ethmoidalis liegt an der Crista galli. Dort tritt ein Ausläufer der Dura mater hindurch

Lamina perpendicularis

- Eine median herabhängende fünfeckige Knochenlamelle, die senkrecht zur Lamina cribrosa liegt
- Sie bildet den oberen Teil der Nasenscheidewand
- An den Seitenflächen Furchen für die Fila olfactoria
- Nach vorne artikuliert sie mit der Spina nasalis des Stirnbeins und der Sutura internasalis
- Superior auf der Lamina perpendicularis befindet sich die Crista galli, ein kleiner dreieckiger Knochenkamm für die Anheftung der Falx cerebri
- Ihr vorderer, fast senkrechter Rand artikuliert in seinem unteren Bereich mit dem Stirnbein
- Nach vorne stehen zwei kleine flügelähnliche Fortsätze hervor, die Alae cristae galli. Sie artikulieren mit der Crista frontalis (des Stirnbeins) und umgrenzen das Foramen caecum: Durchtrittsstelle für einen Dura-mater-Ausläufer (und äußerst selten für einen Venenkanal)

Labyrinthus ethmoidalis

- Sammelbezeichnung für die Siebbeinzellen, die sich zwischen der Orbita und der Nasenseitenwand befinden und die Orbita von der Nasenhöhle trennen

- Je ein Labyrinthus ethmoidalis hängt am rechten und linken Seitenrand der Lamina cribrosa herab
- Ein Labyrinth wird meist von drei übereinander liegenden Siebbeinzellen gebildet

Unterseite

- Zur Maxilla und zum Processus orbitalis des Gaumenbeins gerichtete Hemicellulae

Oberseite

- Seitliche Fortsetzung der Lamina cribrosa
- Hinten breiter als vorne
- Die Oberseite der Siebbeinzellen verbindet sich mit der unteren, zum Siebbein gerichteten Fläche des Stirnbeins
- Der Labyrinthus wird vom Foramen ethmoidale anterius und posterius für die gleichnamigen Nerven und Arterien durchquert

Vorderseite

- Die Vorderseite der Siebbeinzellen artikuliert mit dem Hinterrand des Stirnfortsatzes des Oberkiefers und mit dem Hinterrand des Tränenbeins

Rückseite

- Die Siebbeinzellen verbinden sich mit der nach vorn mündenden Öffnung der Keilbeinhöhle (Apertura sinus sphenoidalis)

Zwei Außenseiten

- Die Lamina orbitalis bildet einen Teil der medialen Orbitawand

Zwei Innenseiten

- Die sehr variabel gestaltete Innenseite stellt die zur Nasenhöhle gerichtete Fläche dar
- Sie dient als Ansatzstelle für knöcherne Lamellen:
  Concha nasalis suprema: Oberste rudimentäre Nasenmuschel
  Concha nasalis superior: Obere Nasenmuschel
  Concha nasalis media: Mittlere Nasenmuschel
  Concha nasalis inferior: Untere Nasenmuschel
- Ein hakenförmiger nach unten zeigender Fortsatz des Siebbeins (Processus uncinatus) verbindet sich mit der unteren Nasenmuschel

> Das Siebbein ist aufgrund seiner Verbindungsstellen zum Os frontale, Os sphenoidale, Maxilla etc. bei Dysfunktionen in diesem Bereich von besonderer Bedeutung.

Ossifikation *(Abb. 5.26)*

- Knorpelige Anlage:
- Die beiden Labyrinthi: 2 Ossifikationszentren
- Crista galli: 1 Ossifikationszentrum
- Lamina perpendicularis: 1 Ossifikationszentrum
- Die Siebbeinzellen entstehen durch Einwachsen von Nasennebenhöhlenepithel am Ende des 4. Fetalmonats

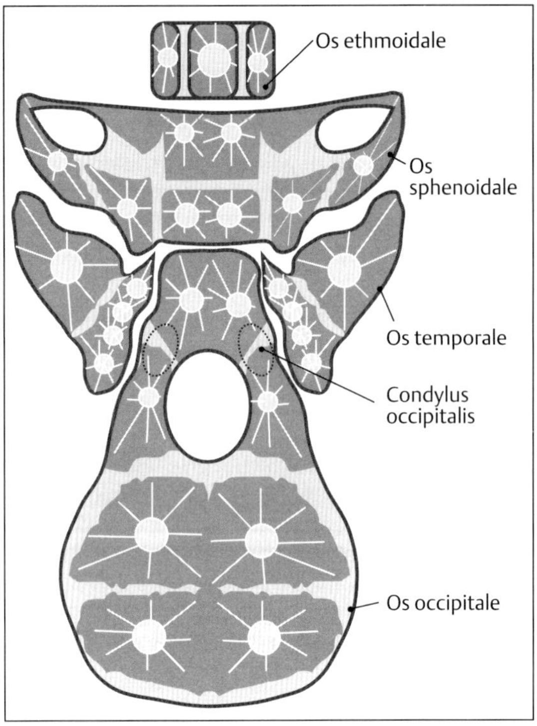

5.26
Ossifikationszentren

Intrakraniale Membranen

- Die Falx cerebri setzt vorne an der Crista galli an

Beziehungen zu Hirnnerven

- Nn. olfactorii (I): Durch die Lamina Cribrosa
- N. trigeminus (V/1): Der N. ethmoidalis anterior tritt durch das Foramen ethmoidale anterius, der N. ethmoidalis posterior tritt durch das Foramen ethmoidale posterius (beides Äste des N. nasociliaris)

Gefäßverbindungen

- A. ethmoidalis anterior: Durch das Foramen ethmoidale anterius in die vordere Schädelgrube (mit Zweigen in die Stirnhöhle und Siebbeinzellen), weiter durch die Lamina cribrosa in die Nasenhöhle
- A. ethmoidalis posterior: Am Foramen ethmoidale posterius zu den hinteren Siebbeinzellen und zum hinteren Bereich der Nasenhöhle

Vomer/Pflugscharbein *(Abb. 5.27* und *5.27-1)*

Der median liegende, vierseitige unpaarige Vomer bildet den hinteren unteren Teil des Nasenseptums.

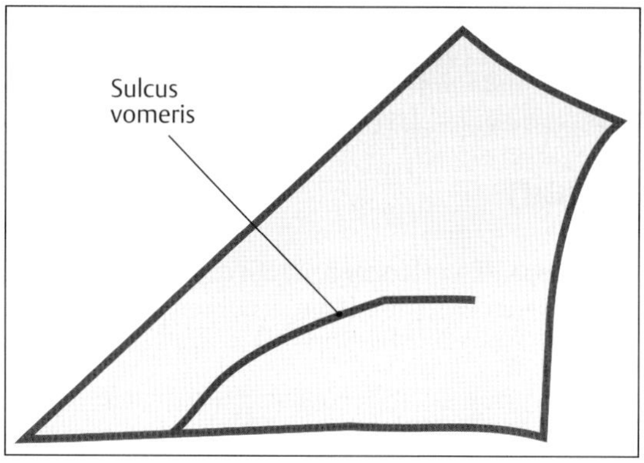

5.27 Vomer

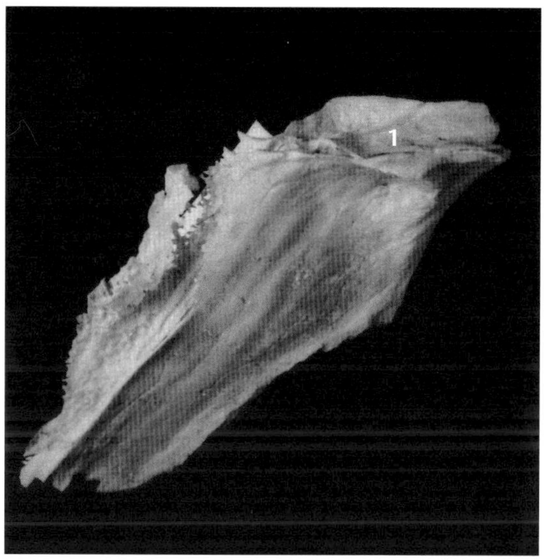

5.27-1 Vomer
1 Ala vomeris

Begrenzung

Posterior: Os sphenoidale
Anterior-superior: Os ethmoidale
Anterior-inferior: Cartilago septi nasi
Inferior-anterior: Maxilla
Inferior-posterior: Os palatinum

Anteile

- Der obere Rand verbreitert sich zu den Alae vomeris, die das Rostrum des Keilbeins umfassen
- Der Sulcus vomerovaginalis wird mit dem Processus vaginalis des Keilbeins gebildet (für einen Ast der A. sphenopalatina)
- In der Wand des Vomers liegt beidseitig eine Rinne für den N. nasopalatinus, der Sulcus vomeris

Ossifikation

- Membranöse Anlage
- 2 Ossifikationszentren
- Beginn etwa im 2. Fetalmonat

- Es bilden sich zwei durch Knorpel getrennte Knochenblätter. Sie vereinigen sich zuerst am unteren Rand. Auch beim Erwachsenen kann am oberen und vorderen Rand noch Knorpel festgestellt werden

Os frontale/Stirnbein

Ein unpaariger Knochen, der in der Osteopathie jedoch als paariger Knochen angesehen wird, mit einer erhöhten Beweglichkeit an der Sutura metopica.

Begrenzung

- Posterior: Os sphenoidale, Os parietale
- Inferior: Os ethmoidale
- Anterior-inferior: Os nasale
- Inferior-medial: Maxilla, Os lacrimale
- Lateral: Os zygomaticus

Anteile

Man kann einen vertikalen oberen frontalen Bereich, der zum Schädeldach gehört, von einem horizontalen orbitofrontalen Teil, der nach hinten verläuft, differenzieren. Der letztgenannte Teil bildet einen rechten Winkel mit dem vertikalen Teil.
Weiter unterscheidet man:

- Die Squama frontalis
- Die beiden Partes orbitalis
- Die Pars nasalis, median gelegen
- Facies interna (endokranial) und Facies externa (exokranial)

Facies externa *(Abb. 5.28 und 5.29)*

Vertikaler oberer Bereich

- Konvexe Fläche mit der Squama frontalis, der Stirnbeinschuppe
- Median verläuft die Sutura metopica (in etwa 12 % der Fälle auch noch in späteren Jahren nachweisbar)
- Das Tuber frontalis (Stirnbeinhöcker) liegt beidseitig auf der Squama
- Der Arcus superciliaris (Augenbrauenbogen) ist eine wulstartige Erhebung über dem oberen Augenhöhlenrand
- Das Foramen supraorbitale liegt am Augenbrauenbogen, Durchtritt für den Ramus lateralis des N. supraorbitalis (Ast des N. V/1) und die A. supraorbitalis. Das Foramen frontale, ebenfalls am Augenbrauenwulst gelegen, bildet eine Öffnung für den Ramus medialis des N. supraorbitalis sowie für die A. supratrochlearis
- In der Mitte der beiden Augenbrauenbögen befindet sich eine flache Stelle über der Nasenwurzel: Glabella
- Seitlich des Augenbrauenbogens liegt der Processus zygomaticus, ein Fortsatz für das Jochbein
- Facies temporalis: seitliche Fläche des Stirnbeins
- Die Linea temporalis superior verläuft zum lateralen Ende des Augenbrauenbogens
- In der Mediallinie an deren oberstem Ende liegt Bregma, ein Referenzpunkt
- Nach hinten gerichteter Rand: Margo parietalis
- Zum Keilbein gerichteter Rand: Margo sphenoidalis

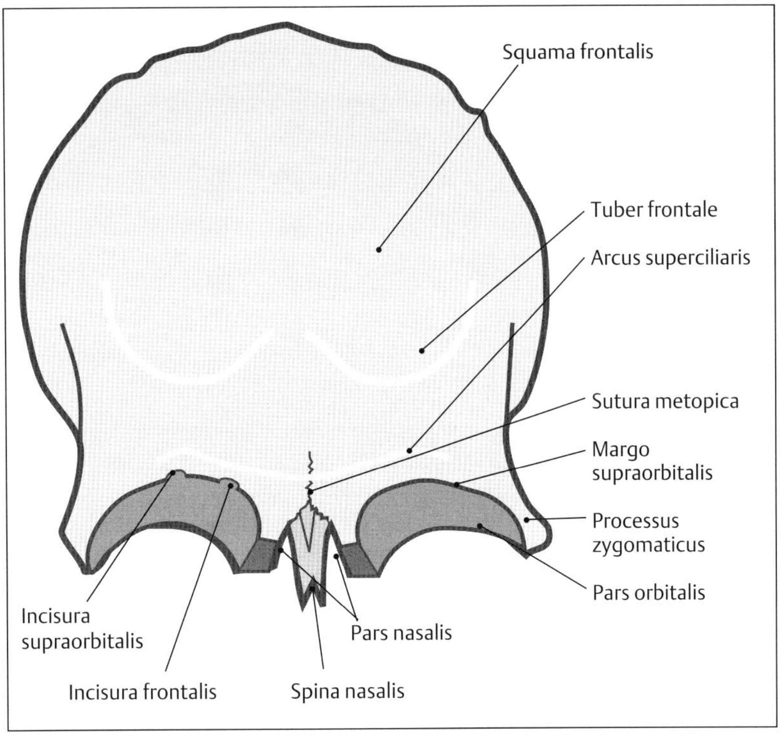

5.28
Os frontale (von vorne)

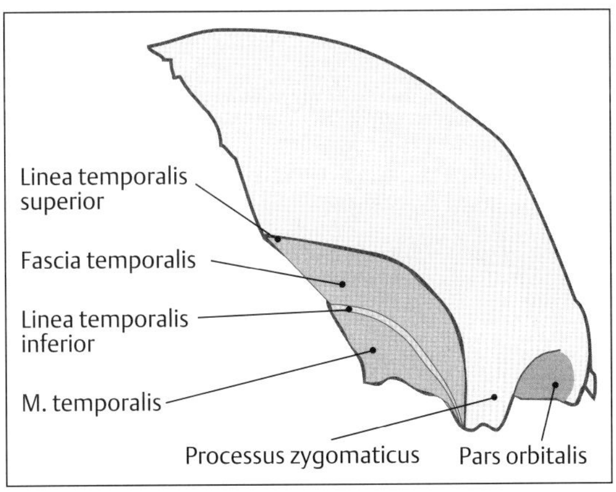

5.29
Os frontale (von lateral)

Horizontaler orbitofrontaler Bereich
(Abb. 5.30 und *5.31)*

- Anterior der Incisura ethmoidalis liegt die Spina nasalis, ein mittig gelegener spitzer Vorsprung
- Die Ränder der Incisura ethmoidalis bedecken die Siebbeinzellen
- Lateral von der Incisura liegt die Pars orbitalis mit der Facies orbitalis, die das glatte konkave Dach der Augenhöhle bildet
- Im äußeren Augenhöhlenwinkel liegt eine Grube für die Tränendrüse (Fossa glandulae lacrimalis)
- Vorne medial befindet sich eine Fovea trochlearis, eine kleine Grube, an der eine Bindegewebsschlinge für den M. obliquus superior anheftet

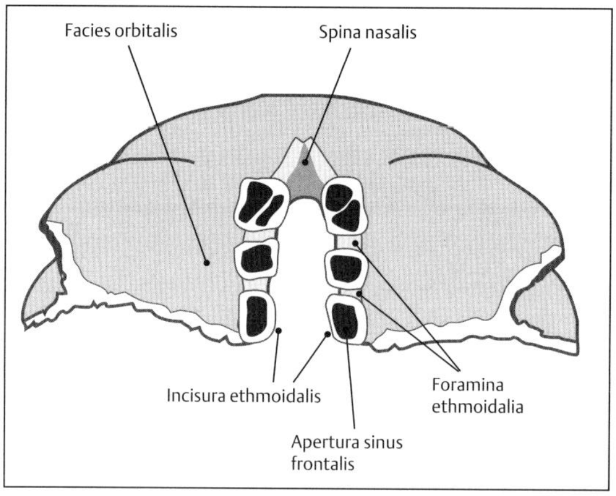

5.30

Os frontale (von unten)

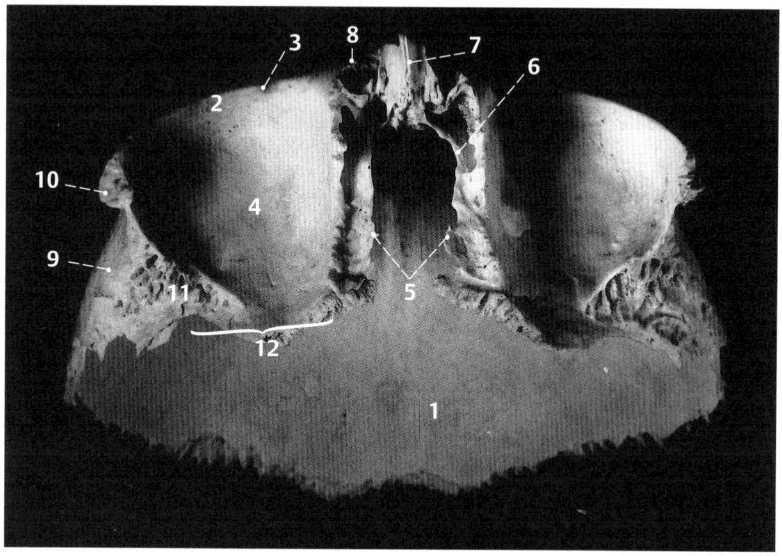

5.31

Os frontale (von unten hinten)

1 Facies interna
2 Margo supraorbitalis
3 Incisura frontale
4 Facies orbitalis
5 Incisura ethmoidalis
6 Apertura sinus frontalis
7 Spina nasalis
8 Margo nasalis
9 Facies temporalis
10 Processus zygomaticus
11 Margo sphenoidalis
12 Rand für die Ala minor

Facies interna *(Abb. 5.32 und 5.33)*

- Eine halbkugelartige konkave Fläche

Vertikaler oberer Bereich

- Foramen caecum oberhalb der Incisura ethmoidalis: Ein meist blind endender Kanal, der einen Fortsatz der Dura mater enthält
- Crista frontalis: Ein median gelegener Knochenkamm, teilt sich in seinem weiteren Verlauf nach superior, so dass der Sulcus sinus sagittalis superioris entsteht
- Beidseitig von diesem Sulcus sind die Foveolae granulares *(Pacchioni)* zu erkennen, die durch vorwachsende Zotten der Hirnhäute entstanden sind
- Vertiefungen durch arterielle Gefäße (Sulci arteriosi) und durch die Gyri frontales
- Beidseitig neben der Crista frontalis befinden sich die Fossae frontales

Horizontaler orbitofrontaler Bereich

- Incisura ethmoidalis: Ein Einschnitt zur Verbindung mit dem Siebbein
- Die Partes orbitalis sind konvex. Auf ihrer Oberfläche liegen die Impressiones digitatae, verursacht durch die Hirnwindungen

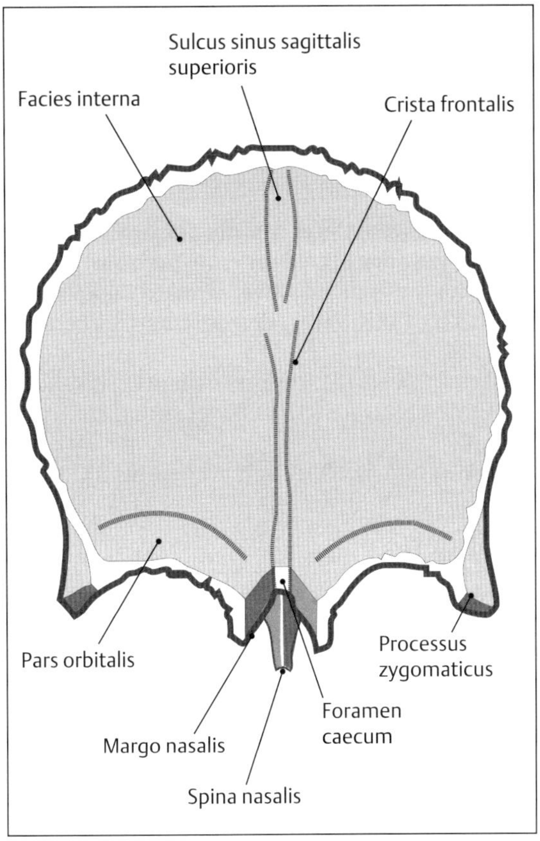

5.32

Os frontale (von hinten)

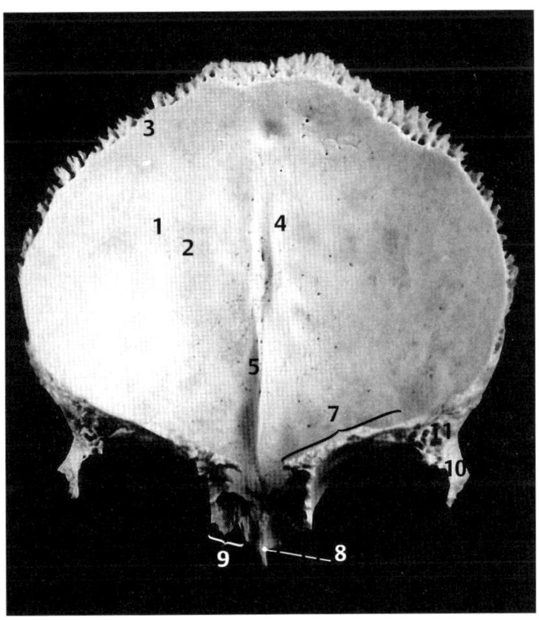

5.33

Os frontale (von hinten)

1. Facies interna
2. Squama frontalis
3. Margo parietalis
4. Sulcus sinus sagittalis superioris
5. Crista frontalis
6. Foramen caecum
7. Margo sphenoidalis (Verbindung zur Ala minor)
8. Spina nasalis
9. Margo nasalis
10. Processus zygomaticus
11. Margo sphenoidalis (Verbindung zur Ala major)

Sinus frontalis/Stirnhöhle (s. auch *Abb. 5.30* und *5.31*)

- Sie liegt auf beiden Seiten der Medianlinie
- Über die Apertura sinus frontalis ist sie mit den Siebbeinzellen verbunden, so dass Sekrete in den Nasenraum abfließen können
- Sie bildet sich ungefähr im 6. Lebensjahr

Ossifikation

- Knorpelige Anlage: Nur die Spina nasalis
- Der Rest des Stirnbeins entwickelt sich als membranöse Anlage
- Arcus superciliaris: Zwei primäre Ossifikationszentren, 8. Woche i.u.
- Spina nasalis: Zwei sekundäre Verknöcherungszentren, 10.–12. Lebensjahr
- Fossa trochlearis: zwei sekundäre Ossifikationszentren, 8.–9. Woche i. u.
- Processus zygomaticus: Zwei sekundäre Ossifikationszentren, 9. Woche i. u.
- Die Sutura metopica verknöchert bei 85–90 % der Fälle im 7. Lebensjahr

Muskuläre Verbindungen

- M. temporalis auf der Facies temporalis
- M. obliquus superior des Auges über die Bindegewebsschlinge an der Fovea trochlearis

Fasziale Verbindungen

- Fascia temporalis

Intrakraniale Membranen

- Falx cerebri: Am Foramen caecum, an der Crista frontalis und an den Rändern des Sulcus sinus sagittalis superioris verlaufend.

Beziehungen zu Hirnnerven und Cerebrum

- Lobus frontalis: Intellekt, willkürliche Motorik, Charakter, Ausdruck, Riechzentrum
- N. supraorbitalis, Ramus lateralis (V/1): Am Foramen supraorbitale
- N. supraorbitalis, Ramus medialis (V/1): Am Foramen frontale
- N. lacrimalis (V/1): An der Facies orbitalis
- N. ethmoidalis anterior (N. nasociliaris, V/1): Am Foramen ethmoidale anterius in der Sutura frontoethmoidalis
- N. ethmoidalis posterior (N. nasociliaris, V/1): Am Foramen ethmoidale posterius in der Sutura frontoethmoidalis

Gefäßverbindungen

- A. supraorbitalis am Foramen supraorbitalis und A. supratrochlearis am Foramen frontale
- Sinus sagittalis superior

Os temporale/Schläfenbein

Paarig

Begrenzung

- Anterior: Os sphenoidale, Os zygomaticum
- Superior: Os parietale
- Posterior: Os occipitale
- Inferior: Mandibula

Das Schläfenbein ist gleichzeitig Teil des Schädeldachs (Squama) und der Schädelbasis (Pars petrosa). Es ist außerdem an der Bildung der mittleren und hinteren Schädelgrube beteiligt.

Anteile *(Abb. 5.34* bis *5.35)*

Os temporale:
- Pars squamosa
- Pars mastoidea
- Pars petrosa
- Pars tympanica

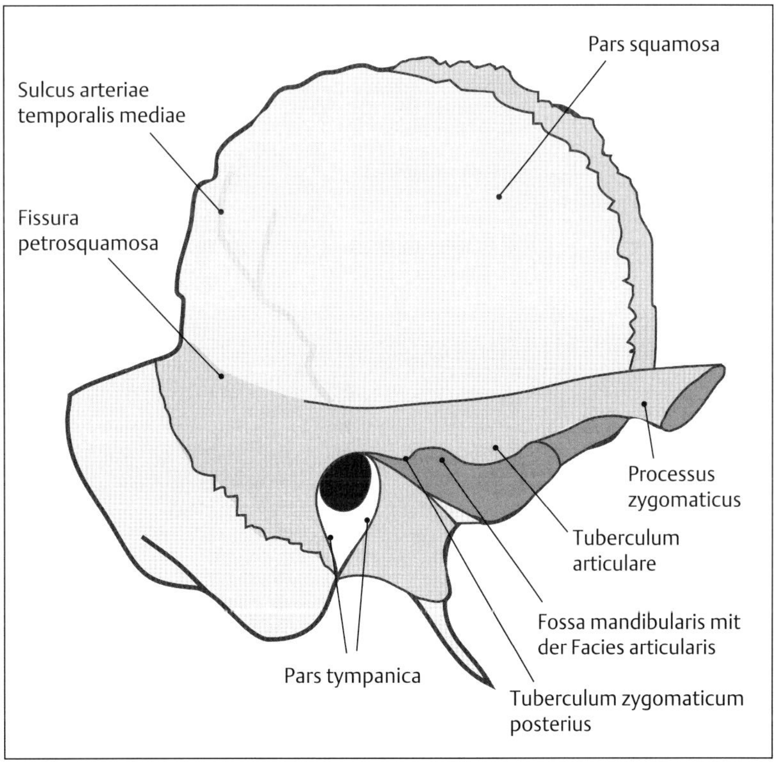

5.34
Os temporale (von außen unten)

5.34-1

Os temporale (von außen unten)

1 Pars squamosa
2 Pars mastoidea
3 Processus zygomaticus
4 Pars tympanica
5 Pars petrosa
6 Tuberculum articulare
7 Fossa mandibularis
8 Margo sphenoidalis
9 Margo parietalis
10 Incisura parietalis
11 Margo parietalis
12 Margo occipitalis
13 Fissura petrotympanica
14 Fissura tympanosquamosa
15 Processus styloideus
16 Vagina processus styloidei
17 Canalis caroticus
18 Sulcus arteriae temporalis mediae

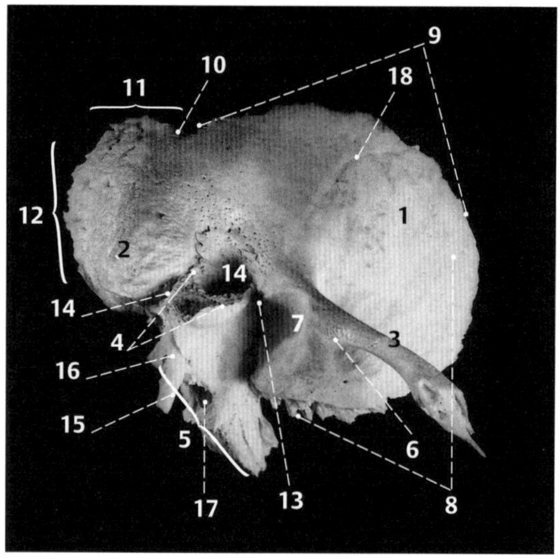

5.35

Os temporale (von innen)

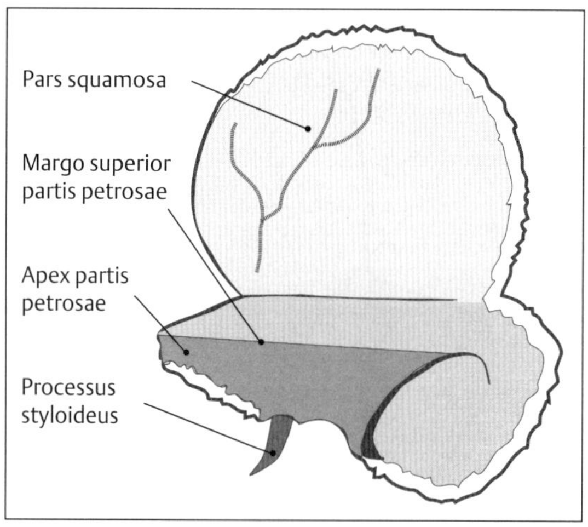

Pars squamosa

Die Pars squamosa ist eine halbkreisförmige flache Knochenschuppe. Sie ist an der Bildung der Schädelseitenwand beteiligt, bildet das Dach des äußeren Gehörgangs sowie die Pfanne des Kiefergelenks.

Facies temporalis

- Sie wird unterteilt durch den seitwärts entspringenden und nach vorn gerichteten Jochbeinfortsatz in einen darüber- und darunterliegenden Teil
- Der über dem Processus zygomaticus gelegene Teil ist flach, verläuft vertikal und besitzt eine konvexe Oberfläche. Die Facies temporalis ist an der Bildung der Fossa temporalis beteiligt
- Sulcus arteriae temporalis mediae: Rinne auf der Außenfläche des hinteren Bereichs der Schläfenbeinschuppe

- Der unter dem Processus zygomaticus liegende Teil verläuft horizontal und gehört zur Schädelbasis
- Er verläuft bis zum Ansatz der Spina ossis sphenoidalis des großen Keilbeinflügels und der Pars petrosa des Schläfenbeins und umfasst die horizontale Wurzel des Processus zygomaticus mit der Fossa mandibularis, der Facies articularis und dem Tuberculum articulare
- Die schräge Achse der Fossa mandibularis verläuft von außen-oben-vorne nach innen-unten-hinten. Dorsomedial von der Fossa liegt eine Fissur, die Fissura petrotympanica *(Glaser)*. Sie bietet einen Durchtritt für die Chorda tympani
- Am Processus articulare setzt die Gelenkkapsel für das Kiefergelenk an
- Zwischen der hinteren Wand des knöchernen Gehörgangs und der Pars squamosa ist die Fissura tympanosquamosa erkennbar

Processus zygomaticus

- Er entspringt mit 2 Ursprungswurzeln von der Squama und verläuft zunächst für eine kurze Strecke horizontal nach außen. Er ist dabei von oben nach unten abgeflacht
- Zwischen den beiden Wurzeln liegt inferior eine Grube für das Unterkieferköpfchen, die Fossa mandibularis: Nach vorne begrenzt durch eine walzenförmige Erhebung, das Tuberculum articulare, nach hinten begrenzt durch einen kleinen Fortsatz (Processus retroarticularis). Die Fossa mandibularis ist vorn überknorpelt
- Bei der Geburt ist die Fossa mandibularis noch flach, und es ist noch kein Tuberculum vorhanden. Dieses entwickelt sich erst nach dem Erscheinen der bleibenden Zähne um das 7. Lebensjahr
- Der obere Teil des horizontalen Teils ist rinnenförmig ausgehöhlt für den Verlauf des hinteren M. temporalis
- Die Rinne dient zusätzlich als Treffpunkt für die Fascia temporalis und die Fascia masseterica
- Der hintere obere horizontale Teil der Anheftung an die Squama verläuft als Crista supramastoidea über dem Ohrkanal und geht in die Linea temporalis inferior über
- Der nach vorne gerichtete Teil des Processus zygomaticus ist von medial nach lateral abgeflacht
- Seine äußere Seite ist leicht konvex, die innere Seite leicht konkav, sie dient als Anheftungspunkt für den M. masseter und die Fascia temporalis
- Vorne artikuliert er mit dem Fortsatz des Jochbeins

Facies cerebralis der Squama

- Innen sind stark ausgeprägte Vertiefungen, die Juga cerebralia und die Impressiones digitatae, sowie ein tiefer Sulcus arteriosus für die Äste der A. meningea media zu erkennen
- Die Fissura petrosquamosa verläuft im unteren Bereich zwischen der Pars squamosa und der Pars petrosa

Pars mastoidea

Die Pars mastoidea liegt im unteren hinteren Bereich des Schläfenbeins, hinter der Pars tympanica. Das vordere Drittel wird von der Pars squamosa, die hinteren zwei Drittel werden von der Pars petrosa gebildet. Auf die Pars mastoidea werden aufgrund der sich dort befindenden Muskelansätze, statomotorische Einflüsse insbesondere vom Becken übertragen. Ein Hinweis auf diese Verbindung stellt auch die relativ zeitgleiche Bildung des Processus mastoideus mit der Aufrichtung des Kindes dar.

Exokranial *(Abb. 5.36)*

- Konvex
- Der Processus mastoideus verläuft nach unten, vorne und etwas nach medial

- Von oben hinten nach unten vorne verläuft auf dem Warzenfortsatz eine äußerlich sichtbare Trennungslinie. Oberhalb von ihr ist das Mastoid von der Squama gebildet und membranösen Ursprungs, unterhalb davon ist von der Pars petrosa gebildet und knorpeligen Ursprungs
- Von der Pars tympanica ist er durch die Fissura tympanomastoidea getrennt. In ihr tritt der Ramus auricularis des N. vagus aus
- Das Foramen mastoideum für eine Vena emissaria liegt im hinteren oberen Bereich
- Die hintere untere rauhe Fläche dient u. a. als Anheftungspunkt für den M. sternocleidomastoideus und den M. splenius capitis
- Medial unten und hinten am Warzenfortsatz liegt die Incisura mastoidea, Ansatzstelle für den M. digastricus
- Hinter und oberhalb vom Ohrkanal befindet sich die Spina suprameatica, eine Anheftungsstelle für den Ohrknorpel. über ihr liegt ein gleichnamiges Grübchen
- Der Processus mastoideus entwickelt sich erst im Verlauf des ersten Lebensjahres.
- Die Cellulae mastoideae sind in Zahl und Größe variable Hohlräume im Inneren des Processus mastoideus. Diese wurden von der Paukenhöhle her pneumatisiert. Zu kleine Warzenfortsätze und eine schlechte Pneumatisierung steht in Verbindung mit chronischer Otitis media

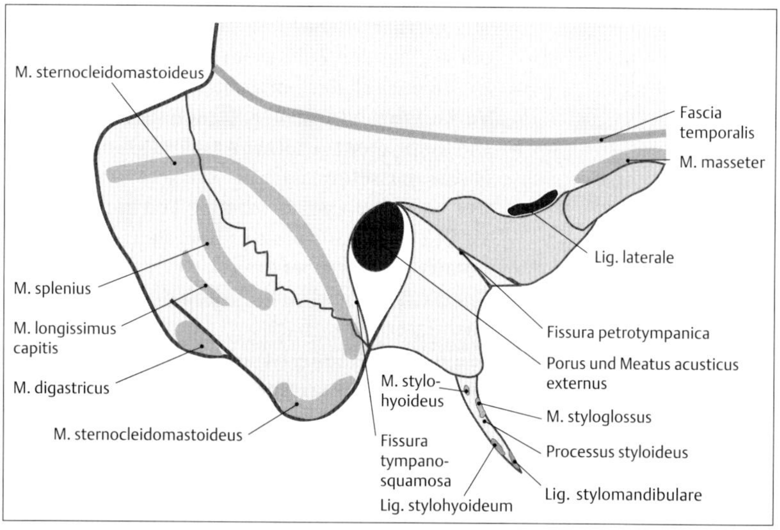

5.36

Pars mastoidea und Pars tympanica (von außen)

Endokranial
(Abb. 5.37)

- Der innere Teil der Pars mastoidea ist an der Bildung der hinteren Schädelgrube beteiligt
- In ihr verläuft der Sulcus sinus sigmoidei für den gleichnamigen Sinus.
- Im Sulcus befindet sich eine kleine Öffnung, das Foramen mastoideum, für eine Vena emissaria
- Anterior von der Pars mastoidea befindet sich die Pars petrosa

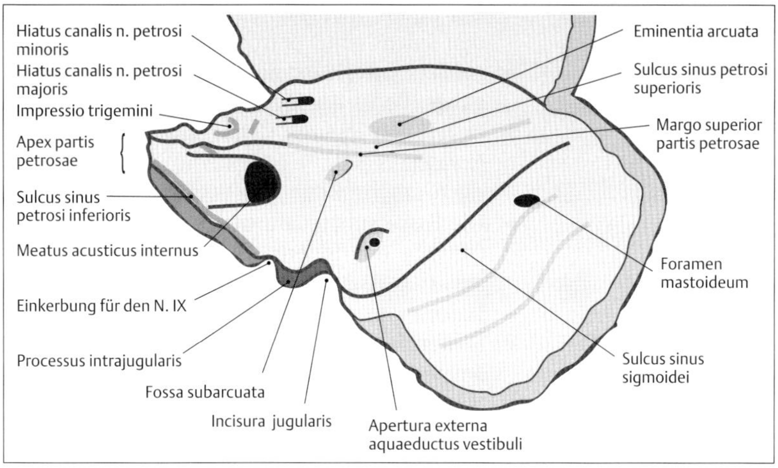

5.37
Pars mastoidea und Pars petrosa (von innen)

Pars petrosa (s. auch *Abb. 5.37)*

Die Pars petrosa (Felsenbein) verläuft schräg nach vorne innen wie die Kondylen des Hinterhaupts und liegt zwischen Keilbein und Hinterhauptbein. Die Basis befindet sich außen hinten, während die Spitze (Apex partis petrosae) innen vorne liegt.
Die Pars petrosa besitzt die Form einer vierseitigen Pyramide.

Facies anterior

- Die Fläche ist nach außen-vorn-oben gerichtet
- Die Vorderfläche der Pars petrosa nimmt an der Bildung der mittleren Schädelgrube teil. In ihr liegt der Lobus temporalis
- In der vorderen Region liegen die Fovealoae granulares, kleine Grübchen, die von den Granulationes arachnoideales gebildet werden
- In der Vorderwand der Felsenbeinspitze befindet sich die Impressio trigemini, eine kleine Vertiefung durch das Ganglion trigeminale
- Nach innen ist sie durch eine kleine Knochenlamelle vom Canalis caroticus getrennt
- Durch den Canalis semicircularis anterior (vorderer Bogengang) ist die vordere obere Fläche der Pars petrosa vorgebuckelt: Eminentia arcuata
- Seitlich von der Eminentia arcuata verläuft eine dünne Knochenplatte zur Pars squamosa. Diese Platte bildet das mediale Dach der Paukenhöhle: Tegmen tympani
- Vorne befinden sich zwei Öffnungen des Sulcus n. petrosi majoris und des Sulcus n. petrosi minoris:

Der Hiatus canalis n. petrosi majoris für den gleichnamigen Nerven (ein Ast des N. fascialis), der sekretorische Fasern in das Ganglion pterygopalatinum führt, und für den Ramus der A. meningea media. Lateral davon und parallel zum letztgenannten verläuft der Hiatus canalis n. petrosi minoris für den gleichnamigen Nerven und den Ramus tympanicus superior der A. meningea media.

Facies posterior

- Sie bildet die vordere Wand der hinteren Schädelgrube, in der sich ein Teil des Kleinhirns befindet
- Der obere Rand des Felsenbeins (Margo superior partis petrosae) dient als Anheftungspunkt für das Tentorium cerebelli
- Im oberen Rand verläuft der Sulcus sinus petrosi superioris, eine Knochenrinne für den gleichnamigen Sinus

- Der untere mediale Rand bildet mit der Pars basilaris des Hinterhaupts den Sulcus sinus petrosus inferior
- An der Hinterwand des Felsenbeins liegt die Öffnung des inneren Gehörgangs: Porus acusticus internus
- Durch den inneren Gehörgang (Meatus acusticus internus) ziehen der N. fascialis (VII), N. intermedius (VII bis), der N. vestibulocochlearis (VIII), die A. labyrinthi und die Vv. labyrinthi (Äste zum Sinus petrosus inferior)
- Die Fossa subarcuata ist eine Grube, die sich oben und lateral von der Öffnung des inneren Gehörganges befindet. Bei Neugeborenen dient sie als Fortsatz der Dura mater. Bei Erwachsenen zieht nach *Lanz* und *Wachsmuth* die A. subarcuata in diese Spalte
- Hinter der Öffnung des inneren Gehörganges liegt die Apertura externa aquaeductus vestibuli, eine kleine Spalte, in der der Ductus endolympathicus schräg nach vorne unten verläuft. An der Apertura kommt die Dura mater mit dem Ductus in Kontakt
- Unterhalb der Öffnung des inneren Gehörganges öffnet sich schlitzförmig ein Kanal, in dem der Ductus perilymphaticus verläuft: Apertura externa canaliculi cochleae vestibuli
- Der Processus jugularis teilt das Foramen jugulare in einen lateralen hinteren und in einen inneren vorderen Teil. Dieser Fortsatz ist in Form und Größe sehr variabel

Facies inferior

Die Unterfläche besitzt in etwa eine dreieckige Form. Sie wird geprägt durch die großen Gefäß- und Nervenkanäle sowie durch die Tubenöffnung. Die posterioren $^2/_3$ der Unterfläche werden von der Pars tympanica überdeckt.

- Lateral von der Verbindungsstelle mit dem Processus jugularis des Hinterhaupts befindet sich eine längliche, nach vorn unten gerichtete Säule, der Processus styloideus. Anhand mikroskopischer Untersuchungen konnte ein durchgängiger Kanal durch den Processus styloideus und den M. stylohyoideus gefunden werden, mit der Möglichkeit eines Drainagekanals für den Innenohrbereich[4]
- Medial vom Processus styloideus befindet sich eine meist querovale Fossa jugularis. Diese Erweiterung des Foramen jugulare wird durch den Bulbus vena jugularis superior gebildet
- Das Foramen stylomastoideum liegt posterior vom Processus styloideus, zwischen dem Processus mastoideus und der Fossa jugularis. Vom Porus acusticus internus führt der Canalis facialis zu dieser Öffnung, durch die der N. facialis und die A. stylomastoidea heraustreten
- Die Fossula petrosa ist ein Grübchen zwischen der Fossa jugularis und dem Canalis caroticus. In ihm befindet sich das Ganglion inferius des N. IX. Aus der Fossula führt der Canaliculus tympanicus in die Paukenhöhle.

Kanäle der Pars petrosa *(Abb. 5.38)*

- Ein Canaliculus mastoideus führt von der Fossa jugularis über den Canalis facialis zur Fissura tympanomastoidea. In ihm verläuft der Ramus auricularis des N. vagus
- Der Canalis caroticus zieht von der Unterseite der Pars petrosa bis zur Lingula des Keilbeins. In ihm verlaufen die A. carotis interna und sympathische Nervengeflechte
- Der Canalis musculotubarius liegt vor dem Canalis caroticus und führt die Tuba auditiva und den M. tensor tympani mit sich. Dieser Kanal teilt sich in einen Semicanalis für den M. tensor tympani und in seinen Semicanalis für die Tuba auditiva
- Der Canalis facialis führt zum For. stylomastoideum: N. VII, A. stylomastoidea
- Geniculum canalis facialis bezeichnet einen Knick des Canalis facialis

- Zwischen dem Canalis facialis und der Paukenhöhle verläuft der Canaliculus chordae tympani, ein dünner Kanal für die Chorda tympani (VII bis)
- Die Canaliculi caroticotympanici sind feine Kanälchen in der Wand des Canalis caroticus für Arterien und Nervenäste zum Mittelohr
- Im Hiatus canalis n. petrosi majoris, einer Öffnung an der Vorderseite des Felsenbeins, und im Sulcus n. petrosi majoris, vom Hiatus nach innen zum Foramen lacerum, verläuft der N. petrosus major (N. VII)
- Im Hiatus canalis n. petrosus minor, einer Öffnung an der Vorderseite des Felsenbeins, und im Sulcus n. petrosi minoris, vom Hiatus nach innen zum Foramen ovale, verläuft der N. petrosus minor
- Canaliculus cochleae: Dünnes Kanälchen für den Ductus perilymphaticus, den Verbindungsweg des perilymphatischen Raumes zum Subarachnoidalraum[3]
- Meatus acusticus internus: N. VII, N. VII bis, N. VIII, A. und V. labyrinthi
- Der Canaliculus tympanicus führt die A. tympanica inferior sowie den N. tympanicus (aus N. IX) aus der Fossula petrosa in die Paukenhöhle, die er als N. petrosus minor wieder verlässt

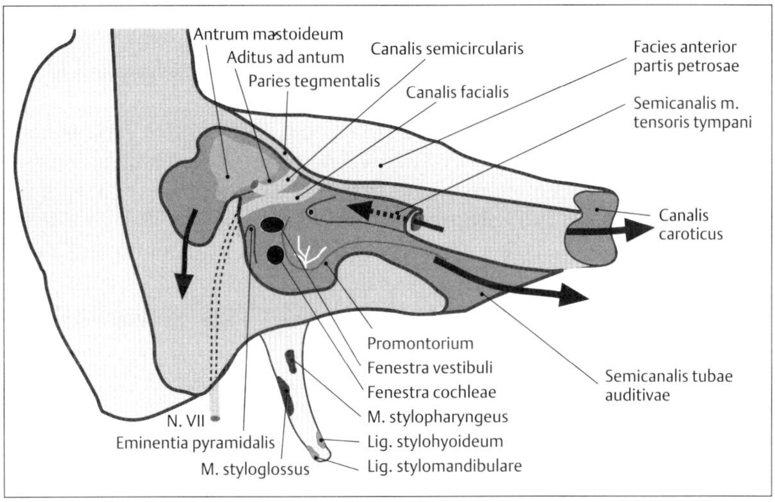

5.38

Pars petrosa mit Paukenhöhle (von innen) (ohne Pars tympanica)

Pars tympanica (s. auch *Abb. 5.36*)

- Der Anulus tympanicus mit seinem relativ großen Durchmesser verengt sich zwischen dem 6. und 12. Lebensmonat durch Einwachsen von Knochenvorsprüngen zum Porus acusticus externus (Öffnung des äußeren Gehörganges)
- In ihm verläuft der Sulcus tympanicus, eine Rinne zur Anheftung an das Trommelfell
- Die Vorderfläche der Pars tympanica ist an der Bildung der Fossa mandibularis beteiligt. Sie bildet den hinteren, nicht artikulären Teil der Fossa bis zur Fissura petrotympanica
- Die Vagina Processus styloidei ist eine Halbrinne, die der Wurzel des Processus styloideus anliegt

Cavum tympani

- Die spaltförmige luftgefüllte Paukenhöhle befindet sich zwischen dem knöchernen Labyrinth und dem Trommelfell. Sie ist der zentrale Teil des Mittelohres, zwischen dem Trommelfell und dem Labyrinth gelegen
- Nach vorne medial ist die Paukenhöhle über die Tuba auditiva (Ohrtrompete) mit dem Nasenrachenraum verbunden. Die Ohrtrompete ist ein ca. 4 cm langer knorpelig-knöcherner Kanal. Der vordere Teil der Tuba auditiva wird insbesondere über den M. tensor veli palatini und den M. levator veli palatini reguliert

- Nach hinten oben ist die Paukenhöhle über das Antrum mastoideum mit den luftgefüllten Warzenfortsatzzellen (Cellulae mastoideae) verbunden. Die Wände des Antrums sind siebartig durchlöchert
- Vom äußeren Gehörgang ist die Paukenhöhle durch das Trommelfell getrennt
- Sechs Wände können unterschieden werden

Ränder

- Margo occipitalis (posterior inferior): Zum Hinterhaupt gerichteter Rand.
- Margo superior: Obere Kante des Felsenbeins.
- Margo inferior: Der untere Rand ist von der Pars tympanica bedeckt.

Ossifikation *(Abb. 5.39)*

- Knorpelige Anlage: Pars petrosa
- Membranöse Anlage: Pars squamosa und Pars tympanica
- Pars petrosa: 3 Ossifikationszentren
- Pars squamosa: 1 Ossifikationszentrum, 8. Woche i. u.
- Pars tympanica: 3–4 Ossifikationszentren, 12. Woche i. u.
- Pars petrosa: 14 sekundäre Ossifikationszentren, 16. Woche i. u.
- Processus styloideus (aus dem zweiten Kiemenbogen): 2 Ossifikationszentren, perinatal

Die Pars petrosa ist der am frühesten verknöchernde Knochen im Schädel. In der 16. Fetalwoche beginnt die Ossifikation um das auditorische System herum, und in der 22. Fetalwoche ist die Pars petrosa schon komplett verknöchert.

Bei der Geburt sind die Pars squamosa und die Pars tympanica bereits teilweise miteinander verbunden. Dabei entsteht die Fissura petrosquamosa, die eine mögliche Stelle für intraossale Dysfunktionen darstellt.

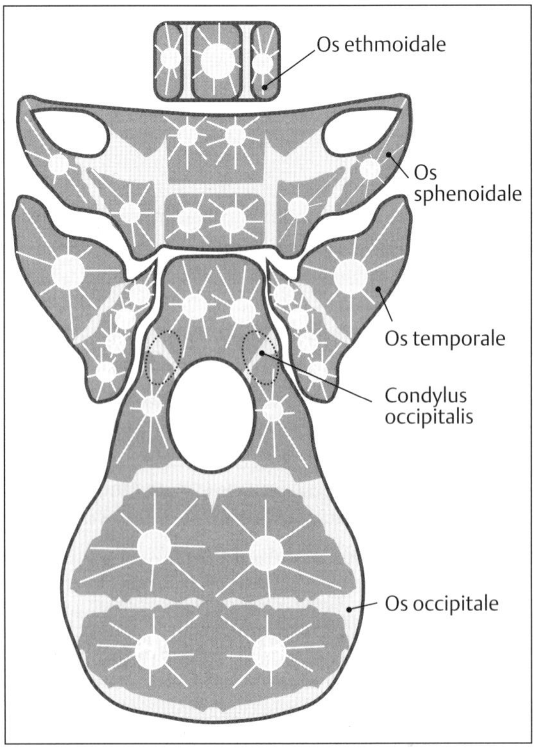

5.39
Ossifikationszentren

Die Pars squamosa, die Pars petrosa und der Processus styloideus verschmelzen während des ersten Lebensjahres miteinander.
Der Processus mastoideus entwickelt sich erst nach dem zweiten Lebensjahr und kann beim Neugeborenen noch nicht palpiert werden.
Der Processus styloideus ist beim Neugeborenen noch knorpelig, sein proximaler und distaler Teil verwachsen erst in der Pubertät miteinander.

Dysfunktion

Durch Traumata, z. B. während der Geburt, können zwischen den verschiedenen Ossifikationszentren und den Fissuren intraossäre Dysfunktionen auftreten.

Muskuläre Verbindungen

Am Processus mastoideus (s. auch *Abb. 5.36*)

- M. sternocleidomastoideus: Vom Oberrand des Brustbeins und von der Clavicula zum Processus mastoideus, seitlich an die Linea nuchae superior
- M. splenius capitis: Vom Dornfortsatz des 4. Hals- bis 3. Brustwirbels, seitlich an die Linea nuchae superior und an den Processus mastoideus
- M. digastricus (Venter posterior): Von der Incisura mastoidea über eine sehnige Schlinge am Zungenbein zur Fossa digastrica des Unterkiefers
- M. longissimus capitis

Am Processus styloideus (s. auch *Abb. 5.38*)

- M. stylohyoideus: Zum kleinen Zungenbeinhorn.
- M. styloglossus: In die seitliche Partie der Zunge
- M. stylopharyngeus: Zu Schlundwand, Epiglottis und zum Schildknorpel

Kaumuskeln

- M. temporalis: Von der Fossa temporalis zum Processus coronoideus der Mandibula
- M. masseter: Aus zwei bzw. drei Teilen bestehend, vom Processus zygomaticus des Schläfenbeins und vom Jochbein zur Mandibula

Weitere Muskeln

- M. levator veli palatini: Ursprung vor der unteren Öffnung des Canalis caroticus der Pars petrosa, Ansatz an der Gaumenaponeurose
- M. tensor tympani: Trommelfellspanner, im Semicanalis m. tensoris tympani
- M. stapedius

Ligamentäre Verbindungen (s. auch *Abb. 5.36* und *5.38*)

- Lig. sphenopetrosum (= Lig. *Grüber*): Vom Apex petrosae zum Processus petrosus des Dorsum sellae vom Keilbein
- Lig. stylohyoideum: Zum kleinen Zungenbeinhorn
- Lig. stylomandibulare: Zum Unterkieferwinkel
- Lig. laterale: Außen am Kiefergelenk
- Lig mallei anterius: Vom Processus anterius des Hammers in die Fissura petrotympanica. Einige Fasern führen zur Spina sphenoidalis und weiter mit dem Lig. sphenomandibulare zum Ramus des Unterkiefers
- Pintus-Ligament: Unregelmäßiges Vorkommen; vom Hammer durch die Fissura petrotympanica zum Caput mandibulae

Fasziale Verbindungen (s. auch *Kapitel 16*)

- Fascia temporalis: Von der Linea temporalis superior, den M. temporalis bedeckend, zum Jochbeinbogen verlaufend
- Lamina superficialis fasciae cervicalis
- Lamina praevertebralis fasciae cervicalis: An der Sutura occipitotemporalis und am Canalis caroticus

- Interpterygoidale Aponeurose: Auf der Fissura petrotympanica
- Pharynx: am Foramen lacerum und an der unteren Fläche der Pars petrosa bis zum Foramen caroticum
- „Rideau stylien“: Entlang des vorderen Randes des Processus mastoideus und am Processus styloideus

Intrakraniale Membranen

- Tentorium cerebelli: Entlang des Warzenfortsatzes und am oberen Rand der Felsenbeinpyramide

Beziehungen zu Hirnnerven und Cerebrum (s. auch *Abb. 5.37* und *5.38)*

- Lobus temporalis: In der mittleren Schädelgrube
- Kleinhirn: An der Hinterseite der Pars petrosa
- N. oculomotorius (III): Am Margo superior der Pars petrosa
- N. trochlearis (IV): Am Margo superior der Pars petrosa
- N. trigeminus (V): Das Ganglion trigemini in einem Duralsack in der Impressio trigemini an der Vorderfläche des Felsenbeins
- N. abducens (VI): Am Apex des Felsenbeins
- N. facialis (VII) und N. intermedius: Durch den inneren Gehörgang im Canalis facialis; Vereinigung an der Umbiegestelle: Ganglion geniculi; in der Chorda tympani Abzweigung sensorischer und sensibler Fasern; Hauptteil des N. VII durch das Foramen stylomastoideum
- N. vestibulocochlearis (VIII): Durch den inneren Gehörgang zum Gleichgewichts- und Hörorgan
- N. glossopharyngeus (IX), N. vagus (X), N. accessorius (XI): An der Incisura jugularis mit dem Processus intrajugularis
- N. petrosi majoris und minoris: Im gleichnamigen Sulcus
- Parasympathische Fasern: Diese verlaufen zum Teil mit dem N. facialis und innervieren das Trommelfell
- Plexus tympanicus: Geflecht in der Paukenhöhle aus N. VII, IX und Plex. caroticus int. (sympathisch)
- Plex. caroticus internus: im Canalis caroticus
- Chorda tympani (aus VII bis): vom Canalis facialis in die Paukenhöhle; sie verlässt den Schädel an der Fissura petrotympanica, medial dorsal vom Kiefergelenk

Dysfunktion

- Der VI. Hirnnerv ist faserig mit dem Ligamentum sphenopetrosum verbunden und verläuft zwischen dem Ligament und dem Felsenbein hindurch. Deshalb ist der VI. Hirnnerv besonders anfällig für Spannungen, die vom Tentorium und dem Lig. sphenopetrosum herrühren. Folge können Augenstörungen sein, z.B. Ermüdungsschielen. (Siehe auch Kap. VI: Sutura sphenopetrosa.) Es ist auch möglich, dass dieses Ligament verknöchert (s. auch S. 77)
- Dysfunktion am Ligamentum stylomandibulare kann bei Zahnextraktionen entstehen
- Es sind Wechselwirkungen zwischen Trommelfell und Parasympathikus möglich, zum Beispiel kann das Hören durch den Tonus des vegetativen Nervensystems beeinflusst werden

Gefäßverbindungen

- A. carotis interna: Durch den Canalis caroticus.
- A. meningea media: In der Facies cerebralis der Squama.

Am Übergang zur Ala major (Sutura sphenosquamosa) befindet sich eine empfindliche Stelle mit Beziehung zur Migräne.

- A. occipitalis: Im Sulcus a. occipitalis, medial von der Incisura mastoidea
- A. tympanica ant., sup., post., inf. aus Ästen der A. carotis externa
- A. labyrinthi: aus der A. basilaris
- V. jugularis: am Foramen jugularis
- Sinus sigmoideus: Im gleichnamigen Sulcus am unteren hinteren Winkel des Felsenbeins und an der Pars mastoidea
- Sinus petrosus superior: Im gleichnamigen Sulcus, superior am hinteren Felsenbeinrand
- Sinus petrosus inferior: Im gleichnamigen Sulcus, unterhalb der Öffnung des inneren Gehörganges
- Vv. labyrinthi: in den Sinus petrosus inferior

Os parietale/Scheitelbein

Paarig

Begrenzung

- Anterior: Os frontale
- Inferior lateral: Os temporale und Os sphenoidale
- Posterior: Os occipitale
- Medial: gegenüberliegende Os parietale

Anteile

- Facies externa: Äußere Fläche
- Facies interna: Innere, dem Gehirn zugewandte Fläche

Facies externa *(Abb. 5.40* und 5.41)

- Konvex
- Das Tuber parietale liegt ungefähr in der Mitte des Knochens
- Seitlich unten befinden sich die Linea temporalis superior und inferior
- Zwischen den beiden Linien setzt die Fascia temporalis an
- Nahe dem oberen hinteren Rand befindet sich eine kleine Öffnung (Foramen parietale) für eine Vena emissaria *(Santorini)* und einen Ramus meningeus der A. occipitalis

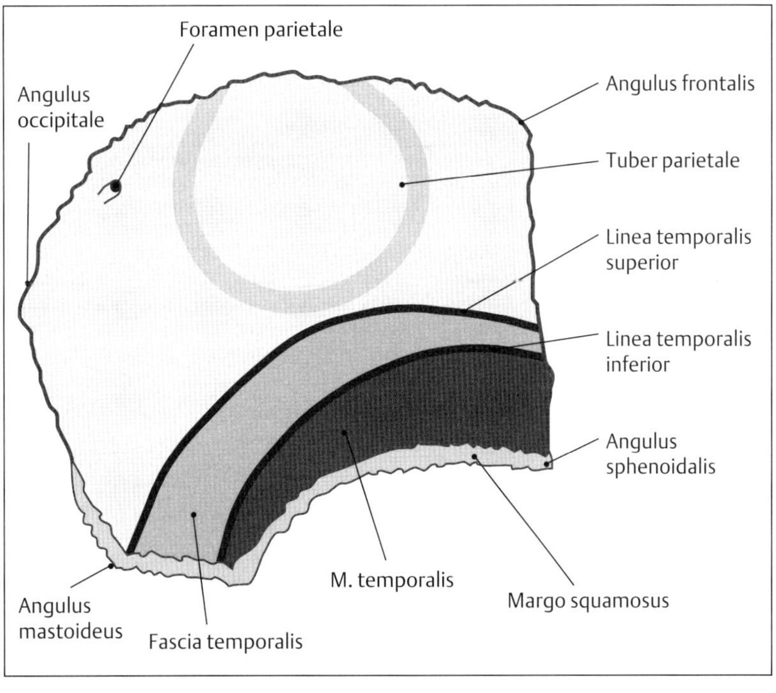

5.40
Os parietale (von außen)

5.41

Os parietale (von außen)

1 Facies externa
2 Tuber parietale
3 Margo squamosus
4 Angulus sphenoidalis
5 Margo frontalis
6 Angulus frontalis
7 Margo sagittalis
8 Margo occipitalis
9 Angulus occipitalis
10 Linea temporalis superior
11 Linea temporalis inferior

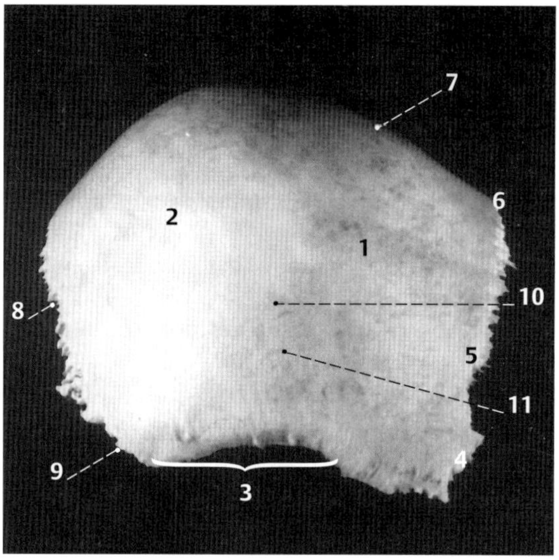

Facies interna *(Abb. 5.42)*

- Konkav
- Fossa parietalis, eine Vertiefung in der Mitte, entsprechend dem Tuber parietale
- Von unten nach oben sind Sulci arteriosi für die Äste der A. meningea media erkennbar
- Vom vorderen unteren Winkel zieht eine Crista (von Sylvius) nach hinten oben
- Am oberen Rand befindet sich eine Halbrinne, die mit der Halbrinne der Gegenseite den Sulcus sagittalis superior bildet
- Sulcus sinus sigmoideus am unteren hinteren Winkel

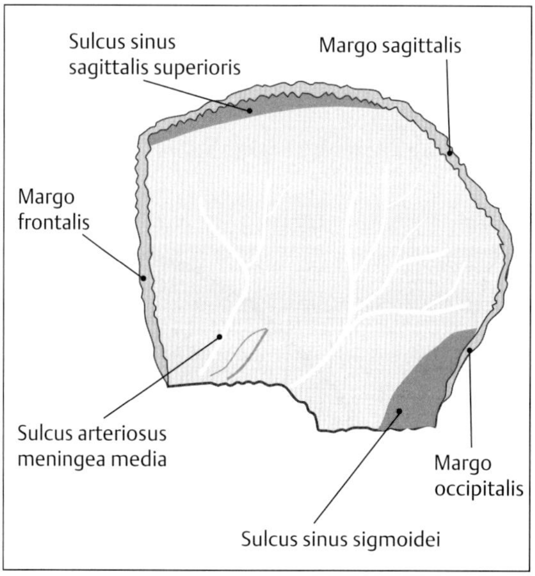

5.42

Os parietale (von innen)

Ränder

- Margo occipitalis: Zum Hinterhaupt gerichteter Rand
- Margo squamosus: Zum Schläfenbein gerichteter Rand
- Margo sagittalis: Zum gegenüberliegenden Scheitelbein gerichteter Rand
- Margo frontalis: Zum Stirnbein gerichteter Rand

Winkel

- Angulus frontalis: Vorderer oberer Winkel (Bregma)
- Angulus sphenoidalis: Vorderer unterer Winkel (Pterion)
- Angulus occipitalis: Hinterer oberer Winkel (Lambda)
- Angulus mastoideus: Hinterer unterer Winkel (Asterion)

Ossifikation

- Membranöse Anlage.
- Je ein Ossifikationszentrum auf Höhe des Tuber parietale
- Beginn ab dem 2. Fetalmonat

Muskuläre Verbindungen

M. temporalis: Von der Linea temporalis inferior und der Margo squamosus

Fasziale Verbindungen

- Lamina superficialis über die Fascia temporalis: Zwischen der Linea temporalis inferior und superior

Intrakraniale Membranen

- Falx cerebri: An den Rändern des Sulcus sinus sagittalis superior
- Tentorium cerebelli: Entlang einer kurzen Strecke mit seiner oberen Lage am unteren hinteren Winkel des Scheitelbeins ansetzend. Die untere Insertion befindet sich am Warzenfortsatz des Schläfenbeins

Eine sehr wichtige Stelle! Suturale Fixationen können den venösen Rückfluss im Sinus sigmoideus beeinträchtigen.

Beziehungen zum Cerebrum und zu Hirnnerven

- Lobus parietalis

Gefäßverbindungen

- A. meningea media: Vom Foramen spinosum entlang der Facies interna des Scheitelbeins
- Sinus sagittalis superior: An der Sutura sagittalis
- Sinus sigmoideus: Am Sulcus sinus sigmoidei der Margo mastoideus
- Venae meningeae mediae: An der Facies interna

Dysfunktionen

Spannungen am Foramen spinosum oder an der Sutura sphenoparietalis und sphenosquamosa können die Arteria meningea media beeinflussen mit der Folge von Migräne und intrakranialem Hochdruck.

Ergänzung: Simultan auftretende Bewegungseinschränkungen von Scheitelbein und Brustkorb sind nicht selten zu beobachten.

Maxilla/Oberkiefer

Die paarige, sehr unregelmäßig gestaltete Maxilla ist der zentrale Knochen des oberen Gesichtsanteils. Sie ist an der Bildung der Nasenhöhlenseitenwand, dem größten Bodenabschnitt der Nasenhöhle und des harten Gaumens beteiligt. Sie bildet den größten Anteil des unteren Orbitabodens. Der Processus alveolaris ist wichtig für den Kauakt. Mit der Zunge zusammen ist die Maxilla für das Sprechen notwendig. Sie ist also an den Nasenhöhlen, der Mundhöhle und der Augenhöhle und deren jeweiligen Funktionen beteiligt.

Begrenzungen

- Superior: Os frontale
- Superior-medial: Os ethmoidale
- Lateral: Os zygomaticum
- Superior-posterior: Os lacrimale
- Posterior: Os palatinum
- Superior-anterior: Os nasale
- Superior: Vomer
- Medial: Maxilla der Gegenseite und Concha nasalis inferior

Anteile *(Abb. 5.43, 5.44 und 5.45)*

- Corpus
- Drei Fortsätze: Processus frontalis, zygomaticus und palatinus

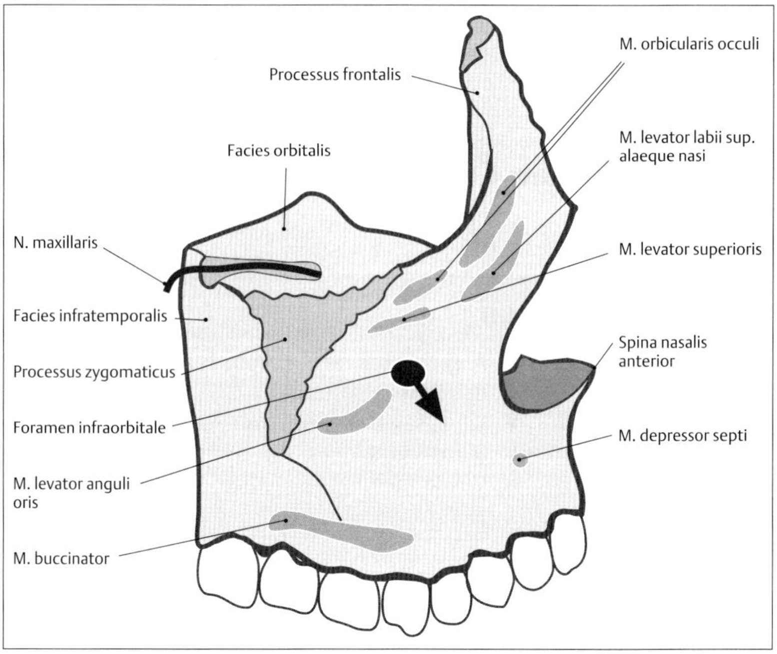

5.43
Maxilla (von vorne)

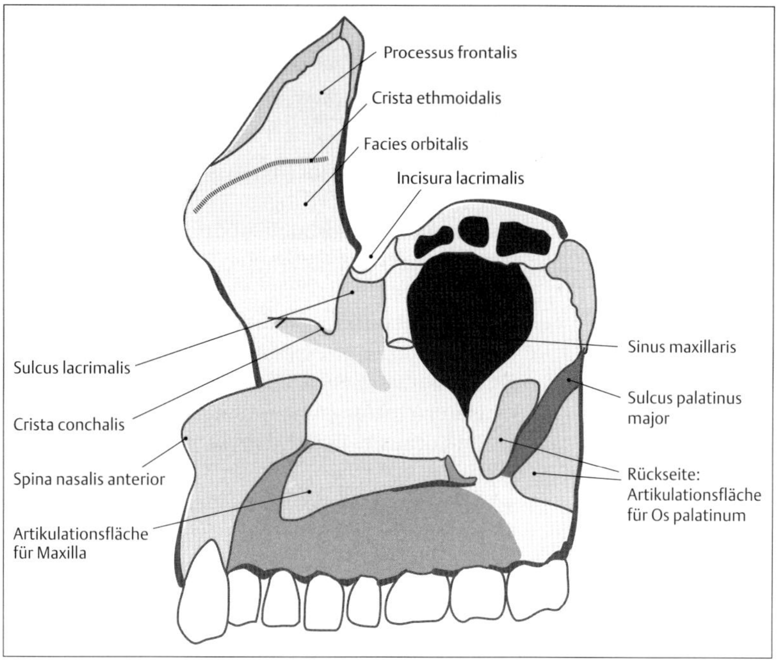

5.44
Maxilla (von medial)

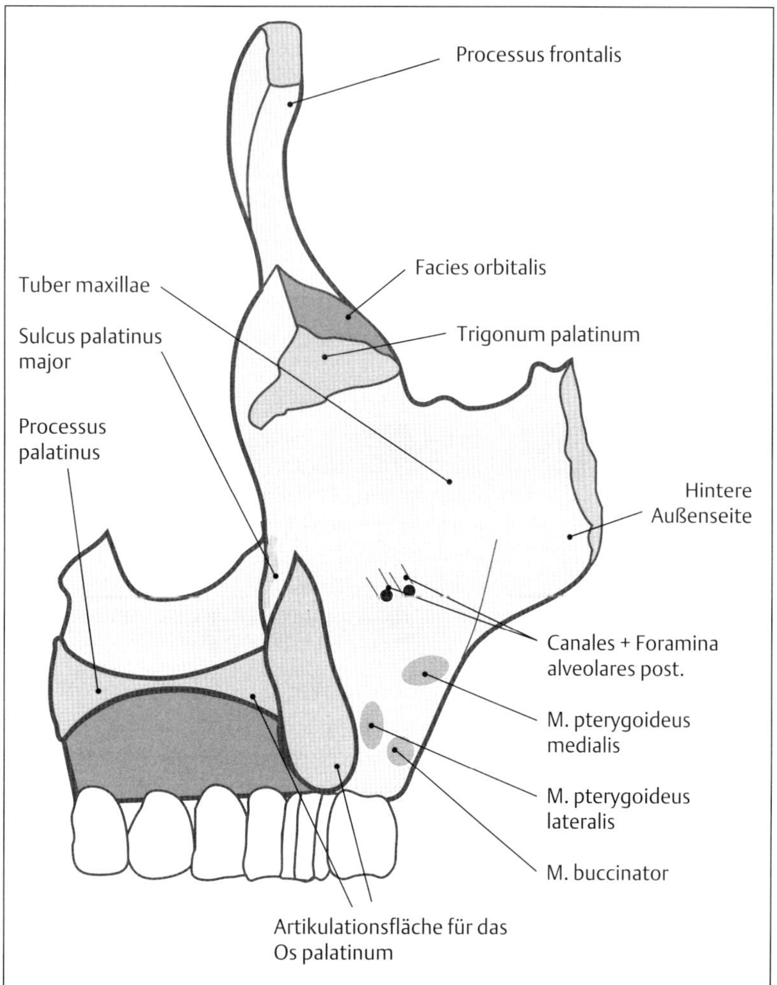

5.45
Maxilla (von hinten)

Corpus

- Er stellt den größten Teil des Oberkieferknochens
- Mit der Facies nasalis (medialis) bildet er einen Teil der seitlichen Nasenwand
- Mit der dreieckigen Facies orbitalis bildet er den größten Teil des Orbitabodens
- Die Facies anterior (molaris) bildet die Vorderfläche des Knochens und die Grundlage der Wange:
  Foramen infraorbitale auf der Vorderseite der Maxilla
  Unterhalb des Foramens: Fossa canina, Ansatzfläche für den M. levator anguli oris
- Vorne befindet sich die Spina nasalis anterior, ein Dorn zur Befestigung des knorpeligen Nasenseptums
- Die konvexe Facies infratemporalis (posterior) begrenzt nach vorne die Unterschläfengrube und die Fossa pterygopalatina
- Im Corpus befindet sich die größte Nasennebenhöhle, der Sinus maxillaris
- Medial besitzt der Sinus eine große Öffnung: Hiatus maxillaris
- Anterior von der Öffnung verläuft die Rinne für den Tränen-Nasengang, der Sulcus lacrimalis. Dieser wird nach vorne vom Margo lacrimalis des Stirnfortsatzes begrenzt. Das Tränenbein bildet zusammen mit der unteren Nasenmuschel den medialen Teil des Tränen-Nasenganges

Facies orbitalis

- Die dreiseitig begrenzte Fläche im Orbitaboden bildet den vorderen medialen Rand der Fissura orbitalis inferior
- Nach lateral artikuliert die Facies orbitalis mit dem Jochbein
- Nach medial grenzt sie an das Tränen- und das Siebbein
- Von der Fissura orbitalis inferior führt eine kleine Furche zum Sulcus und Canalis infraorbitalis. Der Kanal führt zum Foramen infraorbitale auf der Vorderseite der Maxilla. Durch ihn laufen die A. und der N. infraorbitalis (V/2). Vor dem Foramen infraorbitale zweigen kleine Canales alveolares für feine Nervenästchen ab, die zur Nasenhöhle und zu den Schneidezähnen führen

Processus frontalis

- Der zum Stirnbein gerichtete Fortsatz überträgt den Kaudruck der Eckzähne auf das Schädeldach
- Nach vorne artikuliert er mit dem Nasenbein
- Nach hinten artikuliert er mit dem Tränenbein
- Seine Innenfläche begrenzt die Nasenhöhle und bildet zwei horizontale Leisten für die Anheftung der medialen und unteren Nasenmuschel: Crista ethmoidalis und Crista conchalis
- An der Außenseite des Processus sind zahlreiche kleine Gefäß- und Nervenaustrittsstellen erkennbar

Processus zygomaticus

- Nach lateral gerichteter Fortsatz zur Artikulation mit dem Jochbein

Processus palatinus *(Abb. 5.46 und 5.47)*

- Eine horizontale Knochenplatte, die aus der Facies nasalis entspringt und den größten Teil des harten Gaumens bildet. In ihr verlaufen kleine Rinnen, Sulci palatini, für Nerven und Gefäße aus dem Foramen palatinum major des Gaumenbeins. Diese werden von kleinen Knochenleisten, den Spinae palatinae, getrennt

- Nach oben bildet der Processus palatinus den Boden der Nasenhöhle. Die Crista nasalis stellt einen Knochenkamm für die Anheftung der Nasenscheidewand dar
- Nach medial trifft er auf den gegenüberliegenden Processus palatinus
- Nach hinten artikuliert er mit der horizontalen Fläche des Gaumenbeins
- Nach vorne ist er mit dem Os incisivum (Zwischenkieferknochen) verbunden
- Anterior verläuft der Canalis incisivus für den gleichnamigen Nerven. Nasal befinden sich zwei Öffnungen, auf der Gaumenseite eine

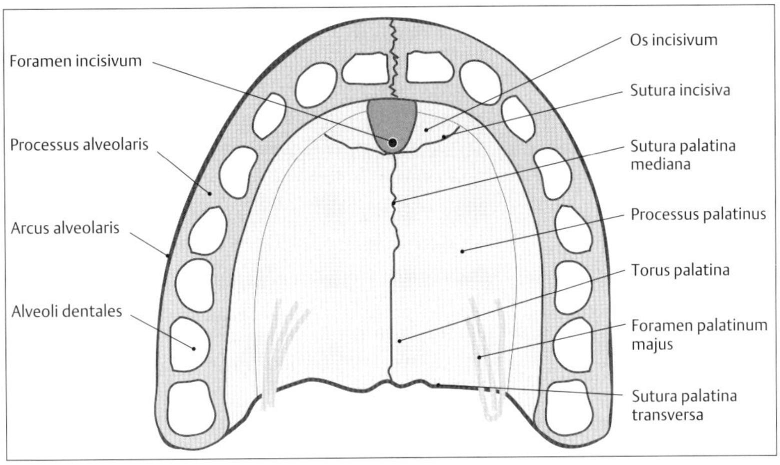

5.46
Maxilla (von unten)

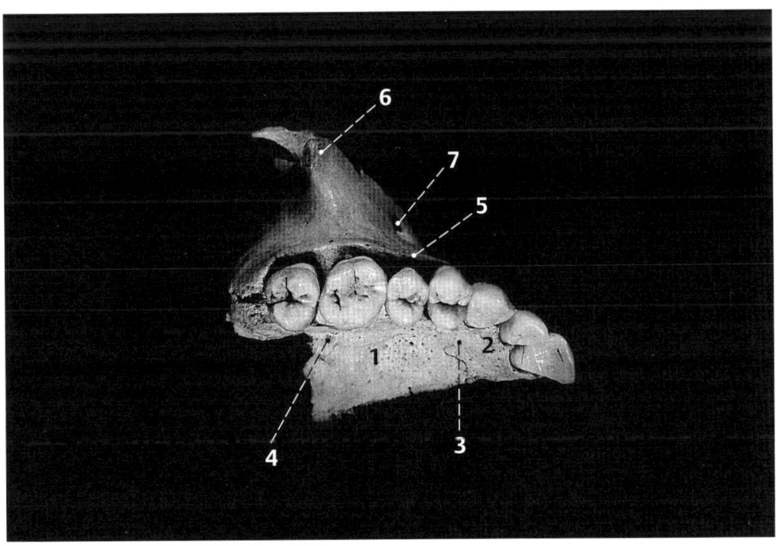

5.47
Maxilla (von unten)

1 Processus palatinus
2 Os incisivum
3 Sutura incisiva
4 Sulci palatini, Spinae palatinae
5 Processus alveolaris/ Arcus alveolaris
6 Processus zygomaticus
7 Canalis infra-orbitalis

Processus alveolaris

- Dieser kammartige Fortsatz besitzt Vertiefungen zur Aufnahme der Zahnwurzeln und Knochenkämme zwischen jeweils zwei Alveolaren
- Nach außen sind ein bogenförmiger freier Rand erkennbar, der Arcus alveolaris, sowie Vorwölbungen aufgrund der Zahnfächer (Juga alveolaria)

Ossifikation

Membranöse Anlage

- Corpus: 1 primäres Ossifkationszentrum, 7. Woche i. u.
- Processus zygomaticus: 1 sekundäres Ossifikationszentrum, 8. Woche i. u.
- Processus frontalis: 1 sekundäres Ossifikationszentrum, 8. Woche i. u.
- Processus nasopalatinus: 1 sekundäres Ossifikationszentrum, 8. Woche i. u.
- Prämaxilla für das Os incisivum: 1 primäres Ossifikationszentrum, 7. Woche i. u.

Muskuläre Verbindungen (s. auch *Abb. 5.43* und *5.45)*

- M. nasalis: Oberhalb von Eckzahn und seitlichem Schneidezahn
- M. depressor septi: Über dem mittleren Schneidezahn
- M. orbicularis oculi: An der Außenfläche des Processus frontalis
- M. obliquus inferior oculi: Seitlich neben dem Canalis nasolacrimalis
- M. levator labii superioris alaeque nasi: An der Außenfläche des Processus frontalis
- M. levator anguli oris: In der Fossa canina
- M. depressor septi: Über dem mittleren Schneidezahn zum knorpeligen Nasenseptum
- M. orbicularis oris
- M. buccinator
- M. pterygoideus medialis

Fasziale Verbindungen

- Fascia buccopharyngea: Auf dem M. buccinator

Beziehungen zu Hirnnerven (s. auch *Abb. 5.43)*

- N. maxillaris (V/2): An der Fissura orbitalis inferior
- N. infraorbitalis (V/2): Am Foramen infraorbitale (der N. maxillaris kommt von der Fossa pterygopalatina, tritt in den Canalis infraorbitalis ein und verlässt diesen als N. infraorbitalis)
- Nn. alveolares superiores (V/2): In den Canales alveolares an der Rückseite der Facies infratemporalis. Vom N. infraorbitalis in der Fossa pterygopalatina zweigen die Äste für die Versorgung der Zähne und des Zahnfleisches am Oberkiefer ab
- N. palatinus major: Im Canalis palatinus major

Gefäßverbindungen (s. auch *Abb. 5.46)*

- A. und V. infraorbitalis: Im Canalis infraorbitalis und Foramen infraorbitale
- Aa. alveolares superiores anteriores: Vom Canalis infraorbitalis durch den Knochen zu den vorderen Zähnen verlaufend
- A. alveolaris superior posterior: Von hinten in die Maxilla, zur Kieferhöhle und zu den oberen Mahlzähnen
- A. palatina major: Am Foramen palatinum majus
- A. palatina descendens: Im Canalis palatinus major

Os palatinum/Gaumenbein

Das paarige Os palatinum besteht aus zwei dünnen Knochenplatten, die bei der Bildung der Nasenscheidewand und des Nasenbodens beteiligt sind.

Begrenzung

- Anterior: Maxilla
- Posterior: Os sphenoidale
- Superior: Vomer und Os ethmoidale
- Medial: Concha nasalis inferior

Anteile (*Abb. 5.48* bis *5.51*)

- Lamina horizontalis
- Lamina perpendicularis

Lamina horizontalis

- Die viereckige horizontale Knochenplatte bildet das hintere Drittel des harten Gaumens und des glatten Nasenhöhlenbodens (Facies nasalis)
- Die rauhe Unterfläche bildet das hintere Drittel des harten Gaumens. Facies palatina
- Am hinteren äußeren Bereich bildet es mit dem Gegenstück der Maxilla das Foramen palatinum majus
- Hinter dem Foramen palatinum majus befinden sich kleine Öffnungen für die Canales palatini minores. Dort treten die gleichnamigen Nerven und Arterien hindurch
- Der innere Rand bildet mit der Gegenseite nach oben die Crista nasalis für den Kontakt zum Vomer und nach unten die Crista palatina
- Die Crista nasalis läuft nach hinten in die Spina nasalis posterior aus
- Nach vorne artikuliert die Lamina mit dem Oberkiefer

Lamina perpendicularis

Innenfläche

- Sie bildet den seitlichen Rand der Nasenhöhle
- Obere Leiste (Crista ethmoidalis): Zur Anheftung der mittleren Nasenmuschel. Unterhalb von ihr verläuft der mittlere Nasengang
- Untere Leiste (Crista conchalis): Zur Anheftung der unteren Nasenmuschel. Unterhalb von ihr verläuft der untere Nasengang

Außenfläche

- Diese artikuliert mit der Maxilla
- Von der Fossa pterygopalatina verläuft schräg von hinten oben nach unten vorne der Sulcus pterygopalatinus, der mit dem Gegenstück der Maxilla und nach hinten vom Processus pterygoideus des Keilbeins vervollständigt wird. Er mündet in das Foramen palatinum majus: Durchtritt für den N. palatinus major (V/2) und die A. palatina descendens

Processus pyramidalis

- Der etwa dreikantige Processus pyramidalis befindet sich unten an der Abwinkelung der Lamina perpendicularis und der Lamina horizontalis
- Er fügt sich in die Incisura pterygoidea des Keilbeins und beteiligt sich am Aufbau der Fossa pterygoidea

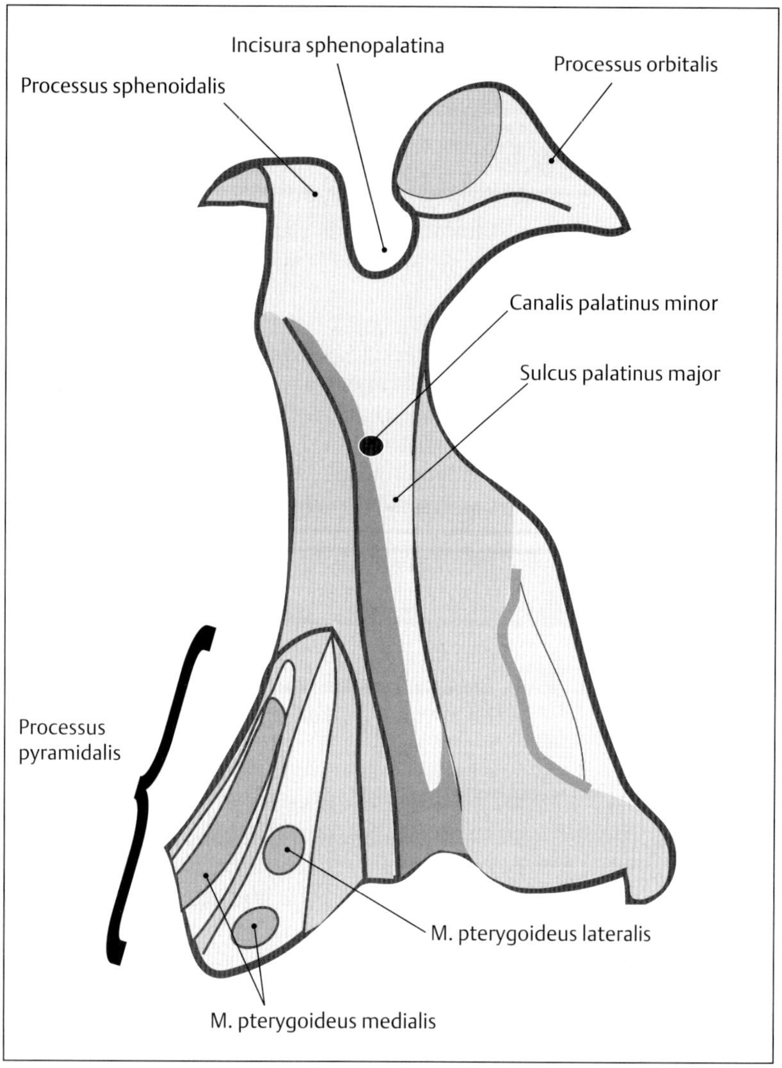

5.48

Os palatinum (von lateral)

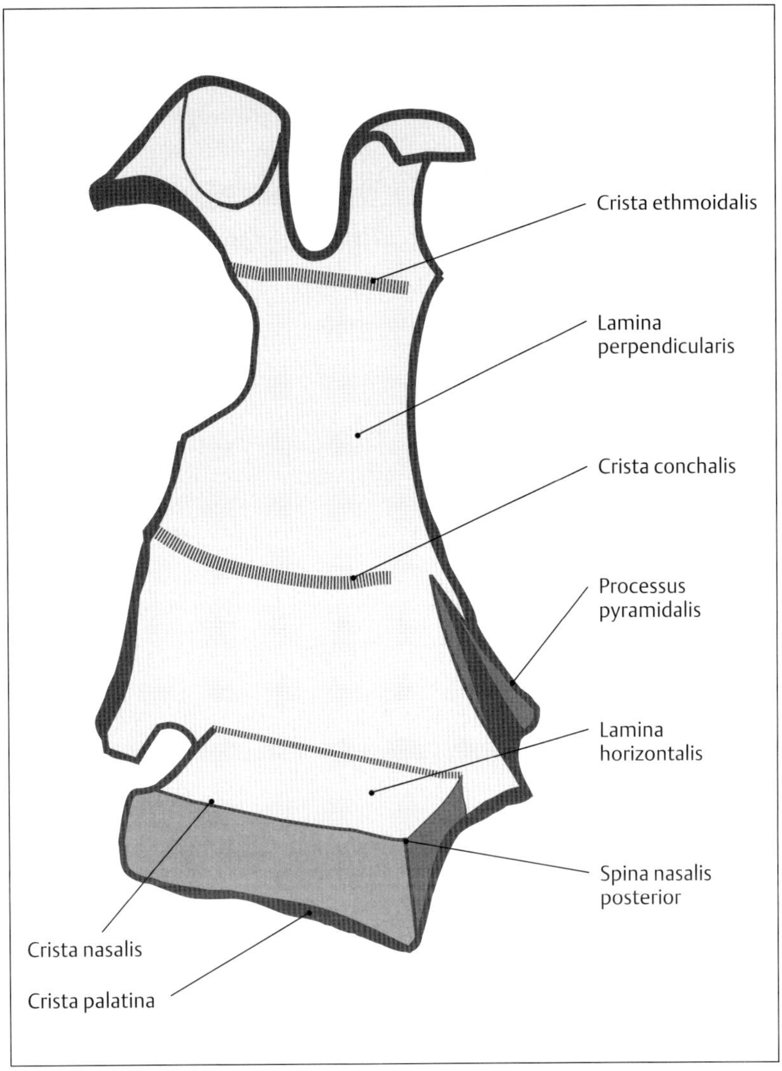

5.49

Os palatinum (von innen)

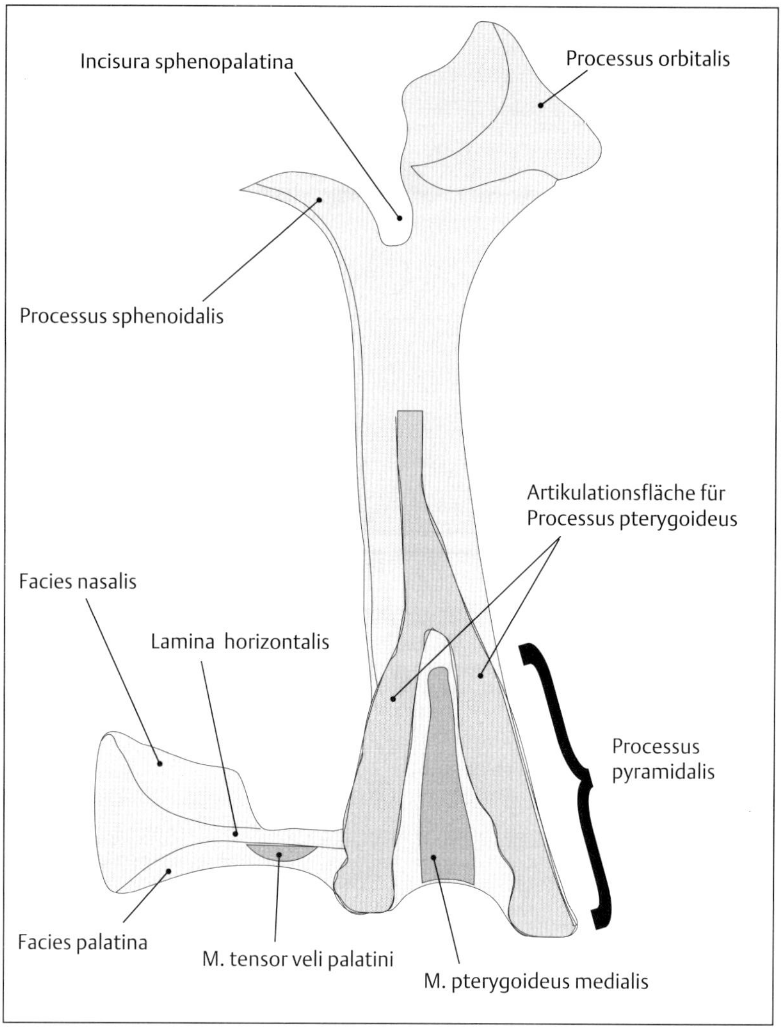

5.50

Os palatinum (von hinten)

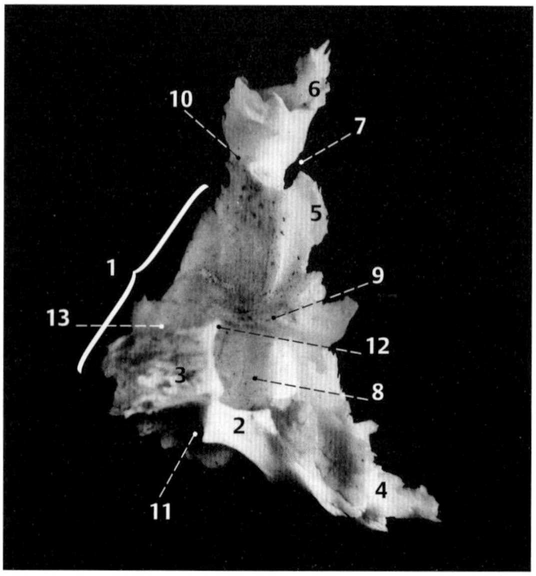

5.51

Os palatinum (von medial unten)

1 Lamina perpendicularis
2 Lamina horizontalis
3 Verbindungsfläche zum Os palatinum
4 Processus pyramidalis
5 Processus sphenoidalis
6 Processus orbitalis
7 Incisura sphenopalatina
8 Facies nasalis
9 Crista conchalis
10 Crista ethmoidalis
11 Facies palatina
12 Spina nasalis posterior
13 Crista nasalis

Processus orbitalis
(Abb. 5.52)

- Er befindet sich oben anterior an der Lamina perpendicularis
- Mit seiner oberen vorderen Fläche artikuliert er mit dem Siebbein (inferiore Fläche des Siebbeinlabyrinths)
- Mit seiner hinteren oberen Fläche artikuliert er mit dem Keilbein (vordere untere Fläche des Keilbein-Corpus)
- Seine untere innere konkave Fläche ist nach medial gerichtet und artikuliert mit der Maxilla
- Die obere Fläche bildet den hintersten Bereich des Orbitabodens

Eine kleine, aber sehr wichtige Stelle!

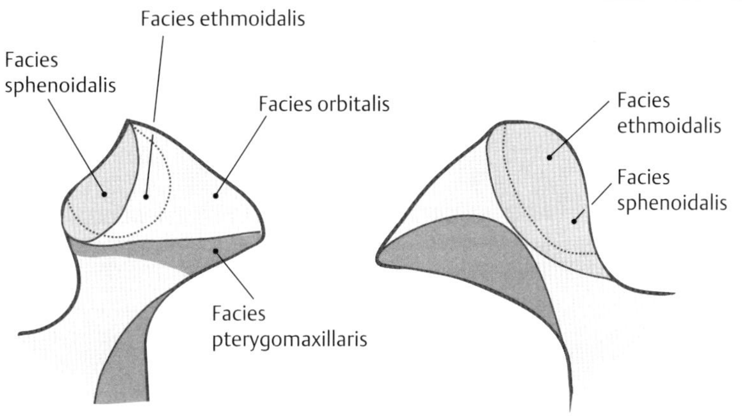

5.52
Processus orbitalis

Processus sphenoidalis
(s. auch *Abb. 5.48*)

- Der dünne rechteckige Fortsatz befindet sich hinter der Incisura sphenopalatina
- Seine obere äußere Seite artikuliert mit der Lamina medialis des Processus vaginalis
- Der Processus sphenoidalis bildet mit dem Processus vaginalis des Keilbeins den Canalis palatovaginalis: Durchtritt für den Ramus pharyngeus n. maxillaris und die A. pharygea ascendens
- Sein hinterer Rand verbindet sich mit der Ala vomeris
- Seine untere mediale konkave Fläche ist an der Bildung der oberen Nasenhöhlenwand beteiligt
- Sein vorderer Rand ist die hintere Grenze der Incisura sphenopalatina

Ossifikation

- Membranöse Anlage
- Zwei Ossifikationszentren:

Lamina horizontalis: 1 Ossifikationszentrum
Lamina perpendicularis: 1 Ossifikationszentrum

Muskuläre Verbindungen (s. auch *Abb. 5.48* und *5.50*)

- M. pterygoideus lateralis: An der äußeren Fläche des Processus pyramidalis.
- M. pterygoideus medialis: Am hinteren äußeren Rand des Processus pyramidalis.

- M. tensor veli palatini: Am unteren hinteren Bereich der Lamina horizontalis

Dysfunktionen

Bei starker Spannung der Mm. pterygoidei laterales/mediales kann es zu Dysfunktionen zwischen dem Processus pyramidalis und dem Processus pterygoideus kommen.

Fasziale Verbindungen

- Aponeurosis palatina: Am hinteren Rand der Lamina horizontalis

Beziehungen zu Hirnnerven

- N. palatinus major (V/2): Im Canalis palatinus major und am Foramen palatinum majus zum harten Gaumen und den Drüsen
- Nn. palatini minores (V/2): In den Canales palatini minores und Abzweigung zu den Foramina palatina minora in den weichen Gaumen
- N. nasopalatinus: Durch das Foramen sphenopalatinum in die Nase, entlang des Nasenseptums
- Ramus pharyngeus n. maxillaris: Im Canalis palatovaginalis
- Ganglion pterygopalatinum (ein parasympathisches Ganglion): In der Flügelgaumengrube, die nach oben durch das Keilbein und medial durch die Lamina perpendicularis begrenzt ist

Gefäßverbindungen

- A. palatina descendens (Ast der A. meningea media): Am Canalis palatinus major
- A. sphenopalatina (Ast der A. maxillaris): Am Foramen sphenopalatinum.
- A. pharyngea ascendens (Ast der A. maxillaris): Am Canalis palatovaginalis

Os zygomaticum/Jochbein

Das paarige Jochbein ist an der Bildung der seitlichen Augenhöhlenwand beteiligt und stellt eine wichtige Verbindungsstelle zu den Gesichtsknochen dar.

Begrenzung

- Anterior: Maxilla
- Posterior: Os temporale
- Superior: Os frontale
- Medial: Os sphenoidale

Anteile *(Abb. 5.53, 5.54 und 5.55)*

- 3 Flächen
- 4 Winkel
- 4 Ränder

Flächen

Facies lateralis/ malaris *(Abb. 5.53 und 5.54)*

- Konvex
- Die seitliche etwa viereckige Fläche ist relativ glatt
- Inkonstanter Höcker für den M. zygomaticus major
- Foramen zygomaticofaciale: Durchtritt für den Ramus zygomaticofacialis des N. zygomaticus (V/2)

Facies orbitalis *(Abb. 5.54 und 5.55)*

- Konkav und relativ glatt
- Sie ist an der Bildung der seitlichen und unteren Augenhöhlenwand beteiligt
- Vordere seitliche Begrenzung der Fissura orbitalis inferior
- Nach medial hinten mit der Ala major verbunden
- Foramen zygomaticoorbitale: Durchtritt für den N. zygomaticus (V/2). Es führt zum Canalis zygomaticofacialis und zygomaticotemporalis

Facies temporalis *(Abb. 5.55)*

- Glatt, konkav
- In die untere und obere Schläfenbeingrube gerichtete Rückfläche des Jochbeins
- Foramen zygomaticotemporale: Durchtritt für den gleichnamigen Nerv (V/2). Nach *Liebreich* (1908) verläuft der rechte Fortsatz meist rechtwinklig, während der linke mehr gerundet erscheint

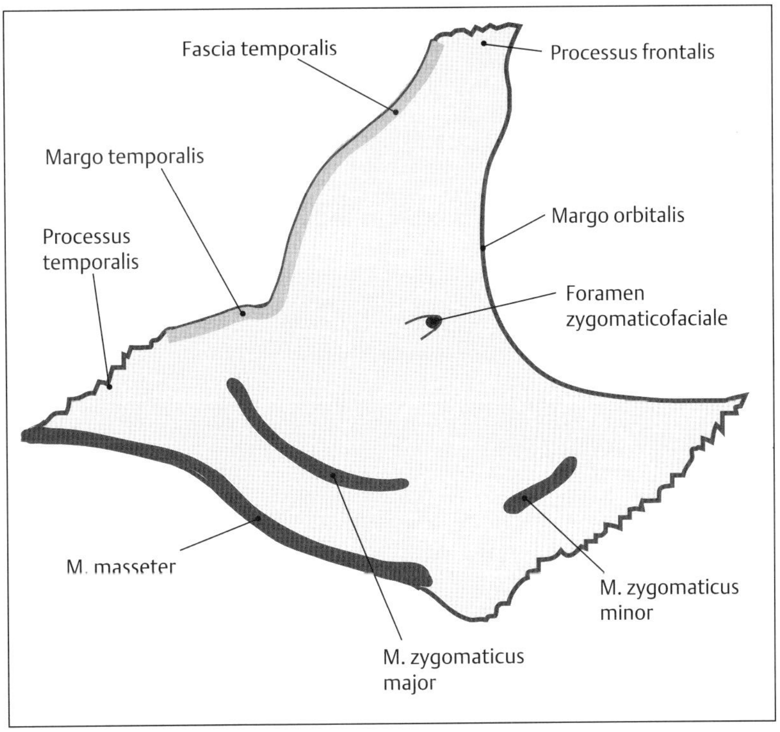

5.53
Os zygomaticum (von außen)

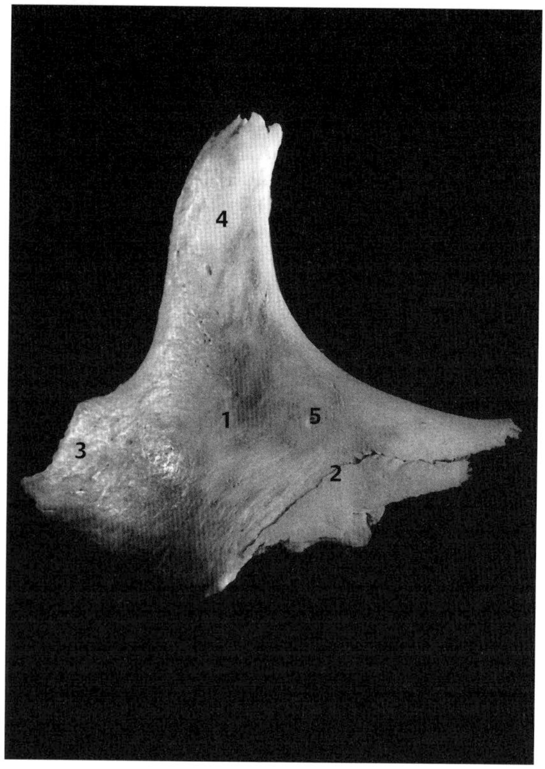

5.54

Os zygomaticum (von außen)

1 Facies lateralis
2 Processus maxillaris
3 Processus temporalis
4 Processus frontalis
5 Foramen zygomaticofaciale

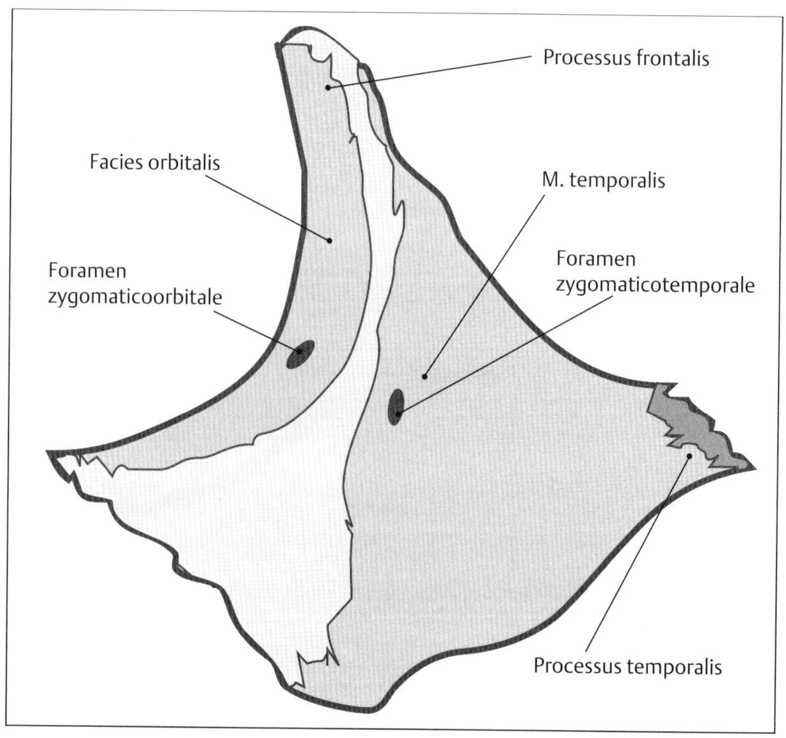

5.55

Os zygomaticum (von innen)

Die Winkel

Processus frontalis	▶ Zum Stirnbein gerichteter Fortsatz ▶ Inferior-medial: Artikulation mit dem großen Keilbeinflügel
Processus temporalis	▶ Plattgedrückter Fortsatz zur Artikulation mit dem Processus zygomaticus des Schläfenbeins ▶ Schräg nach hinten unten gerichteter Rand ▶ Vorderer oberer maxillärer Winkel: Spitz ▶ Vorderer unterer maxillärer Winkel: Abgerundet ▶ Beide werden durch den Processus maxillaris gebildet und artikulieren mit der Maxilla

Ränder

Anterior-superiorer Rand	▶ Beteiligt an der Bildung des äußeren unteren Orbitarandes
Anterior-inferiorer Rand	▶ Nach schräg unten-außen-hinten verlaufend, zur Artikulation mit der Maxilla
Posterior-superiorer Rand	▶ Leicht S-förmig, Ansatz für die Fascia temporalis
Posterior-inferiorer Rand	▶ Rauhe Ansatzstelle für den M. masseter

Ossifikation

- Membranöse Anlage
- 1 Ossifikationszentrum
- Beginn etwa im 5. Fetalmonat

Muskuläre Verbindungen

- M. temporalis: An der Facies temporalis für die vorderen Muskelfasern (s. auch *Abb. 5.55)*
- M. masseter: Am hinteren und unteren Rand des Processus temporalis (s. auch *Abb. 5.53)*
- M. zygomaticus major und minor: An der Facies lateralis (s. auch *Abb. 5.53)*

Fasziale Verbindungen

- Fascia temporalis: Am Processus temporalis

Beziehungen zu Hirnnerven

- N. zygomaticus (V/2): Am Foramen zygomaticoorbitale in der Facies orbitalis, aus der Fossa pterygopalatina kommend. Er spaltet sich in die folgenden Rami (s. auch *Abb. 5.55)*:
- Ramus zygomaticotemporalis (V/2): Am Foramen zygomaticotemporale in der Facies temporalis (s. auch *Abb. 5.55)*
- Ramus zygomaticofacialis des N. zygomaticus (V/2): Am Foramen zygomaticofaciale der Facies lateralis (s. auch *Abb. 5.53)*

Mandibula/Unterkiefer

Die unpaarige Mandibula ist der einzige Gesichtsknochen mit einem echten Gelenk.

Begrenzung

- Superior: Os temporale

Anteile *(Abb. 5.56, 5.57, 5.58* und *5.59)*

- Corpus
- Zwei Rami mandibulae

Corpus

- Der horizontale Corpus ist hufeisenförmig gebogen

Außenseite

- Die Symphysis mentalis ist die mediane Bindegewebsbrücke zwischen der linken und der rechten Unterkieferhälfte. Sie verknöchert im Laufe des 1. Lebensjahres
- Unterhalb der Symphyse ragt der Kinnvorsprung hervor: Protuberantia mentalis
- Beidseitig davon befindet sich je ein Höcker, das Tuberculum mentale
- Unterhalb vom 2. Prämolaren liegt das Foramen mentale für einen gleichnamigen Nerven und eine Arterie
- Vom Ramus steigt die Linea obliqua schräg nach vorne unten ab. Oberhalb von ihr setzt der M. buccinator in einer Rinne am Knochen an

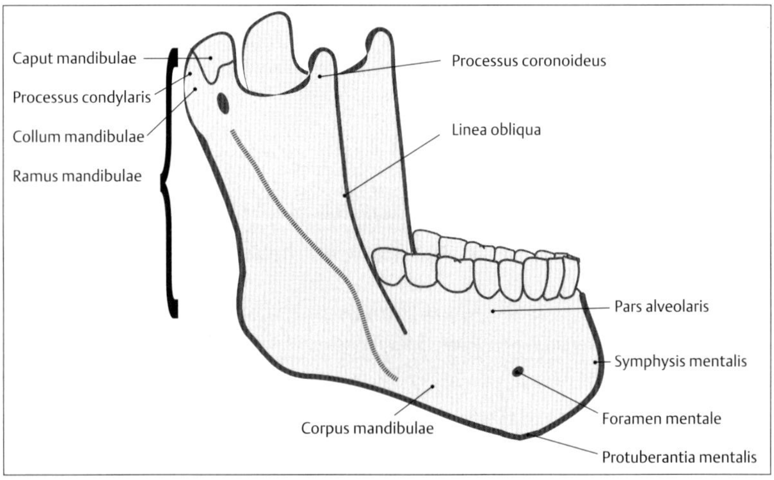

5.56
Mandibula (von außen)

5.57

Mandibula (von außen unten)

1 Corpus
2 Angulus mandibulae
3 Ramus mandibulae
4 Processus coronoideus
5 Processus condylaris
6 Collum mandibulae
7 Caput mandibulae
8 Incisura mandibulae
9 Fovea pterygoidea
10 Linea obliqua
11 Fossa digastrica
12 Fovea sublingualis
13 Linea mylohyoidea
14 Fovea submandibularis
15 Sulcus mylohyoideus
16 Foramen mandibulae
17 Tuberositas masseterica
18 Tuberositas pterygoidea

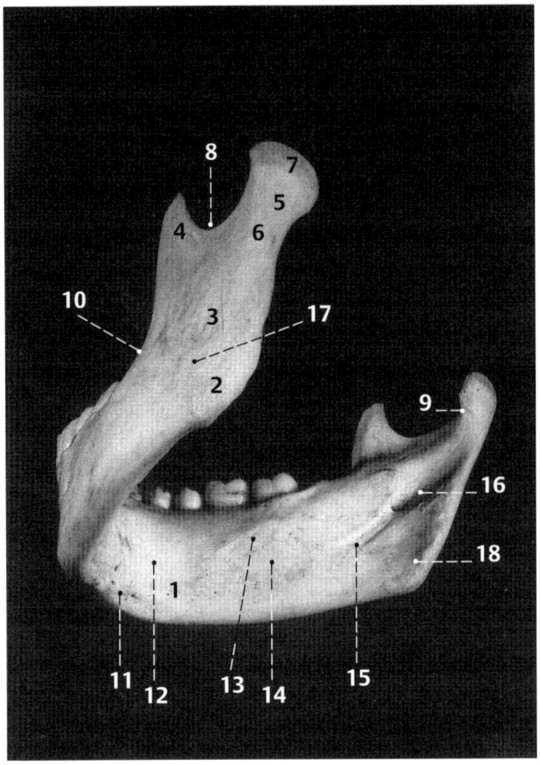

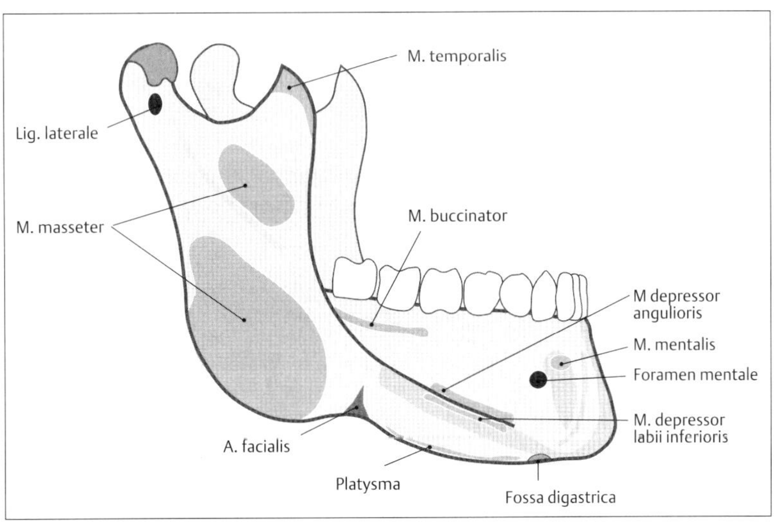

5.58

Mandibula (von außen)

Innenseite

- Median befinden sich eine oder zwei Spinae mentales, Ansatzstelle für den M. genioglossus und den M. geniohyoideus
- Lateral von der Spina befindet sich die Fossa digastrica, eine erbsen- bis bohnengroße Grube für den M. digastricus
- Von schräg-oben-hinten nach unten vorne in Richtung Fossa verläuft die Linea mylohyoidea, Ansatzstelle für den M. mylohyoideus. In ihrem hinteren Bereich setzt der M. constrictor pharyngis superior superior mit seiner Pars mylopharyngea an

- Oberhalb der Linea verläuft eine feine Rinne für den N. mylohyoideus
- Oberhalb der Linea liegt im vorderen Bereich die Fovea sublingualis für die Glandula sublingualis
- Unterhalb der Linea liegt im hinteren Bereich die Fovea submandibularis für die Glandula submandibularis

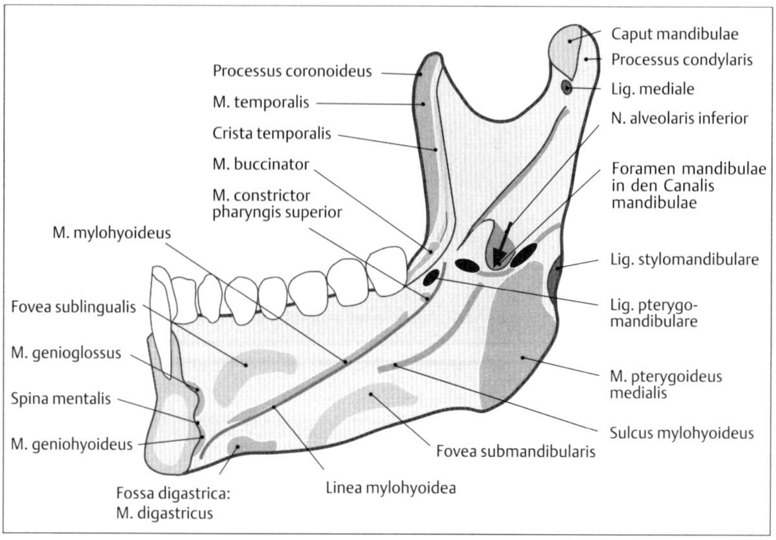

5.59
Mandibula (von innen)

Pars alveolaris

- Kammartiger Fortsatz zur Aufnahme der Zahnwurzeln. Er liegt auf dem basalen Teil des Corpus
- Er besteht aus einem bogenförmigen freien Rand (Arcus alveolaris), aus Vertiefungen zur Aufnahme der Zahnwurzeln (Alveoli dentales) sowie kleinen Knochenkämmen zwischen den Alveoli (Septa interalveolaria)
- Nach außen sind Vorwölbungen sichtbar, die durch die Zahnwurzeln verursacht wurden (Juga alveolaria)

Ramus mandibulae

- Am Unterkieferwinkel (Angulus mandibulae) sind die Rami mit dem Corpus verbunden. Der Winkel beträgt beim Erwachsenen etwa 120 Grad
- Der rechteckige Unterkieferast verläuft nach schräg-hinten leicht aufsteigend
- An der Außenseite besitzt er in der Nähe des Angulus eine Rauigkeit (Tuberositas masseterica): Ansatz für den tiefen Teil des M. masseter
- An der Innenseite des Angulus liegt die Tuberositas pterygoidea: Ansatz für den M. pterygoideus medialis
- Ungefähr in der Mitte des Ramus liegt das Foramen mandibulae, eine Öffnung für den N. alveolaris inferior (V/3) und die gleichnamigen Gefäße
- Das Foramen mandibulae führt in den Canalis mandibulae, einen Knochenkanal im Unterkiefer für den N. aloveolaris inferior. Der Kanal läuft bogenförmig unter den Zahnwurzeln entlang bis in die Nähe der Medianlinie, mit einem Angang zum Foramen mentale. Er nimmt in seinem Verlauf die sensiblen Nerven aller Unterkieferzähne auf
- Vor dem Foramen mandibulae befindet sich eine kleine Knochenschuppe, die Lingula mandibulae

- Der Sulcus mylohyoideus schiebt sich rinnenförmig von dieser Öffnung schräg nach unten für den N. mylohyoideus (aus dem N. alveolaris inferior)
- Am hinteren konvexen Rand des Ramus setzt das Ligamentum stylomandibulare an
- Am vorderen Rand des Ramus befinden sich zwei Leisten für die Anheftung des M. temporalis
- Zwischen den beiden Leisten liegt eine Rinne mit der Crista buccinatoria für den Ansatz des M. buccinator
- Nach oben verlaufen zwei Fortsätze: Der Processus condylaris und der Processus coronoideus. Beide sind voneinander getrennt durch eine Einbuchtung, die Incisura mandibulae
- Durch die Incisura mandibulae verlaufen die A. masseterica und der N. massetericus (V/3)

Processus condylaris
(Abb. 5.60)

- Der Gelenkfortsatz des Ramus besitzt eine konvexe Oberfläche, das Caput mandibulae
- Der nach vorn oben gerichtete vordere Teil des Caput ist mit Knorpel bedeckt und artikuliert mit dem Tuberculum articulare des Schläfenbeins Zwischen beiden befindet sich ein Meniskus
- In der embryonalen Entwicklung setzt er sich nach vorne in die Sehne des M. pterygoideus fort. Nach hinten ist seine obere Lamina im Bereich der Fissura petrosquamosa befestigt, während die mittlere Lamina durch die Fissura hindurch bis zum Malleus und dem Ligamentum mallei anterius im Mittelohr zieht und die untere Lamina des Meniskus am Kondylus ansetzt. Der Discus articularis unterteilt das Kiefergelenk in eine obere und eine untere Kammer und bildet die funktionelle Gelenkpfanne
- Der hintere glatte Teil des Caput verläuft nach hinten oben und artikuliert nicht
- Um den Processus condylaris herum verläuft der Kapselansatz des Gelenks
- Unterhalb des Caput verläuft das schlankere Collum mandibulae
- An der Vorderfläche des Collums befindet sich, dicht unterhalb des Caput, eine kleine Grube (Fovea pterygoidea) für den Ansatz des M. pterygoideus lateralis

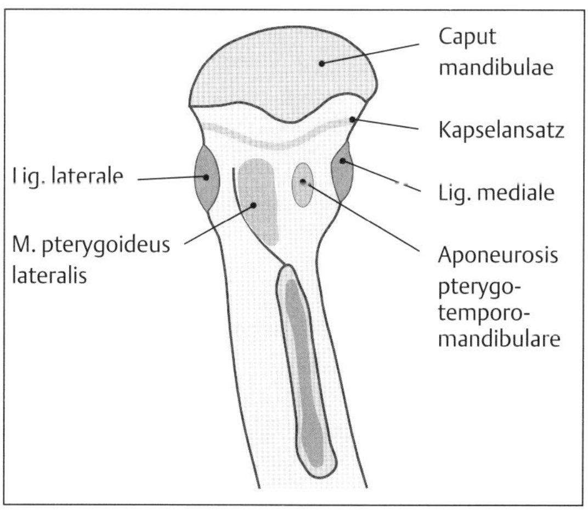

5.60
Rechter Processus condylaris (von vorne)

Processus coronoideus

- An den spitzen platten Fortsatz heftet sich die Sehne des M. temporalis an

Ossifikation

- Membranöse Anlage
- 9 Ossifikationszentren
- Das Mesenchym vom Oberkieferfortsatz um den ersten Schlundbogen (Meckel-Knorpel) verdichtet sich. So entsteht durch desmale Ossifikation der Unterkiefer
- Kleinere Teile des Unterkiefers, wie der Processus condylaris und die Kinnpartie, entstehen durch enchondrale Ossifikation
- Zuerst 2 knorpelige Zentren
- Für jede Hemi-Mandibula: Je 1 Ossifikationszentrum
- Symphysis mentalis: 1 Ossifikationszentrum
- Processus condylaris und Collum: Je 1 Ossifikationszentrum
- Processus coronoideus: Je 1 Ossifikationszentrum

Muskuläre Verbindungen (s. auch *Abb. 5.58* bis *5.60)*

- M. temporalis: Am Processus coronoideus
- M. masseter:
  Pars profunda: Vom hinteren Drittel des Jochbeinbogens nahezu senkrecht an die Tuberositas masseterica des Ramus
  Pars superficiale: Von den vorderen zwei Dritteln des Jochbeinbogens schräg an den Angulus mandibulae
- M. pterygoideus lateralis: An der Vorderseite des Collum, in der Fovea pterygoidea und am Discus
- M. pterygoideus medialis: An der Innenseite des Angulus, an der Tuberositas pterygoidea
- M. mylohyoideus: In der Linea mylohyoidea der Corpusinnenfläche
- M. constrictor pharyngis superior: Hinterer Teil der Linea mylohyoidea
- M. genioglossus und M. geniohyoideus: An der Spina mentalis der Corpusinnenfläche
- M. digastricus, venter anterius: Fossa digastrica der Corpusinnenfläche
- M. buccinator: Oberhalb der Linea obliqua der Corpusaußenfläche

Ligamentäre Verbindungen *(Abb. 5.61,* s. auch *Abb. 5.60)*

- Lig. stylomandibulare: Vom Processus styloideus des Schläfenbeins zum Angulus
- Lig. sphenomandibulare: Von der Spina des Keilbeins zum Foramen mandibulae an der Innenseite des Ramus
- Raphe pterygomandibulare: Oberhalb der Linea mylohyoidea der Corpusaußenfläche
- Gelenkkapsel
- Lig. laterale: Von hinten-unten nach vorn-oben verlaufender Bandapparat
- Lig. mediale: Verstärkung der medialen Kapselanteile
- Pintus-Ligament: Unregelmäßig; vom Hammer durch die Fissura petrotympanica zum Caput mandibulae

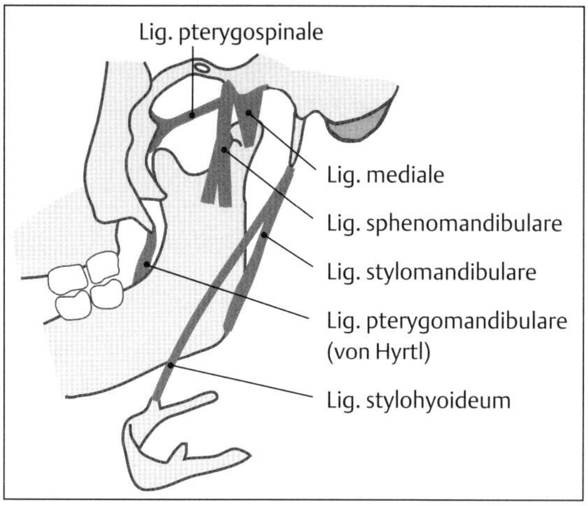

5.61
Ligamente des Kiefergelenks

Fasziale Verbindungen

- Lamina superficialis fasciae cervicalis.
- Fascia masseterica: Auf dem M. masseter
- Fascia buccopharyngea: Auf dem M. buccinator
- Aponeurosis pterygo-temporo-mandibulare
- Pharynx: An der Linea mylohyoidea

Beziehungen zu Hirnnerven

- N. alveolaris inferior (V/3): Im Canalis mandibulae
- N. mentalis (Ast des N. alveolaris inferior): am Foramen mentale
- N. mylohyoideus (Ast des N. alveolaris inferior): Im Sulcus mylohyoideus
- N. massetericus (V/3): An der Incisura mandibulae

Gefäßverbindungen

- A. alveolaris inferior (Ast der A. maxillaris): Im Canalis mandibulae
- A. mentalis: (Ast der A. alveolaris inferior): Am Foramen mentale
- Ramus mylohyoideus (Ast der A. alveolaris inferior): Im Sulcus mylohyoideus
- A. masseterica (Ast der A. maxillaris): An der Incisura mandibulae

Beziehungen zu Weichteilen

- Zungenmuskel
- Glandula sublingualis und submandibularis

Os nasale/Nasenbein

Begrenzung *(Abb. 5.62, 5.63 und 5.64)*

- Superior: Os frontale
- Lateral: Maxilla
- Posterior: Os ethmoidale
- Medial: Os nasale der Gegenseite

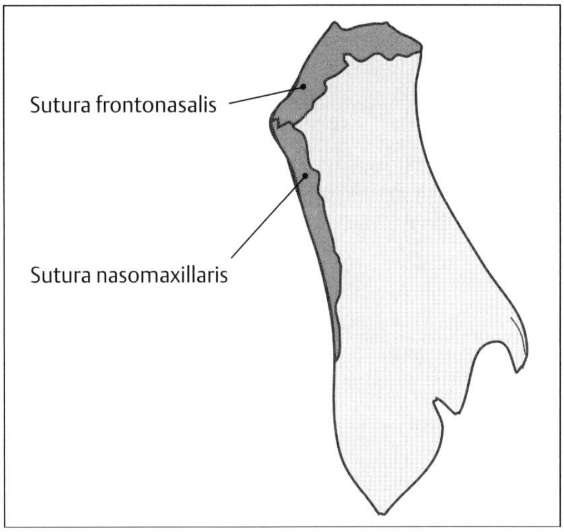

5.62
Rechts Os nasale (von außen)

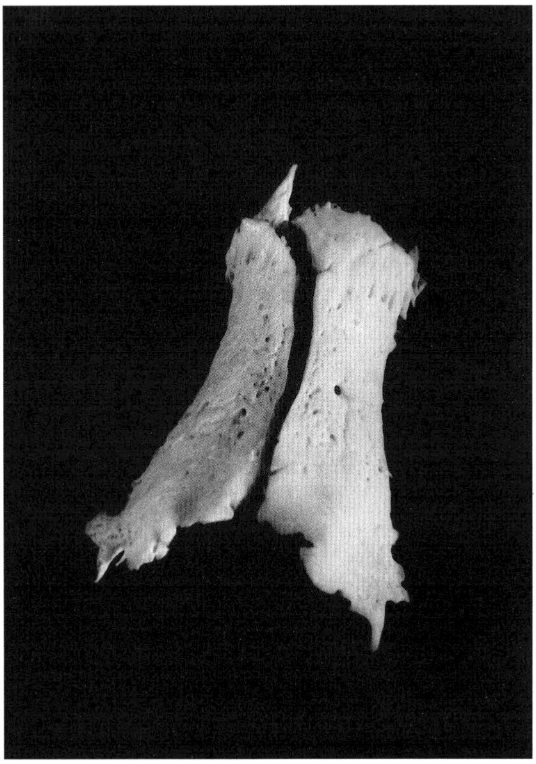

5.63
Os nasale (von vorne)

Anteile

Die variabel langen, rechteckigen Knochen besitzen eine äußere konvexe und eine innere konkave Fläche

- In der Mitte sind sie meist eingeschnürt
- Die innere Fläche stellt die obere Bedeckung der Nasenhöhle dar
- Nach medial verbinden sich die beiden Nasenbeine und bilden in der Mitte eine Leiste (Crista nasalis interna), die sich am Septum nasi beteiligt
- Der hintere Teil des Knochenkamms vom Nasenbein artikuliert mit der Lamina perpendicularis des Siebbeins

- An der Unterseite verläuft eine Rinne für den Ramus nasalis externus des N. ethmoidalis anterior und eine Begleitarterie: Sulcus ethmoidalis

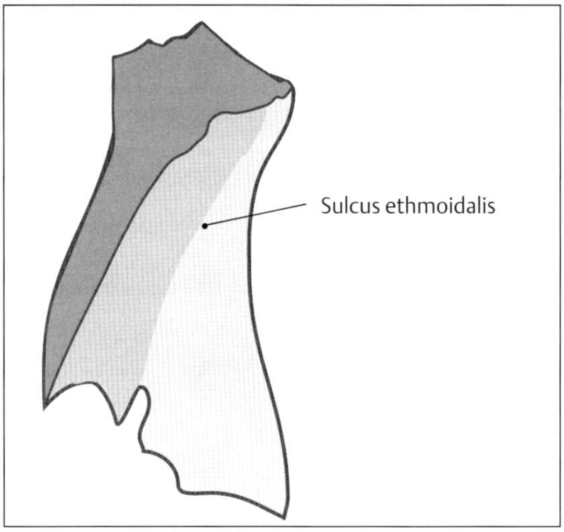

5.64
Rechtes Os nasale (von innen)

Ossifikation

- Membranöse Anlage
- Ein Ossifikationszentrum
- Beginn im 3. Fetalmonat

Os lacrimale/Tränenbein

Paarig

Begrenzung *(Abb. 5.65, 5.66* und *5.67)*

- Anterior und inferior: Maxilla
- Posterior: Os ethmoidale
- Superior Os frontale
- Inferior: Concha nasalis inferior
- Das Tränenbein ist an der Bildung der Orbita-Innenwand und der äußeren Nasenwand beteiligt

Anteile

Äußere Fläche

- Sie bildet vorne oben eine Rinne, den Sulcus lacrimalis. Dieser ist nach hinten durch die Crista lacrimalis posterior begrenzt
- Vorne unten erweitert sich der Sulcus zur Fossa sacci lacrimalis und bildet mit dem Oberkiefer den Tränen-Nasen-Kanal
- Nach hinten verbindet sich das Tränenbein mit dem Siebbein und beteiligt sich an der Orbitawand

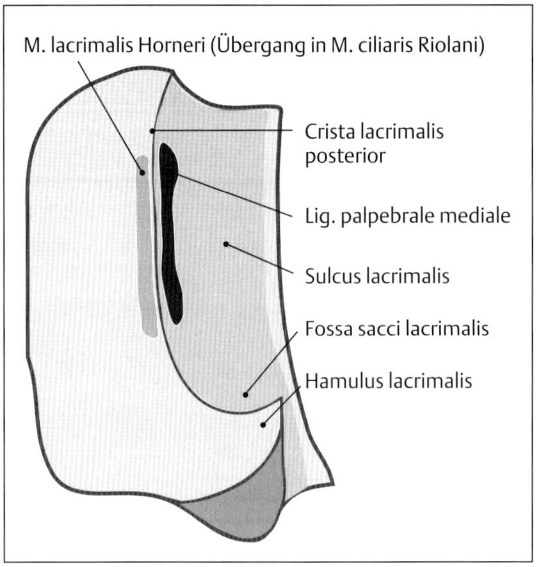

5.65

Os lacrimale (von außen)

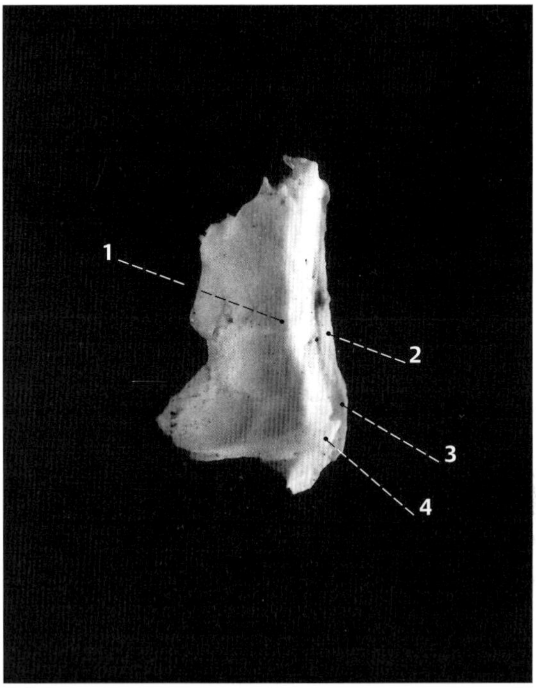

5.66

Os lacrimale (von außen)

1 Crista lacrimalis posterior
2 Sulcus lacrimalis
3 Fossa sacci lacrimalis
4 Hamulus lacrimalis

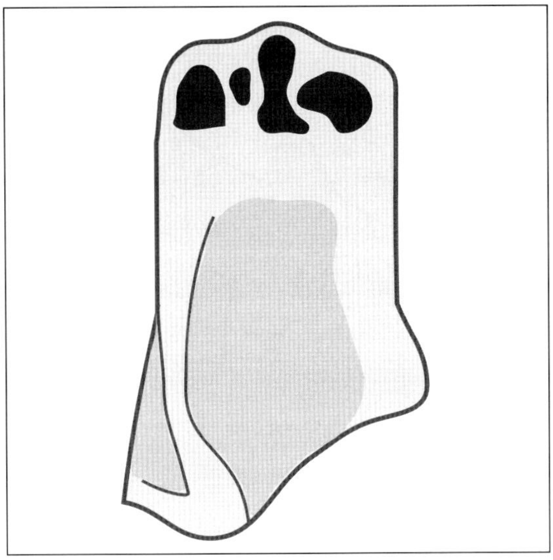

5.67

Os lacrimale (von innen)

Ossifikation

- Membranöse Anlage
- Ein Ossifikationszentrum
- Beginn 3. Fetalmonat

Concha nasalis inferior

Paarig

Verbindungen

- Os ethmoidale
- Maxilla
- Os palatinum
- Os lacrimale

Anteile *(Abb. 5.68 und 5.69)*

- Die untere Nasenmuschel ist eine nach medial konvexe Platte. Ihr Unterrand ist lateral etwas eingerollt
- Ihre seitliche glatte Fläche begrenzt mit der Nasenhöhlenseitenwand den unteren Nasengang
- Die Concha setzt die mediale Wand des Tränen-Nasenkanals nach unten fort, so dass dieser sich unter der unteren Nasenmuschel öffnet
- Processus lacrimalis: Ein nach superior anterior gerichteter Fortsatz, der mit dem Tränenbein artikuliert
- Processus maxillaris: Ein seitlicher Fortsatz zur Artikulation mit dem Oberkiefer
- Processus ethmoidalis: Ein Fortsatz, der mit dem Processus uncinatus des Siebbeins verbunden ist

Ossifikation

- Knorpelige Anlage
- Verknöcherung etwa im 5.–7. Fetalmonat

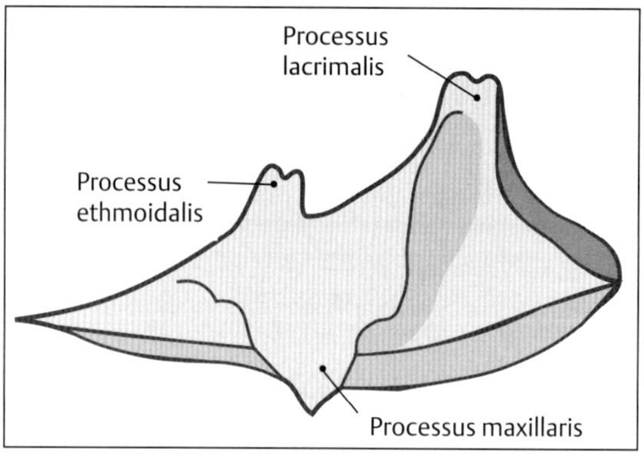

5.68
Rechte Concha nasalis inferior (von lateral)

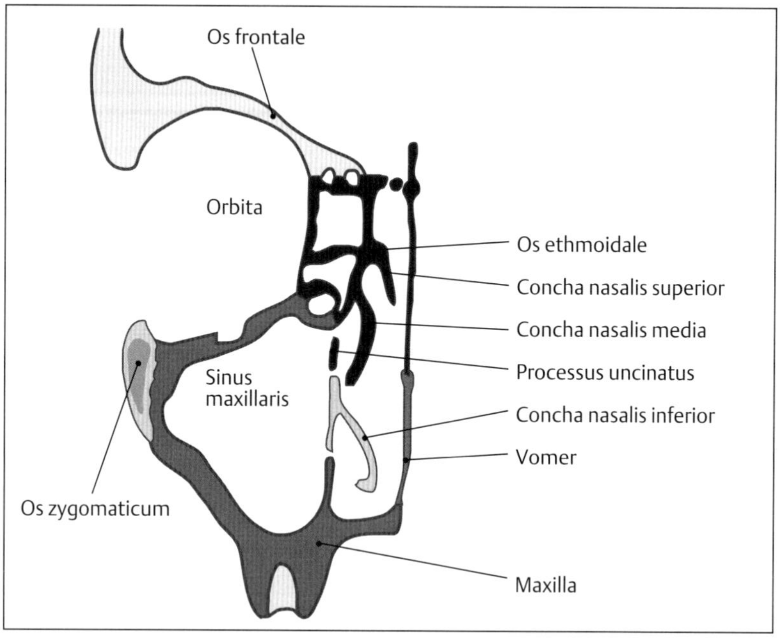

5.69
Frontalschnitt auf Höhe der Mitte des Os ethmoidale

Os hyoideum/Zungenbein

Ein hufeisenförmiger quer verlaufender Knochen an der Knickstelle des Mundboden-Halswinkels, auf Höhe des 3. Halswirbels. Verbunden ist das Zungenbein mit anderen Knochen nur über Muskeln und Ligamente. Auch wenn das Zungenbein nicht direkt zum Schädel zu zählen ist, ist es aufgrund seiner muskulären und ligamentären Beziehungen aufs engste mit dem Schädel verbunden.

Anteile *(Abb. 5.70* und *5.71)*

- Das Os hyoideum besteht aus einem schlanken Körper (Corpus) und seitlich einem großen Zungenbeinhorn (Cornu majus)
- Schräg nach hinten-oben entspringt ein kleiner Fortsatz, das Cornu minus

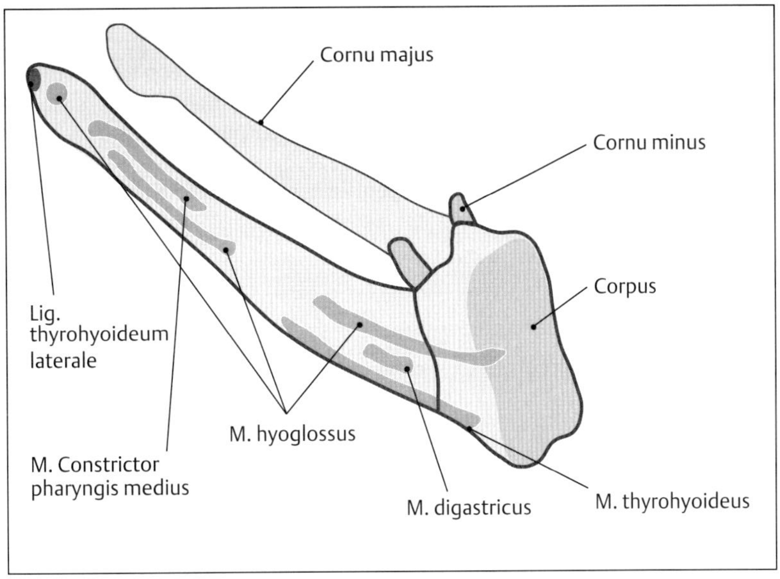

5.70
Os hyoideum (von lateral)

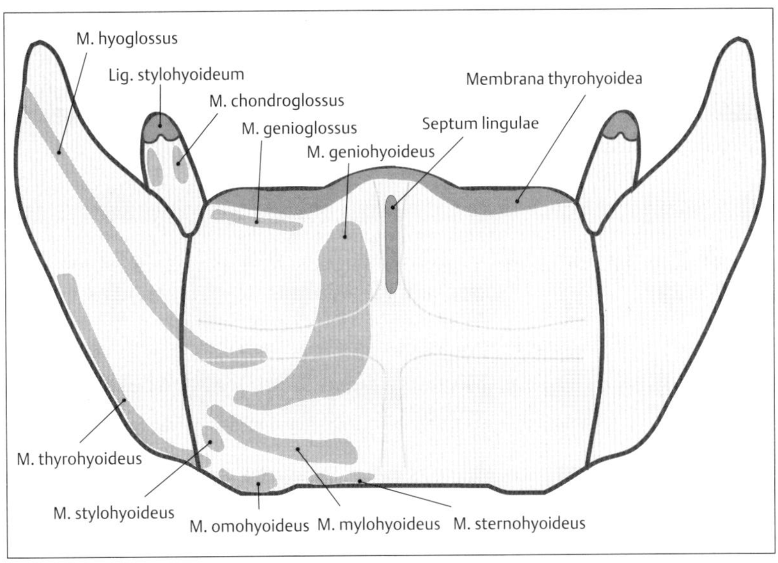

5.71
Os hyoideum (von vorne)

Ossifikation

- Knorpelige Anlage: Corpus, Cornu minus (aus dem *Reichert*-Knorpel entstanden)
- Membranöse Anlage: Cornu majus (aus dem 3. Schlundbogenknorpel)
- Corpus: Zwei Ossifikationszentren, bei der Geburt
- Cornu majus: Je ein Ossifikationszentrum, 38. Woche i.v.
- Cornu minus: Je ein Ossifikationszentrum, 2. Lebensjahr

Muskuläre Verbindungen *(Abb. 5.72)* s. auch *Tabelle 6.3*, S. 366

Obere Zungenbeinmuskulatur

- M. geniohyoideus: Von der Spina mentalis des Unterkiefers zum Corpus des Zungenbeins
- M. mylohyoideus: Von der Linea mylohyoidea des Unterkiefers zum Corpus des Zungenbeins

- M. digastricus: Von der Incisura mastoidea des Schläfenbeins, über eine sehnige Schlinge am Zungenbein, zur Linea mylohyoidea des Unterkiefers
- M. stylohyoideus: Vom Processus styloideus des Schläfenbeins zum Cornu minus
- M. hyoglossus (vom Corpus und Cornu majus des Hyoids in die seitlichen Partien der Zunge
- M. chondroglossus: Vom Cornu minus in die seitlichen Partien der Zunge

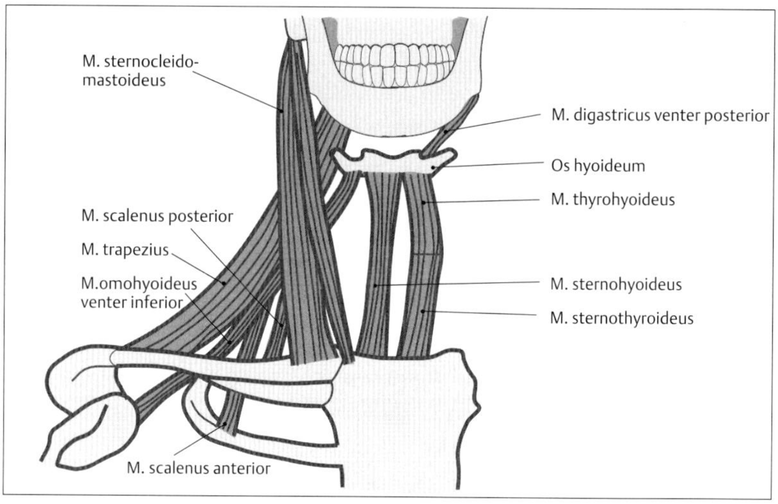

5.72

Hyoidale Muskulatur

Untere Zungenbeinmuskulatur

- M. sternohyoideus: Vom oberen Brustbein und der Articulatio sternoclavicularis zum Corpus des Zungenbeins
- M. thyrohyoideus: Vom Schildknorpel zum Cornu majus und Corpus des Zungenbeins
- M. omohyoideus: Vom Oberrand des Schulterblattes zum Corpus des Zungenbeins

Hinter dem Zungenbein gelegene Muskeln

- M. constrictor pharyngeus medius
- M. stylohyoideus: Vom Processus styloideus zum Cornu minus
- M. digastricus (hinterer Bauch)

Ligamentäre Verbindungen

- Lig. stylohyoideum: Vom Cornu minus zum Processus styloideus des Os temporale
- Lig. thyrohyoideum laterale: Vom hinteren Ende des Cornu majus zum Cornu superius des Schildknorpels
- Lig. thyrohyoideum medianum: Mittlere Verstärkung der Membrana thyrohyoidea
- Membrana thyrohyoidea: Zwischen Hyoid und Schildknorpel

Fasziale Verbindungen

- Lamina superficialis fasciae cervicalis
- Lamina praetrachealis fasciae cervicalis
- Lamina suprahyoidea: Vom oberen Rand des Zungenbeins zu beiden Seiten des Unterkiefers.
- Pharynx: An den Cornua hyoideae

Beziehungen zum Endokrinum

- Glandula thyroidea
- Glandula parathyroidea

Os sacrum (sacrale)/Kreuzbein

Unpaarig

Begrenzung

- Superior: 5. Lendenwirbel
- Lateral: Os coxae
- Inferior: Os coccygis

Die fünf Sakralwirbel sind zu einem abgeplatteten Knochen verbunden. Das Kreuzbein weist beim Erwachsenen meist deutliche Geschlechtsunterschiede auf. Bei der Frau ist es kürzer und breiter als beim Mann. Die vordere Konkavität des Kreuzbeins ist bei der Frau stärker als beim Mann ausgeprägt.

Anteile *(Abb. 5.73 und 5.74)*

- Eine Ober- und eine Unterseite
- Facies pelvina
- Facies dorsalis
- Zwei Partes laterales

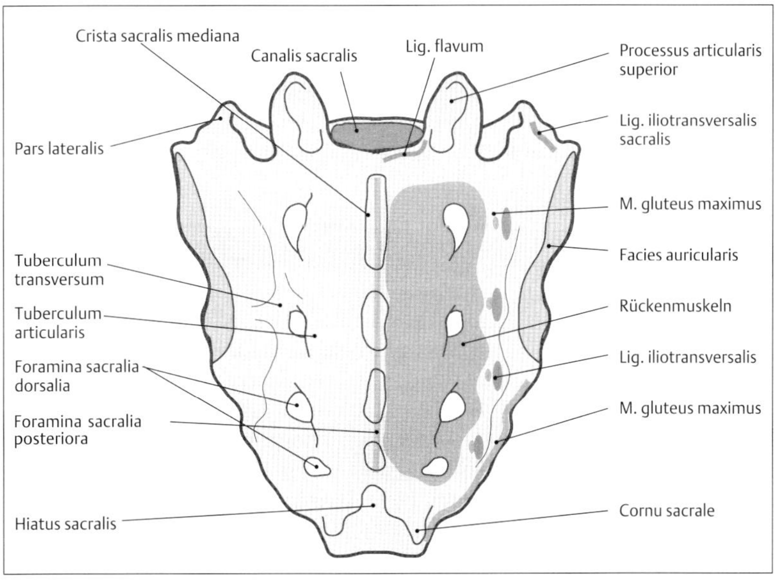

5.73
Os sacrale (von hinten)

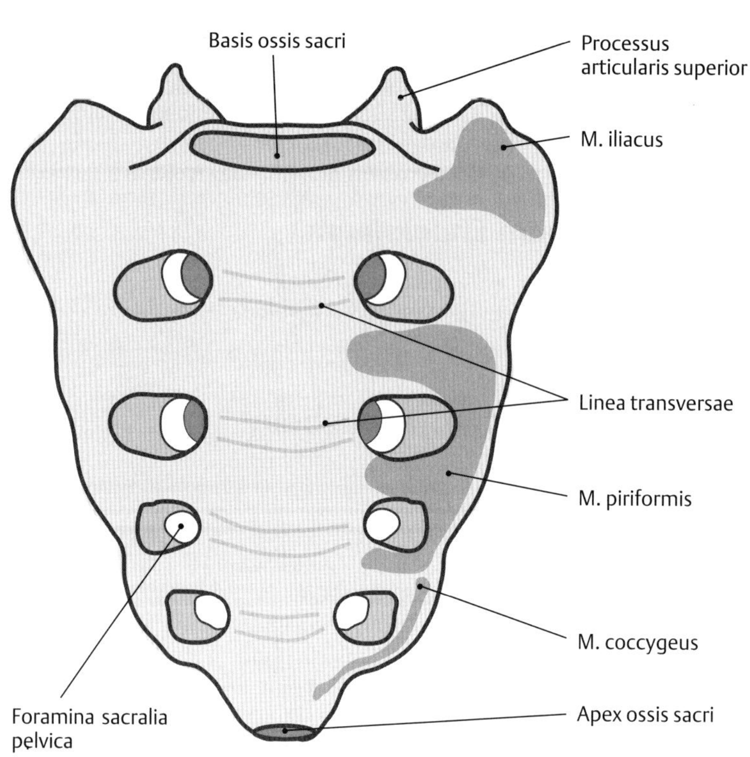

5.74
Os sacrale (von vorne)

Oberseite

- An der Oberseite artikuliert die Basis ossis sacri über eine keilförmige Zwischenwirbelscheibe mit dem 5. Lendenwirbel
- Der weit in das Becken vorgestülpte Rand des ersten Sakralkörpers wird Promontorium genannt
- Die untere Fortsetzung des Wirbelkanals im Kreuzbein ist der dreieckige Kreuzbeinkanal (Canalis sacralis). In ihm verlaufen:
- Die Dura mater spinalis: Zum 2. Sakralwirbel und zum Steißbein
- Das Filum terminale: Ende des Rückenmarks, zur Rückfläche des Os coccygis
- Die Cauda equina: Spinalnervenwurzeln

Unterseite

- An der Unterseite artikuliert die Apex ossis sacri mit dem Steißbein
- Nach unten öffnet sich das Kreuzbein in Höhe des 3. oder 4. Wirbels: Hiatus sacralis. Der Hiatus entsteht dadurch, dass der Bogen (Arcus) des 4. Sakralwirbels meist nicht vollständig geschlossen ist und der Bogen des 5. Sakralwirbels vollständig fehlt. Überbrückt wird dieser Zwischenraum durch das Lig. sacrococcygeum posterius superficiale
- Das Cornu sacrale ist ein unterer beidseitiger Fortsatz des Kreuzbeins zur Artikulation mit dem Steißbein. Der Zwischenraum zwischen den beiden Fortsätzen wird vom Ligamentum sacrococcygeum articulare überbrückt
- Durch die T-förmigen Knochenkanäle verlaufen die Nn. sacrales
- Die Nn. sacrales I–IV mit ihren Rr. ventrales und dorsales verlassen das Kreuzbein anschließend durch die vorderen und hinteren Austrittsöffnungen: Foramina sacralia anteriora und posteriora

Facies pelvina

- An der vorderen konkaven Fläche sind Verschmelzungslinien der Sakralwirbelkörper erkennbar: Lineae transversae
- Die vorderen beidseitig jeweils 4 Austrittsöffnungen der Nn. sacrales anteriora sind nach unten und innen gerichtet

Facies dorsalis

- An der nach hinten gerichteten konvexen Fläche sind mediale Dornfortsatzrudimente (Crista sacralis mediana), Rudimente der Gelenkfortsätze (Crista sacralis intermedia), sowie Rudimente der Querfortsätze (Crista sacralis lateralis) erkennbar
- An der Crista sacralis mediana ist die oberflächliche Schicht der Fascia thoracolumbalis befestigt
- Die hinteren beidseitig jeweils 4 Austrittsöffnungen der Nn. sacrales anteriora sind nach unten und innen gerichtet. Sie sind kleiner als die vorderen Foramina

Pars lateralis

- Diese ist die aus Resten von Querfortsätzen, Rippenrudimenten und verknöcherten Bändern entstandene seitliche Fläche des Kreuzbeins
- In Höhe der ersten 2 – 3 Kreuzbeinwirbel liegt die Facies auricularis, eine ohrmuschelartige L-förmige Gelenkfläche zur Artikulation mit dem Darmbein
- Die Gelenkfläche besitzt einen kurzen Arm, der von hinten-oben schräg nach vorne-unten verläuft, und einen langen Arm, der von vorne-oben schräg nach hinten-unten verläuft. Sie treffen sich auf Höhe des 2. Sakralwirbels
- Die rauhe Fläche beidseitig hinter der Facies auricularis, die Tuberositas sacralis, ist Ansatzfläche der intraossalen Bänder zwischen Kreuz- und Darmbein: Ligg. sacroiliaca interossea

Ossifikation

- 35 – 45 Ossifikationszentren

Pränatal

- 2 Ossifikationszentren pro Wirbel, ein ventrales und ein dorsales, die jedoch miteinander zu einem Zentrum verschmelzen
- Gegen Ende der Embryonalperiode (Ende des 3. Monats) besitzt jeder der Kreuzbeinwirbel, wie jeder andere Wirbel, drei Ossifikationszentren:
  Corpus: Ein Ossifikationszentrum, Ossifikation etwa im 4. Fetalmonat
  Arcus: Zwei Ossifikationszentren, Ossifikation etwa im 4. – 6. Fetalmonat
- An den ersten 3 Sakralwirbeln werden jeweils 2 zusätzliche Ossifikationszentren festgestellt, die als rudimentäre sakrale Rippen angesehen werden können:
  Processus transversus: Beidseitig je ein Ossifikationszentrum; Ossifikation etwa im 5. – 7. Fetalmonat

Postnatal

- Zusätzlich erscheinen postnatal drei weitere Ossifikationszentren pro Sakralwirbel. Etwas später erscheinen an den Partes laterales vier zusätzliche Ossifikationszentren am Kreuzbein
  Obere Oberfläche des Corpus: Ein Ossifikationszentrum, zwischen 10. und 12. Lebensjahr
  Untere Oberfläche des Corpus: Ein Ossifikationszentrum, zwischen 10. und 12. Lebensjahr
  Processus spinosus: Ein Ossifikationszentrum, zwischen 15. und 18. Lebensjahr
  Facies auricularis: Beidseitig je zwei Ossifikationszentren, Ossifikation zwischen 18. und 20. Lebensjahr

- Die Verknöcherung des Kreuzbeins ist ungefähr bis zum 25. – 28. Lebensjahr abgeschlossen
- Die Ossifikation der ersten beiden Sakralwirbel, dort, wo sich die Duralmembran anheftet, findet jedoch schon ungefähr zwischen dem 7. und 8. Lebensjahr statt

Muskuläre Verbindungen

- M. piriformis: An der Vorderfläche des Sakrums
- M. iliacus: An der oberen seitlichen Ecke der Sakrumvorderfläche
- M. coccygeus: Am unteren seitlichen Rand der Sakrumvorderfläche
- M. glutaeus maximus: An der Hinterfläche des Sakrums

Ligamentäre Verbindungen

- Lig. sacrospinale: Von der Spina ischiadica zum Os sacrale und Os coccygis
- Lig. sacrotuberale: Vom Tuber ischiadicum zum Os sacrale und Os ilium
- Ligg. sacro-iliaca ventralia: Vom 1. und 2. Sakralwirbel zum Os ilium
- Ligg. sacro-iliaca interossea: Von der Tuberositas sacralis zum Os ilium
- Ligg. sacro-iliaca dorsalia: Dorsal zwischen Os sacrale und Os ilium
- Lig. sacrococcygeum dorsale profundum
- Lig. sacrococcygeum dorsale superficiale
- Lig. sacrococcygeum laterale
- Lig. sacrococcygeum ventrale
- Lig. *Trollard*: Verbindung zwischen Os sacrale und Filum terminale.
- Lig. sacrouterinum: Verbindung zwischen Os sacrale (S2 – S4) und dem Gebärmutterhals

Intraspinale Verbindungen

- Dura mater spinale: Zwei Kreuzbeinwirbel

Nervale Verbindungen

Die nervalen Verbindungen im Kreuzbeinbereich sind so zahlreich, dass sie hier nicht vollständig behandelt werden können

- Nn. sacrales I – IV: Foramina sacralia anteriora und posteriora
- N. ischiadicus: Durch das Foramen ischiadicum majus
- N. cutaneus femoris posterior: Durch das Foramen ischiadicum majus
- N. glutaeus superior und inferior: Durch das Foramen ischiadicum majus
- N. obturatorius internus: Durch das Foramen ischiadicum majus
- N. musculi quadrati femoris: Durch das Foramen ischiadicum majus
- N. pudendus: Durch das Foramen ischiadicum majus
- N. femoralis: Am oberen Ende der Articulatio sacroiliaca

Gefäßverbindungen

Auch die Gefäße im Kreuzbeinbereich sind so zahlreich, dass sie hier nicht vollständig erwähnt werden können

- V. iliaca communis: Von L4 bis zur Articulatio sacroiliaca
- A. und V. pudenda interna: Durch das Foramen ischiadicum majus.
- A. und V. glutaealis superior: Durch das Foramen ischiadicum majus
- A. und V. glutaealis inferior: Durch das Foramen ischiadicum majus

- A. und V. rectalis inferior: Aus der A. und V. pudenda interna

Über das Ligamentum sacrospinale und das Ligamentum sacrotuberale werden die Foramina ischiadicum majus und minus gebildet, durch die diese Arterien und Venen verlaufen. Sie versorgen den Beckenboden und die Gesäßregion.

Beziehungen zu Weichteilen

- Uterus: Über ligamentäre Verbindungen zum Kreuzbein

Os coccygis/Steißbein *(Abb. 5.75 und 5.76)*

- Das Steißbein ist aus drei bis vier rudimentären Wirbeln zusammengesetzt
- Sein nach oben gerichteter Gelenkfortsatz (Cornu coccygeum) artikuliert nicht direkt mit dem Kreuzbein, sondern ist mit ihm durch das Ligamentum sacrococcygeum articulare verbunden
- Die obere Fläche des ersten Steißbeinwirbel-Körpers verbindet sich mit dem Kreuzbein

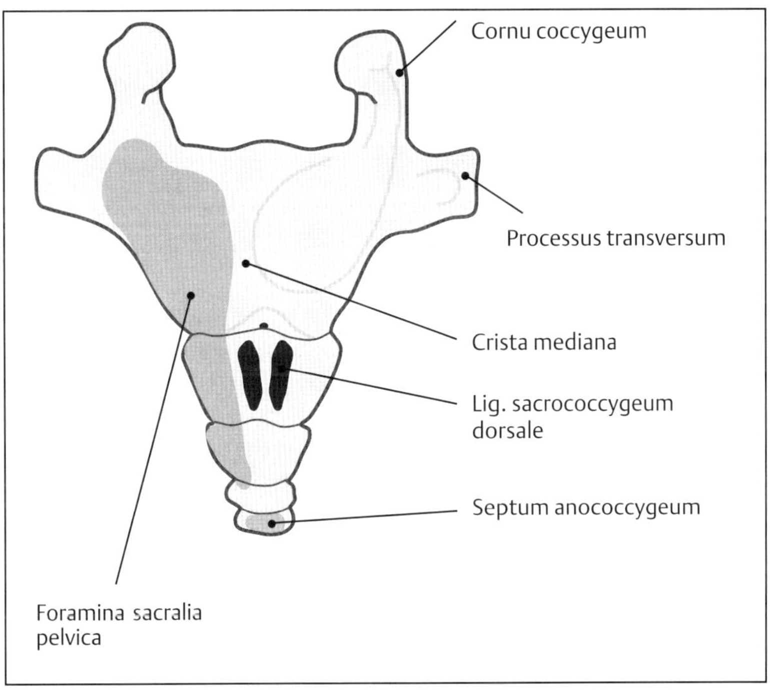

5.75
Os coccygis (von hinten)

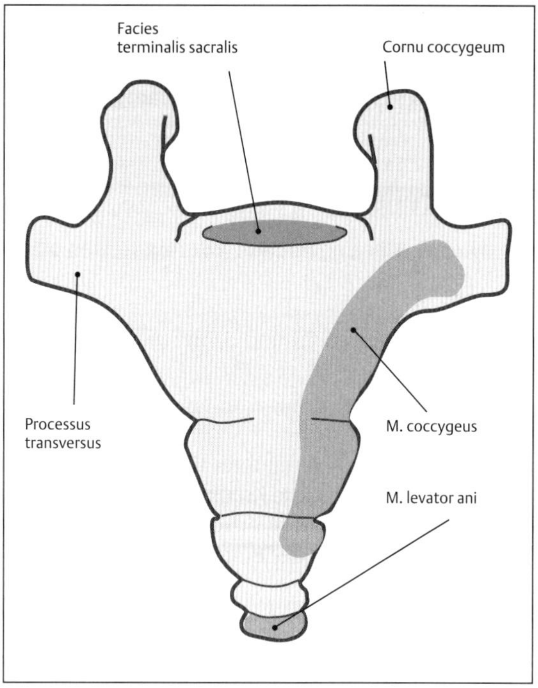

5.76

Os coccygis (von vorne)

Muskuläre Verbindungen

M. coccygeus: Von der Spina ischiadica zur Seitenfläche des Steiß- und Kreuzbeins

- M. pubococcygeus
- M. iliococcygeus

Ligamentäre Verbindungen

- Lig. anococcygeum: Zwischen Anus und Steißbein
- Lig. sacrococcygeum dorsale profundum
- Lig. sacrococcygeum dorsale superficiale
- Lig. sacrococcygeum laterale
- Lig. sacrococcygeum ventrale

Nervale Verbindungen

- Filum terminale: An der Rückseite des Os coccygis befestigt
- N. coccygeus: Austrittstelle zwischen dem Steiß- und Kreuzbein
- Plexus coccygeus
- Nn. anococcygei: Aus dem Plexus anococcygeus

Beziehungen zu Weichteilen

- Prostata und Vagina: Über den M. levator prostatae bzw. pubovaginalis

Quellenangabe:

1 Still, A. T.: Osteopathy, research and practice. Eastland Press, Seattle 1992, S. 7.
2 Still, A. T.: Philosophy and mechanical principles of osteopathy. Hudson Kimberly, Kansas 1902. Reprinted 1986 by Osteopathic Enterprise, Kirksville, S. 65.
3 Benninghoff, A.: Anatomie, Band 1, Hrsg. Drenckhahn, D., Zenker, W., Urban & Schwarzenberg, München, 1994, S. 496.
4 Firniss, M.: Anatomische Hypothese über den M. stylohyoideus und den Proc. styloideus. College Sutherland, Ulm, 2000.

Weitere Literaturhinweise:

Brizon, J., Casting, J.: Les feuillets d'anatomie, ostéologie de la tête, I und II, Maloine, Paris 1953.
Buchet, A., Cuilleret, J.: Anatomie, topographique descriptive et fonctionelle. I: Le système nerveux central, la face, la tête et les organes des sens. II: Le cou, le thorax. Simep, Paris 1991.
Busquet, L., Gabarel, B.: Ophthalmologie et osteopathie. Maloine, Paris 1988.
Caporossi, R. Peyralade F.: Traité pratique d'osteopathie cranienne. Editions de Verlaque, Aix en Provence 1992.
Cathie, A.: Applied anatomy of the skull and its neurovascular contents. JAOA 44 (1045) 267 - 270.
Cathie, A.: Growth and nutrition of the body with special reference to the head. AAO Yearbook 62 (1962) 149 - 153.
Feneis, H.: Anatomisches Bildwörterbuch. 6. Aufl. Thieme, Stuttgart 1988.
Heitzmann, C., Zuckerkandl, E.: Atlas der deskriptiven Anatomie des Menschen, Bd. 1, 9. Aufl. Braumüller, Wien, Leipzig 1902.
Hyrtl. J.: Lehrbuch der Anatomie des Menschen. Braumüller, Wien 1889.
Lang, J.: Klinische Anatomie des Kopfes. Springer, Berlin 1982.
Lanz, T., Wachsmuth, W.: Praktische Anatomie, Bd. 1, Teil A. Springer, Berlin 1985.
Lanz, T., Wachsmuth, W.: Praktische Anatomie, Bd. 1, Teil B. Springer, Berlin 1979.
Lignon, A.: The cranial puzzle - le puzzle cranien. Editions de Verlaque, Aix-en-Provence, France 1989.
Magoun, H. I.: Newer knowledge of the skull. JAOA 73 (1973) 250 - 252.
Magoun, H. I.: Osteopathy in the cranial field. 3rd ed. Journal Printing Company, Kirksville 1976.
Magoun, H. I.: The temporal bone: Troublemaker in the Head. JAOA 73 (1974).
McCatty, R. R.: Essentials of craniosacral osteopathy. Ashgrove, Bath 1988.
Naylor, C. L.: Symposium on the plastic basicranium. I. The basicranium. JAOA 37 (1937) 94 - 97.
Netter, F. H.: Farbatlanten der Medizin, Bd. 5. Thieme, Stuttgart 1987.
Northrup, T. L.: The temporal lesion. AAO Yearbook 25 - 28 (1943–1944).
Perlemuter, L., Waligora, J.: Cahiers d'anatomie 1, systeme nerveux central. Masson, Paris 1980.
Pernkopf, E.: Topographische Anatomie des Menschen. Bd. III. Urban und Schwarzenberg, München, Berlin, Wien 1952.
Pernkopf, E.: Topographische Anatomie des Menschen. Bd. IV. 1. und 2. Hälfte, Urban und Schwarzenberg, München, Berlin, Wien 1957 und 1960.
Richard, R.: Lésions ostéopathiques du sacrum. Maloine, Paris 1978.
Sanborn, E. E.: Symposium on the plastic basicranium. II: The intracranium. JAOA 37 (1937) 137 - 141.
Spalteholz, W.: Handatlas der Anatomie des Menschen, Bd. 1, Hirzel, Leipzig 1910.
Sperber, G. H.: Embryologie des Kopfes. Quintessenz, Berlin 1992.
Sutherland, W. G.: Teachings in the science of osteopathy. Sutherland Cranial Teaching Foundation. Rudra Press 1991.
Ulrich, N. A.: Symposium on the plastic basicranium. Obstetical lesioning of the base. JAOA 37 (1938) 248 - 252.
Upledger, J. E., Vredevoogd, J. D.: Craniosacral therapy. Eastland Press, Seattle 1983.
Upledger, J. E.: Craniosacral therapy II, beyond the Dura. Eastland Press, Seattle 1987.
Verheyen, P.: Kursaufzeichnungen.
White, E. C.: Symposium on the plastic basicranium. III. Lesionability of the plastic basicranium. JAOA 37 (1938) 183 - 189.
White, J. E.: White, J. S., Baldt, G.: The relation to the craniofascial bones to specific somatic dysfunctions: A clinical study of the effects of manipulation. JAOA 84 - 85 (1985) 603 - 604.
Williams, P. L., Warwick, R., Dyson, M., Bannisater, L. M.: Gray's Anatomy. 37. Auflage. Churchill Livingstone, New York, Edinburgh, London, Melbourne 1989.

„Gründliche Kenntnisse der Position, der Umrisse und der gelenkigen Struktur mit besonderem Augenmerk auf die Ränder jedes kranialen Knochens sind unentbehrlich für das Verständnis seiner physiologischen Bedeutung."

H. I. Magoun[1]

Schädelnähte

Aufbau, Form und Dysfunktion der Schädelnähte

Die Sutur ist die Verbindung zwischen zwei aneinandergrenzenden Schädelknochen. Die These von *Monro* (1783), unterstützt von *Kellie* (1824), besagt, dass der Erwachsenenschädel ein unbewegliches, verknöchertes und rigides Ganzes darstellt. Diese Monroe-Kellie-Hypothese stützt sich auf die Annahme, dass der intrakraniale Druck sich kaum verändere. Nach *Monroe-Kellie* verschieben sich die intrakranialen Flüssigkeiten entweder in den spinalen Duralsack, oder das Blutvolumen, das Hirnvolumen und später auch das Volumen der Hirnflüssigkeit *(Burrow* 1846) verschieben sich nur untereinander, ohne dass der intrakraniale Gesamtdruck zunehmen würde. Die These, dass der Schädel eines Erwachsenen im Normalfall unbeweglich sei, wurde bislang in der Medizin fast widerspruchslos akzeptiert.

Hingegen stellte *Bolk* (1915) fest, dass sich die Suturen beim Menschen niemals völlig verschließen.

Im Jahr 1932 beschrieben *Lebourg* und *Seydel*[2] die Sutur nicht nur als die Stelle, an der die Schädelknochen sich verbinden, sondern insbesondere bei Kindern auch als eine Stelle der Beweglichkeit und erwähnten die herausragende Bedeutung der Suturen für das Wachstum der Gesichtsknochen. *Pétrovic, Charlier* und *Hermann*[3] belegten 1968 durch Forschungen die adaptative Funktion der Suturen. Die Studie von *Pritchard, Scott* und *Girgis*[4] im Jahre 1956 über die Struktur und Entwicklung von Schädelnähten bei Säugetieren belegte die Annahme von *Sutherland,* dass die Schädelnähte auch in späteren Jahren eine minimale, aber klinisch bedeutsame Beweglichkeit besitzen. Nach *Prichard und Mitarbeiter* kommt es zur völligen suturalen Ossifikation nur, wenn kein Wachstum mehr vorhanden ist. *Delaire*[5] und *Le Diascorn* nehmen an, dass suturale Beweglichkeit in der Jugend und selbst im Erwachsenenalter noch möglich ist, je nach Kräften, die auf die Suturen einwirken. Diese Studien wurden in weiteren Forschungen von *Retzlaff* und Mitarbeitern 1976 im Wesentlichen bestätigt. *Retzlaff, Michael, Roppel* und *Mitchell*[6] konnten bei allen 10 von ihnen untersuchten Saimiri-Affen keinerlei Anzeichen für eine völlige Verknöcherung der Suturen finden. Im Gegenteil: Sie konnten in den Suturen ausgewachsener Affen kollagene und elastische Fasern, Nerven und sensorische Nervenendigungen sowie Blutgefäße lokalisieren.

Ein Großteil ihrer Forschungen befasste sich mit der Suche nach geeigneten histologischen Techniken zur Erforschung suturaler Präparate (*Popevic und Mitarbeiter* 1976).

Kokich und Mitarbeiter (1979) kommen nach histologischen Studien zu dem Schluss, dass es erst in relativ fortgeschrittenem Alter zu teilweisem suturalem Verschluss kommen kann. Suturaler Verschluss konnte beim Menschen im Alter von 90 Jahren, und beim pigtail macaque im 20. Lebensjahr registriert werden. *Kragl und Mitarbeiter* konnten 1979 mit Hilfe holographischer Aufnahmen Beweglichkeiten mazerierter Schädel nachweisen. Ihre Ergebnisse belegen eine Bewegung der einzelnen Schädelteile, die in Abhängigkeit zueinander stattfin-

det. Diese „hängt wahrscheinlich von der Morphologie der intersuturalen Gelenkflächen ab".[22]
Enlow[7] schreibt 1982: „Die alte Vorstellung, dass sich die Suturen in einem bestimmten Alter verschließen und die Knochen nur noch durch direkte Knochenappositionen auf den Flächen wachsen, hat sich als nicht zutreffend erwiesen."
1993 veröffentlichten *Heisey*[8] und *Adams* ihre Forschungsergebnisse über die Beweglichkeit von Schädelknochen. Mit einem speziell entwickelten Gerät wurde es möglich, kleinste Lateral- und Rotationsbewegungen der Scheitelbeine an der Sutura sagittalis von ausgewachsenen anästhesierten Katzen zu messen. Diese beiden Bewegungen ergaben zusammen eine suturale Beweglichkeit von 200 µm. Die Wissenschaftler übten Druck von außen auf die Schläfenbeine aus, ein anderes Mal erhöhten sie den intrakranialen Druck, indem sie Flüssigkeit in die Seitenventrikel injizierten, jedes Mal prüften Sie die Reaktion der Scheitelbeine. Beide Male konnte eine Bewegung an der Sutura sagittalis gemessen werden. Selbst eine Injektion von nur 0,1 bis 0,2 ml Flüssigkeit in die Seitenventrikel reichte aus, um Bewegung in der Sutura auszulösen.
Weiterhin relativierten *Heisey* und *Adams* vorhergegangene Untersuchungen, die zu dem Ergebnis kamen, dass der Schädel unbeweglich sei, indem sie aufzeigten, dass bei einem Untersuchungsaufbau, der den Schädel einzwängte, die suturale Beweglichkeit nicht nachgewiesen werden konnte. Diese Art Untersuchungsaufbau wurde in der Vergangenheit stets benutzt.
Sie schreiben: „Unsere Daten zeigen, dass intrakraniale vaskuläre Volumen und zerebrospinale Flüssigkeitsvolumen ebenso wie die kraniale Knochenbewegung mobilisiert werden können, um das zentrale Nervensystem gegen einen Anstieg des intrakranialen Druckes zu schützen (...)."[9] Wie stark die Scheitelbeine sich als Reaktion auf intrakraniale Volumen- und Druckveränderungen bewegen, ist nicht nur von den mechanischen Eigenschaften der Schädelnähte abhängig, sondern auch von extrakranialen Restriktionen, die auf sie einwirken.
Weiterhin konnte *Moskalenko* 1995 mit Hilfe der Kernspintomographie spontane Bewegungen am Scheitel-, Schläfen- und Hinterhauptbein mit einer Amplitude von 1–1,5 mm beim Menschen feststellen. Auch *Zanakis*[10] und Mitarbeiter (1996) maßen spontane Bewegungen an den Scheitelbeinen und am Stirnbein bei Testpersonen mit Hilfe eines Video-Computer-Versuchsaufbaus (s. S. 226).

Aufbau der Schädelnähte

Jede Naht besteht nach *Prichard, Scott* und *Girgis,* bestätigt durch Arbeiten von Retzlaff, aus zwei Verbindungslagen und fünf dazwischenliegenden Schichten, in denen bestimmte Zellen und Fasern vorkommen. *Lebourg* beschrieb drei dazwischenliegende Lagen, die beim Embryo vorkommen und sich anschließend zu einer fünflagigen Struktur entwickeln *(Tab. 6.1* u. *Abb. 6.1).*

Verbindungslagen

Die äußere Faserschicht des Periosts teilt sich an der Sutur in zwei Lagen. Die äußere bindegewebige Periostlage überbrückt die Nahtfuge an der Außen- und Innenfläche des Schädels und bildet so die Verbindungslagen an der Schädelaußen- und Innenseite. Kollagene Fasern sind die überwiegende Bindegewebsstruktur in der Sutur. Bündel kollagener Fasern, so genannte *Sharpey*-Fasern, überbrücken die Nahtfuge und dringen in die beiden gegenüberliegenden Knochen ein. Dabei sind diese Fasern an jenen Stellen besonders zahlreich, die am stärksten auseinander ziehenden Kräften ausgesetzt sind. Eine Arteriole und eine oder mehrere nichtmyelisierte Nervenfasern begleiten die *Sharpey*'-Fasern und dringen in den Haversschen Kanal des Knochens ein.
Diese Fasern könnten als Schutz der Nahtränder gegen zu starke Bewegungsimpulse dienen, um so die Knochennaht zusammenzuhalten. Nach *Retzlaff* stellen sie eine Art Anker für die Schädelknochen dar, die eine feste und stabile, aber dennoch bewegliche Anheftung zwischen den Knochen bewirken.

An den Suturae planae und Suturae squamosae beginnen die kollagenen Fasern im Periosteum und setzen sich für eine kurze Strecke in den Knochen fort. Einige dieser Fasern kehren um und verlaufen parallel zur langen Knochenachse.
An den Suturae serratae und denticulatae führen die collagenen Fasern von Knochen zu Knochen, dringen in ihn ein und verlaufen anschließend im Haversschen Kanal[23].

Zwischenschichten

Die innere bindegewebige Periostlage stülpt sich von der Außen- und Innenfläche des Schädels nach innen in die Sutur und bedeckt als fibröse Kapsel die Knochenränder. Auch diese Periostlage besteht aus kollagenen Faserbündeln, ebenso wie die bereits beschriebenen Verbindungslagen. Zwischen den beiden Kapseln liegt eine zentrale Zone, die locker mit Bindegewebe gefüllt ist. Die retikulären Anteile in dieser Zone könnten dazu dienen, feine Bewegungen zwischen den Schädelknochen zu ermöglichen. Auch elastisches Gewebe wurde von *Retzlaff*[11] in Suturen gefunden, das die kollagenen Faserbündel überkreuzt und eventuell eine Art kontraktiles Element darstellt. Innerhalb dieser Zone wurden auch Blutgefäße mit ihren zugehörigen Nerven für die vasomotorische Kontrolle nachgewiesen. Diese Gefäße sind zur Zeit der Geburt und in der frühen Kindheit noch zahlreich und nehmen im Laufe des Wachstums ab. Auch das Gewebe in dieser Zone wird mit zunehmendem Alter fester.

Tabelle 6.1: Das suturale Gelenk

Äußere Lage	1. Osteogene Zellen 2. Konjunktivgewebe als Kapsel
Mittlere Lage	3. Retikuläres Bindegewebe
Innere Lage	4. Konjunktivgewebe als Kapsel 5. Osteogene Zellen

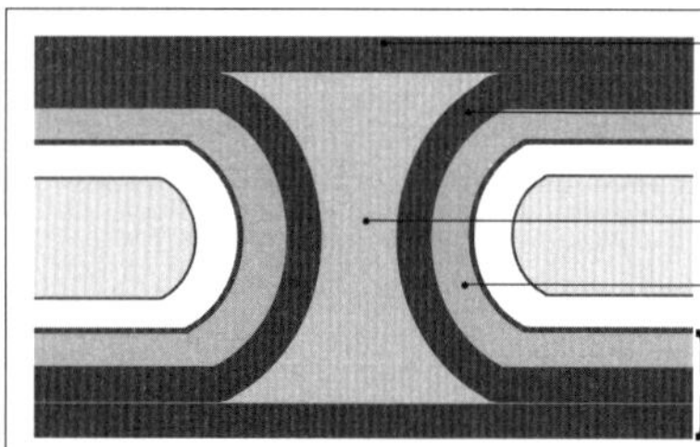

6.1 Aufbau der Schädelnaht

Das Konjunktivgewebe wie auch die osteogenen Zellen gehen in das Periost des Schädelknochens über. Bis zum 6. Lebensjahr ist das intrasuturale Gewebe noch sehr locker und sehr mobil. Seine Entwicklung ist noch nicht abgeschlossen. Die Stabilität und Integrität des Schädels wird in diesem Stadium noch zum allergrößten Teil durch die intrakranialen Membranen aufrechterhalten.
Ab dem 6./7. Lebensjahr ist das intrasuturale Gewebe ausreichend straff, um die Funktion der Stabilität und gleichzeitig der Mobilität und Anpassung der Schädelknochen zu ermöglichen. In diesem Stadium verbleibt die Naht bis ins hohe Alter.
Das Wachstum der Schädelnähte ist hauptsächlich von Zugkräften abhängig. Die spätere postnatale Entwicklung der Schädelnähte kann auch von der Ernährung, von statischen (Gravitation) und dynamischen Kräften (Fortbewegung) sowie von Kauvorgängen beeinflusst werden.
Erst im hohen Alter, abhängig von den eben genannten Faktoren beginnt das suturale Gewebe (auch das retikuläre Gewebe), unter Umständen Kalzium einzulagern und völlig zu verknöchern und seine Flexibilität zu verlieren.

Entwicklung der Suturen

Nach *Delaire*[12] hängt das Wachstum der Suturen von der Bildung des intrasuturalen Konjunktivgewebes ab, das wiederum von Spannungen abhängig ist, die auf die Sutur einwirken. Diese Spannung entsteht durch die Verschiebung bzw. Spreizung der sich an der Sutur befindlichen Schädelknochen. Das Wachstum der Suturen ist sozusagen „eine Kompensation gegenüber den auseinander ziehenden Kräften, die primär das Schädelwachstum bestimmen" *(Sperber*[13]*)*. Diese bestehen in Zug- und Druckkräften, die auf den Knochen durch embryologische Wachstumsbewegungen von Organen und durch Muskelzügen einwirken.
Während sich das suturale Gewebe in einer nach innen gerichteten, zentripetalen Richtung entwickelt, vollzieht sich die Verknöcherung der Schädelknochen in entgegengesetzter Richtung.

Ausdehnungsgelenk *(Abb. 6.1-1)*

An den Stellen, an denen die Knochen sich voneinander entfernen, ist die Schädelnaht Kräften der Ausdehnung (Zugkräften) ausgesetzt, so dass es an der Naht durch Bildung konjunktivalen Gewebes zu einem Festhalten und Nachregulieren kommt und zu einem Stimulus für die Knochenbildung. Sutur: zugadaptive Wachstumszone.

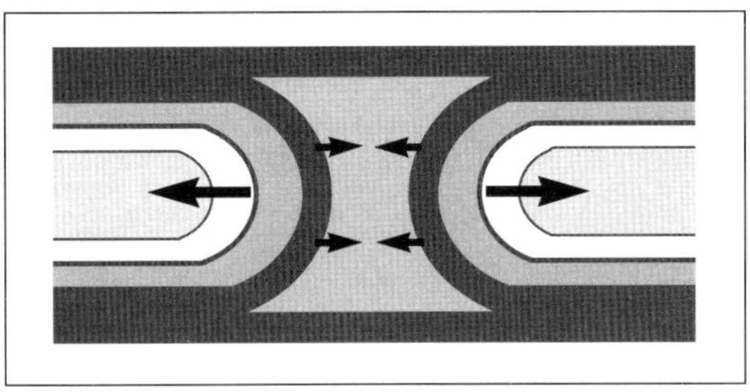

6.1-1
Aufbau der Schädelnaht
Ausdehnungsgelenk

Bruchgelenk *(Abb. 6.1-2)*

An den Stellen, an denen die Schädelknochen gegensinnigen Kraftlinien ausgesetzt sind, kann der Knochen nicht fest zusammenwachsen, und es entsteht eine Schädelnaht.

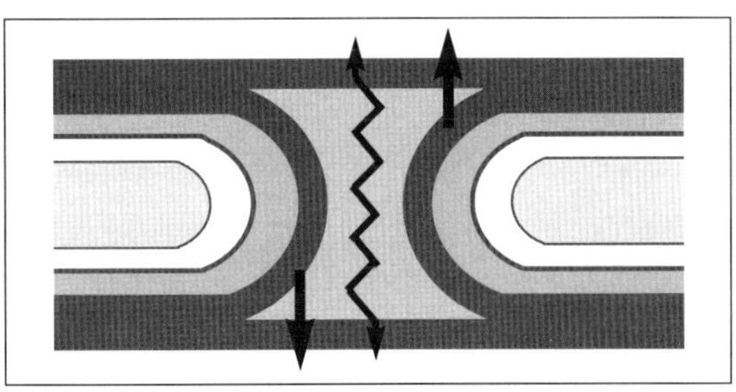

6.1-2
Aufbau der Schädelnaht
Bruchgelenk

Wachstumsgelenk

Die Synchondrosen behalten selbst bei Druck noch ihre Wachstumsaktivität und führen dadurch zu einem Auseinanderwachsen der Knochen. Dies führt zu einem Zug auf die Suturen mit nachfolgendem Knochenwachstum. Synchondrose: druckadaptive Wachstumszone.

Suturen und Nerven

Es wurden zwei Arten von Nervenfasern gefunden, die in Beziehung zur Vaskularisation der Suturen stehen:
Der eine Typ besitzt synaptische Vesikel und verläuft parallel zu den arteriellen Gefäßen. Er könnte als Reflexübermittler des autonomen Nervensystems, zur vasomotorischen Kontrolle dienen. Der andere Typ wurde in den Venenwänden und im Sinus sagittalis superior gefunden. Diese Nervenfasern könnten als sensorische Rezeptoren in den Venen fungieren.
Upledger[14] lokalisierte bei Affen in der Sutura sagittalis einzelne Nervenaxome, die bis in den dritten Ventrikel führten. Dieser Nerv könnte bei der

Regulation der Füll- und Entleerungsphasen der Ventrikel mitbeteiligt sein (s. S. 229).
Nichtmyelisierte autonome Fasern innervieren die Arteriolen in den Suturen und in der Dura. Nach *Retzlaff*[15] kontrollieren diese die Gefäßkonstriktion und haben eine neurosekretorische Funktion. Freie Nervenendigungen mit unmyelisierten Fasern in den Suturen, in allen großen Gefäßen und in den Wänden des dritten Ventrikels könnten unter Umständen die Schmerzwahrnehmung und Übermittlung ermöglichen *(Abb. 6.2* und *6.3)*.

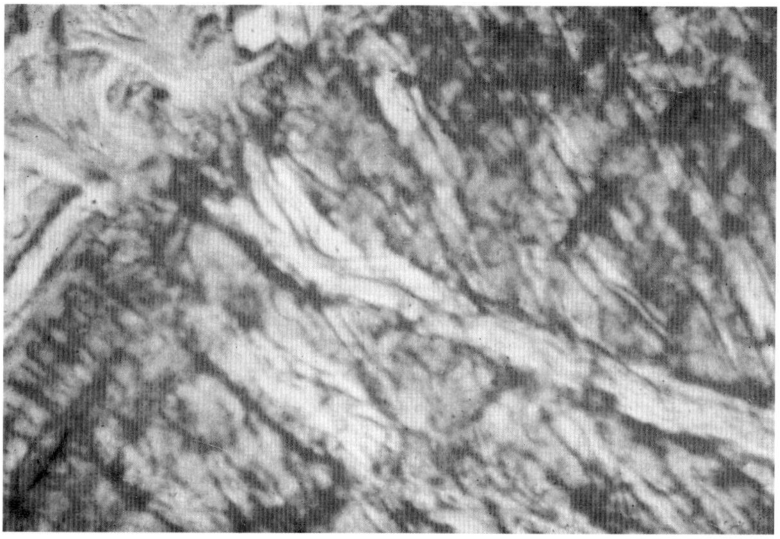

6.2

Intrasuturales Blutgefäß
Von E. W. Retzlaff. Reprinted with permission from the CranioSacral Therapy Slide Series, The Upledger Institute ©1986
Oben links sieht man den parasuturalen Knochen. Dieses Foto wurde als Glücksgriff beschrieben. Diagonal verlaufend ist ein Blutgefäß in der Sutur zu erkennen. Die dunkelroten Striche entlang des Verlaufs des Blutgefäßes sind die Nervosa vasorum, die vegetative Innervation des Blutgefäßes.

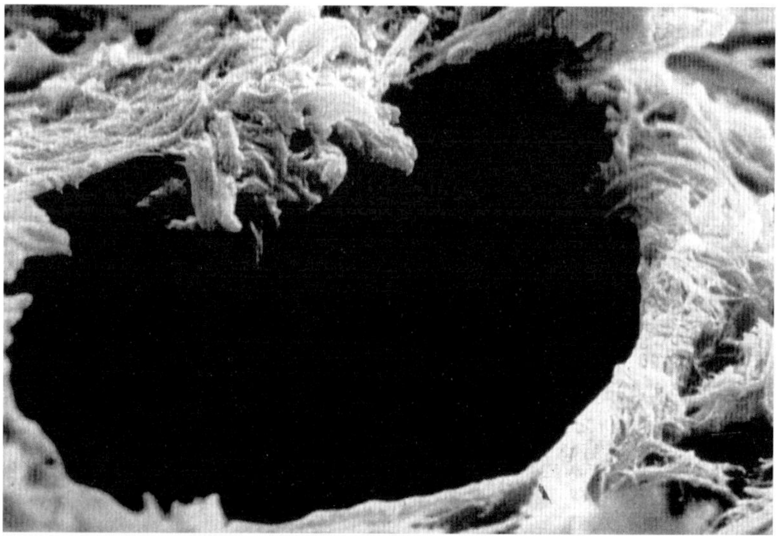

6.3

Intrasuturales Blutgefäß
Von E. W. Retzlaff. Reprinted with permission from the CranioSacral Therapy Slide Series, The Upledger Institute 1986

Funktion der Suturen

Suturen ermöglichen

- eine minimale, aber lebensnotwendige Beweglichkeit des Schädels
- das Schädelwachstum
- die Verbindung und den Zusammenhalt der einzelnen Schädelknochen (zusammen mit der intrakranialen Dura)
- Widerstand und Schutz gegen mechanische Einflüsse, wie Schläge, Stürze, Kompressionen etc.
- Durchtritt durch den Geburtskanal durch ihre Beweglichkeit bei der Geburt zusammen mit den Fontanellen

Dysfunktion der Suturen

Hippokrates und *Galen* sahen kraniale Deformationen als konstitutionelle Anomalien an. 1839 beschrieb *Somering* Parallelen zwischen Schädeldeformationen und dem Zusammenwachsen der Schädelnähte. Auch nach *Virchow* wurde vermindertes, unregelmäßiges und abnormes Wachstum der Schädelknochen durch vorzeitige Verknöcherung der Schädelnähte verursacht. Im Jahre 1851 klassifizierte er verschiedene Geistesstörungen in Beziehung zum Ausmaß der vorzeitigen Verknöcherung. Er erkannte also schon vor über einem Jahrhundert die Bedeutung der Schädelnähte für das normale Funktionieren des Nervensystems. Und 1924 untersuchte *Ehrenfest* Ursachen von Geburtstraumata und kam zu dem Ergebnis, dass diese von Problemen an den Beckenknochen der Mütter herrührten, während *Little* schon 1843 das Auftreten zerebraler Erkrankungen nach besonders lang dauernden und schwierigen Geburten bemerkte.
Aufgrund vielfacher Forschungen kommt Retzlaff zu dem Schluss, dass Dysfunktionen am Kranium zu einer Kompression der intrasuturalen Blutgefäße, Nervenfasern und Nervenendigungen führen.
Suturale Kompressionen führen demnach immer auch zur Ischämie in den Suturen und diese wiederum über die unmyelisierten Nervenfasern zu Schmerzen. Außerdem vermutet *Retzlaff*, dass die intrasuturale Kompression und Gewebe-Ischämie die Endorphinproduktion bzw. Endorphinwirkung in der Sutur beeinträchtige, die wiederum die Schmerzwahrnehmung beeinflusst. Auch die durch die suturalen Gefäße und Nervenfasern versorgten Hirnbereiche könnten nach *Retzlaff*[16] in ihrer Funktion gestört werden. Weiterhin ist es möglich, dass Nervenfasern mit noch nicht bekanntem Ziel mitverantwortlich sind für Funktionsbeeinträchtigungen des zentralen Nervensystems, mit der Folge von Verhaltens- und emotionalen Störungen.
Zusammenfassend kann also angenommen werden, dass Schmerzen, andere körperliche wie auch psychische Symptome als Folge suturaler Kompressionen entstehen können.
Einige der Erfolge kraniosakraler Techniken, die zur Dekomprimierung der Schädelnähte führen, könnten erklärt werden durch die *Veränderungen des vasomotorischen Tonus der Arteriolen und durch die Regulierung der Schmerzempfindungen, die vom venösen Teil des zerebralen Gefäßsystems herrührt* (Retzlaff[17]).

Formen der Suturen

Die Schädelnähte variieren stark in Form und Struktur. Ihre Aufgabe besteht mit großer Wahrscheinlichkeit darin, spezifische minimale Bewegungen zwischen den Schädelknochen aufgrund der unterschiedlichen Suturformen zu gewähren und die Wölbung der Schädelknochen während des Wachstums zu ermöglichen.

Synchondrose

Dies ist eine knorpelige Verbindung zwischen zwei Knochen. Beispiele: die Synchondrosis sphenobasilaris oder die Sutura petrojugularis.

Syndesmose

Eine bandhafte oder Knochennaht-Verbindung.

- **Sutura squamosa** (Schuppennaht): Bei dieser Sutur überlagern sich breite abgeschrägte Knochenkanten schuppenartig. Bei Druck oder Kompression ermöglicht sie eine gleitende, scherenartige Bewegung, indem die eine suturale Fläche über der anderen gleitet. Beispiel: Sutura parietosquamosa
- **Sutura serrata** (Sägenaht) oder Sutura denticulata: Eine gezahnte Naht. Die Suturen mit den größten Zacken stellen die aktivsten Wachstumszonen dar. Diese Wachstumsaktivität scheint in Relation zur Beweglichkeit der Suturen zu stehen, denn je größer die Zacken bei der Verzahnung sind,

desto größer ist die Bewegungsmöglichkeit. Diese Naht könnte nach *Retzlaff* eine minimale Drehbewegung wie bei einem Scharniergelenk ermöglichen. Beispiel: Sutura sagittalis, Sutura temporozygomatica.

(Einige Autoren beschreiben die Sutura denticulata als eine gezahnte Naht, die sich von der Sutura serrata darin unterscheidet, dass sich die zahnähnlichen Formen an ihrem Ende erweitern, so dass eine noch bessere Verzahnung zwischen den Knochen erreicht wird. Beispiel: Sutura lambdoidea.)

- **Sutura lumbosa = Sutura squamoserrata:** Verzahnung mit einer schrägen Gelenkfläche, so dass die Knochen sich nicht nur verzahnen, sondern auch überlappen. Beispiel: Sutura lambdoidea, Sutura coronalis
- **Schindylesis:** Eine Sutur, bei der die eine Fläche des Schädelknochens in die Leiste des angrenzenden Schädelknochens passt: Beispiel: Sutura sphenovomeriana
- **Sutura plana (harmonische Naht):** Eine glatte Nahtstruktur, die ebenso wie die Sutura squamosa eine Art gleitende und spreizende Bewegung ermöglicht. Beispiel: Sutura nasomaxillaris
- **Syndesmose im engen Sinne:** Eine spezielle ligamentäre Gelenkverbindung. Beispiel: Sutura sphenopetrosa
- **Gomphosis:** Eine dübelartige Verbindung, bei der eine konusartige Knochenendigung in einer Tasche des angrenzenden Schädelknochens steckt. Beispiel: Zahnfixation in den Alveolarfortsätzen, ursprüngliche intrauterine Verbindung von Processus styloideus und Schläfenbein

Pivotpunkt

Der Pivotpunkt bezeichnet die Stelle, an der sich nach innen und nach außen gerichtete Gelenkränder treffen, bzw. die Stelle, an der die Neigungsrichtung der Gelenkränder wechselt. Diese Stellen sind mögliche Achsen für Bewegungen der Schädelknochen.

Beispiel: Der sphenosquamose Pivotpunkt (SSP): Der horizontale Teil der Margo squamosus des großen Keilbeinflügels besitzt einen nach innen orientierten Rand, der vertikale vordere Teil einen nach außen orientierten Rand. Dieser Wechsel der Nahtränder findet seine Entsprechung an der Margo sphenoidalis, dem Vorderrand des Schläfenbeins. Der Wechselpunkt der Nahtränder wird sphenosquamöser Pivotpunkt genannt.

Die Kenntnis von der Richtung der Suturenränder ist von größter Bedeutung für die Anwendung kraniosakraler Techniken. Ohne Berücksichtigung der Nahtränder können die Schädelknochen nicht voneinander gelöst werden, genauso wenig wie der Schädelknochen erfolgreich als Hebel benutzt werden könnte, zur Lösung intrakranialer Membranspannungen. *(Abb. 6.4* und *Abb. 6.5)*

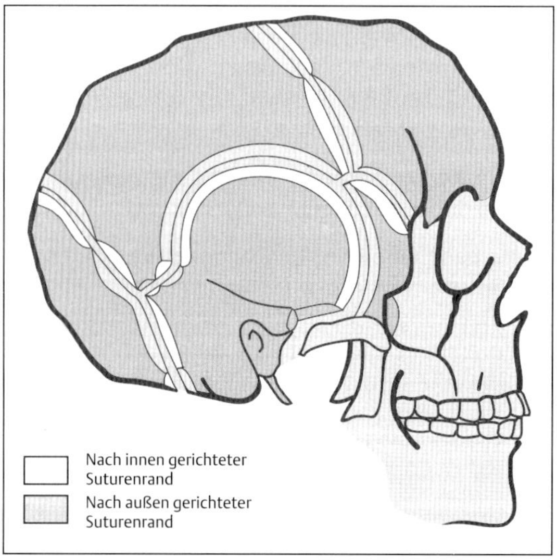

6.4
Richtung der Suturenränder

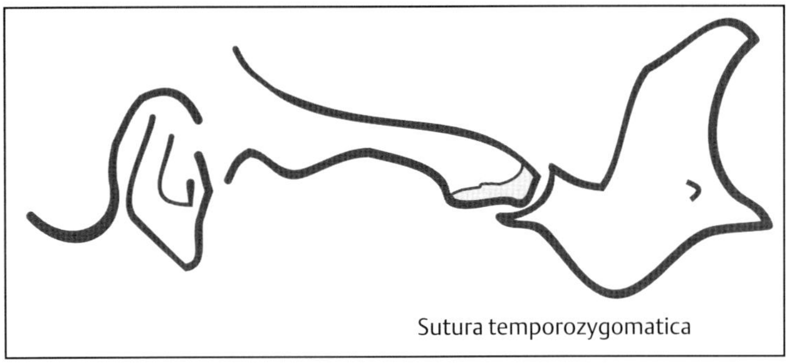

6.5
Richtung der Suturenränder

Die wichtigsten Suturen, vor allem die von außen palpablen Schädelnähte, werden hier aufgeführt: *(Abb. 6.6, 6.7, 6.8* und *6.9)*

- Synchondrosis sphenobasilaris: Naht zwischen Os sphenoidale und Os occipitale; Typus: Synchondrose, etwa ab dem 16. Lebensjahr Synostose
- Sutura coronalis (Kranznaht): Naht zwischen Os frontale und Os parietale; Typus: Sutura squamoserrata
- Sutura sagittalis (Pfeilnaht): In der Mittellinie zwischen den beiden Ossa parietalia; Typus: Sutura serrata oder Sutura denticulata
- Sutura lambdoidea (Lambdanaht): Naht zwischen Os occipitale und den Ossa parietalia; Typus: Sutura squamoserrata
- Sutura parietosquamosa: Naht zwischen Os parietale und Pars squamosa ossis temporalis; Typus: Sutura squamosa
- Sutura parieto-mastoidea: Naht zwischen Os parietale und dem Processus mastoideus ossis temporalis (Warzenfortsatz)
- Sutura occipito-mastoidea: Naht zwischen Os occipitale und Os temporale; Typus: Unregelmäßig
- Sutura metopica: Naht zwischen den beiden Ossa frontalia; Typus: Sutura serrata

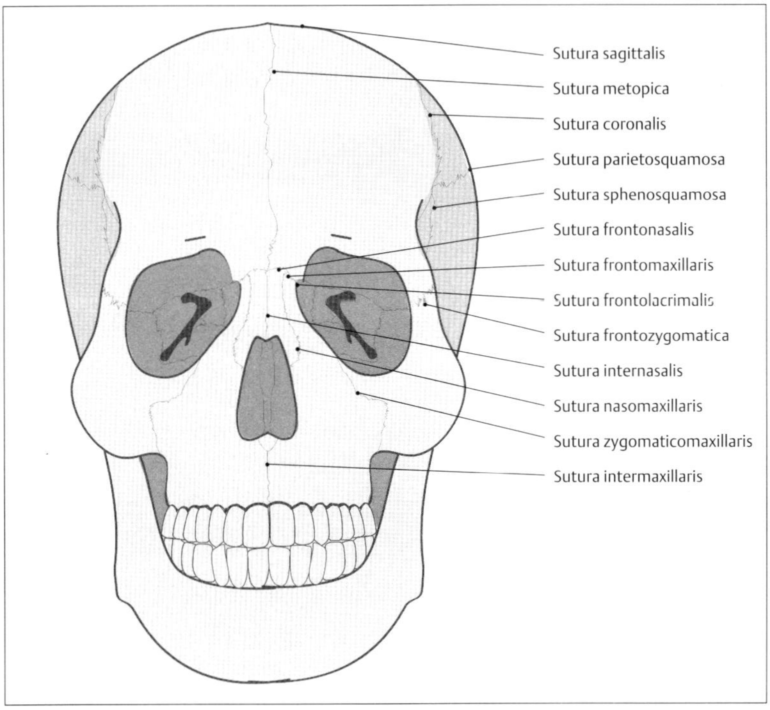

6.6
Schädel von vorne mit Suturen

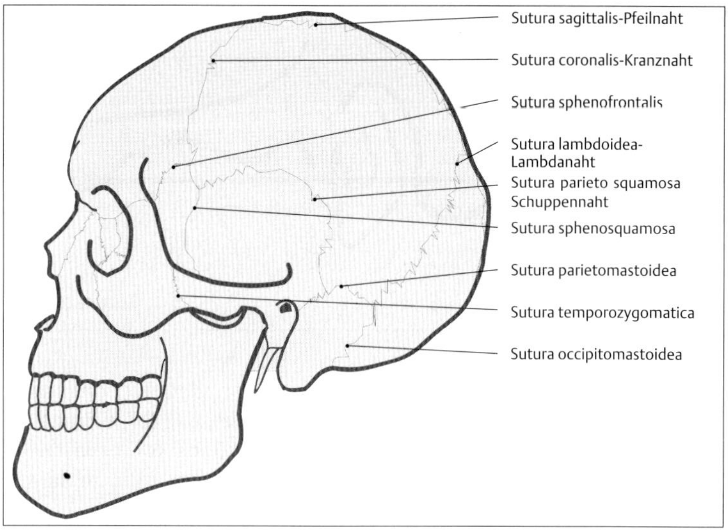

6.7

Schädel von lateral mit Suturen

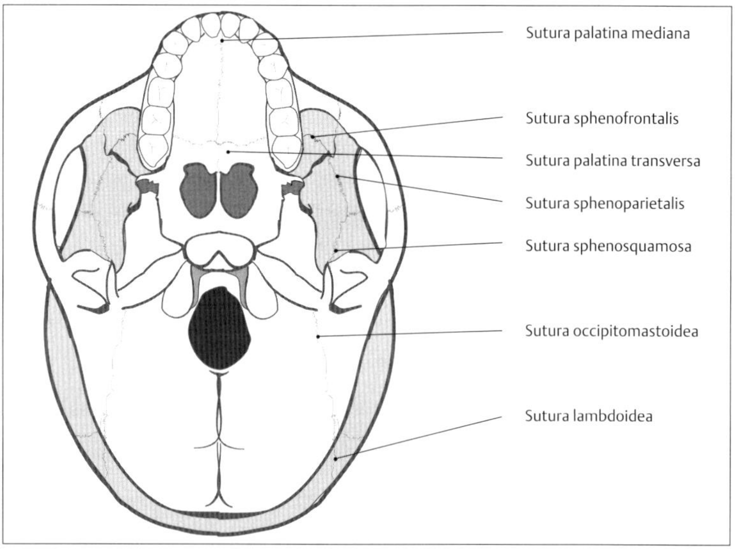

6.8

Schädel von unten mit Suturen

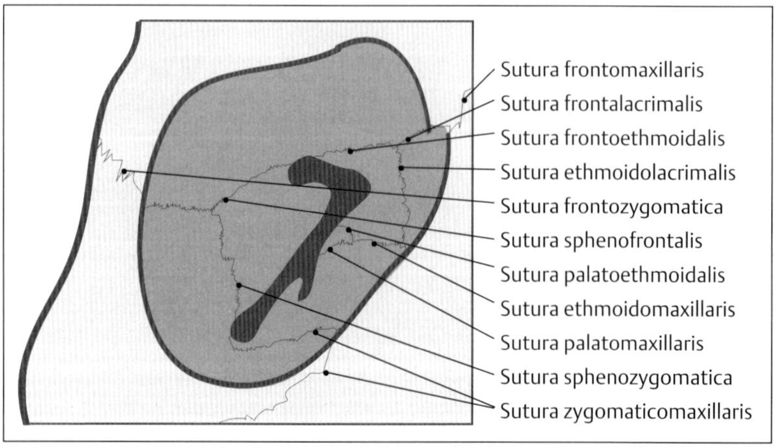

6.9

Rechte Orbita von vorne mit Suturen

Übung zur Palpation der Suturen

Außer dem anatomischen Studium und der Untersuchung der unterschiedlichen Suturformen an den einzelnen Schädelknochen ist es unabdingbar, die Schädelnähte auch am Schädel lebendiger Menschen zu palpieren. Dazu dient die im Folgenden beschriebene Übung. Benutzen Sie zur Palpation nicht die Fingerspitzen, sondern die aufgelegten Fingerbeeren, damit Sie eine größere Wahrnehmungsfläche haben.

Sutura sagittalis, Bregma, Vertex

Beginnen Sie, die Sutura sagittalis und ihre sägeförmige Form von posterior nach anterior zu palpieren. Folgen Sie der Sutur, bis Sie eine kleine Vertiefung, Bregma, erreichen. Diese stellt die Verbindung zwischen der Sutura sagittalis und der Sutura coronalis dar. Bregma ist von der Haaransatzlinie ungefähr so weit entfernt, wie der Haaransatz von der Augenbraue entfernt ist. Ungefähr zwei Fingerbreit posterior von Bregma auf der Sutura sagittalis liegt Vertex, der höchste Punkt des Schädels.

Sutura coronalis, Pterion, Sutura sphenofrontalis

Vom Bregma palpieren Sie die Sutura coronalis beidseitig nach lateral und achten auch hier wieder auf die spezifischen Nahtränder. Sie treffen lateral, ungefähr 2 Querfinger vom äußeren Augenbrauenbogen des Stirnbeins, auf die Vereinigung von Stirnbein, Keilbein, Scheitelbein und Schläfenbein. Diese Stelle wird auch als Pterion bezeichnet. Von dort folgen Sie der Naht zwischen den großen Keilbeinflügeln und dem Stirnbein, der Sutura sphenofrontalis, nach anterior.

Sutura frontozygomatica

Anschließend palpieren Sie unmittelbar unterhalb des äußeren Augenbogens vom Stirnbein, die Sutura frontozygomatica.

Sutura zygomaticomaxillaris

Folgen Sie der Sutur nach inferior, bis Sie die Sutura zygomaticomaxillaris unter Ihren Fingern wahrnehmen, die Verbindung zwischen dem Oberkiefer und dem Jochbein.

Sutura nasomaxillaris, Sutura frontomaxillaris

Anschließend folgen Sie der Augenhöhle nach medial und palpieren die Sutura nasomaxillaris mit ihrer squamösen Naht zwischen dem Oberkiefer und dem Nasenbein und die Sutura frontomaxillaris mit ihrer sägeförmigen Naht zwischen dem Stirnbein und dem Oberkiefer.

Sutura sphenoparietalis, Sutura parietosquamosa, Sutura parietomastoidea, Asterion

Gehen Sie zurück zum Pterion und ertasten Sie die Sutura sphenoparietalis, anschließend die Sutura parietosquamosa, die halbkreisförmig zwischen dem Schläfen- und Scheitelbein nach posterior verläuft. Oberhalb des Processus mastoideus, dem Warzenfortsatz des Schläfenbeins, folgen Sie der Sutura parietomastoidea nach posterior, bis Sie an eine Vertiefung kommen, die als Asterion bezeichnet wird und die Vereinigungsstelle vom Scheitel-, Schläfen- und Hinterhauptbein darstellt. Asterion liegt ungefähr 3 Querfinger oberhalb und hinter der Spitze des Warzenfortsatzes.

Sutura lambdoidea, Lambda

Vom Asterion folgen sie der verzahnten Sutura lambdoidea nach medial, bis Sie auf die Verbindungsstelle der Sutura lambdoidea und der Sutura sagittalis stoßen. Diese wird Lambda genannt.

Sutura occipitomastoidea

Setzen Sie Ihre Fingerbeeren wieder auf das Asterion, und folgen Sie der Naht zwischen Hinterhauptbein und Warzenfortsatz, der Sutura occipitomastoidea, nach kaudal und medial, soweit die Nackenmuskulatur es Ihnen ermöglicht.

Articulatio temporomandibularis

Nun legen Sie Ihre Finger unmittelbar vor denTragus des Ohres, auf das Kiefergelenk, die Articulatio temporomandibularis, und nehmen den Gelenkspalt dieses Gelenkes wahr.

Sutura temporozygomatica

Ungefähr 3 Fingerbreit anterior vom Tragus liegt die Sutura temporozygomatica, die Verbindung von Schläfen- und Jochbein.

Intraorale Nähte

Zum Abschluss palpieren Sie die intraoralen Nähte: die Sutura palatina mediana, eine Naht zwischen den beiden Gaumenhälften, und die Sutura palatina transversa zwischen dem Gaumenfortsatz des Oberkiefers und dem Gaumenbein.

Die suturalen Verbindungen der Schädelknochen

„*Wir müssen die genaue Position und den Zweck jedes Knochens kennen und völlig vertraut sein mit jeder seiner Verbindungen. Wir müssen eine vollständige Vorstellung der normalen Verbindungen und Gelenke haben, die wir korrigieren möchten.*" A. T. Still[18]

Der Schädel als Ganzes bildet einen komplizierten Mechanismus. Die vielfältigen suturalen Gelenkflächen ermöglichen die Übertragung einer Vielzahl feinster Bewegungsimpulse. Im Folgenden werden die Verbindungen der einzelnen Schädelknochen zueinander detailliert beschrieben. Diese Strukturen sollten nicht nur theoretisch erarbeitet, sondern vor allem auch am lebenden Körper palpiert und visualisiert werden. In späteren Kapiteln werden sie in Zusammenhang gebracht mit der Anatomie und Funktion der intrakranialen Membrane.

Os occipitale *(Abb. 6.10* und *6.11)*

Das unpaarige Os occipitale bildet mit sechs Knochen gelenkige Verbindungen:
Os sphenoidale
Os parietale (2)
Os temporale (2)
Atlas

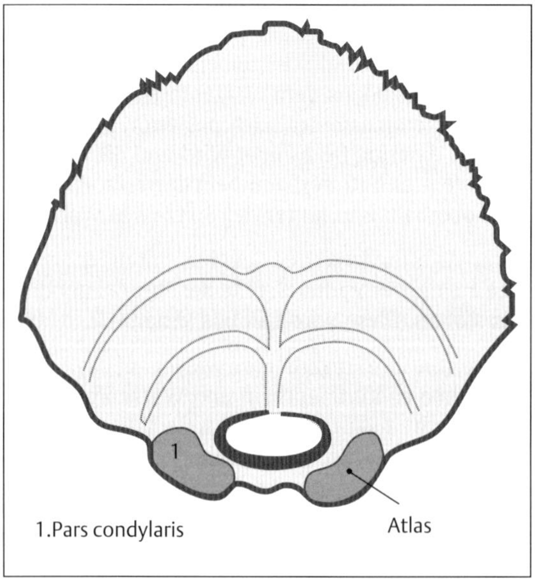

6.10
Suturale Verbindungen des Os occipitale (von außen)

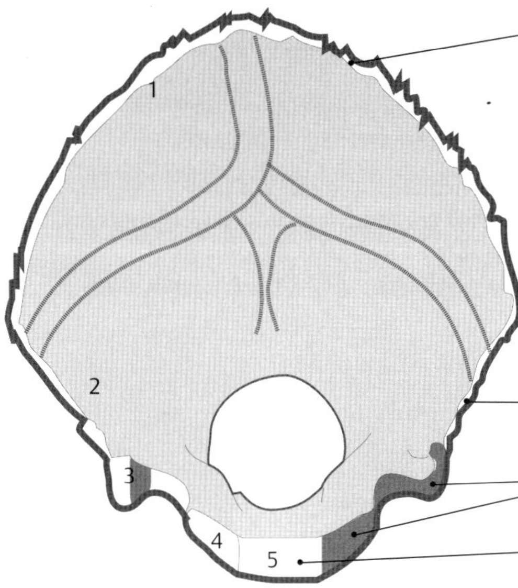

6.11

Suturale Verbindungen des Os occipitale (von innen)

Verbindungen zum Os sphenoidale

- Synchondrosis sphenobasilaris (SSB): Die Pars basilaris ossis occipitalis artikuliert mit der hinteren Fläche des Keilbeinkörpers.
  - ▶ Suturenart: Synchondrose (später Synostose); diese verknöchert etwa zwischen dem 16. bis 25. Lebensjahr, behält aber bis ins hohe Lebensalter eine relative Flexibilität

Verbindungen zum Os parietale

- Sutura lambdoidea: Der Margo lambdoideus (zum Scheitelbein gerichteter Rand) artikuliert mit dem Hinterrand des Os parietale.
  - ▶ Nahtrand nach innen gerichtet in der medialen oberen Hälfte, nach außen gerichtet in der lateralen unteren Hälfte. Der laterale Teil der Suturen kann sich stärker öffnen als der mediale
  - ▶ Suturenart: Sutura squamoserrata

Verbindung zum Os temporale

- Sutura occipitomastoidea: Der konkave Margo mastoideus (zum Schläfenbein gerichteter Rand) liegt zwischen dem Angulus lateralis (lateraler Winkel des Hinterhaupts) und dem Processus jugularis (knöcherner Vorsprung seitlich des Foramen jugulare). Der Rand des Okziputs artikuliert mit dem konvexen Hinterrand der Pars mastoidea des Schläfenbeins.
  - ▶ Normalerweise nach außen gerichteter Rand, evtl. im unteren Teil nach innen gerichtet. Der Wechsel der Suturenränder wird condylosquamo-mastoider Pivotpunkt (CSMP) genannt
  - ▶ Suturenart: Unregelmäßig
  - ▶ Eine Kompression an dieser Naht führt zu einer entgegengesetzten Bewegung des Schläfenbeins in bezug zum Hinterhauptbein, das heißt, dass das Hinterhauptbein sich in Flexion, das Schläfenbein dagegen in Innenrotation bewegt
- Sutura petrobasilaris: Die lateralen Ränder der Basis des Hinterhauptbeins bilden eine Leiste. Diese Leiste/Feder artikuliert mit einer Rinne/Nut am hinteren unteren Teil des Felsenbeins (Pars petrosae).
  Diese Konstruktion ermöglicht eine Dreh- und Gleitbewegung.
  - ▶ Suturenart: Synchondrosis

- Sutura petrojugularis: Der Processus jugularis verbindet sich mit der jugularen Gelenkfläche des Felsenbeins. Diese Stelle kann als Pivotpunkt angesehen werden, von der die Bewegung vom Hinterhauptbein auf das Schläfenbein übertragen wird.
  - ▸ Suturenart: Synchondrosis

Verbindung zum Atlas

- Articulatio atlantooccipitalis
  Die Pars condylaris des Hinterhaupts artikuliert mit der Fovea articularis superior des Atlas.
  - ▸ Gelenkart: Diarthrose (s. *Abb. 6.10*)

Os sphenoidale *(Abb. 6.12, 6.13* und *6.14)*

Das unpaarige Os sphenoidale bildet mit zwölf Knochen gelenkige Verbindungen:
Os occipitale
Os temporale (2)
Os parietale (2)
Os frontale
Os zygomaticum (2)
Os ethmoidale
Vomer
Os palatinum (2)

1. Spina ethmoidalis
2. Vorderer Teil der Ala minor und vorderer oberer medialer Rand des Corpus sphenoidalis
3. L-förmiger vorderer Rand der Ala major
4. Vorderer Rand der Ala major
5. Untere laterale Fläche und unterer vorderer Winkel des Corpus sphenoidale
6. Vorderrand des Processus pterygoidalis medialis
7. Incisura pterygoidea
8. Massae laterales
9. Crista sphenoidalis

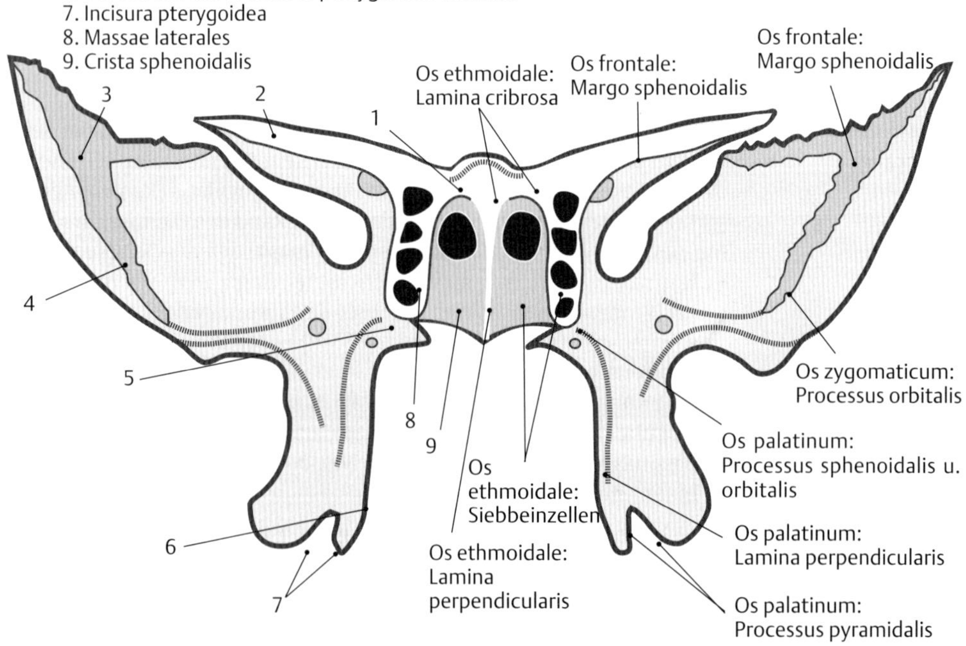

6.12
Suturale Verbindungen des Os sphenoidale (von vorne)

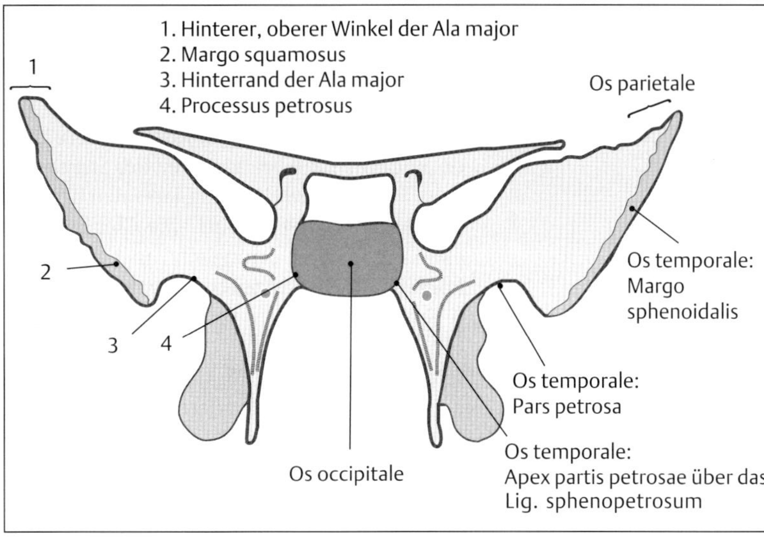

6.13
Suturale Verbindungen des Os sphenoidale (von hinten)

Verbindung zum Os occipitale

- Die hintere Fläche des Keilbeinkörpers artikuliert mit der Pars basilaris des Hinterhaupts (SSB)
- Suturenart: Synchondrose (später Synostose)

Verbindung zum Os temporale

- Sutura sphenosquamosa: Der Margo squamosus, der hintere Rand des großen Keilbeinflügels, artikuliert mit dem vorderen und unteren Rand des Margo sphenoidalis des Schläfenbeins.
  - Nach außen gerichteter Rand im vorderen, vertikalen Teil, nach innen gerichteter Rand im hinteren horizontalen Teil. Der Wechselpunkt der Nahtränder wird sphenosquamöser Pivotpunkt (SSP) genannt
  - Suturenart: Sutura squamoserrata
- Sutura sphenopetrosa: Der Apex des Felsenbeins ist mit dem Dorsum sellae (Rückwand der Hypophysengrube) über das Ligamentum sphenopetrosum des Kleinhirnzelts (= Ligament *Grüber)* verbunden (zur Pathologie s. S. 77, 98).

Der hintere Rand der Ala major (großer Keilbeinflügel) artikuliert mit dem vorderen Teil des Felsenbeins. Diese sind allerdings nicht wirklich miteinander verbunden. Zwischen ihnen liegt das Foramen lacerum, so dass sie den vorderen und hinteren Rand dieser Öffnung bilden. Das Foramen lacerum ist durch die Lingula sphenoidalis in zwei Abschnitte unterteilt. Außen ist es offen, innen durch Faserknorpel (der Fibrocartilago basilaris) verschlossen. Darauf liegt die A. carotis interna.

Verbindung zum Os parietale

- Sutura sphenoparietalis:
  - Der hintere obere Winkel der Ala major artikuliert mit dem vorderen unteren Winkel des Scheitelbeins
  - Nach innen gerichteter Rand
  - Suturenart: Sutura squamosa

Verbindung zum Os frontale

- Sutura sphenofrontalis:
  - Der L-förmige vordere obere Rand der Ala major (Margo frontalis) artikuliert mit dem L-förmigen vorderen lateralen Winkel des Stirnbeins (Margo sphenoidalis)
    An der Schädelaußenseite ist der Margo frontalis der Ala major nach innen, der Margo sphenoidalis des Stirnbeins nach außen gerichtet.
  - Suturenart: Sutura squamoserrata

- Der laterale vordere Teil des kleinen Keilbeinflügels (Ala minor) und der vordere obere mediale Rand des Keilbeinkörpers (Corpus sphenoidalis) artikulieren mit dem medialen Teil des Margo sphenoidalis des Stirnbeins
  Der kleine Keilbeinflügel, insbesondere in seinem medialen Teil, bedeckt den artikulierenden Teil des Stirnbeins dachziegelartig (in manchen Fällen wurde für den lateralen Teil allerdings das Gegenteil beschrieben). Dadurch wird eine Gleitbewegung der beiden Gelenkflächen zueinander ermöglicht, in Verbindung mit der Flexibilität der lamellenförmigen Struktur des kleinen Keilbeinflügels.
  - Suturenart: Sutura squamoserrata

Verbindung mit dem Os zygomaticum

- Sutura sphenozygomatica: Der vordere Rand des großen Keilbeinflügels (Ala major) artikuliert mit dem nach vorne gerichteten Fortsatz des Jochbeins (Processus orbitalis).
  - Suturenart: Sutura serrata

Verbindung zum Os ethmoidale

- Sutura sphenoethmoidalis:
  - Zum Siebbein gerichtete Spitze des Keilbeins (Spina ethmoidalis) artikuliert mit dem Hinterrand der Lamina cribrosa des Siebbeins. Die Spina wurde von *Sutherland* als besonders wichtig angesehen für die Bewegungsübertragung vom Keilbein auf das Siebbein, ebenso wie für die Drainage der Nasenhöhlen
  - Suturenart: Schindylesis
  - Crista sphenoidalis anterior (mediane Knochenleiste) artikuliert mit der Lamina perpendicularis des Siebbeins (vertikale Knochenlamelle)
  - Suturenart: Sutura plana
  - Massae laterales des Keilbeins artikulieren mit den Siebbeinzellen (Labyrinthus ethmoidalis)
  - Suturenart: Sutura plana

Verbindung mit dem Vomer

- Sutura sphenovomeriana:
  Das Rostrum sphenoidale (Fortsetzung der Crista sphenoidalis) artikuliert mit dem Vomer. Beide gemeinsam bilden den Canalis vomerorostralis.
  - Suturenart: Schindylesis

1. Rostrum sphenoidale

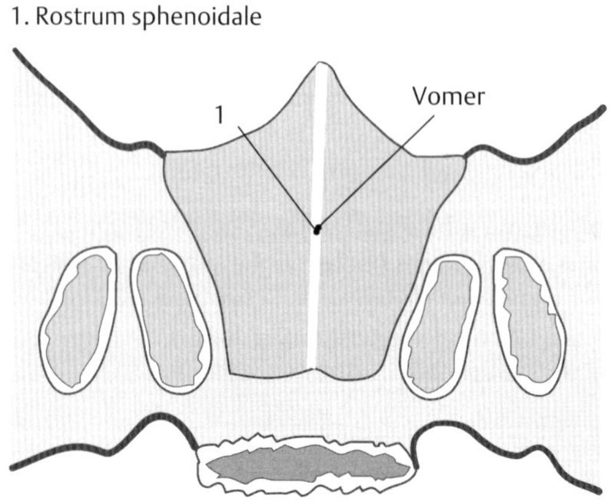

6.14

Suturale Verbindungen des Os sphenoidale (von unten)

Verbindung zum Os palatinum

- Sutura sphenopalatina:
  - Die untere laterale Fläche des Keilbeinkörpers (Corpus sphenoidale) artikuliert mit dem Processus sphenoidalis des Gaumenbeins (oberer Fortsatz, posterior der Incisura sphenopalatina)
  - Der untere vordere Winkel des Keilbeinkörpers (Corpus sphenoidale) artikuliert mit dem Processus orbitalis (nach vorn gerichteter Fortsatz des Gaumenbeins)
  - Der Vorderrand des inneren Flügelfortsatzblattes (Lamina medialis processus pterygoidei des Keilbeins) artikuliert mit dem hinteren Rand der vertikalen Gaumenbeinplatte (Lamina perpendicularis)
  - Die Incisura pterygoidea (Einschnitt zwischen Lamina medialis und lateralis) artikuliert mit dem unteren Fortsatz des Gaumenbeins (Processus pyramidalis)
  - Suturenart aller 4 Verbindungen: Sutura plana

Die Spitzen der Flügelfortsätze (Processus pterygoideus) bewegen sich in den Furchen auf dem Rücken der kleinen Gaumenbeine. Die Flügelfortsätze konvergieren vorne und laufen hinten auseinander. In der Inspirationsphase des PRM spreizen die Flügelfortsätze des Keilbeins dadurch die kleinen Gaumenbeine auseinander und bewegen sie in Außenrotation, so dass es zu einer Pendelbewegung im Rhythmus des PRM kommt.

Diese Bewegung ist nach *Sutherland*[19] eines der bedeutenden kleinen Dinge in der kraniosakralen Osteopathie. Dieser Mechanismus ist häufig gestört und damit auch die feine Bewegung des Oberkiefers.

Außerdem befindet sich zwischen Keilbein und Gaumenbein das Ganglion pterygopalatinum. Es liegt in der Flügelgaumengrube (Foramen sphenopalatinum). Es ist ein parasympathisches Ganglion, das die Tränendrüse und die Drüsen des Nasen-Rachen-Raumes und des Gaumens innerviert. Seine sympathischen Fasern innervieren das Gefäßsystem dieses Bereichs, und seine sensiblen Fasern versorgen die Schleimhäute der Nase, des Rachens, des Gaumens und die Öffnung der Tuba auditiva (Ohrtrompete). Dieses Ganglion hängt in dieser Grube wie eine „Straßenampel“, ist oben an zwei Ästen befestigt und schwingt darin vor und zurück.

Schläge oder Stürze auf das Stirn- oder Jochbein wie auch auf den Oberkiefer können das kleine Gaumenbein in das Ganglion stoßen, den Platz für das Ganglion einengen und seine Funktion beeinträchtigen. Noch eine bedeutende Kleinigkeit in der kraniosakralen Osteopathie.

Os ethmoidale *(Abb. 6.15* und *6.16)*

Das unpaarige Os ethmoidale bildet mit 13 Knochen, knorpeligen Anteilen, gelenkige Verbindungen:

Os sphenoidale
Vomer
Os frontale
Os nasale (2)
Maxilla (2)
Os palatinum (2)
Os lacrimale (2)
Cartilago septi nasi
Concha nasalis inferior (untere Nasenmuschel) (2)

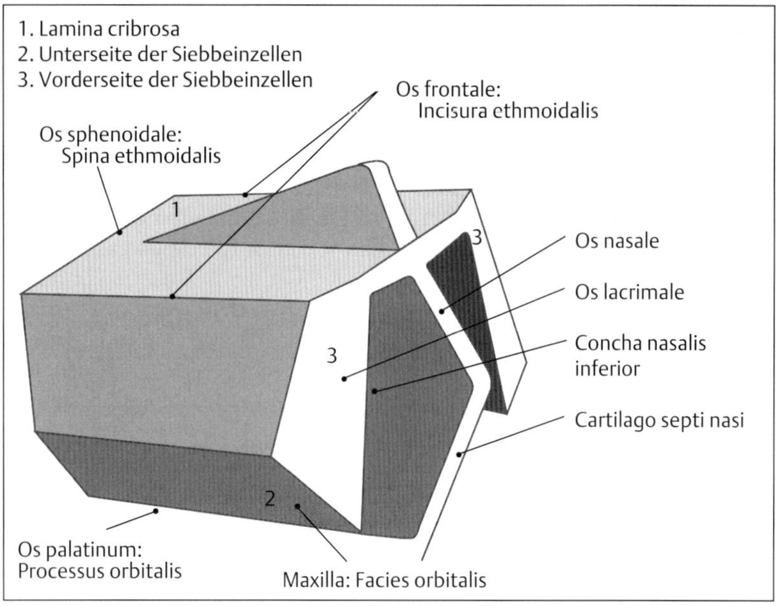

6.15

Suturale Verbindungen des Os ethmoidale (von rechts vorne)

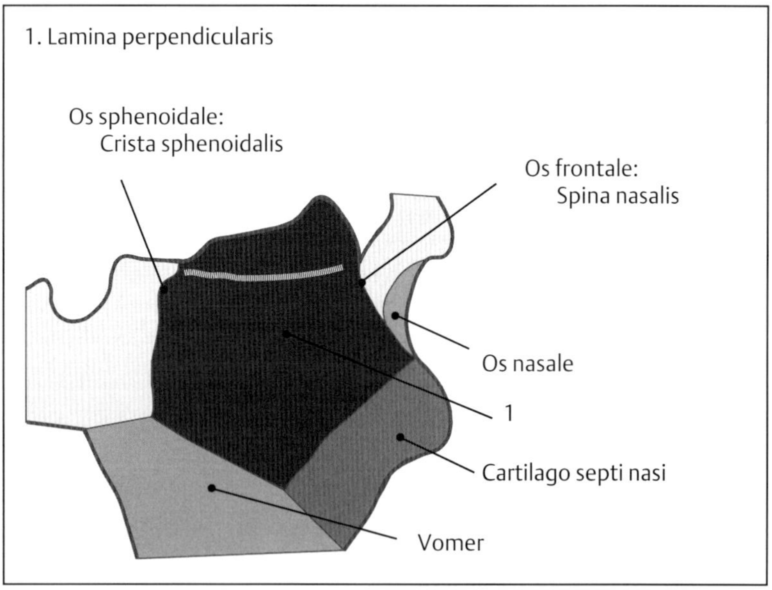

6.16

Suturale Verbindungen des Os ethmoidale: Lamina perpendicularis

Verbindung zum Os sphenoidale

- Sutura sphenoethmoidalis:
  - Der Hinterrand der Lamina cribrosa des Siebbeins artikuliert mit der zum Siebbein geneigten Spitze des Keilbeins
  - Suturenart: Schindylesis
  - Die Lamina perpendicularis des Siebbeins (vertikale Knochenlamelle) artikuliert mit der Crista sphenoidalis anterior (eine mediane Knochenleiste des Keilbeins)
  - Suturenart. Sutura plana
  - Die Siebbeinzellen (Labyrinthus ethmoidalis) verbinden sich mit der nach vorn mündenden Öffnung der Keilbeinhöhle (Apertura sinus sphenoidalis)
  - Suturenart: Sutura plana

Verbindung zum Vomer

- Sutura vomero-ethmoidalis: Der hintere untere Rand der Lamina perpendicularis des Siebbeins verbindet sich mit dem Vomer am oberen Teil seines vorderen Randes.
  - ▶ Suturenart: Sutura plana

Verbindung mit dem Os frontale

- Sutura fronto-ethmoidalis:
  - ▶ Die Lamina cribrosa des Siebbeins artikuliert mit der Incisura ethmoidalis
  - ▶ Die Lamina perpendicularis des Siebbeins artikuliert mit einer median gelegenen Spitze des Stirnbeins (Spina nasalis)
  - ▶ Die Oberseite der Siebbeinzellen verbindet sich mit der unteren, zum Siebbein gerichteten Fläche des Stirnbeins
  - ▶ Suturenart aller 3 Schädelnähte: Sutura plana

Verbindung zum Os nasale

- Sutura ethmoidonasalis: Der vordere Rand der Lamina perpendicularis des Siebbeins artikuliert mit dem hinteren Teil des Knochenkamms des Nasenbeins.
  - ▶ Suturenart: Sutura plana

Verbindung mit der Maxilla

- Sutura ethmoidomaxillaris:
  - ▶ Die Unterseite der Siebbeinzellen artikuliert mit dem medianen Rand der Facies orbitalis des Oberkiefers
  - ▶ Die Vorderseite der Massae laterales des Siebbeins artikuliert mit dem Hinterrand des Stirnfortsatzes des Oberkiefers (Processus frontalis)
  - ▶ Die mittlere Nasenmuschel des Siebbeins (Concha nasalis media) artikuliert mit einer schrägen Leiste, die sich an der medianen Seite des Oberkiefers befindet (Crista ethmoidalis)
  - ▶ Suturenart aller 3 Schädelnähte: Sutura plana

Verbindung mit dem Os palatinum

- Sutura palato-ethmoidalis:
  - ▶ Die Unterseite der Siebbeinzellen artikuliert mit dem Processus orbitalis des Gaumenbeins.
  - ▶ Suturenart: Sutura plana
  - ▶ Die mittlere Nasenmuschel artikuliert mit der Crista ethmoidalis des Gaumenbeins.

Verbindung mit dem Os lacrimale

- Sutura lacrimo-ethmoidalis: Die Vorderseite der Siebbeinzellen artikuliert mit dem Hinterrand des Tränenbeins.
  - ▶ Suturenart: Sutura plana

Verbindung mit dem Cartilago septi nasi

- Sutura ethmoidoseptalis: Der vordere untere Rand der Lamina perpendicularis artikuliert mit dem hinteren oberen Rand der knorpeligen Nasenscheidewand.
  - ▶ Suturenart: Sutura plana

Verbindung mit der Concha nasalis inferior

- Sutura ethmoidoconchalis: Ein hakenförmiger nach unten zeigender Fortsatz des Siebbeins (Processus uncinatus) verbindet sich mit der unteren Nasenmuschel.
  - ▶ Suturenart: Sutura plana

Vomer *(Abb. 6.17* und *6.18)*

Der unpaarige Vomer bildet mit 6 Knochen gelenkige Verbindungen:
Os sphenoidale
Os ethmoidale
Maxilla (2)
Os palatinum (2)
Cartilago septi nasi

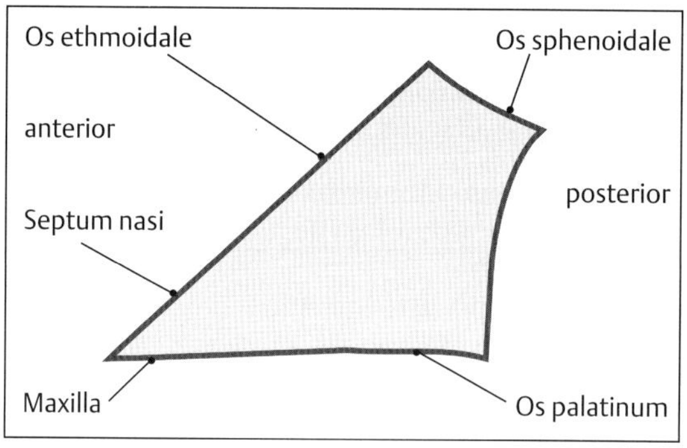

6.17
Suturale Verbindungen des Vomer

Verbindung mit dem Os sphenoidale

- Sutura sphenovomeriana:
  - Die Alae vomeris umfassen das Rostrum des Keilbeins (Fortsetzung der Crista sphenoidalis)
  - Suturenart: Schindylesis
  - Lateral grenzen die Alae vomeris an den Processus vaginalis des Processus pterygoideus des Keilbeins

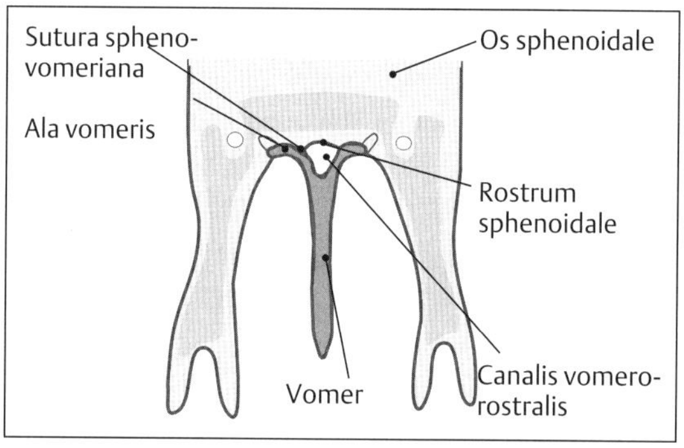

6.18
Sutura sphenovomeriana

Verbindung zum Os ethmoidale

- Sutura vomero-ethmoidalis: Der vordere Rand ist mit der Lamina perpendicularis des Siebbeins verbunden.
  - Suturenart: Schindylesis

Verbindung zur Maxilla

- Sutura vomeromaxillaris: Unten ist der vordere Teil des Vomers mit der Crista nasalis der Maxilla verbunden.
  - Suturenart: Sutura plana

Verbindung mit dem Os palatinum

- Sutura vomeropalatina: Unten ist der hintere Teil des Vomers mit der Crista nasalis des Gaumenbeins verbunden.
  - Suturenart: Sutura plana
  - Nach vorne grenzen die Alae vomeris an den Processus sphenoidalis des Gaumenbeins

Verbindung mit dem Cartilago septi nasi:

- Sutura vomeroseptale: Verbindung des unteren Vorderrandes mit der knorpeligen Nasenscheidewand.
  - Suturenart: Sutura plana

Os frontale *(Abb. 6.19* und *6.20)*

Das unpaarige Os frontale bildet mit 12 Knochen gelenkige Verbindungen:
Os sphenoidale
Os ethmoidale
Os parietale (2)
Maxilla (2)
Os zygomaticum (2)
Os nasale (2)
Os lacrimale (2)

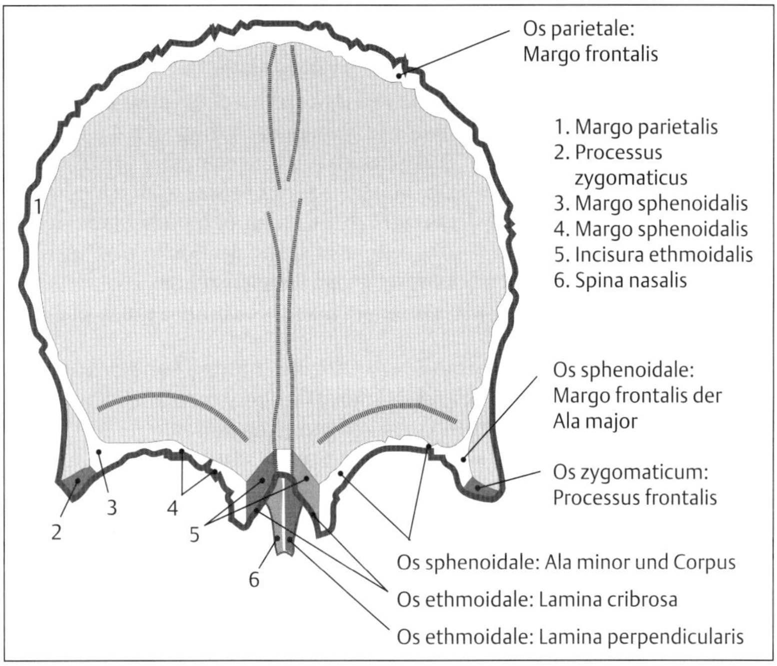

6.19
Suturale Verbindungen des Os frontale von innen

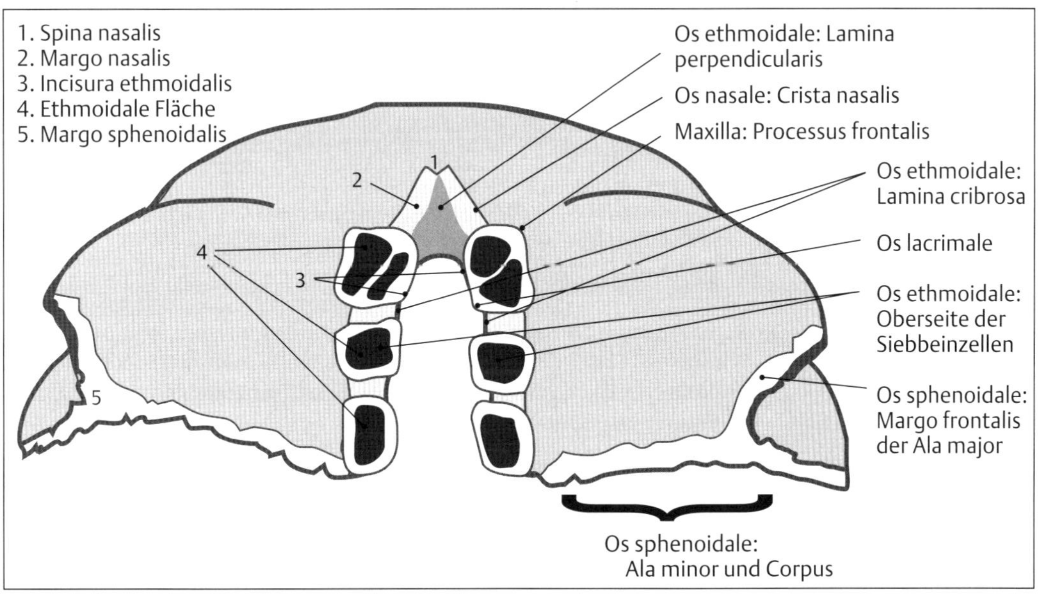

6.20 Suturale Verbindungen des Os frontale (von unten)

Verbindung zum Os sphenoidale

- Sutura sphenofrontale:
  - Der L-förmige vordere laterale Winkel des Stirnbeins (Margo sphenoidalis) artikuliert mit dem L-förmigen vorderen oberen Rand des großen Keilbeinflügels (Margo frontalis)
  - Suturenart: Sutura squamoserrata
  - Der mediale Teil der Margo sphenoidalis des Stirnbeins artikuliert mit dem seitlichen vorderen Teil des kleinen Keilbeinflügels und dem medialen vorderen oberen Rand des Keilbeinkörpers. In den meisten Fällen wird der frontale Teil vom kleinen Keilbeinflügel bedeckt. Die Verbindung ermöglicht eine Gleitbewegung der beiden Flächen zueinander
  - Suturenart: Sutura squamoserrata

Verbindung zum Os ethmoidale

- Sutura fronto-ethmoidalis:
  - In die Incisura ethmoidalis (Einschnitt zwischen dem linken und rechten Augenhöhlendach) fügt sich die Lamina cribrosa des Siebbeins ein. Die Inzisur ist vorne schmaler als hinten
  - Der hintere Teil der Spina nasalis (medianer spitzer Vorsprung) artikuliert mit der Lamina perpendicularis des Siebbeins
  - Die untere ethmoidale Fläche des Stirnbeins verbindet sich mit der Oberseite der Siebbeinzellen
  - Suturenart aller 3 Suturen: Sutura plana

Verbindung zum Os parietale

- Sutura coronalis: Der hintere Rand des Stirnbeins verbindet sich mit den Scheitelbeinen. Der obere mediane Rand ist nach innen gerichtet, der untere laterale Rand nach außen.
  - Suturenart: Sutura squamoserrata

Verbindumg zur Maxilla

- Sutura frontomaxillaris: Der seitliche Teil der Pars nasalis des Stirnbeins artikuliert mit dem Stirnfortsatz des Oberkiefers (Processus frontalis).
  - Suturenart: Sutura serrata

Verbindung zum Os zygomaticum

- Sutura frontozygomatica: Der seitlich an der Augenhöhle gelegene Fortsatz des Stirnbeins (Processus zygomaticus) artikuliert nach unten mit dem Fortsatz des Jochbeins (Processus frontalis).
  - Suturenart: Sutura serrata

Verbindung zum Os nasale

- Sutura frontonasalis:
  - Der mediale Teil der Pars nasalis artikuliert mit dem oberen Rand des Nasenbeins
  - Suturenart: Sutura serrata
  - Der mediane spitze Vorsprung des Stirnbeins (Spina nasalis) artikuliert mit dem Knochenkamm des Nasenbeins (Crista nasalis)
  - Suturenart: Sutura plana

Verbindung zum Os lacrimale

- Sutura frontolacrimalis: Das vordere Viertel der Incisura ethmoidalis des Stirnbeins (Einschnitt zwischen rechtem und linkem Augenhöhlendach) artikuliert seitlich mit dem oberen Teil des Tränenbeins.
  - Suturenart: Sutura squamosa

Os temporale *(Abb. 6.21)*

Das paarige Os temporale bildet mit 5 Knochen gelenkige Verbindungen:

Os occipitale	Os zygomaticum
Os sphenoidale	Os mandibulare
Os parietale	

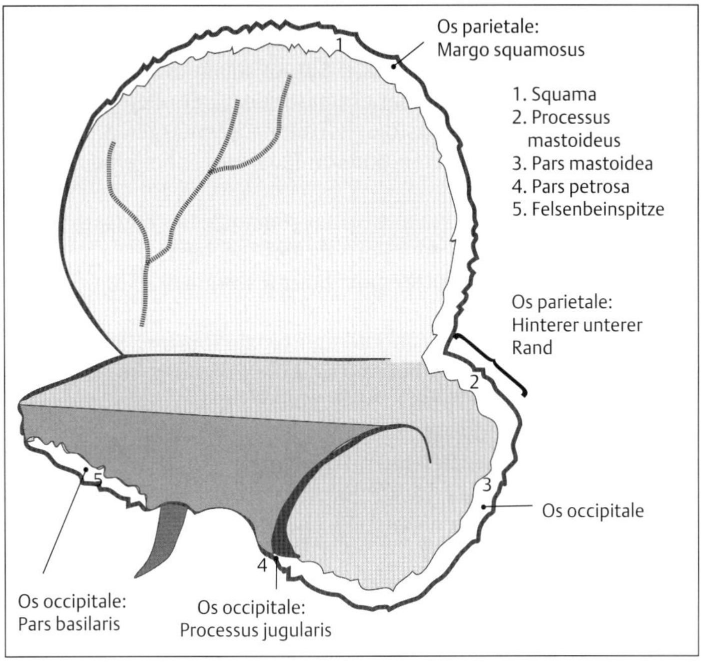

6.21
Suturale Verbindungen des Os temporale (von medial)

Verbindung zum Os occipitale

- Sutura petrobasilaris: Die Rinne/Nut am hinteren unteren Teil des Felsenbeins artikuliert mit der Leiste/Feder am lateralen Rand der Pars basilaris des Hinterhaupts (Pars anterior des Foramen magnum). Diese Konstruktion ermöglicht eine Dreh- und Gleitbewegung.
  ▶ Suturenart: Synchondrosis
- Sutura petrojugularis: Die juguläre Gelenkfläche der Pars petrosa (Felsenbein) artikuliert mit dem Processus jugularis des Hinterhaupts (Knochenvorsprung seitlich vom Foramen jugulare).
  ▶ Suturenart: Synchondrosis
- Sutura occipitomastoidea: Der konvexe hintere Rand der Pars mastoidea artikuliert mit dem konkaven Teil des Hinterhaupts. Die beiden Gelenkflächen können eine Gleitbewegung in entgegengesetzter Richtung zueinander ausführen.
  Normalerweise ist der Rand des Schläfenbeins nach innen gerichtet, evtl. im unteren Teil nach außen. Der Wechselpunkt der Nahtränder wird condylo-squamo-mastoider Pivotpunkt (CSMP) genannt.
  ▶ Suturenart: Unregelmäßig

Verbindung zum Os sphenoidale

- Sutura sphenosquamosa: Der vordere und untere Rand der Schläfenbeinschuppe verbindet sich mit dem Margo squamosus des großen Keilbeinflügels.
  In der oberen vorderen Hälfte nach innen gerichteter Rand, in der unteren Hälfte nach außen gerichteter Rand. Der Richtungswechselpunkt der Ränder wird sphenosquamöser Pivotpunkt genannt (SSP).
  ▶ Suturenart: Sutura squamoserrata
- Sutura sphenopetrosa: Der Apex des Felsenbeins ist mit dem Dorsum sellae (Rückwand der Hypophysengrube) über das Ligamentum sphenopetrosum des Kleinhirnzelts (= Ligament *Grüber)* verbunden.
  Der vordere Rand des Felsenbeins artikuliert mit dem hinteren Rand des großen Keilbeinflügels. Beide sind allerdings nicht wirklich miteinander verbunden und bilden nur den vorderen und hinteren Rand des Foramen lacerum.

Verbindung zum Os parietale

- Sutura parietosquamosa: Die Schläfenbeinschuppe artikuliert mit nach innen gerichtetem Rand mit der Margo squamosa des Scheitelbeins.
  ▸ Suturenart: Sutura squamosa
- Sutura parietomastoidea: Der obere Rand des Warzenfortsatzes (Processus mastoideus) mit nach innen gerichtetem Rand verbindet sich mit dem hinteren unteren Rand des Scheitelbeins.

Verbindung zum Os zygomaticum

- Sutura temporozygomatica: Der Fortsatz des Schläfenbeins verbindet sich mit dem Fortsatz des Jochbeins.
  ▸ Suturenart: Sutura serrata

Verbindung zum Os mandibulare

- Articulatio temporomandibulare: Die Grube des Schläfenbeins (Fossa mandibularis) und die Erhebung vor der Grube (Tuberculum articulare) verbinden sich mit dem Gelenkfortsatz des Unterkiefers (Processus condylaris).
  ▸ Gelenkart: Diarthrose

Os parietale *(Abb. 6.22)*

Das paarige Os parietale bildet mit fünf Knochen gelenkige Verbindungen:
Os parietale
Os occipitale
Os sphenoidale
Os temporale
Os frontale

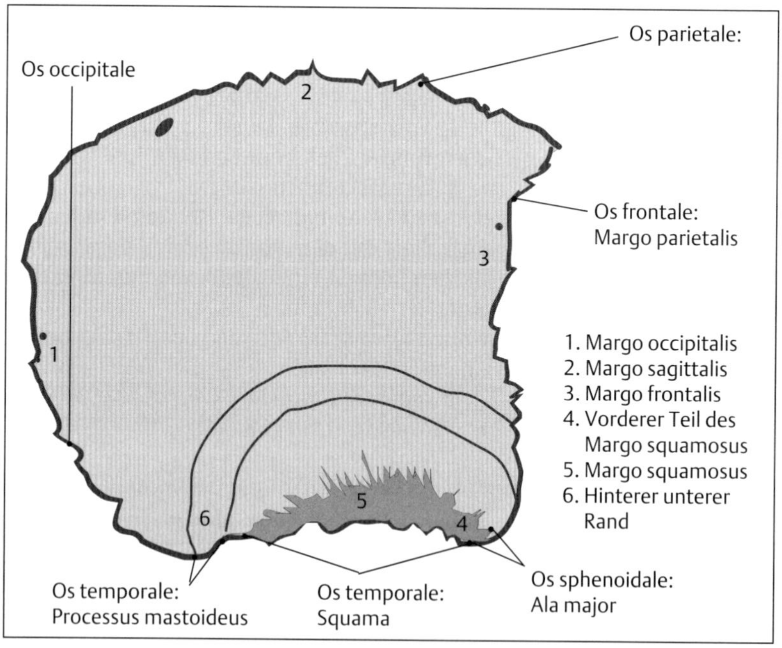

6.22
Suturale Verbindungen des Os parietale (von außen)

Verbindung zum Os parietale

- Sutura sagittalis: Die Oberränder der beiden Scheitelbeine verbinden sich miteinander. Die Zacken der Naht werden nach hinten breiter und ermöglichen ein Auseinanderspreizen der Schädelnaht, wobei sich der hintere Teil stärker öffnen kann als der vordere Teil.
  ▸ Suturenart: Sutura denticulata

Verbindung zum Os occipitale

- Sutura lambdoidea: Der hintere Rand des Scheitelbeins (Margo occipitalis) verbindet sich mit dem Hinterhauptbein. Der Rand ist medial nach außen orientiert und lateral nach innen gerichtet. Der laterale Teil der Sutur kann sich stärker öffnen als der mediale Teil.
  ▶ Suturenart: squamoserrata

Verbindung zum Os sphenoidale

- Sutura sphenoparietale: Der vordere Teil des unteren Randes (Margo squamosus) verbindet sich mit dem großen Keilbeinflügel. Nach außen gerichteter Rand.
  ▶ Suturenart: Sutura squamosa

Verbindung zum Os temporale

- Sutura parietomastoidea: Der hintere untere Rand des Scheitelbeins verbindet sich mit dem Warzenfortsatz des Schläfenbeins. Nach außen gerichtete, rauhe Gelenkfläche.
- Sutura parietosquamosa: Der Rand des Scheitelbeins artikuliert mit der Schläfenbeinschuppe.
  Der Rand ist nach außen gerichtet.
  ▶ Suturenart: Sutura squamosa

Verbindung zum Os frontale

- Sutura coronalis: Der vordere Rand des Scheitelbeins (Margo frontalis) artikuliert mit dem hinteren Rand des Stirnbeins (Margo parietalis). Der obere Teil des Randes ist nach außen, der untere Teil nach innen gerichtet.
  ▶ Suturenart: Sutura squamoserrata

Maxilla *(Abb. 6.23 und 6.24)*

Die paarige Maxilla bildet mit neun Knochen gelenkige Verbindungen:

Os frontale	Os nasale
Os ethmoidale	Vomer
Os zygomaticum	Concha nasalis inferior
Os lacrimale	Maxilla der Gegenseite
Os palatinum	

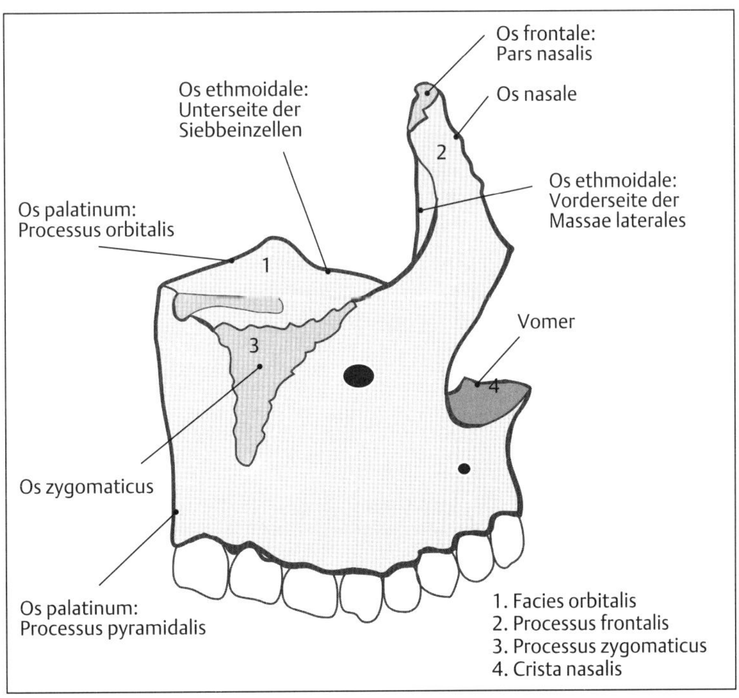

6.23
Suturale Verbindungen der Maxilla (von lateral)

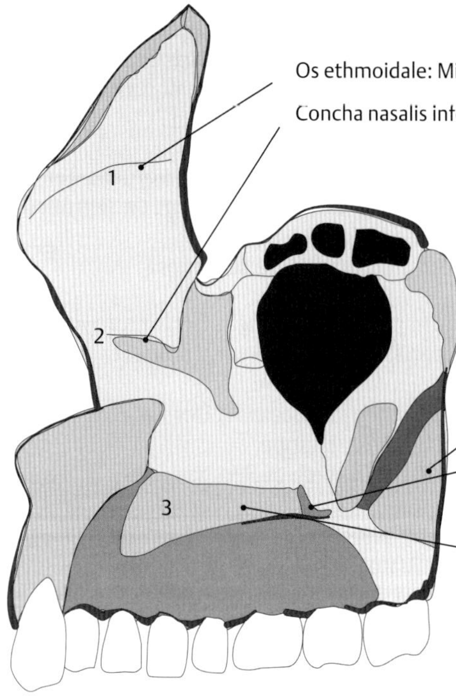

6.24

Suturale Verbindungen der Maxilla (von medial)

Verbindung mit dem Os frontale

- Sutura frontomaxillaris: Der Stirnfortsatz des Oberkiefers (Processus frontalis) artikuliert mit dem äußerlichen seitlichen Teil der Pars nasalis des Stirnbeins.
  - Suturenart: Sutura serrata

Verbindung mit dem Os ethmoidale

- Sutura ethmoidomaxillaris:
  - Der median gelegene Rand der Facies orbitalis des Oberkiefers artikuliert mit der Unterseite der Siebbeinzellen
  - Der Hinterrand des Stirnfortsatzes des Oberkiefers verbindet sich mit der Vorderseite der Massae laterales des Siebbeins
  - Die Crista ethmoidalis artikuliert mit dem vorderen Teil der mittleren Nasenmuschel
  - Suturenart aller drei Schädelnähte: Sutura plana

Verbindung mit dem Os zygomaticum

- Sutura zygomaticomaxillaris: Der seitlich gelegene Fortsatz des Oberkiefers (Processus zygomaticus) artikuliert mit dem Vorder- und Unterrand des Jochbeins.
  - Suturenart: Unregelmäßig gebildete Naht

Verbindung zum Os lacrimale

- Sutura lacrimomaxillaris: Die hintere Kante des Stirnfortsatzes des Oberkiefers (Processus frontalis) artikuliert mit dem Vorderrand des Tränenbeins.
  - Suturenart: Sutura plana

Verbindung zum Os palatinum

- Sutura palatina transversa: Der hintere Rand des Processus palatinus des Oberkiefers verbindet sich mit dem Vorderrand der Lamina horizontalis des Gaumenbeins. Nach oben gerichteter Rand.
- Sutura palatomaxillaris: Die hintere mediale Seite der Facies orbitalis des Oberkiefers artikuliert mit dem vorderen Teil des Processus orbitalis des Gaumenbeins (an der Augenhöhle beteiligter Fortsatz des Gaumenbeins).
  - ▶ Suturenart: Sutura plana
- Der hintere Oberkieferhöhlenrand artikuliert mit der seitlichen Kante der Lamina perpendicularis des Gaumenbeins.
  - ▶ Suturenart: Sutura plana

  Die untere raue Fläche des Hinterrandes des Oberkiefers artikuliert mit dem Processus pyramidalis des Gaumenbeins (Fortsatz, der in die Lücke des Flügelfortsatzes des Keilbeins eingefügt ist).
  - ▶ Suturenart: Unregelmäßig

Verbindung zum Os nasale

- Sutura nasomaxillaris: Der vordere Teil des Stirnfortsatzes des Oberkiefers artikuliert mit dem Nasenbein.
  - ▶ Suturenart: Sutura squamosa

Verbindung zum Vomer

- Sutura vomeromaxillaris: Der Knochenkamm in der Mittellinie (Crista nasalis) artikuliert mit dem unteren Rand des Pflugscharbeins.
  - ▶ Suturenart: Sutura plana

Verbindung mit der Concha nasalis inferior

- Sutura conchomaxillaris: Die fast horizontale Leiste des Oberkiefers (Crista conchalis) verbindet sich mit der unteren Nasenmuschel.
  - ▶ Suturenart: Sutura plana

Verbindung zur Maxilla der Gegenseite

- Sutura palatina mediana
  - ▶ Suturenart: Sutura serrata

Verbindung zum Os incisivum

- Sutura incisiva
  - ▶ Meist nur in der Entwicklung sichtbare Naht

Os palatinum *(Abb. 6.25, 6.26* und *6.27)*

Das paarige Os palatinum bildet mit fünf Knochen gelenkige Verbindungen:
Os sphenoidale
Maxilla
Vomer
Os ethmoidale
Os palatinum
Concha nasalis inferior

Durch seine Stellung zwischen dem Keilbein und dem Oberkiefer wirkt dieser Knochen als eine Art Bremser („Speed reducer")[19]. Das Gaumenbein modifiziert die relativ große Mobiliät des Keilbeins in eine verminderte Mobilität der Oberkieferknochen.

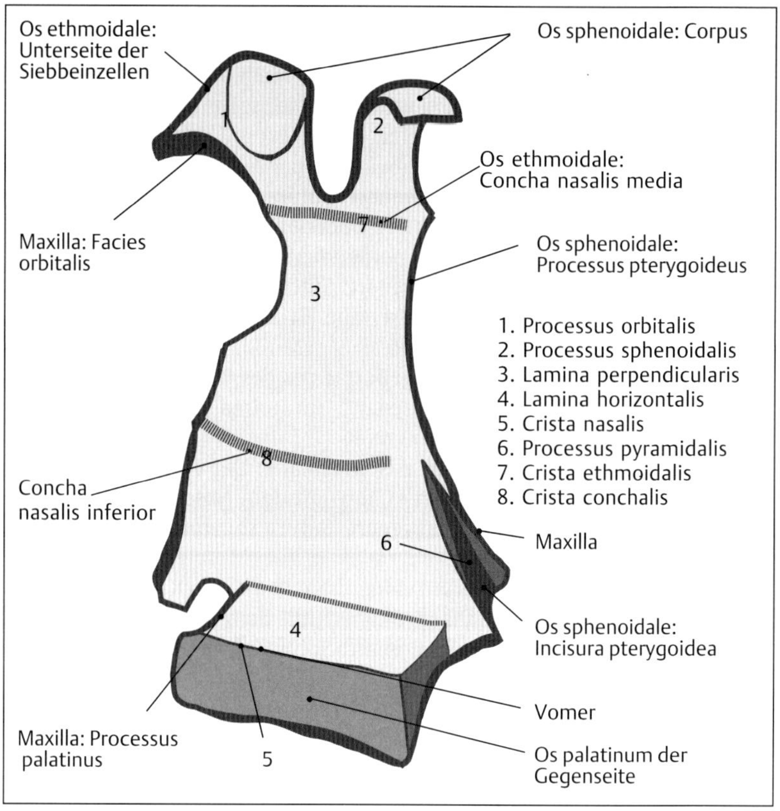

6.25

Suturale Verbindungen des rechten Os palatinum (von medial)

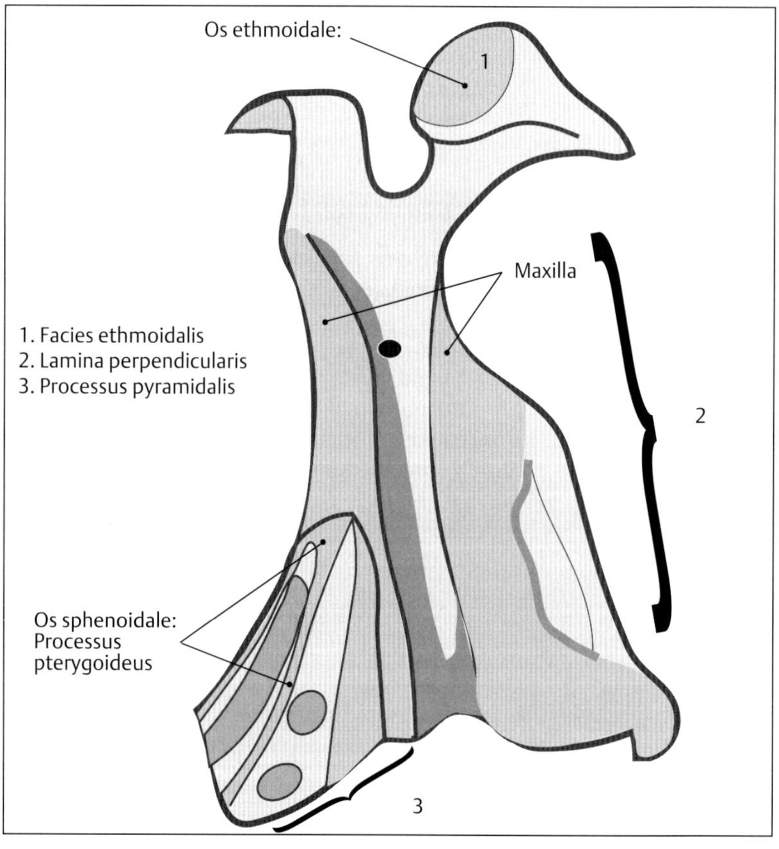

6.26

Suturale Verbindungen des Os palatinum (von lateral)

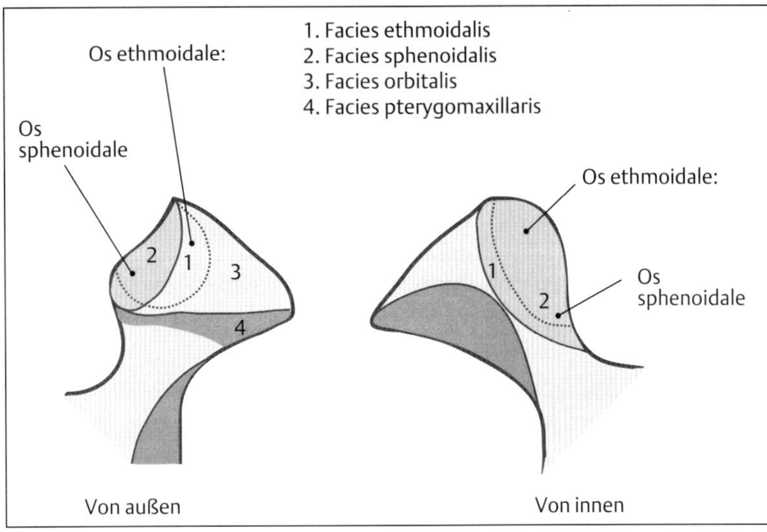

6.27 Suturale Verbindungen des Processus orbitalis

Verbindung mit dem Os sphenoidale

- Sutura sphenopalatina:
  - Der Processus sphenoidalis des Gaumenbeins artikuliert mit der unteren lateralen Fläche des Keilbeinkörpers
  - Der Processus orbitalis des Gaumenbeins verbindet sich mit dem unteren vorderen Winkel des Keilbeinkörpers
  - Der hintere Rand der vertikalen Gaumenbeinplatte (Lamina perpendicularis) artikuliert mit dem Vorderrand des inneren Flügelfortsatzblattes (Lamina medialis Processus pterygoidei des Keilbeins)
  - Der untere Fortsatz des Gaumenbeins (Processus pyramidalis) fügt sich in die Incisura pterygoidea des Keilbeins
  - Suturenart aller vier Verbindungen: Sutura plana

Verbindung zur Maxilla

- Sutura palatina transversa: Die Lamina horizontalis verbindet sich mit dem Processus palatinus des Oberkiefers. Nach unten gerichteter Rand.
- Sutura palatomaxillaris:
  - Der vordere Teil des Processus orbitalis artikuliert mit der hinteren medialen Seite der Facies orbitalis des Oberkiefers
  - Suturenart: Sutura plana

Der Nervus maxillaris zieht vom Foramen rotundum über die Fossa pterygopalatina und die Fissura orbitalis inferior in die Augenhöhle. Dort läuft er um den kleinen Processus orbitalis des Gaumenbeins herum, um dann erst in den Kanal des Oberkiefers einzudringen und an die Oberfläche zu kommen. Dieser kleine Fortsatz des Gaumenbeins wirkt wie ein Spannungsregulator für diesen Nerv, so dass während der feinen Bewegungen des kraniosakralen Rhythmus nicht zu viele Zugkräfte auf diesen Nerven einwirken. So klein das Gaumenbein und so gering seine Beteiligung an der Bildung der Augenhöhle auch ist, so wichtig ist es für die Behandlung von Augenstörungen.[21]

  - Die seitliche Kante der Lamina perpendicularis des Gaumenbeins artikuliert mit der hinteren Oberkieferhöhlenwand
  - Suturenart: Sutura plana
  - Der Processus pyramidalis des Gaumenbeins verbindet sich mit der unteren rauen Fläche des Oberkieferhinterrandes
  - Suturenart: Unregelmäßig

Verbindung zum Vomer

- Sutura vomeropalatina: Die mediane Knochenleiste an der horizontalen Fläche des Gaumenbeins (Crista nasalis) artikuliert mit dem hinteren Teil des Vomerunterrandes.
  ▸ Suturenart: Sutura plana

Verbindung mit dem Os ethmoidale

- Sutura palato-ethmoidalis: Der Processus orbitalis des Gaumenbeins artikuliert mit der Unterseite der Siebbeinzellen.
  ▸ Suturenart: Sutura plana

Verbindung zum Os palatinum der Gegenseite

- Sutura palatina mediana
  ▸ Suturenart: Sutura serrata

Os zygomaticum *(Abb. 6.28)*

Das paarige Os zygomaticum bildet mit 4 Knochen gelenkige Verbindungen:
Os sphenoidale
Os temporale
Os frontale
Maxilla

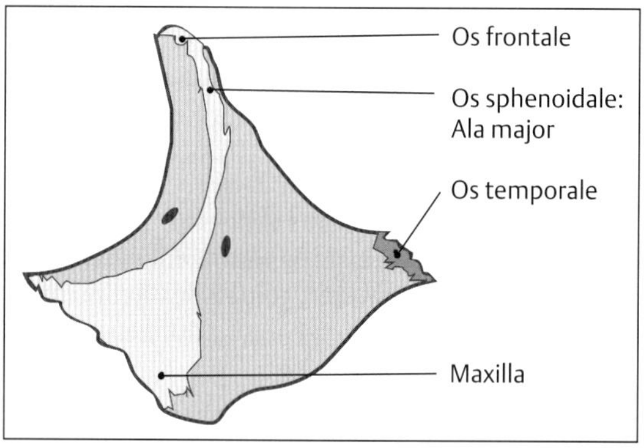

6.28

Suturale Verbindungen des Os zygomaticum (von innen)

Verbindungen zum Os sphenoidale

- Sutura sphenozygomatica: Der nach vorn gerichtete Fortsatz des Jochbeins verbindet sich mit dem vorderen Rand des großen Keilbeinflügels (Ala major).
  ▸ Suturenart: Sutura serrata

Verbindung mit dem Os temporale

- Sutura temporozygomatica: Der nach hinten gerichtete Fortsatz des Jochbeins (Processus temporalis) verbindet sich mit dem Fortsatz des Schläfenbeins.
  ▸ Suturenart: Sutura serrata

Verbindung mit dem Os frontale

- Sutura frontozygomatica: Der nach oben gerichtete Fortsatz des Jochbeins (Processus frontalis) artikuliert nach oben mit dem Fortsatz des Stirnbeins.
  ▸ Suturenart: Sutura serrata

Verbindung zur Maxilla

- Sutura zygomaticomaxillaris: Der zur Maxilla weisende Fortsatz des Jochbeins artikuliert mit dem seitlich gelegenen Fortsatz des Oberkiefers.
  ▸ Suturenart: Unregelmäßig gebildete Naht

Mandibula *(Abb. 6.29)*

Die unpaarige Mandibula bildet mit zwei Knochen gelenkige Verbindungen:
Os temporale (2)

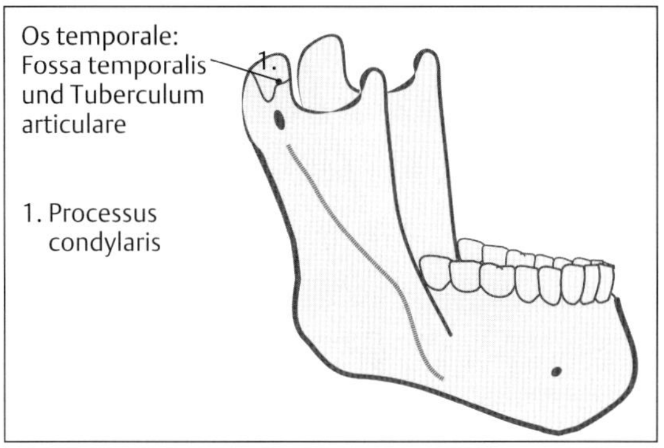

6.29
Artikuläre Verbindungen der Mandibula (von lateral)

Verbindung mit dem Os temporale

- Articulatio temporomandibularis: Der Gelenkfortsatz des Unterkiefers (Processus condylaris) artikuliert mit der Grube des Schläfenbeins (Fossa mandibularis) und der Erhebung vor der Grube (Tuberculum articulare).
  - ▶ Gelenkart: Diarthrose

Os nasale *(Abb. 6.30 und 6.31)*

Das paarige Os nasale bildet mit vier Knochen gelenkige Verbindungen:
Os frontale
Os ethmoidale
Maxilla
Os nasale

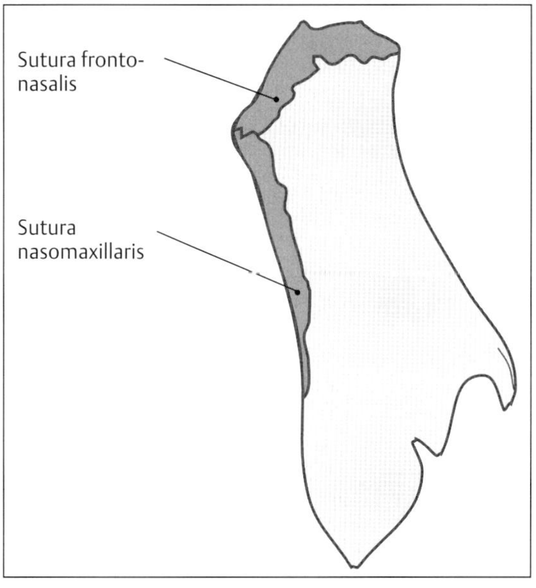

6.30
Suturale Verbindungen des rechten Os nasale (von außen)

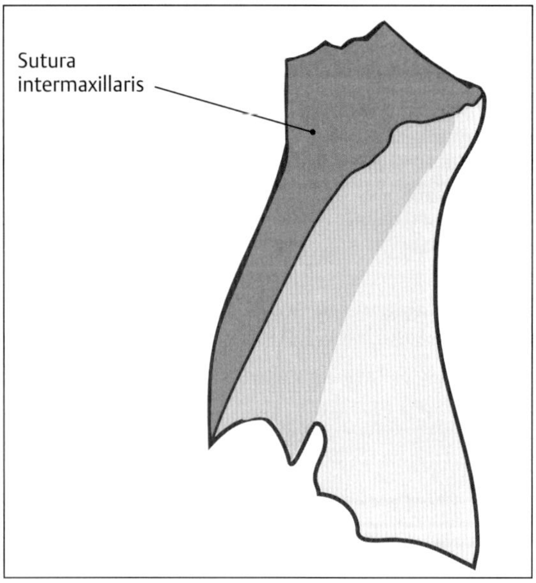

6.31

Suturale Verbindungen des rechten Os nasale (von innen)

Verbindung zum Os frontale

- Sutura frontonasalis:
  - Der obere Rand des Nasenbeins artikuliert mit dem medialen Teil der Pars nasalis des Stirnbeins
  - Suturenart: Sutura serrata
  - Der Knochenkamm des Nasenbeins (Crista nasalis) artikuliert mit dem medianen spitzen Vorsprung des Stirnbeins (Spina nasalis)
  - Suturenart: Sutura plana

Verbindung zum Os ethmoidale

- Sutura ethmoidonasalis: Der hintere Teil des Knochenkamms des Nasenbeins artikuliert mit dem vorderen Rand der Lamina perpendicularis des Siebbeins.
  - Suturenart: Sutura plana

Verbindung zur Maxilla

- Sutura nasomaxillaris: Das Nasenbein artikuliert mit dem vorderen Teil des Stirnfortsatzes des Oberkiefers.
  - Suturenart: Sutura squamosa

Verbindung zwischen beiden Nasenbeinen

- Sutura internasalis
  - Suturenart: Sutura serrata

Verbindung des Nasenbeins mit der knorpeligen Nasenscheidewand

- Sutura nasoseptale
  - Suturenart: Sutura plana

Quellenangabe:

1 Magoun, H. I.: Osteopathy in the cranial field. 3rd ed. Journal Printing Company, Kirksville 1976, S. 12.
2 Lebourg, L., Seydel, S.: Nature, evolution, et role des articulations de la face-leurs importance physiologique. Rev. Stom. 34 (1932) 193–210.
3 Petrovic, A., Charlier, J. P., Herrmann, J.: Les mechanismes de Croissance du Crâne. Bull. Ass. Anat. 143 (1969) 1376–1382.
4 Pritchard, J. J., Scott, J. H., Girgis, F. G.: The structure and developpement of cranial and facial sutures. J. of the Anat. 90 (1956) 73–86.

5 Delaire, J.: L'articulation fronto-maxillaire. Rev. Stomatol. (1976) 921.
6 Retzlaff, E. W., Michael, D., Roppel, R., Mitchell, F.: The structures of cranial bone sutures. JAOA 75 (1976) 607–608.
7 Enlow, D. H.: Handbuch des Gesichtswachstums. Quintessenz Verlag, Berlin, 1989, S. 172.
8 Heisey, S. R., Adams, T.: Measurement of cranial bone mobility. Kopf Carrier (1992) 1–5. Heisey, S. R., Adams, T.: Role of cranial bone mobility in cranial compliance. Neurosurg. 33 (1993) 869–877.
9 Heisey, S. R., Adams, T.: Role of cranial bone mobility in cranial compliance. Neurosurg. 33 (1993) S. 875.
10 Zanakis, M. F., Lewandowski, M. A., Marmora, M., Dowling, C. T., Kircher, K. T., Cebelnsky, R. M., Banihashem, M.: Cranial mobility in humans. Manuskript zur Veröffentlichung in JAOA (1996/97).
11 Retzlaff, E. W., Michael, D., Roppel, R., Mitchell, F.: The structures of cranial bone sutures. JAOA 75 (1976), 607–608.
12 Delaire, J.; Considérations sur la croissance faciale. Rev. Stomatol. 72 (1971) 60.
13 Sperber, G. H.: Embryologie des Kopfes. Quintessenz Verlag, Berlin, 1992, S. 150.
14 Upledger, J. E., Vredevoogd, J. D.: Lehrbuch der Kraniosakral-Therapie. Haug Verlag, Heidelberg, 2. Auflage, 1994, S. 23.
15 Retzlaff, E. W., Michael, D., Roppel, R., Mitchell, F.: The structures of cranial bone sutures. JAOA 75 (1976), 607–608.
16 Retzlaff, E. W., Mitchell, F. jr., Upledger, J. E.: Efficacy of cranial sacral manipulation: The physiological mechanism of the cranial sutures. J. of the Society of Osteopaths. 1982–83, S. 10.
17 Retzlaff, E. W., Michael, D., Roppel, R., Mitchell, F.: The structures of cranial bone sutures. JAOA, vol. 75, 1976, S. 608.
18 Still, A. T.: Osteopathy, research and practice. Journal printing company, Kirksville, Missouri, 1898, S. 40.
19 Sutherland, W. G.: Teachings in the science of osteopathy. Sutherland Cranial Teaching Foundation, 1991, S. 93.
20 Sutherland, W. G.: Teachings in the science of osteopathy. Sutherland Cranial Teaching Foundation, 1991, S. 78.
21 Sutherland, W. G.: Teachings in the science of osteopathy. Sutherland Cranial Teaching Foundation, 1991, S. 90.
22 Kragl, G., Ten Bosch, J.J., Borsdroom, P. C. F.: Measurement of bone displacement in a macerated human skull induced by orthodontic forces; a holography study. J. Biomechanics 12 (1979) S. 905 – 910.
23 Retzlaff, E. W., Mitchel, F. L. & Upledger, J. E., Biggert, T.: Sutural collagenous bundles and their innervation in Saimuri sciureus. Anat. Rec. 187 (1977) 692.

Weitere Literaturhinweise:

Adams, T., Heisey S. R., Smith, M. C., Briner, B. J.: Parietal bone mobility in the anesthetized cat. JAOA. 5 (1992) 599–622.

Arbuckle, B. E.: Cranial reinforcements from a manipulative standpoint. Articulations – stress bands – buttresses. JAOA 49 (1949) 188–194.

Bolk, L.: On the premature obliterations of sutures in the human skull. Am. J. Anat. 17 (1915) 495–523.

Brizon, J., Casting, J.: Les feuillets d'anatomie, ostéologie de la tête, I und II, Maloine, Paris 1953.

Buckland-Wright, J. C.: The shock-absorbing effect of cranial sutures in certain mammals. J. Dent. res. 51 (1972) 1241.

Burstone, C. G., Shafer, W. G.: Sutural expansion by controlled mechanical stress in the rat. J. Dent. Res. 38 (1959) 534–540.

Dalaire, J., Le Diascorn, H., Lenny, Y.: La Croissance der la face. Rev. Odontostom. 5 (1972) 363–391.

Dolan, K. J.: Cranial suture closure in two species of South American monkeys. Am. J. Physic. Anthrop. 35 (1971) 109–118.

Gehin, A.: Atlas of manipulative techniques for the cranium and Face. Eastland, Seattle 1981.

Giblin, N., Alley, A.: Studies in skull growth. Coronal suture fixation. Anat. Rec. 88 (1944) 143–153.

Greenman, P. E. (Hrsg.): Concepts and mechanism of neuromuscular functions. Springer, Berlin 1984.

Greenman, P. E.: Principles of manual medicine. Williams and Wilkins, Baltimore 1989.

Herring, S. W.: Sutures – a tool in functional cranial analysis. Acta Anat. 83 (1972) 222–247.

Hewitt, W. F., Lippincott, H. A., Rankin, W. C., Woods, J. M., Moore, L. D.: Motion at cranial sutures: A method for its mechanical amplification and registration, with preliminary report of frontozygomatic motion in man. J. Osteopath. Cranial Assoc., Cranial Academy, Meridian, Idaho (1957–1958) 51–53.

Hoover, M. A.: Sutures of the Cranial Vault. J. Osteopath. Cranial Assoc. 1948.

Isotupa, K., Koski, K., Makinen, L.: Changing architecture of growing cranial bones at sutures as revealed by vital staining with Alizarin Red S in the rabbit. Am. J. Physic. Anthrop. 23 (1965) 19 – 22.
Jones, L., Retzlaff, E., Mitchell, F. L. Jr., Upledger, J. E., Walsh, J.: Significance of nerve fibers interconnecting cranial suture vasculature, the superior sagittal sinus, and the third ventricle. JAOA 82 (1982) 113.
Kokich, V. G.: Age changes in the human frontozygomatic suture fom 20 to 95 years. Am. J. Orthodont. 69 (1976) 411 – 430.
Kokich, V. G., Shapiro, P. A., Moffett, B. C., Retzlaff, E. W.: Craniofacial sutures. Aging in nonhuman primates. Van Nostrand Reinhold, New York 1979.
Koskinen, L., Isotupa, K., Koski, K.: A note on craniofascial sutural growth. Am. J. Physic. Anthrop. 45 (1976) 511 – 516.
Latham, R. A.: The sliding of cranial bones at sutural surfaces during growth. J. Anat. (1968) 593.
Latham, R. A., Burston, W. R.: The postnatal patterns of growth at the sutures of the human skull. Dent. Practii. 17 (1966) 61 – 67.
Lay, E.: An Outline of osteopathy in the cranial field. Department of Osteopathic Theory and Methods, KCOM, Kirksville 1981.
Lang, J.: Klinische Anatomie des Kopfes. Berlin, 1982.
Lanz, T., Wachsmuth, W.: Praktische Anatomie, Bd. 1, Teil A. Springer, Berlin 1985.
Lanz, T., Wachsmuth, W.: Praktische Anatomie, Bd. 1, Teil B. Springer, Berlin 1979.
Lippincott, H. A., Lippincott, R. C.: A manual of cranial technique. Cranial Academy, 1995.
Magoun, H. I.: The temporal bone: Trouble maker in the Head. JAOA 73 (1974).
Markens, L. S., Oudhof, H. A. J.: Morphological changes in the coronal suture after replantation. Acta Anat. 107 (1980) 289 – 296.
Michael, D. K., Retzlaff, E. W.: A preliminary study of cranial bone movement in the squirrel monkey. JAOA 74 (1975).
Moss, M. L.: Experimental alteration of sutural area morphology. Anat. Rec. 127 (1957) 569 – 589.
Moss, M. L.: Fusion of the frontal suture in the rat. Am. J. Anat. 102 (1958) 141 – 165.
Moss, M. L.: Inhibition and stimulation of sutural fusion in the cat calvaria. Anat. rec. 136 (1960) 457 – 467.
Moss, M. L.: The pathogenesis of premature cranial synostosis in man. Acta Anat. 37 (1959) 351 – 370.
Moss, M. L., Baer, M. J.: Differential growth in the rat skull. Growth 20 (1956) 107 – 120.
Moss, M. L., Young, R. W.: A functional approach to craniology. Am. J. Physic. Anthrop. 18 (1960) 281 – 292.
Oudhof, H. A. J.: Sutural growth. Acta Anat. 112 (1982) 58 – 68.
Oudhof, H. A. J., van Doorenmaalen, W. J.: Skull morphogenesis and growth: hemodynamic influences. Acta Anat. 117 (1983) 181 – 186.
Pernkopf, E.: Topographische Anatomie des Menschen, Bd. IV. Urban und Schwarzenberg, München 1957 und 1960.
Persson, M.: Closure of facial sutures: a preliminary report Transactions of the European Orthodontic society 1976.
Persson, M., Thilander, B.: Palatal suture closure in man from 15 to 35 years of age. Am. J. Orthodont. 72 (1977) 42 – 52.
Popevec, J. P., Biggert, T. P., Retzlaff, E. W.: Histological techniques for cranial bone studies. JAOA 75 (1976) 606 – 607.
Quigley, M. B.: Perforating (Sharpey's) fibers of the periodontal ligament and bone. Ala. J. Med. Sci. 7 (1970) 336 – 342.
Retzlaff, E. W.: Structural and functional concepts of craniosacral mechanisms. In: Greenman, P. E. (Hrsg.): Concepts and mechanisms of neuromuscular functions. Springer Verlag, Berlin 1980.
Retzlaff, E. W. et al.: Preliminary study of cranial bone movement in the squirrel monkey. Research Report. JAOA 75 (1975) 133 – 138.
Retzlaff, E. W. et al.: Temporalis muscle action in parieto-temporal suture compression. JAOA 78 (1978) 127.
Retzlaff, E. W., Jones, L., Mitchell, F. L., Upledger, J. E., Walsh, J.: Possible automatic innervation of cranial sutures of primates and other mammals. Anat. Rec. 202 (1982) 156A.
Retzlaff, E. W., Michael, D. K., Roppel, R.: Cranial bone mobility. JAOA 74 (1975) 866 – 869.
Retzlaff, E. W., Mitchell, F. L.: The cranium and its sutures. Springer-Verlag, Berlin 1987.
Retzlaff, E. W., Mitchell, F. L. & Upledger, J. E.: Nerve fibers present with the parietal cranial bones of primates. JAOA 80 (1981) 753 – 754.
Retzlaff, E. W., Mitchell, F. L. & Upledger, J. E.: Sutural collagenous bundles and their innervation in Saimuri sciureus. Anat. Rec. 187 (1977) 692.
Retzlaff, E. W., Mitchell, F. L. & Upledger, J. E., Biggert, T.: Aging of cranial sutures in Macaca nemestrina. Anat. Rec. 190 (1978) 52.

Retzlaff, E. W., Mitchell, F. L., Upledger, J. E., Vredgevoogd, J. & Walsh, J.: Light scanning microscopy of nerve fibers within the parietal bones of primates. Anat. Rec. 199 (1981) 210A.
Retzlaff, E. W., Mitchell, F. L., Walsh, J., Wendecker, A.: The role of cranial ligaments in primates. Anat. Rec. 211 (1985) 159-160.
Retzlaff, E. W., Upledger, J. E.: Sutures of primates including man. AOA Research Conference 1981.
Retzlaff, E. W., Upledger, J. E., Mitchell, F. L. & Walsh, J: Aging of cranial sutures in humans. Anat. Rec. 193 (3) (1979).
Retzlaff, E. W., Upledger, J. E., Mitchell, F. L., Walsh, J., Vredgevoogd, J.: Age related changes in human cranial sutures. Ann. Am. Osteopath. Assoc. 23 (1979) 14.
Retzlaff, E. W., Upledger, J. E., Vredgevood, J.: Cranial suture morphology. Second World Congress on Pain, Int. Assoc. Study Pain 1 (1978) 68.
Retzlaff, E. W., Upledger, J. E., Vredgevoogd, J. & Walsh, J.: Neurovascular mechanisms in cranial sutures. JAOA 80 (1980) 218-219.
Retzlaff, E. W., Walsh, J., Mitchell, F. L., Vredgevoogd, J.: Histological detail of cranial sutures as seen in plastic embedded specimens. Anat. Rec. 208 (1984) 145A.
Scott, J. H.: Growth at facial sutures. Am. J. Orthodont. 42 (1956) 381-387.
Simmons, D. R., Peyton, W. T.: Premature closure of the cranial sutures. J. Pediatr. 31 (1947) 528-547.
Singer, R.: Estimation of age from cranial suture closure - a report on its unreliability. J. Forens. Med. 1 (1953) 52-59.
Smith, H. G., McKeown, M.: Experimental alteration of the coronal sutural area: A histological and quantitative microscopic assessment. J. Anat. 118 (1974) 543-559.
St. Pierre, N., Roppel, R. M., Retzlaff, E. W.: The detection and relative movement of cranial bones. JAOA 76 (1976) 289.
Sutherland, W. G.: The cranial bowl. Free Press Company, Mankato, Minnesota 1939.
Tamboise, E., Tamboise, A.: Localisation et rôle des ostéoclastes dans la morphogénèse des sutures du crâne. Annales de Médécine Osteopathique, Vol. 1, t. 1, 1985.
Todd, T. W., Lyon, D. W.Jr.: Cranial suture closure - its progress and age relationship. Part II. Ectocranial closure in adult males of white stock. Am. J. Physic. Anthrop. 8 (1925) 23-45.
Todd, T. W., Lyon, D. W. Jr: Cranial suture closure - its progress and age relationship. Part IV. Ectocranial closure in adult males of negro stock. Am. J. Physic. Anthrop. 8 (1925) 149-168.
Todd, T. W., Lyon, D. W. Jr.: Endocranial suture closure. Am. J. Physic. Anthrop. 7 (1924) 325-384.
Toglia, J. U., Rosenberg, P. E., Ronis, M. L.: Post traumatic dizziness, vestibular, audiologic and medicolegal aspects. Arch. Otolaryngol 92 (1970) 435-492.
Williams, P. L., Warwick, R., Dyson, M., Bannister, L. M.: Gray's Anatomy. 37. Auflage. Churchill Livingstone, New York, Edinburgh, London, Melbourne 1989.
Young, R. W.: The influence of cranial contents on postnatal growth of the skull in the rat. Am. J. Anat. 105 (1959) 383-415.

„Sie (die Schädelknochen) besitzen ein spezielles intrakraniales membranöses Gewebe, das nicht nur als Verbindungsmedium dient, sondern auch als reziprokes Spannungsmedium fungiert, das das normale Ausmaß ihrer artikulären Beweglichkeit begrenzt."

W. G. Sutherland[1]

Hirn- und Rückenmarkshäute

Die Meningen umhüllen und unterstützen das Hirn- und Rückenmark. Sie werden durch drei Häute geformt: Die innerste Schicht ist die Pia mater, darauf folgt die Arachnoidea, und die äußerste Schicht bildet die Dura mater an der Innenseite des Schädels bzw. im Wirbelkanal.

Intrakraniales Membransystem *(Abb. 7.1 und 7.2)*

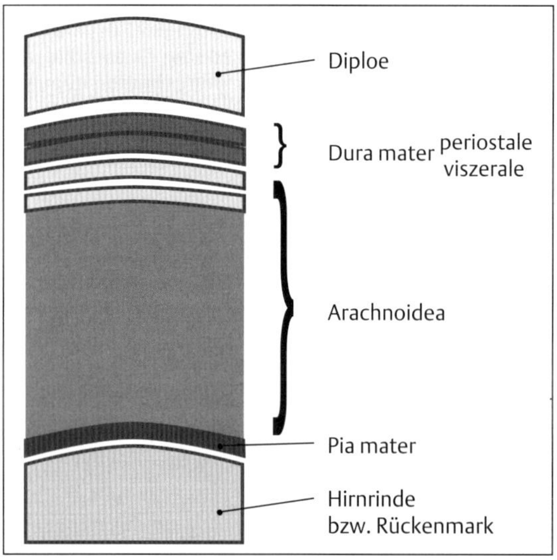

7.1

Strukturschema der Meningen

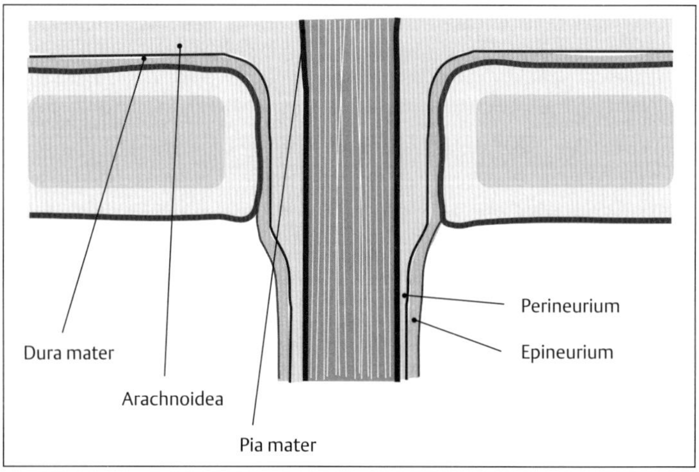

7.2

Nervenaustrittsstelle am Schädel: Fasziale Kontinuität

Pia mater (weiche Hirnhaut)

Die Pia mater, die **gefäßführende** Hirnhaut, ist die innerste der drei Meningen. Sie besteht aus einer dünnen Schicht Bindegewebe mit vielen elastischen Fasern und schmiegt sich eng an die Windungen der Hirnsubstanz, allerdings ohne mit dieser verwachsen zu sein. Von ihr gehen Gefäße ins Hirninnere ab. Außerdem bildet sie zottenartige Adergeflechte, die **Plexi choroidei**, die sich in die Ventrikel des Gehirns vorstülpen und den Liquor cerebrospinalis bilden.

Arachnoidea (Spinngewebshaut)

Sie ist eine gazeartige, schwammartige Struktur. Es können zwei Schichten differenziert werden. Die äußere liegt der inneren Dura mater an, ohne mit dieser verwachsen zu sein. Getrennt wird sie von ihr nur durch einen sehr dünnen Spalt, den **Subduralraum**, durch den einige Venen und Nerven verlaufen. Die innere Schicht besteht aus vielen feinen Trabekeln.
Zwischen der Arachnoidea und der Pia mater befindet sich der **Subarachnoidalraum**. Durch die Trabekel und Septen im Subarachnoidalraum ist die Arachnoidea mit der Pia mater verbunden. Der Subarachnoidalraum ist mit Liquor gefüllt und bildet die äußeren Liquorräume. Er ist am Schädeldach schmal. Da die Arachnoidea der Pia mater folgt, entstehen in einigen Bereichen, an denen das Hirngewebe weiter von der Schädelinnenseite entfernt ist, erweiterte Räume. Diese erweiterten, mit Liquor gefüllten Räume sind an der Schädelbasis anzutreffen und werden **Zisternen** genannt.

Cisterna cerebellomedullaris Sie ist die größte Zisterne und liegt zwischen dem Kleinhirn und der Medulla.

Cisterna interpeduncularis Sie ist im Winkel zwischen Zwischenhirnboden, Pedunculi cerebri (Hirnstiel) und Pons (Brücke) lokalisiert.

Cisterna chiasmatis Sie befindet sich am Chiasma opticum.

Cisterna ambiens Sie liegt zwischen Kleinhirnoberfläche, Vierhügelplatte und Epiphyse.

In die venösen Abflüsse des Schädelinneren, vor allem des Sinus sagittalis, schieben sich Wucherungen der Arachnoidea vor, die **Arachnoidalzotten**. Über diese Zotten kann der Liquor cerebrospinalis (LCS) in das venöse System abfließen.
Die Arachnoidea setzt sich in das **Perineurium** der aus dem Schädel führenden Nerven fort.

Dura mater (harte Hirnhaut)

Sie besteht aus kompaktem und unregelmäßigem, sehr festem Bindegewebe mit vielen kollagenen Fasern. Sie ist sehr straff und undurchlässig für die Hirn- und Rückenmarksflüssigkeit. Eine spezialisierte Lage von ausgedehnten und abgeflachten Fibroblasten, ohne extrazellulärem Kollagen und extrazellulärem Raum befindet sich als durale Grenzschicht am Übergang zwischen Dura und Arachnoidea[2]. Man unterscheidet eine **Dura periostale** und eine **Dura meningeale**. Ein Epiduralraum wie im Wirbelkanal besteht nicht. Die Dura mater setzt sich im **Epineurium** der aus dem Schädel führenden Nerven fort. Im Bereich der Sinus ethmoidalis, im Tegmen und im Sinus sigmoideus ist die Dura besonders dünn[3]. Die innere Duralage (Dura meningeale) ist strukturell schwächer im Vergleich mit der äußeren Duralage und der Arachnoidea[2]. Die Dura eines Erwachsenen besitzt einen größeren Widerstand gegenüber Krafteinwirkung als die Dura eines Neugeborenen[4]. Für Arbuckle[5] ermöglicht die Faserstrukturierung der intrakranialen und intraspinalen Duralmembrane die Weiterleitung verschiedenster Kräfte. Diese „pathways for transmission of forces“ finden ihre Strukturen in der Faserstrukturierung, den sogenannten „stressfibers“ der Duralmembrane. Die Faserstrukturierung ist nach Arbuckle in definierten Gruppierungen angeordnet: horizontal, vertikal, transversal und zirkulär.

Dura periostale

Die Dura periostale bezeichnet das Periost des Schädels. Bis zum Schluss der Schädelnähte ist die Dura das wichtigste Halte-System der noch sehr beweglichen Schädeldachknochen. Die Stärke der Anheftung der Dura mater an den kranialen Schädelknochen variiert zwischen 30 – 1800 g/cm[6]. Bei Kindern ist die Dura fest mit den Schädelnähten verwachsen (bei Neugeborenen insbesondere an den Fontanellen). Mit zunehmenden Alter (insbesondere mit Verschluss der Fontanellen und der Schädelnähte) kann die Dura leichter vom Knochen gelöst werden. Es gibt große Unterschiede in der Stärke der Duralanheftung an den verschiedenen Bereichen des Schädels. Fest ist die Dura insbesondere an den Schädelöffnungen, sowie an den Schädelnähten, an der Schädelbasis, an der Crista galli, den Processus clinoidei, den Alae minores, der Crista galli und an der Pyramidenkante des Os temporale am Knochen fixiert[7]. Die Dura periostale setzt sich an den Schädelöffnungen in das Perikranium und an der Fissura orbitalis superior in das Periosteum der Orbita fort.

Dura meningeale

Die Dura meningeale besteht zum größten Teil aus derben Kollagenfasern in straffem, geflechtartigem Verband[8]. Die **Dura meningeale** löst sich an manchen Stellen von der äußeren Duraschicht, so dass Hohlräume für die großen **venösen Blutleiter** geschaffen werden. Diese stellen das venöse Abfluss- und Drainagesystem des Schädelinneren dar. Die Dura meningeale der einen Seite läuft dann mit der Dura meningeale der gegenüberliegenden Seite im Schädelinneren zusammen (Duplikatur). Durch diese Einstülpung bildet sie starke **Septen:** Die beiden vertikal verlaufenden Falx cerebri und Falx cerebelli und die beiden horizontal verlaufenden Schenkel des Tentorium cerebelli.

Die Dura meningeale setzt sich im **Epineurium** der aus dem Schädel führenden Nerven fort. Die Dura mater umhüllt den N. opticus (Vagina externa n. optici). Die Hüllschicht löst sich an der Apertura orbitalis des Canalis opticus ab und umhüllt den N. opticus bis zu seinem Eintritt in die Sklera. Die durale Umhüllung ist 0,3 – 0,5 mm dick und besteht aus kollagenen Fasern und wenigen elastischen Fasern, die in der äußeren Schicht longitudinal, in der Zwischenschicht schräg und in der Innenschicht zirkulär verlaufen[9]. Die durale Umhüllung des N. opticus setzt sich in die Sklera des Augapfels fort. Der Sehnenring der vier geraden Augenmuskeln ist fest mit der duralen Umhüllung des N. opticus und dem sich dort befindenden Periost verbunden. Außerdem setzt der M. rectus superior und medialis zusätzlich an der Dura des N. opticus an [10]. Dadurch könnte es möglich sein, dass die Dura durch den Tonus der Augenmuskeln, ebenso wie die Augenmuskeln durch durale Spannungen beeinflusst werden. Die inneren Scheiden des N. opticus (Vagina interna n. optici) gehören der Arachnoidea und Pia mater an. Zwischen Pia mater und Arachnoidea liegt ein Liquorraum, der mit der Cavitas subarachnoidalis cranii in Verbindung steht. Dieser ist bei Kindern weiter und kann bei Erwachsenen zumindest teilweise verschlossen sein. Bei intrakranialem Druckanstieg scheint sich der N. opticus (bzw. seine Hüllen) zu verdicken [9].

Strukturen im Zwischenraum

Zwischen der Dura periostale und der Dura meningeale verlaufen außer den venösen Blutleitern noch andere wichtige Strukturen:

- **Der endolymphatische Sack:** Ein so genannter Blindsack des Ductus endolymphaticus, der sich an der rückseitigen Wand des Felsenbeins zwischen den beiden Duraschichten befindet.
- **Die meningealen arteriellen Gefäße** sind terminale Äste der inneren und äußeren Carotiden.
- **Die sympathischen Nervenfasern** verlaufen zwischen den duralen Schichten intrakranialer Gefäßwände (vom Ganglion cervicale superius und vom Plexus caroticus kommend). Auch sensible Fasern des V. und X. Hirnnerven und des ersten und zweiten zervikalen Nerven verlaufen dort.
- **Cavum trigeminale (von Meckel):** Eine Duraaussackung für das Ganglion des V. Hirnnerven (Ganglion trigeminale, semilunare, *Gasseri*) anterior an der Spitze des Felsenbeins über dem Foramen lacerum.

Septen *(Abb. 7.3, 7.4, 7.5* und *7.6)*

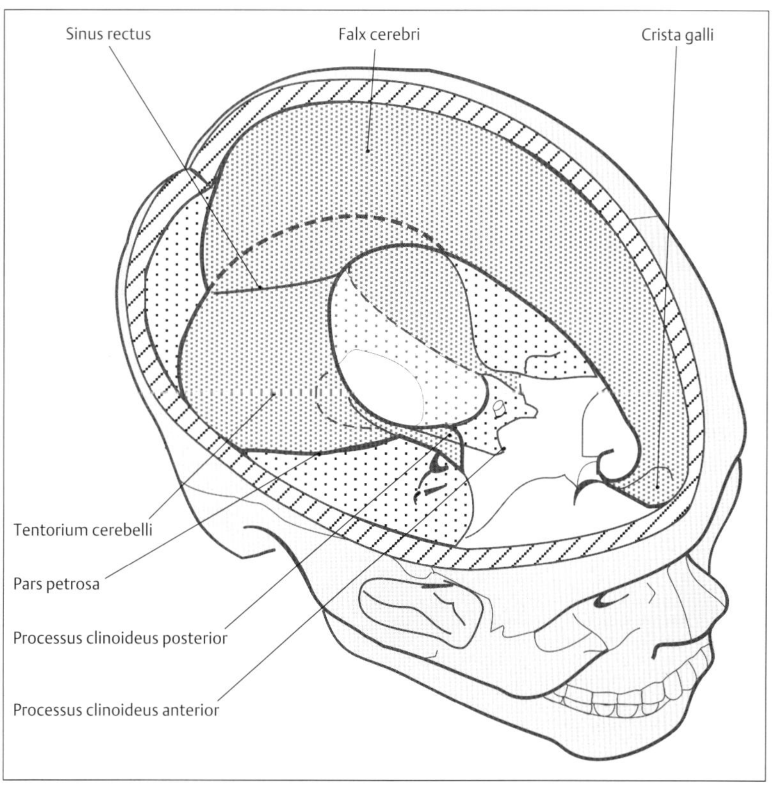

7.3
Intrakraniales Duralmembransystem

Die intrakranialen Membranen sind anatomisch wie auch funktionell miteinander verbunden und beeinflussen sich gegenseitig. Sie können jedoch aufgrund ihrer unterschiedlichen Lage und Verlaufsrichtung in vier **Septen** unterteilt werden: Falx cerebri, Tentorium cerebelli, Falx cerebelli und Diaphragma selli. Kollagene Faserbündel der Falx cerebri und der Falx cerebelli beschreiben Bögen in drei Bereichen: anterior, medial und posterior. Sie überkreuzen sich im 90 ° Winkel. Im Laufe des Wachstums differenziert sich die Organisation der Fasern vom 45°- zum 90°-Winkel[11].

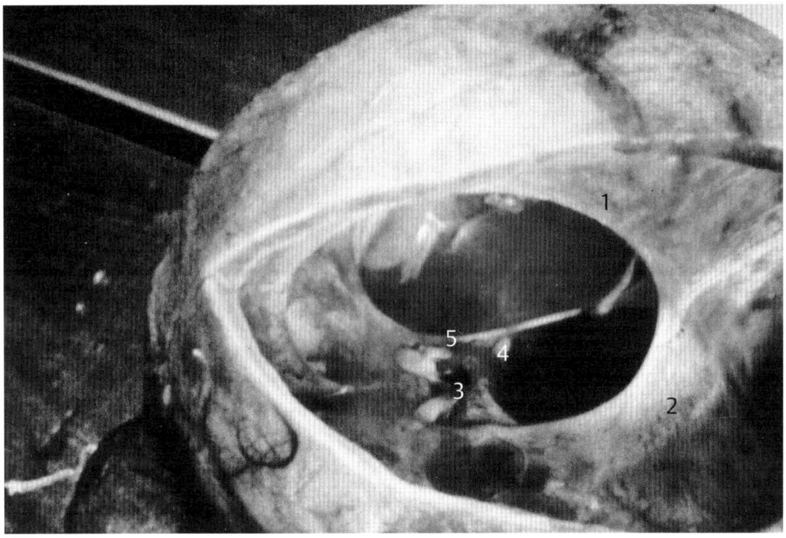

7.4

Intrakraniales Duralmembransystem: Ansicht (von lateral vorne)
Preprinted with permission from the Cranio Sacral Therapy Slide Series, The Upledger Institute, ©1986
1 Falx cerebri
2 Tentorium cerebelli
3 Sella turcica
4 Processus clinoideus posterior
5 Processus clinoideus anterior

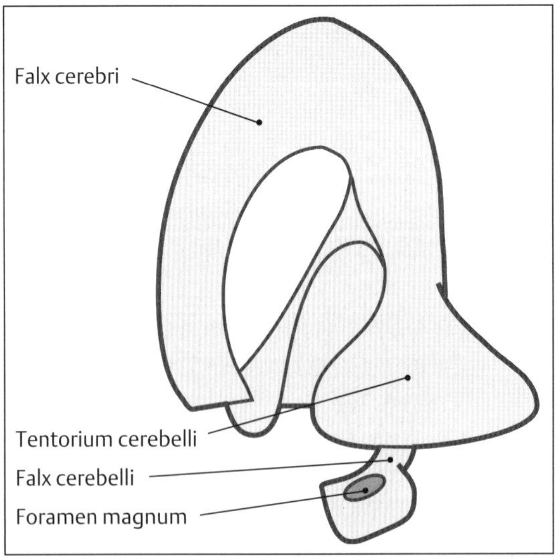

7.5

Intrakraniales Duralmembransystem

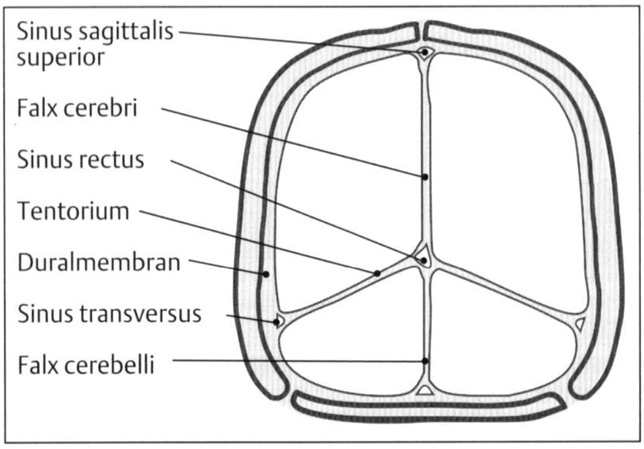

7.6

Intrakraniale Duralmembrane und Sinus (von vorne)

Falx cerebri *(Abb. 7.7)*

Die Falx cerebri trennt die beiden Hirnhemisphären voneinander. Der vordere untere Rand der Falx setzt an der Crista galli des Siebbeins (Os ethmoidale) an. Sie verläuft weiter über das Foramen caecum, die Crista frontalis und die Ränder des Sulcus sinus sagittalis superioris des Stirnbeins, über die Crista parietalis der Scheitelbeine, den Sulcus sagittalis des Hinterhaupts bis zur Protuberantia occipitalis interna des Hinterhaupts. Dort ist die Falx an der Bildung des Sinus rectus beteiligt. Am Sinus rectus trennen sich die beiden Septen der Falx cerebri voneinander und gehen in das Tentorium cerebelli über.
An den Scheitelbeinen bildet es den Sinus sagittalis. Der inferiore freie Rand bildet den Sinus sagittalis inferior.

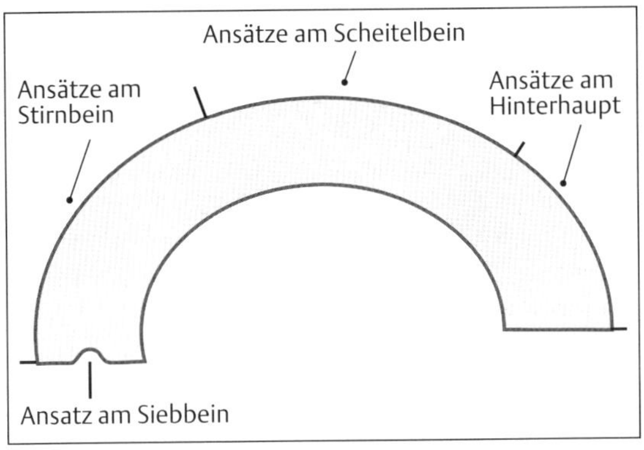

7.7
Ansatzstellen der Falx cerebri

Tentorium cerebelli *(Abb. 7.8)*

Das Tentorium cerebelli trennt das Kleinhirn und das Großhirn voneinander und spannt sich zeltförmig über das Kleinhirn. Oberhalb des Tentoriums befinden sich außer den Großhirnhemisphären die subcorticalen Nuclei und der Thalamus. Das Tentorium beginnt, ebenso wie Falx cerebelli und Falx cerebri, am Sinus rectus und ist dort auch mit diesen verbunden. Das Tentorium cerebelli ist posterior an der Protuberantia occipitalis interna und beidseitig an den Querleisten des Hinterhaupts befestigt, wo es den Sinus transversus bildet. Lateral führt es entlang der Sinus über die Sutura parietomastoidea und setzt für eine kurze Strecke mit seiner oberen Lage am unteren hinteren Winkel des Scheitelbeins an, während seine untere Anheftung sich am Warzenfortsatz des Schläfenbeins befindet. Eine sehr wichtige Stelle. Von dort verlaufen seine Ansatzstellen weiter entlang des Warzenfortsatzes und am oberen Rand der Felsenbeinpyramide des Schläfenbeins (Margo superior partis petrosae). An der Felsenbeinpyramide bildet das Tentorium den Sinus petrosus superior.
Vorne sind die unteren lateralen Schichten des Tentoriums an den beiden hinteren Processi clinoidei des Keilbeinkörpers befestigt. Die inneren Ränder des Tentoriums setzen sich nach anterior fort, überqueren die vorderen unteren Schichten des Tentoriums und sind an den vorderen Processi clinoidei des kleinen Keilbeinflügels befestigt. An der Stelle, an der die inneren Schenkel des Tentoriums die äußeren Schenkel überkreuzen, liegt der Nervus trochlearis. Dieser kann durch Spannungen des Tentoriums gestört werden.

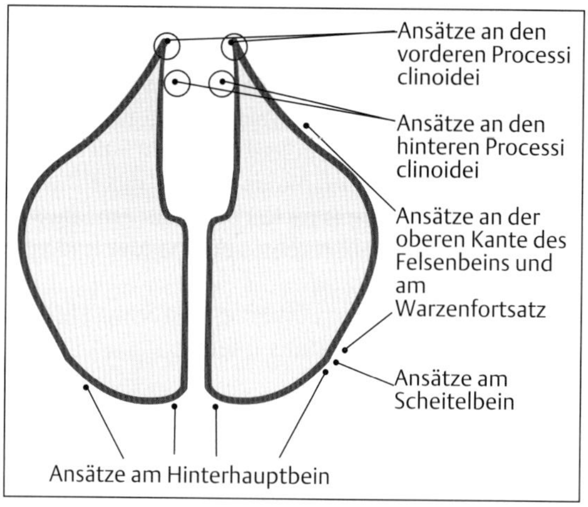

7.8
Ansatzstellen des Tentorium cerebelli

Die inneren Schenkel lassen eine weite Öffnung (Incisura tentorii) für den Durchtritt des Hirnstamms. Zusätzlich zu seinen horizontalen Fasern wird das Tentorium cerebelli an seiner oberen Anheftung durch vertikal verlaufende Fasern der Falx cerebri verstärkt. Das Tentorium ist also die Stelle, an der sich zwei Faserrichtungen kreuzen.

Falx cerebelli

Die Falx cerebelli unterteilt die zwei Kleinhirnhemisphären. Sie setzt an der Unterseite des Tentoriums an und verläuft von der Protuberantia occipitalis interna entlang der Crista occipitalis bis zum Foramen magnum. Dort beteiligt sie sich an der Bildung eines kräftigen Faserrings, der das Foramen umgibt, und setzt sich als Dura mater spinalis im Rückenmark fort. Auch sie beteiligt sich an der Bildung des Sinus rectus.

Diaphragma selli

Das kleine horizontale Diaphragma selli bedeckt die Sella turcica, ist an ihren Seitenrändern befestigt und verschmilzt dort mit der Dura mater. Sie umhüllt die Hypophyse und bindet diese an die Sella turcica. Sie ist über die Anheftung des Tentoriums am Keilbein auch mit diesem verbunden. Durch den Hiatus diaphragmaticus lässt sie den Hypophysenstiel hindurchgleiten.

Außerdem bildet ein Teil des anterioren Duragürtels am hinteren Rand der Ala minor eine Duraduplikatur, die zum Os parietale, posterior der Sutura coronalis zieht und den Sinus sphenoparietalis beherbergt.
Nach Jealous ist der anteriore Duragürtel bei Dysfunktionen am sphenosquamösen Pivotpunkt und an Pterion beteiligt.

Extrakraniales Membransystem *(Abb. 7.9, Abb. 7.9-1,* s. auch *Abb. 7.1)*

Pia mater spinalis

In ihr verlaufen Gefäße und Nerven. Von der Pia mater zieht beidseits eine Bindegewebsplatte, das **Ligamentum denticulatum**, zur Dura mater spinalis. Es fixiert das Rückenmark und trennt die beiden Spinalwurzeln voneinander. Die Pia mater verläuft im Filum terminale zum Steißbein und umschließt es nach innen.

Arachnoidea spinalis

Die Arachnoidea ist „extrem kapillararm und nervenfrei". Sie begleitet mit der Dura mater die Spinalwurzeln, die somit von Liquor cerebrospinalis umspült werden. Die Häute folgen den Nerven in die Zwischenwirbelöffnungen, wo sie das Spinalganglion umhüllen. Die Arachnoidea setzt sich dann in das **Perineurium** der Spinalnerven fort.

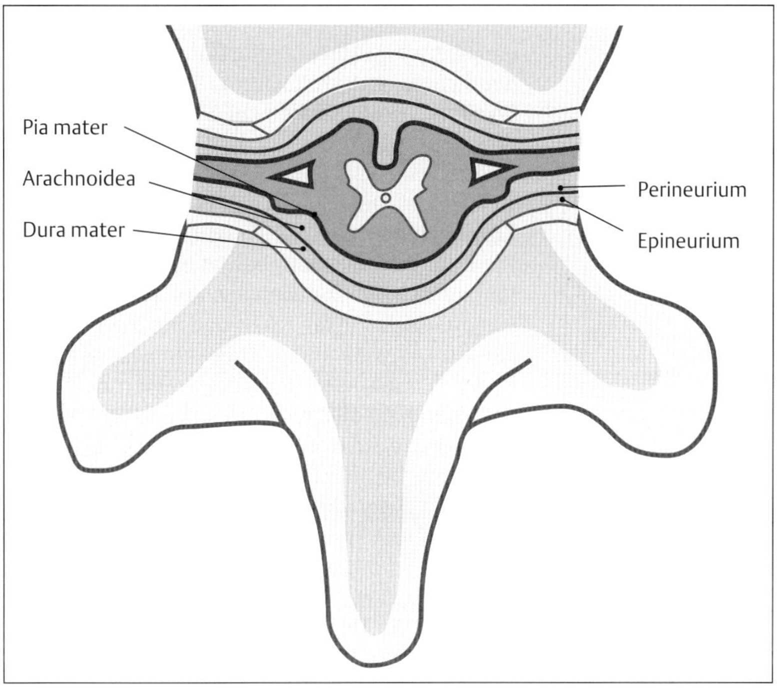

7.9

Rückenmarksnerven am Foramen intervertebrale: Fasziale Kontinuität

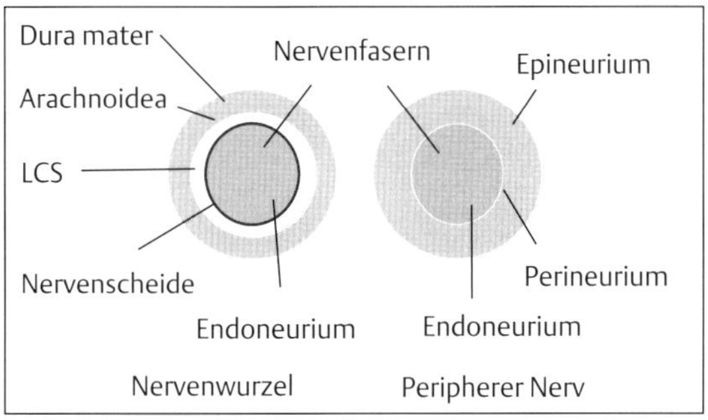

7.9-1

Querschnitt einer Nervenwurzel und eines peripheren Nerven

Dura mater spinalis *(Abb. 7.10, 7.11* und *7.12)*

Die Dura mater spinalis bildet einen straffen kollagenfaserigen Schlauch. Dieser führt vom Foramen magnum des Os occipitale, an dem er befestigt ist, bis in den Canalis sacralis und geht in Höhe von S3 in das Filum durae matris spinalis über, das sich fächerförmig am Periost des Os coccygis anheftet. Er folgt in seiner Lage den Krümmungen des Wirbelkanals.
Am Übergang vom Foramen magnum zum Wirbelkanal können zwei durale Schichten eine äußere periostale und eine innere, die eigentliche Dura mater spinalis, unterschieden werden. Zwischen beiden befindet sich der Epiduralraum, der durale Gleitbewegung zwischen Dura und Wirbelsäule ermöglicht.

Der epidurale Raum ist eine fiktive Kavität [12, 13], ein „true potential space" [13]. Im oberen Zervikalbereich ist das spinale epidurale Fettgewebe nur schwach entwickelt [14].

Die Ultrastruktur der Rückenmarkshäute stimmt weitgehend mit der der Hirnhäute überein. Allerdings ist die Dura und die Arachnoidea in den Rükkenmarkshäuten eng miteinander verbunden, so dass kein natürlicher Subduralraum existiert [15]. Die Dura besteht aus einer äußeren locker angeordneten fibroelastischen Schicht, einer mittleren hauptsächlich fibrösen Schicht und einer inneren zellulären Schicht (dural border cell layer) mit vielen ineinander verzahnten Zellfortsätzen ohne extrazellulärem Collagen und mit deutlichem extrazellulärem Raum sowie wenigen Zellverbindungen [15]. (Weitergehende Studien zur Ultrastruktur der Hirn- und Rückenmarkshäute [16 - 29])

Es gibt keine völlige Übereinstimmung über den Aufbau der menschlichen Dura mater, insbesondere über die Ausrichtung der kollagenen Fasern, die für die biomechanische Funktion verantwortlich sind.

Die Dura mater spinalis besitzt eine longitudinale Orientierung [30], in derem Verlauf sich die Lamellen aus Kollagen und Elastin angeordnet haben [30, 31]. Longitudinale Zugfestigkeit und Steifheit war deutlich größer als die transversale. Längsspannungen, die durch Längsverschiebungen bei Bewegungen in der Wirbelsäule entstehen, werden durch die größtenteils longitudinal verlaufenden Kollagenfasern aufgenommen und nach kranial und kaudal an benachbarte Strukturen weitergeleitet. Im hochzervikalen Bereich zeigt das Bindegewebe allerdings vor allem einen transversalen Verlauf [32].

Elastische Fasern besitzen eine multidirektionale Anordnung. Der Anteil von Elastin ist im hinteren Anteil der Dura mater spinalis 13,8 % und im vorderen Anteil 7,1 %. Im thorakalen Bereich ist der Anteil von Elastin höher als in jeder anderen Region [33].

Die Dicke der Dura mater spinalis ist auf Höhe des kraniozervikalen Übergangs und auf Höhe der lumbalen Wirbelsäule am stärksten ausgebildet [34].

Befestigungen der Dura mater spinalis

Die Dura mater spinalis ist bis auf ihre kranialen und kaudalen Anheftungen nur sehr locker am Spinalkanal befestigt, so dass Verschiebungen der Dura gegenüber dem Wirbelkanal ermöglicht werden [35, 36]. Es wird angenommen, dass sie dadurch die feinen Bewegungen des CRI vom Kranium auf das Sakrum übertragen kann.

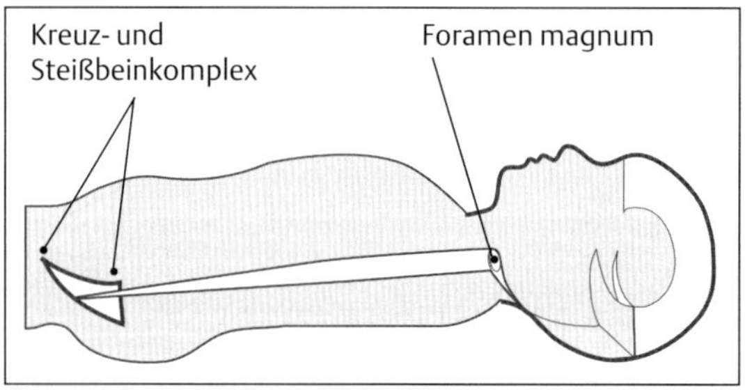

7.10

Kontinuität der intrakranialen und intraspinalen Duralmembrane

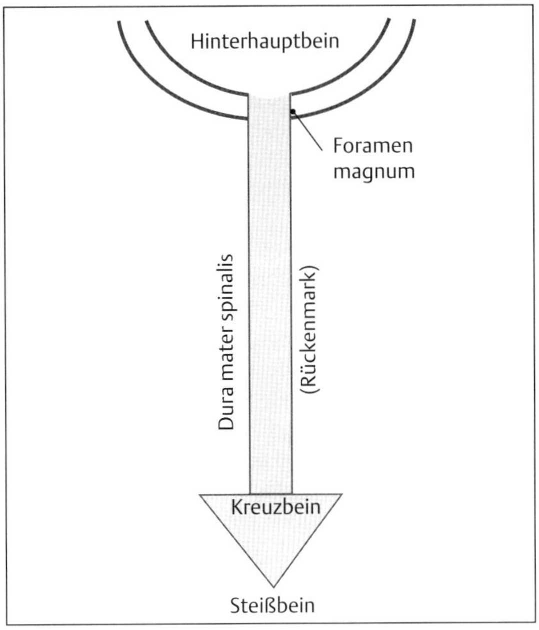

7.11

Kontinuität der intrakranialen und intraspinalen Duralmembrane

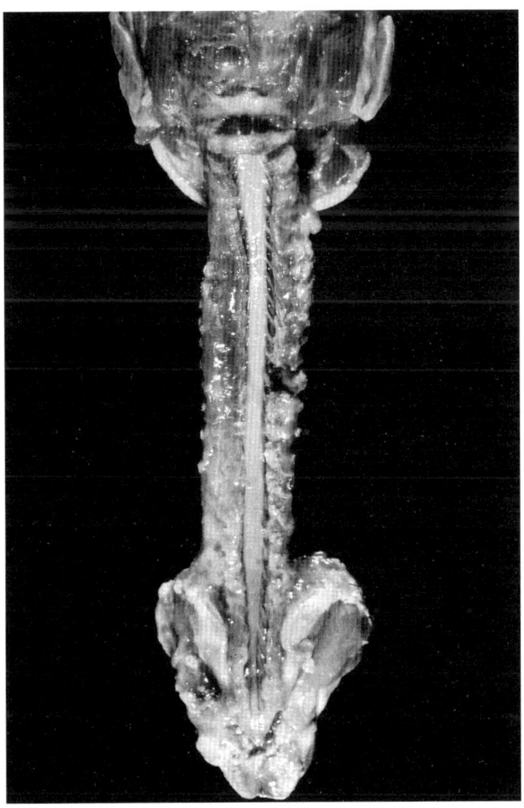

7.12

Kontinuität der intrakranialen und intraspinalen Duralmembrane von Dr. Louis Philippe Dombard
Dura mater spinalis von hinten, mit seiner Befestigung am Hinterhaupt, am 2. + 3. Halswirbel, am zweiten Kreuzbeinsegment sowie zusammen mit dem auslaufenden Ende des Filum terminale am Steißbein

Die Dura mater spinalis inseriert, als Fortsetzung der Falx cerebellum und der intrakranialen Dura, fest am Foramen occipitalis. Die Dura ist nach Lanz [37] an folgenden Strukturen besonders befestigt.

Ventral:	an der Pars basilaris des Os occipitale (verläuft dabei durch die Membrana tectoria)
	am Lig. transversum atlantis
	am Lig. longitudinale posterius
Dorsal:	am Periosteum der Squama occipitalis
	an den Arcus des Atlas und der Axis
Lateral:	an den Artt. atlantooccipitalis und atlantoaxialis

Außerdem ist die Dura auch fest am dritten Halswirbelkörper befestigt[38,39], nach unseren Untersuchungen allerdings nicht regelmäßig[40].

Munkacsi (1990)[41] untersuchte 12 Feten und konnte feststellen, dass bei Feten mit 60 mm Länge der epidurale Ruam überall mit Bindegewebe ausgefüllt ist. Mit zunehmendem fetalem Wachstum reduziert sich dieses Bindegewebe zu topographischen Strukturen. Posteriore, laterale und anteriore Ligamente konnten lokalisiert werden. Atlantodurale und sacrale Ligamente sind kontinuierlich vorhanden und dienen zur Fixation des duralen Sackes. Diese Fixationen können bei Auftreten einer Protrusion für eine Kompression der Nervenwurzel verantwortlich sein. Die meisten dorsalen Bänder werden hingegen während der Entwicklung des Fetus resorbiert.

Lig. craniale durae matris spinalis

Lanz (1928)[42] bezeichnet die Befestigung am Os occipitale und am Periosteum der oberen Halswirbeln als Lig. craniale durae matris spinalis: fibröse Fasern zwischen der Dura mater spinalis und dem hinteren Rand der Artt. atlanto-occipitales, einem Teil des Foramen magnum, dem Arcus posterior des Atlas und dem Arcus der Axis[42, 43, 44].
Rutten und Mitarbeiter (1997)[44] konnten zudem weitere Fasern lokalisieren, die vor allem von den Ligg. flava zwischen C1/C2 und C2/C3 ausgehen und manchmal Fasern zwischen dem Arcus von C2 und C3 zur Dura verlaufend. Kaudal von C3 konnten keine dieser Verbindungen gefunden werden.
Die Fasern des Lig. craniale durae matris spinalis ziehen einige mm nach kaudal und bilden einen Stützapparat für den Duralsack. Mediale Fasern des Lig. craniale durae matris spinalis ziehen in den tiefen Teil des Lig. nuchae[44]. Die ligamentären Fasern des Lig. craniale durae matris spinalis sind kräftiger als die bindegewebige Verbindung zwischen dem M. rectus capitis posterior minor und der Dura (s. u.).
Rutten und Mitarbeiter vermuten, dass Teile des Lig. craniale durae matris spinalis die Funktion haben könnten, während Bewegungen die obere Halswirbelsäule zu spannen. Auch möglich wäre, dass der M. rectus capitis posterior minor (hohe Anzahl von Muskelspindeln) die Spannung in der Dura mater registriert und das Lig. craniale durae matris spinalis durch ihre elastischen und kollagenen Fasern die Faltung reguliert. *Rutten und Mitarbeiter* vermuten, dass dieser Mechanismus die durale Faltung zu verhindern hilft. *Hack und Mitarbeiter* unterstützen diese Hypothese und stellen fest, dass es bei Trauma zu Atrophien des M. rectus capitis posterior minor kommt mit der Folge des Versagens des Anti-Faltungs-Mechanismus.
Im Weiteren ist die Dura mater spinalis mit den posterioren Ligamenten zwischen Atlas und Os occipitale, mit den Ligamenten bzw. Membranen zwischen Atlas und Axis sowie Os occipitale und Axis verbunden[45].

M. rectus capitis posterior minor (und M. obliquus inferior)

Eine bindegewebige Verbindung zwischen dem M. rectus capitis posterior minor und dem hinteren Teil der Dura mater spinalis über die Membrana atlanto-occipitalis posterior am Atlantookzipitalgelenk konnte erst kürzlich

lokalisiert werden[46, 47, 44, 40]. Nach *Kahn und Mitarbeiter* (1992)[46] verläuft Bindegewebe im atlantookzipitalen Raum zwischen der anterioren Faszie des M. rectus capitis posterior minor auf die anteriore Seite des posterioren Arcus des Atlas und erreicht so die Dura mater spinalis. Im atlantoaxialen Raum erreicht die anteriore Faszie des M. rectus capitis posterior minor sowie auch des M. obliquus inferior ebenso wie das Periosteum des Arcus posterior des Atlas die Dura mater spinalis[46].
Die Fasern der bindegewebigen Verbindung vom M. rectus capitis posterior minor zur Dura sind zum Teil senkrecht zur Dura orientiert. Die bindegewebige Verbindung zur Dura könnte die entstehende Faltung der hinteren Dura mater spinalis während der Nackenextension in Richtung Rückenmarkskanal verhindern[47,48,49], nach von Lüdinghausen über die Verbindung des Muskels und der Dura am Arcus posterior des Atlas.
Ein atrophischer M. rectus capitis posterior minor könnte hingegen bei Nacken- und Kopfextension zu einer Faltung der hinteren Dura mater spinalis in Richtung Rückenmark mit eventueller komprimierender Wirkung führen[47, 50]. Auch subokzipitale Kopfschmerzen könnten über diese Verbindung erklärt werden.

Verbindung zum Lig. nuchae

Im oberen Zervikalbereich besteht in der Mittellinie eine Kontinuität zwischen dem Lig. nuchae und dem hinteren Teil der Dura mater spinalis[44, 48, 51].

Es konnte in der Mittellinie auf Höhe des 1. und 2. Halswirbels eine Kontinuität zwischen der posterioren Dura mater spinalis und dem Lig. nuchae beobachtet werden[44, 48, 51]. Nach *Mitchell und Mitarbeiter*[51] ist diese Verbindung von besonderem Interesse für die Biomechanik der Halswirbelsäule, besonders für Rotationsbewegungen des Kopfes in sagittaler und transversaler Ebene.

Ligg. interspinalia durae matris

Seitlich in den oberen Halswirbeln befinden sich Ligg. interspinalia durae matris, die vom Wirbelkanal zur Dura verlaufen. Rotationen der Halswirbelsäule sollen über diese Ligamente direkt auf den Duralschlauch übertragen werden[51].

Verbindung zum Lig. flavum

Die Plica mediana dorsalis durae matris, eine mediale Falte in der Dura mater spinalis auf Höhe der LWS verbindet diese mit dem Lig. flavum und am hinteren Wirbelbogen[52, 53].
Diese Struktur variiert zwischen Fasern aus Bindegewebe bis zu einer kompletten Membran. Es verlaufen auch Fasern von den Ligg. flava zwischen C1/C2 und C2/C344 und am zervikothorakalen Übergang[54, 55] zur Dura.
Die Ligg. epidurales cervicales posteriores verbinden die posteriore Dura mater spinalis auf Höhe der HWS mit dem Lig. flavum[56]. Fehlende Ligg. epidurales cervicales posteriores führen dazu, dass die Dura sich bei Flexion der Wirbelsäule nach anterior verschiebt, so dass Myelopathien in Flexionshaltung entstehen.

Ligamentum longitudinale posterius

Es verläuft an der Rückseite der Wirbelkörper und verbindet die Bandscheiben miteinander. Seine oberflächliche Schicht verbindet sich mit der Dura mater spinalis[57] (siehe auch Lig. dorsolateralia duralis und Trousseaux fibreux de Souiľe). Diese Befestigungen sind unregelmäßig und verstärken sich nach kaudal in Form des Lig. sacrodurale anterius (Trolard). Es wird vermutet, dass die oberflächliche Schicht des Lig. longitudinale posterius nicht so sehr als herkömmliches Ligament, sondern eher als Schutzmembran für die weichen Strukturen innerhalb des Wirbelkanals angesehen werden kann[58]. Zwischen der Dura mater spinalis und dem Lig. longitudinale posterius verlaufen sinuvertebrale Nerven[59].

Lig. sacrodurale anterius (Trolard) (s. *Abb. 7.13*)

Ein festes sagittal angeordnetes Septum mit lateralen faszialen Aufzweigungen[60]. (Siehe unten: Meningo-vertebrale Ligamente)

Hofmann's Ligamente

Diese Ligamente verlaufen zwischen der Dura mater spinalis und der oberflächlichen Schicht des Lig. longitudinale posterius[61, 62, 63, 64]. Auf Höhe von L5 sind diese Ligamente sehr schmal, manchmal fehlend auf Höhe von S1. In der Regel befinden sich pro Segment auf jeder Seite ein Ligament. Nach kranial hin werden die Ligamente breiter und erreichen auf Höhe von L2 eine Breite von etwa 1 cm[65]. Nach *Wiltse und Mitarbeiter*[65] haben diese Ligamente die Funktion, bei Kindern die Dura während des Wachstums kaudal zu halten. Eine weitere Funktion ist, die Dura anterior gegen die Wirbelsäule gerichtet zu halten. Die Hofmann's Ligamente und das Lig. sacrodurale anterius *(Trolard)* werden auch meningo-vertebrale Ligamente genannt[66] (s. u.).

Lig. dorsolateralia duralis (Hofmann) oder Hofmann's laterale Ligamente (s. *Abb. 7.13*)

Spencer und Mitarbeiter[67] beschreiben zudem laterale ligamentäre Verbindungen, die nur im unteren lumbalen Niveau zu finden sind und eine Verbindung zwischen der duralen Umhüllung des Spinalnerven und dem Wirbelperiost darstellen. Sie nannten diese „lateral Hofmann's ligaments". Diese Ligamente sollen bei einer Protrusio des Discus den Spinalnerv daran hindern nach posterior auszuweichen, mit der Folge von Schmerz.

Trousseaux fibreux de Souilé

Kräftige fasziale Verbindungen; einerseits verbinden sie die Dura mater mit dem Lig. longitudinale posterius, andererseits verbinden sie die Dura mater spinalis mit dem Periost. In beiden Fällen wird der Plexus venosus epidurale anterius umhüllt[60].

Meningo-vertebrale Ligamente

Diese sind besonders auf Höhe des Conus medullaris entwickelt und besitzen eine Ankerfunktion[66]. Die meningo-vertebralen Ligamente bestehen aus lateral und ventral gelegenen segmentalen fibrösen Bändern, die die Dura mater spinalis mit dem Endostium des Wirbelkanals verbinden. Am deutlichsten ist der anteriore Anteil, der von der Vorderwand der Dura zum Lig. longitudinale posterius verläuft. (Siehe auch Hofmann's Ligamente und das Lig. sacrodurale anterius *[Trolard]*).

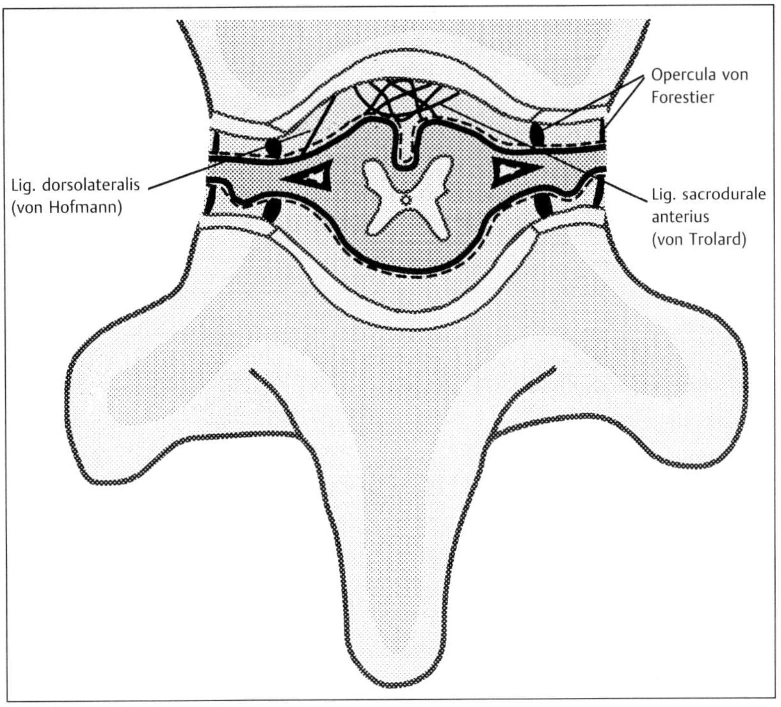

7.13
Ligamentum denticulatum. Von Dr. Richard Kriebel

Außerdem strahlen vereinzelt dünne kollagene Seilzüge von der Rückseite des Wirbelkanals in die Dura mater spinalis ein[40].
Es existieren auch einige faserige Verbindungen zum Lig. sacrococcygeum anterius.

Opercula von Forestier (s. *Abb. 7.13*)

Auf Höhe jedes Foramen intervertebrale befinden sich die Opercula von Forestier. Diese stellen eine Verbindung zwischen der duralen Umhüllung des austretenden Spinalnerven und dem Periosteum des jeweiligen Wirbels dar[68, 69, 60]. Die Opercula umschließen das Foramen intervertebrale von innen und von außen, d. h. sie liegen innen am Wirbelkanal und auch außerhalb des Wirbelkanals. Durch die Opercula von Forestier treten der Spinalnerv mit dem Ramus meningeus recurrens hindurch.
Neuere Untersuchungen zeigen, dass das Foramen intervertebrale nicht, wie herkömmlich beschrieben, durch eine straffe Membran verschlossen ist, da nur perforierte Ausdehnungen die Nervenwurzel am Foramen befestigen[70, 40]. Die Anheftungsstellen der Nervenwurzeln sind die Dura mater und die fibröse Ausdehnung, die durch das Foramen zur Scheide des N. spinalis zieht. Es gibt 2 unterscheidbare Kompartimente. Bewegungen in einem Kompartiment werden nicht in das andere weitergeleitet, solange die Anheftungen unverletzt sind.

Lig. transformidale

Diese umspannen das Foramen intervertebrale längs der Außenseite. Einerseits beschrieben als die dickeren Teile der Opercula von Forestier oder als eine unvollständige Opercula oder „false ligaments“[71].

Ligamentum denticulatum (s. *Abb. 7.14*)

Es verläuft von der Pia mater zur Dura mater und verbindet das Rückenmark beidseitig vom Os occipitale bis in Höhe des 2. Lendenwirbels mit der Dura. Es stellt einen Aufhängeapparat dar, der das Rückenmark im Liquor cerebrospinalis in der Schwebe hält. Die Verbindungen zwischen Dura und Pia mater sind wie auch die anderen duralen Befestigungen im Rückenmarkskanal außerhalb der oben genannten Befestigungen relativ dünn. Das Lig. denticulatum ist avaskulär, besitzt kollagene und elastische Fasern und ist, wie auch die Pia mater, mäßig elastisch[72]. Die Befestigung an der Dura mater ist sehr fest und löst bei Dehnung der Dura mater spinalis eine longitudinale Falte in der Dura aus. Während das Lig. denticulatum an der Pia mater eine ununterbrochene Ursprungslinie zeigt, erreicht es die Dura mater nur mit einzelnen Zacken. Die Anheftungszacken des Ligaments überqueren lateral den subarachnoidalen Raum, durchdringen die Arachnoidea und sind an der Dura mater im Bereich zwischen den Duralscheiden der Rückenmarksnerven fixiert[73]. Je Seite befinden sich durchschnittlich 21 Zacken vom Foramen magnum bis zum Abgang des 3. lumbalen Nerven. In der Regel setzt die oberste Anheftungszacke an der Dura etwas kranial und posterior vom Durchtritt der A. vertebralis durch die Dura mater spinalis an. Die zweite Zacke ist etwas posterior zwischen dem Austrittsbereich der ersten und zweiten Nervenwurzel befestigt. Die beiden obersten Zacken besitzen lateral Verbindungen zur A. vertebralis und A. spinalis posterior sowie zur ersten Zervikalnervenwurzel.

Die Verlaufsrichtung der Ligamente passt sich an vorhandene Spannungsverhältnisse an. Sie sind im zervikalen Bereich nach kranial (nach *Rossitti*[74] nur der oberste, während die übrigen Ligamente im zervikalen Bereich horizontal verlaufen), im thorakalen Bereich horizontal und im lumbalen Bereich nach kaudal gerichtet[38].

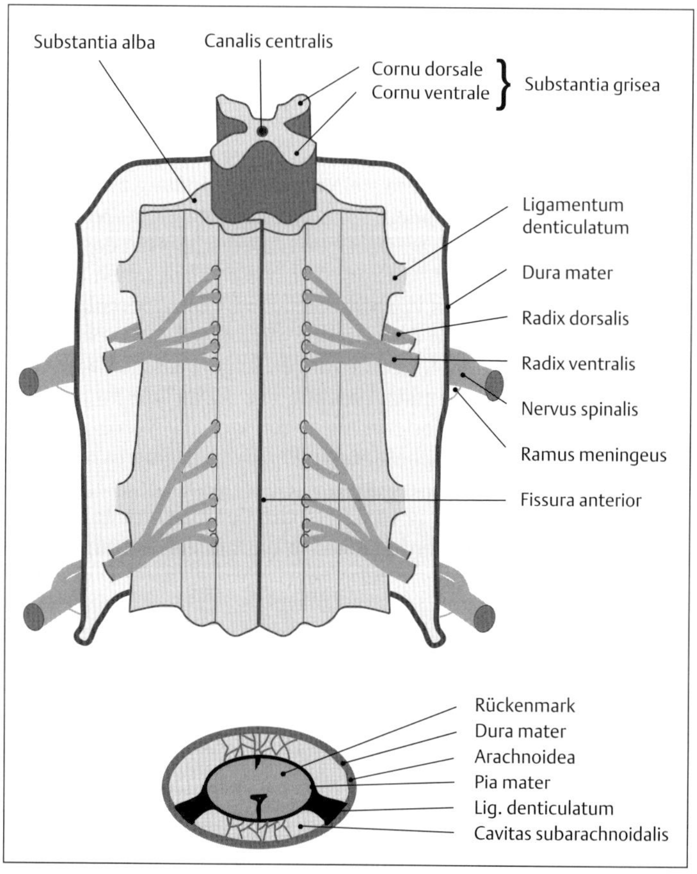

7.14

Dura mater spinalis und das Ligamentum denticulatum

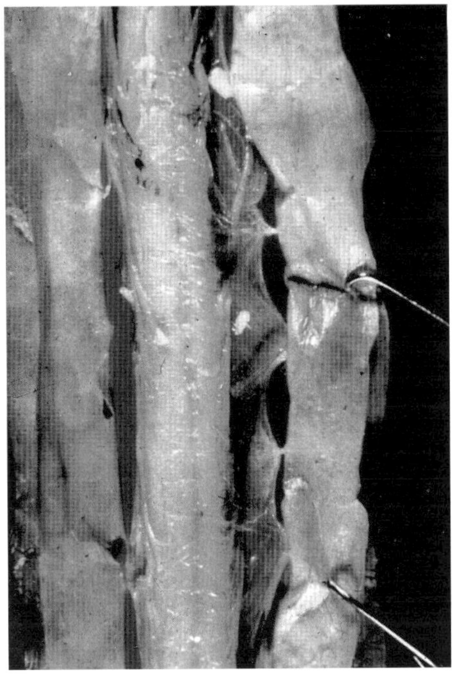

7.14-1

Ligamentum denticulatum. Von Dr. Richard Kriebel

Flexion des Kopfes und der Wirbelsäule übt eine mechanische Belastung auf das Lig. denticulatum aus, so dass sich ihre Zacken voneinander entfernen. Die Zugspannungen, die durch die Ligamente übertragen werden, haben eine transversale Komponente, die das Rückenmark im Zentrum des Wirbelkanals stabilisiert und eine axiale Komponente, die die axiale Spannung gleichmäßig überträgt (durch die Neigung der Zacken in frontaler Ebene). Es wird angenommen, dass die axiale Komponente die Größe der axialen Spannung im Rückenmark reduziert[75, 76]. Die oberste Zacke ist von großer Bedeutung bei der Stabilisierung des Rückenmarks und der Medulla bei Flexion[74]. Extension führt zu einer Entspannung des Lig. denticulatum. Außerdem soll das Lig. denticulatum die Bewegung des Rückenmarks in kraniokaudaler Richtung limitieren[77, 78]. Reibung zwischen Nervensystem und Dura mater spinalis wird durch ihre simultane Deformation aufgrund der Funktion des Lig. denticulatum und der Pufferwirkung des Liquor cerebrospinalis verhindert.

„Rautenförmiges Halfter“

Das „rautenförmige Halfter“[79, 80], eine rhombusartige Bindegewebsplatte, die auf der anterioren Seite untere Teile der Medulla oblongata und das obere Rückenmark umfaßt.

Es tritt zusammen mit den oberen beiden Zacken des Lig. denticulatum (nicht regelmäßig mit dem obersten Zacken) in die Dura mater ein. Die ventralen Wurzeln des zweiten Zervikalnerven sollen posterior und die ventralen Wurzeln des ersten Zervikalnerven anterior oder posterior des rautenförmigen Halfters liegen. Die kaudale Rautenspitze verläuft meist bis zur Gegend der Fissura mediana anterior im Bereich des vierten Halssegmentes[81]. Innerhalb des „rautenförmigen Halfters“ befinden sich keine elastischen Fasern. Lang (1981) beobachtet häufig einen Übergang des Halfters in die Pia mater der Vorderstränge. Das rautenförmige Halfter soll ebenso wie die oberen Zacken des Lig. denticulatum den kranialen Bereich des Rückenmarks und den unteren Bereich der Medulla oblongata während der Nackenflexion vom Dens des Axis, dem abdeckenden Bandapparat und den Aa. vertebrales entfernt halten[82, 81].

Kaudal ist die Dura mater spinalis fest an der Rückseite des zweiten Sakralwirbelkörpers befestigt (Lig. sacrale durae matris). In der Regel fusioniert die Dura mit dem Filum terminale auf Höhe von S2 (mit einer Variationsbreite von L5 bis S3[83]).

Das auslaufende Ende des Rückenmarks (Filum terminale) führt mit der eng anliegenden Dura mater aus dem Hiatus sacralis heraus und verbindet sich an der Hinterseite der Steißbeinkörper mit dem Periost sowie mit dem Lig. sacro-iliaca und dem Lig. sacrotuberale[84].

Im Wirbelkanal durchdringen Rückenmarksnerven auf ihrem Weg zur Peripherie oder von der Peripherie zum zentralen Nervensystem die Dura mater. An den Stellen, an denen die Rückenmarksnerven durch die Foramina intervertebralia das Rückenmark verlassen, werden sie einige Millimeter von der Dura umhüllt und beschützt. Die Dura setzt sich dann ins Epineurium dieser Nerven fort. Diese Duralumhüllungen liegen in den oberen Abschnitten der Wirbelsäule relativ transversal, während sie kaudalwärts immer mehr in Längsrichtung verlaufen.
Die transversalen Verläufe widersetzen sich den Bewegungen der Duralröhre weniger als die länglich angeordneten duralen Nervenscheiden.
Das erklärt die stärkere Spannungsübertragung der unteren Duraumhüllungen. So kann vor allem eine Traktion des N. ischiadicus zu einer erhöhten Spannung im duralen System führen[45].

Kräftige Befestigungen der Dura mater spinalis

Foramen magnum
Corpus von C1, C2, (C3)
Corpus von S2
Corpus vom Coccyx

Außerhalb dieser Regionen ist die Dura relativ frei beweglich.

Autor	Durale Verbindungen
Lanz (1929), Klein 1986)	Feste Verbindung am Foramen magnum, Corpus von C1, C2
Klein (1986, Upledger (1994)	Feste Verbindung am Corpus von C3
	Feste Verbindungen am Os sacrum und Os coccygis
Lanz (1928/29) Lang (1987)	Über Lig. craniale durae matris spinalis am hinteren Rand der Artt. Atlanto-occipitales, einem Teil des Foramen magnum, dem Arcus posterior des Atlas und dem Arcus der Axis
Rutten und Mitarbeiter (1997)	Über Lig. craniale durae matris spinalis lan Ligg. flava zwischen C1/C2 und C2/C3 und manchmal zwischen dem Arcus von C2 und C3
Klein (1986)	posteriore Ligamente zwischen Atlas und Os occipitale, zwischen Atlas und Axis und zwischen Os occipitale und Axis
Kahn und Mitarb. (1992), Hack und Mitarb. (1995), Rutten und Mitarb. (1997)	Über Membrana atlanto-occipitalis posterior am M. rectus capitis posterior minor

Autor	Feste Verbindungen am Os sacrum und Os coccygis
Kahn und Mitarb. (1992)	Anteriore Faszie des M. obliquus inferior und Periosteum des Arcus posterior des Atlas
Rutten und Mitarb. (1997), Mitchell und Mitarb. (1998), Alix, Bates (1999)	Lig. nuchae
Mitchell und Mitarb. (1998)	Über Ligg. interspinalia durae matris am Wirbelkanal (in oberer HWS)
Luyendijk (in Morisot 1992)	Über Plica mediana dorsalis durae matris am hinteren Wirbelbogen (Höhe LWS)
Blomberg (1986)	Über Bindegewebe am Lig. flavum (auf Höhe LWS)
Rutten und Mitarb. (1997)	Ligg. flava zwischen C1/C2 und C2/C3
Kubo und Mitarb. (1994), Hirabayashi u. Mitarb. (1997), Shinomiya und Mitarb. (1996)	Ligg. flava an unterer HWS
Plaisant und Mitarb. (1996)	Oberflächliche Schicht des Ligamentum longitudinale posterius (stärker kaudal = Lig. Trolard)
Trolard (1988 in Giradin 1996)	Lig. sacrodurale anterius (Trolard) (Höhe LWS, Sacrum)
Hofmann (1898), Fick (1904), Doppmann und Mitarb. (1969), Schellinger und Mitarb. (1990)	Über Hofmann's Ligamente am Lig. longitudinale posterius
Scapinelli (1990)	Hofmann's Ligamente und Lig. sacrodurale anterius (Trolard) werden auch meningo-vertebrale Ligamente genannt Verbindung am Endostium des Wirbelkanals, Lig. longitudinale posterius
Spencer und Mitarb. (1983)	Über Lig. dorsolateralia duralis (Hofmann) am Wirbelperiost
Trolard (1888 in Giradin 1996)	Über Trosseaux fibreux de Souilé am Lig. longitudinale posterius und am Periost
Forestier, Lazorthes, Trolard (1922, 1981, 1890, in Giradin 1996)	Opercula von Forestier: Verbindung zwischen der duralen Umhüllung des austretenden Spinalnerven und dem Perio-steum des jeweiligen Wirbels Opercula von Forestier
Liem (2000)	Vereinzelt dünne kollagene Seilzüge von der Rückseite des Wirbelkanals
Nicholas und Weller (1988)	Über Ligamentum denticulatum an Pia mater vom Os occipitale bis Höhe L2
Duby (1985)	Lig. sacro-iliaca und Lig. sacrotuberale
Lang, Emminger (1963 in Lanz, Wachsmuth 1979)	Rautenförmiges Halfter (Höhe obere HWS)

An der unteren Wirbelsäule ist ein spinaler Duralsack lokalisiert, der nach Forschungen von *Martins*[85], *Wiley* und *Myers* eine wesentliche Rolle in der Dynamik der Liquordruckveränderungen spielt (siehe Kap. 9).

Die Folge ist:
1. Bewegungseinschränkungen des Kreuzbeins (inkl. ilio- und lumbosakraler Komplex [84]) schränken immer auch das Hinterhaupt in seiner Beweglichkeit ein, und umgekehrt beeinträchtigen Hinterhauptdysfunktionen das Kreuzbein mit allen dazugehörigen Symptomen.
2. Jede Positionsveränderung des Steißbeins führt – aufgrund der Anheftung des Filum terminale mit der Dura mater am Steißbein – zu Spannungen in der Dura mater spinalis und der intrakranialen Membranen.
3. Jede Spannung in der Dura mater spinalis erzeugt Spannung am Austritt der Spinalnerven an den Foramina intervertebralia.

Über die starke Befestigung der Dura mater am zweiten und dritten Halswirbel können häufig ausgeführte chiropraktische Manipulationen an der Halswirbelsäule unter Umständen zu Spannungen in der hinteren Schädelgrube führen. Außerdem erklären diese Befestigungen die Zusammenhänge zwischen einem Zervikalsyndrom und Kopf- bzw. Kreuzschmerzen.
Dysfunktionen am Schädel, am Okziput-Atlas-Axisgelenk und am Kreuzbein-Steißbeinkomplex können aufgrund ihrer anatomisch funktionellen Verbindung zu Störungen des kraniosakralen Systems führen. Zudem kann jede dieser Dysfunktionen über die Dura an die anderen duralen Befestigungen weitergeleitet werden.

Gefäßversorgung der Meningen

Intrakranial

Arterien

Arteriell wird das durale System vor allem von den Meningealarterien – terminale Äste der inneren und äußeren Carotiden – versorgt. Sie verlaufen zwischen der Dura und dem Knochen.

- Vordere Schädelgrube:
  A. meningea anterior – Ast der A. ethmoidalis anterior (A. ophthalmica, A. carotis interna) Eintritt: Lamina cribrosa
- Mittlere Schädelgrube:
  A. meningea media – Ast der A. maxillaris (A. carotis externa)
  Eintritt: Foramen spinosum
- Hintere Schädelgrube:
  A. meningea posterior – Ast der A. carotis externa
  Eintritt: Foramen jugulare
  Rr. meningeae der A. vertebralis
  Eintritt: Foramen magnum
  Rr. meningeae der A. occipitalis

Venen

Vv. meningeae mediae zum Plexus pterygoideus, zur V. maxillaris oder vom Plexus pterygoideus zur V. ophthalmica inferior, zum Sinus cavernosus.
Vv. meningeae direkt oder indirekt über die Sinus in die V. jugularis.

Intraspinal

Arterien

Aa. spinales posteriores, paarig (Ast der A. inferior posterior cerebelli oder der A. vertebralis) – A. spinalis anterior (Ast der A. vertebralis)

Venen

Plexus venosi vertebrales interni anterior und posterior im Epiduralraum. Die Plexus venosi vertebrales interni sind in bei Körpertemperatur halbflüssigem Fett eingebettet.
Die klappenlosen Plexusvenen sind von besonderer physiologischer und dysfunktioneller Bedeutung. Sie haben Verbindungen über die Zwischenwirbelkanäle mit den Vv. lumbales, Vv. intercostales, der V. azygos und hemiazygos sowie mit Venenplexus im Nackenbereich (Sinus marginalis und occipitalis durae matris). Diese Anastomosen ermöglichen ohne Stau den Abfluss des venösen Blut in alle Richtungen.

Innervation der Meningen

Intrakranial *(Abb. 7.15)*

Der obere Teil des duralen Systems wird vor allem von Ästen des Nervus trigeminus, der untere Teil durch die ersten drei Zervikalnerven und Ästen des N. vagus versorgt. Alle meningealen Nerven besitzen postganglionäre sympathische Fasern, die über den Plexus caroticus internus, den Plexus maxillaris und mit der A. meningea media entweder direkt oder indirekt vom Ganglion cervicale superius abstammen.
Parasympathisch wird die Dura durch den N. petrosus major (aus dem N. VII bis) und die Äste des N. vagus und N. glossopharyngeus innerviert.

- **Vordere Schädelgrube:**
  N. ophthalmicus (V/1): Rami meningei der Nn. ethmoidales
  N. maxillaris (V/2): Ramus meningeus medius (Schädelseitenwand)
- **Mittlere Schädelgrube:**
  Rami meningei des N. maxillaris und des N. mandibularis (V/2, V/3)
  Filamente vom Ggl. trigeminale
- **Hintere Schädelgrube:**
  Rami meningei des N. vagus (X)
  Rami meningei des N. glosso pharyngeus (IX)
  Rami meningei aus C1, C2 und C3 zum Teil über den N. hypoglossus (XII): für den Clivus und das Foramen magnum
- **Tentorium cerebelli:**
  Rami meningei des N. ophthalmicus (V/1)
- **Falx cerebri:**
  Rami meningei des N. ophthalmicus (V/1)

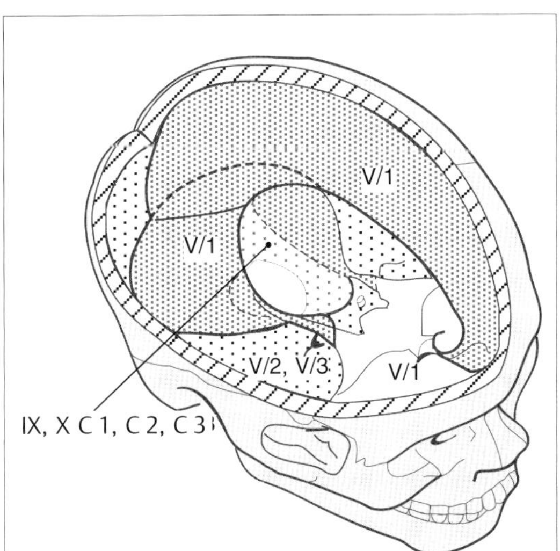

7.15
Innervation der intrakranialen Meningen

Intraspinal

Ramus spinalis der Spinalnerven
Nervengeflecht des Lig. longitudinale posterius
Perivaskuläre Nervengeflechte der Wurzelarterien

Schmerzempfindung der Duralmembrane

Durch Stimulation (z. B. elektrisch oder mechanisch) bestimmter Gebiete der Duralmembrane konnten ausstrahlende Schmerzsensationen provoziert werden. Die Duralmembrane des Schädels sind besonders im Bereich der Schädelbasis, des Tentoriums sowie in der Umgebung der Äste der A. meningea media schmerzempfindlich. Andere Bereiche der Dura scheinen wiederum kaum schmerzempfindlich zu sein. Auch Kompressionen und Zerrungen von Blutgefäßen, des Plexus choroideus, der Pia mater und der Sinus durae matris können Schmerzen hervorrufen. Im Folgenden werden die Schmerzempfindlichkeit der Duralmembranbereiche sowie die Gebiete der Schmerzausstrahlung beschrieben.

Tabelle 7.1

Schmerzempfindlichkeit der Duralmembranbereiche und Gebiete der Schmerzausstrahlung

Schmerzempfindlicher Durabereich	Schmerzausstrahlung
Vordere Schädelgrube	
(insbesondere Olfactoriusrinne, Alae minores, Dorsum sellae, Basis der Process. clin. anter.)	homolaterales Auge oder hinter dem Auge
Mittlere Schädelgrube	
Cavum trigeminale:	Gesichtsregion
Sella trucica:	Scheitelgebiet
Diaphragma sellae:	hinter dem Auge
Hintere Schädelgrube	
Gebiet des Sinus transversus	hinter dem Ohr
und sigmoideus:	hinter dem Ohr
Gebiet um das Foramen magnum:	Hinterkopf und Nacken
Falx cerebelli:	Nackenregion
Falx cerebri	
insbesondere im hinteren Drittel und entlang des Sinus sagittalis superior	
Oberhalb der Crista galli:	homolaterales Auge
Tentorium cerebelli	
Druck von oben:	Auge und Gebiet des äußeren Vorderkopfes
Druck von unten:	hinter dem Ohr, Vorderkopf und Auge
Dura oberhalb des Tentoriums: Schmerzunempfindlich, außer entlang der Sinus durae matris und im Verlauf der A. meningea media	

Aufgaben des Duralmembransystems

- Zusammen mit der Hirnflüssigkeit dient das Duralmembransystem der Aufrechterhaltung und Stützung der Hirnform
- Sicherung der Schädelform, insbesondere in der frühen Kindheit
- Schutz bei mechanischen Traumata

- Koordinierung der Schädelknochen- und Kreuzbeinbewegung*
- Vermittler des Kräftegleichgewichts zwischen dem Gewicht des Gesichtsschädels und dem kompensierenden Tonus der Nackenmuskeln; Umverteilung von äußeren Kräften gegenüber der Schädelkalotte (Dura mater cranialis), indem sie mit ihren Duplikaturen Quer- und Längsverstrebungen zwischen den Schädelknochen bilden. Kollagene Fasern bilden dabei Trajektorien und leiten Kräfteaxila weiter.
- Die Dura scheint auch eine bedeutende Rolle zu spielen bei der Morphogenese und Instandhaltung der Suturen während des Schädelwachstums[111]. Die Dura mater scheint ein wichtiger Faktor zu sein, damit die Suturen nicht ossifizieren[112].

Reziproke Spannungsmembran *(Abb. 7.16, 7.16-1* und *7.17)*

Die Dura mater stellt den **Bandapparat des knöchernen Schädels** dar, und die beiden Duraschichten zusammen können als funktionell mechanische Einheit angesehen werden. Nach *Delaire*[87] wirkt das horizontale System (Tentorium cerebelli, Diaphragma selli) als Spanner der Schädelbasis, während das vertikale System (Falx cerebri, Falx cerebelli) als Spanner des Schädeldaches fungiert. Die Spannung des horizontalen und vertikalen Duralsystems wird vor allem durch den kontinuierlichen Tonus der Nackenmuskulatur und des M. sternocleidomastoideus aufrecht erhalten und reguliert. *Sutherland*[88] nannte dieses Duralmembransystem, insbesondere die Dura meningeale, ein **„reziprokes Spannungsmembran-System“** (reciprocal tension membran system). Damit soll die funktionelle Einheit dieser Membran verdeutlicht werden. Die reziproke Spannungsmembran des Hirn- und Rückenmarks stellt eine strukturelle Verbindung der einzelnen Schädelknochen untereinander dar, mit der Aufgabe, die Bewegung dieser Knochen zu leiten und zu begrenzen. Durch die strukturelle Verbindung aller Membranen können Spannungen in jedem Teil dieses Membransystems auch alle anderen Teile dieses Systems beeinflussen. Die Duralmembranen regulieren aufgrund ihrer Anheftung am Schädel und am Kreuzbein die unwillkürliche artikuläre Bewegung der einzelnen Schädelknochen und des Kreuzbeins im kraniosakralen Rhythmus. Diese sich reziprok zueinander bewegenden Membranen sind ständig auf der Suche nach einem optimalen Gleichgewicht. Jeder Zug an einer Seite der Membran verändert die gesamte Einheit und führt zu einem neuen Gleichgewicht. Anzumerken ist auch die Veränderung der Spannung der intrakranialen Duralmembrane durch die Lungenatmung, z. B. bewegt sich das Tentorium cerebelli in Synchronizität mit dem Zwerchfell.

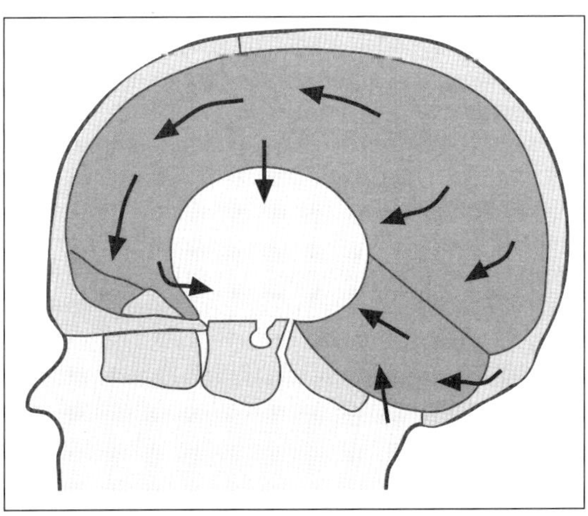

7.16

Bewegung und Spannungsänderung der intrakranialen Membrane während der Inspirationsphase

---

* *Ferguson* ist allerdings der Ansicht, dass die Dura mater spinalis kaum in der Lage ist, kleinste Bewegungen zwischen Schädel und Kreuzbein zu übertragen. Die Dura zwischen Okziput und Kreuzbein muss große Wirbelsäulenbewegungen ermöglichen und hat seiner Meinung nach zuviel Bewegungsspielraum bzw. ist zu locker[86].

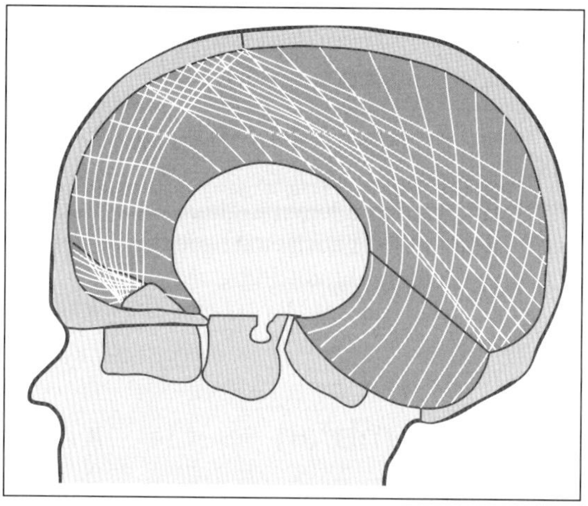

7.16-1

Faserstruktur der intrakranialen Membrane

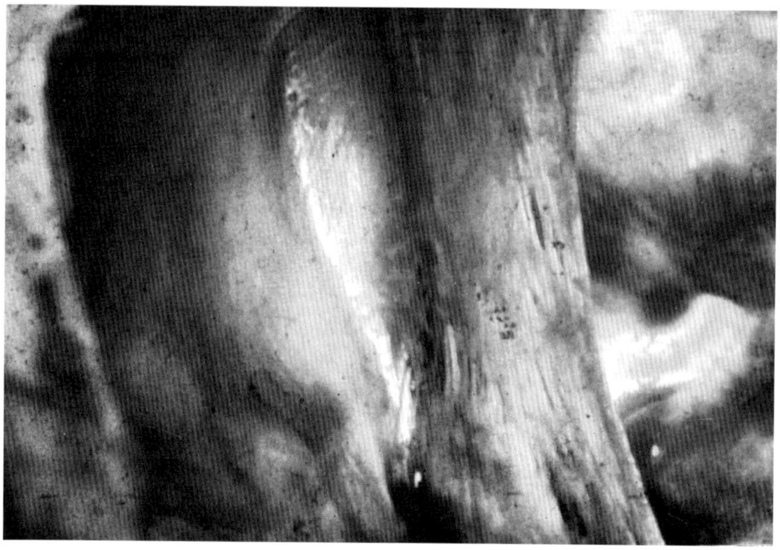

7.17

Falx cerebri an ihrer vorderen Befestigung am Stirnbein. Reprinted with permission from the CranioSacral Therapy Slide Series, The Upledger Institute © 1986
Gut zu erkennen ist die Orientierung der Faserstruktur der Membran. Deutlich sichtbar sind die Risse in der Membran, die wahrscheinlich eine Folge von erhöhten vertikalen Zugkräften waren.

„Sutherland-Fulcrum"

Um das Gleichgewicht der Membranbewegung und -spannung in allen Richtungen zu gewährleisten, müssen die Membranen von einem **Fulcrum**, einem Ruhepunkt aus operieren (s. auch Kap. 11, S. 297). Dieser Ruhepunkt muss schwebend aufgehängt sein, um sich automatisch bewegen zu können, damit eine gleichmäßige physiologische Bewegung der Schädelknochen gesichert ist, wenn Veränderungen auftreten, z. B. äußere Zugkräfte.
Das Zentrum dieses intrakranialen Membransystems ist ein fiktiver Punkt, der sich an einer Stelle im Verlauf des Sinus rectus befindet, der durch die Vereinigung der Falx cerebri mit dem Tentorium cerebellum und der Falx cerebelli gebildet wird. Dieser Ruhepunkt wird auch als **„Sutherland-Fulcrum"**[89] oder als **„automatic shifting suspended fulcrum"** bezeichnet. An diesem Punkt werden die dynamischen Kräfte, die auf die Membranen wirken, ins Gleichgewicht gebracht. Und um diese Stelle bewegen und organisieren sich die gesamte intrakraniale und intraspinale Duraspannungsmembran und somit auch die unwillkürliche, artikuläre Bewegung der Schädelknochen, ebenso wie die Einflüsse, die von außerhalb des kraniosakralen Systems kommen. „Das Sutherland-Fulcrum ist eine zentrale Anheftungs-

stelle, die gleichzeitig mobil und anpassungsfähig ist", schreibt der französische Osteopath *Raymond Richard*[90].
Durch die Anheftung der Dura mater an den Schädelknochen bewegen sich diese nicht nur entsprechend der Spannungsverhältnisse in der Dura, sondern es können auch Zugkräfte nach außen in extradurale, extrakraniale Organsysteme weitergegeben werden oder äußere Zugkräfte, z. B. der Faszien, auf die Dura übertragen werden. Über die vielfachen kranialen Öffnungen an der Schädelbasis ist die intrakraniale Dura direkt mit den extrakranialen Faszien verbunden. Häufig werden auf diesem Weg extrakraniale Spannungen über die Umhüllungen von Gefäßen und Nerven ins Schädelinnere weitergegeben und verursachen dort kraniale Dysfunktionen. Auf diese Weise spiegelt sich auch der Tonus der viszeralen Organe im kraniosakralen System wider. Es ist auch möglich, dass zum Beispiel Verspannungen der Nackenmuskulatur das Hinterhaupt in seiner suturalen Beweglichkeit einschränken und dadurch das innere Membransystem und die suturale Bewegung der anderen Schädelknochen beeinträchtigen.
Über die Anheftung der Dura mater spinalis – die spinale reziproke Spannungsmembran – am zweiten Sakralwirbel ist die synchrone, unwillkürliche Bewegung des Kreuzbeins mit dem Schädel zu erklären. Während das Kreuzbein sich an statische und dynamische Spannungsverhältnisse im Becken, der unteren Extremitäten, der Wirbelsäule und den Schädel anpassen muss, so adaptiert sich der Schädel an Spannungsverhältnisse der oberen Extremitäten, der Wirbelsäule und des Kreuzbeins. Dieser gesamte Komplex ist als eine Funktionseinheit anzusehen, die sich um das Fulcrum von *Sutherland* bewegt.
Vor der Geburt und in der frühen Kindheit haben sich die Gelenkflächen der Schädelknochen noch nicht richtig ausgebildet und ist der Schädel in seiner knöchernen Struktur noch sehr unentwickelt. In dieser Zeit stellen diese intrakranialen Membranen das Hauptelement dar, das die Integrität und Einheit des Schädels, der knorpeligen und der bindegewebigen Vorstufen der Schädelknochen gewährleistet und das Gehirn schützt. Während des Geburtsvorgangs widerstehen sie den auf den Schädel einwirkenden Spannungen und Kräften und verhindern dadurch mögliche Verletzungen des Nervensystems.

Folgen abnormer duraler Spannungen

- Venöse Abflussstörungen des Schädels über die venösen Sinus
- Verminderte Drainage des Gehirns
- Vaskuläre Versorgungsstörungen der Hirngewebe
- Störung der Fluktuation der Hirn- und Rückenmarksflüssigkeit
- Kopfschmerzen, intrakraniale und retroorbitale Schmerzen über die sensible Innervation der Duralmembran (Hirnnerv V, X sowie 1., 2. und 3. Zervikalnerv)
- Gesichtsschmerzen und abnorme Spannungen der Kaumuskeln über den Hirnnerv V, sowie über das Ganglion trigeminale, das von Dura bedeckt ist und für durale Spannungen anfällig ist
- Funktionsbeeinträchtigung aller Hirnnerven und Hirnnervenganglien, z. B. an den Durchtrittsstellen im Schädel und an den intrakranialen Duralmembranen, sowie durch die durale Umhüllung der Hirnnerven
- Bewegungs- und Beweglichkeitseinschränkungen der Schädelknochen, des Kreuzbeins und des Steißbeins
- Funktionsstörung der Spinalnerven (Durchtrittsstellen der Spinalnerven in der Dura mater)
- Weiterleitung der duralen Spannungen über Faszienverbindungen und das Epineurium der Spinalnerven
- Abnorme Spannungen in einer der Duraduplikaturen beeinträchtigt immer auch die anderen duralen Anteile
- Beeinträchtigung der Hypophyse (Diaphragma selli)

Tabelle 7.2: Beweglichkeit und Zugübertragung der Dura mater spinalis

	Studien
Illi (1951)[91]	Bewegung der Dura mater spinalis von 3 – 4 mm, ohne weitere Angaben
O'Connell (1946)[92]	Flexion des Nackens: kraniale DMS-Verschiebung Extension des Nackens: kaudale DMS-Verschiebung Anteriore DMS-Bewegung (abhängig von Abnahme der lumbalen Durafaltung)
Reid (1960)[93]	Flexion des Nackens: kraniale DMS-Verschiebung und Dehnung der DMS Flexion der gesamten WS: s. o., nur im unteren Bereich und auf Höhe von Th12 kaudale DMS-Verschiebung
Decker (1960)[94]	Flexion der Wirbelsäule: Verschiebung der DMS zervikal und lumbal nach anterior
Louis (1967, 1981, 1984)[95]	Flexion der WS: auf Höhe hochlumbal: DMS nach kaudal; auf Höhe sakrolumbal: DMS nach kranial
Adams und Logue (1971)[96]	Flexion des Nackens: DMS-Verschiebung nach kranial (2/3), Abnahme der duralen Faltung (1/3), Dehnung Abhängigkeit der DMS-Bewegungsamplitude von Lage der extrathekalen Nervenwurzeln und Bewegung der Intervertebralgelenken
Martins und Mitarb. (1972)[97]	Elastizität des Duralsackes: Volumenänderung entsprechend vorhandenen Druckverhältnissen (LCS, Blut)
Breig (1978)[98]	Keine kraniokaudale Bewegung der DMS, nur Dehnung aufgrund Elastizität; Ausdehnung und Zusammenziehung ähnlich einer Ziehharmonika
Penning, Wilmink (1991)[99]	Lumbale Extension: anteriore Verschiebung der DMS
Santi Rao, Rodegerdts (1983)[100]	Extension mitthorakal; anteriore Verschiebung der DMS Axiale Bewegung ist uneinheitlich
Tencer und Mitarb. (1985)[101]	Flexion der WS: DMS übt 3,5 bis 4,5 N auf vordere Wand des Wirbelkanals aus (Maximum L3)
Parkin, Harrision (1985), Hogan, Toth (1999)[102]	Lockere Befestigung der DMS sollte Verschiebung der DMS bei WS-Bewegungen ermöglichen
Klein (1986)[45]	Verlängerung des Wirbelkanals: Abnahme der Durafaltung, Dehnung, kraniokaudale Verschiebung, ant. post.-Verschiebung Flexion des Nackens: Abflachung und Dehnung der DMS und longitudinale Verschiebung Flexion der WS: Dehnung der DMS, Abnahme des transversalen und ant. post.-Durchmessers; untere Halsregion: kraniale Verschiebung; Th4: kaum Bewegung; untere LWS: kaudale Verschiebung Bei Rotation: Verwringung der DMS Hebung des gestreckten Beines: Zug nach kaudal auf der betroffenen Seite (nur eine komplette Flexion erbrachte eine longitudinale Verschiebung)

	Studien
Ishida und Mitarb. (1988)[103]	Extension des Nackens: Abflachung der DMS auf Höhe C5/C6, C, C6/C7
Dai und Mitarb. (1989, 1991)[104]	Flexion der LWS: Größeres Fassungsvermögen des duralen Sackes, Zunahme des sagittalen Durchmessers Extension der LWS: Kleineres Fassungsvermögen, Abnahme des sagittalen Durchmessers, DMS nach kaudal
Mihale und Mitarb. (1990)[105]	Flexion LWS: Vergrößerung des ant. post.-Durchmessers der DMS
Smith und Mitarb. (1993)[106]	Hebung des gestreckten Beines: Spannungszunahme und Bewegung der DMS (weniger Bewegung als intrathekale Nervenwurzel)
Li (1993)[107]	Flexion und Extension des Nackens: Bewegung und Formänderung der DMS
Yoshiyama und Mitarb. (1994)[108]	Flexion des Nackens: Verlängerung der DMS (posterior stärker als anterior)
Pradhan, Gupta (1997)[109]	Flexion des Nackens: keine anteriore Bewegung der DMS
Upledger (1998)[110]	Stoppung der Bewegung am Os parietale durch wenig Druck auf Os sacrale und Os coccygis Auflösung von Bewegung an Falx cerebri: Zug von 50 – 75 gr am Os frontale, Zug von 175 gr am Os sacrale
Liem (2000)[40]	Deutliche Hinweise auf Bewegungs- und Spannungsübertragung von DMS auf intrakraniale Dura und periorbitale Strukturen
DMS: Dura mater spinalis; WS: Wirbelsäule; LWS: Lendenwirbelsäule; LCS: Liquor cerebrospinalis	

Quellenangabe:

1 Sutherland, W. G.: The cranial bowl. Free Press Company, Mankato, Minnesota 1939, S. 45.

2 Haines, D. E., Harkey, H. L., al Mefty, O.: The „subdural" space: a new look at an outdated concept. Neurosurgery. 32 (1) (Jan./1993) 111 – 20.

3 Willat, D. J., Yung, M. W., Helliwell, T. R.: A correlation of the surgical anatomy of the dura to head and neck surgery. Arch. Otorhinolaryngol. 243 (6) (1987) 403 – 6.

4 Dragoi, G.: The mechanical properties of new born dura mater. Rom.-J.-Leg.-Med. 3/4 (1995) 368 – 374.

5 Arbuckle, B. E.: The selected writings of Beryl E. Arbuckle, American Academy of Osteopathy. Indianapolis, 1994, S. 74, 91.

6 Murzin, V. E., Goriunov, V. N.: Study of the strength of the adherence of the dura mater to the bones of the skull. Zh. Vopr. Neirokhir. (4) (Jul.-Aug. 1979) 43 – 7.

7 Leonhardt, H., Tillmann, B., Töndury, G., Zilles, K. (Hrsg.): Rauber/Kopsch: Anatomie des Menschen. Bd. III. Nervensystem. Thieme, Stuttgart, 1987, S. 177.

8 Leonhardt, H., Tillmann, B., Töndury, G., Zilles, K. (Hrsg.): Rauber/Kopsch: Anatomie des Menschen. Bd. III. Nervensystem. Thieme, Stuttgart, 1987, S. 176.

9 Lang, J.: Klinische Anatomie des Kopfes. Springer Berlin 1981, S. 92.
10 Sevel, D.: The origins and insertions of the extraocular muscles: development, histologic features, and clinical significance. Trans. Am. Ophthalmol. Soc. 84 (1986) 488 - 526.
11 Dragoi, G.: The mechanical properties of new born dura mater. Rom.-J.-Leg.-Med. 3/4 (1995) 368 - 374.
12 Parkin, I. G., Harrison, G. R.: The topographical anatomyof the lumbar epidural space. J.-Anat. 141 (8/1985) 211 - 7.
13 Newell, R. L.: The spinal epidural space. Clin.-Anat. 12 (5) (1999) 375 - 9.
14 Breig, A.: Biomechanics of the central nervous system. Some basic normal and pathologic phenomena. Almqvist and Wiksell, Stockholm, 1960.
15 Vandenabeele, F. Creemers, J. Lambrichts, I.: Ultrastructure of the human spinal arachnoid mater and dura mater. J Anat. 189 (2) (Okt. 1996) 417 - 30.
16 Pease, D. C.,Schultz, R. L.: Electron microscopy of rat cranial meninges. Amer. J. of. Anat. 102 (1958) 301 - 321.
17 Nelson, E., Blinzinger, K., Hager, H.: Electron microscopic observations on subarachnoid and perivascular spaces of the syrian hamster brain. Neurol. 11 (1961) 285 - 295.
18 Andres, K. H.: Die Feinstruktur des subduralen Neurothels der Katze (Felix catus L.). Naturwissenschaften 8 (1966) 204 - 205.
19 Andres, K. H.: Über die Feinstruktur der Arachnoidea und Dura mater von Mammalia. Zeitschr. für Zellforsch. 79 (1967) 272 - 295.
20 Klika, E.: L'ultrastructure des méninges en ontogen é se de l'homme. Zeitschr. f. mikrosk.-anatom. Forsch. 79 (1968) 209 - 222.
21 Klika, E.: The ultrastructure of meninges en vertebrates. Acta universit. Carolin. Med. 13 (1967) 53 - 71.
22 Himango, W. A., Low, F. N.: The fine structure of a lateral recess of the subarachnoid space in the rat. Anatomical Record 171 (1971) 1 - 20.
23 Cloyd, M. W., Low, F. N.: Scanning electron microscopy of the subarachnoid space in the dog. I. Spinal cord levels. J. Comparat. Neurol. 153 (1974) 325 - 368.
24 Nabeshima, S., Reese, T. S., Landis, D. M.: Junctions on the meninges and marginal glia. J. comparat. Neurol. 164 (1975) 127 - 170.
25 Malloy, J. J.: Low, F. N.: Scanning electron microscopy of the subarachnoid space in the dog. IV. Subarachnoid macrophages. J. comparat. Neurol. 167 (1976) 257 - 283.
26 Oda, Y. Nakanishi, I.: Ultrastructure of the mouse leptomeninx. J. comparat. Neurol. 225 (1984) 448 - 457.
27 Orlin, J. R., Osen, K. K., Hovig, T.: Subdural compartment in pig: a morphologic study with blood and horseradish peroxidase infused subdurally. Anatomical Record 230 (1991) 22 - 37.
28 Frederickson R. G.: The subdural space interpreted as a cellular layer of meninges. Anatomical Record 230 (1974) 38 - 51.
29 Raspanti, M., Marchini, M., Della Pasqua, V., Strocchi, R., Rugeria, A. : Ultrastructure of the extracellular matrix of bovine dura mater, optic nerve sheath and sclera. J. Anat. 181 (2) (Okt. 1992) 181 - 7.
30 Patin, D. J., Eckstein, E. C., Harum, K., Pallares, V. S.: Anatomic and biomechanical properties of human lumbar dura mater. Anesth. Analg. 76 (3/1993) 535 - 40.
31 Runza, M., Pietrabissa, R., Mantero, S., Albani, A., Quaglini, V., Contro, R.: Lumbar dura mater biomechanics: experimental characterization and scanning electron microscopy observations. Anesth. Analg. 88 (6/1999) 1317 - 21.
32 Lanz, v. T.: Über die Rückenmarkshäute. II. Die beziehungskausale Entwicklungsmechanik primitive Rückenmarkshäute, dargestellt an Hypogeophis alternans und rostratus. Verhandlungen der Anatomischen Gesellschaft (Anat Anz. 67) (1929) 130 - 139.
33 Nakagawa, H., Mikawa, Y., Watanabe, R.: Elastin in the human posterior longitudinal ligament and spinal dura: A histologic and biochemical study. Spine. 19/19 (1994) 2164 - 2169.
34 Lazorthes, G., Poulhes, J., Gaubert, J.: Les variations régionales de l'épaisseur de la duremère. Comptes Rendus de l'Association des Anatomistes 78 (1953) 169 - 172.
35 Parkin, I.G., Harrison, G.R.: The topographical anatomyof the lumbar epidural space. J.-Anat. 141 (8/1985) 211 - 7.
36 Hogan, Q., Toth, J.: Anatomy of soft tissues of the spinal canal. Reg.-Anesth.-Pain-Med. 24 (4) (Jul. - Aug. 1999) 303 - 10.
37 Lanz, v. T.: Über die Rückenmarkshäute. II. Die beziehungskausale Entwicklungsmechanik primitive Rückenmarkshäute, dargestellt an Hypogeophis alternans und rostratus. Verhandllungen der Anatomischen Gesellschaft (Anat Anz. 67) (1929) 130 - 139.
38 Klein, P.: Contribution à l'étude biomechanique de la moelle épinière et de ses enveloppes. Mémoire, Brüssel, 1986.
39 Upledger, J. E., Vredevoogd, J. D.: Lehrbuch der Kraniosakral-Therapie. 2. Auflage. Haug. Heidelberg, 1994.

40 Liem, T.: Osteopathische und biomechanische Untersuchung zur Zugübertragung der Dura mater auf die bindegewebigen Strukturen der Periorbita. Hamburg, OSD, 2000.
41 Munkacsi, I.: The epidural ligaments during fetal development. Acta-Morphol.-Hung. 38 (3 - 4) (1990) 189 - 97.
42 Von Lanz, T.: Zur Struktur der Dura mater spinalis. Ver. Anat. Ges. 1928 (Anat Anz. 66): 78 - 87.
43 Lang, J.: The craniocervical junction-Anatomy. In: Voth, Glees, P. (Hrsg.): Diseases in the craniocervical junction. 1. Aufl. Walter de Gruyter, Berlin, (1987).
44 Rutten, H. P., Szpak, K., van Mameren, H., Ten Holter, J. de Jong, J.C.: Anatomic relation between the rectus capitis posterior minor muscle and the dura mater. (letter; comment). Spine 22 (8) (Apr. 1997) 924 - 6.
45 Klein, P.: Contribution à l'étude biomechanique de la moelle épinière et de ses enveloppes. Mémoire, Brüssel, 1986.
46 Kahn, J. L., Sick, H., Koritke, J. G.: Les espaces intervertebraux posterieurs de la jointure cranio-rachidienne. Acta.-Anat., Basel, 144 (1) (1992) 65 - 70.
47 Hack, G. D., Koritzer, R. T., Robinson, W. L., Hallgren, R. C., Greenman, P. E.: Anatomic Relation between the Rectus capitis posterior minor Muscle and the Dura Mater. Spine 20 (1995) 2484 - 2486.
48 Alix, M.E., Bates, D.K.: A proposed etiology of cervicogenic headache: The neurophysiologic basis and anatomic relationship between the dura mater and the rectus posterior capitis minor muscle. J.-Manip.-Physiol.-Ther. 22/8 (1999) 534 - 539.
49 Von Lüdinghausen, M.: Die Bänder und das Fettgewebe des Epiduralraumes. Anat. Anz. 121 (1967) 294 - 12.
50 McPartland, J. M., Brodeur, R.R.: Rectus capitis posterior minor: A small but important suboccipital muscle. J. Bodywork Mov. Ther. 3/1 (1999) 30 - 35.
51 Mitchell, B.S, Humphreys, B. K., O'Sullivan, E.: Attachments of the ligamentum nuchae to cervical posterior spinal dura and the lateral part of the occipital bone. J. Maniulative Physiol. Ther. 21 (Mrz.-Apr. 1998) 145 - 8.
52 Luyendijk, in Morisot, P.: L'espace peridural lombaire posterieur est-il cloisonne? Ann.-Fr.-Anesth.-Reanim 11 (1) (1992) 72 - 81.
53 Blomberg, R.: The dorsomedian connective tissue band in the lumbar epidural space of humans: an anatomical study using epiduroscopy in autopsy cases. Anesth.-Analg. 65 (7) (Jul. 1986) 747 - 52.
54 Kubo, Y., Waga, S., Kojima, T., Matsubara, T., Kuga, Y., Nakagawa, Y.: Microsugical anatomy of the lower cervical spine and cord. Neurosurgery 34 (5) (Mai 1994) 895 - 90.
55 Hirabayashi, Y., Saitoh, K., Fukuda, H., Igarashi , T., Shimizu, R., Seo, N.: Magnetic resonance imaging of the extradural space of the thoracic spine. Br.-J.-Anaesth. 79 (5) (Nov. 1997) 563 - 6.
56 Shinimiya, K., Dawson, J., Spengler, D. M., Konrad, P., Blumenkopf, B.: An analysis of the posterior epidural ligament role on the cervical spine cord. Spine 21 (18) (1996) 2081 - 2088.
57 Plaisant, O., Sarrazin, J.L., Cosnard, G., Schill, H., Gillot, C.: The lumbar anterior epidural cavity: the posterior longitudinal ligament, the anterior ligaments of the dura mater and the anterior internal vertebral venous plexus. Acta Anat., Basel, 155 (4) (1996) 274 - 81.
58 Hayashi, K., Yabuki, T., Kurokawa, T., Seki, H., Hogaki, M., Minoura, S.: The anterior and the posterior lonitudinal ligaments of the lower cervical spine. J.-Anat. 124 (3) (Dez. 1977) 633 - 6.
59 Parke, W.W., Watanabe, R.: Adhesions of the ventral lumbar dura. An adjunct source of discogenic paind? Spine 15 (4) (Apr. 1990) 300 - 3.
60 Trollard 1888 und 1890 in Giradin, M.: Die caudale durale Insertion und das Ligamentum sacrodurale anterius (Trolard). Naturheilpraxis 4 (1996) 528 - 536.
61 Hofmann, M.: Die Befestigung der Dura mater im Wirbelkanal. Arch Anat. Physio. (1898) 403.
62 Fick, R.: Anatomie und Mechanik der Gelenke. Gustav Fischer, Jena, (1904).
63 Doppmann, J. L., Di Chiro, G., Ommaya, A. K., Selective arteriography of the spinal cord. Warren H. Green, St. Louis Missouri, (1969) 34 - 35.
64 Schellinger, D., Manz H., Vidic, B. et al.: Diak fragment migration . Radiol 175 (3) (1990) 831 - 836.
65 Wiltse, L. L., Fonseca, A. S., Amster, J., Dimartino, P., Ravessoud, F.A.: Relationship of the dura, Hofmann's ligaments. Batson's plexus, and a fibrovascular menbrane lying on the positerior surface of the vertebral bodies and attaching to the deep layer of the posterior longitudinal ligament. An anatomical, radiologic, and clinical study. Spine 18 (8) (Jun. 1993) 1030 - 43.
66 Scapinelli, R.: Anatomical and radiologic studies on the lumosacral menigo-vertebral ligaments of humans. J.-Spinal-Disord 3 (1) (Mrz. 1990) 6 - 15.
67 Spencer, D., Irwin, G., Miller J.: Anatomy and significance of fixation of the lumbosacral nerve roots in sciatica. Spine 8 (6) (1983) 672 - 679.

68 Forestier 1922, in: Giradin, M.: Die caudale durale Insertion und das Ligamentum sacrodurale anterius (Trolard). Naturheilpraxis 4 (1996) 528 – 536.
69 Lazorthes 1981, in: Giradin, M.: Die caudale durale Insertion und das Ligamentum sacrodurale anterius (Trolard). Naturheilpraxis 4 (1996) 528 – 536.
70 De Peretti, F., Micalef, J. P., Bourgeon, A., Argenson, C., Rabischong, P.: Biomechanics of the lumbar spinal nerve roots and the first sacral root within the intervertebral foramina. Surg. Radiol. Anat. 11 (3) (1989) 221 – 5.
71 Giradin, M.: Die caudale durale Insertion und das Ligamentum sacrodurale anterius (Trolard). Naturheilpraxis 4 (1996) 528 – 536.
72 Tunturi, A. R.: Elasticity of the spinal cord, pia, and denticulate ligament in the dog. J. Neurosurg. 48 (6/1978) 975 – 9.
73 Key 1870, in: Rossitti, S.: Biomechanics of the Pons-Cord Tract and ist Enveloping Structures: an Overview . Acta Neurochirugica (Wien) 124 (1993) 144 – 152.
74 Rossitti, S.: Biomechanics of the Pons-Cord Tract and ist Enveloping Structures: an Overview . Acta Neurochirugica (Wien) 124 (1993) 144 – 152.
75 Breig, A.: Biomechanics of the central nervous system. Some basic normal and pathologic phenomena. Almqvist and Wiksell, Stockholm, 1960.
76 White, Panjabi 1978 in: Rossitti, S.: Biomechanics of the Pons-Cord Tract and ist Enveloping Structures: an Overview . Acta Neurochirurgica (Wien) 124 (1993) 144 – 152.
77 Stoltmann. H. F., Blackwood, W.: An anatomical study of the role of the dentate ligaments in the cervical spinal canal. J. Neurosurg. 24 (1966) 43 – 46.
78 Cusick, J. F., Ackmann, J. J., Larson, S. J.: Mechanical and physiological effects of dentatotomy. J. Neurosurg. 46 (1977) 767 – 775.
79 Key und Retzius 1875 in: Lang, J.: Klinische Anatomie des Kopfes. Springer Berlin 1981, S. 436
80 Lang, J., Emminger, A.: Über die Textur des Ligamentum denticulatum und der Pia mater spinalis. Z. Anat. Entwickl.-Gesch. 123 (1963) 505 – 522.
81 Lang, J.: Klinische Anatomie des Kopfes. Springer Berlin 1981, S. 436
82 Breig, A.: Adverse mechanical tension in the central nervous system. An ananlysis of cause and effect. Relief by functional neurosurgery. Almqvist and Wiksell, Stockholm, 1978.
83 Hansasuta, A., Tubbs, R. S., Oakes, W. J.: Filum terminale fusion and dural sac termination: study in 27 cadavers. Pediatr.-Neurosurg. 30 (4) (Apr. 1999) 176 – 9.
84 Duby, P.: Contribution à l'étude anatomique du cul-de-sac dural. Implication en médecine ostéopathique. Annales de Médecine Ostéopathique 1 (1) (1985) 9 – 14.
85 Martins, A. N., Wiley, J. K., Myers, P. W.: Dynamics of the cerebrospinal fluid and the spinal Dura Mater. J. Neurol. Neurosurg. Psychiat. 35 (1972) 468 – 473.
86 Ferguson, A.: Cranial Osteopathy: a new perspective Academy of Applied Osteopathy. Academ. of Applied Osteop. 1 (4/1991) 12 – 16.
87 Delaire, J.: L'analyse architecturale et structurale cranio-faciale (de profil). Rev. Stom. 79 (1978) 6.
88 Sutherland, W. G.: The cranial bowl. Free Press Company, Mankato, Minnesota 1939, S. 45.
89 Magoun, H. I.: Osteopathy in the cranial field. 3rd ed. Journal Printing Company, Kirksville 1976, S. 27.
90 Richard, R.: Lésions ostéopathiques du Sacrum. Maloine, Paris 1978, S. 167.
91 Illi, F. W.: The vertebral column: Life-line of the body. National College of Chiropractic. Chicago, 1951.
92 O'Connell, J. E. A.: The clinical signs of meningeal irritation. Brain 69 (1946) 9 – 21.
93 Reid, J. D.: Effects of Flexion-Extension movements of the head and spine upon the spinal cord and nerve roots. J. Neurol. Neurosurg. Psychiat. 23 (1960) 214 – 221.
94 Decker, R.: La mobilité de la moelle épinière à l'interieur du canal vertébral. Ann. Radiol. (Paris) 83 (1961) 883 – 888.
95 Louis (1967, 1981, 1984 in Klein, P.: Contribution à l'étude biomechanique de la moelle épinière et de ses enveloppes. Mémoire, Brüssel, 1986.
96 Adams, C. B. T., Logue, V.: Studies in vervical spondylotic myelopathy. Brain 94 (1971) 557 – 568.
97 Martins, A. N., Wiley, J. K., Myers, P. W.: Dynamics of the Cerebrospinal Fluid and the Spinal Dura Mater. J. Neurol. Neurosurg. Psychiat. 35 (1972) 468 – 473.
98 Breig, A.: Adverse mechanical tension in the central nervous system. An analysis of cause and effect. Almqvist and Wiksell International, Stockholm, Schweden, 1978: 129 – 130.
99 Penning, L., Wilmink, J. T.: Biomechanics of lumbosacral dural sac. A study of flexion-extension myelography. Spine. 6 (4) (Jul. – Aug. 1981) 398 – 408.
100 Santi-Rao, D., Rodegerdts. U.: Functional myelograhy in spondylolisthesis. Arch.-Orthop.-Trauma-Surg. 101 (2) (1983) 75 – 82.

101 Tencer, A. F., Allen, B. L., Ferguson, R. L.: A biomechanical study of thoracolumbar spine fractures with bone in the canal. Part III. Mechanical properties of the dura and its tethering ligaments. Spine, 10(8) (1985) 741 - 747.
102 Parkin, I. G., Harrison, G. R.: The topographical anatomyof the lumbar epidural space. J.-Anat. 141 (Aug. 1985) 211 - 7. Hogan, Q., Toth, J.: Anatomy of soft tissues of the spinal canal. Reg.-Anesth.-Pain-Med. Jul.-Aug. 1999; 24 (4) : 303 - 10.
103 Ishida, Y., Suzuki, K., Ohmori, K.: Dynamics of the spinal cord: an analysis of functional myelography by CT scan. Neuroradiology. 30 (6) (1988) 538 - 44.
104 Dai, L.Y., Xu, Y.K., Zhang, W. M., Zhou, Z. H.: The effect of flexion-extension motion of the lumbar spine of the capacity of the spinal canal. An experimental study. Spine. 14 (5) (1989) 523 - 5.
105 Mihale, J., Bartko, D., Turcani, P., Novakova, Z.: Specific aspects of mobility and changes in the shape of the dural sac in functional lumbosacral myelography. Cesk.-Neurol.-Neurochir. 53 (4) (Jul. 1990) 257 - 63.
106 Smith, S. A., Massie, J. B., Chesnut, R., Garfin, S. R.: Straight leg raising. Anatomical effects on the spinal nerve root without and with fusion. Spine 18 (8) (1993) 992 - 9.
107 Li-MG: Anatomical observation and experimental studies on changes in structure and volume of intravertebral canal during backward extension of neck. Chung-Hua-Wai-Ko-Tsa-Chih. 31 (8) (1993) 468 - 9.
108 Yoshiyama, Y., Tokumaru, Y., Katayama, K., Mochizuki, M., Hirayama, K.: Juvenile muscular atrophy of the bilateral upper limbs associated with peculiar transformation of the dural tube induced by neck flexion. Rinsho.-Shinkeigaku 34 (1) (1994) 65 - 71.
109 Pradhan, S., Gupta, R. K.: Magnetic resonance imaging in juvenile asymmetric segmental spinal muscular atrophy. J. Neurol.Sci. 142 (2) (1997) 133 - 8.
110 Upledger, J. E., 1998 in: Ferguson, A. J.: Cranial Osteopathy and craniosacral therapy: current opinions. J. of Bodywork and Movement Therapies (1998) (1).
111 Smith, D. W., Tondury, G.: Origin of the calvaria and its sutures. Am.-J.-Dis.-Child 132 (7) (Jul. 1978) 662-6.
112 Opperman, L. A:, Sweeney, T. M., Redmon, J., Persing, J. A., Ogle, R. C.: Tissue interactions with underlying dura mater inhibit osseous obliteration of developing cranial sutures. Developmental Dynamics (198/4) (1993) 312 - 322.
113 Levine, J. P., Bradley, J. P., Roth, D. A., McCarthy, J. G., Longaker, M. T.: Studies in cranial suture biology: regional dura mater determines overlying suture biology. Plast Reconstr. Surg. 101 (6) (Mai 1998) 1441 - 7.

Weitere Literaturhinweise:

Alcolado, R., Weller, R. O., Parrish, E. P., Garrod, D.: The cranial arachnoid and Pia mater in man: Anatomical and ultrastructural oberservations. Neuropath. Appl. Neurobiol. 14 (1988) 1-17.

Becker, R. E.: Glenard's Syndrom and the Sutherland Fulcrum. J. Osteopath. Cranial Assoc. (1954) 31-35.

Bering, E. A.: Choroid plexus and arterial pulsation of cerebrospinal fluid: Demonstration of choroid plexuses as a cerebrospinal fluid pump. Arch. of Neurol. Psychiatry 73 (1955) 165-173.

Blackfan, K. D., Dandy, W. E.: An experimental and clinical study of internal hydrocephalus. JAMA 61 (1913) 2216.

Bowsher, D.: Cerebrospinal fluid dynamics in health and disease. C. C. Thomas, Publisher 1960.

Brierley, J. B.: Metabolism of the nervous system. S. Fichter (ed.) Pergamon Press, New York 1957.

Brierley, J. B.: The penetration of particulate matter from the cerebrospinal fluids into the spinal ganglia, peripheral nerves, and the perivascular spaces of the central nervous system. J. Neurol. and Psychat. 13 (1950) 202-215.

Britt, R. H., Rossi, G. T.: Quantitative analysis of methods for reproducing physiological brain pulsations. J. of Neuroscience Methods. 6 (3/1982) 219-229.

Cardoso, E. R., Rowan, J. O., Galbraith, S.: Analysis of the cerebrospinal fluid pulse wave in intracranial pressure. J. Neurosurg. 59, (1983) 817-821.

CIBA Foundation: CIBA Foundation Symposium of cerebrospinal fluid production, circulation and absorption. Little, Brown Publishing Co, Boston 1958.

Klinthworth, G. K.: The ontogeny and growth of the human Tentorium cerebelli. Anat. Rec. 158 (1967) 433-441.

Lanz, T., Wachsmuth, W.: Praktische Anatomie, Bd. 1, Teil A. Springer, Berlin 1985.

Lanz, T., Wachsmuth, W.: Praktische Anatomie, Bd. 1, Teil B. Springer, Berlin 1979.

Pernkopf, E.: Topographische Anatomie des Menschen. Bd. IV. Urban und Schwarzenberg, München 1957 und 1960.

Petrovic, A., Charlier, J. P., Herrmann, J.: Les mechanismes de Croissance du Crâne. Bull. Ass. Anat. 143 (1969) 1376-1382.

Sutherland, W. G.: Teachings in the science of osteopathy. Rudra Press 1991.
Williams, P. L., Bannister, L. H., Berry, M. M., Collins, P., Dyson, M., Dussek, J. E., Ferguson, M. W.: Gray's Anatomy. 38. Auflage, Churchill Livingstone, New York, Edinburgh, London, Tokyo, Madrid, Melbourne 1995, S. 1210–1218.

„Das Blut muss ohne Behinderung kommen und gehen können. Die Arbeit des Osteopathen ist es, sicherzustellen, dass das Blut einen ungehinderten Fluss durch die Arterien, Kapillaren und Venen nimmt."

A. T. Still[1]

„Der Körper ist Gottes Apotheke. In ihm sind alle Flüssigkeiten, Heilmittel, befeuchtenden Öle, Opiate, Säuren, Basen und jede Qualität der Heilmittel vorhanden, die die Weisheit Gottes als notwendig erachtete für die Gesundheit und das Glück des Menschen."

A. T. Still[2]

Vaskularisation und Lymphabflüsse des Schädels

Die freie Zirkulation der Flüssigkeit ist nach *Mc Catty* in der Physiologie genauso wichtig wie ein ungehinderter Ölfluss im Automotor. Wenn die Ölwege blockiert sind, wird die Maschine nicht effizient arbeiten. Ähnlich ist es mit dem Körper: Ernährung, Abtransport von Stoffwechselprodukten, Energiespeicherung, Leitung usw. – alles ist abhängig von einem gut funktionierenden, obgleich komplizierten Gleichgewicht der Flüssigkeitszirkulation, damit der Gesamtorganismus seine homöostatische Integrität aufrechterhalten kann. Fließt das Blut im Körper frei und ungehindert, so dass die Gewebe und Nerven ausreichend mit Blut versorgt werden, sind die Gewebe in der Lage, optimal zu arbeiten. Dies gilt für die Strukturen des kraniosakralen Systems ebenso wie für alle anderen Körperstrukturen. Dabei hat das kraniosakrale System auch eine besondere Kontrollfunktion für den Kreislauf, zum Beispiel über das Kreislaufzentrum auf Höhe des 4. Ventrikels.
A. T. Still kam zu der Erkenntnis, dass ein natürlicher Blutfluss Gesundheit gewährleistet, wohingegen lokale oder allgemeine Blutflussstörungen Krankheiten erzeugen. Aus diesem Grunde ist es unumgänglich, den Verlauf der arteriellen und venösen Gefäße zu kennen, um zu verstehen, warum bestimmte Störungen auftreten, wie diese Störungen mit anderen Körperstrukturen in Verbindung stehen und was notwendig ist, um die Behinderungen des freien Fließens zu beseitigen. In der Osteopathie versucht der Therapeut, den Druck auf Nerven, Arterien, Venen usw. zu beheben, um so wieder die Voraussetzung für eine gesunde Physiologie zu schaffen. Er tut dies, indem er abnorme Knochenpositionen korrigiert und die Spannungen auf Faszien, Ligamente, Membranen usw. sich auflösen lässt, zum Teil mit Hilfe der Hebelwirkung der Knochen, zum Teil, indem er direkt mit dem Gewebe kommuniziert.

Arterielles System

Der Schädel wird über zwei arterielle Systeme versorgt, über die **A. carotis** und die **A. vertebralis.** Diese zwei Systeme sind über den **Circulus arteriosus cerebri** *Willisii* miteinander verbunden.

Die **A. carotis communis** geht links direkt aus dem Aortenbogen und rechts aus dem Truncus brachiocephalicus hervor. Sie teilt sich ungefähr auf Höhe des 4. Halswirbels in die A. carotis externa und interna.

Arteria carotis externa

Sie gibt mehrere Äste ab:

Anterior:	A. thyroidea superior
	A. lingualis
	A. facialis
Medial:	A. pharyngea ascendens
Dorsal:	A. occipitalis
	A. auricularis posterior
Endäste:	A. maxillaris
	A. temporalis superficialis

Arteria carotis interna

Sie steigt nach oben in das Foramen caroticus durch den Canalis caroticus und dringt am Foramen lacerum in das Schädelinnere. Sie verläuft S-förmig im Sinus cavernosus seitlich am Corpus des Keilbeins. Dieser S-förmige Verlauf könnte die Funktion der Druckregulation in der Arterie haben. Medial vom Processus clinoideus anterior durchdringt die Arterie die Dura mater. Von ihr zweigen ab:

Im Canalis caroticus:
Aa. caroticotympanicae

Im Sulcus caroticus:
Äste zur Sinus cavernosus-Wand, zur Hypophyse, zum Ganglion trigeminale und zum Kleinhirnzelt.

Medial vom Proc. clinoideus:
A. ophthalmica
A. chorioidea anterior
A. communicans posterior
A. chorioidea anterior
A. cerebri anterior
A. cerebri media

Arteria vertebralis

Sie steigt in den Processi transversi vom 6. bis 1. Halswirbel nach oben, verläuft auf dem hinteren Wirbelbogen des 1. Halswirbels und dringt durch die Membrana atlanto-occipitalis posterior in den Subarachnoidalraum. Von dort gelangt sie durch das Foramen magnum in die hintere Schädelgrube. Die beidseits verlaufenden Aa. vertebrales vereinigen sich auf dem Clivus zur unpaarigen A. basilaris.

Intrakraniale Äste der A. vertebralis:

A. spinalis anterior
Rr. meningei
A. spinalis posterior und anterior
A. inferior posterior cerebelli
Äste zum Plexus choroideus des 4. Ventrikels
Äste zum verlängerten Rückenmark

Arteria basilaris

Die A. basilaris ist die Vereinigung der beiden Aa. vertebralia. Sie verläuft im Sulcus basilaris und setzt sich in ihre beiden Endäste fort, die linke und rechte **A. cerebri posterior.**

Äste der A. basilaris vor ihrer Endaufteilung in die A. cerebri posterior:
A. cerebelli inferior anterior
Aa. pontis
Aa. mesencephalicae
A. cerebelli superior

Circulus arteriosus cerebri *Willisii* *(Abb. 8.1)*

Er ist ein Arterienring, der sich an der Hirnbasis befindet und die A. carotis mit der A. vertebralis verbindet. Der Circulus stellt eine wichtige Sicherung der arteriellen Blutversorgung des Gehirns dar. Allerdings sind die Anastomosen aufgrund ihres geringen Durchmessers nicht ausreichend, um akute Verschlüsse der A. carotis zu überbrücken. Seine Funktion besteht vor allem darin, das Zwischenhirn zu versorgen.

Bestandteile des Circulus arteriosus cerebri:
A. cerebri anterior
A. communicans anterior
A. carotis interna
A. cerebri media
A. communicans posterior
A. cerebri posterior
A. basilaris

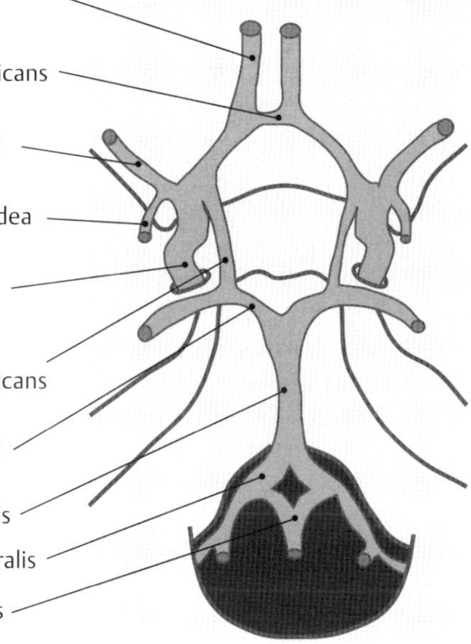

8.1
Circulosus arteriosus cerebri

Arterien des Großhirns

A. cerebri anterior: Vorderer Endast der A. carotis interna
A. cerebri media: Lateraler Endast der A. carotis interna
A. cerebri posterior: Endast der A. basilaris
A. ophthalmica aus der A. carotis interna
A. chorioidea anterior aus der A. carotis interna

Arterien des Kleinhirns

A. cerebelli superior aus der A. basilaris
A. cerebelli inferior anterior aus der A. basilaris
A. cerebelli inferior posterior aus der A. vertebralis

Arterien der Meningen

Die meningealen arteriellen Gefäße sind terminale Äste der inneren und äußeren Carotiden. Sie verlaufen zwischen der Dura und dem Knochen.

Vordere Schädelgrube:
A. meningea anterior (A. carotis interna).
Eintritt: Lamina cribrosa

Mittlere Schädelgrube:
A. meningea media (A. carotis externa).
Eintritt: Foramen spinosum

Hintere Schädelgrube:
A. meningea posterior (A. carotis externa).
Eintritt: Foramen jugulare
Rr. meningea der A. vertebralis.
Eintritt: Foramen magnum
Rr. meningea der A. occipitalis

Vor allem die A. meningea media ist ein häufiges Betätigungsfeld der kranialen Osteopathen. Sie kann aufgrund ihres Verlaufs über die Sutura sphenosquamosa und parietosquamosa leicht durch Dysfunktionen an diesen Suturen beeinträchtigt werden.

Venöses System

Sinus venosus durales *(Abb. 8.2* und *8.3)*

Die intrakranialen venösen Blutleiter sind die Hauptkanäle für die Drainage und den Abfluss des venösen Blutes aus dem Schädel. Ihre Wände werden nur durch die Dura gebildet, sie besitzen also keine typischen venösen Gefäßwände. Die Blutleiter (Sinus) zwischen den beiden Schichten der Dura mater nehmen 95 % des venösen Blutes aus dem Gehirn und den Hirnhäuten auf. Die Venen des Gehirns münden in die venösen Blutleiter. **Sechs unpaarige, median gelegene** und **fünf paarige lateral gelegene Blutleiter** leiten das venöse Blut in die Vena jugularis und durch das Foramen jugulare aus dem Schädel heraus. Der Liquor cerebrospinalis gelangt über die Resorption an den arachnoidalen Zotten in die venösen Hohlorgane, vor allem in den Sinus sagittalis superior.
Die venösen Blutleiter im Kranium unterscheiden sich stark von anderen venösen Strukturen im Körper:

1. Sie besitzen keine Klappen im Gegensatz zu anderen Körpervenen.
2. Es gibt dort keinen Muskeltonus von umliegenden Muskeln, der den venösen Blutfluss unterstützen könnte.
3. Es ist keine glatte Muskulatur im Sinus vorhanden, die sich kontrahieren könnte. Zudem sind die venösen Sinus relativ unelastisch.
4. Die Venen des Gehirns münden meist im rechten oder sogar im spitzen Winkel in die venösen Hohlvenen. Das bedeutet, dass sie zum Teil entgegengesetzt zum venösen Fluß in den Sinus einmünden.
5. Der allergrößte Teil des venösen Blutes führt nur durch eine Öffnung, die sich zwischen zwei Knochen befindet, aus dem Schädel heraus. Das Foramen jugulare ist sozusagen eine verbreiterte Sutur zwischen Hinterhaupt und Schläfenbein und kann als solche leicht bei Dysfunktionen der beiden Knochen beeinträchtigt werden.

Während im aufrechten Stand der venöse Abfluss des Schädelinneren von der Schwerkraft, dem arteriovenösen Druck und den Bestandteilen des primär respiratorischen Mechanismus (PRM) bestimmt wird, ist in horizontaler Lage insbesondere der PRM mit den duralen Spannungsverhältnissen für die venöse Drainage des Schädels verantwortlich.
Wenn wir uns daran erinnern, dass die Durablätter die venösen Sinus bilden, wird deutlich, welchen großen Einfluss die Duralmembranen für die venöse Drainage des Kraniums besitzen. Außerdem wird verständlich, wie anfällig das venöse Abflusssystem des Gehirns für Läsionen des Duralsystems oder der Schädelknochen ist. Spannungen der Dura können den Durchmesser der Sinus einschränken und so den venösen Abfluss behindern.

Median gelegene venöse Blutleiter

Sinus sagittalis superior

Er verläuft im Oberrand der Falx cerebri zwischen der Dura periostale und der Dura meningeale. Er führt von der Crista galli posterior zur Protuberantia occipitalis interna in den Confluens sinuum.

Sinus occipitalis

Er führt vom Foramen magnum zur Protuberantia occipitalis interna in den Confluens sinuum. Er ist mit dem Venengeflecht am Foramen magnum und mit den Plexus venosi vertebrales interni verbunden. Während dieser Sinus bei Neugeborenen sehr groß ist, ist dieser bei Erwachsenen der kleinste der Sinus im Schädel. Dies gibt einen Hinweis auf die Bedeutung dieser Region, insbesondere für das Wachstum.

Sinus sagittalis inferior

Er wird vom unteren freien Teil der Falx cerebri gebildet und zieht zum Sinus rectus. Er ist kleiner und feiner als der Sinus sagittalis superior.

Sinus rectus

Dieser liegt am Schnittpunkt der Falx cerebri, der Falx cerebelli und des Tentorium cerebelli. Er verläuft vom Zusammenfluss des Sinus sagittalis inferior mit der Vena magna schräg nach hinten-unten zum Confluens sinuum. Die **Vena magna** entsteht aus dem Zusammenschluss der beiden Venae internae cerebri und nimmt später auch die beiden Venae basales auf. Verschiedene Autoren *(Le Gros Clark, Takeshige, E. Berquist, R. Willén und Gray)* beschreiben arachnoidale Zotten (Pacchioni-Granulationen), die in den Sinus rectus hineinragen und eine Art ballonartigen Klappenmechanismus darstellen. Sie könnten sich bei Liquorfüllung vergrößern und den Blutabstrom aus der Vena magna steuern.

Plexus basilaris

Ein Venengeflecht, das auf dem Clivus liegt. Es verbindet den Sinus cavernosus und den Sinus petrosus mit den Venengeflechten des Wirbelkanals.

Confluens sinuum

Damit wird die Stelle an der Protuberantia occipitalis interna bezeichnet, an der die venösen Abflüsse des Sinus sagittalis superior, des Sinus rectus, des Sinus transversus und des Sinus occipitalis zusammenlaufen.

Sinus intercavernosus

Er umgibt die Hypophyse und kommuniziert mit dem paarigen Sinus cavernosus.

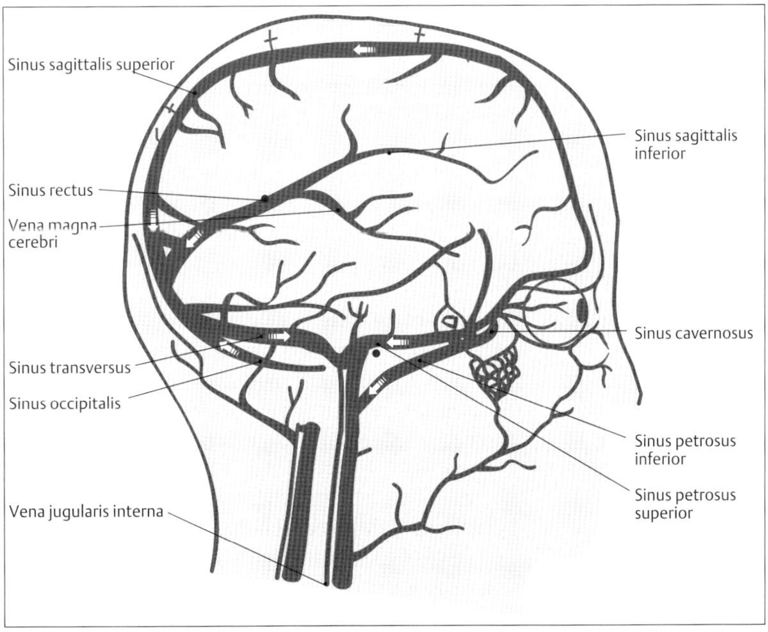

8.2
Sinus durae matris (von lateral)

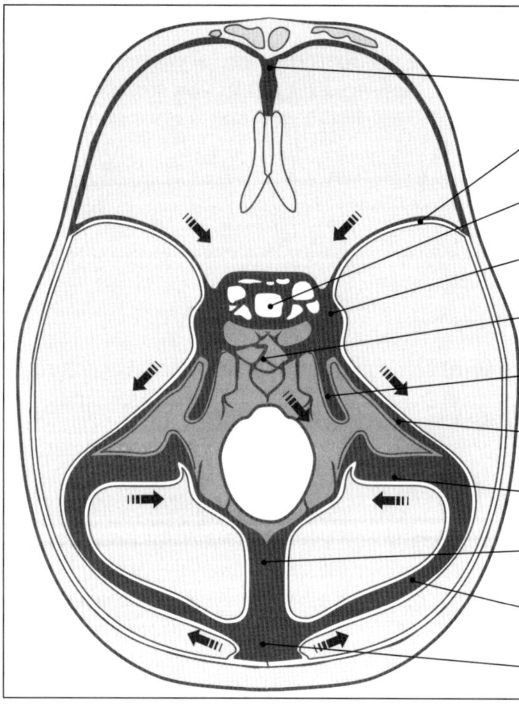

8.3
Sinus durae matris (von oben)

Lateral gelegene venöse Blutleiter

Sinus transversus

Vom Confluens sinuum fließt das venöse Blut an der lateralen Befestigung des Tentorium cerebelli in den Sinus transversus und weiter in den Sinus sigmoideus. Der rechte Sinus transversus ist meist deutlich größer als der linke (*Rüdinger* 1876, *Le Double* 1903). Während im linken Sinus nur ungefähr 20 % des venösen Blutes verlaufen, fließen im rechten Sinus transversus 80 % des venösen Blutes ab.

Sinus sigmoideus

Ein S-förmiger Sinus, der in der Pars mastoidea und im Felsenbein des Schläfenbeins verläuft und vom Sinus transversum zur Vena jugularis interna führt. Nur das obere Knie des S-förmigen Verlaufs liegt dem Tentorium cerebelli an. In seinem weiteren Verlauf ist er von der Dura am Boden der hinteren Schädelgrube bedeckt.

Sinus petrosus superior

Er verläuft an der Oberkante des Felsenbeins und zieht vom Sinus cavernosus zum oberen Teil des Sinus sigmoideus. Die Eintrittsstelle in den Sinus sigmoideus befindet sich an der Befestigungszone des Tentorium cerebelli.

Sinus petrosus inferior

Auch dieser kommt vom Sinus cavernosus. Er verläuft zwischen der Felsenbeinpyramide außen und den Partes basilares des Keil- und Hinterhauptbeins entlang, indem er den synchondrotischen Verbindungen folgt. Er mündet meistens am vorderen medialen Teil des Foramen jugulare in die Vena jugularis interna oder nahe dem Foramen jugulare in den unteren Teil des Sinus sigmoideus. Beide Sinus petrosi beziehen Blut von der Vena ophthalmica.

Sinus cavernosus

Dieser Sinus ist ein schwammiger Venenraum, der beidseitig des Corpus sphenoidale liegt, zwischen der Fissura orbitalis superior und der medialen Spitze des Felsenbeins. In den Sinus cavernosus münden anterior die Augenvenen. Er leitet das venöse Blut weiter in den Sinus petrosus. In der medialen Wand dieses Sinus liegen die Arteria carotis und der VI. Hirnnerv. In der late-

ralen Wand verlaufen der III. und IV. Hirnnerv und der Nervus ophthalmicus des Nervus trigeminus. Der Nervus maxillaris ist an der äußeren Wand des Sinus so stark befestigt, dass einige Autoren annehmen, er würde in der Wand verlaufen. Der Sinus cavernosus bildet mit dem vorderen und hinteren **Sinus intercavernosus** einen Venenring um die Hypophyse.
85 bis 95 % des gesamten intrakranialen venösen Blutes fließt am Foramen jugulare in die Vena jugularis interna. Die restlichen 5 bis 15 % werden über die orbitalen Venen drainiert. Aufgrund dieses großen Anteils des venösen Abflusses am Foramen jugulare und der dort sich befindenden Hirnnerven (der IX., XI. und vor allem der X. Hirnnerv) ist das Foramen jugulare von großer Bedeutung in der Behandlung des kraniosakralen Systems.

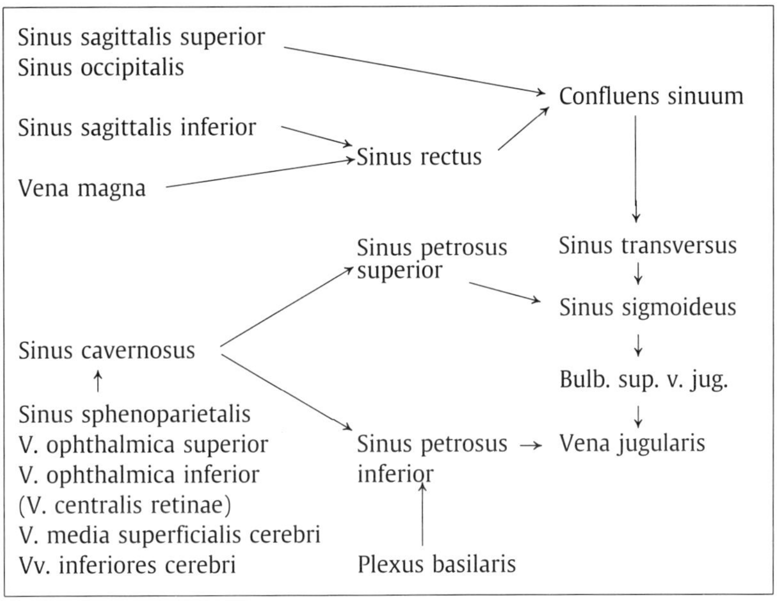

8.4
Schema der venösen Abflusswege im Schädel

Venöse Verbindungen

- In den **Sinus sagittalis superior** münden:
  - Vv. cerebri superiores
  - Vv. meningeae
  - Vv. diploicae
  - Venen der Kopfschwarte
- In den **Sinus sagittalis** inferior münden:
  - Venen aus der Facies medialis hemispherii
  - Venen aus dem Corpus callosum
- In den **Sinus rectus** münden:
  - Sinus sagittalis inferior
  - V. cerebri magna
  - Vv. cerebelli superiores
  - Venen der Falx cerebri
  - Brückenvenen
- In den **Sinus transversus** münden:
  - Vv. cerebelli superiores et inferiores
  - Vv. cerebri inferiores
  - Vv. diploicae
  - Vv. anastomicae inferiores

- In den **Sinus petrosus superior** münden:
  Vv. petrosae
  Vv. cerebelli inferiores
  Vv. aus der Cavitas tympanica
  Sinus paracavernosus
  V. basalis
- In den **Sinus petrosus inferior** münden:
  Vv. labyrinthi aus dem Innenohr über V. aquaductus cochleae
  (Vv. der Medulla, Pons und der Unterfläche des Cerebellums)
- In den **Sinus cavernosus** münden:
  Sinus sphenoparietalis (am Hinterrand der Ala minor)
  V. ophthalmica superior (aus der Orbita)
  V. ophthalmica inferior bzw. ein Ast dieser Vene
  V. centralis retinae (falls sie nicht in die V. ophthalmica mündet)
  Vv. mediae superficiales und inferiores cerebri (von den oberflächlichen Hirnvenen)

Außerdem bestehen Verbindungen zum vorderen inneren Wirbelvenengeflecht und dem Plexus pterygoideus.

Zusammenfassung

Strukturen des **Schädeldaches** werden über den Sinus sagittalis superior und inferior, den Sinus sphenoparietalis, den Sinus rectus, den Sinus transversus sowie über den Confluens sinuum drainiert. Die Strukturen der **Orbita** und der **Schädelbasis** werden über den Sinus cavernosus, den Sinus petrosus superior und inferior und den Sinus occipitalis drainiert.
Von klinischer Bedeutung kann auch die venöse Drainage des Innenohrs über den Sinus petrosus inferior sein.
Bei Abflussbehinderungen im Sinussystem können über die Venen die entsprechenden Drainagegebiete schlechter versorgt werden und dadurch in ihrer Funktion beeinträchtigt werden, mit den jeweils möglichen Folgesymptomen.

Schmerzempfindung der Sinus durales und der Hirnvenen

Lanz und *Wachsmuth*[3] beschreiben Untersuchungen, die die Schmerzempfindlichkeit der Sinus durales und der Hirnnerven zum Gegenstand hatten. Während die Arachnoidalzotten schmerzunempfindlich sind, vermitteln die Venen und Sinus Schmerzsensationen in bestimmte Regionen:

Tabelle 8.1: Schmerzsensationen der Sinus und Venen

Schmerzempfindlicher Sinus	Schmerzausstrahlung
Sinus sagittalis superior und zuführende Venen	frontoparietale Region und Augenregion
Sinus transversum und Confluens sinuum	homolaterales Vorderkopfgebiet und Auge
Sinus petrosus superior und Sinus transversus	Regio temporalis
Sinus cavernosus	homolaterales Augen- und Oberkiefergebiet (etc. über den N. maxillaris)
Sinus sagittalis inferior	Schmerzauslösung nicht möglich

Lymphatisches System (s. auch S. 224 ff.)

Auch die Drainage des Lymphsystems ist für ungestörte physiologische Abläufe im Bereich des Kopfes, insbesondere für die Elemente des Gesichtsschädels, wichtig. Lymphstauungen können eine Vielzahl von Symptomen im Kopfbereich hervorrufen. Natürlich gilt dies ebenso für die übrigen Körperstrukturen. Jede Stauung führt zu einer Ansammlung von Stoffwechselprodukten im extrazellulären Milieu und somit zu einem gestörten Zellmetabolimus. Aus diesem Grund ist ein gut funktionierendes lymphatisches System von essenzieller Bedeutung für die Gesundheit und die Funktion des Immunsystems.

Funktion des Lymphsystems

- Immunabwehr und Reinigung
- Drainage interstitieller Flüssigkeit ins venöse System
- Transport u. a. von Nahrungsfetten aus dem Darm

Faktoren für Stauungen des Lymphsystems

Muskelaktivität: Fehlende oder verminderte Muskelaktivität oder hypertone Muskulatur. Da der Lymphfluss zum großen Teil von der Muskelaktivität abhängig ist, sollten insbesondere die Ursachen für Muskelfehlspannungen behoben werden.

Das Zwerchfell ist die primäre lymphatische Pumpe. In der pulmonalen Einatemphase wird die Lymphe weitergepumpt. In der Ausatemphase füllen sich die tiefgelegenen Lymphplexus.

Darmperistaltik: Diese wirkt als Pumpe für einen Großteil der Lymphflüssigkeit.

Arterieller Gefäßpuls: Der Pulsschlag der Blutgefäße wirkt als Lymphpumpe.

Innervation: Das autonome Nervensystem innerviert die Lymphgefäße und führt zu rhythmischen Kontraktionen auf Höhe des Ductus thoracicus und anderer großer Lymphgefäße. Über die α-Rezeptoren an den Lymphknoten können sympathische Impulse den Lymphfluss an Lymphgefäßen und Lymphknoten beeinflussen.

Differenz zwischen der Filtrationsrate des Blutes vom Gefäß in das Gewebe und **dem Abtransport** der Gewebeflüssigkeit.

Spannungszustand der Bindegewebe und Faszien

Thorakozervikales Diaphragma: Letztlich kehrt die Lymphe im linken (und rechten) Venenwinkel hinter der Arteria sternoclavicularis zurück in den venösen Blutkreislauf, so dass der Zustand des thorakozervikalen Diaphragmas, insbesondere des M. sternocleidomastoideus, der A. sternoclavicularis, der oberen thorakalen Wirbel und der oberen Aa. sternocostales für den Lymphrückfluss von besonderem Interesse sind.

Ebenso wie der Osteopath die Nervenkompressionen und die Behinderungen des Blutflusses zu beseitigen bestrebt ist, kann er auch im Hinblick auf das lymphatische System regulierend einwirken. Von besonderer Bedeutung ist dabei, dass an Kopf und Hals sehr viele der Lymphknoten lokalisiert sind. Im folgenden werden deshalb die wichtigsten Lymphabflusswege und Lymphknoten des Kopf- und Halsbereiches und ihre Drainagegebiete aufgeführt *(Abb. 8.5* und *Tab. 8.1)*.

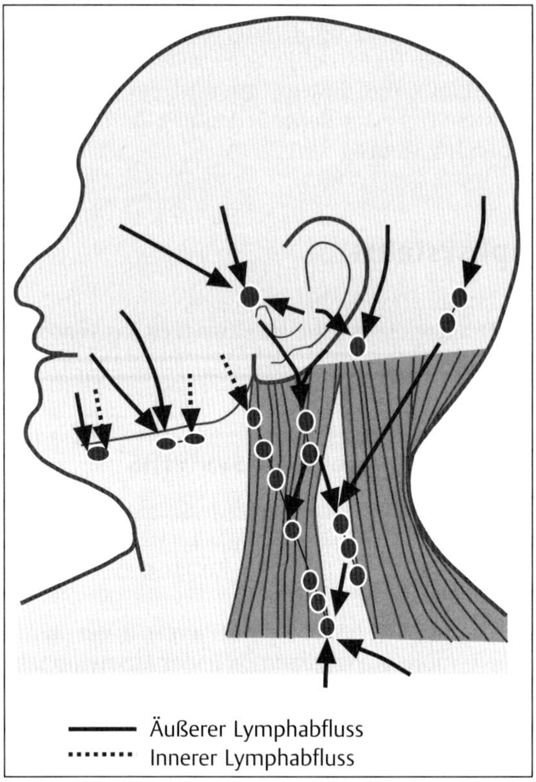

8.5
Lymphabflusswege des Schädels

Lymphknoten	Lage	Hauptzuflüsse
Nodi lymphatici occipitales	Linea nuchae superior	Scheitel, Hinterhaupt, Nacken
Nodi l. mastoidei	Processus mastoideus	Warzenfortsatz, Cellulae mastoideae, Rückfläche Ohrmuschel
Nodi l. parotidei superficiales	Auf der Fascia parotidea	Stirn, Schläfe, Ohrmuschel, Bindehaut, Augenlider lateral
Nodi l. parotidei profundi	Unter der Fascia parotidea, Glandula parotidea	Paukenhöhle, äußerer Gehörgang, Glandula parotidea, Bindehaut, Augenlider lateral
Nodi l. submandibulares	Glandula submandibularis	Augenlider medial, Bindehaut, Stirn, Nase, Nasenhöhle, Epipharynx, Gaumen, Zähne, Zahnfleisch, Zunge, Mundboden
Nodi l. submentales	Zwischen den beiden vorderen Bäuchen der Mm. digastrici	Unterlippenmitte, Zungenspitze, Mundboden, Kinn, Zahnfleisch der vorderen Mandibula
Nodi l. retropharyngeales	Seiten- und Hinterwand des Pharynx auf Höhe C1	Tuba auditiva, Paukenhöhle, Nasenhöhle hinten, hinterer oberer Pharynx
Nodi l. cervicales anterior superficiales	Entlang der V. jugularis anterior	Halsvorderseite
Nodi l. cervicales anteriores profundi	Membrana thyrohyoidea, Lig. cricothyroideum, vor und seitlich der Trachea, nahe der Vv. thyroideae inferiores, Glandula thyroidea	Kehlkopf, Glandula thyroidea, Trachea des Halses
Nodi l. cervicales laterales superficiales	Entlang der V. jugularis externa	Ohrmuschel unten, Glandula parotidea unten, seitlicher Hals
Nodi l. cervicales laterales profundi	Entlang der V. jugularis interna	Aus der Umgebung und Hauptabfluss aller Kopf- und Hals-Lymphknoten

Tabelle 8.2:

Lage und Hauptzuflüsse der Lymphknoten im Gesichts- und Halsbereich

Gewebestauungen *(Abb. 8.6)*

Stauungen im Gewebe können auf eine Dysfunktion im jeweiligen Bereich hinweisen. Gewebestauungen können lokalisiert werden, indem die terminalen lymphatischen Drainagepunkte palpiert werden. Ödematöse Verquellungen an den in *Tabelle 8.2* beschriebenen Stellen deuten auf Dysfunktionen und Stauungen hin, die mit einer schlechten lymphatischen Drainage im entsprechenden Bereich einhergehen.

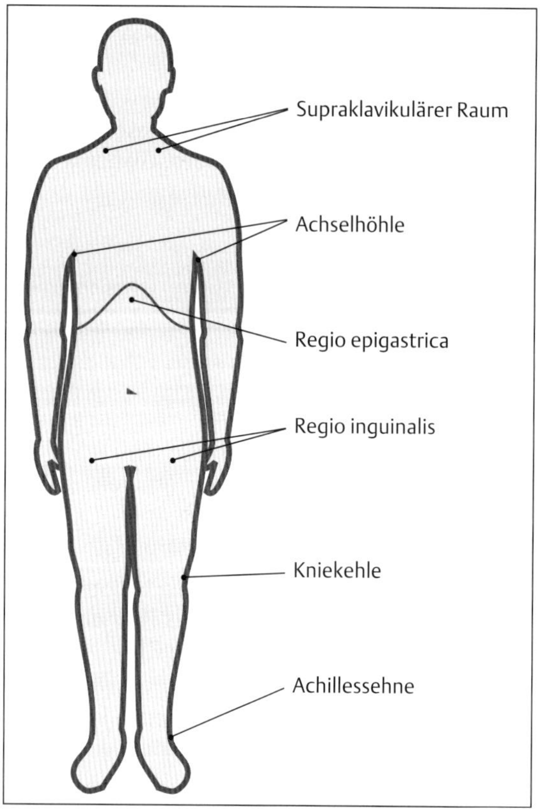

8.6
Terminale lymphatische Drainagepunkte

Tabelle 8.3: Verquellungen als Hinweis auf Lymphabflussstörungen in abhängigen Arealen

Verquellungen, Ödeme	Betroffene Areale
Supraklavikulärer Raum	Kopf und Nacken
Achselhöhle	Obere Extremitäten
Regio epigastrica	Abdomen
Regio inguinalis	Untere Extremitäten
Kniekehle	Untere Extremitäten
Achillessehne	Fuß

Quellenangabe:

1 Still, A. T.: Osteopathy, research and practice. Eastland Press, Seattle 1992, S. 50.
2 Still, A. T.: Autobiography of A. T. Still. American Academy of Osteopathy, Indianapolis 1981, S. 182.
3 Lanz, T., Wachsmuth, W.: Praktische Anatomie, Bd. 1, Teil A. Springer, Berlin 1985, S. 627.

Weitere Literaturhinweise:

Berquist, E., Willén, R.: Cavernous nodules in the dural sinuses. J. Neurosurg. 40 (1974) 330–335.
Ganong, W. F.: Review of medical physiology, 17th Appleton and Lange, Norwalk 1995.
Kuchera, W. A. und M. L.: Osteopathic principles in practice, 2. Auflage, Greyden Press, Columbus Ohio 1993.
Kurz, I.: Lehrbuch der manuellen Lymphdrainage nach Dr. Vodder, Bd. 3. Haug, Heidelberg 1980.
Lanz, T., Wachsmuth, W.: Praktische Anatomie, Bd. 1, Teil B. Springer, Berlin 1979.
Mc Catty, R. R.: Essentials of craniosacral osteopathy. Ashgrove, Bath 1988.
Owman, C., Edvinsson, L. (Eds.): Neurogenic control of the brain circulation. The proceedings of the International Symposium held in the Wenner-Gren-Center, Stockholm. Pergamon Press, Oxford 1977.
Richard, R.: Lésions ostéopathiques du Sacrum. Maloine, Paris 1978.
Sutherland, W. G.: Teachings in the science of osteopathy. Rudra Press 1991.
Tersant, C. D. de: Les sinus veineux du crane une clé des migraines. Verlaque, Aix en Provence 1993.
Wittlinger, H., Wittlinger, G.: Lehrbuch der manuellen Lymphdrainage nach Dr. Vodder. Bd. 1. Haug, Heidelberg 1978.

„Die zerebrospinale Flüssigkeit ist der wertvollste Stoff, der im Körper enthalten ist, und solange das Gehirn diese Flüssigkeit nicht im ausreichenden Maß produziert, wird der Körper kraftlos bleiben."

A. T. Still[1]

Anatomie und Physiologie der Hirnventrikel und der Hirnflüssigkeit

Das Nervensystem ist von einer klaren, farblosen und eiweißhaltigen Flüssigkeit, dem Liquor cerebrospinalis (LCS), umgeben. Diese Flüssigkeit nimmt nicht nur die Abfallstoffe des Nervenstoffwechsels auf, sondern ist auch verantwortlich für die Ernährung des gesamten zentralen Nervensystems. Die Zusammensetzung des LCS hängt von der Blutzusammensetzung ab. Der Liquor füllt die Hohlräume im Innern des Gehirns (die Hirnventrikel) aus und befindet sich im Subarachnoidalraum und den Zisternen des Gehirns und Rückenmarks. Man kann innere und äußere Liquorräume unterscheiden, die auf Höhe des vierten Ventrikels miteinander kommunizieren.

Still[2] und *Sutherland*[3] stellten schon vor über 60 Jahren die Bedeutung des Liquor cerebrospinalis heraus, die dieser nicht nur für das zentrale Nervensystem, sondern für das physio-chemische Gleichgewicht des gesamten Organismus habe.

Nach *Sutherland*[4] ist der LCS maßgeblich an der Bewegung und der Kontrolle des primär respiratorischen Mechanismus beteiligt. *Lippincott*[5] betont, dass sich der LCS unter Druck und in dauernder Aktivität befindet. Er bezeichnet den Liquor cerebrospinalis als das wichtigste Zentrum der Aktivität des Organismus.

Im Folgenden werden die anatomischen und physiologischen Grundlagen des Liquor cerebrospinalis (LCS) sowie sein großer Einfluss auf den Gesamtorganismus dargelegt, um seine besondere Bedeutung in der kraniosakralen Osteopathie verständlicher zu machen.

Liquorräume

Innere Liquorräume (Ventrikel), intrakranial *(Abb. 9.1 - 9.4)*

Diese inneren Liquorräume werden aus vier Ventrikeln gebildet:

- Zwei Seitenventrikel im Großhirn
- Der dritte Ventrikel im Zwischenhirn
- Der vierte Ventrikel zwischen Brücke, Kleinhirn und Rückenmark

Die Seitenventrikel sind durch die Foramina interventricularia *(Foramina Monroi)* mit dem dritten Ventrikel verbunden. Der dritte Ventrikel kommuniziert über den Aquaeductus mesencephali *(Sylvii)*, einem engen Kanal im Mittelhirn, mit dem vierten Ventrikel.

Seitenventrikel

Der erste und zweite Ventrikel folgen in der Embryonalentwicklung der Großhirnbewegung und bilden so einen halbkreisförmigen Hohlraum. Es können das Vorderhorn im Frontallappen, ein zentraler Teil am Zwischenhirn, das Unterhorn im Temporallappen und das Hinterhorn im Okzipitallappen unterschieden werden.

Begrenzungen:

- nach unten: Sehhügel und Hippocampus
- nach oben: Radiato corporis callosi
- seitlich: Nucleus caudatus
- nach medial: Septum pellucidum, Fornix und Calcar avis

Dritter Ventrikel

Der dritte Ventrikel besteht aus einer kleinen Höhlung, gebildet durch den Thalamus und den Hypothalamus. Er besitzt vier Fortsätze.

Begrenzungen:

- nach unten: Hypothalamus und Sehnervenkreuzung
- nach oben: Plexus choroideus
- seitlich: Thalamus und Hypothalamus
- nach vorne: Fornix cerebri (Hirngewölbe), Lamina terminalis (Endplatte), Commisura anterior
- nach hinten: Zirbeldrüse und Commisura posterior

Er besitzt vier Fortsätze:

- Recessus opticus (erhöhter Liquordruck kann zu Sehstörungen führen)
- Recessus infundibuli (in den Hypophysenstiel)
- Recessus pinealis (zur Zirbeldrüse)
- Recessus suprapinealis (oberhalb der Zirbeldrüse)

Vierter Ventrikel

Der vierte Ventrikel wird durch das Kleinhirn und das obere Rückenmark begrenzt. Er besteht aus einer zeltförmigen Höhlung mit zwei langen lateral gelegenen Fortsätzen. An die zwei lateralen Fortsätze (Recessus lateralis) schließen sich zwei Öffnungen, die Aperturae laterales (Foramen *Luschkae*) an. Im Dach des vierten Ventrikels liegt die Apertura mediana (Foramen *Magendie*). Diese Öffnungen verbinden die inneren mit den äußeren Liquorräumen.

Begrenzungen:

- nach unten: Tegmentum pontis und verlängertes Rückenmark
- nach oben: obere Kleinhirnstiele, oberes und unteres Marksegel, Kleinhirnwurm
- seitlich: N. facialis (VII), Endkerne des N. vestibulocochlearis (VIII)

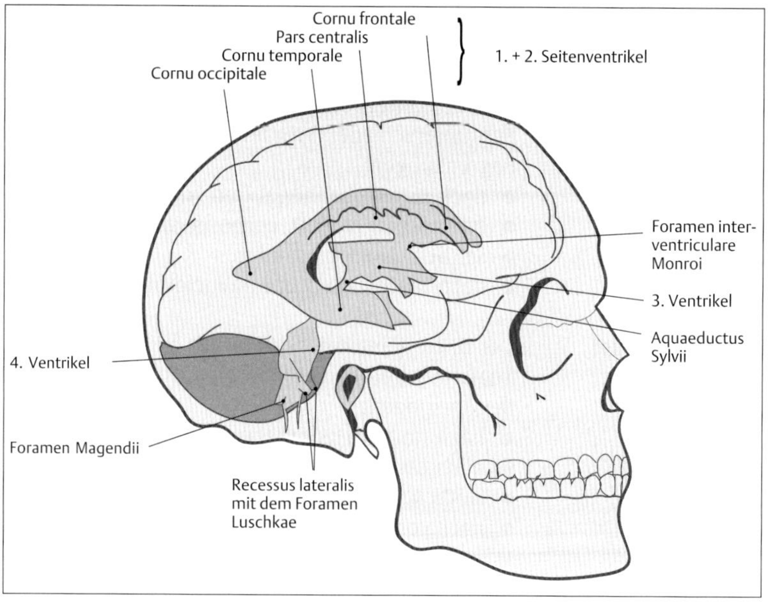

9.1

Topographie der Hirnventrikel (von lateral)

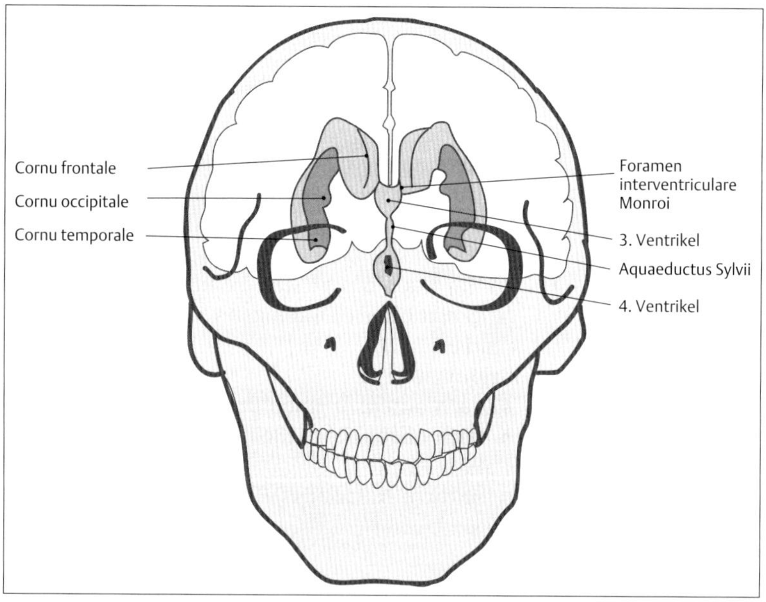

9.2

Topographie der Hirnventrikel (von vorne)

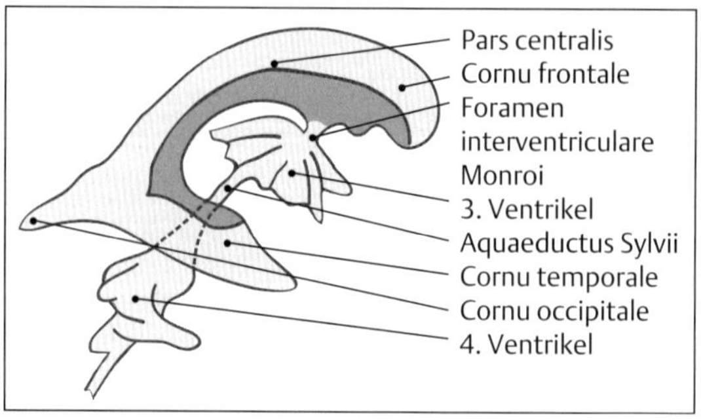

9.3

Topographie der Hirnventrikel (von lateral)

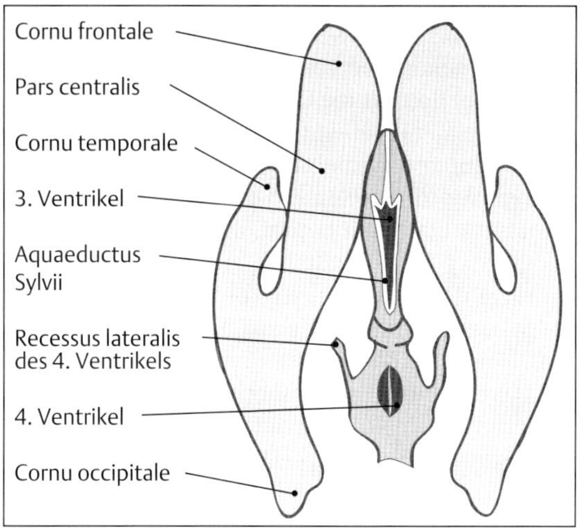

9.4

Topographie der Hirnventrikel (von oben)

Äußere Liquorräume, intrakranial *(Abb. 9.5)*

Diese mit Liquor gefüllten Spalten und Räume liegen zwischen der Arachnoidea und der Pia mater im so genannten Subarachnoidalraum. Der Subarachnoidalraum ist ein schmaler Spalt mit einigen erweiterten Hohlräumen, den Zisternen. Da die Pia mater dem Gehirn eng anliegt, während die Arachnoidea der Dura mater folgt, entstehen an manchen Stellen mit tieferer Einsenkung die Zisternen. Diese Zisternen sind wie Wasserbetten, auf denen das Gehirn ruht.

Zisternen

- **Cisterna cerebellomedullaris:** Sie ist die größte Zisterne und liegt zwischen dem Kleinhirn und der Medulla.
- **Cisterna interpeduncularis:** Sie ist im Winkel zwischen Zwischenhirnboden, Pedunculi cerebri (Hirnstiel) und Pons (Brücke) lokalisiert.
- **Cisterna chiasmatis:** Sie befindet sich am Chiasma opticum.
- **Cisterna ambiens:** Sie liegt zwischen Kleinhirnoberfläche, Vierhügelplatte und Epiphyse.

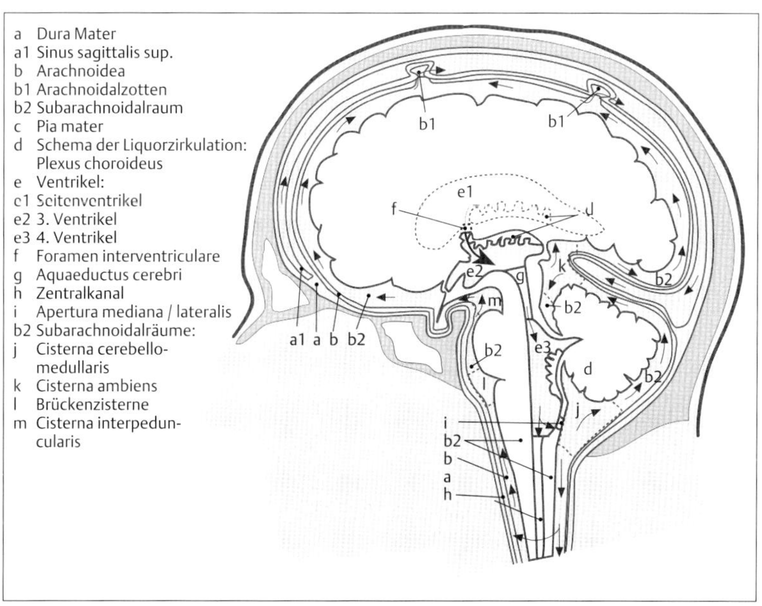

9.5

Topographie der Hirnventrikel und Zisternen und Schema der Liquorzirkulation

Äußere Liquorräume der Wirbelsäule
(s. auch *Abb. 9.5)*

Im Subarachnoidalraum umgibt der LCS auch das Rückenmark vom Foramen magnum bis zum zweiten Sakralwirbel. Anterior liegen die aus-, posterior die eintretenden Nerven, und vom ersten Lendenwirbel bis zum zweiten Sakralwirbel flottiert die Cauda equina (vom 2. Lendenwirbel an abwärts ziehende Spinalnervenwurzeln) im LCS.
An der unteren Wirbelsäule ist ein spinaler Duralsack lokalisiert. Forschungen von *Martins, Wiley* und *Myers*[6] lassen darauf schließen, dass der spinale Duralsack Elastizität besitzt, die es ihm ermöglicht, sich entsprechend vorhandener Druckverhältnisse zu vergrößern oder zu verkleinern. Zum Beispiel zieht er sich bei einer Volumenreduzierung des Liquor cerebrospinalis (LCS) oder des intrakranialen Blutes zusammen und kollabiert zum Teil. *Martins, Wiley* und *Meyers* nehmen deshalb an, dass der Duralsack als Reservoir für LCS dient und eine wesentliche Rolle in der Dynamik der Liquordruckveränderungen spielt. Es bestehen Verbindungen des epiduralen Venenplexus zum spinalen Duralsack. Deshalb folgern diese Forscher weiter, dass sich Veränderungen der intrathorakalen und intraabdominalen Druckverhältnisse über diese Verbindungen auf den Liquordruck auswirken. Diese Forschungsergebnisse deuten darauf hin, dass der spinale Duralsack auch bei der Rhythmizität des primär respiratorischen Mechanismus von Bedeutung sein könnte.

Physiologie des Liquor cerebrospinalis

Zusammensetzung und pH-Wert

Der pH-Wert des LCS beträgt 7.32. Er weist geringere Schwankungen als der Blut pH-Wert auf, um das einwandfreie Funktionieren des Gehirns zu gewährleisten.
Die Zusammensetzung des Liquor cerebrospinalis ist in *Tabelle 9.1* angegeben.

Tabelle 9.1:

Zusammensetzung des LCS

Substrat	Einheit	LCS	Plasma	LCS/Plasma
Na^+	mmol/l	147,0	150,0	0,98
K^+	mmol/l	2,9	4,6	0,62
Mg^{2+}	mmol/l	2,2	1,6	1,39
Ca^{2+}	mmol/l	2,3	4,7	0,49
Cl^-	mmol/l	113,0	99,0	1,14
HCO^{3-}	mmol/l	25,1	24,8	1,01
PCO^2	mmHg	50,2	39,5	1,28
pH		7,33	7,4	
Osmolarität	mosm/kgH_2O	289,0	289,0	1,00
Protein	mg/dl	20,0	6000,0	0,003
Glucose	mg/dl	64,0	100,0	0,64
Anorg. P	mg/dl	3,4	4,7	0,73
Harnstoff	mg/dl	12,0	15,0	0,80
Kreatinin	mg/dl	1,5	1,2	1,25
Harnsäure	mg/dl	1,5	5,0	0,30
Milchsäure	mg/dl	18,0	21,0	0,86
Cholesterin	mg/dl	0,2	175,0	0,001

Aus: Ganong, W. F.: Review of Medical Physiology (Appleton und Lange, Norwalk, 1995)

Sie ist relativ konstant und in ihrer Qualität der chemischen Zusammensetzung des Blutplasmas ähnlich.
In der Quantität seiner Bestandteile gibt es allerdings wichtige Unterschiede zum Blut. Der LCS enthält fast kein Cholesterin und nur wenig Eiweiß, obwohl die Globuline und die Präalbumine in höherer Konzentration vorkommen als im Blutplasma. Er enthält weniger Kalzium, Kalium und Glukose. Chlorid- und Magnesiumionen sind im Liquor in höherer Konzentration als im Blut vorhanden. Die Konzentration von Vitamin C ist im Liquor viermal, von Pantothensäure zehnmal und von Biotin 10^3 mal höher als im Blut. Niacinamid ist das Hauptvitamin im Blut wie im Liquor, und das menschliche Gehirn ist sogar fähig, kleine Mengen dieses Vitamins zu synthetisieren. Auch bestimmte Hormone sind im LCS zu finden, wie zum Beispiel neurohypophysäre, hypothalamanische, epiphysäre Substanzen und Endorphine, ebenso wie Neurotransmitter. Zudem konnten immunologisch wichtige Stoffe nachgewiesen werden.

Liquorproduktion

Gebildet wird der größte Teil des LCS (ca. zwei Drittel) durch zottenartige Adergeflechte, die **Plexus choroidei.** Diese girlandenförmigen Kapillarschlingen aus der Pia mater stülpen sich in die Ventrikel vor. In den Seitenwänden der lateralen Ventrikel sind die Plexus am mächtigsten, kommen aber auch im Dach des 3. und 4. Ventrikels vor.

Die Produktion des LCS in den Plexus choroidei wird hauptsächlich über das autonome Nervensystem reguliert.
In geringerem Umfang wird der LCS zudem in den **Kapillaren des Subarachnoidalraums** des Schädels und Rückenmarks sowie **perivaskulär** im Ependym und Parenchym gebildet.
Er besitzt eine externe und eine interne Schicht. Über die externe Schicht wird Plasma aus dem Blut filtriert. Aus diesem Ultrafiltrat wird über die interne Schicht (Astro- und Oligodendroglia) durch aktive Stoffwechselvorgänge der Liquor cerebrospinalis produziert und sezerniert. Natriumionen werden aktiv durch die externe Schicht des Plexus transportiert.
Den positiv geladenen Natriumionen folgen negativ geladene Chloridionen. Diesen beiden osmotisch wirkenden Substanzen folgt das Wasser nach.
Die Sekretionsmenge beträgt etwa 20 bis 40 ml/Stunde. Das sind 500 bis 1000 ml/Tag, so dass drei bis sechsmal pro Tag ein völliger Austausch von LCS stattfindet. Etwa 140 ml LCS befinden sich in den inneren und äußeren Liquorräumen, weniger als 20 ml davon im Rückenmark.

Blut-Hirn-Schranke

Zwischen Blut und Gehirn existiert eine selektiv wirkende Barriere. Diese wird insbesondere von „tight junctions" am Epithel der Plexus choroidei gebildet. Während die Schranke in Richtung Blut-Liquor stark selektiv wirkt, ist sie in Richtung Liquor-Blut sehr permeabel. Inhaltsstoffe des Blutes können nicht ohne weiteres in den Liquor und in das Gehirn gelangen, wohingegen die Inhaltsstoffe des Liquors ohne Schwierigkeiten in den Blutkreislauf zirkulieren.

Rückresorption des Liquor cerebrospinalis

Der LCS wird zum größten Teil durch **arachnoidale Zotten** (*Pacchioni*-Granulationen) rückresorbiert. Die arachnoidalen Zotten sind Fortsätze der Arachnoidea in der Dura mater. Sie lassen den LCS in die venösen Sinus, vor allem in den Sinus sagittalis superior abfließen. Allerdings führen nur die größeren arachnoidalen Granulationen direkt in das Lumen der Sinus, während die kleineren in den Subduralraum reichen. Die Resorption des LCS ist abhängig von Druckverhältnissen im Liquor. Kortikosteroide können die Resorption von LCS steigern.

Außerdem wird LCS zum geringen Teil durch die **Wände der Kapillargefäße**, die zu den periduralen **Venen** führen, in der Pia mater rückresorbiert.

Zu einem Übertritt von LCS in die extraduralen **Lymphgefäße** kommt es an den **Duralscheiden der Hirn- und Rückenmarksnerven.** Von diesen peripheren Nervenscheiden aus kommt der Liquor cerebrospinalis über sogenannte Mikrotubuli der kollagenen Fasern mit den gesamten Geweben im Körper in Kontakt. 1968 kamen *Steer* und *Horney*[7] zu dem Ergebnis, dass ein Liquorfluss entlang der Spinalnerven vorhanden sein muss. Sie injizierten blaues Pulver in den lumbalen Subarachnoidalraum von Schweinen und Schafen. 4 bis 21 Tage später wurden Partikel dieses Pulvers in den brachialen und lumbosakralen Plexus und ihren Ästen sowie in den thorakalen Nerven und den durch sie innervierten Muskeln und der Haut gefunden. Nach Injektion des blauen Pulvers in die Vena jugularis konnte dieses hingegen nur in der Lunge wiedergefunden werden.

Auch in der **Adventitia** der extrakranialen A. carotis interna und in den **Wänden der zerebralen Blutgefäße** wurde LCS lokalisiert; allerdings fällt die Interpretation dieser Ergebnisse sehr unterschiedlich aus.

Forschungsergebnisse[8] belegen, dass selbst die **Plexus choroidei** ungefähr 10 % des Liquors resorbieren können.

Perivaskuläre Räume und Liquor cerebrospinalis

Arterien und Venen im zentralen Nervensystem sind von flüssigkeitsgefüllten perivaskulären Räumen umschlossen. Diese perivaskulären Räume haben Verbindungen zum extrazellulären Raum ebenso wie zum Subarachnoidalraum. Nach *Rennels, Blaumanis und Grady*[9] findet in den perivaskulären Räumen des zentralen Nervensystems eine Mikrozirkulation von Liquor cerebrospinalis und extrazellulärer Flüssigkeit statt, die durch die pulsierenden Bewegungen der Arteriolen in Gang gehalten wird. Sie konnten nachweisen, dass Flüssigkeit vom Subarachnoidalraum mit hoher Geschwindigkeit in den extrazellulären Raum dringt. Es können auch Stoffwechselprodukte des Gehirns über die perivaskulären Räume in den Subarachnoidalraum abfließen, so dass *Guyton*[10] von einer lymphatischen Funktion der perivaskulären Räume für das Gehirn spricht.

Flüssigkeitsdruck des Liquor cerebrospinalis

Der Druck in den Liquorräumen beträgt 6 bis 10 mm Hg, das sind ungefähr zwei Drittel des hydrostatischen Druckes des Augapfels. Da eine konstante Bildung von Liquor cerebrospinalis nachgewiesen wurde, wird angenommen, dass der Druck des Liquors fast vollständig durch die Resorption des Liquors an den Arachnoidalzotten reguliert wird. Durch die klappenartige Wirkung der Arachnoidalzotten wird der Liquor ab einem Druck von 1,5 mm Hg resorbiert. Je größer der Liquordruck, desto stärker öffnen sich die Klappen und desto mehr Liquor kann abfließen.

Liquorzirkulation *(Abb. 9.6)*

Nachdem der Liquor aus den Plexus choroidei im Subarachnoidalraum und perivaskulär sezerniert wurde, zirkuliert er von den Seitenventrikeln durch die Foramina interventricularia *(Monroi)* zum dritten Ventrikel und von dort durch den Aquaeductus mesencephali zum vierten Ventrikel. Am vierten Ventrikel fließt der LCS durch die Aperturae laterales und mediales *(Luschka* und *Magendie)* in den äußeren Liquorraum und den subarachnoidalen Raum im Schädel und in der Wirbelsäule. Allerdings ist die Zirkulation in beide Richtungen möglich, also auch vom subarachnoidalen Raum in der Wirbelsäule und im Schädel in Richtung Seitenventrikel.
Von den arachnoidalen Zotten rückresorbiert, fließt der LCS in die intrakranialen Sinus. Vom subarachnoidalen Raum an den peripheren Nervenscheiden der Spinalnerven fließt der LCS in die Mikrotubuli des kollagenen Bindegewebes und von dort in die extrazelluläre Flüssigkeit, die in der Lymphe gesammelt wird. Die Lymphe führt über den Ductus thoracicus in den linken Venenwinkel und zum Herzen.
Arterielles Blut fließt in den Schädel, wo über die Plexus choroidei erneut LCS produziert und sezerniert wird.

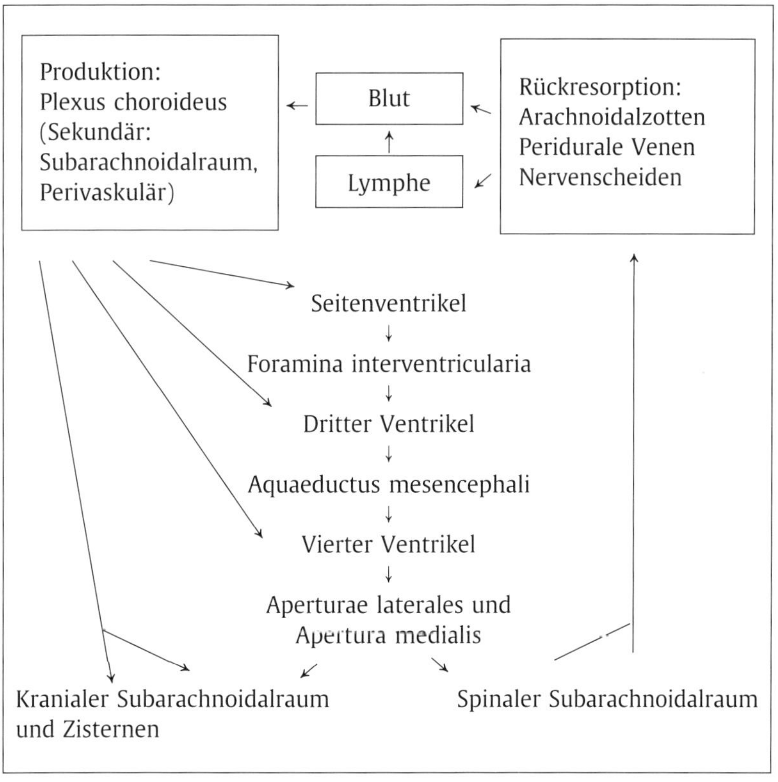

9.6
Schema der Liquorzirkulation

Die Frage nach dem Ursprung der Liquorzirkulation konnte bisher noch nicht eindeutig geklärt werden. Die Mehrzahl der Forscher kommt zu den Ergebnis, dass die Liquorpulsationen als Folge des rhythmischen arteriellen Bluteinströmens in das Schädelinnere entstehen. Einige Forscher sehen die Plexi choroidei als die Ursprungsstelle für die Pulsationen an. Seltener wird die Liquorproduktion als Resultat venöser Einflüsse angesehen. So konnte *Dunbar*[11] eine Liquorwelle im Rückenmarkskanal der Lendenwirbelsäule registrieren, nachdem der zervikale Flüssigkeitsweg verschlossen wurde. Diese registrierte Pulsation konnte ihren Ursprung also nicht im Schädelinneren haben, so dass zusätzlich zum Schädelinneren auch die spinalen Venen im Rückenmarkskanal als Ursache für Liquor-Pulsationen möglich erscheinen. Wiederum andere Forschungen, zum Beispiel von *Hamit*[12] und Mitarbeiter (1965), konnten sowohl arterielle als auch venöse Einflüsse an den registrierten Liquor-Pulswellen erkennen. So kommen *Du Boulay*[13] und Mitarbeiter (1972) nach Untersuchungen an 190 Menschen und an einigen Tieren zum Schluss, dass die Pulsationen durch zwei Hauptpumpen ausgelöst werden, eine stärkere arterielle im Schädel sowie eine schwächere venöse im Rükkenmarkskanal. Für *Portnoy*[14] (1982) hingegen sind die zerebralen Venen als Ursprung für die Liquorwellen anzusehen. Er analysierte an Hunden die systemische arterielle und die zerebrospinale Pulswelle sowie die Pulswelle im Sinus sagittalis und kam zu dem Ergebnis, dass die Pulswelle über die Arterien in die Venen und von dort durch die pulsierenden dünnen Wände der intrakranialen Venen auf den Liquor übertragen werden.

Greitz[15] sieht die Expansion des Gehirns als Grundlage für die Kompression der Ventrikel und somit für den Liquorfluss an. Die Expansion des Hirngewebes entsteht nach *Greitz* als Folge der arteriellen Expansion der Hirngefäße in der Systole.

Kernspintomographische Untersuchungen von *Greitz, Levy, DiChiro,*[16] *Feinberg, Mark*[17] und anderen deuten auf Beziehungen zwischen dem pulsierenden Liquorfluss und dem Herzrhythmus hin. *Greitz, Franck* und *Nordell*[18] fertigten anhand kernspintomographischer Aufnahmen Zeichnungen an, in denen sie den Liquorfluss in der jeweiligen Phase des Herzzyklus mit Pfeilen darstellen *(Abb. 9.7).*

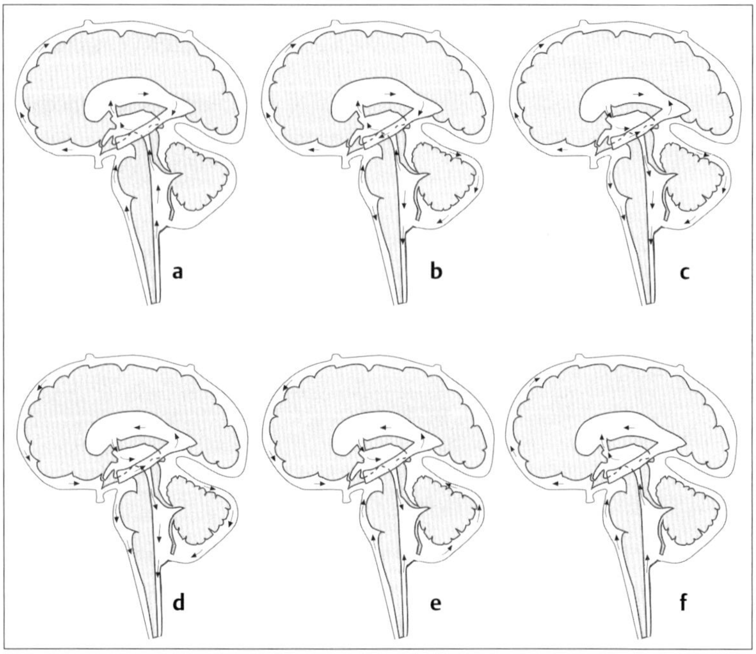

9.7

Schema der Liquorzirkulation in Beziehung zum Herzrhythmus anhand kernspintomographischer Untersuchungen, nach Greitz
a) In der Präsystole findet ein Liquorfluss vom Rückenmarkskanal in die Schädelhöhle, inklusive der Hirnventrikel, statt.
b) In der frühen Systole 1 findet ein Rückfluss am Foramen magnum und an der Apertura mediana (Foramen Magendie) statt. Im vierten Ventrikel und in den Räumen, die präpontial und an der Medulla oblongata gelegen sind, sind entgegengesetzte Flußrichtungen festzustellen.
c) In der frühen Systole 2 startet der Rückfluss an der Cisterna interpeduncularis und am Aquaeductus mesencephali.
d) In der mittleren Systole ist der gesamte Liquorfluss aus der kranialen Kavität heraus in den Rückenmarkskanal gerichtet.
e) In der späten Systole beginnt Liquor durch das Foramen magnum in den Schädel zu fließen.
d) In der Diastole ist der gesamte Liquorfluss in die kraniale Kavität hinein gerichtet.

Die Forschungen von *Greitz, Franck* und *Nordell* erbrachten zudem neue Erkenntnisse über den Liquorfluss im Rückenmarkskanal in Relation zum Herzrhythmus. Sie konnten feststellen, dass der systolische ebenso wie der diastolische Liquorfluss demselben Kanal im Subarachnoidalraum folgten. Dieser befindet sich in den Konvexitäten des Rückenmarkskanals, das heißt anterior in der Halswirbelsäule, posterior in der Brustwirbelsäule und wieder anterior in der Lendenwirbelsäule *(Abb. 9.8).*

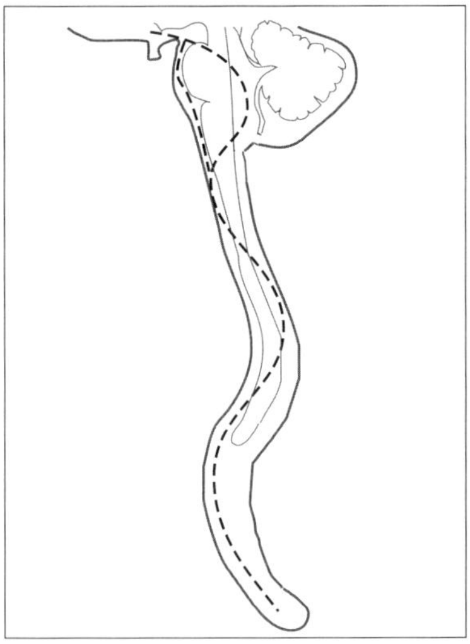

9.8
Liquorfluss im Rückenmarkskanal

Auch Einflüsse der Atmung auf Druckverhältnisse im LCS wurden untersucht (*Falkenheim* und *Naunyn* 1887, *Becher* 1922 u.a.). *Du Boulay*[19] und Mitarbeiter konnten zum Beispiel während des Hustens eine nach kranial gerichtete Zirkulation des LCS im Rückenmarkskanal feststellen.
Die Ergebnisse von *Greitz* und Mitarbeitern und anderen, bieten auch für die Hypothesen der Fluktuationen des Liquors im Sinne des PRM neue interessante Hinweise und vor allem Anreize, weitere Forschungen durchzuführen, in denen die Fluktuationen des Liquors im Hinblick auf den kraniosakralen Rhythmus untersucht werden. Außerdem deuten die Forschungsergebnisse darauf hin, dass die angenommenen Fluktuationen des Liquors im Sinne des PRM weitaus differenzierter ablaufen als bisher angenommen.

Aufgaben des Liquor cerebrospinalis

1. Schutz des Gehirns und Rückenmarks („Stoßdämpfer")
2. Ernährung und Drainage des Gehirns, der Pia mater und der Arachnoidea
3. Abtransport der Abfallstoffe des Gehirns (lymphogene Funktion)
4. Transport hypothalamischer und neurohypophysärer Substanzen
5. Regelung der chemischen Zusammensetzung der Umgebung der Hirnzentren. Über die Veränderung der Elektrolyt-Zusammensetzung und des pH-Wertes des LCS können der zerebrale Blutfluss und bestimmte Vitalfunktionen beeinflusst werden.
6. Immunologische Aufgaben: Der LCS hält das Gehirn frei von Bakterien und Viren. Er erfüllt im Gehirn eine ähnliche Aufgabe wie die Lymphe.
7. Biochemische Kontrolle des gesamten Organismus über die Zirkulation in den Mikrotubuli der kollagenen Faszien.

8. Hydrodynamischer Einfluss: Über die Fluktuation des LCS werden phasenweise unterschiedliche LCS-Druckverhältnisse hervorgerufen, die zusammen mit den arteriellen (und venösen) Druckveränderungen sowie der Lungenatmung die Drainage der Nervenzellen und der gesamten Bindegewebszellen bewirken.
9. Bioelektrischer Einfluss: Die Leitfähigkeit von Mikroströmen in den Körperflüssigkeiten und Geweben wurde gerade in den letzten Jahren verstärkt zum Forschungsobjekt und wird zum Beispiel in der Elektroakupunktur schon seit längerem diagnostisch und therapeutisch eingesetzt. Der LCS beeinflusst die elektrische Leitfähigkeit über die phasenweise unterschiedliche Natriumionen-Konzentration.

Walsh und *Wright* von der Universität von Edinburgh wiesen in ihren Forschungen den Einfluss des LCS und der extrazellulären Flüssigkeit auf den Sol-/Gelzustand der Muskelfasern nach. Der Sol-/Gelzustand konnte durch Veränderung der hydrodynamischen und der chemischen Parameter des LCS sowie der extrazellulären Flüssigkeit verändert werden.

Liquor und Lymphflüssigkeit

Obwohl die Wissenschaft von Austauschprozessen zwischen LCS und Lymphe ausgeht, konnte bisher noch nicht bis ins letzte Detail geklärt werden, wie dieses Zusammenspiel aussieht.
Nachgewiesen werden konnte die Resorption des LCS in das Lymphsystem an den Nn. olfactorii (I)[20 - 34]. Der im Subarachnoidalraum befindliche LCS gelangt, entlang des perineuralen Raumes der Nerven, durch die Lamina cribrosa in die Nasenschleimhaut. Von dort tritt er in die nasalen Lymphgefäße über.
Auch auf Höhe des Nervus opticus (II)[35 - 40], des Nervus vestibulocochlearis (VIII)[42] und auf Höhe der Dura mater an den Austrittsstellen der Hirn-[41] und Rückenmarksnerven konnten Resorptionsvorgänge von LCS in die Lymphflüssigkeit nachgewiesen werden. Zudem besteht bei einem Stau der nasalen Lymphgefäße die Gefahr einer aufsteigenden Infektion des zentralen Nervensystems.
Dabei sind minimale biochemische Resorptionsvorgänge von Elektrolyten, Endorphinen, Enkephalinen, Prostaglandinen und Proteinen in die Mucosa der Nase oder im Auge feststellbar, so dass es zu einem Kontakt zwischen dem immunologischen System und dem LCS kommt. Eine gestörte Physiologie im dritten oder vierten Ventrikel könnte auf diese Weise unter Umständen auch einen Einfluss auf das Abwehrsystem haben.

Tabelle 9.2:

Unterstützung der LCS Resorption an Hirn- und Rückenmarksnerven, nach *Bruno Chikly*[43], modifiziert von Torsten Liem

LCS Resorption über	Unterstützung durch lymphatische Drainage
Nn. olfactorii	Intranasal, intraoral
N. opticus	Orbitae, periorbital, temporal, parotidal
N. vestibularis	Präaurikulär, postaurikulär, äußeres Ohr
Weitere Hirnnerven	Nacken- und Gesichtsregion
Rückenmarksnerven	Intercostal, paraspinal, M. quadratus lumborum Cervicale, axilläre und inguinale Lymphknoten

Schon 1872 beschrieb *Schwalbe*[44] Verbindungen zwischen Liquorräumen und dem zervikalen Lymphsystem. *Speransky*[45], ein sowjetischer Wissenschaftler, und seine Mitarbeiter hatten in den zwanziger Jahren Forschungen unternommen, in denen sie die Bedeutung des Nervensystems, insbesondere des LCS, bei der Entstehung verschiedener Erkrankungen untersuchten. Sie weisen Verbindungen zwischen dem Liquorraum des Rückenmarks und Lymphknoten des Brustkorbs, des Abdomens und des Beckens nach. Indem *Speransky* Tinte in die subarachnoidalen Räume von lebenden Hunden injizierte, konnte er einen Übertritt des LCS in die Lymphe belegen. Der Farbstoff wurde in großer Menge in den Lymphknoten wiedergefunden, insbesondere in den Lymphknoten entlang der Wirbelsäule. Auch im Ductus thoracicus und in den intestinalen Lymphwegen konnte der Farbstoff lokalisiert werden. Ein Beweis für eine direkte Verbindung zwischen LCS und der Lymphflüssigkeit.

Bei einem anderen Experiment, bei dem die Tinte in die Duralscheide des N. olfactorius injiziert wurde, konnte sie hinterher in der Schleimhaut der Nase wiedergefunden werden. Es wurden vorher stets alle Passagemöglichkeiten über den Blutweg und über Phagozytose-Prozesse ausgeschaltet. *Speransky* und Mitarbeiter konnten allerdings nicht erklären, wie der Übergang der Tinte in die Lymphwege vor sich ging.

Schon vor über einem Jahrhundert, lange bevor *Speransky* seine Forschungen durchführte, nahm *Still*[46] an, dass die Lymphgefäße Hirnflüssigkeit aufnähmen.

Field und *Brierley*[47], zwei englische Anatomen, fanden 1948 heraus, dass Tinte bei Kaninchen 6 Stunden benötigte, um in die Lymphknoten nahe des Kreuzbeins zu gelangen und 4 Stunden, um die Nasenschleimhaut zu erreichen. Andere Studien registrierten Resorption von LCS in tiefe cervicale Lymphknoten innerhalb von 3 Stunden beim Kaninchen[48] und 8 Stunden bei Katze und Schaf[49, 50].

Auch vom Lymphsystem in Richtung Nervensystem scheint es Verbindungen zu geben, wie *Orosz*[51] 1957 und *Czernjawska* 1970 aufzeigten.

1973 veröffentlichten *Arnold, Ritter* und *Walter*[52] (*Tab. 9.2*) eine quantitative Untersuchung der Drainage des LCS in das lymphatische System bei Meerschweinchen. In den Liquorraum applizierte Lösungen erreichten dabei die zervikalen Lymphknoten schneller und in weitaus höherer Konzentration als über den Blutweg. Damit sei eine weit offene Verbindung zwischen Liquor und Perilymphe einerseits und Liquor und Lymphe andererseits erkennbar.

Tabelle 9.3:

Streptomycin-Konzentration (µm/kg) nach intrathekaler Injektion von 200 mg/kg Streptomycin Sulfat

	Minutenangabe nach der Injektion					
	1	5	10	15	30	60
Perilymphe	10.000	7.000	5.400	1.000	600	250
Serum	150	177	240	460	320	140
Lymphknoten	240	310	350	510	98	36
Herz	29	9.7	16	250	88	11
Leber	0	2.5	0	11	13	0
Muskel	19	9	22.5	105	160	20

Aus: Arnold, W., Ritter, R., Wagner, W. H.: Quantitative studies on the Drainage of the Cerebrospinal Fluid into the Lymphatic System. Acta otolar. 76, 1973, 157.

Nohara, Brown und *Eurell*[53] (1991) injizierten Tinte in die epiduralen Räume von Kaninchen, um in den epiduralen Räumen liegende Lymphgefäße nachzuweisen. Die Tinte konnte auch von diesen Forschern in den Lymphgefäßen

des Körpers wiedergefunden werden. *Naumenko* und *Moskalenko*[54] fanden heraus, dass der Liquor durch ein netzartiges Geflecht von Röhrchen, sogenannte Mikrotubuli, in den gesamten Körper verteilt wird.
Die Mikrotubuli sind hohle Kollagenfasern (Durchmesser ca. 0,5 µm), die in den Faszien vorkommen. Von den Nervenscheiden kommt der LCS über diese Mikrotubuli mit den extrazellulären Räumen und der Lymphe in Kontakt. Dadurch wird der LCS im gesamten Körper verteilt und beeinflusst alle Teile des Organismus. Die Verteilung im ganzen Körper konnte mit kolloidalem Gold nachgewiesen werden, das in den subarachnoidalen Raum injiziert wurde. Innerhalb weniger Stunden hatte sich der Marker über den gesamten Körper verteilt. Es bestehen Verbindungen zwischen zerebralem Cortex und Adventita der zerebralen Blutgefäße und cervikalen Lymphgefäßen[55, 56, 57, 58].
Bei Abklemmung der cervikalen Lymphknoten konnte bei verschiedenen Tieren eine Ödembildung in der Adventitia von intrazerebralen wie auch extrazerebralen Gefäßen im Kranium beobachtet werden[59, 60, 61].
Verbindungen zwischen LCS und intraadventitialen bzw. perivaskulären Bahnen konnte auch mehrfach belegt werden[62, 62, 64].
Strittig ist, ob die Pia mater die intrazerebralen Blutgefäße umhüllt oder nicht und ob es eine Kontinuität zwischen dem Subarachnoidalraum und dem perivaskulären Raum gibt[65].
Die beschriebenen Forschungsergebnisse stellen nur eine Auswahl aus einer Vielzahl weiterer Untersuchungen dar, wovon die meisten in die gleiche Richtung weisen. Das Thema wurde so ausführlich behandelt, da dem LCS in der kraniosakralen Osteopathie eine wichtige Bedeutung nicht nur für das Nervensystem, sondern auch für die Körperimmunität zugewiesen wird. Anhand der vorliegenden Forschungsergebnisse kann zumindest belegt werden, dass es Verbindungswege von LCS in die Lymphe gibt, dass der Liquorfluss in die Lymphe allem Anschein nach größere Ausmaße annimmt, als lange Zeit angenommen, so dass die Frage gestellt werden kann, ob die gegenwärtigen Konzepte der LCS-Zirkulation einiger Korrekturen bedürfen[66].

Hormonelle Einflüsse

1977 untersuchte der Nobelpreisträger *Roger Guillemin* Zonen im Gehirn, in denen sich zahlreiche Endorphine, körpereigene morphinähnliche Moleküle, befinden. Diese Zonen sind an den Ventrikelwänden und im Aquaeductus mesencephali lokalisiert.
Eine Stimulation dieser Zonen führt zu einem Anstieg der Endorphinkonzentration im LCS und zu relativer Schmerzunempfindlichkeit. Könnte dies vielleicht einen Teil der Wirkung der CV-4-Technik erklären? (s. Kap. 15). Die Neuronen an diesen Zonen stehen in direktem Kontakt mit dem Chiasma opticum, dem Thalamus, der Epiphyse und dem Hypothalamus. Über diese Hirnzentren könnten sich unter Umständen – durch den LCS vermittelt – Einflüsse auf hormoneller, vaskulärer und neurovegetativer Ebene auswirken; damit wird die Homöostase des Körpers beeinflusst.
Grant, Condon[67] und andere untersuchten den Einfluss des Zyklus bei Frauen auf den LCS. Es konnte ein deutlicher prämenstrueller Anstieg des intrakranialen LCS-Volumens (im Durchschnitt von 11,5 ml) festgestellt werden, möglicherweise als Folge der generalisierten Natrium- und Wasserretention in der prämenstruellen Phase.
Östrogen führt zu einem Anstieg des Liquorvolumens. **Vasopressin** und **Glukokortikoide** vermindern die Produktionsrate des LCS, **Kortikosteroide** führen zu einer gesteigerten Resorption von LCS.

Vegetative Einflüsse

Sympathische wie parasympathische Fasern konnten im Plexus choroideus lokalisiert werden. Sie innervieren sowohl die Blutgefäße als auch das Epithel. Die orthosympathischen Fasern stammen fast vollständig vom Ganglion cervicale superius ab. Ein erhöhter Sympathikotonus führt zu einer Verminderung der Liquorproduktion um bis zu 30 %, während der Parasympathikus die Liquorproduktion um maximal/annähernd 100 % erhöht.
Es ist möglich, eine longitudinale von einer transversalen Fluktuation des LCS zu unterscheiden. Die transversale Fluktuation beschreibt den Liquorfluss im Kranium, während die longitudinale Fluktuation den extrakranialen Liquorfluss im Rückenmarkskanal darstellt. *Robert Perronneaud-Férré* und *Alain Lignon*, zwei französische Osteopathen, vermuten, dass die longitudinale Fluktuation verstärkt im Wachzustand auftritt und von der Aktivität des sympathischen Nervensystems abhängig ist, wohingegen die transversale Fluktuation während des Schlafens vorherrscht und vom parasympathischen Nervensystem abhängt.
Nach *Sutherland* ist es wichtig, dass sich die rhythmischen Fluktuationen des LCS ungehindert im Schädel und Körper ausbreiten können. Blockaden, die den freien Fluß des LCS einschränken, können Störungen und Dysfunktionen im gesamten Körper hervorrufen.

Quellenangabe:

1 Still, A. T.: Philosophy and mechanical principles of osteopathy. Hudson Kimberly, Kansas 1902. Reprinted 1986 by Osteopathic Enterprise, Kirksville, S. 44.
2 Still, A. T.: Philosophy and mechanical principles of osteopathy. Hudson Kimberly, Kansas 1902. Reprinted 1986 by Osteopathic Enterprise, Kirksville, S. 44.
3 Sutherland, W. G.: The cranial bowl. Free Press Company, Mankato, Minnesota 1939, S. 56–57.
4 Sutherland, W. G.: Teachings in the science of osteopathy. Sutherland Cranial Teaching Foundation 1991, S. 13 ff.
5 Lippincott, R. C., Lippincott, H. A.: A manual of cranial technique. Cranial Academy, 1995, S. 7.
6 Martins, A. N., Wiley, J. K., Myers, P. W.: Dynamics of the cerebrospinal fluid and the spinal Dura Mater. J. Neurol. Neurosurg. Psychiat. 35 (1972) 468–473.
7 Steer, J. C., Horney, F. D.: Evidence for passage of cerebrospinal fluid along spinal nerves. Canad. Med. Ass. J. 98 (1968) 71–74.
8 Sahar, A.: The effect of pressure on the production of cerebrospinal fluid by the coroid plexus. J. Neurolog. Sci. 16 (1972) 49–58. Welch, K., Sadler, K.: Permeability of the choroid plexus of the rabbit tp several solutes. Am. J. Physiol. 210 (1966) 652–660.
9 Rennels, M. L., Blaumanis, O. R., Grady, P. A.: Rapid transport throughout the brain via paravascular fluid pathways. Adv. Neurol. 52 (1990) 431–439.
10 Guyton, A. C., Hall, J. E.: Textbook of medical physiology. 9. Auflage, W. B. Saunders Company, Philadelphia 1996, S. 787.
11 Dunbar, H. S., Gunthrie, T. C., Karpell, B.: A study of the cerebrospinal fluid pulse wave. Arch. Neurol. 14 (1966) 624–630.
12 Hamit, H. F., Beall, A. C., De Bakey, M. E.: Hemodynamic influences upon brain and cerebrospinalfluid pulsations and pressures. J. Trauma 5 (1965).
13 Du Boulay, G., O'Connell, J., Currie, J., Bostick, T., Verity, P.: Further investigations on pulsatile movements in the cerebrospinal fluid pattern. Act. Rad. Diagn. 13 (1972) 496–523.
14 Portnoy, H. D., Chopp, M., Branch, C., Shannon, M. B.: Cerebrospinal fluid pulse waveform as an indicator of cerebral autoregulation. J. Neurosurg. 56 (1982) 666–678.
15 Greitz, D., Franck, A., Nordell, B.: On the pulsatile nature of intracranial and spinal CSF-circulation demonstrated by MR imaging. Acta Radiolog. 34 (1993) 321–328.
16 Levy, L. M., DiChiro, G.: MR Phase imaging and cerebrospinal fluid flow in the head and spine. Neuroradiol. 32 (1990) 399–406.

17 Feinberg, D. A., Mark, A. S.: Human brain motion and cerebrospinal fluid circulation demonstrated with MR velocity imaging. Radiol. 163 (1987) 793–799.
18 Greitz, D., Franck, A., Nordell, B.: On the pulsatile nature of intracranial and spinal CSF-circulation demonstrated by MR imaging. Acta Radiolog. 34 (1993) 321–328.
19 Du Bouley, G., O'Connell, J., Currie, J., Bostick, T., Verity, P.: Further investigations on pulsatile movements in the cerebrospinal fluid pattern. Act. Rad. Diagn. 13 (1972) 496–523.
20 Bradbury, M. W. B., Cole, D. F.: The role of the lymphatic system in drainage of the cerebrospinal fluid and aqueous humor. J. Physiol. 299 (1980) 353 - 365.
21 Bradbury, M. W. B., Cserr, H. F.: Drainage of cerebral interstitial fluid and of cerebrospinal fluid into lymphatics. Elsevier, Amsterdamm (1985).
22 Bradbury, M. W. B., Westrop, R. J.: Factors influencing exit of substances from the cerebrospinal fluid into deep cervical lymph of the rabbit. J. Physiol. 339 (1983) 519 – 534.
23 Casley-Smith, J. R., Clodius, L.: The effects of chronic cervial lymphostasis on regions drained by lymphatics and by prelymphatics. J. Pathol. 13 (1978) 13 - 17.
24 Cserr, H. F., Harling-Berg, C. J., Knopf, P. M.: Drainage of brain extracellular fluid into blood and deep cervical lymph and its immunological significance. Brain Pathol. 2 (1992) 269 - 276.
25 Ehrlich, S. S., McComb, J. G., Hyman, S., Weiss, M. H.: Ultrastructural morphology of olfactory pathway for cerebrospinal fluid drainage in the rabbit. J. Neurosurg. 64 (1986) 466 - 473.
26 Jackson, R. T., Tigges, J., Arnold, W.: Subarachnoid space of the cns, nasal mucosa and lymphatic system. Arch. Otolaryngol. 105 (1979) 180 - 184.
27 Kida, S., Pantazis, Weller, R. O.: CSF Drains directly from the subrachnoid space into nasal lymphatics in the rat. Neuropathol. and Appl. Neurobiol. 19 (1993) 480 - 488.
28 Leeds, S. E., Kong, A. K., Wise, B. L.: Alternative pathways for drainage of cerebrospinal fluid in the canine brain. Lymphology. 22 (1989) 144 - 146.
29 Lowhagen, P., Johansson, B. B., Nordborg, C.: The nasal route of cerebrospinal fluid drainage in man: a light microscopic study. Neuropathol. and Appl. Neurobiol. 20 (1994) 543 - 550.
30 McComb, J. G.: Recent research into the nature of cerebrospinal fluid formation and absorption. J. Neurosurg. 59 (1983) 369 - 383.
31 McComb, J. G., Hyman, S.: Lymphatic drainage of cerebrospinal fluid in the primate. Elsevier, N. Y., (1990) S. 421.
32 Shen, J. Y., Kelly, D. E.: Intraorbital cerebrospinal fluid outflow and the posterior uveal compartment of the hamster eye. Cell Tissue Res. 240 (1985) 77 - 87.
33 Weed, L. H.: Studies on cerebrospinal fluid no. III. The pathways of escape from the subarachnoid spaces with particular references to the arachnoid villi. J.Med.Res. 31 (1914) 51 - 91.
34 Yamazuni, H.: Infiltration of indian ink from subarachnoid space to nasal mucosa along olfactory nerves in rabbit. Nippon Jibiinkoka Gakkai Kaiho 92 (1989) 608 - 616.
35 Berens von Rautenfeld, D., Kaiser, H. E., Földi, M. & Al.: The leptomenigeal sheath of the optic nerve as an area of lymphatic resorption of cerebrospinal ffluid. Lymphology 27 (1994) 685 - 687.
36 Bradbury, M. W. B., Westrop, R. J.: Lymphatics and the drainage of cerebrospinal fluid. Raven Press, N. Y., (1984) S. 69.
37 De La Motte, D. J.: Removal of horseradish peroxidase and fluorescin labelled dextran from csf space of rabbit optic nerve: a light and electron microscopic study. Exp. Eye Res. 27 (1978) 585 - 594.
38 McComb, G. J., Davson, H., Hyman, S., Weiss, M.: Cerebrospnal fluid drainage as influenced by ventricular pressure in the rabit. J. Neurosurg. 56 (1982) 790 - 797.
39 McComb, J. G.: Recent research into the nature of cerebrospinal fluid formation and absorption. J. Neurosurg. 59 (1983) 369 - 383.
40 Shen, J. Y., Kelly, D. E.: Intraorbital cerebrospinal fluid outflow and the posterior uveal compartment of the hamster eye. Cell Tissue Res. 240 (1985) 77 - 87.
41 Arnold, W.: The ear and the lymphatic systems. Lymphangiology, Stuttgart, (1983).
42 Arnold, W., Nitze, H. R., Ritter, R.: Qualitative Untersuchungen der Verbindungswege des Subarachnoidalraumes mit dem lymphatischen System des Kopfes und des Halses. Acta otolaryngol. (Stockhom) (74) (1972) 411 - 424.
43 Chikly, B.: Is human cerebrospinal fluid reabsorbed by lymph? JAAO (8) (4/1998) 28 - 34.
44 Schwalbe, G.: Der Arachnoidalraum, ein Lymphraum und sein Zusammenhang mit dem Perichoriodalraum. Zentralbiblio. Med. Wiss. 7 (1869) 465–467.
45 Speransky, A. D.: Basis for the theory of medicine. International publishers Inc, 1943.
46 Still, A. T.: Philosophy of osteopathy. Kirskville. 6th Reprint. American Academy of Osteopathy, Ohio 1986.

47 Brierley, J. B., Field, E. J.: The connections of the spinal subarachnoid space with the lymphatic system. J. Anat. 82 (1948) 153 - 166.
48 Yamada, S.: Albumin outflow into deep cervical lymph from different regions of the rabbit brain. Am. J. Physiol. 261 (1991) 1197 - 1204.
49 Bradbury, M. W. B., Westrop, R. J.: Lymphatics and the drainage of cerebrospinal fluid. Raven Press, N. Y., (1984) S. 69.
50 Cserr, H. F.: Convection of brain interstitial fluid. Raven Press, N. Y., (1984) S. 59.
51 Orosz, A., Földes, I., Kósa, C. und Mitarbeiter: Radioactive isotope studies of the connections between the lymph circulation of the nasal mucosa, the cranial cavity and cerebrospinal fluid. Acta physiol. Hung. 11 (1957) 75 - 81.
52 Arnold, W., Ritter, R., Wagner, W. H.: Quantitative studies on the drainage of the cerebrospinal fluid into the lymphatic system. Acta Otolaryng. 76 (1973) 156 - 161.
53 Nohara, Y., Brown, M. D., Eurell, J. C.: Lymphatic drainage of epidural space in rabbits. Orthop. Clin. North Amer. 22 (1991) 189 - 194.
54 Busquet, L.: L'osteopathie cranienne. Maloine, Paris 1985, S. 15.
55 Dubois-Ferriere, H.: Les voies d'ecoulement des liquides intra-craniens. Ann. D'Anat. Path. 16 (1939 - 1940) 1081 - 1114.
56 Bradbury, M. W. B., Cserr, H. F.: Drainage of cerebral interstitial fluid and of cerebrospinal fluid into lymphatics. Elsevier, Amsterdamm (1985).
57 Casley-Smith, J. R., Clodius, L.: The effects of chronic cervial lymphostasis on regions drained by lymphatics and by prelymphatics. J. Pathol. 13 (1978) 13 - 17.
58 Casley-Smith, J. R.: The prelymphatics pathways of the brain as revealed by cervical lymphatic obstruction and the passage of particles. Brit. J. Exp. Path. (1976) 5 - 179.
59 Földi, M., Csillik, B., Zoltan, O. T.: Lymphatic drainage of the brain. Experimentia (24) (1968) 1283 - 1287.
60 Hut, F.: General pathology of the lymphovascular system. In: Fölfi, M., Casley-Smith, J. R. (Hrsg.): Lymphangiology. Schattauer, Stuttgart, 1983.
61 Kosma, M,. Zoltan, O. T., Csillik, B.: Die anatomischen Grundlagen des paralymphatischen Systems im Gehirn. Acta Anat. (81) (1972) 409 - 420.
62 Zervas, N. T., Lisczak, T. M.: Cerebrospinal fluid may nourish cereral vessels through pathways in the adventitia that may be analogous to systemic vasa vasorum. J. Neurosurg. 56 (1982) 475 - 481.
63 Kida, S., Weller, R. O., Zhang, E. T.: Anatomical pathways for lymphatic drainage of the brain and their pathological significance. Neuropathol. and Appl. Neurobiol. 21 (1995)
64 Weed, L. H.: The absorption of cerebrospinal fluid into the venous system. Am. J. Anat. 31, 191 - 221.
65 Chikly, B.: Is human cerebrospinal fluid reabsorbed by lymph? JAAO (8) (4/1998) 28 - 34.
66 Arnold, W., Ritter, R., Wagner, W. H.: Quantitative studies on the drainage of the cerebrospinal fluid into the lymphatic system. Acta Otolaryng. 76 (1973) S. 160.
67 Grant, A., Condon, B., Lawrence, A., Hadley, D. M., Patterson, J., Bone, I., Teasdale, G. M.: Is cranial CSF volume under hormonal influence? Journal of Computer Assisted Tomography 12(1) January/February (1988) 36 - 39.

Weitere Literaturhinweise:

Adolf, R. J., Fukusumi, H., Fowler, N. O.: Origin of cerebrospinal fluid pulsations. Am. J. Physiol. 212 (1967) 840 - 846.
Arnold, W., v. Ilberg, C.: Connections of the cerebrospinal fluid with the lymphatic system of head and neck. Zentrum der Hals-, Nasen- und Ohrenheilkunde der J. W. v. Goethe Universität, Frankfurt/M.
Becker, R. E.: The cerebrospinal fluid as a dielectric envelope. J Osteopath. Cranial Assoc. (1948). 40 - 46
Becker, R. E.: A study in cerebrospinal fluid and nerve cell activity. J. Osteopath. Cranial Assoc. (1949) 15 - 21.
Berquist, E., Willén, R.: Cavernous nodules in the dural sinuses. J. Neurosurg. 40 (1974) 330 - 335.
Davson, H.: Physiology of the cerebrospinal fluid. Churchill, London (1967).
Edvinsson, L., Nielsen, K. C., Owman, C.: Cholinergic innervation of choroid plexus in rabbits and cats. Brain Research 63 (1973) 500 - 503.
Easa, D., Tran, A., Bingham, W.: Noninvasive intracranial pressure measurement in the newborn: an alternate method. Am. J. Dis. Child. 137 (1983) 332 - 335.
Ehrlich, S. S., McComb, J. G., Hyman, S., Weiss, M. H.: Ultrastructural morphology of olfactory pathway for cerebrospinal fluid drainage in the rabbit. J. Neurosurg. 64 (1986) 466 - 473.
Enzmann, D. R., O'Donohue, J., Rubin, J. B., Cogen, P., Silverberg, G.: CSF pulsations with nonneoplastic spinal cord cysts. Am. J. Roentgenol. 149 (1) (1987) 149 - 157.

Erlingheuser, R. F.: The circulation of the cerebrospinal fluid through the connective tissue system. AAO Yearbook 59 (1959) 77–87.
Flexner, L. B.: Some problems of the origin, circulation and absorption of the cerebrospinal fluid. Quart. Rev. Biol. 8 (1933) 397–422.
Foldes, F. F., Arrowhead, J. C.: Changes in cerebrospinal fluid pressure under the influence of continous subarachnoid infusions of normal saline. J. Clin. Invest. 27 (1948) 346.
Foltz, E. L., Aine, C.: Diagnosis of hydrocephalus by CSF pulse wave analysis: a clinical study. Surg. neurol. 15 (1981) 283–293.
Fowler, F. D., Gammill, J. C., Martin, J.: Distribution of radioactive colloidal gold in cats. J. Neuropath. Exper. Neurol. 13 (1954) 435–447.
Haines, D. E., Harkey, H. L., Al-Mefty, O.: The subdural space: A new look at an outdated concept. J. Neurosurg. 32 (1993) 111–120.
Hamer, J., Alberti, E., Hoyer, S., Wiedemann, K.: Influence of systemic and cerebral vascular factors on the cerebrospinal fluid waves. J. Neurosurg. 46 (1977) 36–45.
Hassin, G. B.: Cerebrospinal fluid pathways, a critical note. J. Neuropath. Exper. Neurol. 6 (1947) 172–176.
Hayashi, T., Shirozu, T., Shojima, T., Watanabe, M., Tagaki, S.: Analysis of anterior fontanelle pulsation wave. 1. Relationship between the pulsation wave and intracranial pressure. No to shinkel, brain and nerve. 28 (3) (1976).
Hoffmann, E., Thiel, W.: Untersuchung vermeintlicher und wirklicher Abflußwege aus dem Subdural- und Subarachnoidalraum. Z. Anat. Entwicklungsgesch. 119 (1956) 283–301.
Kaufmann, B., David, G. J.: A method of intracranial volume calculation. Investig. Radiol. 7 (1972) 533–538.
Klose, U., Requardt, H., Schroth, G., Deimling, M.: MR-tomographische Darstellung von Liquorpulsationen. Fortschritte auf dem Gebiet der Röntgenstrahlen und der Nuklearmedizin 147 (3) (1987) 313–319.
Love, J., Fridén, H., Ekstedt, J.: The effect of corticosteroids at the level of the arachnoid villi. In: Recent Progress in the Study and Therapy of Brain Edema. Ed. by Plenum Press, New York 1984.
Lignon, A.: Schématisation neuro-vegetative en ostéopathie. 2nd. ed. Verlaque 1989.
Marmarou, A., Shulman, K. & La Morgese, J.: Compartment analysis of compliance and outflow resistance of cerebrospinal fluid system. J. of Neurosurg. 43 (1975) 523–534.
Matzuzawa, H., Hida, K., Houkin, K., Yoshinobu, I., Abe, H., Akino, M., Saitoi, H.: Quantitative analysis of cerebrospinal fluid dynamics in syringomyelia using cine MRI with presaturation. No Shinkel, Brain & Nerve 44 (1) (1992) 24–29.
McComb, G. J., Davson, H., Hyman, S., Weiss, M.: Cerebrospinal fluid drainage as influenced by ventricular pressure in the rabbit. J. Neurosurg. 56 (1982) 790–797.
Michael, D. K.: Cerebrospinal fluid values for compliance and resistance to absorption. JAOA 74 (1975) 873–876.
Naidich, T. P., Altman, N. R., Gonzales-Arias, S. M.: Phase contrast cine magnetic resonance imaging: normal cerebrospinal fluid oscillation and applications to hydrocephalus. Neurosurgery Clinics of North America. 4(4) (1993) 677–705.
Perronneaud-Férré, R.: Ostéopathie cranio-pelvienne. Editions de Verlaque, Aix en Provence, 1989.
Rennels, M. et al.: Evidence for a „paravascular" fluid circulation in the mammalian CNS, provided by the rapid distribution of tracer protein throughout the brain from the subarachnoid space. Brain Res. 326 (1985) 47–63.
Richard, R.: Lésions ostéopathiques du Sacrum. Maloine, Paris 1978.
Rubin, R. C. et al.: The production of cerebrospinal fluid in man and its modification by acetozolamide. J. of Neurosurg. 25 (1966) 430–435.
Schmidt, C. F.: The cerebral circulation in health and disease. C. C. Thomas, Publisher 1950.
Somberg, H. M.: The relation of the spinal sub-arachnoid and the perineural spaces. J. Neuropath. Exper. Neurol. 6 (1947) 166–176.
Wallace, W. K., Avant, W. S., McKinney, W. M., Thurstone, F. L.: Ultrasonic techniques for measuring intracranial pulsations. Neurology 16 (1966) 380–382.
Weed, L. H.: Positional adjustments of the pressure of cerebrospinal fluid. Physiological review 13 (1933) 80–88.
Weed, L. H.: The absorption of cerebrospinal fluid into the venous system. Am J. Anat. 31, 191–221.
Weed, L. H.: The cerebrospinal fluid. Physiological review 2 (1922) 171–180.
Weed, L. H.: The absorption of cerebrospinal fluid into the venous system. Am. J. Anat. 31, 191–221.
Welch, K., Friedman, V.: The cerebrospinal fluid values brain. 83 (1960) 454–458.
Williams, B.: Simultaneous cerebral and spinal fluid pressure recordings. 2. Cerebrospinal dissociation with lesions at the foramen magnum. Acta Neurochirurgica 58 (3–4) (1981) 167–185.

Zanakis, M. F., Lewandoski, M. A., Marmora, M., Dowling, C. T., Kircher, K. T., Cebelnsky, R. M., Banihashem, M.: Cranial mobility in humans. Manuskript zur Veröffentlichung in JAOA (1997).

„Wesentlich sind erstens ein profundes Wissen und eine klare Vorstellung über den kraniosakralen Mechanismus ... Zweitens ist es notwendig, sich auf die in diesem Mechanismus mögliche Bewegung einzustimmen. Kein Versuch sollte unternommen werden, dem Mechanismus Bewegung aufzudrängen."

H. I. Magoun[1]

„Der Mensch ist ein spirituelles, energetisches und materielles Organismus agierend in den allgemeingültigen Gesetzen vom Geist, von der Bewegung und der Substanz."

V. M. Frymann[2]

Rhythmus des primär respiratorischen Mechanismus

Ausgangspunkt der Diagnose und Therapie in der kraniosakralen Osteopathie ist der Rhythmus des primär respiratorischen Mechanismus. Dieser Rhythmus bezeichnet einen relativ eigenständigen, unwillkürlichen, rhythmischen und automatischen Bewegungsimpuls. Dieser eigenständige Rhythmus beginnt nach Vermutungen etwa im fünften Fetalmonat, während er vor dieser Zeit von der Mutter abhängig ist, und hält bis zum Lebensende an. Sogar Minuten bis Stunden nach dem klinischen Tod ist dieser Rhythmus, im Gegensatz zum Atem- und Herzrhythmus, noch palpierbar.
Im Folgenden werden die Möglichkeiten der Weiterleitung von rhythmischen Bewegungsimpulsen, Forschungsergebnisse von Messungen der rhythmischen inhärenten Bewegungen, Hypothesen über die Entstehung dieses Rhythmus und Erläuterungen von Bewegungen der knöchernen Strukturen im Rhythmus des PRM dargestellt.
Die Bedeutung des „Cranial Rhythmic Impulse" (CRI) bzw. des kraniosakralen Rhythmus als einzigen inhärenten Rhythmus muss allerdings relativiert werden. Schon *Sutherland* soll im engeren Kreis seiner Studenten langsamere Rhythmen erwähnt haben und auch die bisherigen Forschungsergebnisse haben keine einheitliche Frequenz der rhythmischen Expansions- und Retraktionsbewegung ergeben. Nach *Becker* und *Jealous* sind folgende Rhythmizitäten zu unterscheiden:

- der CRI mit einer Frequenz von 7–14 Zyklen pro Minute
- ein Rhythmus mit $2\frac{1}{2}$ Zyklen pro Minute
- die „große Gezeitenbewegung" oder der „Atem des Lebens" mit einer Frequenz von 6 bis 10 Zyklen pro 10 Minuten.

Nach Jealous sind die beiden letztgenannten Rhythmen von äußeren Einflüssen nicht beeinflussbar und haben weitaus größere Bedeutung für den Gesamtorganismus als der cranio rhythmic impulse (siehe Kap. 1 und 2).

Da bisher fast ausschließlich die Bewegungen des CRI diskutiert wurden und um Verwirrungen zu vermeiden, beziehen sich die folgenden Erläuterungen und Hypothesen auf den CRI.

Die unwillkürliche kraniosakrale Bewegung ist beim Menschen und bei den meisten anderen Wirbelträgern zu finden. Sie ist ein vom Atem- und Herzrhythmus relativ unabhängiger Körperrhythmus mit einer Frequenz von 7 bis 14 pro Minute. Kinder haben eine etwas höhere Frequenz als Erwachsene. Dieser Rhythmus überträgt sich in Form feinster rhythmischer Bewegungen auf die Schädelknochen und auf den gesamten Körper. Die Entstehung dieses Rhythmus ist, trotz verschiedenster Untersuchungen und Erklärungsansätze, immer noch nicht eindeutig geklärt, wohl aber wurde das Bestehen dieses Rhythmus von verschiedenen Forschern unabhängig voneinander festgestellt. Vielfach wurde auch die wichtige Bedeutung dieses Rhythmus für das Wohlergehen des Körpers herausgestellt und die Ansicht geäußert, dass dieser Rhythmus mit der so genannten Lebenskraft in engstem Zusammenhang stehe. Er stellt einen Regulationsmechanismus des gesamten Körpers dar, der beteiligt ist an der Erhaltung der Homöostase, der Gesundheit und der Selbstheilung des Organismus[3].

Für *Viola Frymann*[4] sind die aktiven und passiven artikularen Bewegungen nur das sichtbare eine Achtel des Eisberges, während die inhärenten Bewegungen im Körper dagegen die versteckten sieben Achtel des Eisberges darstellen.

Das Membransystem des Schädels und des Rückenmarks ist unablässigen Spannungsänderungen ausgesetzt, wahrscheinlich aufgrund der Eigenbeweglichkeit des Hirngewebes und der Produktion und Resorption des LCS, sowie unter Umständen noch weiterer Faktoren. Aufgrund der rhythmischen Spannungsänderungen des Membransystems und der Druckveränderungen des Liquor cerebrospinalis bewegen sich alle mit diesen in Verbindung stehenden Strukturen im kraniosakralen Rhythmus.

Schädelknochen

Über Hirnbewegungen, den Liquor cerebrospinalis und die intrakranialen Duralmembrane wird die kraniosakrale Bewegung direkt sowie von der Synchondrosis sphenobasilaris (SSB) auf die anderen Schädelknochen übertragen. Die Form der Schädelnähte und die Duralmembrane bestimmt dabei die Art der Schädelknochenbewegung.

Kreuzbein

Durch den Liquor cerebrospinalis, die Dura mater spinalis, die durale Fortsetzung der intrakranialen Membranen wird die Bewegung der Schädelbasis auf das Kreuzbein übertragen. Unter Umständen sind auch das Ligamentum longitudinale anterius und posterius sowie weitere fasziale Verbindungen (s. S. 438) an der Bewegungsübermittlung beteiligt.

Faszien

Der kraniosakrale Rhythmus wird auch auf die Faszien übertragen. Diese bindegewebigen Strukturen setzen sich kontinuierlich vom Schädel bis zu den Fußsohlen fort und bilden Umhüllungen, Umscheidungen für jedes Organ, jedes Gefäß, jeden Nerv, jeden Muskel im Körper. Die Faszien bilden eine zusammenhängende Struktur, in der man von einer Stelle des Körpers zu einer anderen reisen kann, ohne jemals die Faszie verlassen zu müssen. An den Schädelöffnungen wie auch in den Zwischenwirbellöchern durchqueren alle Nerven, die aus- oder eintreten, die Dura und werden von dieser für eine kurze Strecke umhüllt. Diese Duraumhüllungen setzen sich im peripheren Nervensystem in die faszialen Nervenscheiden fort, die die Nerven auf ihrem gesamten Verlauf umhüllen.

Die Faszien sind normalerweise bis zu einem gewissen Grade beweglich. So kann der kraniosakrale Rhythmus über die faszialen Verbindungen und Muskelketten von den Öffnungen an der Schädelbasis und der Wirbelsäule zu zervikalen, thorakalen Bauch- und Beckenfaszien und schließlich auf den gesamten Körper übertragen werden.

Fluida

Der LCS kommt über Verbindungen zu den Mikrotubuli im Bindegewebe mit der Extrazellularflüssigkeit in Kontakt und wird im gesamten Körper verteilt (s. S. 208). Die hydrodynamischen Eigenschaften des LCS sowie die Austauschprozesse zwischen dem LCS und der extrazellulären Flüssigkeiten, zusammen mit der Kontinuität der Duralmembran in die Körperfaszien, gewährleisten die Übertragung des Rhythmus auf den gesamten Körper.
Alle Zellen, Gewebe und Organsysteme werden dadurch rhythmisch bewegt und drainiert. Diese feinste rhythmische Bewegung trägt zum kontinuierlichen Stoff- und Flüssigkeitsaustausch zwischen den Zellen wohl wesentlich bei.

In- und exspiratorische Phase

Der kraniosakrale Rhythmus ist im Gegensatz zum Atem- und Herzrhythmus relativ konstant und verändert sich weder bei körperlicher Anstrengung noch bei Ruhe. Nach Untersuchungen, zum Beispiel von *Woods* und *Woods*[5] im Jahre 1961 oder von Upledger[6] (1979), konnten unter bestimmten Umständen jedoch Veränderungen der Frequenz des CRI festgestellt werden (s. S. 308 f.).

Inspiratorische Phase *(Abb. 10.1* und *10.2)*

In der inspiratorischen Phase (nicht zu verwechseln mit der Einatemphase der Lungenatmung) füllen sich die Hirnventrikel. Diese wird auch als Expansionsphase bezeichnet. Dabei führt der Körper eine Flexion und Außenrotation aus: Strukturen der Mittellinie gehen in Flexion, bilaterale Strukturen führen eine Außenrotation aus. Der Schädel wird breiter und flacher.

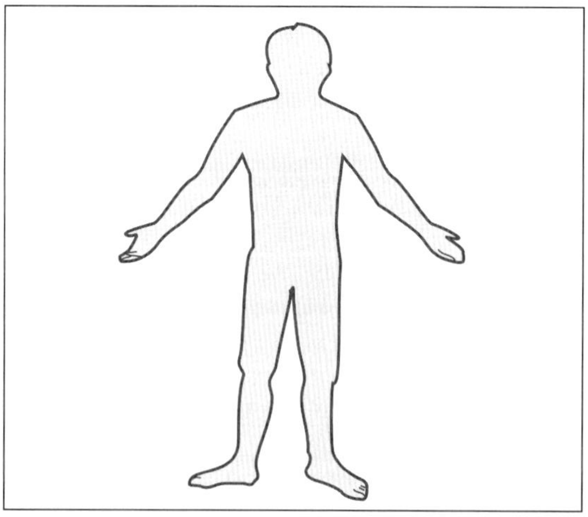

10.1
Körperbewegung in der Inspirationsphase nach Upledger

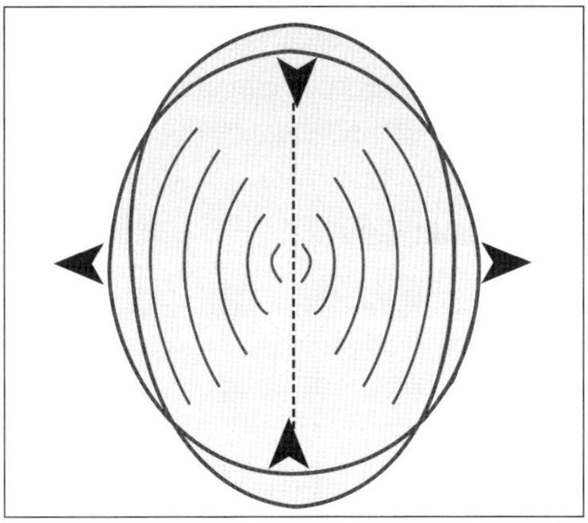

10.2

Schädelbewegung in der Inspirationsphase (Ansicht von oben)

Exspiratorische Phase *(Abb. 10.3 und 10.4)*

In der exspiratorischen Phase entleeren sich die Hirnventrikel. Diese wird auch als Kontraktionsphase bezeichnet. Dabei führt der Körper eine Extension- und Innenrotation aus: Strukturen der Mittellinie gehen in Extension, bilaterale Strukturen in Innenrotation. Der Schädel wird schmaler und höher.

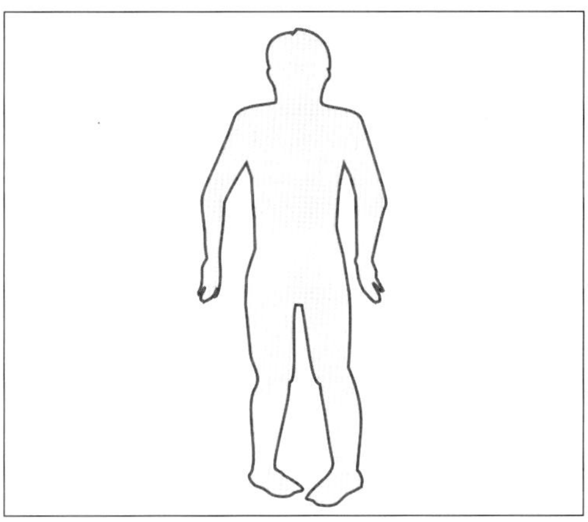

10.3

Körperbewegung in der Exspirationsphase nach Upledger

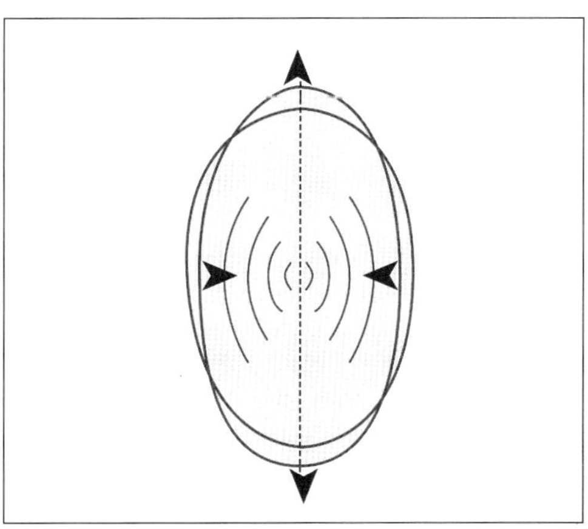

10.4

Schädelbewegung in der Exspirationsphase (Ansicht von oben)

Einige Autoren haben die rhythmischen Bewegungen auch als Flexions- und Extensionsphase bezeichnet. Diese Bezeichnung reduziert allerdings die Prozesse während der in- und exspiratorischen Phase auf reine axiale Bewegungen und wird der expansiven und retraktiven Komponente des CRI nicht gerecht.

Neutraler Punkt des CRI

Zwischen der Expansions- und Retraktionsbewegung gibt es einen kurzen neutralen Bereich. Dieser kann als kurze Pause am Übergang von der Inspirations- in die Exspirationsphase wahrgenommen werden. Er kann als neutraler Punkt des CRI bezeichnet werden.

In der *Abbildung 10.5* werden die Expansions- und Retraktionsphasen schematisch dargestellt.

Im Idealzustand wäre der Rhythmus absolut harmonisch und symmetrisch. Doch da in der Realität kaum ein Körper perfekt ist, versucht das kraniosakrale System zwar, sich rhythmisch und symmetrisch zu expandieren und zu kontrahieren, wird aber gleichzeitig durch momentane oder chronisch vorhandene abnorme Spannungsmuster der Gewebe behindert. So spiegelt sich jede Störung des Organismus im kraniosakralen System wieder, in Form einer Störung der Symmetrie und anderer Qualitäten des kraniosakralen Rhythmus.

Umgekehrt können sich auch Störungen oder Dysfunktionen des kraniosakralen Systems im übrigen Körper in Form von Spannungen, Organstörungen, psychischen und physischen Veränderungen bemerkbar machen. Diese Veränderungen sind zwar sehr fein, aber der geübte Therapeut kann jede Veränderung dieses Rhythmus wahrnehmen und folglich jede Störung oder Dysfunktion im Organismus des Patienten lokalisieren, behandeln und mit zunehmender Erfahrung diese in ihrer Art und Bedeutung, Akutheit oder Chronizität, primären oder sekundären Wirkung auf den Gesamtorganismus und ihrer emotionalen Komponente beurteilen.

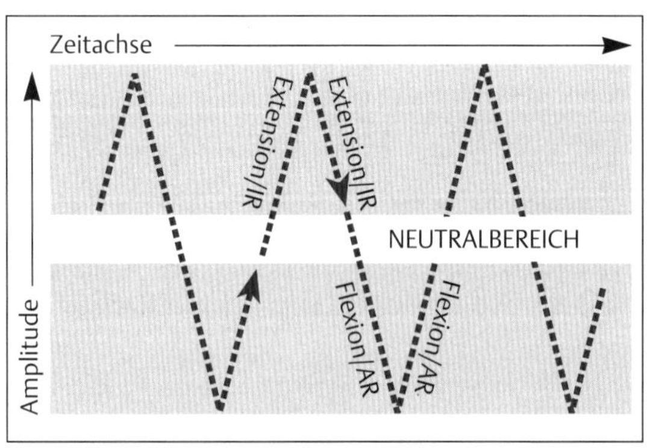

10.5
Schema der Inspirations- und Exspirationsphase

Stillpunkt

Ein Stillpunkt bezeichnet das zeitweise Verschwinden der palpablen kraniosakralen Bewegungsimpulse. Der Stillpunkt kann spontan auftreten, ohne äußeren Stimulus, oder durch eine therapeutische Induktion herbeigeführt werden. Der Stillpunkt kann schlagartig auftreten oder langsam entstehen und sich in Form von feinsten Pulsationen andeuten. Schon 1961 konnten *Woods* und *Woods*[5] bei intensiven emotionalen Erlebnissen ein spontanes Aussetzen des Rhythmus feststellen. *Upledger* und *Zvi Karni*[7] (1979) konnten anhand von elektrischen Messungen das Erscheinen des Stillpunktes registrieren.

Während des Stillpunktes tritt eine allgemeine Entspannung des Organismus auf. Dieser bekommt dadurch die Möglichkeit sich zu erholen, neu zu organisieren und zu integrieren. Es können während des Stillpunktes auch deutliche vegetative Zeichen auftreten. Es ist möglich, während des Stillpunktes eine tiefere, feinere, langsamere Rhythmizität des Organismus wahrzunehmen. Die Dauer des Stillpunktes ist sehr variabel, von einigen Sekunden bis zu mehreren Minuten.
Die Rückkehr des palpablen Rhythmus vollzieht sich in der Regel sehr zaghaft. Der erste rhythmische Impuls nach einem Stillpunkt ist fast unmerklich und wird mit jedem weiteren Zyklus zunehmend deutlicher.

Messungen des kraniosakralen Rhythmus

Die deutschen Wissenschaftler *Traube* und *Hering*[7] führten im Jahre 1920 Untersuchungen aus, um Volumenveränderungen in den Extremitäten zu messen. Dabei stellten sie rhythmische Volumenveränderungen fest, die im Einklang standen mit den Pulsationen des Herzens und mit Volumenschwankungen, die im Atemrhythmus messbar waren. Zusätzlich zu diesen beiden Volumenveränderungen konnte eine dritte rhythmische Veränderung registriert werden, die langsamer war als die beiden vorhergenannten. Diese wurden *Traube-Hering*-Welle genannt.
Die sowjetischen Forscher *Moskalenko* und *Naumenko*[8] konnten kraniale Pulsationen und eine konstante rhythmische Bewegung des LCS im Subarachnoidalraum feststellen, die in einem langsameren Rhythmus als die Atem- und Herztätigkeit verlief. Sie nannten diese „third order waves".
Woods und *Woods*[5] veröffentlichten 1961 einen Forschungsbericht, in dem über 2200 Untersuchungen an 102 Psychiatriepatienten und an 62 normalen Personen durchgeführt wurden und der „Cranio Rhythmic Impuls" palpiert wurde. Dieser wurde insbesondere posterior und kaudal des Tuber parietale der Scheitelbeine palpiert. Bei den normalen Personen betrug die Durchschnittsfrequenz des Rhythmus 12,47 Zyklen pro Minute, während bei den Psychiatriepatienten ein Mittelwert von 6,7 Zyklen pro Minute palpiert wurde.
Baker[9] (1970) entwickelte ein Gerät, das beidseitig an den zweiten Molaren befestigt wurde, um die Weite des Oberkiefers zu messen. Er registrierte eine rhythmische Veränderung der Weite um 1,5 mm bei einem Rhythmus von 9 Zyklen pro Minute.
Auch *Viola Frymann*[10] (1971) legte Studienergebnisse zu diesem Thema vor. Sie wies mit speziell entwickelten Geräten Bewegungen am Schädel des Lebenden nach. Es galt, minimale Bewegungen zu registrieren, ohne sie zu modifizieren, sowie die Bewegungen der Atmung, des Herzschlages, die unwillkürlichen Bewegungen der Probanden und die Änderungen des Muskeltonus auszufiltern. Die registrierten rhythmischen Bewegungen waren langsamer als die Bewegungen, die vom Gefäßpuls und von der Atemaktivität herrührten. Es konnte eine Eigenbewegung des Schädels festgestellt werden, mit einer Amplitude zwischen 0,0012 und 0,0025 mm, je nach Versuchsperson und untersuchter Schädelstelle.
Jenkins, Campbell und *White*[11] veröffentlichten 1971 eine Ultraschallechountersuchung, bei der sie Pulsationen von 7 Zyklen pro Minute am Gehirn feststellen konnten, die auch durch einen Atemstillstand nicht beeinflusst wurden.

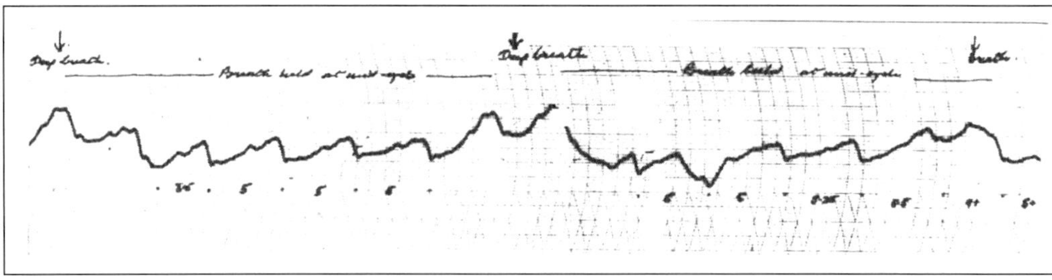

10.6 Messung kranialer Bewegung, aus: A study of the rhythmic motions of the living cranium. Viola Frymann, DO FAAO, JAOA 1971, 70, 928 – 945
Die Messung wurde während zweier Zeitabschnitte durchgeführt, in denen die Atmung nach einer tiefen Einatmung in der Mitte des Atemzyklus unterbrochen wurde. Es konnten kraniale Zyklen von ungefähr 5 Sekunden festgestellt werden.

In einer 1975 veröffentlichten Voruntersuchung von *Michael* und *Retzlaff*[12] konnten kraniale Bewegungen am Schädel von Affen nachgewiesen werden. Es wurden rhythmische Bewegungen der Schädelknochen von anästhesierten Affen in einem Zyklus von 5 – 7/min gemessen, die weder dem Herzen noch dem Atemrhythmus zugeordnet werden konnten.
Weitere Untersuchungen von Osteopathen kamen zu ähnlichen Ergebnissen.
Wallace, Avant, McKinney und *Thorstone*[13] konnten 1975 mit Hilfe von Ultraschalluntersuchungen intrakraniale Bewegungen am Menschen messen, die in einem Rhythmus von 9 Zyklen pro Minute auftraten.
1978 untersuchten *Lay, Cicorda* und *Tettambel*[14] an 30 Personen im Alter zwischen 16 bis 71 rhythmische Bewegungen am Schädel. Es wurden jeweils Bewegungsdetektoren am Stirnbein und an beiden Mastoiden der Schläfenbeine befestigt. Dabei wurde außer dem Herz- und Atemrhythmus ein weiterer Rhythmus mit einem Mittelwert von 8 Zyklen pro Minute gemessen.
1979 veröffentlichten *Roppel*[15] und Mitarbeiter Forschungsergebnisse, die die Messung der Genauigkeit der manuellen Bewegungspalpation zum Ziel hatten. Sie konstruierten ein Paar künstliche Scheitelbeinknochen, die mit einem Gelenk verbunden waren, um die Bewegung der Scheitelbeine zu imitieren. Das Bewegungsmuster, die Bewegungsamplitude, die Bewegungsfrequenz und Geschwindigkeit konnten variabel programmiert werden. Die Untersucher wurden aufgefordert, expandierende, retraktierende und keine Bewegung voneinander zu unterscheiden und ihre Wahrnehmungen auf ein Tonbandgerät zu sprechen, das mit der computergesteuerten Bewegungssimulation verbunden war.

Ergebnisse:

1. Es konnten Bewegungen mit einem Bewegungsausmaß von 0,25 bis 0,5 mm mit 85 % Genauigkeit wahrgenommen werden.
2. Je schneller die Untersucher die wahrgenommenen Bewegungsparameter auf das Tonband sprachen, desto genauer waren die Ergebnisse.
3. Je schneller die simulierte Bewegung war, desto genauer konnte sie wahrgenommen werden.
4. Das genaueste Messergebnis erzielte ein Kraniosakraltherapeut. Allerdings konnten einige Untersucher ohne medizinischen Hintergrund und spezifischer palpatorischer Ausbildung genauere Ergebnisse erzielen als erfahrene kraniosakrale Therapeuten.

In einer 1979 publizierten Untersuchung von *Upledger* und *Karni*[7] konnten Übereinstimmungen zwischen palpablen Veränderungen des kraniosakralen Rhythmus und gleichzeitig registrierten Veränderungen mechanisch-elektrischer Messungen am Körper des Probanden festgestellt werden.

Versuchsaufbau: Die Atemtätigkeit und der arterielle Puls wurden am unteren Rippenbogen mit einem Zugspannungsgerät registriert, der Herzschlag wurde mit Hilfe eines EKG gemessen, und an beiden Oberschenkeln wurde eine elektromyographische Untersuchung vorgenommen. Gleichzeitig wurden am ruhig liegenden inaktiven Patienten vom Untersucher kraniale Bewegungen und ihre Frequenz, Amplituden und Richtungsänderungen palpiert.

Ergebnisse:
Ein *normaler Rhythmus* mit einem Mittelwert von 8–12 Zyklen pro Minute wurde am Schädel mit einer reziproken Schädelkapselverformung und an jeder anderen Körperstelle palpiert.
Es konnte ein so genannter *Stillpunkt* (Aussetzen des normalen Rhythmus) palpiert werden. Dieser konnte allmählich oder schlagartig auftreten. Am *Ende des Stillpunktes* konnte eine laterale Weitung des Schädels und des Körpers palpiert werden. Es konnte weiterhin eine Gewebeerweichung bzw. eine *Auflösung* von Restriktionen wahrgenommen werden. Das Auftreten eines Stillpunktes, das Ende eines Stillpunktes, ebenso wie eine palpable Gewebeerweichung fanden eine elektromyographische Entsprechung. Eine *Verschiebung* (palpatorische Wahrnehmung einer Richtungsänderung von Flüssigkeit im Körper) spiegelte sich am eindeutigsten elektromyographisch wider.
Es konnte außerdem ein *Pulsieren* (schwingende Bewegung 50–80-mal pro Minute mit kleiner Amplitude) und ein *Wackeln* (schwankende Bewegung 20–40-mal pro Minute mit großer Amplitude) palpiert werden, die in der Regel in der Atempause zwischen den Atemphasen stattfinden. Ein Pulsieren trat meist kurz vor dem Ende eines Stillpunktes, einer Auflösung oder einer Verschiebung auf. Ein Wackeln trat vor einer Auflösung oder Verschiebung auf. Auch eine *Torsion* (longitudinale asymmetrische Drehbewegung im Körper) konnte palpiert und elektromyographisch gemessen werden.
Nach *Olszewski* und *Engeset* (1979) entstehen rhythmische Schwankungen des Flüssigkeitsdruckes in Lymphgefäßen zwischen 7,5 bis 10 Zyklen pro Minute, unabhängig der Atembewegung des Zwerchfells[72].
Brookes (1981) erwähnt einen Rhythmus von 12 – 14-mal pro Minute bei Erwachsenen und 14 – 16-mal pro Minute bei Kindern[73].
Allen und Mitarbeiter (1984/1989)[16] konnten durch tomographische Untersuchungen rhythmische Veränderungen der Hirngewebedichte und der Hirnventrikelform feststellen, mit einem Zyklus von 25 – 96 Sekunden (bzw. 24 – 56) sowie langsame Wellen mit einem Zyklus von 300 – 2000 Sekunden. Dabei scheinen die schnelleren Rhythmen den langsameren aufgelagert zu sein. Diese rhythmischen Muster werden durch eine „vascular energised wave" (VEW) des Hirngewebes verursacht, das als Antriebskraft („roller pump") wirkt um den LCS durch die Ventrikel zu treiben, so dass LCS nach kaudal fortgeleitet wird, in Bereiche, die besser komprimiert werden können. Sie vermuten, dass diese VEW durch die Zusammenwirkung des Atem- und Herzrhythmus entsteht, moduliert im halbgeschlossenen kraniosakralen System.
Allen und Goldmann[95] erwähnen auch langsame sinusoidale Druckwellen mit einem Rhythmus von 2 – 9 Zyklen pro Minute, die durch frühere sonographische Untersuchungen gemessen wurden, die mit einer rhythmischen Erweiterung und Verengung der Hirnventrikel einhergingen.
Der Kanadier *Roger Robestaille*[17] (1986) entwickelte einen Apparat mit einem mechanischen Hebelsystem, der die kraniale Bewegung messen konnte. Durch Lichtbündelhebel und mit Hilfe von Manometern wurden Variablen soweit ausgeschlossen, dass die „Messergebnisse der visuellen Äußerung der kranialen Bewegung" des Apparates eine Sensibilität von 97 % und eine Empfindlichkeit von 94 % aufwies. Es konnte auf Höhe der Schläfe eine durch-

schnittliche laterale Expansion im Einklang mit dem CRI von 28,8 micron registriert werden. Es wurde auch der optimale Druck für die Palpation der lateralen Bewegung des CRI gemessen. Er betrug 35 bis 40 gr/cm² bei Erwachsenen und 30 bis 35 gr/cm² bei Kindern.

Eine weitere kanadische Forschungsgruppe unter der Leitung des Osteopathen *Marier*[18] führte 1986 eine Versuchsreihe durch, bei der der Rhythmus der Atmung, des Herzschlages, der ungefilterte sowie der gefilterte Rhythmus des primär respiratorischen Mechanismus gemessen und zusätzlich der letztgenannte Rhythmus gleichzeitig palpiert wurde. Es konnte bei hoher Präzision ein Rhythmus des PRM herausgefiltert und palpiert werden mit einem Durchschnittswert von 9,54 Zyklen in der Minute. Außerdem wurde eine zusätzliche Welle entdeckt, die mit einem Mittelwert von 1,2 Zyklen in der Minute registriert wurde und bisher völlig unerklärlich ist.

Der kortikale Stoffwechsel oszilliert in einem Rhythmus von 9 Zyklen/Minute (*Vern und Mitarbeiter* 1988)[74].

Rommeveaux[19] konnte eine rhythmische Bewegung mit einer Frequenz von 5 bis 10 Zyklen pro Minute zwischen Nasenbein und Glabella messen.

Herniou[20] wies an der Sutura sagittalis lebendiger Schafe mit Hilfe piezoelektrischer Messungen ein rhythmisches Öffnen und Schließen 12mal pro Minute nach.

Gunnergaard[21] (1992) registrierte am Oberkieferbogen mit dem Hall-Effekt eine rhythmische Spreizung von 1,5 mm mit einer Frequenz von 12 Zyklen pro Minute.

Norton, Sibley und *Broder-Oldach*[22] veröffentlichten 1992 eine Untersuchung, an der 20 gesunde Versuchspersonen von einem erfahrenen kraniosakralen Osteopathen mit der Schädeldachhaltung palpiert wurden. Der Untersucher wurde aufgefordert, zu Beginn jeder palpierten Expansionsphase einen Schalter mit dem Knie zu betätigen. Es konnte an den 20 Versuchspersonen ein Durchschnittswert von 3,89 Zyklen pro Minute festgestellt werden.

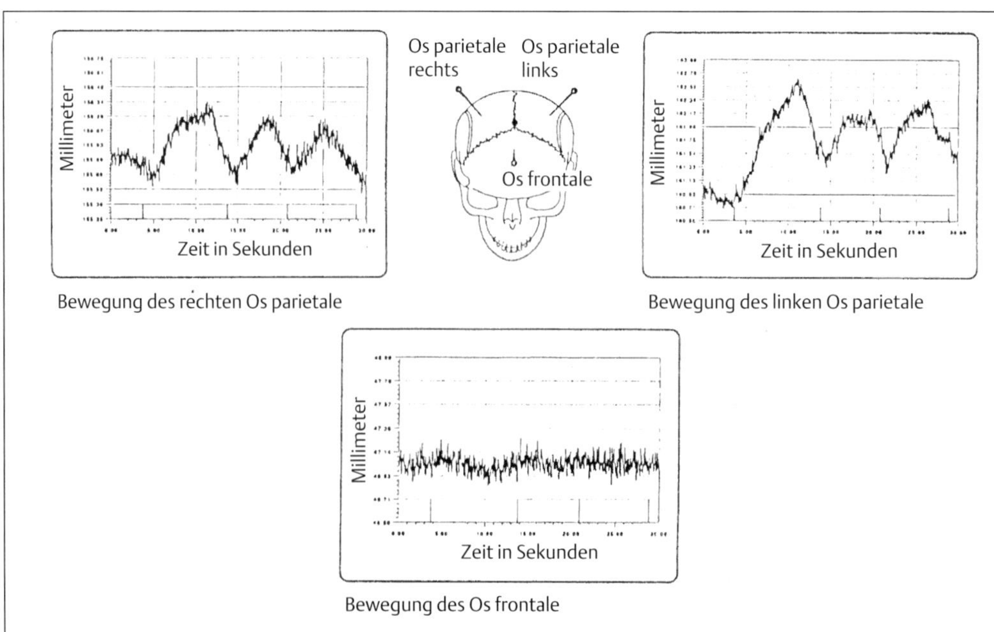

10.7 aus Messung von Zanakis: Kraniales Kinegramm eines Menschen, aus: Cranial Mobility in Humans, Zanakis, M. F. Lewandoski, M. A., Marmora, M., Dowling, C. T., Kircher, K. T. Cebelnsky, R. M., Banihashem, M., Manuskript zur Veröffentlichung in JAOA (1997)

Heisey und *Adams*[23] (1993) haben Schädel ausgewachsener Katzen äußeren und inneren Druckveränderungen ausgesetzt und wiesen eine deutliche Beweglichkeit der Schädelknochen nach (s. S. 136). Daneben konnten sie auch eine spontane Lateral- und Rotationsbewegung der Scheitelbeine an der Sutura sagittalis feststellen.

1996 präsentierte *Moskalenko*[24] auf einem Symposium in St. Petersburg kernspintomographische Aufnahmen, die spontane Schädelbewegungen mit einer Amplitude von 1 – 1,5 mm erkennen ließen.

Zanakis und Mitarbeiter[25] untersuchten die kraniale Mobilität bei Menschen mit einem dreidimensionalen Bewegungstestungs-Analysesystem (Videokamera, Computer etc.) an 22 Testpersonen. Mit ihrem Versuchsaufbau, der bis zu einem Bewegungsausmaß von 10 µm genau arbeitete, wurden die Bewegungen der Scheitelbeine und des Stirnbeins der Testpersonen gemessen. Die Einflüsse vom Herz- und Atemrhythmus wurde schon im Versuchsaufbau möglichst gering gehalten und zusätzlich mit Hilfe der Software ausgefiltert. Die Messungen ergaben starke Unterschiede in der Schädelbewegung zwischen den einzelnen Testpersonen. Die Durchschnittsfrequenz ergab 6,35 Zyklen in der Minute, die Mittelwerte in der Amplitudenmessung (in Relation zu Bregma) ergaben 177 µm für das linke Scheitelbein, 87 µm für das rechte Scheitelbein und 103 µm für das Stirnbein. In 45% der Fälle traten Asymmetrien in der Bewegung vom linken und rechten Scheitelbein auf.

Die Flexionsbewegungen der Scheitelbeine und des Stirnbeins, die in der kraniosakralen Osteopathie beschrieben wurden, konnten durch die Messungen bestätigt werden. Zusätzlich wurde die Palpationsfähigkeit von Osteopathen getestet, indem diese die maximale Expansionsphase an den Schädeln der Testpersonen angeben sollten, während gleichzeitig gemessen wurde. Die Palpation stimmte zu 92% mit den registrierten Messungen überein.

Untersucher	**Rhythmus**	**Methode**
Woods/Woods (1961)	12,47 Zyklen/Min	Palpation
Allen, Goldmann (1967)	2 – 9 Zyklen/Min	Ultraschall (sinusoidale Druckwelle)
Baker (1970)	9 Zyklen/Min	Messung an Molaren
White, Jenkins, Campbell (1970) Jenkins, Campbell, White (1971)	7 Zyklen/Min	Ultraschalluntersuchung am Gehirn
Michael, Retzlaff (1975)	5 – 7 Zyklen/Min	Messung an anästhesierten Affen
Wallace, Avant, McKinney, Thorstone (1975)	9 Zyklen/Min	Ultraschalluntersuchung intrakranialer Bewegungen
Becker R. (1977)	0,6 Zyklen/Min	Palpation der „long tide“
Lay, Cicorda, Tettambel (1978)	8 Zyklen/Min	Bewegungsdetektoren am Os frontale und Os temporale
Upledger (1979)	6 – 12 Zyklen/Min	Palpation
Brookes (1981)	12 – 14 Zyklen/Min	Palpation
Podlas, Allen, Bunt (1984) Allen, Bunt (1989)	2,25 – 0,25 Zyklen/Min Zyklus von 300 – 2000 Sek.	Tomographische Untersuchung der Hirngewebedichte und Hirnventrikelform
Marier (1986)	9,54 Zyklen/Min	Messung
Herniou	12 Zyklen/Min	Piezoelektrische Messung an Schafen
Gunnergaard (1992)	12 Zyklen/Min	Messung mit Hall-Effekt am Oberkieferbogen
Norton, Sibley, Broder-Oldach (1992)	3,89 Zyklen/Min	Palpation
Jealous J.	2,5 Zyklen/Min	Palpation
Zanakis und Mitarbeiter (1996/97)	6,35 Zyklen/Min	Bewegungstestungs-Video-Analysesystem

Erklärungsansätze für den kraniosakralen Rhythmus (CRI)

Rhythmische Bewegung der Ventrikel

Der Ursprung der gesamten kraniosakralen Bewegung ist, nach *Sutherland*, in der rhythmischen Erweiterung und Verengung der Hirnventrikel zu suchen. Diese äußert sich in Fluss- und Volumenschwankungen des Liquor cerebrospinalis, die sich wiederum auf das intrakraniale Membransystem auswirken. Über die intrakranialen Membranen wird das Keilbein zur treibenden Kraft des kraniosakralen Systems.
Im Großen und Ganzen wird das Modell von *Sutherland* unter den Osteopathen allgemein akzeptiert, und auch neuere Forschungen bestätigen seine Annahmen.

Rhythmische Bewegung des Gehirns

Nur bei der Frage nach der treibenden Kraft des kraniosakralen Systems gibt es unterschiedliche Ansichten. *Magoun*[26] erwähnt die Forschungen von *Wooley* und *Shaw*, die rhythmische Kontraktionen der Oligodendroglia des Nervengewebes im zentralen Nervensystem feststellen konnten. Auch *Clark*[27] registriert eine rhythmische Bewegung der Oligodendroglia und nimmt an, dass diese rhythmischen Pulsationen mit einer Frequenz von 8–12/Minute bis in die feinsten Strukturen des zentralen Nervensystems wirken. *Hyden*[28] so wie auch *Pomerat* konnte nachweisen, dass Neurogliazellen, die in Kulturen auf Nährböden aufwuchsen, eine kontinuierliche Pulsation erkennen ließen. Obwohl die Gliazellen in vitro eine rhythmische Bewegung zeigten, die von der Frequenz des kraniosakralen Rhythmus abwichen, könnte diese Bewegung in vivo erheblich variieren. *Pomerat* registrierte in vitro eine Kontraktion einer Gliazelle alle 5 Minuten. *Pomerat* konnte außerdem durch Halluzinogene von Cannabinol eine Verlangsamung der Kontraktion erreichen[75]. Auch weitere Forscher finden verschiedene Hirnzellen, die Rhythmen aufweisen. Vereinfacht zusammengefaßt setzt sich der gesamte Rhythmus des Gehirns aus diesen unterschiedlichen Hirnzellaktivitäten zusammen.
Durch „Verkleinerung“ der zerebralen Hemisphären wird eine Vergrößerung des Subarachnoidalraums und der Hirnventrikel verursacht, die als „Einatmung“ beschrieben werden könnte.
So sind nach *Lumsden* und *Pomerat* (1951) die Summation dieser Bewegungen für den CRI verantwortlich[76].
Auf einem von der Schering Corporation gesponsertem Film ist endoskopisch eine rhythmische Weitung des Gehirns zu sehen, die etwa in einem Rhythmus von 5 bis 10 Sekunden stattfindet. Mit gleicher Frequenz konnte auch eine rhythmische kraniokaudale Bewegung der Dura mater spinalis nach Laminektomie dargestellt werden[77].
Feinberg und *Mark*[29] stellten 1982 mit Hilfe der Kernspintomographie Hirnbewegungen insbesondere im Zwischenhirn und im Hirnstamm fest und bestätigen somit die Vermutungen von *O'Connell* und *du Boulay*[30], ebenso wie von *Sutherland*[31], der schon vor fast über einem Jahrhundert eine Eigenbewegung des Gehirns annahm. Auch *Greitz*[32] und Mitarbeiter, die 1992 mit Hilfe von Kernspintomographien pulsierende Hirnbewegungen und damit assoziierte hydrodynamische Veränderungen untersuchten, kamen zu dem Ergebnis, dass die Expansion des Gehirns zu einer Kompression der Hirnventrikel und somit zu einem intrakranialen Liquorfluss führt.
Weitere Forschungen von *Gröschel-Stewart*[33] (1977), *Scrodils*[34] (1977), *Fifkova*[35] (1985), *Alonso*[36] (1981) sowie *Kimura*[37] (1991) wiesen Aktin- und Myo-

sinfilamente, also kontraktile Elemente, in den Astrozyten des Gehirns nach. Zudem konnte mit Hilfe periodischer elektrischer Stimulation dieser Zellen eine rhythmische Kalziumfreisetzung beobachtet werden. Die Astrozyten stellen ungefähr 60 % des Hirngewebes dar. Nach *P. Coughlin* könnten diese Zellen, als eine Form der Gliazelle, unter Umständen für die vermutete Eigenbewegung des Gehirns verantwortlich sein und als Ursache des kranialen Rhythmus angesehen werden.

Embryologische Bewegungsimpulse

Es wird vermutet[38], dass die embryologischen Wachstumsbewegungen der Strukturen auch nach Abschluss des Wachstumsprozesses in gewissem Ausmaß als feinste rhythmische inhärente Bewegungen weiterexistieren. Es wäre denkbar, dass diese Bewegungen dem CRI zugrunde liegen, dass sie als eine zusätzliche inhärente rhythmische Bewegung in Erscheinung treten oder auch dass sie mit anderen Faktoren gemeinsam das erzeugen, was als CRI bekannt ist. Bisher liegen allerdings keine Forschungsergebnisse vor, um diese Hypothese zu stützen.

Einfluss des PRM auf die Lungenatmung

Sears[39] fand heraus, dass respiratorische Motoneuronen während spontaner Lungenatmung eine rhythmische langsame Veränderung ihres Membranpotenzials zeigen. Diese rhythmischen Veränderungen nannte er „Central Respiratory Drive Potentials“. *Sears* führte Versuche mit leicht anästhesierten Tieren durch, die jedoch weiterhin natürlich atmeten. Bei diesen Versuchen konnte festgestellt werden, dass sich das Membranpotenzial von thorakalen Motoneuronen zwar in Synchronizität mit der Lungenatmung, aber in einem langsameren Rhythmus als diese verändert. Auch eine spontane Pulsation der Neuronen wurde beobachtet. Außerdem wurden inspiratorische und exspiratorische Motoneuronen gefunden. Beide zeigten Phasen von Repolarisation, Depolarisation und Phasen, in denen diese Neuronen nicht erregt werden konnten. Diese Entdeckungen könnten auf einen Funktionsmechanismus hinweisen, der erklärt, auf welche Art das zentrale Nervensystem die Atmung kontrolliert. Für *Viola Frymann* sind diese Forschungen ein wichtiger Schritt, um einen tieferen Einblick in die Wirkungsweise des primär respiratorischen Mechanismus in Bezug auf die thorako-abdominale Lungenatmung zu bekommen.

Druckausgleichsmodell

Upledger[40] ist der Ansicht, dass das Zellgewebe des Gehirns keine ausreichend hohe Zugfestigkeit aufweise, um als hydraulische Pumpe den kraniosakralen Rhythmus zu induzieren. Das Zellgewebe des Gehirns ist seiner Meinung nach zu schwach, um den Druck im teilweise geschlossenen Liquorsystem rhythmisch zu erhöhen und zu senken. Dieser Einwand wird allerdings durch neuere Forschungsergebnisse nicht bestätigt (s. o.).
Upledger[40] zieht eher ein **Durckausgleichsmodell** in Betracht. Er nimmt dabei an, dass der Liquor durch die Plexus choroidei schneller erzeugt wird, als er über die Arachnoidalzotten rückresorbiert werden kann. Beim Erreichen einer oberen Druckgrenze wird die Liquorproduktion über einen unbekannten Mechanismus wieder abgeschaltet, während die Liquorresorption kontinuierlich weiterläuft. Dadurch sinkt das Volumen des LCS und somit auch der Druck im kraniosakralen System. Ab einem unteren Schwellenwert setzt die Liquorproduktion wieder ein, und der hydrostatische Druck beginnt erneut

zu steigen. Dieser rhythmisch verlaufende Druckan- und abstieg könnte letztendlich die treibende Kraft im kraniosakralen System darstellen und den wahrnehmbaren Rhythmus verursachen.

Mögliche Kontrollmechanismen für das Modell des hydrostatischen Druckes

Beim Affen konnten Axone in der Sutura sagittalis gefunden werden, die durch die Hirnhäute bis zur Wand des dritten Ventrikels verlaufen. Es könnte also sein, dass die Schädelnähte einen so genannten Streckreflex besitzen. Würden die Nähte beim Druckanstieg im Ventrikelsystem auseinandergedrückt, könnte ab einem bestimmten Abstand dieser Streckreflex ausgelöst werden, der über Nervenleitung den Plexus choroidei mitteilt, die Liquorproduktion einzustellen. Beim Nachlassen des intrakranialen Druckes kämen die Schädelnähte wieder näher zusammen, dabei würde ab einem bestimmten Wert erneut ein Impuls ans Gehirn gesandt, damit die Liquorproduktion wieder einsetzen kann.

Am Boden des Sinus rectus befindet sich am Übergang zur Vena magna ein **arachnoidaler Granulationskörper**. *Le Gros Clark* (1940), *Takeshige* (1969) und auch Gray's Anatomie (39. Auflage) beschrieben diesen Granulationskörper. *Berquist* und *Willén*[41] veröffentlichten 1974 eine Untersuchung über diese ventilähnliche Struktur, die jedoch keinerlei muskuläres oder elastisches Gewebe enthält. Es konnte ein Nerv festgestellt werden, der in dieser Struktur verläuft. Der Granulationskörper besteht aus einem Geflecht von Blutzellen, das im Füllungszustand wie ein „Kugelventilmechanismus" den Ausfluss aus der Vena magna mindern könnte. Dadurch würden ein Rückstau und eine Druckerhöhung in der Vene entstehen mit der Folge einer vermehrten Produktion bzw. Ausscheidung von LCS aus den Plexus choroidei in die lateralen Ventrikel.

Bei einer durchschnittlichen Tages-Liquorproduktion von 720 ml (30 ml/Std.) und einer Frequenz des „cranio rhythmic impulse" von 10 Zyklen/Minute und 14400 Zyklen/Tag würde pro Zyklus ungefähr 0,05 ml Liquor produziert. Bei einer Frequenz von 8 Zyklen/Minute und 11520 Zyklen/Tag würde pro Zyklus hingegen schon ungefähr 0,065 ml Liquor produziert. In Verbindung mit der Wirkungsmöglichkeit des so genannten arachnoidalen Schwellkörpers wäre es vielleicht möglich, eine kraniosakrale Rhythmizität zu erklären. Immerhin konnten *Heisey* und *Adams*[42] mit einer Injektion von nur 0,1 bis 0,2 ml Flüssigkeit in die Seitenventrikel von Katzen messbare Bewegung an Schädelnähten auslösen.

Allerdings wäre die Produktionsrate des LCS pro Minute wahrscheinlich alleine zu gering, um Druckveränderungen zu bewirken, die messbare suturale Veränderungen von 100 µm und mehr zu verursachen und würde kaum ausreichen, um die von *E. A. Bunt* festgestellte Veränderung der Seitenventrikelgröße zu bewirken. Im Gegensatz zur Hypothese von *Upledger*, konnte eine konstante Bildung von Liquor cerebrospinalis nachgewiesen werden, so dass nach *Guyton*[43] der Druck des Liquors fast vollständig durch die Resorption an den Arachnoidalzotten reguliert wird.

Nach *Ferguson* ist es ein Widerspruch, wenn bei der Palpation des so genannten kraniosakralen Rhythmus an beliebigen Körperbereichen keine Zeitverzögerung des Rhythmus anzutreffen ist. Denn bei einer Liquorpulsation, die durch hydrostatischen Druckanstieg und Druckabfall erzeugt wird, müsste eine Zeitverzögerung vorhanden sein[78].

Atemrhythmus, Herzrhythmus

Ein anderer Erklärungsansatz sieht die **kombinierten Herz- und Atemrhythmen** als die Ursache für den CRI an. Während der Atmung wird über die Rippenbefestigung an der Brustwirbelsäule und die Anheftung des Diaphragmas an der unteren Brust- und der oberen Lendenwirbelsäule das Rückenmark rhythmisch bewegt.

Die meisten Forschungsergebnisse sprechen dafür, dass die Liquorpulsationen Folge des rhythmischen arteriellen Blutstromes in das Schädelinnere sind. Die weiter oben angeführten Untersuchungen von *Feinberg* und *Mark*[29] sowie 1992 von *Greitz*[32] und anderen sehen die **arterielle Expansion als die treibende Kraft für die Hirnbewegungen** an. Nach *Greitz* entsteht die Hirnbewegung aus dem Zusammenspiel der arteriellen Expansion, der Expansion des Hirngewebes durch die kapilläre Dilatation in der Systole, sowie den Volumenveränderungen in den Venen und im Subarachnoidalraum. Die Expansion des Gehirns, wie weiter oben bereits erwähnt, ist wiederum die Grundlage für die Kompression der Ventrikel und somit für den Liquorfluss. Anhand kernspintomographischer Untersuchungen konnte *Greitz* feststellen, dass die Hirnbewegung der Bewegung des LCS in der Cisterna interpeduncularis und im Aquaedukt vorausgeht, während sie am Foramen magnum ungefähr zur selben Zeit wie die Liquorbewegung beginnt. Die trichterförmige Richtung der Kräfte, die in der Systole auf das Gehirn einwirken und seine Verformung verursachen, sind in *Abbildung 10.8* dargestellt. Durch sie kann das Gehirn seine kolbenartige Wirkung auf den Liquor cerebrospinalis ausüben.

Seltener wird angenommen, dass zerebrale (*Portnoy*) oder spinale Venen (*Dunbar*) für die Liquor-Pulswellen verantwortlich sind. Andere Forschungen konnten wiederum sowohl arterielle als auch venöse Einflüsse belegen (Hamit und Mitarb., Du Boulay und Mitarb.) (s. S. 210 f.).

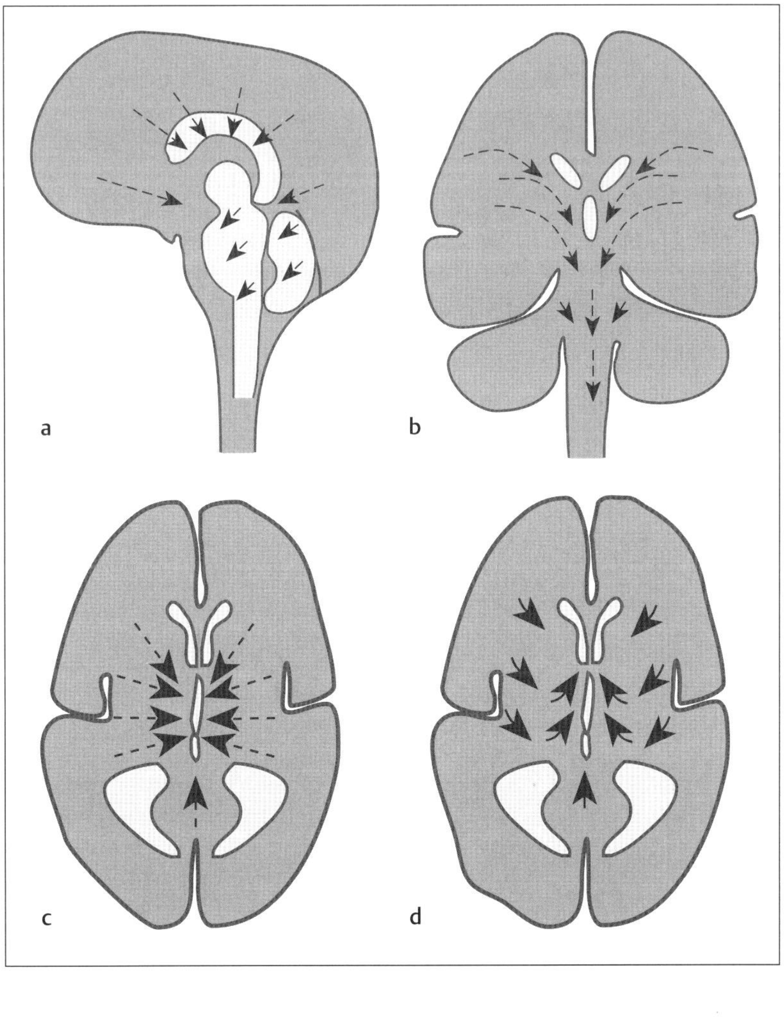

10.8

Die Zeichnungen verdeutlichen die Richtung der Kräfte, die während der Systole auf das Gehirn einwirken (a: Ansicht von lateral, b: Ansicht von hinten und c: Ansicht von oben). Von Greitz anhand kernspintomographischer Untersuchungen erstellt. d zeigt die Bewegungen in den Basalganglien, wenn der Hirnstamm und die Basalganglien sich in entgegengesetzte Richtungen bewegen.

Auch Einflüsse der Atmung auf die Zirkulation von LCS wurden nachgewiesen, zum Beispiel von *Du Boulay*[32] und Mitarbeitern.
Allerdings untersuchten weder *Greitz, Dunbar, Hamit, Du Boulay* noch *Portnoy* usw. die Pulswellen in Beziehung zu möglichen Schädelbewegungen, und zudem ist der beschriebene und gemessene kraniale Rhythmus deutlich langsamer als der Herzrhythmus, so dass die Frage bleibt, welche weiteren Einflüsse und welches Zusammenspiel von Faktoren dem kraniosakralen Rhythmus zugrunde liegen (wie auf S. 239, Untersuchungen von Allen, Bunt).

Rhythmus als Reaktion des Muskelgewebes auf die Schwerkraft

Wiederum ein anderes Modell wurde von *Becker*[44] vorgeschlagen. Nach seinem Modell wird ein bestimmter ganzheitlicher Körperimpuls nur an den Schädel angepasst und in ihm widergespiegelt. Die kraniosakrale Bewegung entsteht dabei als eine **Reaktion des Muskelgewebes auf die Schwerkraft** in Form von unwillkürlichen muskulären Kontraktionen, die auf die Dura oder das Nervensystem übertragen werden. Dadurch könnte der hydrostatische Druck des kraniosakralen Systems rhythmisch erhöht und erniedrigt werden.
Verbindungen zwischen der Dura und den Augenmuskeln sowie dem M. rectus capitis posterior minor konnten nachgewiesen werden (s. S. 179), so dass eine Spannungsübermittlung oder eine Behinderung des kraniosakralen Rhythmus durch diese Muskeln grundsätzlich möglich wäre. Es bleibt allerdings die Frage offen, inwieweit die Muskulatur die rhythmische Bewegung beeinflusst.
So konnte *Upledger*[44] an Patienten mit Tetraplegien aufgrund von Rückenmarksverletzungen, die so gut wie keinen Muskeltonus aufwiesen, trotzdem einen starken Rhythmus am Schädel palpieren.
Außerdem stellte *Upledger* im Gebiet denervierter Muskeln eine Pulsation von 20- bis 30-mal in der Minute fest.
Ferguson interpretiert dies jedoch nicht als Widerlegung dieser Theorie, denn die kräftigsten Muskeln am Schädel sind die Kaumuskeln, die bei einer Affektion des Halsrückenmarkes nicht betroffen wären. Und er bemerkt weiter, dass gerade weil denervierte Muskeln einen Rhythmus von 20- bis 30-mal in der Minute zeigen, es ohne weiteres möglich wäre, dass normal innervierte Muskeln einen normalen Rhythmus erzeugen könnten[78].

Rhythmus als Funktion des neuromuskulären Systems

Ferguson (1991) nimmt an, dass der kraniosakrale Rhythmus durch das Nervensystem koordiniert wird und der konstante Tonus bzw. die Bewegung in innervierten Muskeln den kraniosakralen Rhythmus erzeugen. Der Rhythmus ist nach ihm eine Funktion des dynamischen neuromuskulären Systems[78].

Lymphpumpe

Degenhardt und *Kuchera* (1996)[79] erwähnen eine Reihe von Forschungen, die rhythmische spontane Kontraktionen der Lymphgefäße feststellten. Z. B. wurde eine Kontraktion des Ductus thoracicus beim Menschen festgestellt, etwa 4- bis 6-mal in der Minute[80]. Es konnten auch rhythmische Pulsationswellen mit einer Frequenz von 8- bis 10-mal pro Minute in Lymphgefäßen registriert werden[81]. Diese wurden an 5 bewegungslosen aufrecht stehenden männlichen Probanden gemessen und waren unabhängig von der Atmung oder der Bewegung der Beine. Die Pumpfunktion des Lymphsystem wird durch das autonome Nervensystem reguliert sowie durch lokale Gewebestoffe sowie systemisch durch Hormone moduliert. Die Autoren stellen sodann die Frage, welche Beziehung zwischen dem Lymphfluss bzw. den Kontraktionen des Lymphsystems und dem so genannten CRI besteht und inwieweit diese Kontraktionen palpable Impulse im faszialen System erzeugen.

Gewebe-Druck-Modell (Tissue pressure model)

Norton (1991)[82] beschrieb ein „tissue pressure"-Modell. Er vermutet, dass der CRI das Ergebnis (simply harmonic) von vier Rhythmen darstellt: den kardiovaskulären und respiratorischen Oszillationen des Patienten und des Behandlers. Nach ihm manifestiert sich der CRI im Hautgewebe *(cutaneous tissue)* und kann über Mechanorezeptoren des Behandlers registriert werden. Norton testete dieses Modell mit Hilfe einer Computer-Simulation. Seine Ergebnisse korrelierten mit Ergebnissen der Studie von *Frymann* (1971).
Allerdings konnte in weiteren Studien keine Übereinstimmung bei der Palpation des CRI von Therapeuten und seinem Modell aufgezeigt werden[83,84].
Nach *Jealous* ist der CRI ein Ergebnis verschiedenster exogener und endogener Einflüsse.
Nach *Moskalenko* setzt sich die Bewegung der Schädelknochen aus verschiedenen Faktoren zusammen, die in *Abbildung 10.9* dargestellt sind.

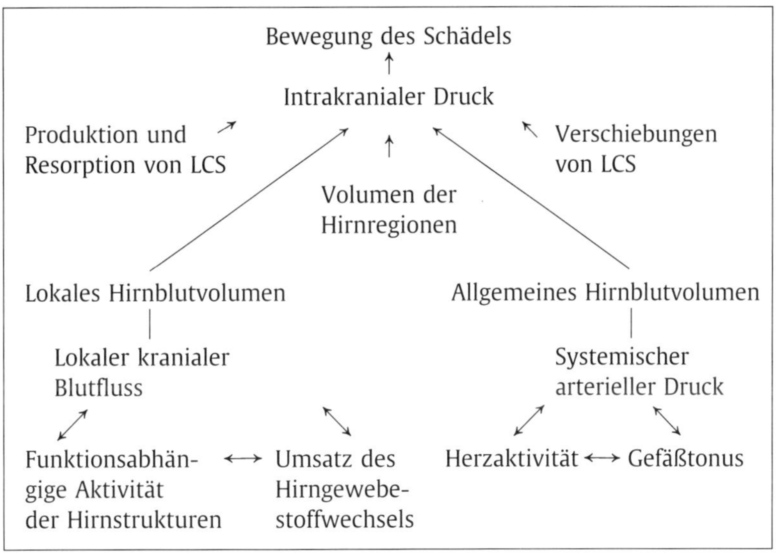

10.9

Faktoren der Schädelbewegung (nach Moskalenko)

Entrainment Modell

McPartland und *Mein* (1997)[85] bezeichnen mit „Entrainment" die Integration oder Harmonisation verschiedener biologischer Oszillatoren. Sie berufen sich auf Forschungen von *Tiller, McCraty* und *Atkinson*[86, 87]. Diese definierten biologische Oszillatoren als Zelle oder Gruppen von Zellen, die rhythmische Oszillationen hervorrufen. *Tiller und Mitarbeiter* konnten nachweisen, dass die Puls-Frequenz von rhythmischem Pulsschlag zu Pulsschlag im Bereich von Millisekunden (heart rate variability) variiert. Sie konnten außerdem Oszillationen in der Pulsübertragungszeit (pulse transit time) feststellen.
Oszillation der zerebralen Blutflussgeschwindigkeit unabhängig von systemischen Blutflussparametern wurden von *Diehl und Mitarbeitern* registriert (1991)[88].
Zudem wurden Oszillationen im zerebralen Blutflussvolumen registriert (*Vern und Mitarbeiter* 1988)[89].
Dabei führen *Tiller, McCraty* und *Atkinson* mindestens 3 Oszillatoren an: zentrogenische Rhythmen des Netzwerks im Hirnstamm mit fakultativer Kopplung an respiratorische Oszillatoren, ein Barorezeptor-Netzwerk und der autonome Rhythmus der glatten Gefäßmuskulatur. Sie stellten fest, dass sich die Pulsübertragungszeit (pulse transit time), das EEG, das HRV und die

Atemrate zu einer Frequenz von etwa 0,1 Hz synchronisieren können, wenn sich ein Gleichgewicht im autonomen Nervensystem einstellt. Dies geschieht, wenn der Proband seine Aufmerksamkeit auf bestimmte Orte biologischer Oszillatoren richtet, wie z. B. die Herzgegend oder in Momenten positiver emotionaler Zustände der Liebe, der Dankbarkeit, tiefer innerer Ruhe und Ausgeglichenheit.

McPartland und *Mein* vermuten, dass der CRI ein palpabler harmonischer Rhythmus ist, der durch die Synchronisierung verschiedener biologischer Oszillationen entsteht. Sie integrieren das Gewebe-Druck-Modell von *Norton* und führen weitere Oszillatoren an: Zwerchfellbewegungen, kardiovaskuläre Pulse, Schwankungen der Herzfrequenz, Traube-Hering-Modulationen, Kontraktionen der Lymphgefäße, Produktion des LCS an den Plexus choroideus, Pulsationen von Gliazellen, durch kortikale Neuronen erzeugte elektrische Felder, oxidative Stoffwechselprozesse der Großhirnrinde sowie viele weitere biologische Oszillationen.

Die meisten Oszillatoren sind in Gewebebewegungen umwandelbar. Inwiefern Hirnwellen und andere Feldgeneratoren wahrnehmbar sind und in welcher Beziehung diese zum CRI stehen, ist zum jetzigen Zeitpunkt noch nicht erklärbar.

„Entrainment" ist sozusagen die Summation einer Vielzahl von Signalen unterschiedlichster teils bekannter, teils noch unbekannter Genese und Quelle, die in rhythmischen sinusoidalen Mustern in Erscheinung treten und über Mechano-, Proprio- und Thermorezeptoren, sowie bisher nicht bekannte Wahrnehmungsmechanismen registriert werden können.

Der zugrunde liegende Mechanismus und der gemeinsame Nenner aller Oszillationen ist das Gleichgewicht zwischen Para- und Orthosympathikus. Wird ein Gleichgewicht im autonomen Nervensystem erreicht, harmonisieren sich die verschiedenen Körperrhythmen und können als deutlicher und gesunder CRI palpiert werden. Dabei muss der so genannte CRI nicht den tiefsten Rhythmus („final, fundamental harmonic") darstellen. Entsprechend palpatorischer Erfahrungen sind feinere, tiefere Rhythmen denkbar (z. B. von *Jealous* und *Becker* beschrieben). Die Wahrnehmung dieser Rhythmen setzt eine Defaszilisation des Nervensystems des Therapeuten voraus.

McPartland und *Mein* erwähnen *Christiaan Huygens*, der 1665 als erster „Entrainment" beschrieb, als er beobachtete, dass Uhren mit gleich langem Pendel in Synchronizität miteinander schwingen. „Frequency-selective entrainment": Die Harmonisierung von verbundenen Oszillatoren in eine dominante Frequenz. *Huygens* beobachtete wie Uhren mit dem schwersten Pendel die Synchronizität der anderen Uhren hervorriefen.

„Frequency-pulling entrainment": Ein starker Oszillator ist nicht in der Lage ein völliges Entrainment zu erreichen, aber führt zu einer Verschiebung der Frequenz anderer Oszillatoren.

Nach *McPartland* und *Mein* treten diese beiden Phänomene bei der kraniosakralen Behandlung auf. Der Therapeut überträgt die Rhythmen seiner eigenen inneren „Uhr" auf den Patienten. Dies umso mehr, je stärker sich der Therapeut in einem meditativen Zustand befindet.

Die möglichen Erklärungsansätze wurden nicht erschöpfend aufgeführt. Nur die Hauptströmungen der zur Zeit als Erklärung für den kraniosakralen Rhythmus angeführten Thesen wurden dargestellt. Anhand der wissenschaftlichen Untersuchungen und praktischen Erfahrungen ist eine inhärente rhythmische Äußerung neben dem Herz- und Atemrhythmus mehr als wahrscheinlich. Es wird jedoch noch einige Zeit in Anspruch nehmen, bis die Ursachen des kraniosakralen Rhythmus völlig geklärt sind. Viele Fragen sind noch unbeantwortet: Welche Beziehung besteht zwischen den rhythmischen inhärenten Äußerungen der inneren Organe und dem so genannten

kraniosakralen Rhythmus? Was ist eine normale Frequenz des CRI? Was ist die treibende Kraft für den so genannten CRI? Kontrovers ist auch die Frage, was die Bewegung am Kreuzbein oder in den Extremitäten hervorruft.
Sollte der Einfluss des Therapeuten auf den kraniosakralen Rhythmus so groß sein wie *McPartland* und *Mein* annehmen, wäre außerdem jede allgemeine Aussage über eine so genannte „normale" Frequenz mehr als fragwürdig. Vielleicht weisen auch die stark divergierenden Untersuchungsergebnisse zur Frequenz des CRI in diese Richtung. Das Blutvolumen im Schädel, die Menge der arteriellen Blutversorgung, der venöse Hirn- und Rückenmarksfluss, die Eigenbewegung des Hirngewebes, das Volumen der zerebrospinalen Flüssigkeit, ebenso wie die Produktions- und Resorptionsrate des Liquors, die venöse Drainage des Schädels und die Beweglichkeit der intrakranialen Membranen, der Suturen und Schädelknochen sowie muskuläre und lymphatische Einwirkungen sind die bisher bekannten Einflüsse für eine mögliche Erklärung des kraniosakralen Rhythmus.
Diese Einflüsse erweitert um die unendliche Anzahl von möglichen Oszillatoren *(McPartland* und *Mein)*, inklusive die Anwesenheit des Therapeuten. Vielleicht sind die genannten Faktoren auch zusammen mit elektromagnetischen, fluiden und embryologischen rhythmischen Bewegungsimpulsen an der palpablen Schädelknochenmobilität beteiligt. Abgesehen davon, dass durch die bloße Anwesenheit des Therapeuten sowie seine Berührung der Rhythmus beeinflusst wird, kann er je nach dem auf welche Ebene er seine Aufmerksamkeit richtet, die eine oder die andere Facette der Wirklichkeit wahrnehmen, in diesem Falle als Ausdruck einer Rhythmizität, die allen Lebewesen gemein ist und die in jedem Organismus ganz einzigartig und multifacettär in Erscheinung tritt. So könnte sich jede dieser Facetten und Aspekte in Dysfunktion befinden. Diese dysfunktionelle Ebene kann sich wiederum auf die anderen Ebenen auswirken. Ebenso kann ein einschränkendes bzw. dysharmonisches Muster als synchrones Geschehen auch auf allen Ebenen und Verdichtungsgraden gleichzeitig in Erscheinung treten.
In diesem Zusammenhang wird deutlich, wie wichtig es ist, dass wir als Therapeuten auf unsere eigene Wahrnehmung vertrauen, diese schulen und weiterentwickeln. So entwickelt sich in der Annäherung an unsere Patienten, ein Gefühl für das, was normal ist und für das, was von der Normalität abweicht.

Wissenschaftliche Untersuchungen zum Einfluss kranialer Läsionen auf die kindliche Entwicklung

Forschungen auf dem Gebiet der kraniosakralen Osteopathie haben mehrfach den Einfluss kranialer Läsionen auf die Kindheitsentwicklung belegt.
In einer 1966 veröffentlichten Studie von *Frymann*[45] und Mitarbeitern wurden an 1250 Kindern anatomische Störungen des kraniosakralen Systems in Beziehung zu Symptomatiken von Neugeborenen untersucht. In der Untersuchung zeigten von 216 Kleinkindern mit Kompressionsdysfunktionen der Synchondrosis sphenobasilaris (SSB) 75 dieser Kinder Störungen des Nervensystems und 29 dieser Kinder respiratorische und zirkulatorische Sympotome.
Torsionsmuster der SSB und Restriktionen der Schläfenbeine wurden hingegen vermehrt bei Störungen der Atmung und der Zirkulation der Kleinkinder gefunden. Insgesamt konnte die Bedeutung von Dysfunktionen des Okziputs und der SSB bei nervalen Symptomen, wie Erbrechen, überaktive Peristaltik, Tremor, Hypertonus und Reizbarkeit, herausgestellt werden.
Eine weitere Studie (*Frymann* und Mitarb. 1976)[46] untersuchte den Einfluss kranialer Läsionen auf kindliche Lernstörungen. Nach dieser Studie besteht in den ersten zwei Lebensjahren die größte Anfälligkeit dafür, dass Dysfunktionen der SSB zu späteren Lernstörungen führen.

Von 103 lerngestörten Kindern wiesen 89 Kinder einen „lateral strain", 48 Kinder einen „vertical strain" und 42 Kinder eine Kompression der SSB auf. Von 32 Kindern mit Sehstörungen wurden bei 27 Kindern ein „lateral strain", bei 13 Kindern ein „vertical strain" und bei 12 Kindern eine Kompression der SSB gefunden. 72,8 % der Kinder, die später Lernstörungen zeigten, litten während oder vor der Geburt unter einem wichtigen traumatischen Ereignis. Demgegenüber zeigten nur 28,3 % der Kinder mit einem traumatischen Ereignis in dieser Zeit keinerlei Lernstörungen.
1978 ist ein Forschungsbericht von *Upledger*[47] erschienen, in dem 203 Grundschulkinder kraniosakral untersucht wurden. Es konnten Korrelationen zwischen Palpationsbefunden und der Einstufung der Kinder von den Schulbehörden in „normal" und „nicht normal" festgestellt werden. Im Weiteren ergaben Restriktionen der kraniosakralen Bewegung Rückschlüsse auf gesundheitliche Probleme sowie auf Komplikationen bei der Geburt.
Upledger[48] leitete 1980 eine Vorstudie zur Untersuchung autistischer Kinder im Hinblick auf Kompressionen der Dura mater an der SSB. Es wurden 63 Kinder in einer Einfachblindversuchsreihe untersucht. Diese Vorstudie ergab eine positive Korrelation zwischen der psychologischen Einschätzung der Kinder und Befunden bei der Palpation von membranösen und knöchernen Restriktionen im kraniosakralen System.
1991 konnte *Holland* mit Hilfe kernspintomographischen Aufnahmen den Nachweis eines „vertical strain" im kindlichen Schädel nachweisen[90].
Anhand computertomographischen Aufnahmen wurden orbitale und temporale Achsen, ebenso wie transversale und longitudinale Achsen durch das Sphenoid und das Okziput. In Übereinstimmung mit osteopathischer Diagnostik wurde bei einer Seitneigung-Rotationsdysfunktion eine Neigung der longitudinalen und transversalen Achse zur Dysfunktionsseite, ebenso wie eine Kompression des Kondylus in den Atlas auf dieser Seite festgestellt. Im Weiteren begegneten sich die orbitalen und temporalen Achsen in einem spitzeren Winkel[91].
Mit Hilfe von Doppler-Sonographie, Röntgen- und CT-Untersuchungen sowie klinischer Diagnostik wurden Schädel und Halswirbelsäule bei Neugeborenen und Kleinkindern mit Tortikollis beurteilt. *Adrianov* und *Bespala* kamen zu dem Ergebnis, dass kongenitaler Tortikollis durch eine Spannungszunahme des M. sternocleidomastoideus zustande kommt, aufgrund Dysfunktion des Hirn- und Rückenmarks, verursacht durch Störungen der Durchblutung und Kompression kranialer Nerven. Palpatorische und computertomographische Untersuchungen zeigten eine Seitneigung-Rotation auf Seite der muskulären Dysfunktion mit Verminderung des Foramen jugulare. Intra- und extrakraniale Doppler-Sonographie registrierte einen verminderten Blutfluss und Atonie der zerebralen Arterien auf der Dysfunktionsseite. Entsprechendes wurde auch an der A. meningea media und der A. supratrochlearis gefunden. Bei Kleinkindern wurde eine Verminderung im Blutfluss der A. coratois und A. vertebralis auf der Dysfunktionsseite gegenüber der normalen Seite von 20 – 25 %, bei älteren Kindern sogar von 40 – 45 % registriert. Osteopathische Behandlung konnte bei Kindern bis zum 4. Lebensjahr eine komplette Heilung, oberhalb des 4. Lebensjahres allerdings nur eine Besserung erzielen[92]. (Entsprechend zeigte die Doppler-Sonographie die Normalisierung der Durchblutung.)

Wissenschaftliche Untersuchungen zur Wirkung kraniosakraler Techniken und zur Reproduzierbarkeit kranialer Palpation
Upledger[49] veröffentlichte 1977 eine Studie, in der 25 Kinder im Vorschulalter in einer Einfachblindstudie von jeweils zwei Osteopathen unabhängig

voneinander untersucht wurden. Insgesamt vier Osteopathen nahmen an der Untersuchung teil. Es wurden von jedem Behandler das Os occipitale, die Synchondrosis sphenobasilaris, die Ossa temporalia und das Os sacrale der entsprechenden Personen palpiert und ihre Beweglichkeit getestet. Jeder Untersucher musste in einer Tabelle eine Wertigkeit ihrer Beweglichkeit von 1 (normal) bis 3 (völlig restringiert) festhalten. (Eine 0,5 Skala zwischen 1 und 3 war erlaubt.) Es wurde bei einem Spielraum von 0 eine Übereinstimmung von 71 % und bei einem Spielraum, von +/–0,5 der Werteskala eine Übereinstimmung von 86 % erzielt.

Hubbard, Sacks und *Chan*[50] führten 1983 eine Reihe von Versuchen an der Michigan State Universität durch, um die Reaktionen des Bindegewebes auf Belastungen und Deformationen zu untersuchen. Dies ist von besonderem Interesse, da die Faszienstrukturen des Körpers im Allgemeinen und des Schädelinneren (reziproke Spannungsmembran) im Besonderen aus eben diesen Strukturen bestehen. Bei Versuchen, die *Sacks* 1983 durchführte, konnte er feststellen, dass die Reaktionen des Bindegewebes nicht-linear und viskoelastisch waren.

Bei Dehnungen von Geweben, die mit geringer Kraft ausgeführt wurden, konnte eine größere Beweglichkeit dieser Gewebe erzielt werden. Diese verbesserte Beweglichkeit, die innerhalb der ersten Dehnungen und innerhalb der ersten Sekunden dieser Dehnungen stattfand, konnte noch nach mehreren Stunden nachgewiesen werden.

Norton, Sibley und *Broder-Oldach*[51] veröffentlichten 1992 eine Untersuchung, um die Übereinstimmung verschiedener kraniosakraler Osteopathen bei der Palpation des CRI zu testen. 10 Untersucher palpierten nacheinander eine Versuchsperson. Alle Untersucher sollten die gleiche Handhaltung am Schädel ausführen und die Versuchspersonen sollten vor jeder Untersuchung für 3 Minuten ruhen. Die Untersucher wurden aufgefordert, zu Beginn jeder palpierten Expansionsphase (Flexionsphase) einen Schalter mit dem Knie zu betätigen. Es konnte ein Durchschnittswert von 3,71 Zyklen pro Minute festgestellt werden. Die größte Übereinstimmung wurde bei den Untersuchern mit über 10 Jahren praktischer Erfahrung festgestellt. Die geringste Übereinstimmung bei Untersuchern mit weniger als 5 Jahren praktischer Erfahrung. Bei der Testung der Amplitude des CRI (5-Punkte-Skala) und Vitalität konnte keinerlei Übereinstimmung festgestellt werden. Alle Untersucher mit mehr als 5 Jahren praktischer Erfahrung stimmten darin überein, dass die stärkste Restriktion sich anterior befand.

Kostopoulos und *Kreamidas*[52] (1992) konnten mit Hilfe von piezoelektrischen Messungen Längenveränderungen der Falx cerebri durch einen Zug am Stirnbein nachweisen. Bei einer Traktion zwischen 140 und 640 Gramm konnte eine elastische Reaktion in der Falx gemessen werden. Bei einer Traktion am Stirnbein von 642 Gramm konnte eine visköse Reaktion der Falx festgestellt werden. Eine Traktion von 642 Gramm konnte eine Verlängerung der Falx cerebri um 1,097 mm bei einer Distanz von 5 cm auslösen.

Allain[53] (1992) konnte mit Hilfe der Echotomographie nachweisen, dass das infrahyoidale muskulofasziale Gewebe einen komprimierenden Effekt auf den Blutfluss haben kann und dass durch osteopathische Techniken der venöse Rückfluss verbessert werden kann.

Vallee[54] konnte im gleichen Jahr mit Teleröntgenographien zeigen, dass das Gleichgewicht zwischen dem extrakranialen myofaszialen Gewebe und der intrakranialen Dura mater einen bedeutenden Einfluss auf das Gleichgewicht zwischen Wachstum des Gesichts- und des Hirnschädels ausübt. Angewendete osteopathische Techniken schienen sich positiv auf die Harmonisierung dieses Gleichgewichts auszuwirken.

Leclercq[55] (1993) konnte an bestimmten Testpersonen eine Veränderung der elektrischen Aktivität am Herzen als Reaktion auf die Ausführung der Kompression des 4. Ventrikels (CV-4) feststellen.
Durch Impulse, die entweder die inhärenten Bewegungen stimulierten oder inhibierten, konnte *Gallay*[56] (1993) bei 66 % der 38 Testpersonen einen Anstieg der Amplitude der untersuchten Frequenzen registrieren.
Masduraud[57] (1994) konnte bei 8 von 21 Testpersonen, die an überhöhten intraokkularem Druck litten, durch Sinus venosus-Techniken diesen auf das Normalmaß vermindern.
Ohanian[58] (1994) stellte bei Ausführung der Vater-Tom-Technik eine Verstärkung der Wirkung von Sympathikomimetika fest und vermutet deshalb eine Sympathikus stimulierende Wirkung dieser Technik.
Upledger[59] erwähnt Forschungen von *Chadwick, Gilmore* und *Libin.*
Chadwick[60] konnte an 10 Patienten nach Behandlung mit kraniosakralen Techniken mit Hilfe der klassischen japanischen Ryodoraku elektrischen Meridianmessmethode einen Ausgleich aller Meridianungleichgewichte feststellen.
Gilmore[61] (1982) registrierte bei 20 lerngestörten Kindern durch Behandlung mit dem von *Upledger* entwickelten 10-Schritte-Protokoll eine Verbesserung in ihrem Leseverhalten.
Libin[62] (1992) konnte durch Anwendung der kraniosakralen Therapie den transversalen Durchmesser des Oberkiefers, gemessen am zweiten Molaren, um 2–3 mm verändern.
Zwischen 1995 und 1996 untersuchten *Kravchenko, Chervotok, Sharapov, Rybnicova*[63] in Zusammenarbeit mit dem Institut für Entwicklungsphysiologie und Biochemie in St. Petersburg mit Hilfe der Rheoenzephalographie die Wirkung verschiedener kranialer Techniken auf den Liquorfluss und die kraniale Blutzirkulation. Die angewendeten Techniken: CV-4, Sinus venosus-Technik, „Pussy foot"-Technik und Korrektur pathologischer kranialer Muster. Es wurde außerdem die Reaktion des Patienten auf einen funktionellen Test (Stoukey-Test) vor und nach der Ausübung der oben erwähnten Techniken untersucht. Der Stoukey-Test bestand darin, für 30 Sekunden mit beiden Handflächen einen Druck von 2–3 kg auf die Bauchwand auszuüben. Durch diese Prozedur wurde ein erhöhter Blutdruck im venösen System erreicht, der wiederum zu einem Anstieg des Flüssigkeitsdrucks im Rückenmarkskanal führte und so den kompensatorischen Flüssigkeitsfluss in die Schädelkavität hinein und heraus erschwerte. Es wurden 8 gesunde und 65 kranke Testpersonen untersucht. Bei einem eingeschränkten LCS-Fluss, wie zum Beispiel bei Kompression des Atlantookzipitalgelenks, Instabilität der zervikalen Segmente oder Annäherung des Spinalkanals etc., konnte eine eingeschränkte Liquorzirkulation gemessen werden, die sich durch Anwendung des Stoukey-Tests weiter verminderte.
Die Untersuchungen ergaben als Reaktion auf die Ausübung der kranialen Techniken und nach Anwendung des Stoukey-Tests eine deutliche Erhöhung der LCS-Zirkulation, bei gesunden Testpersonen zum Beispiel um 46 +/–16 %, sowie bei kranken Testpersonen. Im Weiteren konnte zum Beispiel nach Ausübung der CV-4-Technik eine Amplitudensteigerung der Fluktuationen von 112,8 % verzeichnet werden. Diese bisherigen Forschungsergebnisse belegen zumindest kurzfristig feststellbare Flüssigkeitsverbesserungen nach Ausübung kranial osteopathischer Techniken. Letztlich werden und können diese, sowie weitere (siehe Literaturhinweise) und folgende Untersuchungen keine Beweise im streng wissenschaftlichen Sinne für komplexe Therapieansätze bieten, deren Erfolg abhängig ist von der individuellen dynamischen Anpassung an die jeweilige Person und ihre sich verändernden Adaptionen an das äußere und innere Milieu, sowie dem Zeitpunkt, an dem be-

stimmte Techniken ausgeübt werden. Dies aber zeichnet den Erfolg osteopathischer Behandlungen aus. Trotzdem können isolierte lineare Versuchsanordnungen zeigen, dass einige Techniken bestimmte messbare Effekte am Menschen auslösen.

Mit Hilfe der **electronic speckle pattern interferometry** (ESPI), einer computerisierten Technik mit einer Präzision von 100 nm untersuchte *Burnotte, Van Poelvoorde* und *Dewandel* (1999)[93] die Sutura coronalis und sagittalis im Bereich von Bregma, sowie am frontoparietalen Pivotpunkt. Es wurde wiederholter und zunehmender Druck mit Hilfe eines **„dial indicator“** ausgeübt: 7,5 N, 10 N und 15 N.
Folgende Ergebnisse wurden registriert:

- Die Suturen unterschieden sich von den Knochen in ihrer biomechanischen Reaktion auf Druck.
- Oberhalb eines bestimmten Druckes verhielt sich die Sutura sagittalis wie ein Scharniergelenk, unterhalb eines bestimmten Druck war ihre Reaktion vergleichbar mit dem eines Schädelknochens.
- Im Bereich von Bregma reagierten die anliegenden Knochen ähnlich wie tektonische Platten. Druck auf das Os frontale führte zu einer Hebung des Os parietale. Druck auf das Os parietale hatte keinerlei Auswirkung auf das Os frontale.
- Das Verhalten der Sutura coronalis unterschied sich je nachdem, ob Druck rechts oder links des Pivotpunktes ausgeübt wurde.

Einschränkungen in der Untersuchung: Die Forschung wurde an einem älteren Schädelmodell ausgeführt und nur an einem Modell. Die ausgeführte Technik lieferte keine fixen Referenzpunkte,

1999 wendeten *Burnotte* und *Biart*[94] helikale Computertomographien (CT) an 11 Patienten mit und ohne Druck (= deep CV-4) an. Verschiedene lineare Messungen auf drei Ebenen des Schädels wurden vorgenommen: Sella turcica, 3. Ventrikel, Corpus der Seitenventrikel. Oberflächenaufnahmen auf 2 Ebenen. 3. Ventrikel und Corpus der Seitenventrikel. Mehrere lineare Abstände wurde an knöchernen Referenzpunkten gemessen (sagittal und transversal) und an den Cornu frontales der Seitenventrikel sowie Messung der endokranialen und Seitenventrikeloberfläche.
Zunächst wurden Aufnahmen nur mit Handauflage am Schädel und ohne manipulierenden Druck ausgeführt (2 Behandler). Der zweite CT-Scan wurde während der Ausübung eines Druckes von außen auf den Schädel ausgeführt. Bei jedem der Probanden veränderten sich 8 bis 13 der insgesamt 21 Parameter signifikant (zusammen bei allen Patienten eine über 50 % Veränderung der Meßergebnisse). Alle Oberflächenmessungen gingen in die gleiche Richtung der Kompression. Weitere Untersuchungen sind angezeigt, da die Menge der Probanden für eine signifikante statistische Interpretation nicht ausreicht.
Untersuchungen über die suturale Beweglichkeit als Grundlage für palpable Schädelknochenbewegungen werden in Kapitel 6 und röntgenologische Befunde kraniosakraler Mechanik in Kapitel 20 beschrieben.

Die kraniosakrale Mobilität in der inspiratorischen und exspiratorischen Phase des PRM *(Abb. 10.10* und *10.11)*

Die Synchondrosis sphenobasilaris (SSB) lässt eine leichte Konvexität nach kranial erkennen. In der kranialen Inspirationsphase verstärkt sich diese Konvexität, so dass man von einer Bewegung in Flexion spricht. In der Exspirationsphase vermindert sich die Konvexität, die SSB bewegt sich in die Extension. Dabei sollte nicht vergessen werden, dass die SSB auch nach Verknöcherung noch eine minimale Beweglichkeit besitzt.

Kraniale Inspirationsphase → Flexion der Synchondrosis sphenobasilaris → Außenrotation des Schädels + Flexion des Sakrums:

- Der anteriorposteriore Schädel-Durchmesser verringert sich
- Der transversale Schädel-Durchmesser vergrößert sich
- Das Schädeldach sinkt ab
- Die Kreuzbeinbasis bewegt sich nach posterior und superior
- Die Kreuzbeinspitze bewegt sich nach anterior und inferior

Kraniale Exspirationsphase → Extension der Synchondrosis sphenobasilaris → Innenrotation des Schädels + Extension des Sakrums:

- Der anteriore – posteriore Schädel-Durchmesser vergrößert sich
- Der transversale Schädel-Durchmesser verkleinert sich
- Das Schädeldach steigt
- Die Kreuzbasis bewegt sich nach anterior und inferior
- Die Kreuzbeinspitze bewegt sich nach posterior und superior

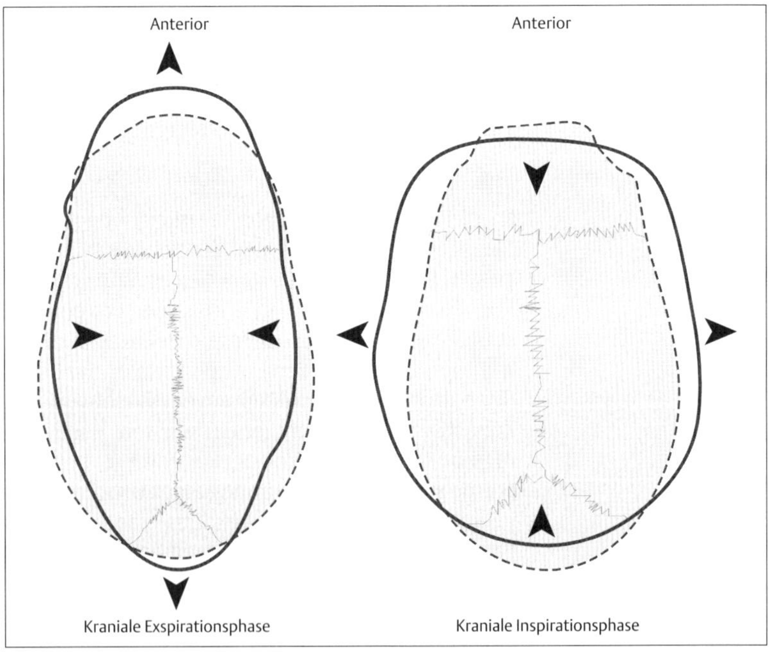

10.10
Schädelbewegung in der Inspirations- und Exspirationsphase (Ansicht von oben)

Wie oben erwähnt, führen die in der medianen Linie gelegenen Knochen, wie das Os occipitale, das Os sphenoidale, das Os ethmoidale und der Vomer, eine Flexions- und Extensionsbewegung aus.
Die Schädelknochen der Peripherie, wie das Os temporale, das Os frontale, das Os maxillare, das Os palatinum und das Os parietale, führen eine Außen- bzw. Innenrotationsbewegung aus.
Zu beachten ist dabei, dass auch die lateralen Anteile der zentral gelegenen Schädelknochen, z. B. die großen Keilbeinflügel, eine Außen- und Innenrotation ausführen. Die knöchernen Übergänge von medial nach lateral stellen Mischformen der reinen Flexions- und Außenrotationsbewegung bzw. Extensions- und Innenrotationsbewegung dar.

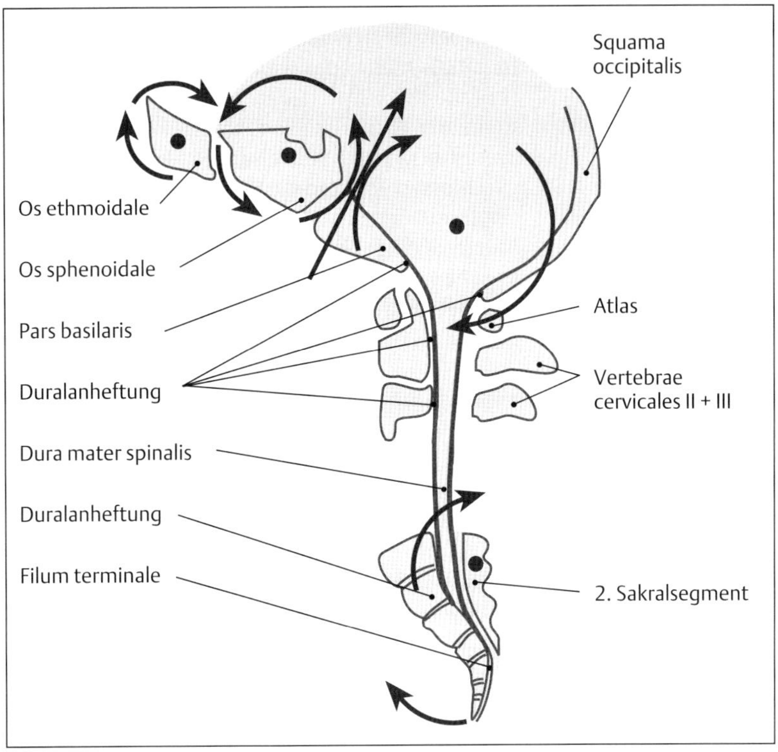

10.11
Kraniosakrale Bewegung in der Inspirationsphase

Die Schädeldachknochen membranösen Ursprungs passen sich nicht nur an die veränderten intrakranialen Druckverhältnisse, sondern auch an die Bewegung der Schädelbasis (knorpeligen Ursprungs) an.
Die Flexions- und Extensionsbewegung der Synchondrosis sphenobasilaris (SSB), dem Gelenk zwischen Hinterhaupt und Keilbein, kann nur normal funktionieren, wenn die anderen Knochen physiologische kompensatorische Bewegungen ausführen und sich an die veränderten Gelenkstellungen anpassen.
Einige Osteopathen nehmen an, dass die kraniosakrale Bewegung sich in einer gegensinnigen Bewegung äußert, das heißt, dass während die rechte Ala major sich in Außenrotation bewegt, die linke Ala major sich in Innenrotation bewegt. Auf die gleiche Weise sind die übrigen Schädelknochen dieser gegensinnigen Bewegung unterworfen, so dass die rechte Schädelseite sich zum Beispiel in die Außenrotation und die linke Seite sich in die Innenrotation bewegt. Diese kann als myofasziale Spannungsübertragung bei der Fortbewegung angenommen werden. In der Ruheposition wurde diese Hypothese der gegensinnigen Bewegung allerdings wieder verworfen, da es erstens nicht der palpatorischen Erfahrung der meisten kraniosakralen Osteopathen entsprach und zweitens durch wissenschaftliche Messungen zwar keine völlig symmetrische, aber dennoch keine gegensinnige Bewegung an den Schädelknochen feststellbar war.

Faktoren der Schädelknochenmobilität

Normale Mobilitätsverhältnisse der einzelnen Schädelknochen zueinander werden hauptsächlich durch vier Faktoren gewährleistet:

Biegsamkeit bzw. Flexibilität jedes einzelnen Knochens

Darunter ist auch der fluide Aspekt eines Knochens zu verstehen. Jeder Knochen besteht zu einem großen Anteil aus Flüssigkeit und kann je nach Sensibilität als mehr oder weniger fluides Gebilde wahrgenommen werden, das im Falle des Hirnschädels direkt in Kontakt mit einem reinen fluiden Medium, der Hirnflüssigkeit, steht.
Treten intraossale Verziehungen auf, bevor die Ossifikation des Knochens abgeschlossen ist, kann die Fähigkeit des Knochens, sich an den kraniosakralen Rhythmus anzupassen, eingeschränkt werden. Schädeltraumata durch Stürze, Schläge, Autounfälle usw. können die Flexibilität einzelner Schädelknochen verringern. Ein einzelner Schädelknochen kann dabei über die Schädelnähte und die reziproke Spannungsmembran auch die freie Beweglichkeit der anderen Schädelknochen beeinflussen.

Mobilität in den Suturen

Sie muss die physiologischen Bewegungen der Schädelknochen zueinander ermöglichen.

Beweglichkeit der Dura

Die Dura darf keine Adhäsionen aufweisen, um die normale Bewegung der einzelnen Knochen zuzulassen.
Außerdem dürfen die Strukturen, an denen die Dura befestigt ist, ihrer Gleitbeweglichkeit nicht im Wege stehen: Die Schädelknochen, das Foramen magnum, der 2. und 3. Halswirbel, das Kreuz- und Steißbein und die Foramina intervertebralia.

Außerkraniale Spannungsverhältnisse der Faszien, Sehnen und Bänder

Organische Störungen können sich über das Fasziensystem in Form von Fehlspannungen bis ins durale System fortsetzen.
Chronisch verspannte Muskulatur oder ein hypertoner Bandapparat, zum Beispiel der M. trapezius am Hinterhaupt oder der M. piriformis am Kreuzbein, können die freie Beweglichkeit der Schädelknochen oder des Os sacrale stark einschränken.
Besonders sind die direkt an den Schädelknochen und am Kreuz-Steißbeinkomplex ansetzenden Muskeln, Bänder, Faszien bei einem abnormen Spannungszustand in der Lage, das kraniosakrale System zu beeinträchtigen.

Analogie des Schädels zur Wirbelsäule

Der Schädel kann als eine modifizierte Fortsetzung der Wirbelsäule angesehen werden. Schon 1790 schrieb das Universalgenie *Goethe* in einem Brief sehr detailliert über die Analogie zwischen dem Schädel und der Wirbelsäule. 1807 hielt Professor *Oken* an der Universität Jena eine Vorlesung, in der er die wirbelartige Bildung des Schädels hervorhob. Der Osteopath *R. Richard*[64] schrieb: „Da das Enzephalon eine Ausdehnung des Rückenmarks darstellt, ist es völlig selbstverständlich zu behaupten, dass die umgebende Schädelhöhle auf die gleiche Weise als Fortsetzung der Wirbelsäule anzusehen ist." Es besteht also eine Kontinuität vom Kranium zur Wirbelsäule. Zu Beginn unterschied *Oken* drei kraniale Wirbel: Das Hinterhaupt als ein okzipitaler Wirbel, der hintere Teil des Keilbeins und das Scheitelbein als ein mittlerer oder sphenoparietaler Wirbel und der vordere Teil des Keilbeins und das Stirnbein als ein vorderer oder sphenofrontaler Wirbel. Später fügte er noch einen vierten, den naso-ethmoidalen Wirbel, hinzu.
Weaver[65] kommt nach genauer Betrachtung der Schädelstrukturen und ihrer embryonalen Entstehung zu dem Schluss, dass drei Wirbel, unregelmäßig verändert und verteilt, den Schädel bilden. Die Foramina der Schädelbasis könnten im weiteren Sinne Entsprechungen der Foramina intervertebralia und der Foramina transversaria darstellen. Das Schädeldach würde den Rippenbögen entsprechen.

Bewegung der Strukturen des PRM und weiterer Körperanteile in der Inspirationsphase

Im Folgenden wird die Inspirationsphase des Hirngewebes und der Hirnventrikel mit der Flexionsbewegung der Synchondrosis sphenobasilaris (SSB) und der adaptiven Bewegungen der peripheren Schädelknochen, des Kreuzbeins und anderer Körperteile beschrieben. Die Bewegungen in der Exspirationsphase verlaufen genau umgekehrt zu den beschriebenen Bewegungen in der Inspirationsphase. Die Restriktion eines Schädelknochens kann unter Umständen ausreichen, um die normale Bewegung und die Bewegungsachsen der gesamten anderen Schädelknochen und des Kreuzbeins zu verändern.

Es werden außerdem die Haupt-Bewegungsachsen der einzelnen Schädelknochen beschrieben. Sie entstehen meist durch die jeweiligen Richtungswechsel der Suturenränder. Es ist jedoch wichtig zu verstehen, dass eine reine Bewegung entsprechend einer biomechanischen Achse in der Realität nicht anzutreffen ist. Die Flexibilität/Biegsamkeit der einzelnen Schädelknochen, die vielfältigen suturalen Verbindungen der Schädelknochen und die Anheftung der intrakranialen Membranen vervielfachen die möglichen Bewegungsachsen.

Auch die fluiden und embryologischen Bewegungskomponenten werden bei der Betrachtung der rein mechanischen Bewegungsachsen nicht berücksichtigt. (Die embryonalen Bewegungsimpulse sind in Kap. 3 dargestellt.)

Insbesondere die Knochen des Hirnschädels sind in direktem Kontakt zur Hirnflüssigkeit. Sie reagieren auf Druckveränderungen und auf feinste fluide Formvariationen, die über das Flüssigkeitsmilieu übertragen werden, nicht nur in Form von reinen mechanischen Achsen. Dies wird umso offensichtlicher, wenn man in Betracht zieht, dass der Knochen selbst zum großen Teil aus Flüssigkeit besteht.

Zudem wird die Knochenbewegung durch jede intraossale Veränderung, durch jede außerkraniale Restriktion der suturalen Verbindungen, durch jede Veränderung in den Fluktationen der Fluida und selbst durch die Intention des Therapeuten verändert.

Dennoch wird es dem Therapeuten ermöglicht, durch die Darstellung dieser Achsen und die folgenden Ausführungen einen Einblick in die mechanischen Bewegungsmuster der einzelnen Schädelknochen während des kraniosakralen Rhythmus zu bekommen, selbst wenn diese nur einen Teilbereich der wirklich vorhandenen Bewegungen darstellen.

Intensive Studien der anatomischen Strukturen des PRM sind untrennbar mit dem aufmerksamen, geduldigen und nicht invasiven Palpieren des kraniosakralen Rhythmus verbunden, als Grundlage für diagnostischen und therapeutischen Erfolg. So werden über die Schädelknochen die Wahrnehmung und Differenzierung von feinsten Impulsen und Einflüssen und die Vielschichtigkeit von psychophysischen Prozessen ermöglicht. Wie sagte doch *Sutherland* so schön: Fühlende, denkende, sehende und erkennende Finger.

Beziehungen der Schädelknochen zueinander

Die vorderen Schädelknochen werden durch das Keilbein, die hinten gelegenen Schädelknochen durch das Hinterhaupt beeinflusst (*Abb. 10.12*). Das Keilbein übt Einfluss auf das Siebbein, das Stirnbein, das Pflugscharbein, das Jochbein, den Oberkiefer, das Gaumenbein und das Tränenbein aus.

Über das Hinterhaupt werden das Schläfenbein, das Scheitelbein, der Unterkiefer, der erste Halswirbel und das Kreuzbein beeinflusst.

Bei einer Flexionsbewegung des Hinterhaupts bewegen sich also das Schläfenbein, das Scheitelbein und der Unterkiefer in Außenrotation. Bei einer Flexionsbewegung des Keilbeins bewegen sich das Stirnbein und die gesamten Gesichtsknochen, mit Ausnahme des Unterkiefers, in Außenrotation. In der Extensionsbewegung geschieht das Umgekehrte.
Eine normale Flexions- und Extensionsbewegung der Synchondrosis sphenobasilaris muss von bestimmten kompensatorischen Bewegungen der anderen Schädelknochen begleitet werden. Die Schädelknochen müssen sich sozusagen an die Bewegungen der SSB anpassen.
Das Jochbein wird einerseits vom Keilbein und andererseits über das Schläfenbein vom Hinterhaupt beeinflusst. Dadurch nimmt das Jochbein eine gewisse Pufferfunktion zwischen dem Keil- und dem Hinterhauptbein ein.
Das Schläfenbein wirkt zum großen Teil als Vermittler des Hinterhaupts und überträgt seine Bewegungsimpulse auf die Scheitelbeine, den Unterkiefer und das Zungenbein.
Das Siebbein überträgt zum großen Teil die Bewegungsimpulse des Keilbeins auf das Stirnbein, das Pflugscharbein, das Gaumenbein und den Oberkiefer.

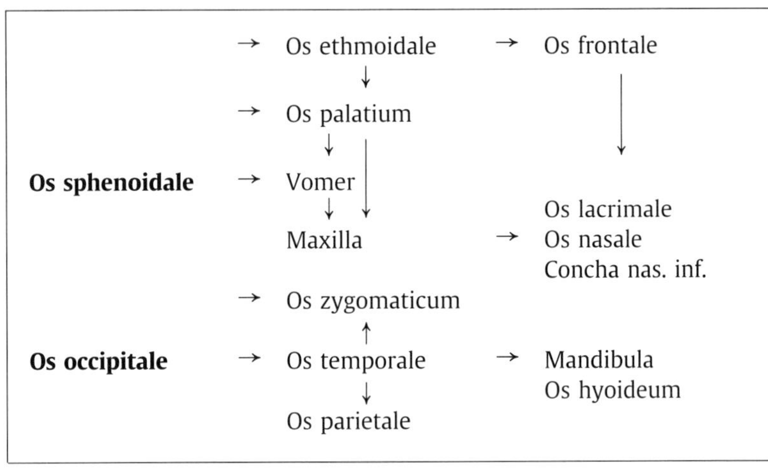

10.12
Einfluss des Keilbeins und des Hinterhauptbeins auf die übrigen Schädelknochen

Die Bewegung der Hirnhemisphären

In der Inspirationsphase verkürzen sich die Hirnhemisphären in ihrem longitudinalen Durchmesser, während sie sich nach lateral verbreitern. In der Exspirationsphase verlängern sie sich in ihrem longitudinalen Durchmesser und verengen sich lateral (s. auch Kap. 2).

Bewegung der Hirnventrikel und des LCS *(Abb. 10.13)*

In der Inspirationsphase füllen sich die Ventrikel, und der LCS steigt in der Duralröhre nach kranial. Unter Umständen könnte die Verkürzung des anterior-posterioren Hirngewebedurchmessers zu einer Vergrößerung der Ventrikel mit einer Kranialbewegung des dritten Ventrikels führen. In der Exspirationsphase entleeren sich die Ventrikel.
Die Inspirations-/Expansionsphase äußert sich in Form zentrifugaler LCS-Wellen, die Exspirations-/Retraktionsphase äußert sich in Form zentripetaler Wellen des LCS.

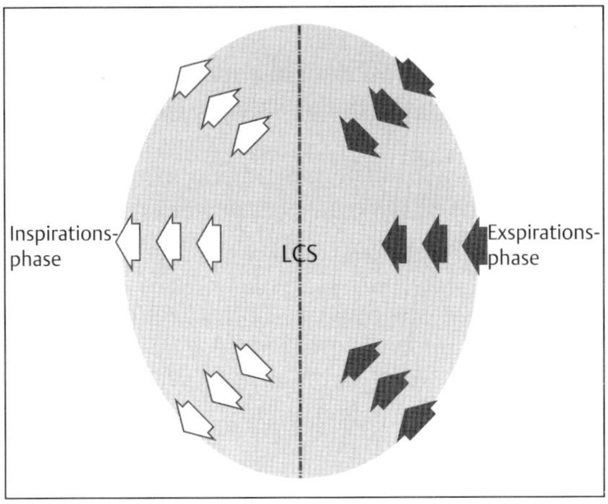

10.13
Fluktuation des LCS in der Inspirations- und Exspirationsphase (Ansicht von oben)

Die Bewegung der reziproken Spannungsmembran *(Abb. 10.14 bis 10.16)*

Falx cerebri

- In der Inspirationsphase senkt sich die Falx cerebri und verkürzt sich ihr anterior-posteriorer Durchmesser
- An ihrer Anheftung an der Crista galli bewegt sie sich nach posterior und superior
- Zwischen dem Foramen caecum und der Crista frontalis bewegt sie sich nach anterior und inferior
- An der Crista frontalis bewegt sie sich nach posterior
- An der Sutura sagittalis bewegt sie sich nach inferior. Diese Bewegung tritt als Folge ihrer Bewegung am Sieb-, Stirn- und Hinterhauptbein auf und führt zur Außenrotation der Scheitelbeine

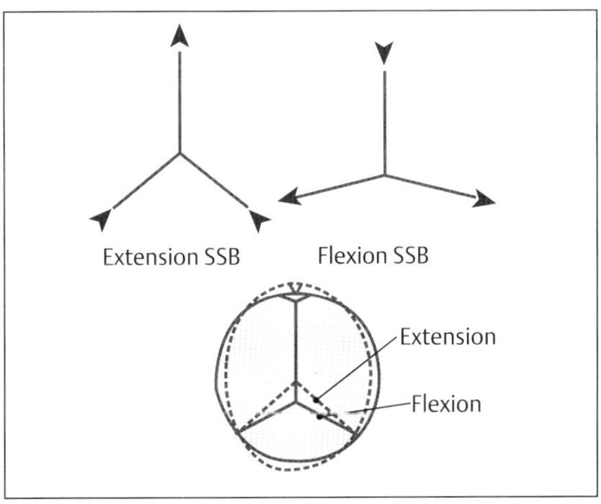

10.14
Spannungsänderung der Falx cerebri und des Tentorium cerebelli in der Inspirations- und Exspirationsphase (Ansicht von vorne)

Tentorium cerebelli

- Das Tentorium cerebelli senkt sich, bewegt sich nach anterior und nach lateral. Seine Bewegung wird durch die Senkung der Falx cerebri und die Bewegung des Keil- und Hinterhauptbeins induziert, an denen es befestigt ist
- An den Processi clinoidei, der vorderen Anheftung des Tentorium cerebelli, bewegt es sich nach superior und anterior
- An den oberen Kanten der Felsenbeine, seinen lateralen Anheftungen, verschiebt es sich nach lateral, anterior und superior. Es ermöglicht die Außenrotation des Schläfenbeins

Falx cerebelli

An ihrer Anheftung am Hinterhaupt bewegt sie sich nach anterior superior.

Diaphragma selli

Es bewegt sich mit der Sella turcica nach superior.
Allgemein senkt sich das kraniale Diaphragma in der Inspirationsphase ab.

Dura mater spinalis

Sie bewegt sich mit dem Ligamentum longitudinale anterior nach kranial, ihr anteriorer Teil stärker als der posteriore. In der Exspirationsphase geschieht das Umgekehrte.
Allerdings müsste sich die Dura mater spinalis für eine durale Bewegungsübertragung vom Kranium zum Sakrum, in einem gespannten Zustand befinden. Dissektionen zeigten jedoch, dass sich die Dura mater spinalis bei extendierter und selbst bei neutraler Wirbelsäule in Falten legt und keinerlei Spannung aufweist und nur in starker Flexionsposition der Wirbelsäule, eine Spannung in der Dura mater spinalis entsteht.

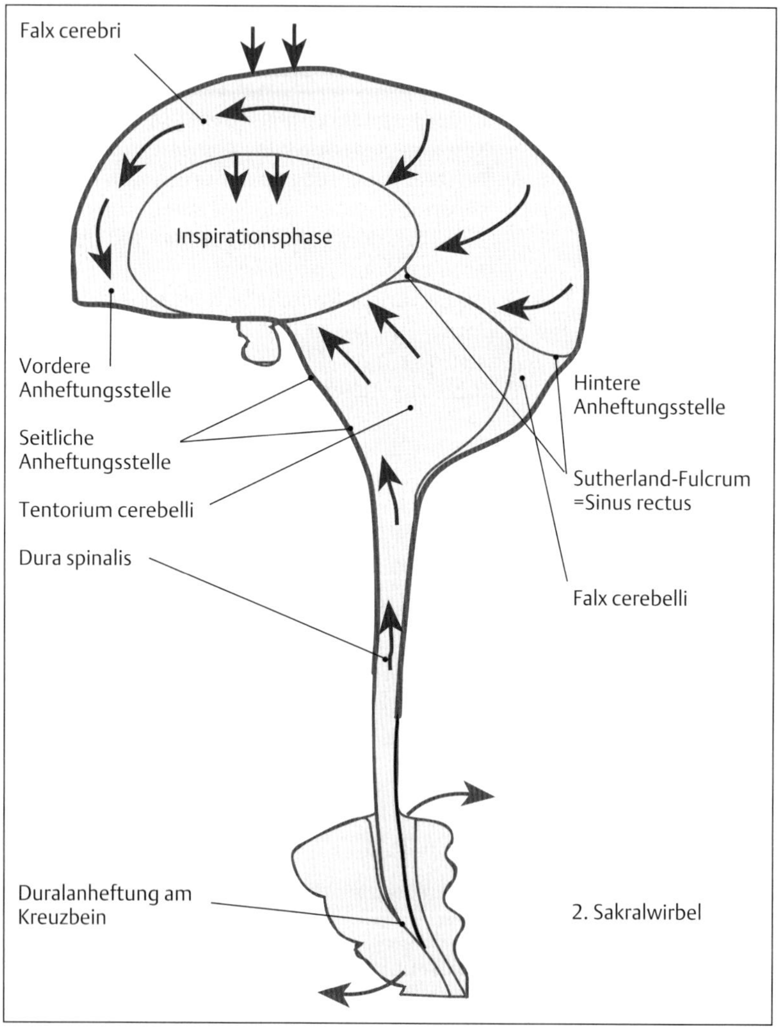

10.15

Spannungsänderung der Duralmembrane in der Inspirationsphase

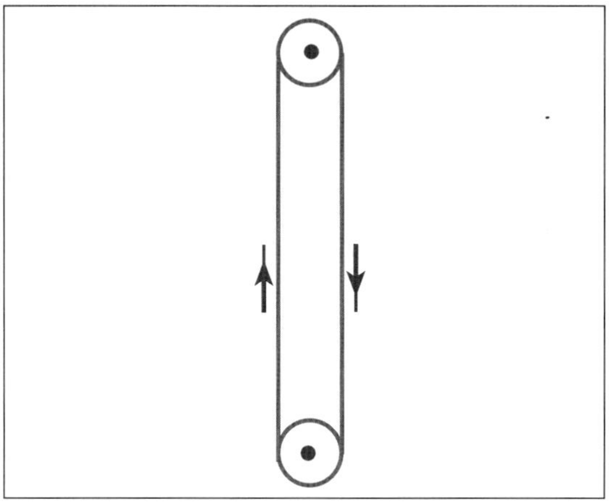

10.16

Bewegung der Dura mater spinalis in der Inspirationsphase

Bewegung der in den Medianen gelegenen Schädelknochen

(Abb. 10.17)

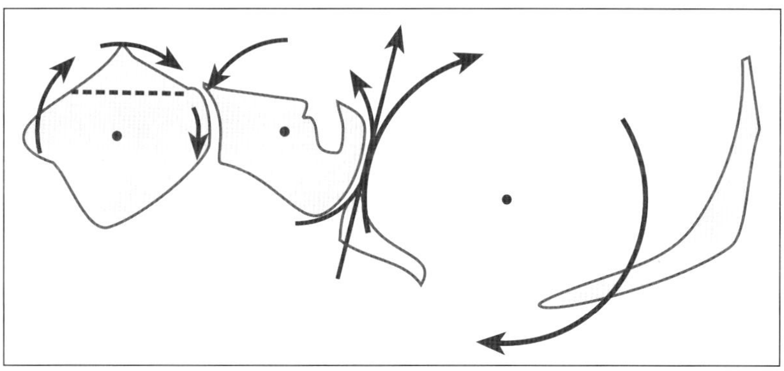

10.17

Bewegung der Schädelbasis in der Inspirationsphase

Os occipitale
(Abb. 10.18)

Das Hinterhauptbein dreht sich um eine transversale Achse oberhalb des Foramen magnum auf Höhe des Processus jugularis. Die Achse führt durch die beiden condylo-squamo-mastoiden Pivotpunkte (CSMP)
Das Hinterhaupt beeinflusst die Scheitel- und Schläfenbeinbewegung.

- Die Pars basilaris bewegt sich nach superior und anterior
- Das goße Hinterhauptloch bewegt sich nach superior und anterior, wobei sein vorderer Rand sich stärker hebt als der hintere
- Lambda und der kraniale Teil der Hinterhauptschuppe bewegen sich nach posterior und inferior
- Der Teil der Squama, der sich direkt hinter der Achse befindet, bewegt sich nach anterior und inferior
- Die peripheren, lateralen Teile des Hinterhaupts am Asterion bewegen sich nach inferior und lateral und vollziehen eine Außenrotation
- Die Gelenkverbindungen zum Atlas bewegen sich nach anterior
- Der Margo mastoideus (Rand zum Schläfenbein) bewegt sich nach anterior

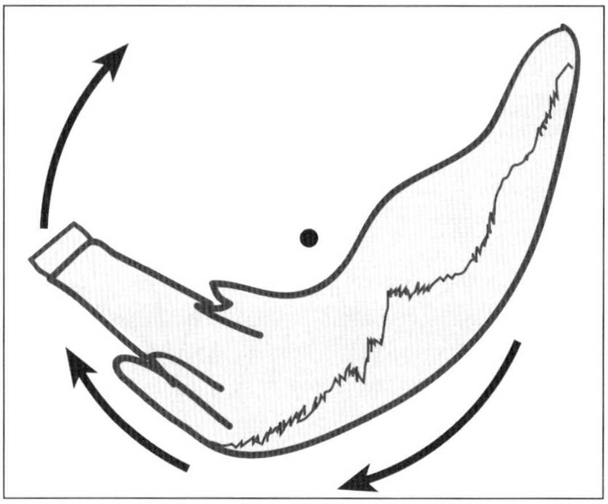

10.18
Os occipitale in der Inspirationsphase (von lateral)

Os sphenoidale
(Abb. 10.19)

Das Keilbein bewegt sich um eine transversale Achse vor der Sella turcica. Die Achse führt durch die beiden spheno-squamösen Pivotpunkte (SSP).
Das Keilbein beeinflusst die gesamten Gesichtsknochen, mit Ausnahme des Unterkiefers.

- Der hintere Teil des Keilbeinkörpers hebt sich, während der vordere Teil sich nach inferior senkt
- Die Sella turcica, hinter der Achse gelegen, verlagert sich nach superior anterior
- Die Processus pterygoidei (Flügelfortsätze) bewegen sich nach hinten und außen
- Die peripher gelegenen großen Keilbeinflügel vollziehen eine Außenrotation. Sie bewegen sich nach außen, vorne und unten. *(Abb. 10.20* und *10.21)*
- Die reine kaudale Bewegung der großen Keilbeinflügel wird durch das Stirnbein an den L-förmigen Gelenkflächen gemindert, wodurch die Außenrotationsbewegung induziert wird
- Die kleinen Keilbeinflügel, unter der hinteren horizontalen Fläche des Stirnbeins gelegen, gleiten nach vorne, unten und außen
- Der Margo zygomaticus bewegt sich nach anterior, inferior und lateral

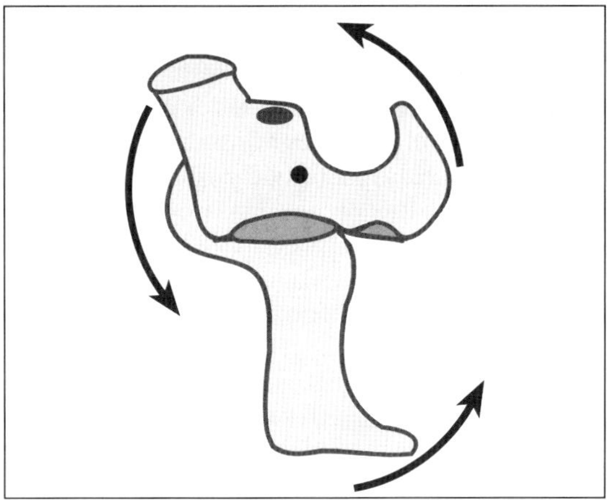

10.19

Os sphenoidale
in der Inspirations-
phase (von lateral)

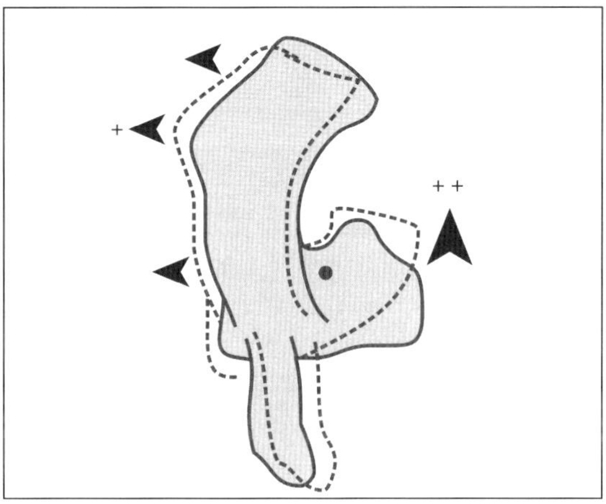

10.20

Os sphenoidale in
der Inspirationsphase
(von lateral)

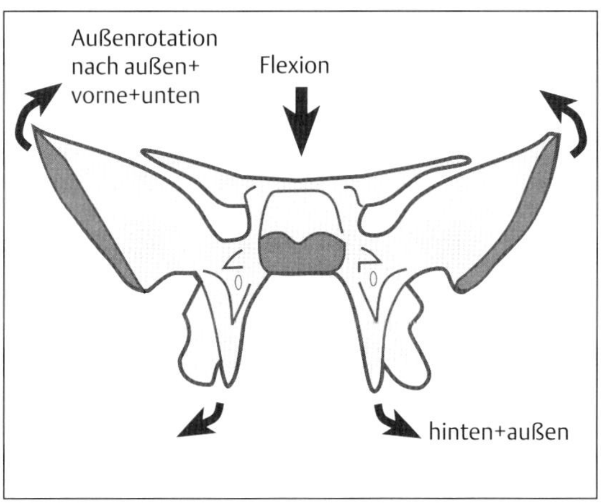

10.21

Os sphenoidale in
der Inspirationsphase
(von hinten)

Os ethmoidale
(Abb. 10.22 und 10.23)

Das Siebbein bewegt sich um eine transversale Achse, die sich unterhalb der Lamina cribrosa befindet, in der Mitte der Lamina perpendicularis. Das Os ethmoidale wird vom Keilbein, insbesondere über die Spina ethmoidalis des Keilbeins, beeinflusst.

- Der vordere Teil mit der Crista galli bewegt sich zusammen mit der Falx cerebri nach superior und posterior
- Der hintere Teil der Lamina cribrosa bewegt sich mit dem Keilbein nach inferior
- Der hintere Teil der Lamina perpendicularis bewegt sich mit dem Keilbeinkörper nach inferior, während sich sein vorderer Teil nach superior bewegt
- Der hintere Anteil der seitlich gelegenen Siebbeinzellen (Labyrinthus ethmoidalis) bewegt sich nach lateral in die Außenrotation, wodurch sich die Nasenhöhlen öffnen. Diese Bewegung wird vom Stirnbein und vom Oberkiefer kontrolliert und bewirkt eine Drainage der Siebbeinzellen

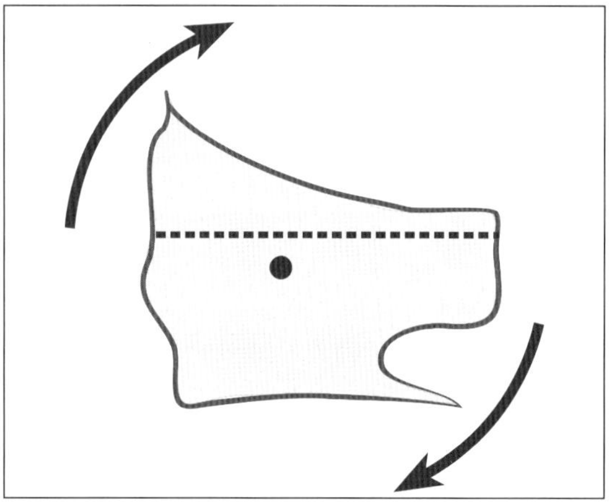

10.22
Os ethmoidale in der Inspirationsphase (von lateral)

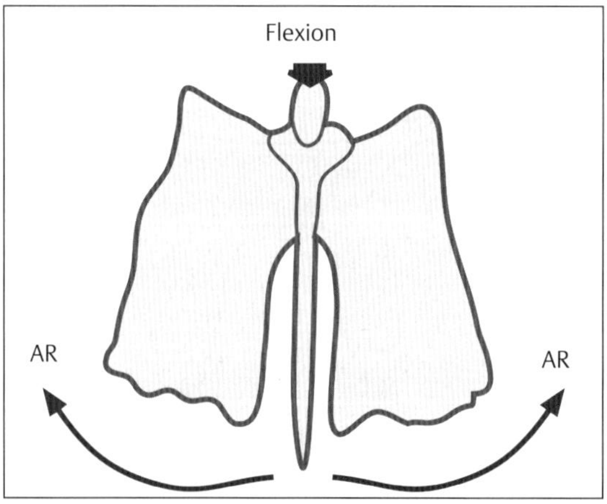

10.23
Os ethmoidale in der Inspirationsphase (von oben)

Vomer *(Abb. 10.24* und *10.25)*

Das Pflugscharbein bewegt sich um eine transversale Achse, die sich in der Mitte des Pflugscharbeins befindet.

Das Pflugscharbein wird vom Keilbein und Siebbein kontrolliert.

- ▶ Der Vomer vollzieht eine kreisförmige Bewegung*
- ▶ Das Rostrum des Keilbeins drückt in der Inspirationsphase den oberen Rand des Vomer nach unten und minimal nach hinten
- ▶ Dadurch senkt sich der Gaumen
- ▶ Der hintere Teil des unteren Vomerrandes senkt sich in Relation zum vorderen Teil des unteren Vomerrandes, der sich anhebt. *Magoun*[66] erwähnt eine Saug-Drainage-Funktion dieses Knochens („plunger-like action"), der die Drainage und Zirkulation im Sinus sphenoidalis und in der Nasenhöhle fördert

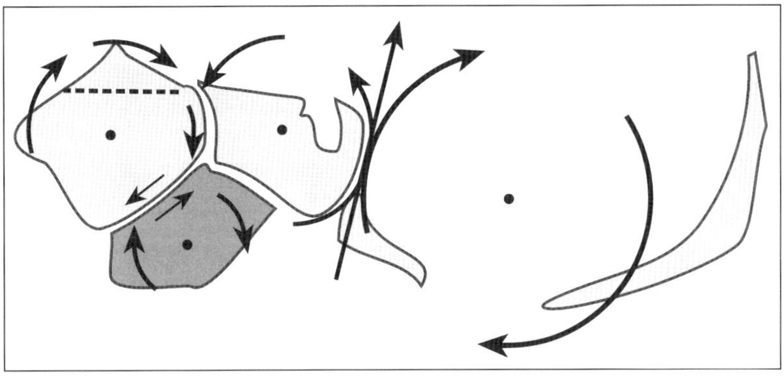

10.24

Vomer und die Schädelbasis in der Inspirationsphase

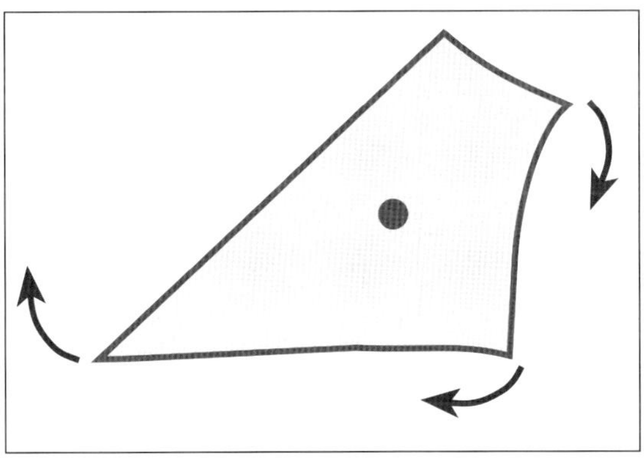

10.25

Vomer in der Inspirationsphase

*Guillot und Guionnet[67] sind hingegen der Ansicht, dass der Vomer aufgrund seiner Form und seiner Verbindungsflächen eher eine Translation als eine Rotation ausführt. Sie nehmen an, dass das Siebbein den vorderen Teil des Vomers nach hinten unten verschiebt, so dass dieser am Rostrum sphenoidale entlanggleitet.

Bewegung der paarigen Schädelknochen

Os frontale
(Abb. 10.26 u. *10.27)*

Die Verknöcherung der Sutura metopica vereinigt das Stirnbein zu einem Knochen. Dabei bleibt jedoch eine erhöhte Beweglichkeit an dieser Stelle erhalten. Als an der Peripherie gelegener Schädelknochen führt es eine Außen- bzw. Innenrotation aus. Als medial gelegener Knochen führt es eine Flexion und Extension aus.

Die Außen- und Innenrotation des Stirnbeins organisiert sich um zwei vertikale Achsen, die durch beide Stirnbeinhöcker (Tubera frontalia) führen.

Die Bewegung des Stirnbeins wird vom Keilbein und der Falx cerebri beeinflusst.

- Die Glabella bewegt sich, durch den Zug der Falx cerebri, nach posterior und superior
- Der Jochbeinfortsatz des Stirnbeins bewegt sich nach anterior, inferior und lateral
- Die Sutura metopica wird abgeflacht
- Die Incisura ethmoidalis weitet sich an ihrem posterioren Teil und senkt sich ab
- Die großen Keilbeinflügel geben auf Höhe der L-förmigen Gelenkflächen während der Flexion einen Impuls nach anterior, inferior, lateral, denen die L-förmigen Gelenkflächen des Stirnbeins folgen, so dass die Augenbrauenbögen des Stirnbeins sich nach außen und vorne bewegen
- Durch den Sitz auf dem Siebbein führt das Stirnbein auch gleichzeitig eine Flexionsbewegung aus, so dass sich Bregma absenkt. Diese Bewegung findet um eine hypothetische transversale Achse statt

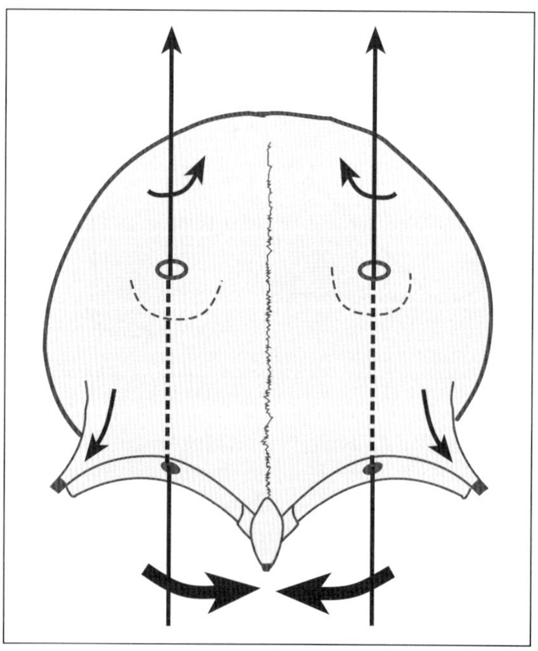

10.26

Os frontale in der Inspirationsphase (von vorne)

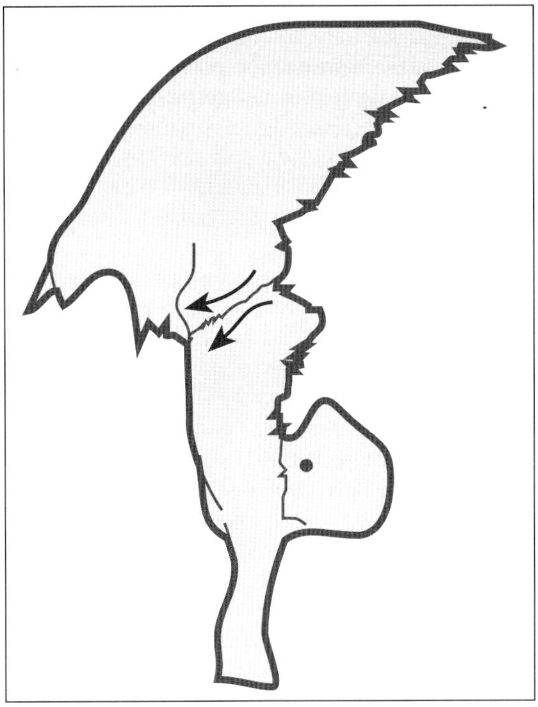

10.27

Os frontale und Ala major in der Inspirationsphase (von lateral)

Os temporale
(Abb. 10.28 und *10.29)*

Dieser Knochen nimmt ebenso wie das Keil- und Hinterhauptbein eine Schlüsselposition im Schädel ein. Von *Sutherland* wird dieser Knochen aufgrund der Schlüsselposition und seiner häufigen Beteiligung an Dysfunktionen auch als „Störenfried"[68] bezeichnet.

Das Os temporale besitzt je nach Autor mehrere Bewegungsachsen. Entsprechend *Sutherland* und *Magoun*[69] wird eine Achse beschrieben. Sie verläuft von der Artikulationsstelle mit dem Processus jugularis bis zur Felsenbeinspitze.

Andere Autoren beschreiben folgende Bewegungsachsen:

1. Eine Achse, die von hinten-unten-außen nach vorne-oben-innen verläuft, ungefähr im Winkel von 45° im Verlauf des Felsenbeins (Pars petrosa).
2. Die anterior-posteriore Achse verläuft zwischen dem spheno-squamösen Pivotpunkt (SSP) und dem condylo-squamo-mastoiden Pivotpunkt (CSMP).

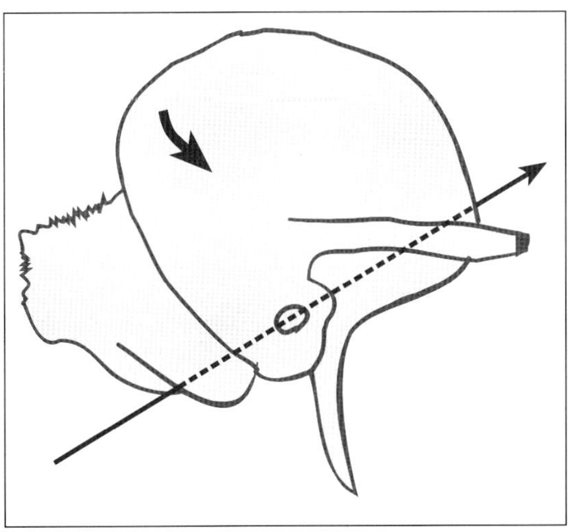

10.28

Os temporale in der Inspirationsphase (von lateral)

Die Schläfenbeinbewegung wird vom Hinterhaupt beeinflusst.

- Der petrobasilare Teil bewegt sich nach superior und anterior
- Die Schläfenbeinschuppe, oberhalb der Achse des SSP/CSMP gelegen, bewegt sich nach lateral, anterior und leicht nach inferior
- Der Warzenfortsatz (Processus mastoideus), unterhalb der Achse des SSP/CSMP gelegen, bewegt sich nach medial, posterior (und superior)
- Die Fossa mandibularis, unterhalb der Achse des SSP/CSMP gelegen, bewegt sich nach posterior medial
- Der Processus zygomaticus bewegt sich nach lateral und sein vorderer Teil zusätzlich nach anterior und inferior
- Durch die Kaudalbewegung der Falx cerebri entspannt und senkt sich das Tentorium cerebelli, so dass es mit seiner Anheftung an der oberen Felsenbeinkante die Außenrotation des Schläfenbeins ermöglicht. Andererseits wird das Tentorium auch durch die Außenrotation des Schläfenbeins gesenkt
- In der Inspirationsphase senkt sich die Squama und hebt sich die Pars basilaris des Hinterhaupts. Durch die kraniale Verschiebung der Pars basilaris wird die Bewegung insbesondere über den Processus jugularis an der petrojugularen Verbindung auf das Schläfenbein übertragen, so dass dieses sich nach anterior lateral bewegt. Die petrojugulare Verbindung ist eine Art Pivotpunkt für die Bewegung dieser beiden Knochen
- Auch die petrobasilare Verbindung ist von großer Bedeutung. Die Rinne/Nut am hinteren Teil des Felsenbeins artikuliert mit der Leiste/Feder des Hinterhaupts. Diese Verbindung ermöglicht eine Dreh- und Gleitbewegung und passt sich dadurch an die Bewegung des Hinterhaupts an
- An der Sutura occipitomastoidea gleiten das Hinterhaupt und der Warzenfortsatz entgegengesetzt zueinander: Der Rand des Hinterhaupts bewegt sich nach anterior, der Rand des Warzenfortsatzes nach posterior
- Der vordere Teil des Processus zygomaticus des Schläfenbeins bewegt sich nach außen-unten und minimal nach hinten, während sich der Processus temporalis des Jochbeins nach außen-unten und minimal nach vorne bewegt. Die Gleitbewegung der beiden Processus an der Sutura temporozygomatica integriert die Einflüsse von Keil- und Hinterhauptbein miteinander

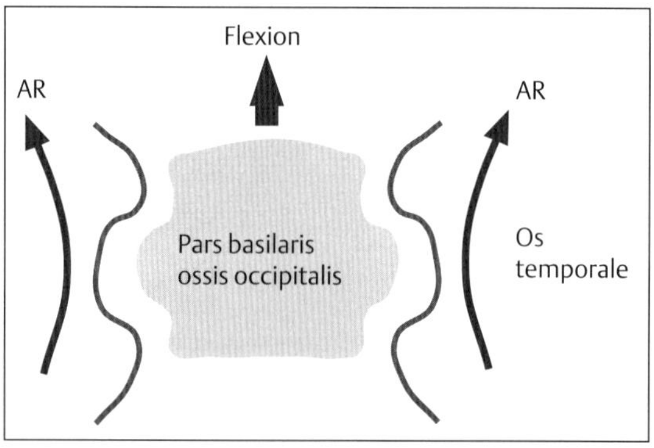

10.29

Sutura petrobasilaris in der Inspirationsphase, Nut-und-Feder-System. Ansicht (von oben)

Os parietale
(Abb. 10.30 und *10.31)*

Die Achse verläuft beidseitig schräg von hinten-außen-unten nach vorne-innen-oben. Die Achsen sind auf die Wechsel der Gelenkränder (Pivotpunkte) der Sutura lambdoidea und der Sutura coronalis ausgerichtet.
Die Bewegung des Scheitelbeins wird vom Hinterhaupt über das Os temporale beeinflusst.

- Bregma und Lambda senken sich
- Die Sutura sagittalis senkt sich. Zudem entfernen sich die beiden Ränder voneinander; und zwar hinten stärker als vorne, da die Sutur hinten größere Zähne aufweist als vorne

- Der Angulus sphenoidalis (vorderer unterer Winkel) bewegt sich nach außen und anterior
- Der Margo squamosus (zur Schläfenbeinschuppe weisender Rand) bewegt sich nach außen und anterior
- Der Angulus mastoideus (hinterer unterer Winkel) bewegt sich nach außen und anterior

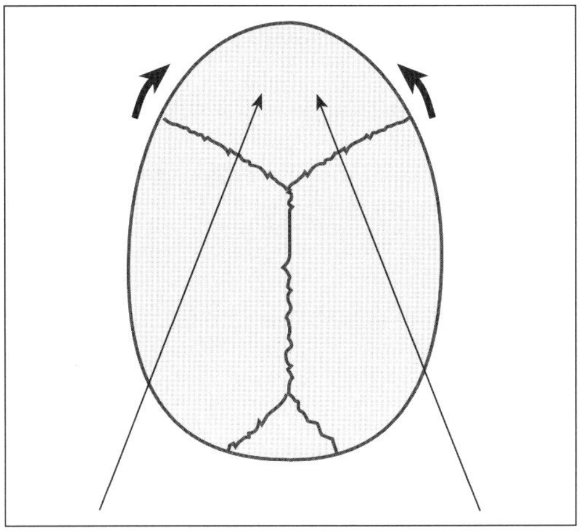

10.30
Os parietale in der Inspirationsphase (von oben)

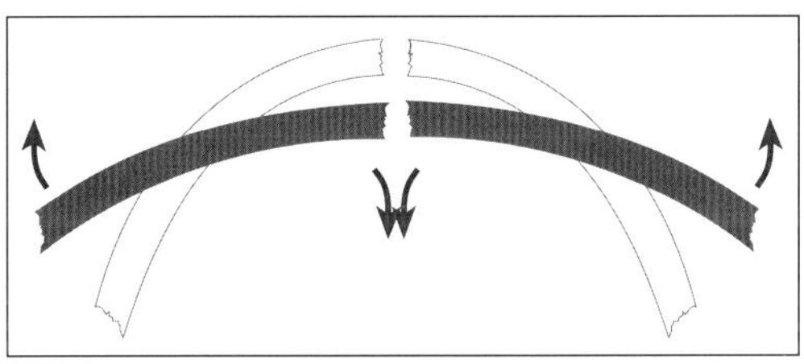

10.31
Os parietale in der Inspirationsphase (von hinten)

Bewegung der Gesichtsknochen

Maxilla *(Abb. 10.32)* Die Bewegung der Oberkieferknochen organisiert sich um zwei vertikale Achsen, die durch die Stirnfortsätze des Oberkiefers (Processus frontalis) führen. Sie führen eine Außen- bzw. Innenrotation aus.

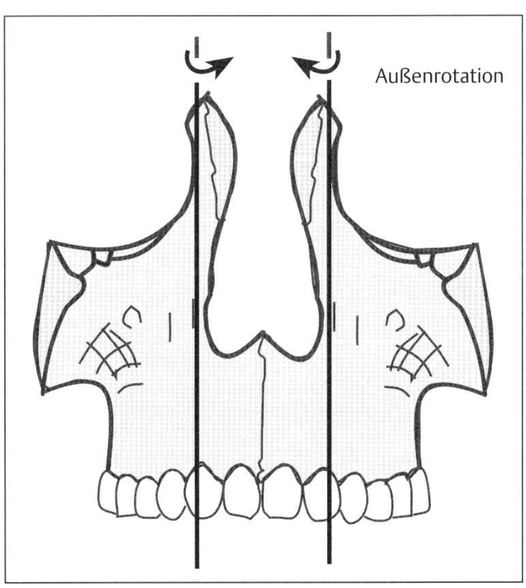

10.32
Maxilla in der Inspirationsphase (von vorne)

Verantwortlich für die Bewegung des Oberkiefers ist das Keilbein. Über die Schläfenbeine, den Vomer und die Gaumenbeine induziert es die Oberkieferbewegung. (Die Bedeutung der Gaumenbeine bei der Oberkieferbewegung wird von den Osteopathen unterschiedlich bewertet. Während *Magoun*[66] die Gaumenbeine als die wichtigsten Bewegungsübermittler vom Keilbein ansieht, sind es für *Busquet*[67] eher die Schläfenbeine und der Vomer.)

- Der Oberkiefer bewegt sich gleichlaufend mit dem Stirnbein *(Abb. 10.33)*
- Der Jochbeinfortsatz des Oberkiefers (Processus zygomaticus) bewegt sich nach anterior-superior
- Die Sutura palatina mediana und das Gaumendach senken sich *(Abb. 10.34)*
- Der Fortsatz zur Aufnahme der Zähne (Processus alveolaris) verbreitert sich an der lateralen Seite
- Der anterior-posteriore Durchmesser an der Sutura palatina mediana verkürzt sich
- Die Sutura intermaxillaris bewegt sich nach posterior *(Abb. 10.35)*

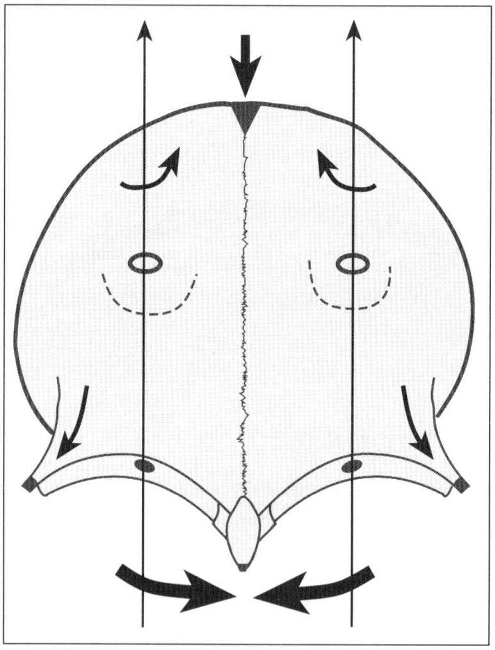

10.33

Außenrotation der Maxilla und des Os frontale in der Inspirationsphase (von vorne)

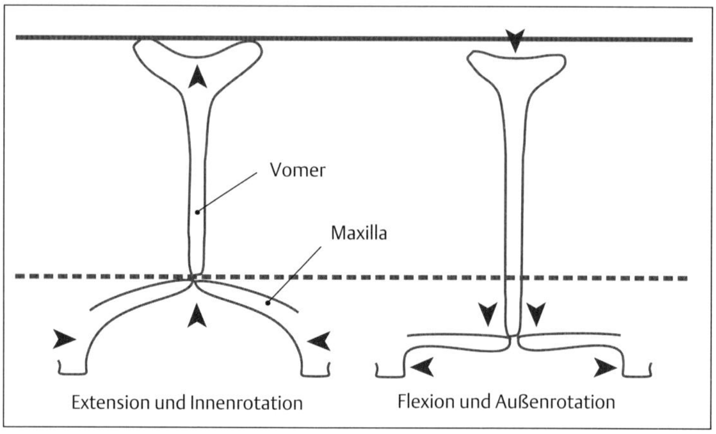

10.34

Maxilla und Vomer in der Inspirations- und Exspirationsphase (von vorne)

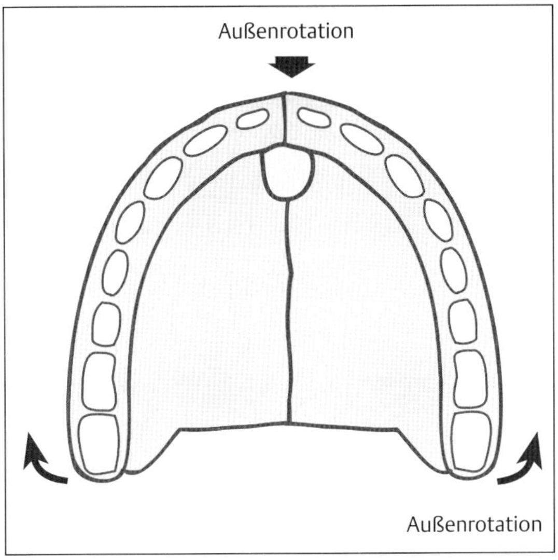

10.35
Maxilla in der Inspirationsphase (von unten)

Os palatinum
(Abb. 10.36 und *10.37)*

Die Gaumenbeine führen eine Außen- bzw. Innenrotation aus. Das Gaumenbein bewegt sich in Relation zum Keilbein, Pflugscharbein und zum Oberkiefer.

- Das Gaumendach senkt sich
- Die Sutura palatina mediana senkt sich und bewegt sich nach posterior
- Der transversale Durchmesser vergrößert sich
- Der Processus orbitalis und der Processus sphenoidalis bewegen sich nach inferior, dem Corpus sphenoidalis folgend
- Der Processus pyramidalis bewegt sich nach außen, unten und hinten, dem Processus pterygoideus des Keilbeins folgend
- Das Keilbein senkt das Gaumenbein über den Processus pterygoideus und den Vomer
- In der Inspirationsphase spreizt das Keilbein über die Processus pterygoidei die kleinen Gaumenbeine auseinander und führt sie in die Außenrotation. Der Processus pyramidalis des Gaumenbeins folgt dem Processus pterygoideus des Keilbeins, so dass er sich an seinem hinteren Rand nach lateral, unten und hinten bewegt. Er führt eine pendelartige Gleitbewegung in der Incisura pterygoidea des Keilbeins aus. Der Processus pyramidalis folgt aber nicht völlig der Bewegung des Processus pterygoideus, sondern führt eine Gleitbewegung unter diesem aus und wird aus diesem Grunde von *Magoun* als „Geschwindigkeitsreduzierer"[71] (Bremse) bezeichnet. Er reduziert die Bewegung des Processus pterygoideus in Beziehung zur Maxilla
- Durch den nach unten gerichteten Druck des Pflugscharbeins auf das Gaumenbein senkt sich das Gaumendach und bewegt sich der Knochen nach außen
- Der Oberkiefer nimmt das Gaumenbein mit nach außen und den seitlichen Anteil mit nach vorne
- Am Processus orbitalis führt der N. infraorbitalis entlang. Der Fortsatz reguliert die Spannung dieses Nerven während der kraniosakralen Bewegungen

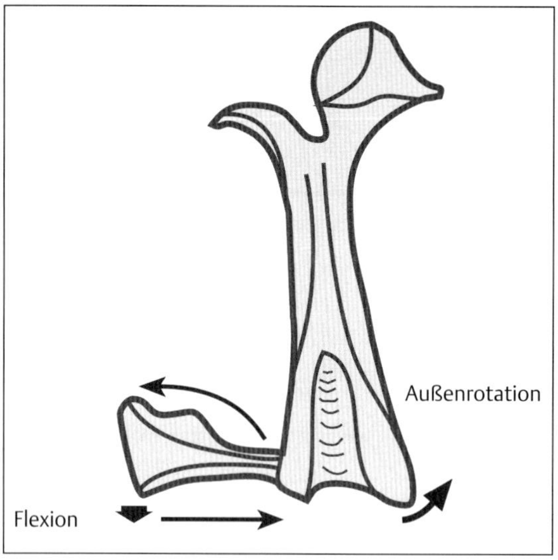

10.36

Rechtes Os palatinum in der Inspirationsphase (von hinten)

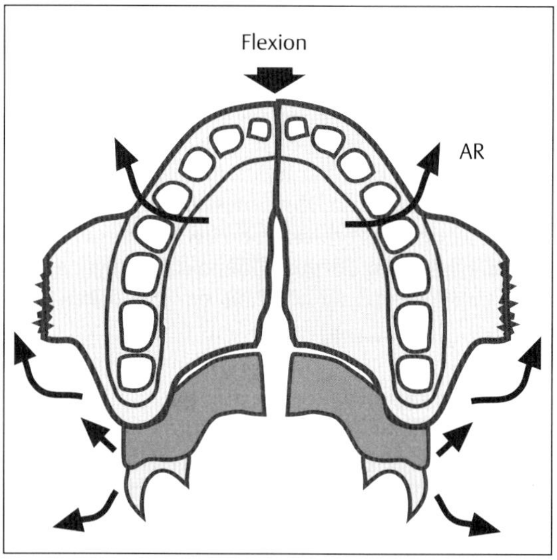

10.37

Os palatinum zwischen der Maxilla und dem Processus pterygoideus in der Inspirationsphase (Ansicht von unten)

Os zygomaticum
(Abb. 10.38 und *10.39)*

Das Jochbein bewegt sich um 2 Achsen:

- Eine schräge Achse von hinten nach vorne und von außen nach innen
- Eine vertikale Achse durch den Processus frontalis, leicht schräg nach vorne-unten-innen verlaufend
- Die Bewegung des Jochbeins wird vom Keilbein über die großen Keilbeinflügel induziert. Sie ist außerdem abhängig von der Bewegung des Stirnbeins, des Oberkiefers und des Schläfenbeins

Das Os zygomaticum ist ein wichtiger Knochen, denn er verbindet die Gesichtsknochen unter Vermittlung des Keilbeins mit dem Schläfenbein unter dem Einfluss des Hinterhaupts. Seine Aufgabe besteht darin, das Gleichgewicht zwischen seinen vier umgebenden Knochen sicherzustellen und ihre Bewegungen auszugleichen. Er wird deshalb von *Sutherland* auch „Speed-Reducer" genannt.
Außerdem übt seine Bewegung und Flexibilität eine pumpende Stimulation auf die Zirkulation in den Kieferhöhlen aus.

- Der Processus frontalis (Stirnfortsatz) bewegt sich zusammen mit dem großen Keilbeinflügel und dem Jochbeinfortsatz des Stirnbeins nach anterior und lateral
- Die Facies orbitalis bewegt sich, unter dem Einfluss des Keilbeins, nach vorne, außen und leicht nach unten
- Die Folge ist die Vergrößerung der Augenhöhle in ihrem schräg von oben-innen nach unten-außen verlaufenden Durchmesser
- Außerdem vergrößert sich der Winkel zwischen Joch- und Stirnbein
- Der Processus temporalis bewegt sich nach außen-unten und leicht nach vorne, während der Processus zygomaticus des Schläfenbeins sich nach außen-unten und leicht nach hinten bewegt. Die Gleitbewegung der beiden Processus an der Sutura temporozygomatica integriert die Einflüsse von Keil- und Hinterhauptbein miteinander
- Der Processus maxillaris bewegt sich nach außen-vorne und leicht nach oben. Er erhöht die Facies orbitalis und verschiebt den lateralen Augenrand weiter nach außen

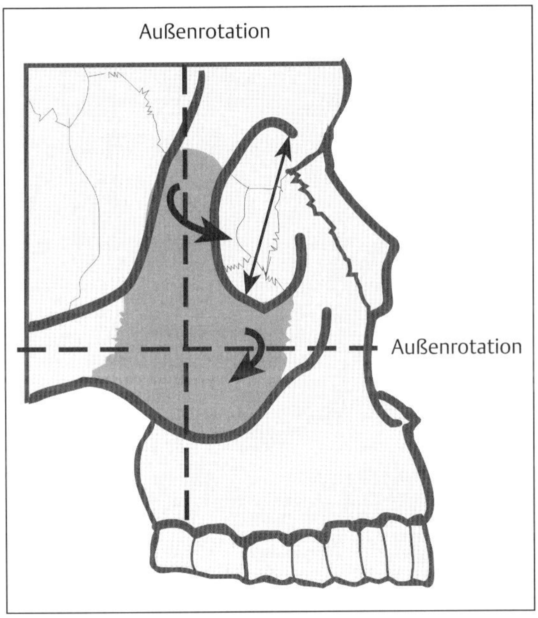

10.38
Rechtes Os zygomaticum in der Inspirationsphase

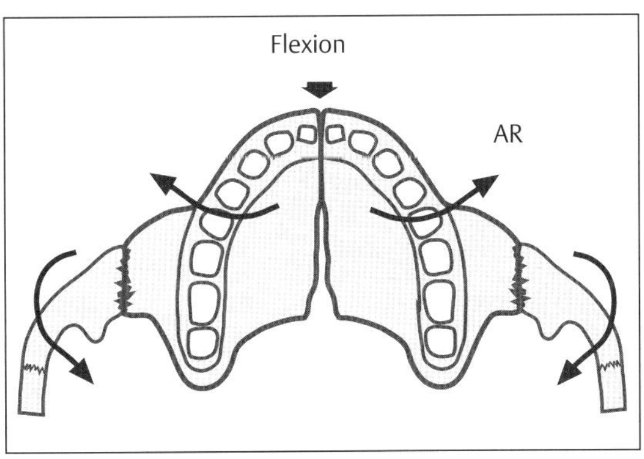

10.39
Sutura zygomatico-maxillaris in der Inspirationsphase (Ansicht von unten)

Mandibula
(Abb. 10.40)

Der Unterkiefer bewegt sich um zwei vertikale, leicht schräge Achsen, die ungefähr durch den 1. Backenzahn verlaufen. Er wird vom Hinterhaupt über die Schläfenbeine beeinflusst.

- In der Inspirationsphase führen die Gelenkfortsätze (Processus condylaris) eine Außenrotation nach innen-hinten-unten aus. Sie folgen der Fossa mandibularis des Schläfenbeins, die sich in der Inspirationsphase nach innen und hinten bewegt
- Der Unterkieferwinkel bewegt sich nach außen-vorne-unten. Aufgrund der Knochenflexibilität bewegen sich die Unterkieferwinkel nach außen, während sich die Gelenkfortsätze nach innen bewegen
- Die Kinnspitze bewegt sich nach hinten

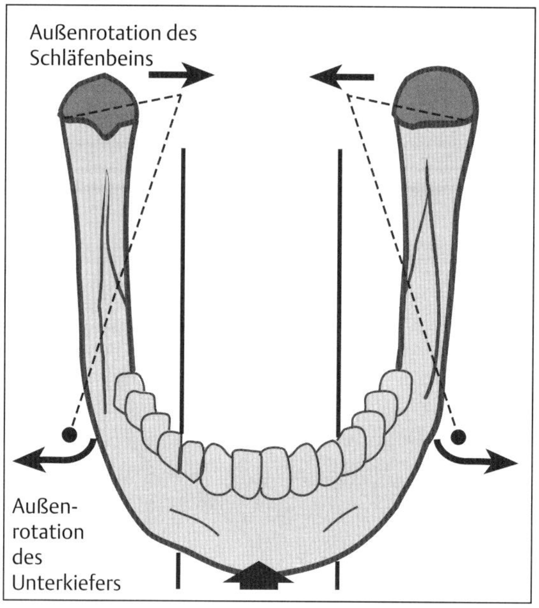

10.40
Mandibula in der Inspirationsphase (von vorne)

Außer der kraniosakralen Bewegung kann das Unterkiefergelenk auch eine öffnende und schließende Bewegung ausführen. Dabei kann der Unterkiefer wie eine Extremität des Schädels angesehen werden. Es sind folgende strukturelle Ähnlichkeiten festzustellen:

- Das Becken mit den unteren Extremitäten in Verbindung mit dem Beckenknochen
- Die Brust mit den oberen Extremitäten in Verbindung mit dem Schulterblatt
- Der Schädel mit dem Unterkiefer in Verbindung mit dem Schläfenbein

Gelenkspiel:
Bei Bewegungen mit kleiner Amplitude bleibt der Meniskus in der Grube des Schläfenbeins. Die Bewegungen mit großer Amplitude können in zwei Phasen eingeteilt werden.
Mundöffnung:

1. Phase: Rotation des Unterkieferköpfchens (unteres diskomandibulares Teilgelenk)
2. Phase: Nach-vorne-Gleiten des Meniskus und des Unterkieferköpfchens (oberes diskotemporales Teilgelenk)

Os nasale
(Abb. 10.41 und *10.42)*

Das Nasenbein bewegt sich um eine vertikale Achse. Es wird vom Stirnbein und vom Oberkiefer beeinflusst. In der Inspirationsphase rotiert es in Relation zum Stirnfortsatz des Oberkiefers leicht nach außen. Die Sutura internasalis bewegt sich nach posterior.

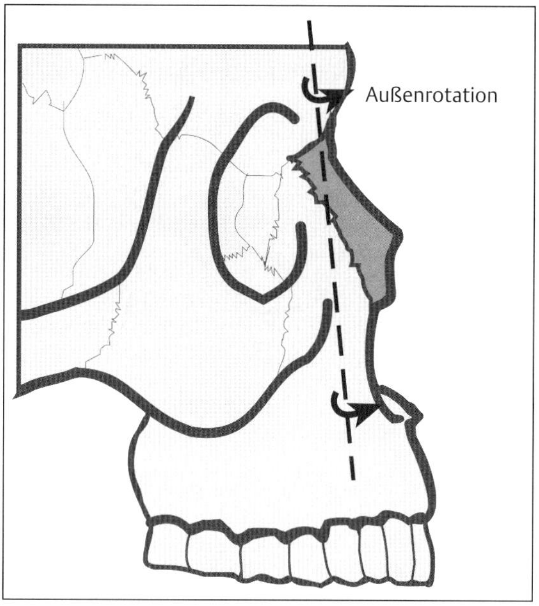

10.41

Rechtes Os nasale in der Inspirationsphase (von lateral)

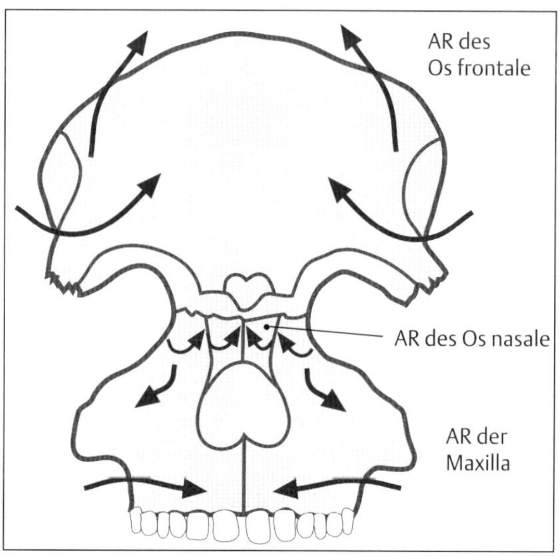

10.42

Sutura nasomaxillaris, frontonasalis und frontomaxillaris in der Inspirationsphase (Ansicht von vorne)

Cornu nasalis inferior

Die untere Nasenmuschel bewegt sich unter der Kontrolle des Keilbeins mit seinen umgebenden Knochen. In der Inspirationsphase wird die Passage für die Atemluft vergrößert.

Os lacrimale
(Abb. 10.43)

Das Tränenbein bewegt sich um eine vertikale Achse. Es wird vom Keilbein beeinflusst. In der Inspirationsphase rotiert es in Relation zum Stirnfortsatz des Oberkiefers leicht nach außen. Der Tränenkanal vergrößert sich.

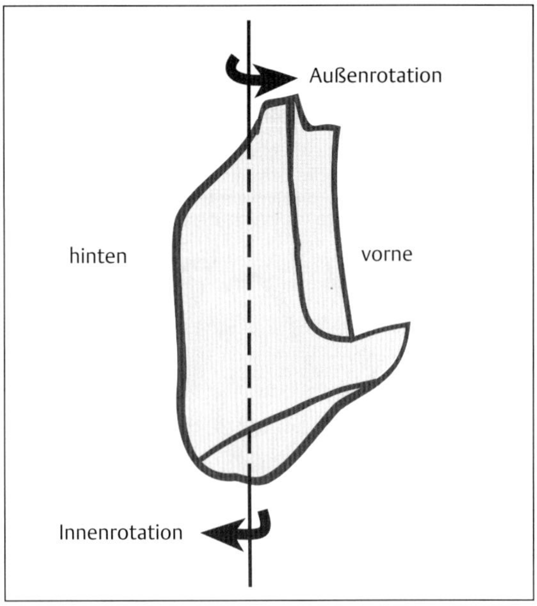

10.43

Rechtes Os lacrimale in der Inspirationsphase (von lateral vorne)

Orbita *(Abb. 10.44)*

Die **Orbita** setzt sich aus mehreren Knochen zusammen. Die nach anterior gerichtete Bewegung der großen Keilbeinflügel lässt das Auge nach anterior bewegen. In der Inspirationsphase vergrößert sich der schräge Durchmesser der Orbita, verursacht durch die laterale und anterior laterale Bewegung des Jochbeins und der Facies orbitalis des Oberkiefers. In geringerem Ausmaß verschiebt sich auch die mediale Orbitawand nach lateral.

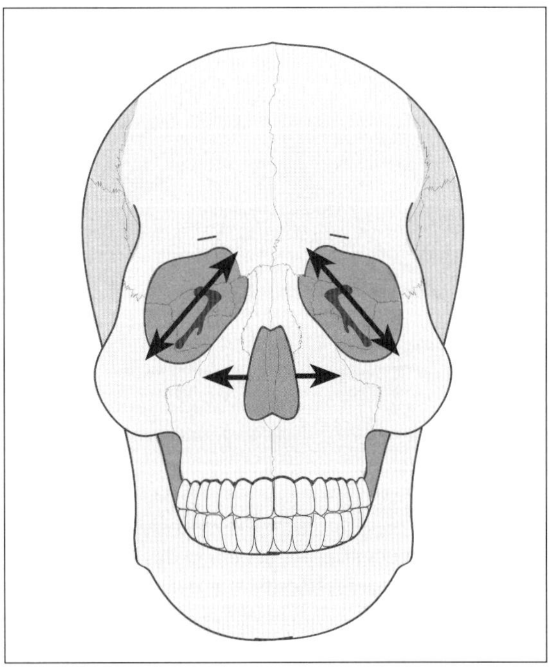

10.44

Orbita und Cavitas nasi in der Inspirationsphase

Cavitas nasi (s. auch *Abb. 10.44)*

Auch die Nasenhöhle wird von mehreren Knochen gebildet. In der Inspirationsphase vergrößert sich durch die Außenrotation der lateralen Knochen der horizontale und vermindert sich der vertikale Durchmesser der Nasenhöhle. Das verstärkt geringgradig, aber regelmäßig die Zirkulation von Blut und Lymphe in der Nase.
Außerdem wird über die Keil-, Stirn-, Sieb- und Jochbeine, den Vomer und den Oberkiefer eine pumpende Bewegung im kraniosakralen Rhythmus auf die Wände der Nasennebenhöhlen ausgeübt. Diese Pumpbewegungen gewährleisten eine regelmäßige Drainage dieser Höhlungen.

Os hyoideum *(Abb. 10.45)*

Der vordere Teil des Zungenbeinkörpers hebt sich, die hinteren Zungenbeinhörner senken sich und bewegen sich auseinander.

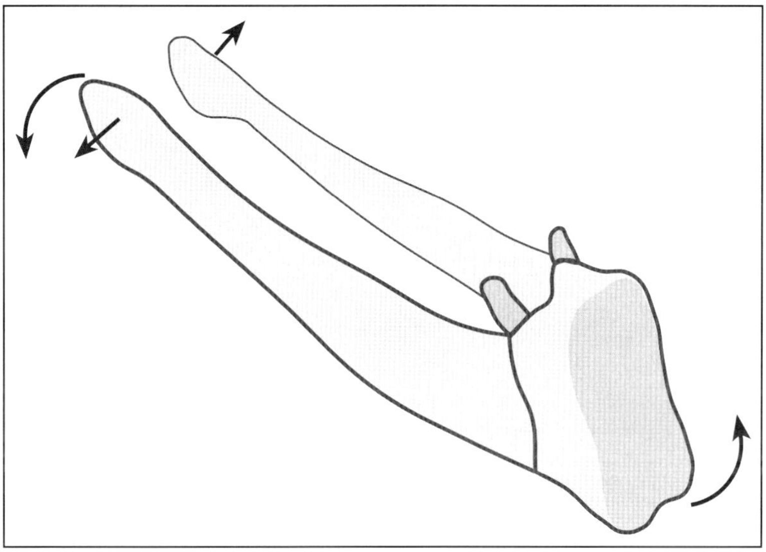

10.45
Os hyoideum in der Inspirationsphase

Bewegung des Kreuz- und Steißbeins

Os sacrale
(Abb. 10.46).

Das Kreuzbein bewegt sich um eine horizontale Achse auf Höhe des 2. Sakralwirbels. Diese Achse verläuft durch den Treffpunkt des langen und des kurzen Arms der Gelenkflächen für die Darmbeine. In der Inspirationsphase bewegt sich das Foramen magnum nach anterior und kranial. Über die Anheftung der Dura mater spinalis am Foramen magnum führt die feine Bewegungsänderung des Hinterhaupts zu einer Vertikalisierung des Kreuzbeins. Die Kreuzbeinbasis bewegt sich nach posterior und superior, während die Kreuzbeinspitze sich anteriorisiert und nach inferior bewegt.

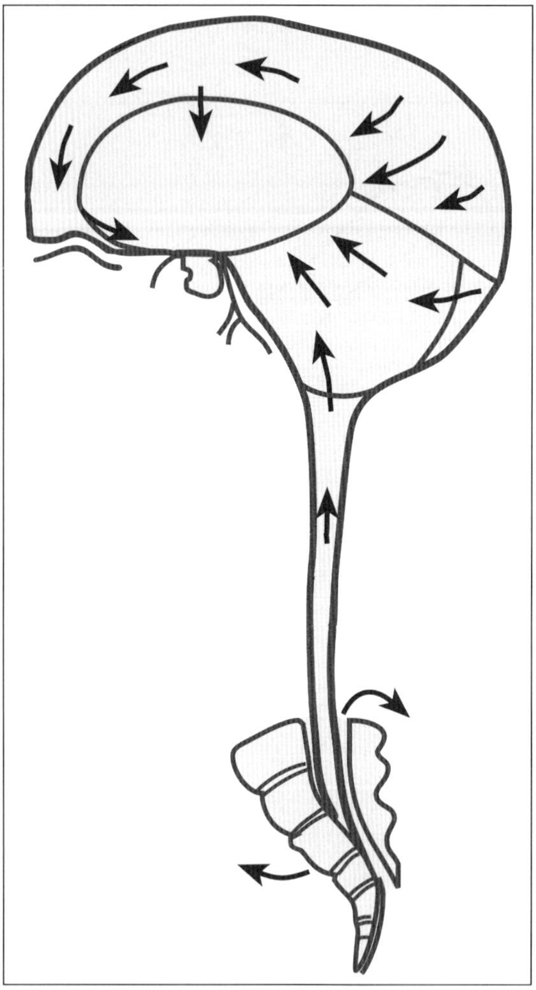

10.46
Os sacrale in der Inspirationsphase

Os coccygis
(Abb. 10.47)

In der Inspirationsphase führt das Steißbein eine leichte Vertikalisierung aus. Die Steißbeinspitze bewegt sich dabei nach posterior.

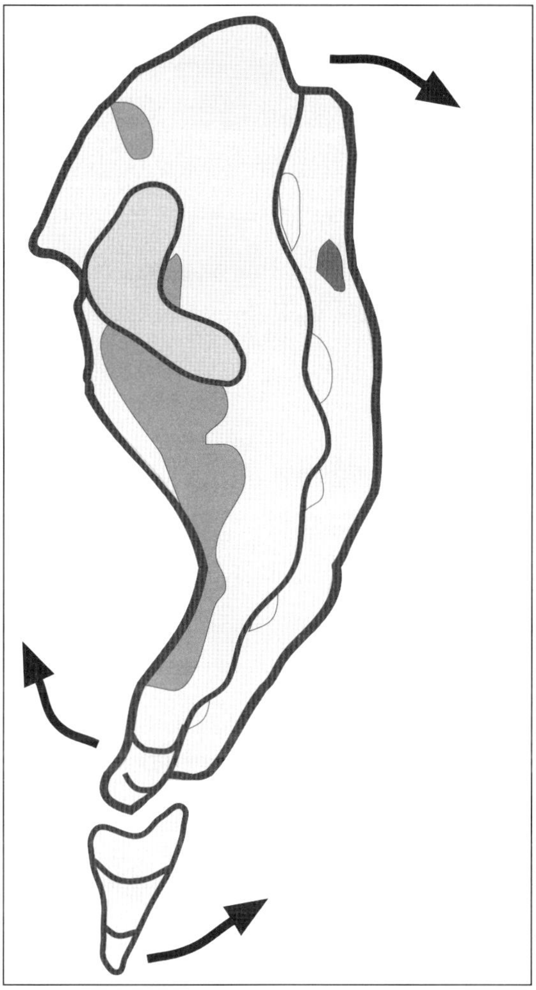

10.47
Os coccygis und Os sacrale in der Inspirationsphase

Bewegung weiterer Körperstrukturen

Die **Wirbelsäulenkrümmung** nimmt in der Inspirationsphase ab *(Abb. 10.48)*.
Das **Sternum** senkt sich.

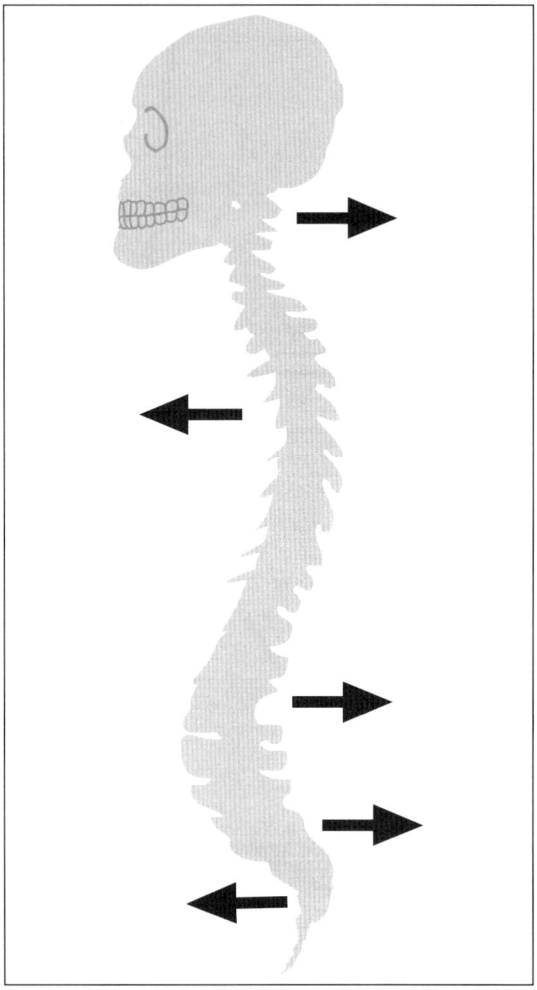

10.48
Wirbelsäule in der Inspirationsphase

Diaphragmata
(Abb. 10.49)

Das Zwerchfell senkt sich global, während der anteriore Teil sich stärker senkt als der posteriore. Die **Ossa ilii** bewegen sich an ihrem vorderen Teil nach kaudal-anterior und nach außen. Die Symphysis pubica sinkt nach kaudal.
Das **Diaphragma pelvis** senkt sich.

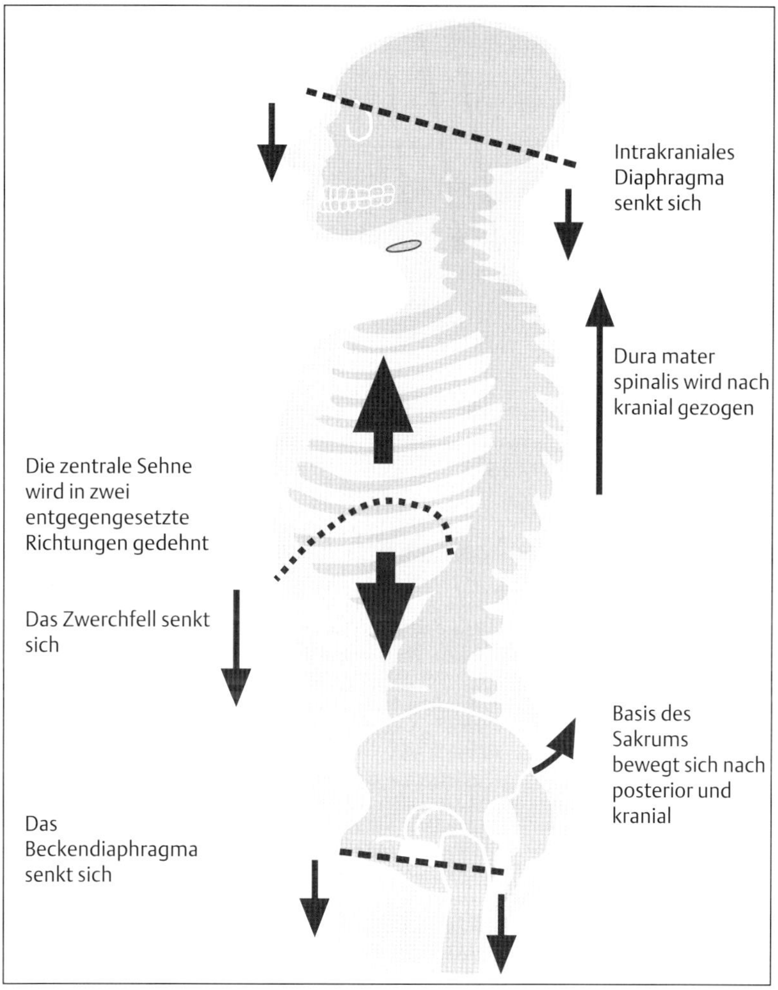

10.49
Diaphragmata in der Inspirationsphase

Zentrale Sehne oberhalb des Zwerchfells
(Abb. 10.49)

Alle Faszien, die an der Schädelbasis (Tuberculum pharyngeum) befestigt sind, bewegen sich, ebenso wie die Dura mater spinalis, nach kranial.
Die **übrigen peripheren Körperstrukturen, Faszien und Muskelketten** bewegen sich in die Außenrotation und nach kaudal *(Abb. 10.50)*.
Zu erwähnen bleibt noch, dass sich auch während der Einatemphase der thorako-abdominalen Atmung, die Schädelknochen aufgrund der faszialen Fortsetzung zur Schädelbasis und zur Mund- und Nasenhöhle in Flexion und Außenrotation bewegen. Während der Ausatmung geschieht das Umgekehrte.

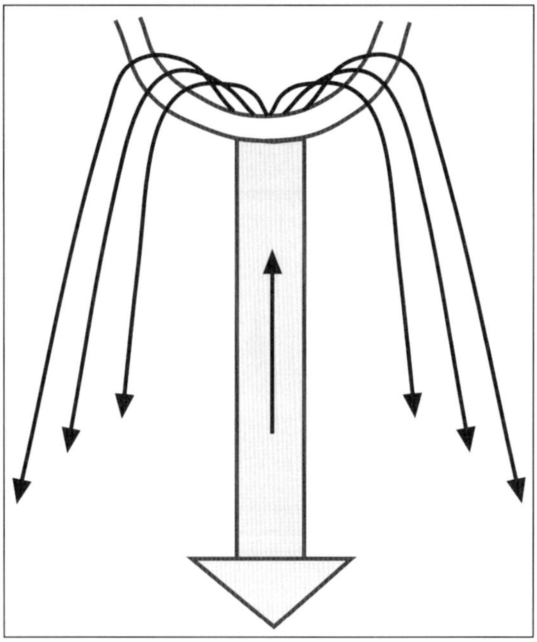

10.50

Periphere Faszien in der Inspirationsphase

Quellenangabe:

1 Magoun, H. I.: Osteopathy in the cranial field. 3rd ed. Journal Printing Company, Kirksville 1976, S. 84.
2 Frymann, V. M.: Scott Memorial Lecture 1972, the law of mind, matter and motion. Scott Memorial Lectures, AAO (1985), S. 65.
3 Kappler, R. E.: Osteopathy in the cranial field. Its history, scientific basis, and current status. The osteopathic physician (1979) 13.
4 Frymann, V.: Discussion. The principles of palpatory diagnosis and manipulative technique. Beal M. C., AAO, Ohio, S. 100.
5 Woods, J. M., Woods, R. H.: A physical finding related to psychiatric disorders. JAOA 60 (1961) 988.
6 Upledger, J. E., Vredevoogd, J. D.: Craniosacral therapy. Eastlant Press, Seattle 1983, S. 275–281.
7 Upledger, J. E., Karni, Z.: Mechanical electric patterns during craniosacral osteopathic diagnosis and treatment. JAOA 78 (1979), 782–791.
8 Moskalenko, Y. E.: Cerebral pulsation in the closed cranial cavity. Izv Akad. Nauk. SSSR 4 (1964), S. 620–629.
9 Baker, E. G.: Alteration in width of maxillary arch and its relation to sutural movement of cranial bones. JAOA 70 (1971) 559–564.
10 Frymann, V. M.: A study of the rhythmic motions of the living cranium. JAOA 70 (1971) 928–945.
11 Jenkins, Campbell, White: Modulation resembling Traube-Hering waves recorded in human brain. Europ. Neurol. 5 (1971) 1–6. White, D. M., Jenkins, C. O., Campbell, J. K.: The compensatory mechanisms for volume changes in the brain. 23rd Annual Conference on Engineering in Medicine and Biology, Washington, D.C., (Nov/1970) S. 15 – 19.
12 Michael, D. K., Retzlaff, E. W.: A preliminary study of cranial bone movement in the squirrel monkey. JAOA 74 (1975) 886–889.
13 Wallace, W. K., Avant, W. S., McKinney, W. M., Thurstone, F. L.: Ultrasonic techniques for measurement intracranial pulsations. Research and clinical studies. Neurol. 16(4) (1966).
14 Lay, E. M., Cicorda, R. A., Tettambel, M.: Recording of the cranial rhythmic impulse. JAOA, 78 (10/1978) 149.
15 Roppel, R. M., Pierre, N. S., Mitchell, F. L.: Measurement of accuracy in bimanual perception of motion. JAOA 77 (1978), 475.
16 Podlas, H., Allen, K. L., Bunt, E. A.: Computed tomography studies of human brain movements. S. Afr. J. Surg. 22(1) (1984) 57–63. Allen, K. L., Bunt, E. A.: Slow oscillation of compliance and pressure rate in the naturally closed craniospinal system. In: Hoff, J. T., Betz, A. L. (Hrsg.): Intracranial pressure III. Springer Verlag, Berlin, 1989. S. 251 – 254. Allen, K. L., Bunt, E. A.: Hydrodynamic studies of the human craniospinal system. Janus, London. 2000. S. 5., 150 f, 158 f.

17 Druelle, P.: Allgemeine und craniale Osteopathie bei Neugeborenen und Kleinkindern. Deutsches Osteopathie Kolleg, S. 37–40.
18 Druelle, P.: Allgemeine und craniale Osteopathie bei Neugeborenen und Kleinkindern. Deutsches Osteopathie Kolleg, S. 40.
19 Rommeveaux, L.: Persönliche Mitteilung aus Upledger, J. E.: Research and Observations support the existence of a craniosacral System. UI, Enterprises (1995) Florida, S. 2.
20 Herniou, J. C.: Studies of the structures and mechanical properties of the cranium, in Upledger, J. E.: Research and observations support the existence of a craniosacral System. UI, Enterprises (1995) Florida, S. 2.
21 Gunnergaard, K.: Rhythmische und nicht rhythmische Veränderungen der Dimensionen des menschlichen Schädels. Dtsch. Ztschr. f. Biol. Zahnm. 8 (1992) 160–169.
22 Norton, J. M., Sibley, G., Broder-Oldach, R. E.: Quantification of the cranial rhythmic impulse in human subjects. JAOA, 92 (10/1992) 1285.
23 Heisey, S. R., Adams, T.: Role of cranial bone mobility in cranial compliance. Neurosurg. 33 (1993) 869–877.
24 The first Russian-French Symposium: Fundamental aspects of osteopathy. 1.–2. 7. 96, St. Petersburg.
25 Zanakis, M. F., Lewandoski, M. A., Marmora, M., Dowling, C. T., Kircher, K. T., Cebelnsky, R. M., Banihashem, M.: Cranial mobility in humans. Manuskript zur Veröffentlichung in JAOA (1996/97).
26 Magoun, H. I.: Osteopathy in the cranial field. 3rd ed. Journal Printing Company, Kirksville 1976, S. 24. Wooley, D. W. and Shaw, E. N.: Evidence for the participation of serotonin in mental processes. Annals of the New York Academy of Sciences, 66 (1957) 649–665.
27 Clark, L. C.: Discussion of evidence for the participation of serotonin. Annals of the New York Academy of Sciences, 66 (1957) 668.
28 Hyden, H.: Satelite cells in the central nervous system. Scient. Americ. 205 (12/1961) 62.
29 Feinberg, D. A., Mark, A. S.: Human brain motion and cerebrospinal fluid circulation demonstrated with MR velocity imaging. Radiol. 163 (1987) 793–799.
30 Du Boulay, G., O'Connell, J., Currie, J., Bostick, T., Verity, P.: Further investigations on pulsatile movements in the cerebrospinal fluid pattern. Act. Rad. Diagn. 13 (1972) 496–523.
31 Sutherland, W. G.: The cranial bowl. Free Press Company, Mankato, Minnesota 1939, S. 51, 55.
32 Greitz, D., Wirestam, R., Franck, A., Nordell, B., Thomsen, C., Stahlberg, F.: Pulsatile brain movement and associated hydrodynamics studied by magnetic resonance phase imaging. Neuroradiol. 34 (1992) 370–380.
Greitz, D., Franck, A., Nordell, B.: On the pulsatile nature of intracranial and spinal CSF-circulation demonstrated by MR imaging. Acta Radiolog. 34 (1993) 321–328.
33 Gröschel-Stewart, U., Unsicker, K., Leonhardt, H.: Immunhistochemical demonstration of contractile proteins in astrocytes, marginal glial and ependymal cells in rat diecephalon. Cell Tiss. Res. (1977) 133–137.
34 Scordilis, S. P., Anderson, J. L., Pollack, R., Adelstein, R. S.: Characterisation of the myosin-phosphorylating system in normal murine astrocytes and derivative SV 40 wild-Type and A-mutant transformants. J. Cell Biol. 74 (1977) 940–949.
35 Fifkova, E.: Actin in the nervous system. Brain Res. Rev. 9 (1985) 187–215.
36 Alonso, G., Fgabrion, J., Travers, E., Asssenmacher, I.: Ultrastructural organisation of actin filaments in neurosecretory axons of the rat. Cell and Tissue Res. 214 (1981) 323–341.
37 Kimura, A., Tsuji, T., Matoba, R., Fujitani, N., Ohmori, K., Matsumara, S.: Tissue-specific and non-tissue-specific heavy-chain isoforms of myosin in the brain as revealed by monoclonal antibodies. Biochimics et Biophysica Acta 1118 (1991) 59–69.
38 Magoun, H. I.: Osteopathy in the cranial field. 1rd ed. Journal Printing Company, Kirksville 1951, S. 24.
39 Sears, T. A.: Investigations on respiratory motoneurones of the thoracic spinal cord. Progr. Brain Res. 12 (1964) 259–272.
40 Upledger, J. E., Vredevoogd, J. D.: Craniosacral therapy. Eastland Press, Seattle 1983, S. 11.
41 Berquist, E., Willén, R.: Cavernous nodules in the dural sinuses. J. Neurosurg, 40 (1974) 330–335.
42 Heisey, S. R., Adams, T.: Role of cranial bone mobility in cranial compliance. Neurosurg. 33 (1993) 871.
43 Guyton, A. C., Hall, J. E.: Textbook of medical physiology. 9. Auflage, W. B. Saunders Company, Philadelphia 1966, S. 787.
44 Upledger, J. E., Vredevoogd, J. D.: Craniosacral therapy. Eastland Press, Seattle 1983, S. 13.
45 Frymann, V. M.: Relation of disturbances of craniosacral mechanisms to symptomatology of the newborn, Study of 1250 Infants. JAOA 65 (1966).

46 Frymann, V. M.: Learning difficulties of children viewed in the light of the osteopathic concept. JAOA, 76 (1976).
47 Upledger, J. E.: Relationship of craniosacral examination findings in grade school children with developmental problems. JAOA, 77 (6/1978) 760–776.
48 Upledger, J. E., Vredevoogd, J. D.: Craniosacral therapy. Eastland Press, Seattle 1983, S. 262–263.
49 Upledger, J. E.: The reproducibility of craniosacral examination findings: A statistical analysis. JAOA 76 (1977) 890–899.
50 Hubbard, R. B., Sacks, M. S.: Mechanical response of collagenous tissue to repeated elongation. JAOA, 83 (9/1983) 136.
51 Sibley, G., Broder-Oldach, R. E., Norton, J. M.: Interexaminer agreement in the characterisation of the cranial rhythmic impulse. JAOA, 92 (10/1992) 1285.
52 Kostopoulos, D., Keramidas, G.: Changes in the magnitude of relative elongation of the falx cerebri during the application of external forces on the frontal bone of an embalmed cadaver. J. Craniomand. Practice 10 (1992) 9–12.
53 Allain, A.: Le complexe musculo-aponevrotique sous-hyoidien et la circulation veineuse de retour cranien, à propos de 10 études échotomographiques. Mémoire, Dijon, 1992.
54 Vallee, M.: Le system cranio-cervico-mandibulaire. Analyse d'empreintes et de teleradiographies chez le jumeaux. Mémoire, Dijon, 1992.
55 Leclercq, C.: L'incidence de la compression du 4ème ventricule sur l'activité électrique cardiaque. Mémoire, St. Etienne, 1993.
56 Gallay, F.: Tentative électro-méchanique de mesure des mouvements propres des os du crâne. Mémoire, St. Etienne, 1993.
57 Maduraud, C.: Pression intra-oculaire et sinus veineux. Etude des variations de la tension oculaire suite a la technique de liberation des sinus veineux selon Viola Frymann. Mémoire, Emerinville, 1994.
58 Ohanian, M.: Father Tom et asthme. Mémoire, Paris 1994.
59 Upledger, J. E.: Research and observations support the existence of a craniosacral System. UI, Enterprises (1995) Florida, S. 3–4.
60 Chadwick, R.: The effects of cranial manipulation upon ryodoraku acupuncture meridians.
61 Gilmore, N.: Right brain, left brain asymmetrie. ACLD Newsbriefs (7/8/1982).
62 Libin, R.: Occlusal changes related to cranial bone mobility. Internat. J. Orthodont. 20 (1) (1992).
63 Kravchenko, T. I.: The principles of osteopathic techniques efficacy monitoring. In: The first Russian-French Symposium: Fundamental aspects of Osteopathy. 1.–2. 7. 96, St. Petersburg.
64 Richard, R.: Lésions ostéopathiques du Sacrum. Maloine, Paris 1978, S. 124.
65 Weaver, C.: The cranial vertebrae. Part I, JAOA (3/1936) 328–336, Part II, JAOA (4/1936), 374–379, Part III, JAOA (5/1936) 421–424.
66 Magoun, H. I.: Osteopathy in the cranial field. 3rd ed. Journal Printing Company, Kirksville 1951, S. 57.
67 Guillot, J. M., Guionnet, J. P.: Médecin ostéopathique. Le crâne. Maloine, Paris, 1986, S. 116.
68 Sutherland, W. G.: Teachings in the science of osteopathy. Sutherland Cranial Teaching Foundation 1991, S. 28.
69 Magoun, H. I.: Osteopathy in the cranial field. 3rd ed. Journal Printing Company, Kirksville 1951, S. 148.
70 Busquet, L.: L'osteopathie cranienne. Maloine, Paris 1985, S. 350.
71 Magoun, H. I.: Osteopathy in the cranial field. 3rd ed. Journal Printing Company, Kirksville 1951, S. 198.
72 Olszewski, W. L., Engeset, A.: Intrinsic contractility of leg lymphatics in man. Preliminary communication. Lymphol. 12 (1979) 81 – 84.
73 Brookes, D.: Lectures on Cranial Osteopathy. Thorsons Publishers Limited Northampton, 1981 S. 58.
74 Vern, B. A., Schuette, W. H., Leheta, B., Juel, V. C., Radulovacki, M.: Low-frequency oscillations of cortical oxidative metabolism in waking and sleep. J. of. Cereb. Blood Flow Metabolism. 8 (1988) 215 – 226)
75 Pomerat, C. M.: Rhythmic contraction of Schwann cells. Science 130 (1959) 1759.
76 Lumsden, C. E., Pomerat, C. M., Normal oligodendrocytes in tissue culture. Exp. Cell. Res. 2 (1951) 103 – 114.
77 Retzlaff, E. W., Mitchell, F. L.: The cranium and its sutures. Springer Berlin 1987, S. 14
78 Ferguson, A.: Cranial Osteopathy: a new perspective Academy of Applied Osteopathy. Academ. of Applied Osteop. 1 (4/1991) 12 – 16.
79 Degenhardt, B., Kuchera, M.: Update on osteopathic medical concepts and the lymphatic system. JAOA 96 (2/1996) 97 – 100.
80 Kinmonth, J. Taylor, G.: Spontaneous rhythmic contraction in human lymphatics. J. of Physiolog. (1956) 133 – 6.

81 Olszewski, W. Engeset, A.: Intrinsic contractibility of leg lymphatics in man preliminary communication. Lympholog. (12/1979) 81 – 84.
82 Norton, J. M.: A tissue pressure model for palpatory perception of the cranial rhythmic impulse. JAOA, 91 (1991) 975 – 994.
83 Norton, J. M.: Failure of a tissue pressure model to predict cranial rhythmic impulse frequency. JAOA 92 (1992) 1285
84 Wirth-Pattullo, V., Hayes, K.W.: Interrater reliability of craniosacral rate measurements and their relationship with subjects' and examiner's heart and respiratory measurements. Physical Ther. 74 (1994) 908 – 920.
85 McPartland, J., Mein, J.: Entrainment and the cranial rhythmic impulse. Alternative Therapies in Health and Medicine. 3 (1977) 40 – 45.
86 Tiller, W. A., McCraty, R., Atkinson, M.: Cardiac coherence: a new, noninvasive measure of autonomic nervous system order. Alternative Therapies 2 (1996) 52 – 65.
87 McCraty, R., Atkinson, M., Tiller, W. A.: New electrophysiological correlates associated with intentional heart focus. Subtle Energies 4 (1995) 251 – 268.
88 Diehl, R. R:, Bichl, B., Sitzer, M., Hennerici, M.: Spontanous oscillations in cerebral blood flow elocity in normal humans and in patients with carotid artery disease. Neurosc. Lett.127 (1991) 5 – 8.
89 Vern, B. A., Schuette, W. H., Leheta, B., Juel, V. C., Radulovacki, M.: Low-frequency oscillations of cortical oxidative metabolism in waking and sleep. J. of. Cereb.Blood Flow Metabolism. 8 (1988) 215 – 226)
90 Holland, C.: The biophysics of cranial osteopathy. Video Medicine Labs Inc., Scottsdale, Arizona, 1991.
91 Persönliche Korrespondenz mit Andrianov, V., Bespala, N.: Research. Academy of Child's development. St. Petersburg, 1999, S. 2.
92 Persönliche Korrespondenz mit Andrianov, V., Bespala, N.: Research. Academy of Child's development. St. Petersburg, 1999, S. 2 – 3.
93 Burnotte, J., Van Poelvoorde, F. Dewandel, J. L.: Etude par interferometrie holographique du comportement des sutures sagittale et coronale sous contraintes. 1999, Brüssel.
94 Burnotte, J., Biart, A. F.: Linear and surfaces measurements of the cranium and the lateral ventricules by helical CT during deep CV-4. Mèmoire, 1999, Brüssel.
95 Allen, K. L., Goldmann, H.: Phasic pressure characteristics of the cerebrospinal system. S. Afr. J. Surg., (Okt. Dez./1967) 151.

Weitere Literaturhinweise:

Allen, B. K., Bunt, E. A.: Dysfunctioning of the fluid mechanical craniosacral system as revealed by stress/strain diagnosis. International Conference on Bioengineering, Cape Town, South Africa 1977.

Austin, J. J. M., Gooding, C. A.: Roentgenographic measurement of skull size in children. Radiology 99 (1971) 641–646.

Becker, R. E.: Cranial therapy revisited. Osteopath. Ann. 5 (1977) 11–40.

Cardoso, E. R., Rowan, J. O., Galbraith, S.: Analysis of the cerebrospinal fluid pulse wave in intracranial pressure. J. Neurosurg. 59 (1983) 817–821.

Chan Han Sun, Liu Y King: The asymmetric response of a fluid filled sperical shell – a mathematical simulation of a glancing blow to the head. J. Biomech. 7 (1974) 43–59.

CIBA Foundation. CIBA Foundation Symposium of cerebrospinal fluid production, circulation and absorption. Little, Brown Publishing Co, Boston 1958.

Coffin, G. S.: Asymmetric of the human head: Clinical observations. Clin. Pediatr. 25 (1986) 230–232.

Cohen, D.: The cranial rhythmic impulse. The American Chiropractor (1989).

Cope, M. K., Dunlap, S. H.: Calibration of a device for the measurements of CRI. JAOA 83 (1983) 69.

Crools, C. M., Kao, F. F. & Llyod, B. B.: Cerebrospinal fluid and the regulation of ventilation. Davis Publishing Co Philadelphia 1965.

Cushing, H.: Third circulation and its channels. Lancet 2 (1925) 851–857.

Du Boulay, G. H.: Pulsatile movements in the cerebrospinal fluid pathways. Br. J. Radiol. 39 (1966) 255–262.

Dunbar, H. S., Gunthrie, T. C., Karpell, B.: A study of the cerebrospinal fluid pulse wave. Arch. Neurol. 14 (1966) 624–630.

Erlingheuser, R. F.: The circulation of the cerebrospinal fluid through the connective tissue system. AAO Yearbook 59 (1959) 77–87.

Flexner, L. B.: Some problems of the origin, circulation and absorption of the cerebrospinal fluid. Quart. Rev. Biol. 8 (1933) 397–422.

Foldes, F. F., Arrowhead, J. C.: Changes in cerebrospinal fluid pressure under the influence of continous subarachnoid infusions of normal saline. J. Clin. Invest. 27 (1948) 346.

Frymann, V. M.: Sacral Motions. (Videotape, color, 3 min.) KCOM-AV-Dept., No. 53-4, 10 – 26 – 72.

Gaab, M. R.: Die Registrierung des intracraniellen Druckes. Grundlagen, Techniken, Ergebnisse und Möglichkeiten. Fortschritte der Medizin 102 (38) (1984) 957–962.

Hamer, J., Alberti, E., Hoyer, S., Wiedemann, K.: Influence of systemic and cerebral vascular factors on the cerebrospinal fluid waves. J. Neurosurg. 46 (1977) 36–45.
Hamit, H. F., Beall, A. C., De Bakey, M. E.: Hemodynamic influences upon brain and cerebrospinal-fluid pulsations and pressures. J. Trauma 5 (1965) 174–184.
Harakal, J. H.: Dissection offers proof of Sutherlands concept. JAOA 82 (1982) 87.
Jones, L., Retzlaff, E., Mitchell, F. L. Jr., Upledger, J. E., Walsh, J.: Significance of nerve fibers interconnecting cranial suture vasculature, the superior sagittal sinus, and the third ventricle. JAOA 82 (1982) 113.
Karni, Z., Upledger, J. E., Mizrahi, J., Heller, L., Becker, E. & Najenson, T.: Examination of the cranial rhythm in longstanding coma and chronic neurologic cases. Israel Institute of Technology 1980.
Kennedy, J. J.: Tubular structure of collagen fibrills. Science 121 (1955) 673–674.
Leusen, I.: Regulation of cerebrospinal fluid composition with reference to breathing. Physiology Review 52 (1972) 1–56.
Levy, L. M., DiChiro, G.: MR phase imaging and cerebrospinal fluid flow in the head and spine. Neuroradiol. 32 (1990) 399–406.
Livingston, R. B., Woodbury, D. M. & Patterson, J. L.: Fluid compartments of the brain: Cerebral circulation. In: Ruch, T. C. & Patten, H. D. (Eds.): Physiology and biophysics. W. B. Saunders Co., Philadelphia 1965, 939–858.
Michael, D. K.: The cerebrospinal fluid: Values for compliance and resistance to absorption. JAOA 74 (1975) 874–876.
Mitchell, F. L., Roppel, R. M., St. Pierre, N.: Accuracy and perceptual decisional delay in motion perception. JAOA 78 (1978) 149.
Moskalenko, Y. E., Naumenko, A. I.: Movement of the cerebrospinal fluid in the cerebral and spinal cord spaces. Fiziol. Zh. SSSR. 10 (43) (1957) 928–933.
Norton, J. M.: Failure of tissue pressure model to predict cranial rhythm impulse frequency. JAOA 92 (10) (1992) 1285.
Page-Echols, W., Retzlaff, E., Mitchell, F.: Respiratory kinematics of ribs and sacrum: natural history and physical diagnosis interrater reliability. JAOA 82 (1982) 112.
Palmer, D. W., Haughton, V. M., Hellmann, R. S., Palmer, S. R., Rajnak, S. L.: Accuracy and precision of radionuclide measurement of CSF oscillation in the spine. Investigat. Radiol. 25 (1) (1990) 72–78.
Pomerat, C.M.: Rhythmic contraction of Schwann cells. Science 130 (1959) 1759.
Portnoy, H. D., Chopp, M., Branch, C., Shannon, M. B.: Cerebrospinal fluid pulse waveform as an indicator of cerebral autoregulation. J. Neurosurg. 56 (1982) 666–678.
Rubin, J. B., Enzmann, D. R.: Dyke award. Harmonic modulation of proton MR pressional phase by pulsatile motion: origin of spinal CSF flow phenomena. Am. J. Roentgeol. 148 (5) (1987) 983–994.
Schooley, T. L.: The Force Behind the Craniosacral Mechanism. J. Osteopath. Cranial Assoc. (1948) 3–7.
Schroth, G., Klose, U.: Cerebrospinal fluid flow. I. Physiology of cardiac-related pulsation. Neuroradiology 35 (1) (192) 1–9.
Schroth, G., Klose, U.: Cerebrospinal fluid flow. II. Physiology of respiration-related pulsation. Neuroradiolody 35 (1) (1992) 10–15.
Sica, A. L.: Central mechanism of respiratory regulation in the newborn.
Sutherland, W. G.: Teachings in the Science of Osteopathy. Sutherland Cranial Teaching Foundation. Rudra Press 1991.
Tettambel, M., Ciora, R. A., Lay, E.: Recording of the cranial rhythmic impulse. JAOA 78 (1978) 149.
Thomas, L. M. et al.: Static deformation and volume changes in the human skull. 12th Annual Conference. Stapp Car Crash Proceedings, Detroit, Michigan 1968.
Travell, J. G.: The myofascial genesis of pain. Postgrad. Med. 11 (1952) 425–434.
Trifaro, J. M.: Contractile proteins in tissues originating in the neural crest. Neuroscience 3 (1978) 1–24.
Upledger, J. E.: Thermographic view of autism. Osteopath. Ann. 11 (1983) 356–359.
Upledger, J. E., Karni, Z.: Bioelectric and strain-gauge recording during transcutaneous acupuncture treatment. JAOA 77 (1978) 479–486.
Upledger, J. E., Karni, Z., Retzlaff, E. W.: Mechanicoelectrically recorded physiological patterns which relate to subjectively reported craniosacral mechanism phenomena. JAOA 78 (1978) 297.
Upledger, J. E., Karni, Z.: Bioelectric and strain measurements during cranial manipulation. JAOA 77 (1978) 476.
Upledger, J. E., Vredgevoogd, J. D., Retzlaff, E. W., Raynesford, A. K., Howard, T. F.: Autistic children: preliminaryphysiological, structural and craniosacral evaluations. Ann. Am. Osteopath. Assoc. Res. Conv. 23 (1983) 34.
Wales, A. L.: Cranial diagnosis. J. Osteopath. Cranial Assoc. Cranial Academy (1948) 14–28.
Weaver, C.: Etiological importance of cranial intervertebral articulations. JAOA 35 (1936) 515–525.

Williams, P. L., Warwick, R., Dyson, M., Bannister, L. M.: Gray's Anatomy. 37. Auflage. Churchill Livingstone, New York, Edinburgh, London, Melbourne 1989.
Zanakis, M. F., Cebelnsky, R. M., Dowling, D. J., Lewandoski, M. A., Lauder, C. T., Kircher, K. T., Marmora, M.: Method for objective quantification of cranial mobility in humans. Manuskript zur Veröffentlichung in JAOA (1997).

„... Ich kann eine wissende Bewusstheit entwickeln von der Potenz und der Struktur-Funktions-Beziehung in den Geweben des Patienten. Diese Aufmerksamkeit geht über die physische Wahrnehmung mit Hilfe der fünf Sinne des Arztes hinaus. Es ist nicht, was ich durch meine Fingerberührung fühle. Das entspräche nur meiner Meinung. Sondern es ist das, was der Körper des Patienten durch meine Berührung berichtet ... Das ist Bewusstheit."

R. E. Becker[1]

Palpation – die Kunst des Fühlens

Die Bedeutung der Berührung

Von der Fähigkeit des Fühlens und Tastens hängen der Erfolg oder Misserfolg eines Kraniosakral-Therapeuten ab. Sie ist die Grundlage für die richtige Diagnose wie für die Therapie. *Sutherland*[2] empfahl seinen Studenten immer wieder, Hirnzellen in ihren Fingerspitzen zu entwickeln und die Finger fühlen, denken, sehen zu lehren. Das Wort Behandlung stellt die ursprüngliche Bedeutung des Handkontaktes, des Handan- und -auflegens in der Heilkunde heraus. Dies kehrte sich dann so ins Gegenteil um, dass es jahrzehntelang für die Ärzteschaft als absolut unüblich angesehen wurde, ihre Patienten über die körperliche Untersuchung hinaus zu berühren. Heutzutage wird der Patient zwar wieder berührt, aber diese Berührung nimmt neben der ständig zunehmenden Apparatemedizin häufig einen untergeordneten Rang ein. Ganz davon abgesehen, dass in den medizinischen Studiengängen der Ausbildung der palpatorischen Fähigkeiten meist zu wenig Aufmerksamkeit geschenkt wird.

Berührung, der körperliche Kontakt mit der Außenwelt, ist nicht nur ein Genuss, den wir uns gönnen können, wenn wir wollen, sondern sie ist lebensnotwendig, bei Kindern noch mehr als bei älteren Menschen. Aufgrund einer Vielzahl von Forschungsergebnissen kommt *Ashley Montagu* zu dem Schluss, dass ohne von außen kommende Hautstimulierung kein Organismus längere Zeit überleben kann. Säuglinge sterben, wenn sie nicht berührt werden, selbst wenn sie ansonsten ausreichend versorgt werden. Und wie viele Säuglinge erkranken oder werden in späteren Jahren gesundheitliche Störungen entwickeln, deren Berührungsmangel nicht so extrem war, dass er schon in den ersten Lebensjahren zum Tode führte? Wie viele ältere Menschen „gehen förmlich ein" durch jahrelange Isolation und Entzug von Berührung? Mehr als einmal ist es in meiner Praxis vorgekommen, dass sich die Augen des Patienten nach der ersten sanften Berührung mit Tränen füllten.

Das Gefühl der Identität erwächst aus einem Gefühl des Kontaktes mit dem Körper. Um zu wissen, wer ich bin, muss ich dessen gewahr sein, was ich fühle. „Wenn die Berührung mit dem Körper verlorengeht, geht auch der Kontakt mit der Realität verloren. Die persönliche Identität hat nur insofern Substanz und Struktur, als sie ein Fundament in der Realität der körperlichen Empfindungen besitzt", schreibt *Ashley Montagu*[3] in ihrem hervorragenden Buch „Körperkontakt".

Ein Berührungsmangel kann nicht nur zu gesundheitlichen und psychischen Veränderungen führen. Verschiedene Wissenschaftler wie *Washburn*[4],

Levine[5] und andere konnten nachweisen, dass das Gehirnwachstum, die Gehirnfunktion und Struktur abhängig von taktiler Stimulation sind. Eine vermehrte taktile Stimulation von Ratten führt zu einer Zunahme von Myelinscheiden, synaptischen Verbindungen, Cholinesterase und Azetylcholinesterase und zu einer Vergrößerung der Zellkörper und Zellkerne im Gehirn. Auch eine Gewichtszunahme der Nebennieren, ein stärkerer Knochen- und Körperbau sowie ein verbessertes Immunsystem konnten festgestellt werden.
Dies alles soll nur die Bedeutung der Berührung für die menschliche Gesundheit und Entwicklung im allgemeinen herausstellen. Abgesehen davon, dass eine liebevolle Berührung an sich heilsam wirken kann, ist es nicht naheliegend, Störungen, die durch Mangel an Berührung entstanden sind, durch diese zu heilen?

Voraussetzungen für die kunstgerechte Palpation

Voraussetzung für eine erfolgreiche Palpation im Sinne einer bewusst und gezielt ausgeführten Berührung sind außer genauen anatomischen Kenntnissen und konsequentem praktischem Üben vor allem auch die Intention des Berührens. Eine „liebevolle" Berührung ist ebenso wichtig wie die „Beherrschung" der Palpationstechniken. Dabei kann eine „liebevolle" Berührung unter Umständen sogar heilsamer sein, als eine rein technisch ausgeführte Berührung und Behandlung, da erstere in ihrer Intention und Bemühung die Ganzheit des anderen anspricht, während zweitere „nur" mechanisches Flickwerk ausübt. „Die Studenten der Osteopathie müssen verstehen, dass eine Berührungs-Behandlung nicht nur den physischen Körper behandelt, sondern auch einen Zugang darstellt zur Diagnose und Therapie der inneren Person" *(S. D. Blood)*[6].
Eine liebevolle, zuhörende Berührung vermittelt ein Gefühl des Angenommenseins, der Liebe und von „es ist jemand da, der mich ernst nimmt". Gerade weil diese Gefühle in unserer von Leistung geprägten Gesellschaft nicht unbedingt im Überfluss vorhanden sind, ist es für uns wichtig, in der Behandlung eine Umgebung und ein Energiefeld aufzubauen, in dem der Patient sich geborgen fühlen kann. Dieses Umfeld schafft die Voraussetzungen, um Heilung geschehen zu lassen, nicht nur auf struktureller, materieller Ebene, sondern auch im transzendentalen Sinne, wobei alle Ebenen des Patienten in den Heilungsprozess integriert werden können. „Am Körpertherapeuten liegt es, in sich selbst jene Berührungsqualität zu entdecken und zu entfalten, die den emotionalen Trost, die taktile Information und die integrierende Erfahrung bringt, die das bekümmerte Individuum so dringend braucht", schreibt *Deane Juhan*[7].
Eine bewusst ausgeführte, respektvolle und an die Ganzheit des Patienten gerichtete Berührung wendet sich an die ältesten Teile unseres sensorischen Systems, an die, „die auf Berührung reagieren, auf die Empfindungen von Zug und Druck, auf die Wärme der Hand und ihre Streichelbewegung. Die im wörtlichen Sinn behandelte Person spürt zunehmend den sich verringernden Muskeltonus, das Vertiefen der Atmung und ihre Regelmäßigkeit, Wohlbehagen im Unterleib, den besseren Kreislauf in den sich weitenden Hautgefäßen, und sie wird von diesem Empfinden eingenommen. Sie empfindet ihre primitivsten, das heißt entwicklungsgeschichtlich ursprünglichen, vom Bewusstsein vergessenen Verhaltensschemata und erinnert sich des Wohlgefühls eines heranwachsenden kleinen Kindes", schreibt *Feldenkrais*[8].

Durch die Berührung wird eine Unmenge von Eindrücken vermittelt und ausgetauscht, wovon eine Vielzahl auf unbewusster Ebene ankommen. Gefühle wie Ablehnung und Ärger können ebenso „durch die Hände fließen“ wie Gedanken an die nächste Gehaltsabrechnung und dazu führen, dass bestimmte Teile des Patienten sich nicht öffnen, sondern im Gegenteil, sich sogar noch mehr verschließen. Auch wenn diese Informationen nicht in das Bewusstsein des Patienten oder des Therapeuten einfließen, beeinflussen sie dennoch unsere Behandlung.

Kein Therapeut befindet sich immer im gleichen emotionalen Zustand. Es ist jedoch nützlich, sich erstens seiner emotionalen Verfassung und dieser Wechselwirkungen immer wieder bewusst zu werden und zweitens bestimmte Techniken oder Rituale zu erlernen, um in das eigene Zentrum zu gelangen, wo immer dieses auch sein mag, sich mit seinem weiseren Ich zu verbinden oder in einen Zustand der Leere zu gelangen. *Sutherland*[9] pflegte jeden Tag Perioden der Ruhe einzurichten, um der „Stille zuzuhören“. Die Hinwendung zur eigenen Stille und des sich „Leermachens“ kommen dabei nicht nur uns selbst zugute, sondern auch der Interaktion mit unserem Patienten. Auf einer „feinstofflicheren“ Ebene hat auch die eigene Entwicklung, Reifung, Loslösung von Illusionen des Therapeuten unmittelbar Einfluss auf den Heilungsprozess des Patienten.

Lernen zu berühren heißt, im ganz besonderen Maße für uns als Kraniosakral-Therapeuten, zuzuhören, einfach da zu sein, mit sanfter Aufmerksamkeit auf den Moment zu warten, bis das Gewebe zu uns spricht. *Viola Frymann*[10] stellt immer wieder die Bedeutung einer „meaningful palpation“ (bedeutungsvollen Palpation) heraus. Es geht nicht darum, zu wissen, was das Gewebe braucht, sondern zuzuhören, sich auf das Gewebe einzustimmen, mit ihm in Kontakt zu treten, seine ihm eigene Geschichte verstehen zu lernen. Der Körper des Patienten sagt uns schon, was er braucht. Im gewissen Sinne sagt er es ständig, nur hört kaum einer auf ihn, alle wissen es nur besser und versuchen diese unruhestiftenden Stimmen zum Verstummen zu bringen. Eine therapieresistente schwere osteopathische Dysfunktion mag dazu verführen, mehr Kraft zur Lösung dieser Dysfunktion anzuwenden. Doch dadurch würde die Lösung dieser Störung nur vereitelt. „Deshalb, wenn der Drang kommt, die Anstrengung zu verstärken, entspanne Dich! Keine äußere Kraft, die ungefährlich am menschlichen Körper angewendet wird, kann so spezifisch oder effizient wie die Kräfte der Selbstheilung wirken“ *(Sutherland)*[11].

In der kraniosakralen Osteopathie gibt es keine vorgefertigten Therapien, es ist das Gewebe, das uns erzählt, was es braucht. Wir müssen nur lernen, es zu verstehen, mit ihm zu kommunizieren. „Lege deine Hände auf den Schädel. Warte. Warte, bis der Schädel dir sagt, was zu tun ist. Wenn der Schädel dir sagt, nichts ist zu tun, dann tue nichts ...“ *(Denis Brookes)*[12].

Entwicklung, Bewegung und Bedeutung der Struktur als Betätigungsfeld der Osteopathie

Als Struktur werden in der Osteopathie die knöchernen, muskulären, ligamentären, faszialen, viszeralen, vaskulären und neuralen Teile und selbst die Körperflüssigkeiten des Organismus sowie ihre Wechselwirkungen zueinander verstanden.

Die osteopathische Behandlungs- und „Berührungsweise“ kann unter Umständen neue Impulse erhalten in der Auseinandersetzung mit der Fragestellung, was die Struktur als Betätigungsfeld der Osteopathie in ihrem spezifischen Erscheinungsbild bestimmt. Nicht nur die bereits veröffentlichten embryonalen Erklärungsversuche, zum Beispiel von *Blechschmidt*[13], *Sutherland*[14], *Magoun*[15], Barral[16] und anderen, die sich mit der Entstehung von Gewebe- und Organstrukturen beschäftigen, sondern auch Grundlagenforschungen aus der Physik und Biologie können neue Einsichten in die Entstehung von Strukturen ermöglichen.

Was ist Struktur, Form? Die materielle Form eines Menschen entwickelt sich, wächst heran, erneuert und erhält sich und wird beim Tode wieder zerstört. Der Gesamtbetrag der Energie und der Materie in der Welt verändert sich dabei nicht, wohl aber die Art, wie diese Energie und Materie in der Welt organisiert ist.
Die „Form" oder „Struktur" ist materiell zum Beispiel im Sinne eines Unterarmknochens, einer Faszie oder eines Muskels, aber sie selbst ist nicht materiell. *Rupert Sheldrake*[17] schreibt: „Ganz allgemein können die Materie und die Energie, aus denen die Dinge bestehen, in vielen verschiedenen Formen gegenwärtig sein; daher ist es nicht möglich, Formen allein anhand von materiellen oder energetischen Konstituentien zu erklären. Form scheint also einerseits über den materiellen Komponenten zu stehen, denen sie Gestalt gibt, kann aber andererseits nur als Organisation von Materie und Energie zum Ausdruck kommen". Und: „Materie besteht für die heutige Physik aus rhythmischen Prozessen, aus gebundener und strukturierter Energie innerhalb von Feldern". *Burr,* der über 43 Jahre an der Yale Universität Anatomie und Neuroanatomie unterrichtete, hat unzählige Untersuchungen durchgeführt, um die elektrodynamischen Felder von Lebewesen zu untersuchen. Er konnte belegen, dass jedes Lebewesen von elektrodynamischen Feldern umgeben ist. Und nicht nur das, er konnte auch feststellen, dass diese elektrodynamischen Felder eine bedeutende Rolle in der Organisation der Körperstrukturen, in der Kontrolle des Wachstums und der Morphogenese von Lebewesen spielen. Zum Beispiel konnte durch Ermitteln der Achse mit dem höchsten Spannungsgradienten eines Froscheis und eines unbefruchteten Salamandereis die spätere Entwicklungsrichtung des Nervensystems bestimmt werden. *Burr*[18] kommt zu dem Schluss, dass das Feld die wichtigste Matrix bei der Gestaltung von Lebensformen ist. Die Felder seien Richtungsgeber für den Energiefluss im Organismus, woraus sich Organisationsmuster bilden. Dabei wird das elektrodynamische Feld teilweise von seinen atomaren und physiochemischen Komponenten bestimmt und kontrolliert seinerseits wiederum teilweise die Organisation und die Ausrichtung dieser Komponenten.
Sogar die Eingebundenheit der spezifischen individuellen Felder in größere Felder und der Einfluss von äußeren Kräften auf diese Felder sind durch Versuche bestätigt worden, wie zum Beispiel der nachweisbare Einfluss von Sonnenflecken auf die elektrodynamischen Felder von Bäumen. Unterscheidbare und reproduzierbare Veränderungen in diesen Feldern konnten auch durch hypnotisch induzierte Gefühle hervorgerufen werden.
Smith konnte nachweisen, dass sich die Aktivität von Trypsin ändert, wenn es zwischen die Pole eines starken magnetischen Feldes oder zwischen die Handflächen eines „Heilers" gestellt wird. Die Wirkung, die durch die Hände verursacht wurde, war vergleichbar mit der Stärke eines magnetischen Feldes von 10^4 *Gauss*[19].
Zimmermann registrierte bei einer therapeutischen Berührung in entspanntem Zustand elektromagnetische Wellen mit einer Frequenz von 0,3 bis 30 Hz und einem Maximum von 7 bis 8 Hz. Bei Probanden, die keinen Heilberuf ausübten, konnte dies nicht festgestellt werden[20]. Im Weiteren wurde festgestellt, dass QiGong-Praktizierende durch ihre Hände Infrarotwellen aussenden können, die eine Stimulation des Zellmetabolismus verursachten[21].

Nach *R. O. Becker*[22], dem führenden Experten auf dem Gebiet der Energiemedizin, steuern in allen lebenden Organismen auf der niedrigsten Stufe elektrische und magnetische Kräfte die Wachstums- und Heilungsprozesse in den Organismen.
Andere Forscher[23] konnten wiederum nachweisen, dass ein Organ und sein assoziierter Hautbereich eine spezifische Frequenz von 69,5 Gigahertz aussenden, falls die Energieversorgung des Organs erniedrigt ist und es sich dadurch im Stress befindet. Ein Gewebe, das überbeansprucht ist, dem zuviel Energie zugesendet wird, sendet dagegen eine Frequenz von 35 Gigahertz aus.
Auch eine so genannte Zellstrahlung (Biophotonenstrahlung) konnte festgestellt werden, die sich je nach Gesundheits- oder Krankheitszustand der Zellen und Geweben verändert. So führen nach *F. A. Popp*[24] funktionell-organische, zelluläre und molekulare Fehlregulationen von Geweben zu einer Einengung von Mikrowellen, Infrarotwellen bis in den optischen Bereich des Spektrums der so genannten Gewebestrahlung.
„Der menschliche Körper besteht aus komplexen ineinander fließenden Strömen von bewegender Energie. Wenn diese Energieströme blockiert oder eingeengt werden, verlieren wir die physische, emotionale und geistige Beweglichkeit, die uns potenziell zur Verfügung steht. Falls die Blockade lange genug besteht oder groß genug ist, sind schmerzhafte Beschwerden, Krankheit und Qualen das Resultat" *(Robert C. Fulford*[25]).
Und nicht nur Hände, sondern reine Visualisation über eine Entfernung von 900 km konnte Einfluss auf das Pflanzenwachstum, wie auch die Wolkenformation in einer Nebelkammer bewirken[26].
Für die Therapie könnte das bedeuten, dass nicht nur die Manipulation eines bestimmten Knochens, Organs etc. unser vorrangiges Ziel ist, sondern auch die Harmonisierung der Energie der Felder, in denen sich der Knochen, das Organ und der Mensch, der mehr als die Summe seiner Teile darstellt, organisieren.

Wahrnehmungsmöglichkeiten der Hand

Was kann die Hand als lebendiges Messinstrument wahrnehmen?

1. Temperaturunterschiede
2. Feuchtigkeitsverhältnisse der Oberfläche
3. Oberflächenbeschaffenheit
4. Beschaffenheit der tiefer gelegenen Gewebe
5. Feinste Bewegungen, Beweglichkeiten und Energien in den Geweben
6. Das Zentrum oder die „Potenz" in den Spannungen und Dysfunktionen der Gewebe

Temperaturunterschiede

Wärme ist eine der vielen Möglichkeiten des Ausdrucks von Energie. Im elektromagnetischen Spektrum tritt insbesondere die Infrarotstrahlung mit einer Wellenlänge von 0,8 bis 1000 Mikrometer und einer Frequenz von 3 · 1011 – 4 · 1014 Hertz als Temperaturstrahlung hervor. Aber auch über andere elektromagnetische Wellen kann Wärme abstrahlen.
Die Körperwärme ist das Endergebnis verschiedenster Stoffwechselprozesse im Körper, insbesondere auch Widerspiegelung der Aktivität des orthosympathischen Systems. Der Orthosympathikus reguliert über den Gefäßtonus die Blutzirkulation und damit die Wärmeverteilung im Organismus. In der Anthroposophie werden die somatischen (Stoffwechselprozesse) und seelischen (Angst, Zorn, Neid etc.) Wärmevorgänge sogar als Wärmeorganismus bezeichnet. Aufgrund des Ineinanderwirkens und der Wechselbeziehungen

der seelischen und körperlichen Wärmevorgänge versteht *Rudolf Steiner*[27] den Wärmeorganismus auch als den Träger der Ich-Natur des Menschen. So geht jede Wärmeveränderung nach *Steiner* mit einer Beeinflussung der Ich-Natur einher.
Solange die Außentemperatur kühler als die Temperatur des Körpers ist, wird die Körperwärme stets über die Haut nach außen abgegeben. Die Haut ist das Organ, das sich zwischen dem Innen- und dem Außenmilieu des Menschen, der Umgebung befindet. Obwohl der Mensch zu den Warmblütern zählt, seine Körpertemperatur also relativ konstant ist, variiert seine Hauttemperatur minimal, je nachdem welches Organ sich unterhalb der Haut befindet und je nach Funktion oder Dysfunktion des jeweiligen Organs und Gewebes. Die Hauttemperatur spiegelt somit den Zustand des „Inneren" wider. Assoziierte Hautbereiche von Organen mit akuten Krankheitsprozessen wie Entzündungen oder Reizungen erscheinen wärmer als ihre Umgebung, während Stellen, an denen degenerative Veränderungen ablaufen, nicht selten minimal kälter sind als ihre Umgebung. Allerdings rufen degenerative Veränderungen wiederum Reizungen der umliegenden Gewebe hervor, die sich in verstärkter Wärmeabstrahlung äußern. Diese Temperaturunterschiede machen sich schon bemerkbar, wenn noch längst keine klinischen Organsymptome auftreten. Auch Tumoren konnten so entdeckt werden,die der radiologischen Untersuchung entgangen waren.
Über die Temperaturrezeptoren sowie mit Hilfe der mechanischen Rezeptoren der Haut können diese Temperaturunterschiede wahrgenommen werden. *J. P. Barral* ließ einen Thermodetektor entwickeln, mit dem man diese feinen Temperaturdifferenzen auf der Haut messen konnte, und hat sie mit der Wahrnehmung seiner Hände verglichen. Die Übereinstimmung war eindeutig.

Hautfeuchtigkeit

Feuchte Hautstellen können ein Hinweis sein für Dysfunktionen an orthosympathischen Segmenten, die über Nervenbahnen zu einer verstärkten (oder verminderten) Schweißdrüsenaktivität in den jeweiligen Reflexzonen führen.

Oberflächenbeschaffenheit

Die Oberflächenbeschaffenheit der jeweiligen Dermatome kann Rückschlüsse zulassen auf den Zustand der zugrunde liegenden Rückenmarkssegmente: Ent- oder gespannte Hautareale, verschiebliche oder unbewegliche Hautzonen, Pigmentierungen, Hauterhebungen, Verquellungen und weitere Auffälligkeiten sind festzuhalten.

Beschaffenheit tieferer Gewebe

Über die efferenten orthosympathischen und motorischen Nervenbahnen werden Gefäße, Muskeln und andere Gewebe innerviert. Die Beschaffenheit der innervierten Gewebe, ob weich oder fest, aufgequollen oder fibrös, ent- oder verspannt, ist ein Hinweis für mögliche Dysfunktionen der betroffenen Segmente. Die Differenzierung der wahrgenommenen Charakteristika erfordert besondere Übung, z. B. um ein Gefühl von Festigkeit genauer zu beschreiben. Handelt es sich beispielsweise um eine zementartige, gummibandartige oder kaugummiartige, um eine hölzerne oder steinerne, ausgehöhlte oder ausgefüllte, krampfartige oder entspannte Festigkeit?

Bewegung und Beweglichkeit des Gewebes

Auch die Bewegung des Gewebes ist palpierbar. Diese stellt den entscheidenden Unterschied bei der Palpation von lebendigem und leblosem Gewebe dar. Leben bedeutet Fluss, Bewegung, Veränderung. Bewegung ist das charakteristischste Merkmal des Lebens, sei es die Bewegung einer Zelle, eines Gewebes, eines Organs oder des gesamten Universums. Die Bewegung stellt den entscheidenden Unterschied bei der Palpation von lebendigem und leblosem Gewebe dar. Der Organismus lebt und kann sich an verändernde Umstände anpassen aufgrund seines Vermögens, sich zu bewegen. Jede einzelne Zelle des Körpers kontrahiert und entspannt sich unablässig, nimmt Nährstoffe auf, ebenso wie sie Abfallstoffe abgibt. Der Fluss der Körperflüssigkeiten wie Blut und Lymphe ist in dauernder Bewegung. Die Nerven übertragen ständig eine Unmenge von Nervenimpulsen. Organe kontrahieren sich, transportieren oder scheiden Stoffe aus. Die Muskeln und Knochen, die selbst Mikrobewegungen unterworfen sind, ermöglichen gleichzeitig große sichtbare Bewegungen an den Gelenken, sowie das Kauen, Schlucken und Trinken. Und im Wach- wie im Schlafzustand schlägt das Herz, weiten und verengen sich die Lungen rhythmisch und bewegt und drainiert der „primär respiratorische Mechanismus" unablässig den gesamten Körper. Bei einem leblosen Gewebe oder Organ wird sich hingegen die inhärente Bewegung verlangsamen und schließlich zum Stillstand kommen.

Aber nicht nur die aktive Bewegung, sondern auch die passive Beweglichkeit ist eine wesentliche Voraussetzung für das Leben. Ist die Beweglichkeit der Gewebe vermindert oder eingeschränkt, so dass die Flüssigkeiten (Blut, Lymphe etc.) nicht mehr ungehindert fließen können oder die nervale Versorgung der Gewebe beeinträchtigt wird, verliert das Gewebe seine Vitalität, und es ist der Boden bereitet für eine Krankheitsentstehung.

Der Therapeut kann lernen, die Pulsschläge des Herzens an den Blutgefäßen des Körpers zu ertasten, er kann den Widerhall der Atmung sowie die feinen rhythmischen Bewegungen des „primär respiratorischen Mechanismus" im Gewebe erspüren.

Im weiteren Sinne kann Bewegung auch als Ausdruck von Energie verstanden werden. Bewegung wird erzeugt durch Energie. Energie, die sich in feinsten Gewebebewegungen äußert. Auch das Erspüren dieser Qualität des Gewebes ist wahrnehmbar.

„Wenn der Arzt seine Hand auf oder unter den Patienten legt, kann er nicht nur Muskeln, Ligamente, knöcherne Strukturen, Organsysteme und andere flüssige Inhaltsstoffe fühlen, sondern er fühlt auch Energie in all diesen Systemen wirken" (*R. E. Becker*[28]).

Dabei gibt es eine Vielzahl von Unterteilungen und Aspekten dieser Bewegungen und Energien: Biomechanische, biochemische, biokinetische, bioelektrische, biodynamische, biothermische, elektromagnetische, morphogenetische Aspekte sowie die so genannte Biophotonenstrahlung usw. Die Vitalität eines Gewebes kann durch die Stärke dieser Bewegungen und Energien beurteilt werden. Der Austausch von Energien erfolgt im Inneren des Menschen wie auch in Beziehung zu seiner äußeren Umgebung. Denn der Mensch ist nur ein Glied des sich wechselseitig beeinflussenden dynamischen Lebens auf der Erde, Teil einer Entwicklung, die vor unendlich langer Zeit begann, und ein winziger Tropfen im Meer des kosmischen energetischen Universums.

„Eine andere Dimension der Palpation existiert, die schwerer zu definieren, aber möglich zu palpieren ist, ist die der Spiritualität... die Fähigkeit vom Knochen zur Membran, von der Membran zur Flüssigkeit, von der Flüssigkeit zur Vibration oder irgendeiner anderen Art von Energie verbunden mit der Essenz oder Existenz zu palpieren" (M. A. *Tettambel*[29]).

„Gespeicherte Gefühle"

Die Wahrnehmung der Bewegungsqualität kann ebenso verfeinert werden wie die Wahrnehmung der Qualität von Emotionen. Es ist jedoch weitgehend ungeklärt, inwieweit die Palpation von Emotionen und ihrer Qualität in den Geweben möglich ist.

Ein enger Zusammenhang zwischen Emotionen und Gewebespannung scheint allerdings gesichert zu sein. Patienten, die ihre Emotionen ständig zurückhalten und nicht ausdrücken, werden diese Zurückhaltung auch in

ihrem Körper widerspiegeln. Die Vielschichtigkeit eines Menschen wie auch die zum Teil gegensinnigen Muster und widersprüchlichen Neigungen seiner vielen „Teile" sowie die Wechselbeziehungen zwischen der Struktur und der Funktion des Patienten finden sich in den Geweben wieder.
Reich[30], *Lowen*[31], *Kurtz*[32] und viele weitere körperorientierte Psychotherapeuten haben immer wieder den Zusammenhang zwischen zurückgehaltenen, verdrängten Emotionen und hypertonen oder hypotonen Muskel- und Gewebespannungen betont. Viele Untersuchungen sind vorgenommen worden, um mehr Licht in diese Wechselwirkungen zu bringen, dennoch sind die Mechanismen immer noch weitgehend ungeklärt. Die Erfahrung zeigt jedoch, dass eine Lösung der dysfunktionellen Gewebespannungen auch mit einer Lösung der nichtbewussten Empfindungen einhergehen kann. So kann zum Beispiel die Behandlung des Beckenbodens im Patienten sehr lebendige Erinnerungen an ein vergangenes und scheinbar ins Unbewusste verdrängte Erlebnis einer Vergewaltigung hervorrufen. Bei einem scheinbar glücklichen, Freude ausstrahlenden Patienten kann unter der Oberfläche eine dicke Schicht voller Spannungen und Trauer liegen, die vielleicht für seine, ihn zum Therapeuten führenden Symptome von Bedeutung sind. Die meisten Menschen sind sich der Spannungen, Frustrationen und unterdrückten Gefühle, die sie in ihrem Körper eingelagert haben, nicht bewusst. Der Kraniosakral-Therapeut kann lernen, diese Spannungen zu erkennen und zu lokalisieren, um den Patienten adäquat behandeln zu können.

Die Zentren der Dysfunktion

Becker[33] beschrieb die Zentren einer Dysfunktion, die wie das Zentrum eines Wirbelsturms die Potenz und Kraft der Dysfunktion beinhalten. Dieses Zentrum einer Dysfunktion ist nach *Becker* wie eine Art Energiefeld, das durch eine bewusste Palpation gefunden werden kann.

Auch der Faktor Zeit ist eine Dimension der Palpation. So schreibt *Tettambel*[34], dass anhand der Palpation des Gewebes abgeschätzt werden kann, ob das chronologische Alter der Person dem biologischen Alter entspricht, zum Beispiel bei der Palpation eines Kniegelenkes, das in jungen Jahren normalerweise noch keine Krepitationen zeigen sollte.

Akute und chronische Dysfunktion

Durch die Palpation des Gewebes können auch Aussagen über die Akuität oder Chronizität einer Dysfunktion getroffen werden *(Tab. 11.1)*.

Tabelle 11.1: Gewebecharakteristika bei akuter und chronischer Dysfunktion

Kriterium/Struktur	Akute Dysfunktion	Chronische Dysfunktion
Temperatur	Erhöht	Erniedrigt
Haut	Gespannt und unbeweglich	Gespannt und deutlich unbeweglich
Muskel	Spannungsanstieg	Deutlich fester und fibröser
Tieferliegendes Gewebe	Ödematöse Aufquellung	Meist keine Aufquellung

Palpation, Kraftanwendung und Resonanz

Die Annäherung der Hände an das Gewebe verdeutlicht *Sutherland*[35] mit dem Beispiel eines Vogels, der sich dem Zweig eines Baumes nähert, diesen sanft berührt und sich dann auf ihm niederlässt. Die Berührung sollte so zart sein „wie wenn Du mit einer wilden Rose spielen würdest[36]“. Eine sanfte Berührung ist für *Sutherland* die unabdingbare Voraussetzung für die Diagnose, damit den Fingern ermöglicht wird zu fühlen, zu sehen, zu denken und zu wissen. Dabei versteht *Sutherland*[37] unter Palpation nicht nur die Meisterung der physischen Sinne, sondern ein Wissen, das der Osteopath erspürt, wenn er sich so weit wie möglich von seinen physischen Sinnen entfernt hat.

Palpationsdruck

1. Sehr leichte Berührung: Information über die Oberflächenstruktur
2. Leichte Berührung: Information über Hautfeuchtigkeit bzw. Hautfettigkeit
3. Leichter Druck: Information über Tonus, Elastizität, Hauttugor
4. Etwas festerer Druck: Informationen über die oberflächlichen Muskelschichten (Tonus, Tugor)
5. Tieferer Druck: Informationen über tiefere Muskelschichten, fasziale Umhüllungen, Organzustand
6. Noch tieferer, festerer Druck: Informationen über die Knochen

Es ist möglich, mit sehr wenig, kaum spürbarem Druck, tiefere Schichten des Körpers wahrzunehmen. *Becker*[38] entwickelte eine Technik, bei der er den Druck an einem Fulcrumpunkt des Armes seiner palpierenden Hand verstärkt, um so tiefere Schichten zu erfassen. Der Druck der palpierenden Hand am Körper des Patienten wird dabei nicht verändert (s. S. 417). Und *Chester L. Handy*[39] nahm schon vor 50 Jahren an, dass der primär respiratorische Mechanismus auch ohne jede Berührung, nur durch die Anwendung feinerer Kräfte beeinflusst werden könnte.
Ebenso wie in der Homöopathie ein Mittel gesucht wird, das in seiner Wirkung den geäußerten Symptomen des Patienten am ähnlichsten ist, versucht der Kraniosakral-Therapeut, die „Krafteinwirkung“ seiner Hände an die unterschiedlichen Spannungs- und Schwingungsmuster der Gewebe anzugleichen, ihnen ähnlich zu werden. Auf die Beweglichkeit und die inhärente Bewegung der Gewebe, die kontinuierliche rhythmische Bewegung der intra- und extrazellulären Flüssigkeiten des Körpers hat die Hand des Untersuchers sich einzustellen, mitzuschwingen, zu verschmelzen und ein Teil von Ihr zu werden.
Am Beispiel der Untersuchung einer Melone auf ihren Reifegrad wird deutlich, welcher Druck bei der Gewebepalpation angewendet werden sollte. Man darf die Melone weder zu fest drücken, um sie nicht zu beschädigen, noch sollte der Druck zu zart sein, da man sonst keine Informationen über ihre Struktur erhält. Der angewendete Druck muss angepasst sein an den Druck des zu untersuchenden Gewebes, er muss sozusagen mit diesem Druck im Gleichgewicht stehen.
Je genauer die Hand oder ein anderes berührendes Körperteil des Therapeuten in der Lage ist, sich an die Spannungsverhältnisse der Gewebe anzupassen umso mehr Resonanz entsteht zwischen Hand und Gewebe bzw. zwischen Hand und Patient und desto wirksamer ist die Berührung. Dabei kann Resonanz auf vielerlei Ebenen hergestellt werden, z. B. mit den Spannungsverhältnissen von Faszien, Ligamenten oder Muskeln, mit den rhythmischen Austauschprozessen der unterschiedlichen Gewebe, mit den embryologischen Entwicklungstendenzen der einzelnen Organe und Gewebe, und selbst in die kaum definierten so genannten Lebensenergien, die „Qi“ oder „Prana“ und den elektromagnetischen Feldern kann der Therapeut sich versuchen einzufühlen. Wenn diese Resonanz zwischen dem Körperteil des Patienten und der Hand oder eines anderen berührenden Körperteils des Therapeuten stattfindet, hat dieser nichts weiter zu tun, als wahrzunehmen, wie sich sein Körperteil verhält und was er in seinem Körperteil empfindet, um zu verstehen, wie der Körper des Patienten organisiert ist.

Die Grenzen des Erspürens von Resonanzphänomenen scheinen insbesondere durch die Empfindsamkeit und Wahrhaftigkeit des Therapeuten sowie durch das Niveau seiner Kenntnisse der beteiligten anatomischen Strukturen, Physiologien, embryologischen Entwicklungen, „energetischen" Feldern und ähnlichen bestimmt zu sein.
Forschungen[36] ergaben, dass selbst blinde Kinder in der Lage sind, Farben und Licht mit der Haut wahrzunehmen unter der Voraussetzung, dass die Sehrinde funktionsfähig ist. Elektromagnetische Energie beeinflusst die Rezeptoren der Finger oder die chemischen Bestandteile der Finger. Diese Information wird zur Sehrinde weitergeleitet und „sehbar" gemacht.
Sogar das Gewicht eines Flohes auf dem großen Zeh kann wahrgenommen werden, wie *Arthur Guyton*[40], Leiter der Abteilung für Physiologie und Biophysik an der medizinischen Fakultät von Mississippi, feststellte. Das sind 70 Millionen Mal weniger als das Gewicht eines Mannes.
Mac Farlane Tilley untersuchte die Palpationsempfindlichkeit einer menschlichen Hand und fand heraus, dass diese bis zu einer Größe von 0,0025 mm Unterschiede wahrzunehmen imstande ist. Dies wurde von einer Untersuchung 1995 von *Zanakis*[41] und Mitarbeitern bestätigt, bei der Untersucher Bewegungen mit einer Amplitude von 0,0025 mm mit 90%iger Genauigkeit und Bewegungen mit einer Amplitude von 0,0040 mm sogar mit 95%iger Genauigkeit palpieren konnten.
Vertrauen wir also ruhig unseren Händen und geben ihnen die nötige Zeit und den Raum, um das Potenzial ihrer Sensibilität zu entwickeln.
Selbstverständlich können nicht nur die Hände, sondern auch der Arm, die Schulter, der Bauch oder jeder andere Körperteil in Kontakt mit dem Patienten kommen. Der Therapeut kann sich diesen Kontaktes bewusst werden und über diese Strukturen eine Empfindung vom Patienten bekommen.
Die Schwierigkeit beim Erlernen des Palpierens besteht offensichtlich darin, dass die Palpation mit dem Auge kaum wahrnehmbar ist, deshalb auch nicht „abgeschaut" werden kann. Sie muss vielmehr erfahren, zugelassen werden. Es ist ein Vorgang des „Eintunens", des Einstellens auf und des Verschmelzens mit dem berührten Gewebe. *Still* wie auch *Sutherland* verbrachten lange Zeitabschnitte damit, die Gewebe der Patienten zu studieren. Und *Sutherland*[31] versuchte seinen Studenten immer wieder nahe zu bringen, wie wichtig es ist, ihre Hände zu trainieren, wahrzunehmen, ohne einzugreifen. Passive liebevolle Aufmerksamkeit öffnet dem Therapeuten Einsichten in die Organisation der Gewebe und des Menschen. Auf diese Weise wird jeder Patient zum Lehrer des Therapeuten.

Fulcrum

Ein Fulcrum ist ein Ruhepunkt oder (variables) Zentrum einer Bewegung. Ein Fulcrum ist nicht nur im menschlichen Organismus, sondern auch in der übrigen Natur anzutreffen.
Ein markantes Beispiel für ein Fulcrum in der Natur, das eine Vorstellung seiner potenziellen Stärke gibt, ist das Auge eines Wirbelsturmes. *Becker*[42] beschreibt das innere Auge eines Wirbelsturmes als „Ruhepunkt" und „potenzielle Kraftquelle". Es kann sich dennoch über Land und Meere bewegen **„automatic shifting suspended fulcrum"**. Die Achse eines Rades ist ein anderes Beispiel für ein Fulcrum. Auch hier stellt das Fulcrum für die Drehung des Rades einen Ruhepunkt dar. Gleichzeitig jedoch ist es ein „automatic shifting suspended fulcrum", wenn es sich mit dem Rad von der Stelle bewegt, ohne jedoch seine Funktion als Ruhepunkt für die Bewegung des Rades zu verlieren. Ein Beispiel für ein Fulcrum im menschlichen Körper ist der Sinus rectus[43] (*Sutherland*-Fulcrum). Dieses Fulcrum stellt einen beweglichen Ruhepunkt für die Duralmembranen im Schädel und Rückenmarkskanal dar. Um das Gleichgewicht der Membranbewegung und -spannung in

allen Richtungen gleichmäßig zu gewährleisten, müssen die Membanen von einem **Fulcrum,** einem Ruhepunkt aus operieren. Dieser Ruhepunkt muss schwebend („suspended"), aufgehängt sein, um sich automatisch bewegen zu können („automatic shifting"), damit bei Zug oder Druck eine gleichmäßige Spannungsverteilung in den Duralmembranen ermöglicht wird (s. S. 192). Auch die Pivotpunkte der Schädelnähte sind ein Fulcrum, als Ruhe- bzw. Drehpunkt für die Bewegung der Schädelknochen (s. S. 142).
Zudem existieren nach *Becker*[42] fluide Fulcra im Körper für alle Arten von Flüssigkeitsfunktionen.
Der Begriff „Fulcrum" kann allerdings noch weiter gefasst werden; so erwähnt *Becker*[44] ein spirituelles Fulcrum. Ein Beispiel wäre eine regelmäßig ausgeübte Meditation, eine bestimmte Religion, ein Lebensprinzip oder ein Leitsatz, wie: „Liebe deinen Nächsten wie dich selbst."
In der Osteopathie gebrauchen wir ein Fulcrum zur Diagnostik und Therapie. Insbesondere *Becker*[45] hat sich intensiv mit der Erforschung von Fulcrum-Positionen beschäftigt (siehe auch Kap. 16).
Es ist relativ leicht, die Spannungen der Traumata und Störungen in den Geweben zu erfühlen, aber in diesen Manifestationen gibt es eine so genannte Potenz, die diese Spannungen zentriert. Das Auge, der Ruhepunkt des Wirbelsturmes trägt die Potenz und das Muster dieses Sturms. Genauso existiert in jeder Dysfunktion des Körpers ein Ruhepunkt, der die Potenz dieser Dysfunktion verkörpert. Es ist wie ein weiteres Gelenk des Körpers, um das der Körper sich organisiert.
Dieses Auge der Dysfunktion, dieser Bereich der Ruhe in den Spannungsmustern der Gewebe, ist die Stelle, die die spezifische Potenz der jeweiligen Dysfunktion darstellt. Es ist sozusagen die Seele der Dysfunktion und die Energie, die die Spannungsmuster aufrechterhält. Jede Veränderung in dieser Stelle hat eine Veränderung der Spannungsmuster in ihren strukturell funktionellen Zusammenhängen zur Folge.
Der Therapeut kann lernen, diese Stellen zu palpieren und zu lokalisieren. Er legt die Hand auf den Körper des Patienten. Der Ellenbogen ist als Fulcrum auf den Tisch gestützt. Die Hand lässt sich von der Dysfunktion in seinen Ruhepunkt führen. Der Behandler erspürt mit entspannter Aufmerksamkeit, wo sich in der Dysfunktion dieser Ruhepunkt befindet. Dieser Vorgang ist also gleichzeitig Diagnose und Therapie. In dem Moment, in dem die Hand die Position im Gewebe findet, in der sich die Spannungen der an der Dysfunktion beteiligten Gelenke oder Gewebe wieder im Gleichgewicht zueinander befinden (Fulcrum), kann die Umwandlung in die normale Physiologie geschehen. Nicht der Behandler tut, sondern die inhärente Potenz oder Kraft des Patienten verrichtet die Arbeit.
Es ist auch möglich, einen Stillpunkt in den Fluktuationen des Liquors zu erzeugen und damit einen Ruhepunkt/ein Fulcrum zu installieren, um Heilungsprozesse in Gang zu setzen und dem Organismus eine Möglichkeit zur Neuorientierung zu geben. Im Moment des Stillpunktes entsteht ein Punkt der Ruhe, in die der Organismus eine neue Beziehung zu seiner Gesamtheit herstellen und Umwandlung geschehen kann.
Der Therapeut kann die Fulcra der embryologischen Entwicklung, die so genannten Achsen der embryologischen Entwicklungswege in den Geweben des Patienten erfühlen und den Patienten mit diesem Potenzial wieder verbinden (s. Kap. 3). Jeder Entwicklungsschritt, den die Gewebe durchliefen, ist in den Geweben in gewissem Sinne gespeichert. Zum Beispiel kann der Therapeut im Bereich der Schädelbasis die Entwicklung des Septum transversum wahrnehmen, das sich später als Centrum tendineum nach kaudal entwickelte.
Im optimalen Zustand sollte sich die so genannte embryologische Bewegung der Strukturen ohne Spannung vollziehen. Der Therapeut kann die Beurtei-

lung dieser inhärenten Gewebebewegungen als Orientierung nehmen, wann eine Technik beendet werden kann, nämlich dann, wenn in einem Gewebe eine physiologische ausgeglichene embryologische Bewegung wieder spürbar wird.
Aber nicht nur das. Der Therapeut kann die Ruhepunkte/Fulcra der Ganzheit im Patienten erspüren, das Potenzial der Ganzheit, unabhängig von Raum und Zeit. Indem der Therapeut dies tut, kann er dem Organismus die unmittelbare Erfahrung einer Ganzheit von Körper, Geist und Seele vermitteln. Eine Wahrnehmung, die vielleicht durch die erlebten Stress- und Krankheitsfaktoren verschüttet war. Diese Wahrnehmung kann für den weiteren Heilungsprozess von großem Nutzen sein, denn dadurch gewinnen der Patient, seine Gewebe und seine Funktionen eine Orientierung. Gerade für schwerkranke Menschen kann dies eine besondere Erfahrung und Erleichterung sein, unabhängig davon, wie krank ihr jetziger Körper ist.

Methodik der Palpation

Indem der Therapeut sich auf die unterschiedlichen Charakteristika und Wahrnehmungen einstimmt, kann er eine Vorstellung bekommen von der Organisation des Patienten im Allgemeinen und seinen Dysfunktionen und deren Bedeutung für die Gesamtpersönlichkeit im Besonderen.
Der erste Schritt in der Palpation besteht darin, sich auf das jeweilige Gewebe einzustellen. Im zweiten Schritt wird das zu untersuchende Gebiet in seiner Wahrnehmung verstärkt, vergrößert, um schließlich das Wahrgenommene zu interpretieren. Die Interpretation des Ertasteten gibt ihm Bedeutung, übersetzt das Wahrgenommene und stellt es in anatomische, physiologische oder pathologische Zusammenhänge (s. u.).
Es reicht nicht, einige Bücher über kraniale Techniken zu lesen, um dann sagen zu können, man behandle kraniosakral. Es ist immer nötig, erstens ein umfassendes praktisches Wissen, nicht nur vom kraniosakralen System, sondern von den gesamten Körperstrukturen vor dem inneren Auge visualisieren zu können, da der Körper eine unteilbare Ganzheit darstellt. Und zweitens, von einem geschulten Lehrer in diese wunderbare Therapieform eingeführt zu werden. Nur aus diesem Grunde hatten *Sutherland* und *Magoun* vermieden, Bücher über dieses Thema einem breiten Publikum zugänglich zu machen.

Übungen zur Schulung des Palpationsempfindens

1. Legen Sie ein Haar unter mehrere Seiten eines Telefonbuches und versuchen Sie, es durch die Seiten zu ertasten. Dabei können Sie die Seiten zwischen dem Haar und Ihren Fingern langsam steigern[46].

2. Mit geschlossenen Augen palpieren Sie verschiedene Gegenstände, die Ihr Partner Ihnen vorlegt oder die Sie durcheinandergewürfelt vor sich liegen haben, wie zum Beispiel Knöpfe, Nägel, Schlüssel. Benennen Sie nicht nur die Gegenstände, sondern versuchen Sie auch, die Unterschiede und die individuellen Eigenschaften wahrzunehmen[47].

3. Mit geschlossenen Augen palpieren und beschreiben Sie möglichst detailliert einen einzelnen Schädelknochen. Beachten Sie dabei vor allem die unterschiedlichen Artikulationsflächen dieses Knochens. Versuchen Sie, den Knochen nach seiner anatomischen Bezeichnung zu benennen. Je nach Wissensstand können Sie auch versuchen, einzelne Merkmale des Knochens anatomisch zu benennen[48].

4. Palpieren Sie mit geschlossenen Augen den gleichen Knochen am lebenden Menschen. Nehmen Sie die Form, die Suturen, die Qualität des Gewebes und seine Bewegung wahr. Versuchen Sie stets einen möglichst großflächigen Kontakt, nicht bloß mit der Fingerspitze, sondern mit der Fingerbeere und der gesamten Hand zu gewinnen. Achten Sie darauf, keine neue Bewegung zu induzieren[48].
5. Legen Sie Ihre Hand auf ein kleines Gebiet Ihres Körpers, zum Beispiel den Bauch, und werden Sie sich der unterschiedlichen Schichten des Gewebes unter Ihren Händen bewusst: Haut, Unterhaut, Faszie, Bauchfell, Organumhüllung, Organverbindungen, Organ etc. Am Schädel kann dementsprechend verfahren werden. Die passive, nicht invasive Aufmerksamkeit wird von der Kopfhaut zur Galea aponeurotica, zum Schädelknochen und zur Schädelnaht, zum intrakranialen Duralmembransystem, zur Hirnflüssigkeit und zum Hirngewebe gerichtet. Versuchen Sie die jeweilig palpierte Struktur zu benennen. Anschließend können Sie ihre Aufmerksamkeit auf die Bewegungen der Gewebe richten. Notieren Sie alle wahrgenommenen Sensationen. Sie können diese Übung auch mit einem Partner zusammen ausführen, dabei palpieren Sie eine Körperstelle Ihres Partners und umgekehrt. Am Ende vergleichen Sie Ihre Liste der wahrgenommenen Sensationen. Noch besser ist es, wenn ein erfahrener Lehrer zugegen ist, der mit Ihnen Ihre Liste bespricht und Ihre Aufmerksamkeit auf Strukturen oder Bewegungen richtet, die Ihnen während der Palpation entgangen sind[47].
   Versuchen Sie, ohne Erwartung, was Sie vielleicht vorfinden könnten, Ihre Hand aufzulegen. Bleiben Sie jeden Moment offen für das, was sich Ihren Fingern offenbart, und lassen Sie sich überraschen. Im Laufe der Zeit kann man sich so jedem Körperteil annähern und seine spezifische anatomische Struktur und Bewegung erfühlen und verinnerlichen.
6. Führen Sie die gleiche Übung wie zuvor mit einem Partner aus, nur palpieren Sie diesmal nicht nur mit Ihrer Hand, sondern mit dem Arm, Bauch oder einem anderen Körperteil. Notieren Sie wiederum Ihre Wahrnehmungen.
7. Annäherung an den kraniosakralen Rhythmus[49]
   Erlauben Sie sich während der Übung, Ihrer Intuition und Ihren wahrgenommenen Sinneseindrücken zu vertrauen und erlauben Sie sich, mit spielerischer Entspanntheit auf Entdeckungsreise zu gehen. Es ist von Vorteil, die Übung in einer ruhigen meditativen Atmosphäre stattfinden zu lassen. Während der verschiedenen Phasen der Übung sitzen Sie mit geschlossenen Augen, möglichst ruhig und entspannt. Ihre Hände ruhen dabei auf Ihren Oberschenkeln. Zwischen den einzelnen Phasen sollten Sie eine kurze Pause einlegen, um sich zu recken und zu strecken oder zu bewegen.

   a) Wahrnehmung des Herzrhythmus: Stimmen Sie sich auf Ihr Herz und Ihren Herzschlag ein. Sie können zu Beginn auch Ihren Puls am Handgelenk palpieren. Legen Sie Ihre Finger sanft auf den Radialispuls und nehmen Sie die Frequenz, die Schlagkraft, die Regelmäßigkeit des Pulses wahr. Achten Sie auch auf den Anstieg und Abfall einer Pulswelle und die Qualität der Pulsspitze. Sie brauchen keine Anstrengung zu unternehmen, um Ihren Herzrhythmus aufrecht zu erhalten. Dieser Herzschlag ist da, solange Sie leben, ob Sie bewusst daran denken oder nicht. Lösen Sie den Kontakt zu ihrem Handgelenk wieder und nehmen Sie die kontinuierlichen rhythmischen Pulswellen des Herzens auch im übrigen Körper wahr, indem Sie in Ihren Körper hineinfühlen und hineinhören. Spüren Sie auf diese Weise Ihren Herzschlag im Gesicht, im Hals, in der Brust, im Bauch, in den Armen und Händen, in den Beinen und Füßen. Setzen Sie sich nicht unter Druck, unbedingt etwas fühlen zu müssen, bleiben Sie entspannt und freuen Sie sich über das, was Sie entdecken und wahrnehmen. Vielleicht können Sie auch Unterschiede der Pulswelle an den verschiedenen Körperstellen wahrnehmen.

b) Wahrnehmung des Atemrhythmus: Stimmen Sie sich auf Ihre Lunge und Ihren Atemrhythmus ein. Spüren Sie, wie sich Ihre Brust hebt und senkt, ohne die Atmung zu beeinflussen. Verfolgen Sie die Atemluft durch die Nase, die Kehle und die Luftröhre bis in die Lunge und wieder hinaus. Sie brauchen keine Anstrengung zu unternehmen, um Ihren Atemrhythmus aufrecht zu erhalten. Ihre Atmung bewegt sich rhythmisch und kontinuierlich, solange Sie leben, ob Sie bewusst daran denken oder nicht. Nehmen Sie auch den Nachhall der kontinuierlichen rhythmischen Atembewegung im übrigen Körper wahr, indem Sie in Ihren Körper hineinfühlen und hineinhören. Spüren Sie auf diese Weise die Bewegung der Atmung im Gesicht, im Hals, in der Brust, im Bauch, in den Armen und Händen, in den Beinen und Füßen. Bleiben Sie entspannt und freuen Sie sich über das, was Sie gerade entdecken und wahrnehmen. Vielleicht können Sie auch Unterschiede der Atemwellen an den verschiedenen Körperstellen wahrnehmen.

c) Wahrnehmung des kraniosakralen Rhythmus: Stimmen Sie sich auf Ihren Schädel und die Strukturen des primär respiratorischen Mechanismus ein. Stimmen Sie sich auf die wechselnden rhythmischen Druckverhältnisse im Schädel ein. Spüren Sie, wie die Schädelknochen sich an diese wechselnden Druckverhältnisse anpassen. Spüren Sie, wie der Schädel sich kontinuierlich und rhythmisch ausdehnt und wieder zusammenzieht. Sie brauchen keine Anstrengung zu unternehmen, um Ihren kraniosakralen Rhythmus aufrecht zu erhalten. Ihr kraniosakraler Puls bewegt sich rhythmisch und kontinuierlich, solange Sie leben, ob Sie bewusst daran denken oder nicht. Nehmen Sie diesen Rhythmus auch im übrigen Körper wahr, indem Sie in Ihren Körper hineinfühlen und hineinhören. Spüren Sie auf diese Weise die Bewegung des kraniosakralen Rhythmus im Gesicht, im Hals, in der Brust, im Bauch, in den Armen und Händen, in den Beinen und Füßen. Die peripheren Körperteile bewegen sich unablässig in die Außen- und Innenrotation. Bleiben Sie entspannt und freuen Sie sich über das, was Sie gerade entdecken und wahrnehmen. Vielleicht können Sie auch Unterschiede der Wellen des CRI an den verschiedenen Körperstellen wahrnehmen.

8. Legen Sie Ihre Hände auf den Brustkorb Ihres Partners und spüren Sie die Bewegung der Atmung am Brustkorb. Achten Sie auf die unterschiedlichen Qualitäten der Atmung. Nach einigen Atemzyklen richten Sie, ohne die Handposition zu verändern, Ihre Aufmerksamkeit auf die Herztätigkeit am Brustkorb. Nachdem Sie diese einige Momente wahrgenommen haben, gehen Sie mit Ihrer Aufmerksamkeit wieder zur Atmung zurück. Wechseln Sie noch einige Male zwischen der Herztätigkeit und der Atmung hin und her. Versuchen Sie jetzt, Ihre Aufmerksamkeit von diesen beiden Bewegungen zu lösen und offen zu werden für die Wahrnehmung des sanfteren kraniosakralen Rhythmus. Es ist auch möglich, dass Ihr Partner seinen Atem kurz anhält, um es Ihnen zu erleichtern, diesen Rhythmus zu spüren. Diese Übung trainiert Sie, Ihre Aufmerksamkeit gezielt auf verschiedene Bewegungen und Rhythmen zu richten. Sie lernen, das zu erfühlen, was Sie gerade beabsichtigen, und die Wahrnehmung durch Ihre Hände zu fokussieren.

9. Palpieren Sie die Bewegungen und Rhythmizitäten der unterschiedlichen Gewebeschichten. Sind diese identisch oder unterscheiden sie sich? Worin bestehen die Unterschiede?

10. Machen Sie die nächste Übung mit einer Person, der Sie vertrauen. Versuchen Sie, sich einfach „leer zu machen", an nichts Bestimmtes zu denken und nichts Bestimmtes zu erwarten.
Legen Sie dann Ihre Hände auf verschiedene Körperstellen und über Organe Ihres Partners und nehmen Sie eventuelle Gefühle oder Empfindungen wahr, die mit diesen Geweben verbunden sind. Erlauben Sie es sich, Ihrer Intuition zuzuhören. Es ist ein Spiel, um Ihre Sensibilität und Einfühlsamkeit zu entwickeln, nehmen Sie es nicht zu ernst. Tauschen Sie hinterher Ihre Wahrnehmungen aus.

11. Übung zur Sensibilisierung für die Intention des Berührens
Machen Sie die Übung mit einem Partner. Einer von Ihnen ist aktiv, der andere ist passiv. Angenommen, Sie sind zunächst passiv, dann stehen Sie mit dem Rücken zu Ihrem Partner. Dieser versucht jetzt, sich auf jeweils eine der vier folgenden Berührungsintentionen zu konzentrieren:

a) Eine gebende Berührung, zum Beispiel in Form von „Energie, Kraft oder Unterstützung geben"

b) Eine nehmende Berührung, zum Beispiel wenn ein Übermaß an Energie vorhanden wäre oder eine Stauung: diese abziehen, ausleiten etc.

c) Eine miteinander verschmelzende Berührung

d) Eine neutrale Berührung, möglichst ohne eine Intention des Nehmens, Gebens oder Verschmelzens.

Ihr Partner übt diese Berührungsintentionen in einer willkürlichen Reihenfolge aus, indem er seine Hände auf Ihre Schultern legt, während Sie versuchen zu erspüren, welche Intention er gerade verfolgt.
Schreiben Sie sich die jeweils erspürte Berührungsintention auf einen Zettel und vergleichen Sie hinterher miteinander die Ergebnisse.
Bei Unstimmigkeiten wiederholen Sie die jeweilige Berührungsintention noch einmal. Unstimmigkeiten können ebenso an der unklaren Berührung des Berührers liegen wie an der Wahrnehmung des Berührten. Es geht nicht unbedingt darum, eine hundertprozentige Übereinstimmung zu erzielen, sondern bewusst und sensibel dafür zu werden, mit welcher Berührungsintention sie sich Ihren Patienten nähern. Meistens machen wir uns nicht bewußt, auf welche Art wir jemanden berühren. Mit diesem Spiel können wir auch viel über uns und unsere Bedürfnisse lernen. Und es sensibilisiert uns für andere Menschen, ihre Bedürfnisse, ihre unbewussten, nicht artikulierten Botschaften, die jedoch ihr Körper und seine Gewebe uns mitteilen können.
Auch hier wieder: Nehmen Sie sich nicht zu ernst. Erlauben Sie sich, entspannt zu sein und Spaß zu haben beim Berühren und Üben.

12. Fortgeschrittene Übung zur Vorbereitung der Therapie mit Kindern[50]
Legen Sie Ihre Hand auf das Kreuzbein Ihres Partners. Dieser hat die Aufgabe, sich wie ein Kleinkind zu verhalten. Versuchen Sie trotz der ständigen Bewegungen und Verrenkungen Ihres Partners, die Struktur und die inhärenten Bewegungen des Kreuzbeines zu erspüren.

Die Praxis des Palpierens

Günstige Bedingungen schaffen

a) Mögliche störende Geräuschquellen während der Behandlung ausschalten: z.B. Telefon ab- bzw. leise stellen
b) Grelles Licht abdämpfen
c) Für einen ausreichend geheizten Raum sorgen
d) Achten Sie auf warme, trockene, angenehm riechende Hände

Vorbereitung des Therapeuten

Bevor Sie Hand anlegen, schließen Sie für einige Augenblicke Ihre Augen, entspannen Ihren Körper und lassen Ihre Atmung ruhiger, tiefer und entspannter werden. Werden Sie sich Ihrer eigenen emotionalen Verfassung bewusst.
Eine meist unbewusste körperliche oder emotionale Stütze des Therapeuten auf den Patienten während der Palpation würde stets eine Reaktion im Patienten hervorrufen und dadurch die Palpation beeinflussen. Die Folge ist, dass der Therapeut die Reaktion des Patienten auf die genannte Stütze wahrnehmen würde und weniger die Organisation des Patienten an sich und in Relation zu seinem eigenen Umfeld. Außerdem: Je angespannter sie sich konzentrieren und je stärker Sie sich verspannen, umso mehr Störreize werden Ihre Wahrnehmung trüben. Auch der Patient wird auf diese Anspannung mit eigenen muskulären und energetischen Anspannungen reagieren, was wiederum die Behandlung erschwert!
Je entspannter und erwartungsfreier Sie andererseits sind, desto mehr Impulse und feinste Bewegungs- und Spannungsmuster des Patienten können Sie wahrnehmen und desto leichter ist die Behandlung. Deshalb: Zentrieren Sie sich, wo immer Ihr Zentrum auch sein mag. Machen Sie sich frei von äußeren Eindrücken, werden Sie „leer" und offen für neue Erfahrungen.
Spannen Sie Ihre Finger, Hände, Unterarme, Schultern und Brustmuskeln bewusst an, um sie dann in umgekehrter Reihenfolge wieder loszulassen. Durch diese bewusste An- und Entspannung der Finger wird der Druck der Hände bei der Annäherung an den Schädel bewusster dosierbar.
Es ist von großem Vorteil, diese oder eine ähnliche kurze Entspannungsübung nicht nur auszuführen, wenn sie sich besonders verspannt fühlen, sondern regelmäßig vor jeder einzelnen Behandlung.

Vorbereitung des Patienten

Helfen Sie Ihrem Patienten, sich zu entspannen. Bitten Sie ihn, die Schuhe auszuziehen, den Hosengürtel zu öffnen, Haarspangen und ähnliches zu entfernen, eine bequeme Lage einzunehmen, und legen Sie wenn nötig ein Kissen unter den Kopf oder unter die Knie. Achten Sie bei Gebissträgern darauf, dass die Zahnprothese herausgenommen wird. Ermutigen Sie Ihren Patienten dazu, ein paar tiefe Atemzüge zu nehmen oder zu seufzen und sich zu entspannen.

Arbeitshaltung

Nehmen Sie eine entspannte Haltung ein
a) Gute Arbeitshöhe der Liege, ein guter Stuhl
b) Guten Kontakt Ihrer Füße zum Boden
c) Stabile aufrechte Körperlage: Beugen Sie sich nicht über den Patienten
d) Nicht auf den Patienten stützen.
e) Den eigenen Körper während der „Arbeit" bewusst entspannen, vor allem die Schultern, den Rücken und die Hände.

Kontaktaufnahme

Nähern Sie Ihre Hand sanft dem zu untersuchenden oder zu behandelnden Körperteil.
Signalisieren Sie Ihrem Patienten mit Ihrer Hand Vertrauen und Sicherheit. Mit Übung und mit zunehmender Bewusstheit für die eigene Intention und

Energie und umgebende dynamische Stille kann der Therapeut lernen, statt seine eigene Energie und Intention in den Heilungsprozess einzubringen, offen zu werden und Vertrauen in die Prozesse zu gewinnen, die zwischen den Händen des Therapeuten und dem Gewebe des Patienten geschehen. Geduldiges, aufmerksames Warten ist die größte Kunst im Heilungsprozess und eröffnet die meisten Einsichten.

Position der Finger

Die Finger an die gewünschten Stellen legen, zum Beispiel auf eine Schädelnaht oder auf den großen Keilbeinflügel.
Eine gute Positionierung ist die Voraussetzung für effizientes, erfolgreiches Arbeiten.

Wahrnehmung und Wahrnehmungsverstärkung

Es geht darum, den unterschiedlichen Empfindungen, Strukturen und Bewegungen zuzuhören und die Wahrnehmung der zu untersuchenden Strukturen (kraniale, fasziale, muskuloskelettale, vaskuläre, viszerale, emotionale Strukturen) zu verstärken.
Projizieren Sie Ihre Palpation in das Innere des Körpers. Sonst tun Sie nichts mehr, intervenieren nicht bzw. so gering wie nur irgend möglich. Als Therapeut bleiben Sie passiver, aufmerksamer Zuhörer und lassen die Informationen der Gewebe zu sich kommen, ohne sie zu analysieren.

Visualisieren der Struktur

Das Visualisieren setzt gute anatomische Kenntnisse der zu untersuchenden Strukturen und Ihrer Verbindungen zueinander voraus. Versuchen Sie, ein detailliertes wie auch synthetisches inneres Bild der zu untersuchenden Gewebe zu entwickeln, mit den entsprechenden Qualitäten und Merkmalen der Gewebe.

Interpretation des Wahrgenommenen

Erst jetzt, wenn die Informationen angekommen sind, beginnt der Therapeut, diese in seine Sprache zu übersetzen und zu analysieren. Dabei geht er stets vom Allgemeinen zum Speziellen: er beobachtet beispielsweise Rhythmus, Amplitude, Kraft, Symmetrie (s. u.). Ausgehend von der Kenntnis des Normalen bzw. des Normalzustands ist der Therapeut fähig, das „Nicht-Normale“ zu erkennen und sein Entstehen zu begreifen.

Hinweis

Vermeiden Sie möglichst die Ausführung von stechenden, stoßenden oder hastigen Bewegungen. Der Patient reagiert darauf meist mit Verspannung. Dadurch wiederum werden Palpation und Therapie erschwert.

Worauf ist zu achten?

Folgende Fragen helfen dem Therapeuten, mit dem Gewebe und dem Patienten Kontakt aufzunehmen:

- Wo befindet sich die Gesundheit im Patienten, die Stelle oder der Ort der Ursprünglichkeit im Patienten?

- Was möchte der Körper des Patienten mir sagen?
- Was ist das grundlegendste Bedürfnis des Patienten?
- Was ist geschehen?
- Wohin möchte das Gewebe sich bewegen, wohin möchte es sich nicht bewegen?

- Wann ist diese Bewegungseinschränkung oder das Spannungsmuster zum ersten Mal aufgetreten?
- Ist die Bewegungseinschränkung oder die Spannung des Gewebes primär?
- Ist es die Folge einer anderen Bewegungseinschränkung oder Spannung?

- Wenn ja, woher kommt diese Spannung oder Bewegungseinschränkung? Welche anderen Körperstrukturen hängen mit diesem Spannungsmuster zusammen (Faszien, Muskeln, Suturen, LCS, Ligamente, Membranen)?

- Wie hat der Körper in der Vergangenheit funktioniert, und welche Einflüsse haben zu seiner jetzigen Funktionsweise geführt?
- Was ging in dem Menschen vor, als sich dieses Spannungsmuster oder diese Bewegungseinschränkung etablierte?
- Wie fühlt sich das Energiefeld der Dysfunktion und des Körpers an?

- Was hat sich seitdem verändert?
- Welche Koordinations- und Organisationsformen halten die jetzige Homöostase des Körpers aufrecht? Wie haben der Körper und der Mensch als Ganzheit sich an die neue Situation angepasst?
- Wie hat sich dadurch die Wahrnehmung der Welt geändert?
- Wie wird dieser Körper mit seiner jetzigen Organisation, in der Zukunft funktionieren?

- Was ändert sich im Patienten, wenn diese Spannungsmuster nicht anwesend wären?
- Wo befindet sich das Potenzial, das die Dysfunktion aufrechterhält?
- Wo im Patienten liegt das Potenzial, die Dysfunktionen sich zurückentwickeln zu lassen?

- Warum möchte der Patient gesund werden?
- Ist die behandelte Struktur glücklich?[51]

Einige Tipps für den Anfang

Bei Konflikten zwischen Kopf und Gefühl vertrauen Sie Ihrer Intuition und Ihren Händen. Stellen Sie sich vor, dass das, was Ihre Hände fühlen, wahr ist. Vor allem am Anfang seien Sie offen für das, was Sie spüren und versuchen Sie, dieses nicht sofort anzuzweifeln. Ihr analytisches Hinterfragen ist am Anfang des Palpationserlernens häufig ein Hindernis, um in Kontakt mit diesen feinsten Bewegungen zu kommen.
Trotz unserer oder gerade wegen unserer bisherigen Schulung und Erziehung, die ein viel größeres Gewicht auf die Ausbildung von abstrakten und logisch-analytischen Denkprozessen legte, ist es nötig und sinnvoll, vor allem zu Beginn Ihrer kraniosakralen Ausbildung, Ihrer intuitiven und ganzheitlich-synthetischen Auffassungsgabe Raum zu geben, um Erfahrungen sammeln zu können, ohne dabei ständig hinterfragt zu werden. Später werden Sie noch genügend Zeit haben, wenn Sie ausreichend Erfahrungen gesammelt haben, diese auch unter analytischen und logischen Gesichtspunkten zu beleuchten. Denn in der kraniosakralen Osteopathie arbeiten die intuitiven und ganzheitlich-synthetischen mit den logisch-analytischen Verarbeitungsprozessen zusammen, um die besten Resultate zu erzielen.
Vertrauen Sie sich, geben Sie sich den Raum, Erfahrungen zu sammeln und erlauben Sie sich wahrzunehmen, was immer auch in Ihr Bewusstsein gelangt. Denken Sie daran, wie viele andere Menschen diese feinsten Bewegungen des kraniosakralen Rhythmus schon zu spüren gelernt haben, und dass es auch bei Ihnen nur eine Frage der Zeit ist, bis Sie sich sicher fühlen im Umgang mit diesen Bewegungen. Außerdem: Diese Bewegungen sind messbar.

Quellenangabe:

1 Becker, R. E.: Diagnostic touch: Its principles and application, Part I. AAO Yearbook (1963), S. 37.
2 Sutherland, W. G.: Contributions of thought. Sutherland Cranial Teaching Foundation 1967, 1.
3 Montagu, A.: Körperkontakt. Die Bedeutung der Haut für die Entwicklung des Menschen. Klett Cotta, Stuttgart 1988, S. 159.
4 Gray, G. W.: Human growth. Scientific American, 189 (1953) 65–67.
5 Levine, S.: Noxious stimulation in infant and adult rats and consummatory behaviour. J. Comp. Physiolog. Psychology 52 (1959).
6 Blood, S. D.: The three-dimensional approach. JAAO 4, (1995), S. 30.
7 Juhan, D.: Körperarbeit. Deutsche Ausgabe © Droemer Knaur Verlag, München 1992, S. 159.
8 Feldenkrais, M.: Die Entdeckung des Selbstverständlichen. Suhrkamp 1987, S. 179.
9 Sutherland, W. G. in Sutherland, A. S.: With thinking fingers. The Cranial Academy, USA 1962, S. 65.
10 Ein häufig gebrauchter Ausdruck von Viola Frymann während ihrer zahlreichen Seminare über kraniosakrale Osteopathie.
11 Sutherland, W. G., unpublished lectures and writings zitiert in Magoun, H. I.: Osteopathy in the cranial field. 3rd ed. Journal Printing Company, Kirksville 1976, S. 106.
12 Denis Brookes in McCatty, R. R.: Essentials of craniosacral osteopathy. Ashgrove Press, Bath, 1988, S. 9.
13 Blechschmidt, E.: Humanembryologie, Prinzipien und Grundbegriffe. Hippokrates Verlag, Stuttgart 1974.
14 Sutherland, W. G.: Teachings in the science of osteopathy. Sutherland Cranial Teaching Foundation 1991, S. 51.
15 Magoun, H. I.: Osteopathy in the cranial field. 3rd ed. Journal Printing Company, Kirksville 1976, S. 24.
16 Barral, J. P., Mercier, P.: Manipulations viscérales I. Maloine, Paris, 2. Auflage, 1983, S. 18, 20.
17 Sheldrake, R.: Das Gedächtnis der Natur. Scherz Verlag, Bern, München, Wien 1994, S. 85.
18 Burr, H. S.: Blueprint of immortality. 5. Ausgabe, Saffron Walden, Essex 1991, S. 33.
19 Smith, J.: The influence of Enzyme growth by the "laying-on-hands". Academy of Parapsychology and Medicine, Dimensions of Healing Symoposium proceedings, Los Altos, California, 1972.
20 Zimmermann, J.: Laying-on-of-hands healing and therapeutic touch: A testable theory. BEMI currents. J. of Bio-Electro-Magnetics Institut 2 (1990) 9 – 17.
21 Muesham, D., Markov, M., Muesham, P., Pilla, A., Shen, R., Wu, Y.: Effects of QiGong on cell free myosin phosphorylation: preliminary experiments. Subtle Energies 5(1994) 93 – 108.
22 Becker, R. O.: Der Funke des Lebens. Piper München 1994.
23 Topping, W. W.: Stress release. Verlag für angewandte Kinesiologie, Freiburg 1986, S. 111.
24 Popp, F. A.: Biologie des Lichts. Grundlagen der ultraschwachen Zellstrahlung. Parey, Berlin 1984. Popp, F. A.: Biophotonen. Ein neuer Weg zur Lösung des Krebsgeschehens. Schriftenreihe Krebsgeschehen, Bd. 6, 2. Aufl. Fischer, Heidelberg 1984.
25 Fulford, R. C.: Dr. Fulford's touch of life. Pocket Books. New York 1996, S. 5.
26 Miller, R. N., Reinhart, P. B., Kern, A.: in Thought as energy. (Hrsg.) Kinnear, W., Science of Mind Publications, Los Angeles, California, 1972.
27 Steiner, R.: Über Gesundheit und Krankheit. Grundlagen einer geisteswissenschaftlichen Sinneslehre. 3. Auflage, Dornach, 1983.
28 Becker, R. E.: Diagnostic touch: Its principles and applications, Part IV. AAO Yearbook (1965), S. 165.
29 Tettambel M. A.: Mind, machinery and manipulation. Scott Memorial Lecture, 1995. JAAO (1) (1996), S. 11.
30 Reich, W.: Charakteranalyse. Kiepenheuer und Witsch, Köln, 1989.
31 Lowen, A.: Bio-Energetik. Therapie der Seele durch Arbeit mit dem Körper. Rowohlt, Reinbek bei Hamburg, 1988. Körperausdruck und Persönlichkeit. Kösel, München, 1985.
32 Kurtz, R., Prestera, H.: Botschaften des Körpers. Kösel, München, 1991.
33 Becker, R. E.: Diagnostic touch: Its principles and application, Part I. AAO Yearbook (1963), S. 35.
34 Tettambel, M. A.: Mind, machinery and manipulation. Scott Memorial Lecture, 1995. JAAO (1) (1996), S. 10.

35 Sutherland, W. G.: Teachings in the science of osteopathy. Sutherland Cranial Teaching Foundation 1991, S. 151.
36 Sutherland, W. G. in Sutherland, A. S.: With thinking fingers. The Cranial Academy, USA 1962, S. 34.
37 Sutherland, W. G.: Contributions of thought. Sutherland Cranial Teaching Foundation 1967, 147.
38 Becker, R. E.: Diagnostic touch: Its Principles and application, Part III, AAO Yearbook (1964) 162.
39 Handy, C. L.: The etiology and diagnosis of cranial lesions. J. Ostgeopath. Cranial Assoc. (1949) 53.
40 Issartel, L. und M.: L'osteopathie exactement. Robert Laffont, Paris 1983, S. 190.
41 Zanakis, M. F., Cebelnsky, R. M., Dowling, D. J., Leandoski, M. A., Lauder, C. T., Kircher, K. T., Marmora, M.: Method for objective quantification of cranial mobility in humans. Manuskript zur Veröffentlichung in JAOA (1997).
42 Becker, R. E.: Be still and know. A dedication to William G. Sutherland D.O. Cranial Academy Newsletter, 12/1965, S. 6.
43 Sutherland, W. G.: Contributions of thought. Sutherland Cranial Teaching Foundation 1967, 165–166. Teachings in the Science of Osteopathy. Sutherland Cranial Teaching Foundation 1991, S. 44.
44 Becker, R. E.: Be still and know. A dedication to William G. Sutherland D.O. Cranial Academy Newsletter, 12/1965, S. 7.
45 Becker, R. E.: Diagnostic touch: Its principles and application, Part III, AAO Yearbook (162) 162, Part IV. AAO Yearbook (1965) 165.
46 Frymann, V. M.: Palpation: Part I, II, III, IV, Its study in the Workshop. AAO Yearbook (1963) 17.
47 Frymann, V. M.: Palpation: Part I, II, III, IV, Its study in the Workshop. AAO Yearbook (1963) 22.
48 Frymann, V. M.: Palpation: Part I, II, III, IV, Its study in the Workshop. AAO Yearbook (1963) 20.
49 Upledger, J. E., Vredevoogd, J. D.: Craniosacral therapy. Eastland Press, Seattle 1983, S. 27–32.
50 Sutherland, W. G.: Teachings in the science of osteopathy. Sutherland Cranial Teaching Foundation 1991, S. 221.
51 Eine in Kursen von Melicien Tettambel häufig gestellte Frage.

Weitere Literaturhinweise:

Alexandersson, O.: Living water. Viktor Schauberger and the secrets of natural energy. Gateway Books. Bath, 1995.
Armitage, P.: Diagnostic touch: its principles and applications. Society of Osteopaths, Cranial Group. Newsletter 11 (1981) 7–12.
Frymann, V. M.: Motion – the difference between life and death. The Northup Book, AAO (1983) 35–44.
Frymann, V. M.: Scott Memorial Lecture 1972, The law of mind, matter and motion. Scott Memorial Lectures, AAO (1985) 57–66.
Frymann, V. M.: The whole patient needs a whole physician. J. Holistic Med. 2 (1980) 15–19, 1983.
Gerber, R.: Vibrational Medicine: New choices for healing ourselves. Bear and Company, Santa Fe, 198.
Heinrich, S.: Body watch: The importance of dialogue and myofascial unwinding in creating a safe place to heal. Physical Therapy Forum 1990.
Levine, S., Alpert, M., Lewis, G. W.: Infantile experience and the maturation of the pituitary adrenal axis. Science 126 (1957).
Petzold, H., Heinl, H. (Hrsg.): Psychotherapy und Arbeitswelt. Junfermann Verlag, Paderborn 1983.
Ruegamer, W. R., Bernstein, L., Benjamin, J. D.: Growth, food utilisation, and thyroid activity in the albino rat as a function of extra handling. Science 120 (1954).
Sheldrake, R.: Die Wiedergeburt der Natur. Rowohlt Taschenbuch, Hamburg 1994.
Solomon, G. F.; Early experience and immunity. Nature 220 (1968).
Upledger, J. E.: Somatoemotional release and beyond. UI Publishing, Palm Beach Gardens, Florida 1990.

„Ich wollte, dass ich mich von allem entwöhnen könnte, dass ich von neuem sehen, von neuem hören, von neuem fühlen könnte."

Lichtenberg

Palpation des kraniosakralen Rhythmus

Die in der chinesischen oder tibetischen Medizin geübte Unterscheidung der Charakteristika des Radialispulses, lässt sich von ihrer differenzierten Wahrnehmung her noch am ehesten mit der Wahrnehmung des kranialen Rhythmus vergleichen.

Der kraniosakrale Rhythmus kann am Schädel wie auch an jedem anderen Körperteil wahrgenommen werden. Dabei wird auf die Frequenz, die Amplitude, die Symmetrie und die Stärke dieser feinsten Bewegungen geachtet.

Frequenz:

Die Frequenz ist im physiologischen Zustand konstant (CRI 7 – 14 Zyklen pro Minute), kann aber bei bestimmten Krankheitsbildern oder durch bestimmte Medikamente erhöht bzw. erniedrigt sein. Insbesondere die Forschungsergebnisse von *Woods* und *Woods*[1] im Jahre 1961 erbrachten vielerlei Erkenntnisse über Abweichungen der normalen Frequenz des PRM-Rhythmus.

Fieber, Inhalation von Sauerstoff sowie bestimmte Medikamente (z. B. Amphetamine) führten zu einem Anstieg der Rhythmusfrequenz. Psychiatrische Krankheitsfälle sowie Inhalation von Kohlendioxid gingen hingegen mit einer Verlangsamung des Rhythmus einher. Bei intensiven emotionalen Erlebnissen, insbesondere bei Angst, konnte häufig ein Aussetzen der kraniosakralen Bewegung von 10 bis 20 Sekunden festgestellt werden. Schlafmangel, insbesondere mit Schmerzzuständen, verlangsamte den Rhythmus leicht. Kinder scheinen eine etwas höhere Rhythmusfrequenz als Erwachsene zu haben.

Bei hyperkinetischen Kindern wurde ein Anstieg der Frequenz des CRI festgestellt.

An Körperstellen, die nicht mehr vom zentralen Nervensystem innerviert werden, wie zum Beispiel bei Rückenmarksläsionen, kann die Frequenz auf 20 bis 30/Minute ansteigen[3]. Dabei liegt die Rückenmarksläsion ungefähr zwei Segmente oberhalb der palpierten Frequenzsteigerung.

Koma und chronische neurologische Schäden scheinen nach *Upledger*[2] eine starke Verlangsamung des CRI und Verminderung der Amplitude des CRI zu bewirken.

Auch traumatische Hirnschäden[4] und Neugeborene nach schwerer Geburt[5] sowie entwicklungsgestörte Kinder[6] führen zu einer Verminderung der Frequenz.

Amplitude:

Die Amplitude bezeichnet den Bewegungsausschlag der Flexions-/Außenrotationsbewegung und der Extensions-/Innenrotationsbewegung. Um zu beurteilen, ob die Flexions-/Außenrotationsbewegung oder die Extensions-/Innenrotationsbewegung von der Norm abweicht, muss erst die so genannte neutrale Zone zwischen diesen Bewegungen wahrgenommen werden.

Eine niedrige Amplitude deutet auf eine verminderte Vitalität bzw. ein niedriges energetisches Niveau des Organismus hin. Seine Abwehrkraft ist vermindert und somit seine Krankheitsanfälligkeit erhöht. Die Ausnahme bildet das Vorhandensein einer niedrigen Amplitude des CRI mit einem kräftigen und stark beschleunigtem kraniosakralen Rhythmus am Schädel. Das kann ein Hinweis sein für eine eingeschränkte Dehnbarkeit oder Verwachsung der Hirnhäute, wie zum Beispiel nach entzündlichen Prozessen der Meningen. Das kraniosakrale System muss in diesen Fällen gegen erhöhte unphysiologische Widerstände arbeiten, da die Flexibilität der Hirnhäute eingeschränkt ist und sie sich nicht an die kraniosakrale Bewegung anpassen können. Dabei kann der Patient durchaus eine gute allgemeine Vitalität besitzen.

Symmetrie: Die Symmetrie des Rhythmus besteht im Vergleich der Rhythmuseigenschaften an bilateralen Körperstrukturen. Sie kann zur Auffindung von Dysfunktionen jeglicher Art im Organismus, z. B. von Narben, Gelenkstörungen, Verklebungen benutzt werden. Die Asymmetrie des CRI zeigt zwar den Ort, nicht aber die Art der Dysfunktion an. Die Beseitigung der Asymmetrie kann als Indiz für die Lösung der Dysfunktion in diesem Bereich gedeutet werden.

Stärke: Die Stärke des Rhythmus, kräftig oder schwach, gibt Aussagen über die allgemeine Vitalität des Patienten.

Bei den Beschreibungen der Techniken befindet sich der Patient in Rückenlage, wenn nicht eine andere Lage angegeben wird.

Palpation am Schädel

Wann immer möglich, sitzen Sie aufrecht auf Ihren beiden Sitzbeinhöckern, mit den Knien 90° flektiert. Mit beiden Füßen sollten Sie guten Kontakt zum Boden haben.

Schädeldachhaltung nach *Sutherland* *(Abb. 12.1)*

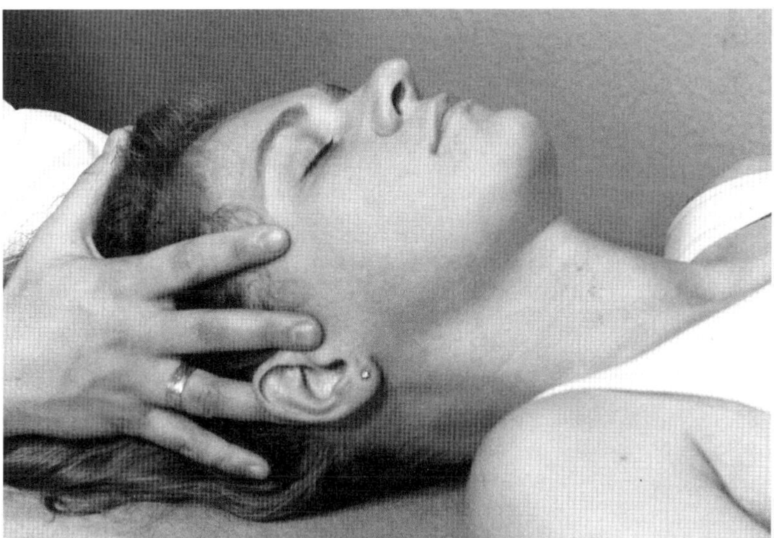

12.1
Schädeldachpalpation nach W. G. Sutherland

Therapeut:

- Am Kopfende des Patienten
- Ellenbogen auf dem Behandlungstisch aufliegend

Handposition:

Hände beidseitig am Schädel

- Zeigefinger auf Höhe der großen Keilbeinflügel, hinter dem lateralen Augenwinkel
- Mittelfinger an den Schläfenbeinen, vor den Ohren
- Ringfinger an den Schläfenbeinen, hinter den Ohren
- Kleine Finger seitlich auf Höhe des Hinterhaupts
- Daumen berühren sich nach Möglichkeit oberhalb des Schädels. Sie dienen als äußerer Fixpunkt.

Nehmen Sie zunächst das An- und Abschwellen des Schädels im Rhythmus des PRM wahr. In der Inspirationsphase wird der transversale Durchmesser des Schädels breiter, in der Exspirationsphase wird er schmäler und das Schädeldach wird höher.
Wenn Sie nicht sicher sind, ob die wahrgenommene Bewegung am Patienten seinem Atem- oder seinem kraniosakralen Rhythmus entspricht, lassen Sie ihn für einen Augenblick den Atem anhalten. Die jetzt wahrgenommene rhythmische und sanfte Bewegung, die den Schädel in seinem transversalen Durchmesser erweitert und annähert, wird vom kraniosakralen Rhythmus hervorgerufen.
Um den kraniosakralen Rhythmus des Patienten vom eigenen zu unterscheiden, ist es möglich, die Hände für einen Moment auf den eigenen Schädel zu legen und die eigene Schädelbewegung mit der Schädelbewegung des Patienten zu vergleichen.

Sobald Sie gut vertraut mit dem An- und Abschwellen des Schädels sind, erspüren Sie die Inspirations- und Exspirationsphase an der Synchondrosis sphenobasilaris (SSB):
In der Inspirationsphase:
Die Zeigefinger an den großen Keilbeinflügeln bewegen sich nach inferior, anterior und lateral.
Die kleinen Finger an den lateralen Teilen des Hinterhaupts bewegen sich nach inferior und anterior. (Der kraniale Teil der Hinterhauptschuppe bewegt sich nach inferior posterior.)
In der Exspirationsphase bewegen sich die Zeigefinger mit den großen Keilbeinflügeln nach superior und posterior, die kleinen Finger mit dem Hinterhaupt ebenfalls. (Der kraniale Teil der Hinterhauptschuppe bewegt sich nach superior-anterior.)

Occipito-sphenoidale Palpation nach *Becker* *(Abb. 12.2)*

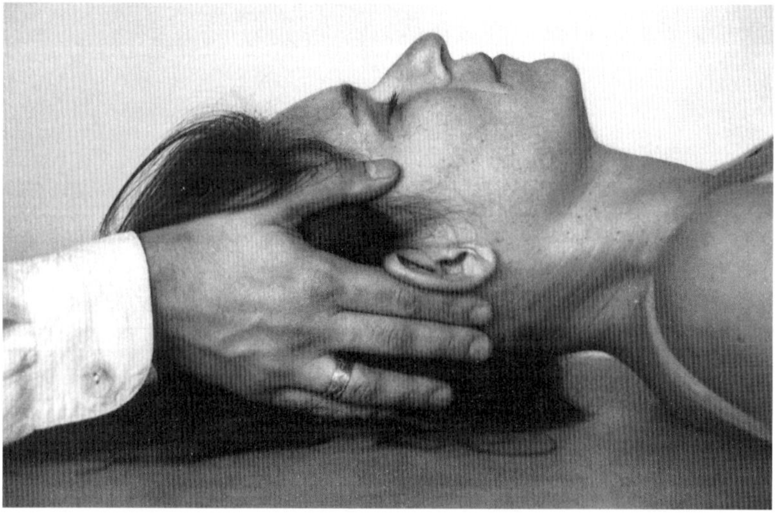

12.2
Occipito-sphenoidale Palpation nach R. E. Becker

Therapeut:

- Am Kopfende des Patienten
- Ellenbogen auf dem Behandlungstisch aufliegend

Handposition:

- Daumen beidseitig an den großen Keilbeinflügeln
- Zeigefinger hinter den Ohren, auf den Processus mastoidei
- Mittelfinger hinter den Ohren, auf den Partes mastoideae
- Ringfinger hinter den Suturae occipitomastoideae auf dem Hinterhaupt
- Kleiner Finger auf der Hinterhauptschuppe

Während der Inspirationsphase:
Die Daumen an den großen Keilbeinflügeln bewegen sich nach unten-vorne-außen.
Die Zeigefinger an den Processus mastoidei bewegen sich nach posterior-medial.
Die Mittelfinger an den Partes mastoideae bewegen sich nach anterior-lateral.
Die Ringfinger und die kleinen Finger am Hinterhaupt bewegen sich nach vorne-unten.

Occipito-sphenoidale Palpation nach *Upledger* (Abb. 12.3)

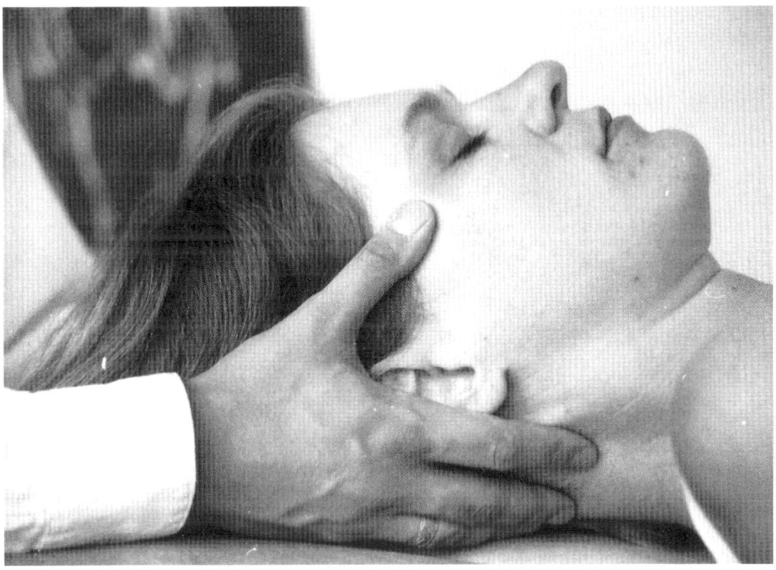

12.3
Occipito-sphenoidale Palpation nach J. E. Upledger

Sie ist eine etwas abgewandelte Form der okzipitosphenoidalen Palpation nach *Becker*.

Therapeut:

- Am Kopfende des Patienten
- Ellenbogen auf dem Behandlungstisch aufliegend

Handposition:

- Daumen beidseitig an den großen Keilbeinflügeln
- Kleine Finger und Ringfinger beidseitig am Hinterhaupt

Während der Inspirationsphase:
Die Daumen an den großen Keilbeinflügeln bewegen sich nach unten-vorne-außen.
Die Ringfinger und die kleinen Finger bewegen sich nach vorne-unten.

Sphenookzipitale Palpation nach *Magoun* (Abb. 12.4)

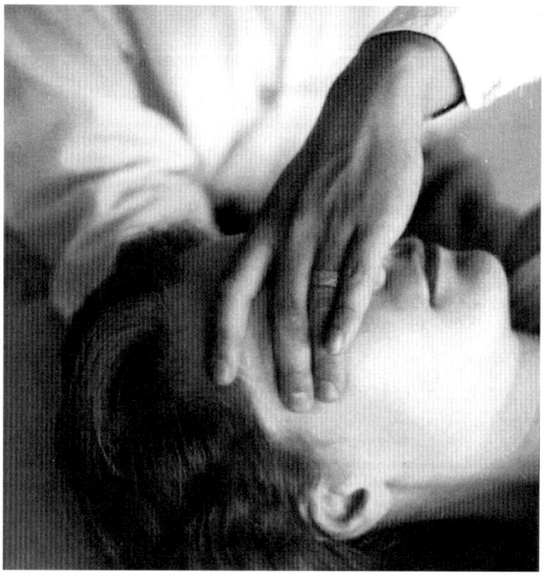

12.4
Sphenookzipitale Palpation

Therapeut: Am Kopfende schräg seitlich zum Patienten

Handposition:

- Daumen und Mittelfinger (oder Zeigefinger) der oberen Hand umgreifen von lateral die großen Keilbeinflügel
- Die untere Hand nimmt das Hinterhaupt in seine Handinnenfläche, die Finger zeigen nach lateral

Während der Inspirationsphase:
Der Daumen und der Mittelfinger an den großen Keilbeinflügeln bewegen sich nach inferior und anterior. Die Handfläche am kranialen Teil der Hinterhauptsschuppe bewegt sich nach inferior und posterior. In der Exspirationsphase bewegen sich die großen Keilbeinflügel nach superior und posterior und die Squama des Hinterhaupts nach superior und anterior.

Frontookzipitale Palpation nach *Sutherland* (Abb. 12.5)

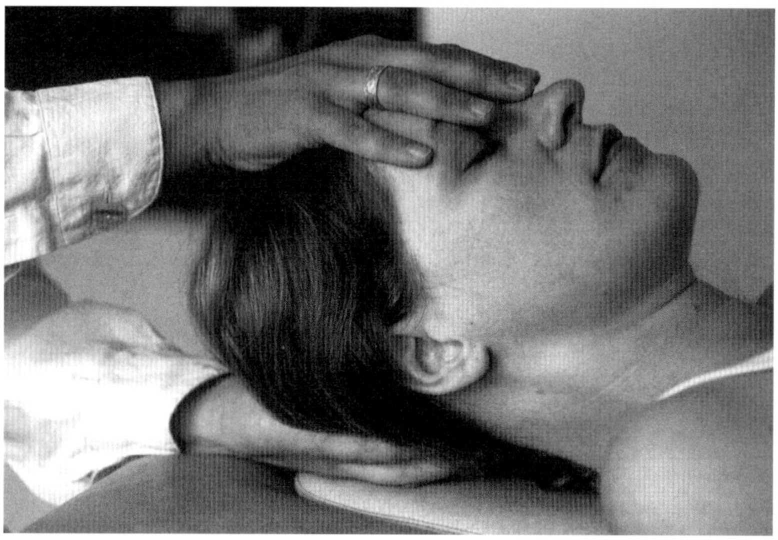

12.5
Frontookzipitale Palpation

Therapeut: Am Kopfende des Patienten

Handposition:

- Obere Hand liegt auf dem Stirnbein, Finger zeigen nach caudal
- Mittelfinger auf der Sutura metopica oberhalb des Nasion
- Die übrigen Finger liegen lateral daneben
- Untere Hand umgreift das Hinterhaupt mit seiner Handinnenfläche, Finger zeigen nach kaudal

Alternative Möglichkeit:

- Therapeut seitlich am Kopfende des Patienten
- Obere Hand von der Seite her auf dem Stirnbein liegend, Finger zeigen nach lateral
- Untere Hand unter dem Hinterhaupt, Finger zeigen nach lateral

Während der Inspirationsphase:
Die Augenbrauenbögen bewegen sich nach anterior-inferior und die seitlichen Teile der Augenbrauenbögen nach außen (Außenrotation). Der kraniale Teil der Hinterhauptschuppe bewegt sich nach inferior und posterior.
In der Exspirationsphase bewegen sich die Augenbrauenbögen nach posterior inferior und die lateralen Teile der Augenbrauenbögen nach innen (Innenrotation). Die Squama des Hinterhaupts bewegt sich nach superior und anterior.

Gleichzeitige Palpation am Schädel und am Sakrum *(Abb. 12.6)*

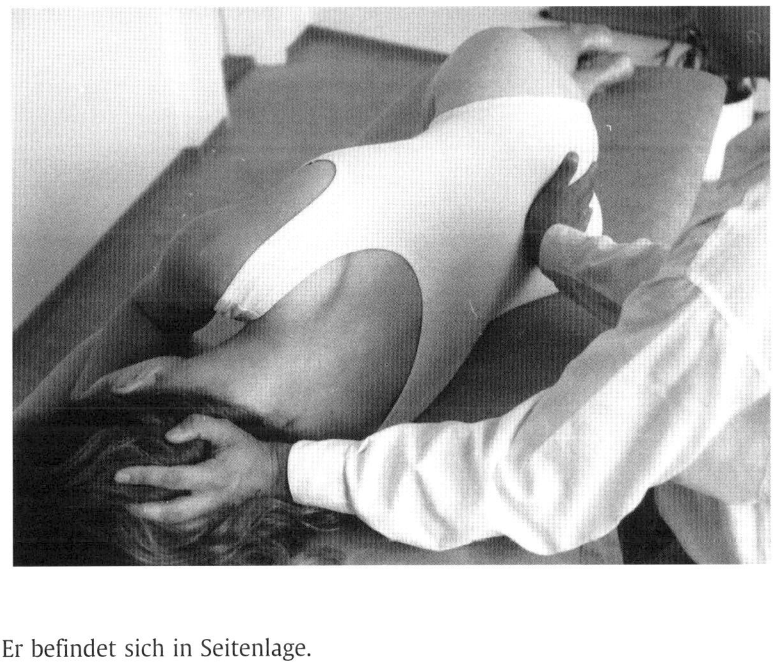

12.6
Okziput-Sakrum Palpation in Seitenlage

Patient: Er befindet sich in Seitenlage.

Therapeut: An der dorsalen Seite des Patienten zwischen Hinterhaupt und Kreuzbein sitzend

Handposition:

- Eine Hand befindet sich auf der Hinterhauptschuppe, die Finger zeigen nach kranial
- Die andere Hand liegt am Sakrum, die Finger zeigen nach kaudal
- Die Dornfortsätze des Sakrums befinden sich zwischen Mittel- und Ringfinger

Der Therapeut erspürt die synchrone Bewegung dieser beiden Knochen. In Inspirationsphase bewegt sich Lambda nach inferior posterior und die Basis sacri nach superior posterior.
Mit etwas Übung können das Hinterhaupt und das Kreuzbein auch in Rückenlage palpiert werden. Der Therapeut sitzt seitlich am Patienten und schiebt seine Hand unter Hinterhaupt und Kreuzbein.

Palpation an weiteren Stellen des Körpers

Palpation an den Füßen Der Therapeut legt seine Hände unter die Fersen und erspürt die Außen- und Innenrotation des kraniosakralen Pulses.

Palpation an den Schienbeinen Der Therapeut legt seine Hände auf die Schienbeine.

Palpation an den Oberschenkeln Der Therapeut legt seine Hände auf die Oberschenkel.

Palpation am Becken Der Therapeut legt seine Hände auf die vorderen oberen Darmbeinstachel des Beckens (Spina iliaca anterior superior) und erspürt die Außen- und Innenrotation des kraniosakralen Pulses.

Palpation am Kreuzbein *(Abb. 12.7)*

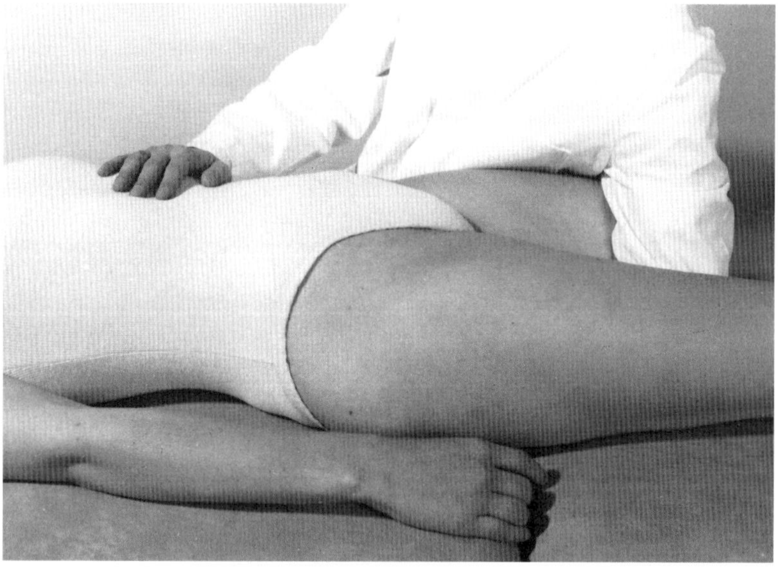

12.7
Kreuzbeinpalpation in Rückenlage

Therapeut: Seitlich neben dem Patienten, auf Höhe des Sakrums

Handposition:

- Flache Hand unter das Sakrum
- Finger nach kranial gerichtet
- Sakrumspitze liegt in der Handfläche
- Dornfortsätze des Sakrums zwischen Mittel- und Ringfinger
- Ellenbogen auf der Liege aufgestützt

Während der Inspirationsphase bewegt sich die Spitze des Sakrums nach anterior und die Basis nach posterior; in der Exspirationsphase umgekehrt.

Alternative Möglichkeit:

Patient in Bauch- oder Seitenlage *(Abb. 12.8)*

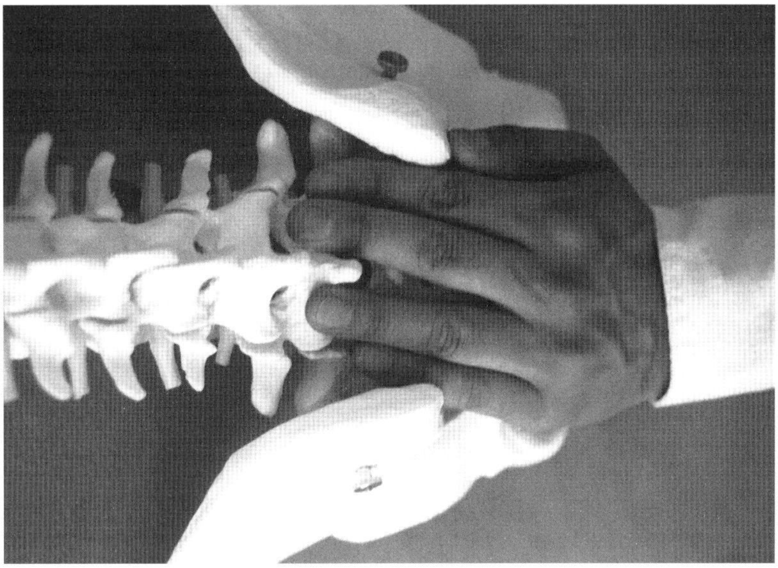

12.8

Kreuzbeinpalpation in Bauchlage

Die Positionierung der Finger am Sakrum entspricht der Fingerposition in Rückenlage

Palpation an den Rippen

Der Therapeut legt seine Hände auf die Rippen und erspürt die Außen- und Innenrotation des kraniosakralen Pulses an dieser Stelle.

Palpation der Schultergegend

Der Therapeut steht hinter dem Kopf des Patienten. Er legt seine Hände auf die Schultern des Patienten und erspürt die Außen- und Innenrotation des kraniosakralen Pulses.

Quellenangabe:

1 Woods, J. M., Woods, R. H.: A physical finding releated to psychiatric disorders. JAOA 60 (1961) 988.
2 Upledger, J. E., Vredevoogd, J. D.: Craniosacral therapy. Eastland Press, Seattle 1983, S. 280.
3 Upledger, J. E., Vredevoogd, J. D.: Craniosacral therapy. Eastland Press, Seattle 1983, S. 13, 38, 280.
4 Greenman, P. E., McPartland, J. M.: Cranial findings and iatrogenesis from craniosacral manipulation in patients with traumatic brain syndrom. JAOA, 95 (1995) 182 - 192.
5 Frymann, V. M.: Relation of disturbances of craniosacral mechanisms to symptomatology of the newborn, Study of 1250 Infants. JAOA 65 (1966) 1059 - 1075.
6 Frymann V. M., Carney, R. E., Springall, P.: Effect of osteopathic management on neurologic development in children. JAOA 92 (1992) 729 - 744.

Weitere Literaturhinweise:

Gehin, A.: Atlas of manipulative techniques for the cranium and face. Eastland, Seattle 1981.
Magoun, H. I.: Osteopathy in the cranial field, 3rd. ed. Journal Printing Company, Kirksville 1976.

„Die Anamnese ist ... andeutend ... Die Inspektion ist aufschlussreich ... Palpation mit fühlenden, denkenden, sehenden und wissenden Fingern ist bei weitem das Entscheidende."

Harold I. Magoun[1]

Diagnoseprinzipien

Mehr als einmal äußerte Sutherland, dass bei einer richtigen Herangehensweise an einen Patienten mehr diagnostiziert und beobachtet als behandelt werden sollte.

Die Diagnose in der kraniosakralen Osteopathie sollte die Aufnahme der Fallgeschichte, die Inspektion des Patienten, unter Umständen die Auskultation und insbesondere die Palpation beinhalten. Außer einer genauen Anamnese dienen zur Diagnosefindung die Augen für eine genaue Beobachtung und Inspektion und die Ohren für eine genaue Auskultation und Perkussion. Die Berührung aber ist es, die uns am meisten über Funktion und Dysfunktion der einzelnen Gewebe und ihr Zusammenwirken mitteilt. Die Finger haben den direktesten Kontakt mit den Geweben und den verschiedenen Prozessen, die im Patienten stattfinden.

Und auch unser Herz, mit seiner Liebe, Einfühlungsgabe und seinem Verständnis, ist bei jeder Annäherung an den Patienten beteiligt.

Anne Wales[2] betont, dass eine kontinuierliche Routine bei der Wahrnehmungsschulung all unserer Sinne, und inbesondere des Berührungssinnes, nötig ist, um die Fähigkeit auszubilden, die gesamte Geschichte der Körper lesen zu können.

In der Vergangenheit wurde die Diagnose eher als eine Sammlung von Symptomen verstanden, aufgrund derer die jeweiligen Störungen auch ihren Namen erhielten. Dagegen ist an sich nichts einzuwenden, nur dass die allopathische Medizin eher damit beschäftigt ist, diese Symptome zu behandeln, als den Menschen in seiner Ganzheit, wobei die zugrunde liegenden Ursachen meist zu wenig beachtet werden. So bekommen die Symptome eine Bedeutung, die diese gar nicht haben und machen den Patienten zudem abhängig von seinen Krankheitsbezeichnungen. Die Symptome können in der Regel als eine Art Signallampe angesehen werden, die anzeigt, dass bestimmte physiologische Prozesse im Körper in ihrer Homöostase gestört wurden. Sie stellen eine äußere Manifestation innerer Prozesse dar. Der Osteopath kann anhand der Symptomatiken beurteilen, ob es sich um einen akuten oder chronischen Krankheitsverlauf handelt, und er kann degenerative, entzündliche oder nekrotisierende Prozesse voneinander unterscheiden.

Eine besonders wertvolle Diagnose sollte stets eine bestimmte Idee vermitteln von den Veränderungen, die in den Geweben stattgefunden haben und von der Art der Restriktionen dieser Gewebe:

Die Funktion des Körpers in Beziehung zu vergangenen Ereignissen: Wie hat der Körper in der Vergangenheit funktioniert und welche Einflüsse haben zu seiner jetzigen Funktionsweise geführt?

Die Funktion des Körpers und der Körpergewebe in die Zunkunft projiziert: Wie wird dieser Körper mit seiner jetzigen Organisation in der Zukunft funktionieren?

Die Funktion und Organisation des Körpers in der Gegenwart: Welche Koordinations- und Organisationsformen halten die jetzige Homöostase des Körpers aufrecht?

Beispiel

Ein 18-jähriger Patient klagt über Kopfschmerzen, die schon seit der Kindheit hin und wieder auftraten, zunehmend aber seit 2 Jahren, so dass seine Abiturvorbereitung beeinträchtigt wird. Seit kurzem bestehen leichte intermittierende Taubheitsempfindungen im linken Arm. Der Patient ist weitsichtig und trägt eine Brille.
Die Untersuchung ergibt eine Dysfunktion des Okziput/Atlas/Axis-Komplexes mit einer Kompression am Atlantookzipitalgelenk.
Das Keilbein-Hinterhauptgelenk zeigt eine Seitneigung-Rotation rechts sowie eine Kompression am Atlantookzipitalgelenk.
Weitere Zeichen: Mittlere Brustwirbelsäule rechtskonkav, Halswirbelsäule leicht linkskonkav. Die erste linke Rippe ist anterior erhöht (in Einatmung fixiert).
Der Patient berichtet, er sei vor 3 Jahren von einer Treppe auf den Hinterkopf gestürzt. Vor einem Monat bekam er bei einer Wandertour Zugluft an den Nacken mit der Folge von Verspannungen und Bewegungseinschränkungen im Nacken.
Außerdem kann er durch seine Mutter erfahren, dass seine Geburt langdauernd und schwierig gewesen war. Sein Kopf hatte sich im Geburtsvorgang nur inkomplett rotiert, so dass die Anwendung einer Geburtszange notwendig wurde. Nach der Geburt machten sich leichte Trinkschwierigkeiten bemerkbar. Schon in den Kinderjahren bildete sich eine leichte Skoliose in der Brustwirbelsäule aus.
Die weiteren Untersuchungsergebnisse des Körpers werden nicht berücksichtigt, um das Beispiel möglichst einfach zu belassen.
Der Therapeut vermutet, dass schon Ereignisse bei der Geburt zu einer Dysfunktion an der Schädelbasis, insbesondere am Foramen jugulare, geführt hatten. Der Geburtsverlauf und die Symptomatik des Neugeborenen weisen darauf hin. Weiterhin ist es wahrscheinlich, dass die Geburt nicht nur Spannungen am Foramen jugulare zwischen dem Hinterhaupt- und Schläfenbein, sondern auch intraossale Spannungen am Hinterhaupt bewirkt hatte. Die Folge ist eine Spannungsweiterleitung über das Atlantookzipitalgelenk und die Dura mater spinalis in die Wirbelsäule. Der Körper ist bestrebt, die Augen und das Gleichgewichtsorgan in der Horizontalen zu halten, so dass sich mit zunehmendem Wachstum eine Skoliose ausbildete, um die Dysfunktion an der Schädelbasis zu kompensieren.
Durch den Sturz auf den Hinterkopf waren die Kompensationsmechanismen überfordert worden, mit der Folge einer primär traumatischen Dysfunktion des Okziput/Atlas/Axis-Komplexes. Dies führte zu einer Verschlimmerung der Kopfschmerzen. Die Sehschwäche mit einer Extensionshaltung des Kopfes und die Anspannung bei der Abiturvorbereitung begünstigen dies.
Die Zugluft mit nachfolgender Nackenverspannung führt zur stärkeren Anspannung der Mm. scaleni und somit zu einer Halswirbelsäulenkoliose. Die Folge ist eine Fixation der ersten linken Rippe in Einatmung mit Druck auf den Plexus brachialis, der die gelegentlichen Taubheitsgefühle im Arm erklärt.
Ohne Behandlung könnten sich vor allem bei Anspannung und Stress die Kopfschmerzen zunehmend verschlimmern. Über die Jahre bildet sich möglicherweise eine Arthrose im Halswirbelsäulenbereich aus.
Eine gute Diagnose beinhaltet stets auch die Suche nach der Ursache der Störung und nach den Bedingungen, die die Entstehung der Pathologien ermöglichten.

Anamnestisch sind Unfälle des Patienten festzustellen, seien sie auch scheinbar unwichtig und klein. Diese können eine entscheidende Rolle bei der Entstehung der Krankheiten gespielt haben, selbst wenn der Patient sie schon längst vergessen hat. Das Gewebe des Patienten hat sie unter Umständen nicht vergessen. Auch eine Narbe nach einem Unfall oder nach einer Operation kann in Beziehung stehen zu den jetzigen Beschwerden.
Vor allem den Geburtstraumen muss Beachtung geschenkt werden, da sie häufig erst nach Jahren oder Jahrzehnten, wenn die Kompensationsmöglichkeiten des Patienten erschöpft sind, Symptome hervorrufen. Zudem bringt das Wachstum der Körperstrukturen diesen feinen Störungen und Spannungsveränderungen meist erst viel später deutlich zum Vorschein, während der Osteopath sie schon längst vor Ausbruch von Symptomen erspüren kann.
Stürze auf das Becken, das Kreuz- und Steißbein können über die durale Verbindung des Kreuzbeins mit dem Kranium mit der Zeit auch zu Kopfsymptomatiken führen.
Bei Frauen kann es vor allen Dingen nach einer Geburt zu einer Beckenbodenschwäche kommen mit vielerlei Symptomen. Dieser Zustand kann diagnostiziert und behandelt werden, ebenso wie die Folgen von Stürzen und Unfällen frühzeitig behoben werden können, so dass es gar nicht erst zu Krankheiten kommen muss.
Eine gute Diagnose ermöglicht die präventive Anwendung der kraniosakralen Osteopathie und somit das Vermeiden unnötigen Leidens.
Aber natürlich kann außer dem Handanlegen auch eine Ernährungsänderung, ein Wechsel des Arbeitsplatzes, der Arbeitstätigkeit oder Ähnliches nötig werden, um dem Einfluss einseitiger körperlicher oder psychischer Belastungen nicht weiter ausgesetzt zu sein.
Die Diagnostik beginnt mit dem ersten Eintritt des Patienten in die Praxis und dem ersten Händeschütteln. Schon die Art des Ganges wie auch die Qualität und Kraft des Händedrucks können dem Behandler Hinweise geben für die weitere Untersuchung (Kopfhaltung, Schulter- und Beckenposition, Wirbelsäulenkrümmung etc.).
Es ist von großer Bedeutung, dem Patienten schon beim ersten Zusammentreffen das Gefühl zu vermitteln, wertgeschätzt und ernst genommen zu werden. Je stärker er dieses Gefühl empfindet, desto mehr wird er dazu bereit sein, mit uns zu kooperieren. In diesem Zusammenhang ist, wie in jeder Therapie, ein guter Rapport zwischen Therapeut und Patient von grundlegender Bedeutung für den Behandlungserfolg. Der Rapport bezeichnet den unmittelbaren Kontakt in Form einer „guten Wellenlänge“ oder eines „guten Drahtes“ zueinander. Indem der Therapeut sich in seiner Stimmtonalität, Lautstärke, seinem Sprechrhythmus, Tempo und in seiner Wortwahl an den Patienten angleicht, ebenso wie durch die Atemfrequenz, die Körperhaltung, Gestik und Mimik, kann er diesen „guten Draht“ zwischen sich und dem Patienten bewusst herstellen.
Dazu gehört auch, dass der Behandler sich dem Patienten räumlich in der Höhe angleicht, so dass der Patient während der Anamnese weder auf- noch hinunterblicken muss, um Augenkontakt herzustellen.
In der Regel wird der Behandler zunächst Informationen sammeln, um Einsicht in die Wahrnehmung des Patienten, den Krankheitsverlauf und in die bisherigen Untersuchungen zu erlangen. Diese Informationen sollten bei der palpatorischen Untersuchung jedoch, so gut es geht, wieder „vergessen“ werden. Der Therapeut wird somit in die Lage versetzt, möglichst unvoreingenommen mit Hilfe seiner Sinnesorgane, insbesondere seiner Hände, sich der Geschichte, die der Körper und seine Gewebe erzählt, zu widmen.

Anamnese

Die Anamnese beginnt meist mit der Beschreibung des Hauptleidens. Lassen Sie den Patienten zunächst frei erzählen, und ermutigen Sie ihn gegebenenfalls zu genaueren Beschreibungen. Bei Unklarheiten ist es nötig, diese aufzuklären. Es kann sein, dass sich Patienten mit der Beschreibung von Gefühlen und Emotionen zurückhalten, weil sie denken, sie gehörten nicht dazu. Teilen Sie ihnen mit, dass Sie an der Äußerung von Gefühlen ebenso interessiert sind wie an anderen Fakten.
Nachdem der Patient seinen spontanen Bericht beendet hat und Sie eine **chronologische** Ordnung seiner Störungen aufgenommen haben, fragen Sie gezielt nach noch offenen Unklarheiten im Verständnis seiner Problematik. Versuchen Sie, sich ein möglichst genaues Bild seiner Symptomatik zu machen, von der Dauer ihres Bestehens und dem Zeitpunkt, an dem sie zum ersten Mal auftrat, von ihrem Erscheinungsbild, ihrer Intensität und ihrem Fortschreiten. Gibt es andere Symptome, die mit der genannten Symptomatik in Beziehung stehen? Was verbessert die Symptomatik? Was verschlechtert sie? Welche Therapien wurden bisher durchgeführt? Eine systematische Aufnahme aller verfügbaren Informationen, die den Patienten betreffen, ist vorzunehmen.
Dabei ist es meist unumgänglich, sich Notizen zu machen, um einen Überblick zu erhalten und auch in nachfolgenden Behandlungen den Heilungsprozess einschätzen zu können. Insbesondere der Chronologie der Beschwerden, Unfälle, Traumen usw. von der Kindheit bis zum jetzigen Zeitpunkt kommt besondere Bedeutung zu.
Die Anamnese sollte dem Behandler auch einen Hinweis geben, welche großen Körpersysteme bei der aus dem Gleichgewicht geratenen Homöostase des Organismus besonders betroffen sind, z. B. das muskulofaszialskelettale, das neurovegetative System, das zirkulatorische, das viszerale oder das endokrine System, sind es äußere Einflüsse wie Ernährung, Umweltgifte oder psychische Belastungen usw., bestehen Wechselwirkungen zwischen diesen Systemen? Diese Erkenntnisse geben eine Richtschnur dafür, welche Untersuchungen anschließend wesentlich und sinnvoll sind.

Im Folgenden werden die wichtigsten Punkte in der Anamnese stichwortartig aufgeführt:

Erblich bedingte Einflüsse

Schäden der Keimzellen (z. B. durch Röntgenstrahlen, chemische Substanzen)
Ernährung der Eltern
Endokrine oder Stoffwechselstörungen der Eltern

Einflüsse während der Schwangerschaft

Alter der Mutter
Gesundheitszustand der Mutter: Röteln, Eklampsie usw.
Mangelzustände
Drogenkonsum, Schwermetallbelastungen, Pestizidbelastungen usw.
Röntgenbestrahlung
Systemische Erkrankungen
Endokrine Störungen

Anzahl und Verlauf der vorherigen Schwangerschaften

Fehl-, Tot- oder Missgeburten
Früh- oder Spätgeburten

Geburtsvorgang	Dauer und Stärke der Wehen Fruchtwassermenge Geburtslage: Gesichtslage (Folge: starke Extension), Hinterkopflage (Folge: starke Rotation)
Dauer der Geburt	Zu lange, z. B. bei verhärtetem Perineum, verkrampfter Zervix, Missverhältnis in der Größe des Feten und des Beckens der Mutter, extremer Lendenlordose der Mutter, zu schnell, z. B. bei Vielgeburten
Begebenheiten bei der Geburt	Schlechte Hygieneverhältnisse Übermäßiger Gebrauch von Anästhetika Übermäßiger Gebrauch wehenfördernder Mittel Zangen- oder Saugglockengeburt Kaiserschnitt
Erscheinung und Verhalten des Neugeborenen	Asymmetrische Schädelform Überstarke Vorwölbungen oder Einbuchtungen der Schädelknochen Bleibende Aufeinanderlagerung von Schädelknochen Bläuliche Verfärbung der Haut (Zyanose)
Funktionsstörungen	Abnormes Schreien oder Weinen Unfähigkeit zu saugen Schluckstörungen Augenstörungen (Nystagmus, Strabismus usw.) Opisthotonus Spastik oder Lähmung der Extremitäten Konvulsionen Fieber, Tremor, übermäßige Schläfrigkeit
Entwicklung des Kindes	(Die besonders kritische Phase besteht vom 6. intrauterinen Monat bis zum 2. Lebensjahr) Unvollständiger Schluss der Fontanellen Bewegungsstörungen der Extremitäten und des Schädels Asymmetrien der Extremitäten oder anderer Körperstrukturen Augenstörungen Unfälle und Stürze Abnormes Verhalten, z. B. Stoßen des Kopfes gegen Wände oder Türen
Schwere Krankheiten in der Kindheit	Scharlach, Masern, Keuchhusten, Otitis media, Pneumonie, Enzephalitis, Meningitis u. a.
Schwere Erkrankungen im Erwachsenenalter	
Störungen am Schädel	Migräne, Kopfschmerz, Trigeminusneuralgien, Faszialisparese, Tinnitus, Sinusitis, allergische Rhinitis, Glaukom, Herpes zoster Störung des Vagus mit Funktionsstörungen der inneren Organe, z. B. Verdauungsstörungen, Herzfunktionsstörungen Gewohnheitsmäßiges Tragen fester Stirnbänder
Traumata	Zeitpunkt des Traumas Kindheit: Unfälle, Stürze

Jugend: z.B. Sportunfälle
Erwachsenenalter: z.B. Autounfälle
Art, Stärke, betroffene Körperregion und Richtung der Krafteinwirkung
Zahnärztliche Eingriffe, wie Zahnextraktionen, Zahnbrücke, Zahnklammer
Operationen
Unfälle, Schleudertraumata, Gehirnerschütterungen, Frakturen
Sonnenstich, Hitzschlag, extreme Kälte
Verhaltensänderungen und Symptomatiken im Anschluss an das Trauma

Symptom- und Schmerzcharakter sowie deren Lokalisation

Beschreibung des Schmerzes (Symptoms) und seiner Lokalisation
Allgemeine Symptome: Leistungsminderung, Müdigkeit, Appetitlosigkeit, Gewichtsveränderungen
Herz/Kreislauf: Herzklopfen, Arrhythmien, Brustschmerzen, Zyanose, Atemnot
Atmungsorgane: Atemnot, Husten, Auswurf, Brustschmerzen, Heiserkeit
Verdauungstrakt: Schmerzen, Druckgefühl, Übelkeit, Erbrechen, Aufstoßen, Blähungen, Koliken, Obstipation, Diarrhoe, fettiger, blutiger, schleimiger Stuhl, Stuhlfarbe
Urogenitalsystem: Urinfarbe, -geruch, -menge, blutiger Urin, Schmerzen beim Wasserlassen, Schmerzen in der Lendengegend, Gesichtsschwellungen, Menstruation (Zykluslänge, Blutmenge, Schmerzen), Menopause, Libido
Blut: Haut- und Schleimhautfarbe, Haut- und Nasenbluten, Hämatomneigung
Nervensystem: Sensibilitätsstörungen, Schmerzen im Nervenverlauf, Reflexe
Störungen des Sympathikus mit Funktionsstörungen der inneren Organe

Status praesens/ Erhebung der momentanen Symptome

Der Status praesens sollte bei jeder nachfolgenden Behandlung abgefragt werden, um den Verlauf der Behandlung beurteilen zu können.

Aktivitäten des Patienten

Art der Arbeit
Schlafposition
Art und Ausmaß von sportlichen Aktivitäten
Lebenssituation

Psychischer Status

Soziales Umfeld

Familienanamnese

Bisher durchqeführte Therapien

Ein Beispiel für einen möglichen Anamnesebogen ist im Anhang dargestellt. Auch wenn der Osteopath seine Diagnose vor allem mit den Händen erstellt, ist die verbale Fallaufnahme eine hilfreiche und unabdingbare Unterstützung bei der Diagnosefindung, ebenso wie Blutdruck- und Temperaturmessungen, Laboruntersuchungen und Röntgenaufnahmen die Diagnose unterstützen können. Durch die Anamnese wird dem Behandler die Krankheit aus Sicht des Patienten erzählt. Mit Übung ist es dem Behandler möglich, die verschlüsselten Nachrichten in der Erzählung zu erkennen. Zudem kommt er durch die Anamnese in Kontakt mit der psychoemotionalen Erlebniswelt des Patienten. Vor allem für den Anfänger der kranialen Osteopathie ist eine festgelegte Routine in der Anamnese sehr hilfreich.

Inspektion

Die Inspektion umfasst die allgemeine Betrachtung der Haltung und Bewegung des Patienten, um eine Vorstellung von der Organisation des muskulofaszialen-skelettalen Systems zu bekommen.
Einzelne Strukturen werden genauer untersucht, ohne allerdings die Organisation des Körpers in seiner Gesamtheit zu vernachlässigen. Steht eine Schulter höher als die andere? Sind die Beckenknochen asymmetrisch? Wie sind die Positionen der Füße und der Knie? Welche Krümmungen sind in der Wirbelsäule vorhanden? Haltung des Kopfes? Zuckungen eines Augenlids oder des Massetermuskels? Rötung an einer umschriebenen Körperstelle? Eventuell kann man den Patienten auch Bewegungen ausführen lassen und die Amplitude vergleichen, um Einschränkungen festzustellen.
Aus kraniosakraler Sicht wird außer der allgemeinen Inspektion vor allem auch der Organisation der Schädel- und Gesichtsform sowie der Schädelknochen, des Kreuzbeins und der intrakranialen und intraspinalen Membranen Bedeutung zugemessen. *Sutherland* selbst betrachtete sehr viele Menschen in seiner Praxis, an Bahnhöfen und Gaststätten und konnte anhand der äußeren Gesichts- und Schädelform die innere Strukturierung des Schädelinneren und der Schädelbasis visualisieren. Die Inspektion sollte allerdings stets mit der Palpation verifiziert werden.

Benennung der Dysfunktion

Die Dysfunktion erhält ihre Bezeichnung nach der Richtung, in die sich der Knochen oder das Gewebe besser bewegen kann. Ist die Beweglichkeit eines Stirnbeines zum Beispiel in die Außenrotation eingeschränkt, würde dies „Os frontale in Innenrotation" genannt werden.

Schädelform

Es können drei normale Schädelformen unterschieden werden:
Brachiocephalischer Typ: Runde, breite Form
Mesocephalischer Typ: Mittlere Form
Dolichocephalischer Typ: Längliche, schmale Form
Dinarischer Typ: Vorne schmal, hinten breit

Diese Schädeltypen können weiter in Schädelformen mit hervorstehendem Kiefer und in Schädelformen mit nur wenig hervorstehendem Kiefer unterteilt werden.
Die Schädelformen sind abhängig vom Alter des Menschen, sowie von der jeweiligen Rassenherkunft und in keiner Weise pathologisch. Sie sollten nicht mit dysfunktionellen Mustern am Schädel verwechselt werden. Im Zweifelsfalle können Familienbilder Auskunft geben über eventuell vererbte Schädelformen.

Dysfunktionen der Schädelbasis können, vor allem wenn sie vor Verknöcherung der Schädelstrukturen auftraten, zu sichtbaren Veränderungen des Schädels führen. Diese werden ab S. 452 ausführlichst beschrieben.
An dieser Stelle einige Möglichkeiten der sichtbaren Veränderungen.

Allgemeine kraniale Umrisse

Festzuhalten ist zum Beispiel eine rhombusartige Form beim „lateral strain" oder eine Bananenform bei einer Lateralflexion-Rotation.

Os frontale

Zurückgezogene/retrahierte Sutura metopica: Außenrotation des Stirnbeins
Hervortretende Sutura metopica: Innenrotation des Stirnbeins

Fliehende, abgeschrägte Stirn: Außenrotation des Stirnbeins
Hervorstehende Stirn: Innenrotation des Stirnbeins
Verstärkte vertikale supranasale Falte: Innenrotation der betroffenen Seite

Orbita

Betrachtet wird der superiormediale-inferiorlaterale Durchmesser der Orbita sowie der Augapfel.
Vergrößerung des Durchmessers und Hervortreten des Augapfels: Flexion/ Außenrotation der SSB
Verkleinerung des Durchmessers und Zurückweichen des Augapfels: Extension/Innenrotation der SSB
Einseitige asymmetrische Veränderung: Torsion oder Lateralflexion-Rotation der SSB
Einseitige Vergrößerung und Hervortreten des Augapfels: Großer Keilbeinflügel dieser Seite anterior-inferior (Außenrotation)
Einseitige Verkleinerung und Verkleinerung des Augapfels: Großer Keilbeinflügel dieser Seite posterior-superior (Innenrotation)
Selbstverständlich müssen raumverdrängende Prozesse etc. in den Fällen eines hervortretenden Augapfels ausgeschlossen werden.
Äußerer Augenrand nach außen gedreht: Außenrotation des Jochbeins
Beidseitig: Flexion der SSB
Einseitig: Torsion oder Lateralflexion-Rotation der SSB

Ohren

Abstehendes Ohr: Außenrotation des Schläfenbeins
Anliegendes Ohr: Innenrotation des Schläfenbeins
Einseitige abstehende oder anliegende Ohren: Torsion oder Lateralflexion-Rotation der SSB

Nasolabialfalte

Tief: Außenrotation des Oberkieferknochens
Keine: Innenrotation des Oberkieferknochens

Nase

Weite oder enge Nasenöffnungen können die Folge eines Traumas oder einer Störung des Oberkiefers sein.

Os palatinum

Tiefer, flacher Gaumen: Außenrotation des Oberkiefer- und des Gaumenbeins
Hoher Gaumen: Innenrotation des Oberkiefer- und Gaumenbeins
Einseitig tiefer oder hoher Gaumen: Torsion oder Lateralflexion-Rotation der SSB

Maxilla

Schneidezähne nach posterior verschoben und auseinanderstehend, die restlichen oberen Zähne zur Seite abgeschrägt: Außenrotation der Oberkieferknochen.
Schneidezähne nach anterior verschoben und eng aneinanderstehend, die restlichen Zähne nach innen abgeschrägt: Innenrotation der Oberkieferknochen (Hervorstehende vordere Zähne: Evtl. intraossale Innenrotation der Prämaxilla)

Mandibula

Zurückgezogen: Außenrotation der Schläfenbeine
Vorgewölbt: Innenrotation der Schläfenbeine

Os occipitale

Angewinkelte Hinterhauptschuppe: Hinterhaupt in Flexion
Flache Hinterhauptschuppe: Hinterhaupt in Extension

Palpation

Nach *Becker*[3] treffen sich bei jedem Kontakt zwischen Therapeut und Patient drei Ansichten:

1. Die Ansichten und die Vorstellung des Patienten über die möglichen zugrunde liegenden Ursachen seiner Symptome: Er beschreibt seine Symptome und Empfindungen im Kontext seiner Lebensgeschichte und auf der Grundlage seiner medizinischen Allgemeinbildung. Er beschreibt seine Gefühle und seine Lebensgeschichte, die seiner Meinung nach in Zusammenhang mit seinen Störungen stehen. Der Patient ist sensibel für die verbale und nonverbale Verbindung zu seinem Therapeuten und für die Offenheit, die der Therapeut ihm entgegenbringt. Die Vorstellung des Patienten von seinem Problem ist ein wichtiger Teil auf dem Weg der Heilung. Nicht selten kreist der Patient mehr oder weniger unbewusst um sein eigentliches Problem herum, und es macht die Sensibilität und die Erfahrung des Therapeuten aus, diesen so genannten „blinden Fleck" zu erkennen.
2. Die Ansicht des Therapeuten über die Ursachen und zugrunde liegenden Prozesse der Symptome: Der Therapeut wird sich aufgrund seiner Ausbildung, Erfahrung und seiner Kenntnis der anatomischen, physiologischen, embryologischen, psychologischen Zusammenhänge ein bestimmtes Bild von den Störungen des Patienten machen. Er kann Laboruntersuchungen oder Röntgenbilder anfordern, körperliche oder bioelektrische Untersuchungen durchführen. Seine Erfahrung und sein Wissen in diesen Bereichen mögen größer als die des Patienten sein, aber nichtsdestotrotz entwickelt auch er nur ein gedankliches Konzept von der Organisation dieser Störungen und den gesamtkörperlichen Zusammenhängen.
3. Das Wissen der anatomisch-physiologischen Ganzheit des Organismus und seiner Gewebe über das Problem des Patienten: Der Körper des Patienten beinhaltet das gesamte Spektrum der Zusammenhänge. Er beherbergt die Spannungen und Muster der Dysfunktionen durch die allgegenwärtige Wechselbeziehung zwischen Funktion und Struktur. In jedem seiner Organsysteme können diese Zusammenhänge zutage treten. Nachdem der Therapeut die Meinung und die Sichtweise des Patienten zum Geschehen aufgenommen hat, seine Diagnostik durchgeführt und seine eigene Idee dazu entwickelt hat, sollte er beides beiseite legen und offen werden für das, was das Gewebe ihm zu erzählen hat.
   Durch die Palpation kann der Therapeut direkt mit den Informationen der Gewebe in Kontakt treten. Vom Gewebe erfährt der Therapeut, welche Prozesse im Körper ablaufen, wann die Störungen begonnen haben und wie sie sich weiterentwickeln werden. Das Gewebe erzählt selbst, wie, was, wo passiert ist. Weder Röntgenbilder noch Computertomographien oder chemische Analysen können uns die Informationen geben, die das Gewebe uns selbst durch die Palpation mitteilt. Die Hände des Therapeuten schmiegen sich durch eine einfühlsame und weiche Berührung dem Körper des Patienten an. Es ist weniger das, was ich durch meine Fingerberührung fühle, als das, was der Körper des Patienten mir durch meine Berührung mitteilt. Diese Bewusstheit zu entwickeln ist eine der hohen Künste in der kraniosakralen Osteopathie.

Es ist relativ leicht, die Spannungen der Traumata und Störungen in den Geweben zu erfühlen, aber in diesen Manifestationen gibt es eine so genannte Potenz, die diese Spannungen zentriert (s. S. 300).
In jeder Dysfunktion des Körpers existiert ein Ruhepunkt, der die Potenz dieser Dysfunktion verkörpert. Jede Veränderung in dieser Stelle hat eine Veränderung der Spannungsmuster in ihren strukturell funktionellen Zusammenhängen zur Folge.

Thermische Diagnose nach *J. P. Barral* (s. auch S. 292 f.)

Aufgrund jahrzehntelanger Forschung und Erfahrung hat *J. P. Barral*[4] die thermische Diagnose verfeinert, untergliedert und bis ins feinste die diagnostische Bedeutung der jeweiligen Wärmezonen herausgearbeitet. Es ist sein Verdienst, das Repertoire des Osteopathen um diese hervorragende Diagnosemethode erweitert zu haben, obwohl die thermische Diagnose nach *Barral* nicht zu den klassischen Diagnosemethoden in der kranialen Osteopathie zählt, bietet sie eine zusätzliche Möglichkeit, um Dysfunktionen des PRM aufs genaueste zu lokalisieren.

Methode

1. Für die thermische Diagnose wird insbesondere die **Handinnenfläche der dominanten Hand** benutzt.
2. Meistens wird mit einer Fläche des **Daumenballens**, seltener des **Kleinfingerballens** oder mit dem **Mittelpunkt der Handinnenfläche** palpiert. Die thermosensibelste Stelle ist diejenige, die am stärksten auf eine feine mechanische Reizung reagiert. Diese Zone kann gefunden werden, indem mit einem Finger sanft auf der Handinnenfläche entlanggestrichen wird. Die empfindsamste Stelle stellt gleichzeitig die thermosensibelste Stelle dar.
3. Während der Wärmepalpation ist die Hand **entspannt**, Finger und Hand sind leicht gebeugt.
4. Die Hand befindet sich ungefähr **10 cm oberhalb der Hautoberfläche** des Patienten. Der Therapeut findet die Stelle, indem er an einer thermischen Zone die Hand beinahe auf die Haut auflegt und sie langsam anhebt bis zu der Stelle, an der die Wärmeausstrahlung am stärksten zu spüren ist. Von dort wird die Hand langsam wieder gesenkt, bis zu der Stelle, an der ein leichter Widerstand wahrnehmbar wird.
5. Während der Wärmediagnose sollte die Hand sich immer **an die jeweilige Körperkontur anpassen,** so dass sich ihre Handfläche senkrecht zur Hautoberfläche befindet.
6. Für die Diagnose bewegt sich die Hand **pendelartig leicht von der einen zur anderen Seite.** Es ist sehr wichtig, dass sich die Hand für die Diagnose nie zu lange an einer Stelle befindet, da sich ansonsten die Temperatur der untersuchten Hautstelle im Vergleich zu seiner Umgebung, durch die Wärmeausstrahlung der Hand des Therapeuten, erhöht.

Wärmezonen *(Tab. 13.1)*

Tabelle 13.1: Thermische Diagnose: Wärmezonen

Charakteristikum	Diagnostischer Hinweis auf
– Punktförmig, scharf begrenzt	– Strukturelle Veränderungen: Tumoren, Kalzifizierungen
– Linear, scharf begrenzt	– Suturen, arteriorvenöse Gefäße, viszerale Kanäle
– Kreisförmig groß, scharf begrenzt	– Teil eines Organs, z.B. Gehirnlappen, Leber etc.
– Linear groß, scharf begrenzt	– Längliche Strukturen: Ösophagus, Dünndarm etc.
– Kreisförmig groß, nicht scharf begrenzt	– Viszerale Funktionsstörungen oder emotionale Ursachen

Ausführung: Zunächst wird die allgemeine Schädelkontur untersucht, um die Zonen zu lokalisieren, die am deutlichsten Wärme abstrahlen. Es werden also stets die **wärmsten Stellen** gesucht!

Suturen und Kopfgelenke: Dysfunktionen der Suturen äußern sich in Form scharf begrenzter, ca. 1–2 cm langer, linearer Hauterwärmungen, die sich auf der jeweiligen Sutur befinden.
Bei Kleinkindern und Neugeborenen: Meist eine Folge von Krafteinflüssen im Uterus sowie von Geburtstraumata.
Bei Erwachsenen: Meist eine Folge traumatischer Einflüsse.
Dysfunktion des Temporomandibulargelenks (TMG): Scharf begrenzte kreisförmige Erwärmung mit einem Durchmesser von 1 bis 1,5 cm am TMG.

Intrakraniale Duralmembran: Durale Membranspannungen der Falx cerebri, der Falx cerebelli und des Tentorium cerebelli äußern sich in präzisen länglichen Erwärmungen im Verlauf der Anheftung der Membrane am Schädel.

Augen; Spannungen der Duralmembran oder der Augenmuskeln: Scharf begrenzte punktförmige Wärmeausstrahlung an den Augenwinkeln.

Nasennebenhöhlen, insbesondere der Sinus frontalis und maxillaris: Scharf begrenzte, kreisförmige Erwärmung mit einem Durchmesser von ungefähr 2 cm auf Höhe der Sinus.

Auch weitere Wärmezonen am Schädel sind zu lokalisieren. Allgemein sind sie meist mit der Struktur und Funktion der dort lokalisierten jeweiligen Gewebe bzw. Gehirnlappen verbunden.

Palpation der Position (nach *Magoun*)

Im Folgenden wird vor allem auf die Strukturen des kraniosakralen Systems eingegangen. Die Palpation aller anderen Körperstrukturen kann nach den gleichen Prinzipien ausgeübt werden (s. auch S. 292 ff.). Die Palpation der Beweglichkeit wäre unvollständig ohne eine vorausgehende Palpation der Position.
Normalerweise würde eine Schädelbasis, die sich in einer Flexionsposition befindet, mit einer Außenrotation der peripheren Knochen einhergehen. Durch traumatische Einflüsse ist es allerdings auch möglich eine Schädelbasis in Flexionsposition mit Schädeldachknochen in Innenrotation zu finden. Oder umgekehrt kann eine Schädelbasis in Extensionsposition mit Schädeldachknochen in Außenrotation vorkommen.

Palpation allgemeiner kranialer Umrisse s. S. 478 f.

Palpation der Suturen

Vorwölbungen, Einbuchtungen oder Übereinanderschiebungen von Suturen, z. B. bei Neugeborenen.

- Auch eine Starrheit und Unnachgiebigkeit an den Suturen kann wahrgenommen werden

Wahrnehmung des Muskeltonus

Z. B. des M. temporalis, des M. masseter, des M. pterygoideus lateralis und medialis.

Palpation der Knochenelastizität

Diese ist meist besser durch die Palpation in Bewegung zu testen.
Eine Wahrnehmung von Härte und Starrheit des einzelnen Schädelknochens oder des gesamten Schädels kann festgestellt werden, z. B. bei vielen psychiatrischen Fällen und traumatischen Prozessen.

Palpation einzelner Strukturmerkmale

Os frontale	Vordere Kontur: Abgeschrägt (Flexion) oder vorgewölbt (Extension) Tuber frontale: Vorgewölbt oder retrahiert Sutura metopica: Eingebuchtet (AR = Außenrotation) oder vorgewölbt (IR = Innenrotation) Lateraler Winkel: Nach anterior (AR) oder posterior (IR) verschoben Bregma: Eingebuchtet, z. B. bei primär traumatischer Krafteinwirkung auf Bregma, oder hervorstehend
Os sphenoidale	Ala major: Erhöht (IR) oder erniedrigt (AR) Fossa temporalis: Tief (IR) oder flach (AR)
Os zygomaticum	Hervorstehend (AR) oder zurückgewichen (IR) Augenrand: Nach innen (IR) oder nach außen (AR) gekehrt Sutura temporozygomatica: Nach unten-außen und leicht nach vorne (AR) oder nach oben-innen und leicht nach hinten (IR)
Maxilla	Processus orbitalis: Abgeschrägt (AR) oder gerade (IR) Processus palatinus: Tief (AR) oder hoch (IR) Processus alveolaris: Vertikalisiert (IR) oder nach außen gedreht (AR)
Os palatinum	Lamina horizontalis: Tief (AR) oder hoch (IR)
Orbita	Der superior-mediale inferior-laterale Durchmesser: Verkleinert (IR) oder vergrößert (AR) Angulus fronto-zygomaticus: Verkleinert (IR) oder vergrößert (AR) Augapfel: Zurückgewichen (IR) oder hervorstehend (AR) Intraokularer Druck: Normal oder erhöht
Os parietale	Sutura sagittalis: Eingebuchtet (AR), z. B. bei traumatischer Krafteinwirkung, oder vorgewölbt (IR) Tuber parietale: Vorgewölbt oder flach Sutura lambdoidea: Eingebuchtet (AR), z. B. bei primär traumatischer Krafteinwirkungen oder vorgewölbt (IR) Sutura coronalis: An Bregma erniedrigt und lateral nach vorne und außen verschoben (AR) oder an Bregma erhöht und lateral nach hinten und innen verschoben (IR)
Os temporale	Processus mastoideus: Posterior-medial (AR) oder anterior-lateral (IR) Pars mastoidea: Posterior-medial (IR) oder anterior-lateral (AR) Sutura parietosquamosa: Auseinander geglitten und nach anterior-lateral verschoben (AR) oder Annäherung und nach posterior-medial verschoben (IR)
Mandibula	Articulatio temporomandibularis: Geöffnet und geschlossen palpieren Protuberantia mentalis: Zur Seite des sich in AR befindenden Os temporale verschoben oder zur Seite der Dysfunktion der Articulatio temporomandibularis.
Os occipitale	Pars supraoccipitalis: Superior (IR) oder inferior (AR) Condylosquamöser Winkel: Vergrößert oder verkleinert Protuberantia occipitalis externa: Zur Seite verschoben oder nicht Pars condylaris: Anterior-posterior oder medio-lateral komprimiert Lambda: Eingebuchtet, z. B. bei primär traumatischer Krafteinwirkung oder hervorstehend Sutura occipitomastoidea: Eingebuchtet oder hervorstehend

Palpation der Bewegung

Bei der Palpation der Bewegung oder Beweglichkeit bilateraler Strukturen ist es von Vorteil, die Hände von einem Fulcrum aus zu koordinieren. Am Schädel ist die Schädeldachhaltung die Handhaltung der Wahl, wobei die Daumen sich gegenseitig berühren. Dadurch wird die Wahrnehmung von Asymmetrien erleichtert. Am übrigen Körper sollten wann immer möglich die Ellenbogen als Fixpunkt aufgestützt werden.

Palpation inhärenter Bewegungen/Rhythmizitäten

Der primär respiratorische Mechanismus findet seinen Ausdruck in der rhythmischen Bewegung jeder Körperstruktur.
Der Therapeut nimmt die Symmetrie, Frequenz, Amplitude und Stärke dieser rhythmischen Bewegungen an den Strukturen des primär respiratorischen Mechanismus (s. Palpation einzelner Strukturmerkmale und Kap. 10) sowie an allen anderen Körpergeweben wahr. Eine Veränderung der Qualitäten der Rhythmizitäten an einer bestimmten Körperstelle ist ein Hinweis auf eine Störung in diesem Bereich. Indem der Patient tiefe Atemzüge ausführt, kann die Wahrnehmung der vorhandenen Dysfunktionen bzw. Bewegungseinschränkungen verstärkt werden.
Anmerkung: Die Schädelknochenbewegung kann nicht nur palpiert, sondern auch mit dem Auge wahrgenommen werden[5].

Auch osteopathische Dysfunktionen der embryonalen Wachstumsbewegungen können so diagnostiziert werden (siehe S. 22 ff.)

Palpation der Beweglichkeit

Die feine Beweglichkeit jedes Schädelknochens wird getestet.
Der Therapeut gibt einen feinen Impuls in die zu testende Richtung und folgt der induzierten Bewegung mit *passiver* Aufmerksamkeit zu ihrem Endpunkt. Außer dem anfänglichen Impuls wird die Bewegung nicht weiter vom Behandler gelenkt, sondern nur begleitet. Bei Strukturen der Mittellinie kann ein Impuls in die Flexion, Extension, Torsion, Seitneigung-Rotation, lateral und vertical strain ausgeübt werden. Bei bilateralen Schädelstrukturen kann ein Impuls in die Außen- und Innenrotation gegeben werden. Der Therapeut nimmt wahr, ob die Bewegung zugelassen wird oder eingeschränkt ist, mit welcher Qualität, in welche Richtung und auf welche Art die Struktur auf den feinen Bewegungsimpuls reagiert. Im Weiteren achtet er auf das Anfangs- und das Endgefühl der Beweglichkeit.
Auch jede andere gelenkige Verbindung und die Gleitfähigkeit aller anderen faszialen Strukturen im Körper sowie die Symmetrie dieser Gleitfähigkeit können auf diese Weise getestet werden. Übt man eine sanfte Traktion aus, dann gibt die Faszie leicht nach und gleitet mit. Bei einer Dysfunktion, im Sinne einer Bewegungseinschränkung, kommt es mit der Zeit auch zu Veränderungen der Gewebestrukturen im Sinne einer chemischen Veränderung und Polymerisation, einer Zunahme der kollagenen Fasern sowie einer Verformung elastischer Faserstrukturen (s. auch S. 378). Deshalb ist bei Adhäsionen, Fibrosen, Entzündungen oder anderen dysfunktionellen Prozessen die feine Gleitbeweglichkeit der Faszien vermindert.
Eine andere Möglichkeit faszialer Bewegungstestung besteht darin, am Schädel eine feine Traktion in kranialer Richtung auszuüben oder von den Fersen und vom Becken einen feinen Zug nach kaudal auszuführen. Der Therapeut vergleicht die Symmetrie der Beweglichkeit und spürt, an welchen Stellen die Faszienbeweglichkeit eingeschränkt erscheint. Dabei nimmt die Einschränkung zu, je näher man der Störung kommt.

Palpation der Gewebeelastizität

Die Hände werden zügig von den Füßen aufwärts auf die verschiedenen Körperbereiche gelegt. Ähnlich eines sanften Recoils üben die Hände einen sanften kurzen Druck auf die jeweiligen Körperbereiche aus, der anschließend plötzlich gelöst wird. Der Therapeut nimmt die Resistenz des Gewebes auf den sanften Druck (Weichheit/Härte), sowie die Reaktion des Gewebes beim Lösen des Druckes wahr (Resilienz).

Ungerichtete Palpation inhärenter Faszienspannungen

Eine Dysfunktion bzw. eine fasziale Restriktion übt durch die oben beschriebenen Veränderungen einen zentripetalen Zug auf die umliegenden Gewebestrukturen aus, der vom Behandler zur Lokalisierung von Dysfunktionen genutzt werden kann.
Dabei wird die Hand des Untersuchers auf die zu untersuchende Region gelegt, z. B. auf die Bauchregion. Der Untersucher übt auf die Bauchregion einen minimalen Druck aus und folgt mit seiner Aufmerksamkeit dem ersten Impuls, der sich bemerkbar macht, zu seinem Ursprung. Er lässt sozusagen seine Hand von den vorhandenen Gewebespannungen in die Richtung der größten Restriktion führen. Von größter Bedeutung ist es, dass der Untersucher bei Ausführung dieser Diagnosetechnik völlig unvoreingenommen und ohne gerichtete Projektion seiner Aufmerksamkeit in bestimmte Gewebe vorgeht. Er sollte sich mit passiver Aufmerksamkeit überraschen lassen, wohin seine Hand von der Zugspannung geführt wird. Erst dann übersetzt er seine Wahrnehmung in anatomische physiologische Zusammenhänge.
Eine ähnliche Herangehensweise kann auch an der Synchondrosis sphenobasilaris (über einen Handkontakt an den großen Keilbeinflügeln und am Hinterhaupt) ausgeübt werden. Hintergrund ist, dass das fasziale System in gewissem Sinne an der SSB aufgehängt ist, so dass sich Dysfunktionen anderer Gewebe über das fasziale System an der Schädelbasis widerspiegeln (s. auch Kap. 16 und 20). Der Untersucher kann über Kontaktaufnahme an der SSB den faszialen Spannungen zu ihrem Ursprungsort folgen, der Stelle, die verantwortlich für die Bewegungseinschränkung an der SSB ist.
Es können also große Regionen des Körpers auf diese Weise nach abnormen Spannungen und Zugkräften untersucht werden, sowie ursächliche Dysfunktionen für Bewegungseinschränkungen bestimmter spezifischer Strukturen, wie der SSB oder einem Organ (z. B. Leber) erkannt werden.
Es ist auch möglich jede einzelne Gewebeschicht nach abnormen Spannungen zu untersuchen, dazu richtet der Therapeut seine Aufmerksamkeit auf die zu untersuchende Schicht. Z. B. in der Bauchregion: Haut, Unterhaut, Faszie, Muskel, Bauchfell, Organumhüllung, Organ etc. Am Schädel würde der Behandler dementsprechend seine passive, nicht invasive Aufmerksamkeit von der Kopfhaut zur Galea aponeurotica, zum Schädelknochen und zur Schädelnaht, zum intrakranialen Duralmembransystem, zur Hirnflüssigkeit und zum Hirngewebe richten.

Palpatorische Differenzialdiagnostik I

Unterscheidung der Ebene der Dysfunktion

Der Therapeut unterscheidet auf welcher Ebene sich die Dysfunktion befindet: ossäre, fasziale/membranöse, fluide Ebene (viszerale Ebene: Hirn/Rückenmark).
Entweder entscheidet sich der Therapeut bewusst mit einer dieser Ebenen in Kontakt zu treten, indem er eine Resonanz zwischen seinen Händen und der jeweiligen Ebene herstellt oder er lässt sich zu der Ebene geleiten, die sich in Dysfunktion befindet.
Auch elektrodynamische Felder, komplexe Wellenformen sowie Felder nicht physikalischer Energie können wahrgenommen werden. Für den Osteopa-

then kann es von Bedeutung sein festzustellen, auf welche Weise diese in Wechselwirkung mit den anatomischen Geweben des Körpers treten und ob diese in Beziehung zur Symptomatik des Patienten stehen (s. auch S. 270 f.).

Elektrodynamische Felder können diagnostiziert werden, indem sich die Hand aus einer Ausgangsposition deutlich oberhalb der Haut langsam bis zu der Stelle absenkt, an der ein Widerstand wahrnehmbar wird (ähnlich eine prallgefüllte Kugel). Der Therapeut empfindet ein ausgeglichenes Feld oder diagnostiziert abnorme Zerrungen und Bewegungen, sowie Eindellungen etc.

Felder nicht physikalischer Energie

Die Felder nicht physikalischer Energie sind nicht mit den Händen zu palpieren. Der Therapeut kann Kontakt zu diesen herstellen, indem er seine innere Wahrnehmung auf die zu untersuchende Struktur richtet und auf auftauchende Inhalte, Bilder, Formen etc. in seinem Bewusstsein achtet.

Palpatorische Differenzialdiagnostik II

In der Palpation inhärenter Faszienspannungen wurde bereits eine Möglichkeit beschrieben, um Zusammenhänge von Dysfunktionen und ihrer gegenseitigen Einflussnahme zu erkennen. Im Folgenden wird eine weitere Möglichkeit beschrieben, um zu unterscheiden, ob die Bewegungseinschränkung einer bestimmten Struktur (z. B. SSB) durch eine andere Körperstruktur (z. B. Leber) verursacht wird.
Während zunächst eine der beiden Strukturen (z. B. Leber) gestützt wird, ein „point of balance" (s. S. 337) in dieser Struktur eingestellt wird oder ihre Restriktion auf eine andere Weise entspannt wird, untersucht der Osteopath, ob sich die inhärente Bewegung oder Beweglichkeit der anderen Struktur (z. B. SSB) verändert. Normalisiert sich diese, d. h. in diesem Beispiel eine Zunahme der Amplitude und Symmetrie der inhärenten Bewegung der SSB und ihrer Beweglichkeit, gibt das einen Hinweis darauf, dass die Leber die SSB beeinträchtigte. Verschlechtert sich diese, gibt das einen Hinweis darauf, dass die SSB die Leber als Stütze oder zur Kompensation benutzte.

Duraler Zug

Eine von *Rollin E. Becker* benutzte Diagnosemethode (s. auch S. 391). Ähnlich wie die extraduralen Faszien nach Restriktionen untersucht werden, ist es auch möglich, die Dura mater spinalis zu testen.
Zur Erinnerung: Außer an den Befestigungen am Foramen magnum, am 2. und 3. Halswirbel, am 2. Kreuzbeinsegment sowie am Steißbein ist der Duralschlauch im Rückenmarkskanal relativ frei beweglich. Jede Einschränkung dieser freien Beweglichkeit lässt auf eine Restriktion schließen. Durch einen kranialen Zug am Hinterhaupt und/oder einen kaudalen Zug am Kreuzbein kann genauestens die Stelle ermittelt werden, an der die Beweglichkeit der Duralröhre eingeschränkt ist. Hierbei nimmt der Therapeut wahr, wie weit sich die Traktion bis zur Restriktion fortgesetzt hat. Für die Testung müssen das Atlantookzipitalgelenk sowie die Verbindung zwischen dem 5. Lendenwirbel und dem Kreuzbein frei beweglich sein. Zur Unterscheidung sekundärer und primärer Dysfunktionen kann entweder die Traktion an der Restriktion einige Zeit aufrecht erhalten werden oder die Duralröhrenschaukel ausgeführt werden (s. S. 470). Verschwindet die Restriktion daraufhin, handelt es sich aller Wahrscheinlichkeit nach um eine sekundäre Dysfunktion oder eine Kompensation. Bleibt sie bestehen, ist anzunehmen, dass an dieser Stelle eine primäre Dysfunktion vorhanden ist.

Ungerichtete Palpation der Fluidabewegungen

Auch Bewegungen der Fluida (Hirn- und Rückenmarksflüssigkeit, extrazelluläre Flüssigkeit) können palpiert werden. Diese können durch Traumata verändert werden und abnorme Bewegungen aufweisen. Ähnlich wie bei der ungerichteten Palpation inhärenter Faszienspannungen wird nunmehr die Aufmerksamkeit des Untersuchers auf die fluiden Bestandteile des Organismus gerichtet und asymmetrische Bewegungen palpiert.
So können zum Beispiel eingedrungene Kraftrichtungen erspürt werden. Dafür werden die Hände sehr sanft auf den Körper aufgelegt oder befinden sich mit der Handfläche zum Körper gerichtet sogar einige Zentimeter über der Haut. Dabei ist es von Vorteil, wenn man sich den Körper als eine Ansammlung von Flüssigkeiten vorstellt und die Hand wie auf einer Wasseroberfläche auf dem Körper ruhen lässt. Der Untersucher kann mit Übung mit seiner Hand eine leichte Strömung oder Richtung wahrnehmen, in die diese gezogen wird. Wohin die Hand gezogen wird, richtet sich nach der Richtung, aus der die traumatische Kraft auf den Körper auftraf. Dies kann wahrgenommen werden, auch wenn keinerlei fasziale Umbauprozesse stattfanden.

Fluid Drive-Diagnose

a) Bei der V-Spread-Diagnose wird ein sanfter Impuls über die Fluida (Liquor cerebrospinalis, extrazelluläre Flüssigkeit, etc.) auf die zu testende gelenkige Verbindung ausgeübt und die Reaktion der Fluida-Welle an diesem Gelenk wahrgenommen und bewertet. Zum Beispiel wird eine Schädelnaht getestet, indem auf der gegenüberliegenden Seite ein Impuls über den Knochen auf die Fluida in Richtung der zu testenden Schädelnaht ausgeübt und palpiert, wie und mit welcher Qualität die gesendete Fluktuationswelle auf die Schädelnaht auftrifft. Ist die Sutur offen, verspürt er eine Bewegung ähnlich einer an den Sandstrand angespülten Welle. Ist sie restringiert oder völlig verschlossen, ist die Empfindung eher wie bei einer an einen Felsen anschlagenden Welle (siehe S. 343 und S. 536 f.).
b) Es kann auch ein Fluid-Impuls direkt am Knochen ausgeübt werden, um zu erspüren, wie sich die Fluid-Welle im Knochen ausbreitet. Damit kann die Elastizität und Dynamik intraossaler Strukturen (z. B. Scheitelbein oder Oberschenkelknochen) untersucht werden. Zum Beispiel kann der Untersucher den Oberschenkelknochen an seinen beiden Endigungen berühren und vom einen Ende des Knochens einen Impuls zur anderen Seite schicken. Die andere Hand nimmt wahr, ob die Fluida-Welle ankommt und wie sie ankommt.

Erspüren der räumlichen Organisation

Wie ist die Struktur organisiert, z. B. das Schläfenbein in seiner intraossalen Elastizität, inhärenten Bewegung?
Wie ist die Struktur zu seiner lokalen Umgebung organisiert, z. B. das Schläfenbein in Beziehung zu seinen umgebenden Knochen;
Wie ist die Struktur in ihrem regionalen Umfeld organisiert, z. B. das Schläfenbein in Beziehung zum übrigen Kopf (über seine knöchernen, muskulären, ligamentären und faszialen Verbindungen)?
Wie ist die Struktur zum übrigen Organismus organisiert, z. B. das Schläfenbein in Beziehung zum übrigen Körper?
Es kann im Weiteren auch die Organisation verschiedener Teile oder des Körpers als Ganzes auf die Schwerkraft palpiert werden.

Palpation der Potenz/Lebenskraft der Gewebe

Die Hände werden zügig von den Füßen aufwärts auf die verschiedenen Körperbereiche gelegt. Der Therapeut vermeidet zu lange an einer bestimmten Stelle zu verweilen. An jeder Stelle bewertet er die Lebendigkeit des Gewebes, eine Art von feiner Schwingung, die jedem lebendigem Gewebe eigen ist. Die Körperbereiche, die die schwächste Potenz zeigen, werden zuerst behandelt.

Quellenangabe:

1 Magoun, H. I.: Osteopathy in the cranial field. 3rd ed. Journal Printing Company, Kirksville 1976, S. 73.
2 Wales, A. L.: Cranial diagnosis. (1948) in Keith Swan. (Hrsg.) J. Osteopath. Cranial Assoc., The Cranial Academy, Meridian, Idaho, 1988, S. 19.
3 Becker, R. E.: Diagnostic touch: Its principles and application, Part I, AAO Yearbook (1963) 33 - 34.
4 Barral, J. P.: Diagnostic thermique manuel. Editions Maloine, Paris, 1994.
5 Mitchell, F. L., Mitchell, P. K. G.: The muscle energy manual, MET Press, East Lancing, Michigan, 1995, S. 69.

Weitere Literaturhinweise:

Arbuckle, B. E.: Effects of the uterine forceps upon the fetus. JAOA 53 (1954) 499 - 508.
Armitage, P.: Diagnostic touch: its principles and applications. Society of Osteopaths, Cranial Group. Newsletter 11 (1981) 7 - 12.
Bates, B.: A guide to physical examination and history taking. 4th ed. Harper, 1987.
Besser-Siegmund, C. und H.: Kursunterlagen NLP 1993.
Chapmann, J. D.: Perinatal factors causing brain injuries. Osteopath. J. of Ob. and Gyn. X (1) (1962).
Dobbing, J., Sands, J.: Vulnerability of developing brain. IX. The effect of nutritional growth retardation on the timing of the brain growth-spurt. Biol. Neonate 19 (1971) 363 - 378.
Donovan, J. B.: Nutrition and cranial problems. J. Osteopath. Cranial Assoc., Cranial Academy, Meridian, Idaho (1958) 57 - 80.
Dovesmith, E.: Growing skull and injured child. AAO Yearbook (1967) 34 - 40.
Drew, E. G.: Diagnosis of acute brain injuries. JAOA 36 (1937) 517 - 518.
Frymann, V. M.: The trauma of birth. Osteopath. Ann. 4 (1976) 8 - 14.
Gelb, H. L., Arnold, G. E.: Syndromes of the head and neck of dental origin. AMA Archives Otolaryngol 70 (1959) 681 - 689.
Gillespie, B.: Dental considerations of craniosacral mechanism. J. Craniomand. Pract. 3 (1985) 381 - 384.
Goodheart, G. J. Jr.: The cranial sacral and nutritional reflexes and their relationship to muscle balancing. Privately published, Detroit 1968.
Gross, J., Schmitt, F. O.: The structure of the human skin collagen as studied with the electron microscope. J. Exper. Med. 88 (1948) 555 - 568.
Kimberly, P. E.: Osteopathie cranial lesions. JAOA 47 (1948) 261 - 262.
Lay, E.: An outline of osteopathy in the cranial field. Department of Osteopathic Theory and Methods, KCOM, Kirksville 1981.
Magoun, H. I.: Idiopathic adolescent spinal scoliosis: A reasonable etiology. D.O. Magazine 13 (6) (1973) 151 - 160.
McCatty, R. R.: Essentials of craniosacral osteopathy. Ashgrove, Bath 1988.
Page, E.: Diagnosis of intracranial lesions. JAOA 26 (1926) 55 - 56.
Page, E. L.: Osteopathic fundamentals. Tamor Pierston, London 1981.
Peters, J. E., Romine, J. S., Dykman, R. A.: A special neurological examination of children with learning disabilities. Dev. Med. Child Neurol. 15 (1975) 63 - 78.
Schooley, T. L.: Correlated mechanics of the secondary respiratory mechanisms. J. Osteopath. Cranial Asoc. 1 (1953) 48 - 53.
Sutherland, W. G.: The cranial bowl. Free Press Company, Mankato, Minnesota 1939.

„L'ostéopathe est d'abord une présence"

Claude Bochurberg[1]

„Unsere Körper sind ein dynamischer Fluss von Energie, vom Moment der Empfängnis das ganze Leben hindurch wirkend, und innerhalb dieser Energiefelder gibt es bestimmte Augenblicke, Momente der Stille innerhalb dieser Energiefelder, Fulcrumpunkte der Zeit für verschiedenartige physiologische Bedürfnisse, und alle zentriert durch die Kraft der Stille als die treibende Kraft für die Handlung, die folgt. Diesen Mechanismus der Stille müssen wir verstehen und ihn für das Wohlergehen unserer Patienten anwenden."

R. E. Becker[2]

Behandlungsprinzipien

Das Ziel der Behandlung ist es, den körpereigenen Heilungs-, Abwehr- und Homöostasekräften zu helfen, ihre Aufgabe wieder zu übernehmen. Dies wird erreicht, indem die Spannungen der Gewebe reguliert werden, so dass die fluiden, nervalen und energetischen Austauschprozesse wieder ihre Funktion erfüllen können.

Behandlungsziele (siehe auch Kap. 1)

- Normalisierung der Funktion des Nervensystems
- Aufhebung von Stauungen und Hindernissen der verschiedenen Flüssigkeitsbewegungen
- Normalisierung der zerebrospinalen Fluktuation
- Erlangung eines dynamischen physiologischen Gleichgewichts der Faszienspannungen im Körper (incl. Ligamente und Membranen)
- Auflösung gelenkiger Bewegungseinschränkungen
- Verbesserung der Reaktion der Körpergewebe auf Stressreize
- Integration traumatischer Erlebnisse physischer wie psychischer Art
- Verbesserung der Statik und der Dynamik des Körpers
- Verbesserung des Energieniveaus des Patienten

Still[3] nannte den Menschen die „Apotheke Gottes", in der alle Heilmittel enthalten sind, die er braucht, um seine Gesundheit zu erhalten und wiederherzustellen. Es gilt nur, diese Heilmittel sich wieder entfalten und frei fließen zu lassen und ihr harmonisches Zusammenwirken im Körper zu gewährleisten. In der kranialen Osteopathie werden keine Symptome „beseitigt" oder der Kranke „heil gemacht". Vielmehr werden im Dialog mit den Geweben des Körpers und mit dem Wissen um die physiologischen Zusammenhänge des Gesamtorganismus die strukturellen Voraussetzungen geschaffen, dass der Mensch als Ganzes wieder heil „werden" kann. In diesem Sinne lässt die kraniosakrale Osteopathie insbesondere die strukturellen Hindernisse sich lösen, so dass die biologischen Kreislaufprozesse bestmöglich ablaufen können.

Der Patient ist dabei ebenso gefordert, nämlich bei der Aufgabe zu lernen, seine Lebensweise und Ernährung an die Bedürfnisse seines Organismus anzupassen, damit die innere Apotheke ihren Dienst erfolgreich verwirklichen kann. Diese Art von Heilwerden braucht Zeit. Sie geschieht nicht in einer 15-minütigen Sitzung, sondern sie entsteht im steten Bemühen des Therapeuten, eine Idee von der sich stetig in Bewegung befindenden Organisation des Patienten zu bekommen, und in der dynamischen Wechselwirkung zwischen Patient und Therapeut, Hand und Gewebe, Verständnis und Selbstverantwortung.

Nicht alle ursächlichen Faktoren, wie zum Beispiel genetische Einflüsse, können aufgelöst werden, noch können irreversible Veränderungen und Missbildungen rückgängig gemacht werden. In diesen Fällen ist das Ziel, die bestmögliche Adaption des Körpers an diese Bedingungen zu erreichen, um ihm so ein möglichst beschwerdefreies Leben zu ermöglichen.
Allerdings muss nicht jede Anlage (z. B. Allergiedisposition) zwingend zu einer Erkrankung führen. Der Patient kann auf die Bedingungen achten, die seine Gesundheit stärken und diejenigen vermeiden, die den Ausbruch der Anlage begünstigen, während der Osteopath dafür sorgt, dass sein Körper die strukturellen Bedingungen erhält, um seine Homöostase bestmöglich aufrechtzuerhalten. Hier wird ein weiteres wichtiges Betätigungsfeld der kraniosakralen Osteopathie angesprochen: Die Prävention.
Und hier wird auch verständlich, warum *Still* stets betonte, dass in der Osteopathie alles bei der Anatomie und Physiologie am lebenden Menschen beginnt wie auch endet.

Eine osteopathische und kraniosakrale Behandlung ist immer individuell, denn kein Patient ist wie der andere, und selbst der gleiche Patient ist von einem Tag zum nächsten verändert, in seinem Gewebespannungszustand und in seinem Energiepotenzial.

Zu beachtende Faktoren bei der Behandlung

Die folgenden Punkte sind für den Heilungsprozess von größter Bedeutung. Der Behandler kann hier als Begleiter und Impulsgeber wirken, während der Patient gefordert ist, wieder selbst für seine Gesundheit Verantwortung zu übernehmen und aktiv zu werden.

1. Regulierung der Ernährungsgewohnheiten
   In der Osteopathie wurde der Ernährung als einem Faktor für Gesundheit oder Krankheit stets Beachtung geschenkt. *Magoun*[4] erwähnt die Forschungen von Dr. *Weston A. Price*, der für eine rohkostreiche Ernährung eintrat. Price konnte direkte Beziehungen von Ernährungsgewohnheiten zu Deformitäten des Gesichts- und Hirnschädels, wie Störung der Entwicklung des mittleren Gesichtsteils, zurückgezogener Unterkiefer, hoch- oder tiefstehender Gaumen und eingeengte Nasenhöhlen feststellen. Schon 1958 schrieb der Osteopath *John B. Donovan*[5], dass der Behandlungserfolg bei kranialen Störungen ohne eine angemessene Ernährung stark eingeschränkt ist. Im weiteren macht *Donovan*[6] den Vorschlag, dass jeder Leser für sechs Monate als Testperson in einem Ernährungsprogramm für natürliche nichtraffinierte Nahrung mitmachen sollte. Dadurch würde dieser selbst soviel Verbesserung seines eigenen Gesundheitszustandes erleben, dass er mit genügend Begeisterung diese an seine Patienten weitergeben könnte.
2. Ausschaltung von Störfeldern
   In Fällen, wie zum Beispiel bei Arthritis, Neuritis und anderen, ist es notwendig, den Herd von immer wiederkehrenden Infektionen zu lokalisieren und zu beheben: Wurzelbehandelte Zähne, chronisch entzündete Mandeln, Nasennebenhöhlen, Blinddarm, Gallenblase usw. Dabei kommt es nicht selten vor, dass der Herd selbst keinerlei Symptome hervorruft. Auch chronische Schwermetallvergiftungen etc. sind zu berücksichtigen.

3. Beachtung und Ausheilung von chronischen lokalen oder generalisierten Infektionen.
   Allerdings haben osteophatische Behandlungen auf diese Infektionen in der Regel einen heilenden Effekt.
4. Ausschaltung von toxischen Stoffen
   Schwermetallbelastungen, Wohnungsgifte (Holzlackierungen, giftige Teppichkleber, Lösungsmittel) und Umweltgifte (Insektizide, Pestizide)
5. Regulierung des Aktivitäts-/Ruheverhältnis, des Wach-/Schlafrhythmus
   Ein individuell angepasstes Aktivitäts-/Ruheverhältnis und ein ausgeglichener Wach-/Schlafrhythmus gewährt dem Körper und Geist einerseits genügend Stimulation und andererseits ausreichend Zeit zur Regeneration und Erholung.
6. Auflösung beteiligter emotionaler Muster an strukturellen und funktionellen Störungen
   Strukturelle Veränderungen können zu veränderten emotionalen Wahrnehmungen führen. Ebenso können vergangene und gegenwärtige, berufliche und private, kurzfristige traumatische oder lang anhaltende Erlebnisse, Erinnerungen und Glaubenssysteme an der Entstehung von abnormen Gewebespannungen und bei der spezifischen Bildung und Funktion von Zellgeweben beteiligt sein. Diese Erlebnisse können den Körper in seiner Ganzheit beeinflussen. Zum Beispiel führen Gedanken zur Produktion spezifischer Neurotransmitter und Hormone, die wiederum bestimmte Körperreaktionen und Gewebereaktionen hervorrufen.
   Die Gewebe erzeugen eine bestimmte Aktivität, Physiologie und Energie, die wiederum die Erlebnisse in gewisser Weise widerspiegeln. Diese Erlebnisse können die Entwicklung von abnormen Gewebespannungen, Krankheitssymptomen und Dysfunktionen einleiten und unterhalten.
   Indem der Patient sich der zugrunde liegenden emotionalen Einstellungen bewusst wird, seine verschiedenen zum Teil widersprüchlichen Persönlichkeitsaspekte integriert und lernt, für seine eigene Kraft und seine eigenen Bedürfnisse einzustehen, wird Heilung möglich. Der Patient hat dafür zu lernen, seinen eigenen inneren Eindrücken und Wahrnehmungen zu vertrauen und diese zu respektieren.
7. Ausübung regelmäßiger körpergerechter Bewegung möglichst an frischer Luft
   Körperliche Bewegung bringt nicht nur die Körpersäfte in Fluss, trainiert das Herz-Kreislauf-System, drainiert und vitalisiert die Körpergewebe, sondern hat auch einen ausgleichenden und positiven Effekt auf die Psyche, zum Beispiel über die Produktion von Endorphinen.
8. Sinnfindung
   Die Ausrichtung auf ein spirituelles Fulcrum, die Erkennung eines Sinnes in seinem Leben und die Wahrnehmung der Verbundenheit mit der übrigen Natur kann eine Richtschnur darstellen, so dass Wachstum eine Zunahme der unmittelbaren Bewusstheit für die Verbundenheit mit der übrigen Natur und den übrigen Menschen wie auch Integration verschiedener Persönlichkeitsaspekte darstellt. In diesem Sinne können auch Krankheitssymptome darauf hinweisen, dass die Lebensweise unter Umständen nicht in Einklang mit der psychischen und körperlichen Natur des Menschen steht und den Patienten die Möglichkeit zur Veränderung und Wachstum auf ganzheitlicher Ebene geben.

Beschreibung der Behandlungsprinzipien

Die Aufgabe, die der Bandapparat für die Wirbelgelenke oder für andere periphere Knochengelenke erfüllen (Schutz, Regulierung der willkürlichen muskulären Bewegung etc.), werden im Schädel nach *Sutherland*[7] durch die

Duralmembrane gewährleistet (Schutz, Regulierung der unwillkürlichen Bewegung). Normalerweise befinden sich die Ligamente eines Gelenkes oder die Duralmembrane des Schädels in einem reziproken Spannungsgleichgewicht (balanced reciprocal tension) und sind während der Bewegungsausführung niemals völlig entspannt, um so die Stabilität des Gelenkes zu gewährleisten. In einer Mittelstellung des Bewegungsspielraums befindet sich ein Punkt, an dem die Spannungen am Gelenk am ausgeglichensten sind. In dieser Gelenkposition erscheint das Gelenk somit besonders locker. Diese Stelle wird Ruhestellung genannt.

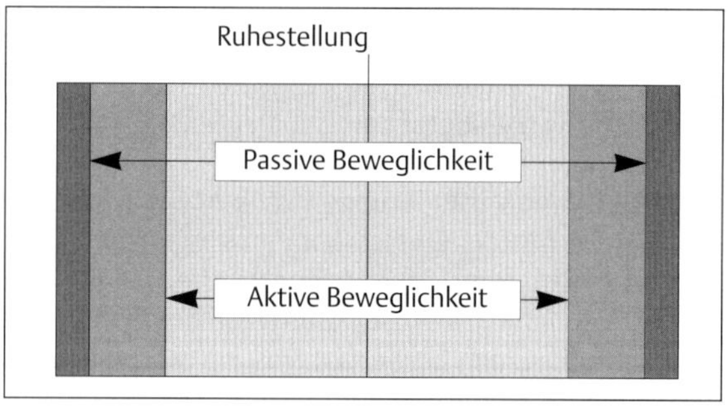

Sutherland[7] war der Auffassung, dass jede Dysfunktion bzw. Zerrung eines Gelenks auch die zu ihm gehörigen bindegewebigen Strukturen beeinträchtige. Wenn das Gelenk über seinen Bewegungsspielraum hinaus bewegt wurde, entsteht ein Ungleichgewicht in der ligamentären/membranösen Spannung. Die Aufgabe des Ligaments oder der Ligamente, die Bewegung in eine Richtung zu limitieren, wurde dadurch geschwächt. Die Dysfunktion entsteht sodann durch die relativ höhere Spannung der gegenüberliegenden anderen Ligamente, die durch die Bewegung nicht gedehnt und geschwächt, sondern verkürzt wurden und die sich zudem in einer Art Überkorrektur zusätzlich anspannen. Die ligamentäre/membranöse Spannung der gelenkigen Struktur ist aus dem Gleichgewicht und es kommt zu einer verminderten Beweglichkeit der betroffenen gelenkigen Struktur.
Die Beweglichkeit in die Richtung, in die das Gelenk mit Gewalt gebracht wurde, ist relativ größer, als die Beweglichkeit auf der gegenüberliegenden Seite der Dysfunktion.
Es kommt zu einer Verschiebung des neutralen Beweglichkeitspunktes bzw. der Ruhestellung in Richtung zur entgegengesetzten Seite der Bewegungseinschränkung (=pathologische Ruhestellung).

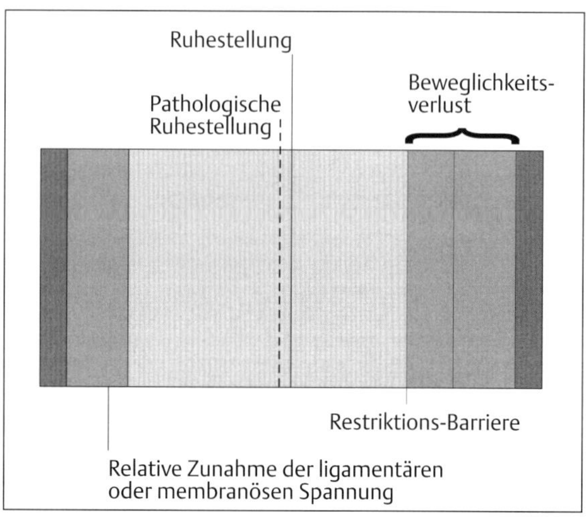

In diesem Sinne bezeichnet *Sutherland*[7] Fehlspannungen und Dysfunktionen, die die Gelenke und ihre zugehörigen Ligamente betreffen, als ligamentäre Fehlspannungen (ligamentous articular strain). Dysfunktionen, die die Knochen des kraniosakralen Systems und ihre zugehörigen intrakranialen und intraspinalen Duralmembrane (Falx cerebri, Tentorium cerebelli, Falx cerebelli, Dura mater spinalis) betreffen, nennt er membranöse Gelenkfehlspannungen (membranous articular strain). Dementsprechend richtet sich seine Behandlung vor allem darauf, diese Spannungs-Ungleichgewichte sich lösen zu lassen. Das Behandlungsprinzip für ligamentäre und membranöse Spannungs-Ungleichgewichte ist dabei gleich.
Sutherland richtete seine Wahrnehmung auf die Mechanismen, die der Körper benutzt, um sich selbst zu heilen und zu korrigieren. Ausgehend von diesen Beobachtungen, hat er folgende Behandlungsprinzipien formuliert.

„Point of balance"

„Der 'point of balance' in der Membranspannung ist definiert als der Punkt im Bewegungsausmaß einer Gelenkverbindung, an dem die Membranen sich im Gleichgewicht befinden. Dieser Punkt befindet sich zwischen der normalen Spannung, sichtbar im freien Bewegungsausmaß, und der erhöhten Spannung als Folge von Zerrungen und Fixationen... Folglich ist es die bestmögliche neutrale Position unter dem Einfluss aller Faktoren, die für die bestehenden Muster verantwortlich sind."

Harold I. Magoun[8]

Der „point of balance"[9] ist das wichtigste Prinzip in der Behandlung der kranialen Stukturen, ebenso wie in der Behandlung aller anderen gelenkigen Strukturen.

PBT:	point of balanced tension
PBMT:	point of balanced membranous tension
PBLT:	point of balanced ligamentous tension
PBFT:	point of balanced fluid tension

Es wird versucht, die so genannte Gleichgewichtsposition („point of balance") der dysfunktionellen gelenkigen Strukturen zu finden. Die Position also, in der sich die an der Dysfunktion beteiligten Ligamente, Membrane etc. im bestmöglichen Gleichgewicht zueinander befinden. Diese Position liegt zwischen dem normalen Bewegungsspielraum der einen Richtung und der blockierten Beweglichkeit der anderen Richtung. Der „point of balance" der membranösen und ligamentären Strukturen wird anschließend in Einklang mit dem fluiden „point of balance" gebracht. Indem die gelenkigen Strukturen im „point of balance" gehalten werden, kann die inhärente Kraft in der Spannung der Duralmembran oder der Ligamente und die potenzielle Kraft in den Fluida des Organismus am wirkungsvollsten arbeiten, um wieder größere Beweglichkeit zu erreichen.

Schematische Darstellung der Technik
Die membranöse, ligamentäre, fasziale Spannung befindet sich im Gleichgewicht. Die Struktur B zwischen A und C kann sich frei in beide Richtungen bewegen.

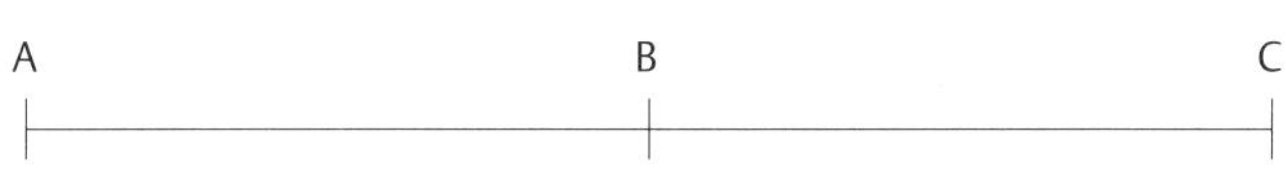

Die membranöse, ligamentäre, fasziale Spannung befindet sich im Ungleichgewicht. Die veränderten Spannungsverhältnisse üben eine Zug auf die Struktur B in Richtung A aus. Bei der Ausführung eines Bewegungstests kann sich B leichter nach A bewegen (B'), während seine Beweglichkeit in Richtung C eingeschränkt ist.

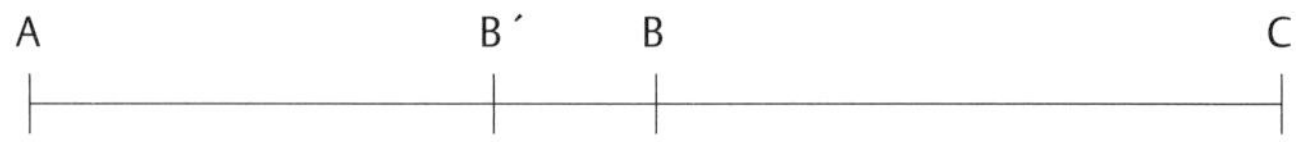

Einstellung des „point of balance": Die Struktur B wird in Richtung A begleitet, also in die Richtung, in die B sich leichter bewegen lässt (B'). Der Therapeut bewegt die Struktur B gerade so weit in Richtung A, dass sich die membranöse/ligamentäre Spannung an B im bestmöglichen Gleichgewicht befindet. Dadurch wird es möglich, dass sich ein neues Spannungsgleichgewicht zwischen A und C einstellen kann.
Die Kraft des Handkontaktes passt sich an die Kräfte im Gelenk genau an, kopiert sie sozusagen. Dadurch können die Membrane/Ligamente reagieren. Ist der PBT erreicht, spürt der Therapeut wie die membranösen/ligamentären Strukturen sich zu bewegen beginnen. *Anne Wales* nannte dies „the ligaments/membranes goes shopping". Die Aufgabe des Therapeuten besteht im weiteren darin, die Gelenkstrukturen so zu halten, dass dieses inhärente Spiel weiter ermöglicht wird.

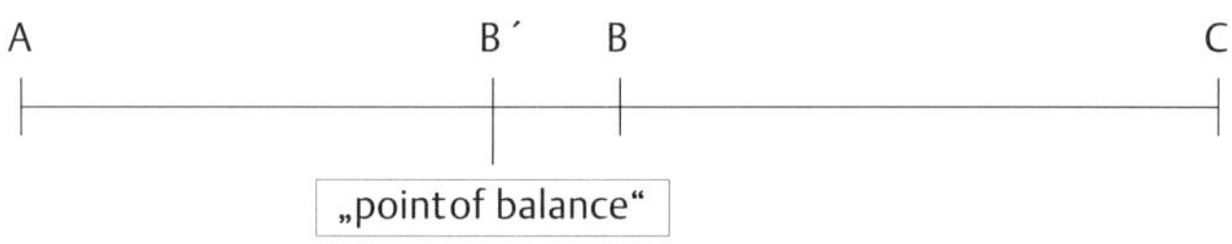

Jede Bewegung in Richtung des „point of balance" erhöht das Spannungsgleichgewicht im Gelenk. Jede Bewegung weg vom „point of balance" vermindert das Spannungsgleichgewicht.

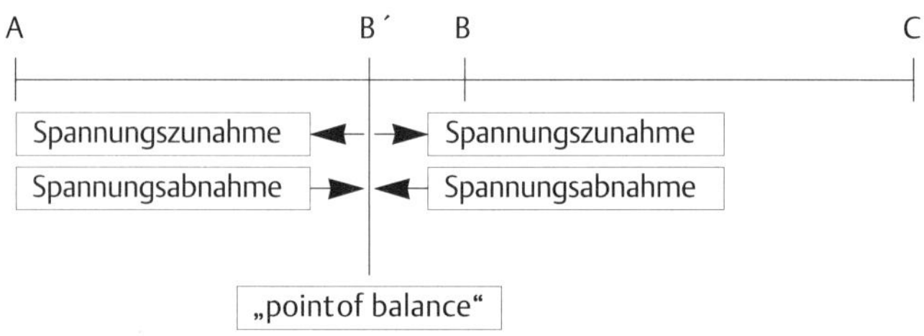

Die gelenkigen Strukturen werden so lange im „point of balance" gehalten, bis eine Lösung der Blockade und eine Entspannung der reziproken Spannungsmembran (intrakraniale Duralmembran) oder Spannungsligamente wahrgenommen wird. Dadurch wird allen beteiligten membranösen Strukturen ermöglicht, wieder eine physiologische Spannung zu erlangen.

Zur Erlernung und um ein Gefühl für einen „point of balance" zu bekommen, ist es sinnvoll, an einem einfachen Gelenk zu beginnen. *Magoun*[8] beschreibt die Einstellung eines „point of balance" an einem Fingerglied. Nachdem eine leichte Traktion am Fingerglied ausgeübt wird, um die Gelenkflächen voneinander zu entfernen, testet man zunächst die Rotation. Das Fingerglied wird nach links und nach rechts rotiert und die Beweglichkeit miteinander verglichen. Sollte die rotatorische Beweglichkeit in eine Richtung vermindert sein, z. B. nach links, besteht ein ligamentäres Ungleichgewicht. Der Behandler kann dann einen „point of balance" einstellen, indem das Fingerglied so weit nach rechts rotiert wird, also in die Richtung der größeren Beweglichkeit, bis die ligamentäre Gelenkspannung sich genau im Gleichgewicht zwischen linker und rechter Rotation befindet. In dieser Position wird das Fingerglied so lange gehalten, bis eine Entspannung wahrnehmbar wird. Anschließend wird die Fle-

xion/Extension und laterale Beweglichkeit getestet und eine Bewegungseinschränkung auf gleiche Weise behandelt. Dies kann einzeln oder gleichzeitig geschehen. Am wirkungsvollsten ist es, wenn gleichzeitig alle Bewegungskomponenten eines Gelenkes so positioniert werden, dass ein „point of balance" entsteht.
Der „point of balance" kann durch die Mithilfe des LCS und der Atmung unterstützt werden.

Unterstützung durch den LCS:
Ein Fluidimpuls kann vom entgegengesetzten Punkt der Dysfunktion ausgesendet werden. Siehe auch V-Spread-Technik.

Unterstützung durch die Atmung:

- Bei Flexions-/Außenrotationsdysfunktionen kann der Patient den Atem einige Zyklen in der Einatemphase anhalten.
- Bei Extensions-/Innenrotationsdysfunktionen kann der Patient den Atem einige Zyklen in der Ausatemphase anhalten.

Es kann auch ein Fluidimpuls vom Kreuzbein oder von dem Fußende der gegenüberliegenden Seite der Dysfunktion ausgesendet werden.
Zudem kann die Auflösung der Restriktion durch die Dorsalflexion eines Fußes auf der gegenüberliegenden Seite der Dysfunktion oder durch Dorsalflexion beider Füße unterstützt werden.
Dieses Behandlungsprinzip kann für das kraniosakrale System im engeren Sinne, für andere gelenkige Strukturen im Körper ebenso wie für die gesamten faszialen Strukturen im weiteren Sinne angewendet werden.

Weitere Methoden zum Erreichen des „point of balance"
Im Folgenden werden weitere Methoden dargestellt, die zur Erlangung des „point of balance" nötig werden können. Die Vorgehensweise ist abhängig von Alter und Kondition des Patienten, der Akutheit und der Art der Dysfunktionen. Der Therapeut wird durch die fluiden Fluktuationen zum „point of balance" geleitet. Es sind die Fluktuationen und das Gewebe, auf die der Therapeut sich einstellt, welche ihm die geeignetste Methode zum Erreichen des „point of balance" offenbaren.

Übertreibung („exaggeration")

Bei der Übertreibungstechnik wird ein Impuls auf das Gewebe oder den Knochen in die entgegengesetzte Richtung der Blockade, das heißt in die Richtung der größeren Beweglichkeit ausgeübt.
Diesmal wird das Gewebe allerdings nicht nur bis zur Einstellung eines „point of balance" in die Richtung der größeren Beweglichkeit begleitet. Es wird ein Impuls ausgeübt, um das Gewebe oder den Knochen noch etwas weiter als beim „point of balance" in die entgegengesetzte Richtung der Blockade, bis an die physiologische Barriere heran zu bewegen. Der Therapeut wartet auf eine Gewebeentspannung mit der Folge größerer Beweglichkeit und führt das Gewebe an die erneute physiologische Barriere heran. Dieser Vorgang wird so lange wiederholt, bis keine neuen Spannungslösungen mehr wahrnehmbar sind.

Schematische Darstellung der Technik
Die membranöse, ligamentäre, fasziale Spannung befindet sich im Gleichgewicht. Die Struktur B zwischen A und C kann sich frei in beide Richtungen bewegen.

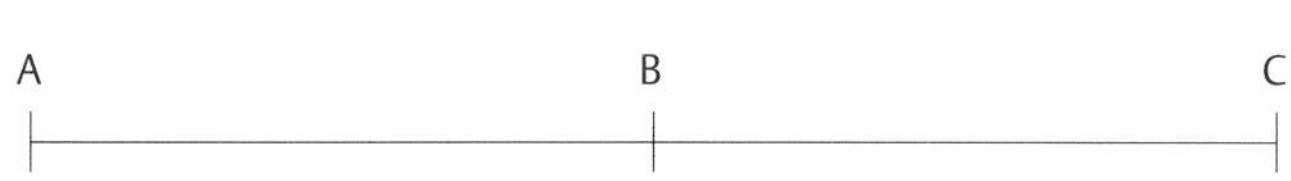

Die membranöse, ligamentäre, fasziale Spannung befindet sich im Ungleichgewicht. Die veränderten Spannungsverhältnisse üben eine Zug auf die Struktur B in Richtung A aus. Bei der Ausführung eines Bewegungstests kann sich B leichter nach A bewegen (B'), während seine Beweglichkeit in Richtung C eingeschränkt ist.

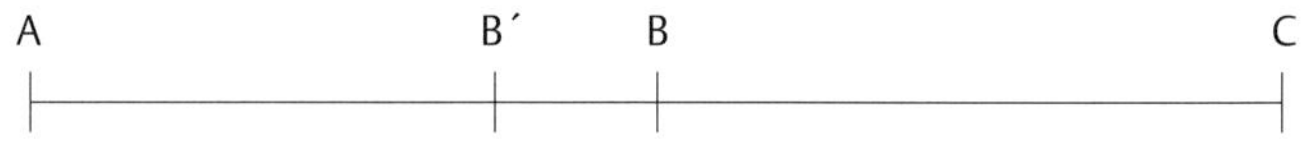

Mit Hilfe der Übertreibung wird auf die Struktur B ein Impuls in Richtung A ausgeübt, also in die entgegengesetzte Richtung der Blockade. Die Struktur B wird bis an die physiologische Barriere heran bewegt. Jeder neue Bewegungsspielraum nach einer Entspannung der ligamentären/membranösen Strukturen wird aufgefangen, indem das Gewebe an die erneute physiologische Barriere herangeführt wird.

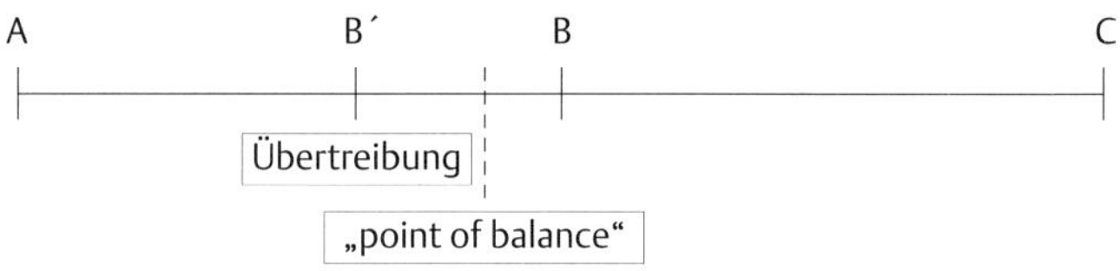

Kontraindikationen

- Am Schädel bei Kindern unter dem 5.–8. Lebensjahr, da sich die Schädelnähte zu dieser Zeit noch nicht richtig ausgebildet haben und die Entwicklung der Dura noch nicht abgeschlossen ist. Allerdings ist dies keine absolute Kontraindikation.
- Unter Umständen bei akuten Traumata, wenn eine Verschlimmerung der Symptome durch eine zusätzliche Traktion der geschwächten Ligamente oder Membrane zu befürchten ist.

Direkte Technik

Bei der direkten Technik werden Druck oder Zug in die Richtung der Blockade ausgeübt. Das Gewebe bzw. die Struktur wird sanft in die Richtung des Bewegungsverlustes gebracht. Die Kraftanwendung ist sehr gering, meist im Bereich von 5 Gramm bzw. Kraft der Restriktion plus 5 Gramm. Sie bleibt stets unterhalb der Schwelle, an der die beteiligten Strukturen eine Gegenkontraktion ausführen. Die angewendete Kraft dieser Technik bleibt meist innerhalb der Amplitude und unterhalb der Stärke (Kraft) der kraniosakralen Fluktuationsbewegungen, um dieses System nicht zu blockieren.
Auch die direkte Technik kann durch die Mithilfe der Atmung und des LCS unterstützt werden.

Indikationen:

- Bei Kindern unter dem 4.–7. Lebensjahr ist die direkte Technik bei Schädeldysfunktionen angezeigt. Sie sollte allerdings mit sehr geringer Kraftanwendung ausgeführt werden. Es reicht in diesen Fällen meistens, einen minimalen Impuls zu geben, so dass die Lebenskraft des Kindes die übrige Arbeit verrichten kann.
- Bei akuten Dysfunktionen traumatischer Ätiologie, da hier Übertreibungstechniken die Symptomatiken verschlimmern könnten.
- Bei Dysfunktionen am Gesichtsschädel, in Kombination mit indirekten Techniken

Kontraindikationen

- Wann immer eine indirekte Technik möglich ist, ist die direkte kontraindiziert.

Es kann allerdings auch nützlich sein, die direkte Technik mit der indirekten zu kombinieren. Man beginnt in diesen Fällen stets mit der indirekten Technik.

Schematische Darstellung der Technik

Die membranöse, ligamentäre, fasziale Spannung befindet sich im Ungleichgewicht. Die veränderten Spannungsverhältnisse üben einen Zug auf die Struktur B in Richtung A aus. Bei der Ausführung eines Bewegungstests kann sich B leichter nach A bewegen (B'), während seine Beweglichkeit in Richtung C eingeschränkt ist.

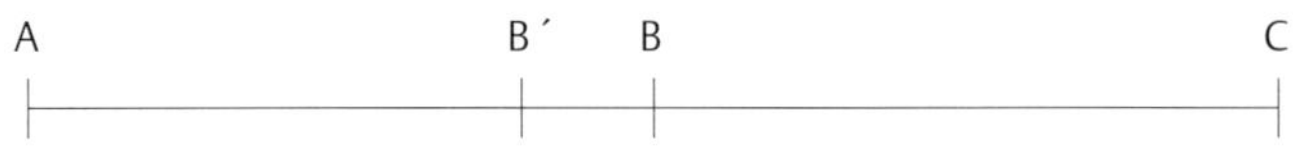

Mit Hilfe der direkten Technik wird die Struktur B in Richtung C geführt, also in die Richtung der eingeschränkten Beweglichkeit von B. Dabei ist die Kraftanwendung sehr gering und bleibt unterhalb der Schwelle, an der die beteiligten Strukturen eine Gegenkontraktion ausführen.

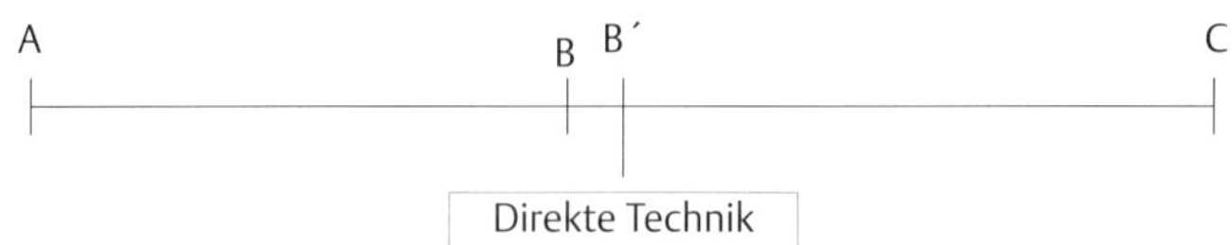

Auseinanderziehen („Disengagement")

Bei dieser Technik werden zwei Strukturen sanft voneinander getrennt.

Indikation:

Diese Technik wird benutzt, um Schädelnähte, vor allem an Stellen von Pivotpunkten oder an einer Sutura denticulata, aber auch um Gelenke an den Extremitäten zu lösen.

Bei traumatischen und starken chronischen Restriktionen kann es notwendig werden, zuerst diese Technik auszuführen, bevor weitere indirekte oder direkte Techniken angewendet werden.

Diese Technik kann außerdem zur Lösung von Bewegungseinschränkungen und Fibrosierungen an den Duralmembranen eingesetzt werden.

Auch zur Dehnung von faszialen oder muskularen Strukturen, z. B. an den Extremitäten kann diese Technik benutzt werden.

Die beteiligten Gelenkflächen werden entgegengesetzt bewegt und somit voneinander entfernt, damit sie zugänglich werden für die Einstellung eines „point of balance".

Kompression/Dekompression

Diese Technik findet ihre Anwendung an allen stark blockierten Gelenken, Suturen, Membranen und speziell an der Synchondrosis sphenobasilaris. Das Gelenk wird zuerst komprimiert, in die Läsion hineinbewegt, um es anschließend in die entgegengesetzte Richtung zu dekomprimieren. Im gewissen Sinne wird also die indirekte mit der direkten Technik kombiniert.

Man kann sich den Vorgang am Beispiel einer blockierten Schublade verdeutlichen. Die Schublade wird entblockt, indem sie zuerst wieder in die Lade geschoben wird, um sie dann ohne Gewalt herausziehen zu können. Sie wird also erst einmal in die entgegengesetzte Richtung zur Blockade gebracht, um die Blockierung zu lösen.

Entgegengesetzte physiologische Bewegung

Diese Technik kann bei einigen sehr starken traumatischen Dysfunktionen zur Anwendung kommen und unterstützt in diesen Fällen die reziproke Spannungsmembran, ein neues Gleichgewicht zu erreichen.
Eine Gelenkfläche wird dabei in Richtung der eingeschränkten Beweglichkeit geführt (direkte Technik), während die andere Gelenkstruktur in die Richtung der größeren Beweglichkeit bewegt wird (indirekte Technik). *Magoun*[11] beschreibt das Beispiel einer komplizierten Dysfunktion an der Sutura occipitomastoidea durch einen Sturz auf die Squama des Hinterhaupts, wobei das Hinterhaupt in eine relative Flexionsposition gebracht wird, während das Schläfenbein in die Innenrotation gezwungen wird.
Um dieses Gelenk zu lösen, ist es nötig, das Hinterhaupt weiter in die Flexion zu bewegen (indirekte Technik), während das Schläfenbein in Außenrotation gehalten wird (direkte Technik).

Modellieren (Molding)

Diese Behandlungsmethode zählt zu den direkten Techniken. Beim Modellieren wird versucht, die Knochenform und die Knochenbiegsamkeit durch Anwendung von äußerem Druck oder Zug zu verändern. Diese Technik findet ihre Anwendung vor allem bei intraossären Dysfunktionen. Zum Beispiel kann das Tuber frontale am Stirnbein auf einer Seite zu prominent oder zu flach erscheinen. Beim „molding“ werden Impulse gegeben, um die zu stark hervortretenden Stellen im Knochen abzuflachen und die zu flachen Stellen prominenter zu machen.
Es ist wichtig, vor Anwendung dieser Technik alle peripheren Restriktionen zu lösen, zum Beispiel an den umgebenden Schädelnähten.
Verständlicherweise wird das Modellieren in der Kindheit häufiger angewendet, da der kindliche Schädel leichter verformbar ist als der ausgewachsene Schädel, zudem noch in seinem Wachstum beeinflusst werden kann und auch vermehrt Traumen ausgesetzt ist. Aber selbst im Erwachsenenalter können Impulse gesetzt werden für die Organisierung der knöchernen Strukturen.
Fasziales Unwinding s. Kap. 16, S. 415.

Recoil-Techniken

Die Recoil-Techniken zählen nicht mehr zu den kraniosakralen Behandlungsmethoden im engeren Sinne. Sie haben sich jedoch als sehr nützlich erwiesen zur Entspannung von stark restringierten Strukturen wie zum Beispiel der oberen Thoraxapertur oder sogar zur Lösung von stark blockierten Schädelnähten bzw. Duralmembranen.
Mit der pulmonalen Ausatmung wird das Gewebe in Vorspannung gebracht, die während der Einatmung gehalten und mit der erneuten Ausatmung noch weiter verstärkt wird. Am Beginn einer erneuten Einatemphase wird die Spannung bzw. der Druck plötzlich losgelassen. Durch den plötzlichen Druckunterschied werden alte Bewegungsspannungen erst einmal gelockert und der weiteren Behandlung zugänglich gemacht. Außerdem kann diese Technik an der Thoraxapertur auch als Lymphpumpe angewendet werden.

Viele-Hände-Technik („multiple hand technique“)

Die Behandlung schwerer Dysfunktionen kann auch die Anwendung einer „Viele-Hände-Technik“ erfordern. Gemeint ist damit das gleichzeitige „Handanlegen“ und Behandeln durch zwei oder mehr Therapeuten. Diese zusätzliche Hilfe ist manchmal erforderlich, um ein membranöses Gleichgewicht entstehen zu lassen oder Fluktuationen zu dirigieren. Dadurch können Heilungsprozesse beschleunigt werden. Diese Technik wird entsprechend der oben beschriebenen Behandlungsprinzipien angewendet.

Unterstützung der Selbstheilungskräfte

Außer der Wiederherstellung einer intra- wie extrakranial optimalen Membranspannung sind noch zwei weitere wichtige Faktoren zu nennen, die die Heilungsprozesse beschleunigen können. Sie können zu den oben beschriebenen Techniken hinzukommen und diese unterstützen, indem sie die Selbstkorrektion des Organismus verstärken.

Unterstützung durch die Fluktuationen des LCS und der extrazellulären Flüssigkeit

Mit Hilfe von Fluid-Impuls-Techniken werden sanfte Impulse über die Fluida des Körpers an die zu behandelnde Körperstelle gesendet.

a) V-Spread-Technik: Die V-Spread-Technik wurde ursprünglich von *Sutherland* entwickelt, um die Schädelnaht zweier aneinander grenzender Schädelknochen zu befreien. Sie hat im Laufe der Zeit eine Vielzahl von Abwandlungen erfahren. *Sutherland* entdeckte, dass er mit Hilfe eines leichten Impulses seiner Finger eine Art Fluktuationswelle im LCS oder eine Art Energie zu der Stelle einer restringierten Sutur senden konnte, wodurch er die Restriktion zu befreien vermochte.

V-Spread-Diagnose: Es wird ein sanfter Impuls über die Fluida (Liquor cerebrospinalis, extrazelluläre Flüssigkeit, etc.) auf die zu testende gelenkige Verbindung ausgeübt und die Reaktion der Fluida-Welle an diesem Gelenk wahrgenommen und bewertet. Zum Beispiel wird eine Schädelnaht getestet, indem auf der diametral gegenüberliegenden Seite ein Impuls über den Knochen auf die Fluida in Richtung der zu testenden Schädelnaht ausgeübt wird. Der Therapeut nimmt wahr, wie und mit welcher Qualität die gesendete Fluktuationswelle auf die Schädelnaht auftrifft. Ist die Sutur offen, verspürt er eine Bewegung ähnlich einer an den Sandstrand angespülten Welle. Ist sie restringiert oder völlig verschlossen, ist die Empfindung eher wie bei einer an einen Felsen anschlagenden Welle (siehe Kap. 22).

V-Spread-Behandlung: Bei der Behandlung wird so lange ein Fluid-Impuls auf die restringierte Sutur gesendet und die Sutur sanft mit den V-förmig aufgelegten Fingern geweitet, bis die suturale Dysfunktion sich auflöst. Diese Fluktuationswellen können auch von der gegenüberliegenden Kreuzbeinseite oder sogar von der Ferse des Patienten induziert werden. Zudem kann der Therapeut diese Fluktuationswellen nicht nur mit seinem Finger, sondern mit praktisch jedem Körperteil aussenden. Die Impulse können außer zu den Suturen auch zu jeder anderen Struktur im Körper gesendet werden.

b) Es kann auch ein Fluid-Impuls direkt am Knochen ausgeübt werden, so dass sich die Fluid-Welle im Knochen ausbreitet. Damit kann die Elastizität und Dynamik intraossaler Strukturen (z. B. Scheitelbein oder Oberschenkelknochen) untersucht und behandelt werden. Zum Beispiel kann der Untersucher den Oberschenkelknochen an seinen beiden Endigungen berühren und von einem Ende des Knochens einen Fluid-Impuls zum anderen Ende des

Knochens schicken. Die andere Hand nimmt wahr, ob und wie die Fluid-Welle ankommt.
Ist die Übertragung der Fluid-Welle gestört, kann so lange ein Fluid-Impuls gesendet werden, bis diese frei die andere Endigung des Knochens erreicht. Gleichzeitig wird der Knochen leicht dekomprimiert und ein „point of balance" eingestellt. Damit wird die Neuorganisation und Heilung intraossaler Strukturen angeregt.

Die Unterstützung durch die pulmonale Atmung

Zur Lösung von Restriktionen kann die thorako-abdominale Atmung unterstützend eingesetzt werden. Entstanden ist diese Technik aufgrund der Erfahrung, dass Auflösungen von Geweberestriktionen häufig am Ende von den jeweiligen Atemphasen, während des Hustens oder bei Kleinkindern während des Schreiens registriert wurden.
Zum Beispiel vermindert sich die starke Zugwirkung der zervikalen Muskeln an der Schädelbasis am Ende jeder Ausatemphase. In dieser Atempause entspannen sich auch die anderen Verteidigungsmechanismen und Widerstände des Körpers, so dass dieses Moment sehr gut als Unterstützung bei der Lösung abnormer Muskel- und anderer Gewebespannungen und zur Einstellung eines neuen Gleichgewichts der Membranspannung benutzt werden kann. Dies wiederum hat positive Auswirkung auf die Flüssigkeitsbewegung der Lymphe, des venösen Blutes oder anderer Körperflüssigkeiten.
Bei Extensions-/Innenrotationsdysfunktionen kann der Patient den Atem ein oder mehrere Male so lange wie möglich in der Ausatemphase anhalten.
Bei Flexions-/Außenrotationsdysfunktionen kann der Patient den Atem ein oder mehrere Male so lange wie möglich in der Einatemphase anhalten. Eine weitere Möglichkeit zur Unterstützung der Lösung von Restriktionen ist die Stufenatmung, eine schrittweise Ein- bzw. Ausatmung.

Unterstützung durch das myofasziale System

Bei Extensions-/Innenrotationsdysfunktionen kann der Patient während der Ausatemphase der Lungenatmung oder unabhängig davon zusätzlich die Hände und Füße strecken (Plantarflexion). Bei Flexions-/Außenrotationsdysfunktionen kann der Patient während der Einatemphase der Lungenatmung oder unabhängig davon zusätzlich die Füße dabei beugen (Dorsalflexion).

„Neutraler Zustand" nach *Jim Jealous*

(s. Liem, Praxis der Kraniosakralen Osteopathie. Hippokrates Verlag 2000)

Vergleichbar mit einem Konzert, in dem die Töne der einzelnen Orchesterinstrumente zu einer Musik verschmelzen, vereinigen sich im „neutralen Zustand" die reziproken Spannungen im Körper und die Aspekte des Körpers, der Seele und des Geistes zu einer homogenen Körper-Geist-Seele-Einheit. Die Ganzheit des Patienten ist in diesem Zustand besonders empfänglich und rezeptiv. Dadurch kann der so genannte „Atem des Lebens" am effektivsten mit dem Patienten in Interaktion treten und es wird eine direkte Reaktion des Patienten auf die Kräfte der so genannten Gezeitenbewegungen (siehe Band I, S. 16) ermöglicht. Dieser Zustand schafft die Bedingungen, in denen die Heilung und Umwandlung dysfunktioneller Muster am leichtesten und ehesten möglich ist. Der Therapeut benötigt im „neutralen Zustand" am wenigsten Kraft bei Ausführung einer Technik. Außerdem ist am deutlichsten wahrnehmbar, wieviel Kraft bei Ausführung einer Technik angewendet werden muss und wann das Ende einer Technik erreicht ist. Negative Folgen einer Behandlung werden minimiert und der Patient kann selbst deutlicher die Veränderungen in seinem Organismus wahrnehmen.

Vorgang

Der Therapeut legt seine Hände auf den Schädel oder eine andere Körperstelle. Mit sanfter Aufmerksamkeit agiert er als passiver Beobachter. Er vermeidet es, jeder Art von Bewegungen und Dysfunktionsmustern zu folgen. Ab einem bestimmten Moment kommen die unterschiedlichen Bewegungsimpulse und Spannungen in den Geweben des Patienten zur Ruhe. Es wird ein Rhythmus von etwa 2,5-mal pro Minute wahrnehmbar. Die verschiedenen Körpergewebe, die Fluida und die Potenz werden als eine nicht differenzierbare, homogene Dichte wahrgenommen. Der „neutrale Zustand" ist als eine Art „point of balance" der im Organismus befindlichen reziproken Spannungen palpierbar, in dem eine Integration von Körper, Geist und Seele entsteht. Der Organismus wird als Einheit erfahren, die sich in ihrem momentanen bestmöglichen Gleichgewicht befindet.
Während der gesamten folgenden Behandlung hält der Therapeut Kontakt zu diesem „neutralen Zustand".

In seltenen Fällen wird der neutrale Zustand nicht erreicht. Dies geschieht meist nach Bewusstseinsverlust oder extremer Gewaltanwendung, mit der Folge von extremer Dissoziation zwischen Körper, Geist und Seele. Nach *Jealous* ist in diesen Fällen ein sanfter EV-4 indiziert.

Behandlung elektrodynamischer Felder

Dysfunktionen können z. B. durch ungleichmäßig polarisierte Felder entstehen.

Ausgangsposition

- Die Hand des Therapeuten befindet sich auf Höhe der zu behandelnden Struktur, oberhalb der Haut. Die Hand senkt sich langsam bis zu der Stelle, an der ein Widerstand wahrnehmbar wird.
- Es kann sich auch eine Hand hinten und die andere Hand vorne an der zu behandelnden Struktur befinden, dabei wird der Widerstand wie eine Art prall gefüllter Ballon oder ein kugelartiges Feld wahrgenommen.

Ausführung

- Die Hände umfassen weiterhin das wahrgenommene Feld.
- Alle Arten von Bewegungen dieses Feldes werden zugelassen, bis diese zur Ruhe kommen (Unwindung) bzw. eine symmetrische Bewegung wahrgenommen wird.
- Anschließend wird ähnlich wie bei der Vorgehensweise des PBMT ein PBET eingestellt.

Komplexe Wellenformen nach Abehsera

Die moderne Physik wurde mit dem Paradoxon konfrontiert, dass auf niedrigster Ebene die Materie als Teilchen sowie auch als Wellenfeld erscheinen kann. Diese Erkenntnisse angewendet auf den menschlichen Körpers bedeutet nach Abehsera, dass dementsprechend jeder Bereich des menschlichen Organismus eine Ansammlung kleinster Teilchen wie auch komplexe Wellenformen, z. B. als wellenartige Leber darstellt.
Diese komplexen Wellenformen sind nicht direkt über die Hände palpierbar, deshalb ist die Handposition auch nicht ausschlaggebend. Um Kontakt zu diesen herzustellen, stellt der Osteopath ein holographisches Bild der betreffenden Struktur (Sutur, Ligament, Gelenk, Organ) des Patienten her. Der Osteopath projiziert dieses Bild, das sozusagen aus reinen Gedankenwellen entstanden ist, zwischen seine Hände. Über dieses holographische Bild kann der Osteopath Rhythmen, abnorme dysfunktionale Muster der betreffenden Struktur wahrnehmen und – entsprechend der bereits beschriebenen therapeutischen Prinzipien (PBT, direkte, indirekte Technik etc.) angewendet auf

das holographische Bild – korrigieren. Abehsera konnte feststellen, dass die Ergebnisse um so effektiver waren, desto präziser die Erstellung des Hologramms stattfand. Auf dieser Ebene der Wahrnehmung ist es leichter die Interaktion des Organs mit anderen Bereichen des Organismus zu registrieren und zu beeinflussen. Der große Vorteil dieser Herangehensweise ist, dass so direkt der Informationsfluss zwischen den Organen beeinflusst werden kann.

Behandlung der Felder nicht physikalischer Energie

(Morphogenetische Felder, Intention und Bewusstsein, Synchronizität)

Handposition

Diese ist nicht ausschlaggebend. Es ist möglich, dass der Therapeut seine Hand auf die zu behandelnde Struktur legt, um die Wahrnehmung für diese Struktur zu erleichtern. Es ist auch möglich ohne Handkontakt zu arbeiten.

Ausführung

- Die sanfte Aufmerksamkeit des Therapeuten ist auf die betreffende Struktur gerichtet. Es ist sehr wichtig, dass sich der Therapeut dabei nicht verkrampft oder mit starker invasiver Intention vorgeht. Es ist eher ein sich Öffnen für bzw. sich Einstimmen und Einklingen auf die zu behandelnde Struktur. Erscheint kein Bild der Struktur oder ist der Vorgang mit sehr viel Anstrengung verbunden, sollte die Technik nicht ausgeführt werden!
- Wenn sich die betroffene Struktur im Bewusstsein des Behandlers zeigt, sollte der Behandler möglichst viele Einzelheiten davon wahrnehmen.
- Der Therapeut stellt innerlich Fragen an die betreffende Struktur: Bist du damit einverstanden, dass ich Kontakt zu dir herstelle? Wenn der Therapeut eine abweisende Reaktion wahrnimmt, sollte die Technik zu diesem Zeitpunkt nicht ausgeführt werden.
- Nimmt der Therapeut eine bejahende Reaktion wahr, bittet er die zu behandelnde Struktur innerlich, alles loszulassen und auszudrücken, was sie daran hindert zu einem besseren Gleichgewichtszustand zu gelangen.
- Während der Therapeut Kontakt zu dieser Struktur hält, lässt er alle Bilder, Wörter oder sonstigen Erscheinungen geschehen, die sich in seinem Bewusstsein zeigen. Er versucht nicht, diese festzuhalten, zu bewerten oder zu interpretieren.
- Der Therapeut lässt dies so lange geschehen, bis die Bilder und Erscheinungen zur Ruhe kommen bzw. bis die Bilder und Erscheinungen Ausgeglichenheit und Harmonie widerspiegeln.
- Am Ende richtet der Therapeut die nonverbale Frage an die Struktur, ob sie noch etwas benötigt, um heil und glücklich zu werden.
- Treten während des Prozesses Anstrengung und Verkrampfung auf, sollte der Therapeut die Technik beenden. Ebenso wenn seine Hände eine abweisende/abstoßende Kraft wahrnehmen.
- Es kann vorkommen, dass die Technik in darauffolgenden Sitzungen weitergeführt wird.
- Wiederholen sich bestimmte stressbeladene Erscheinungen, kann der Therapeut direkt mit diesen in Dialog treten. Er bittet auch sie zunächst darum, mit Ihnen in Kontakt treten zu dürfen. Wird dies bejaht kann er damit beginnen Fragen zu stellen, nach ihrer Entstehung, ihren Beweggründen sowie nach ihrem Verhältnis zur betroffenen Struktur oder zum Patienten.

Anmerkung

Die Intention des Behandlers ist ein sehr wichtiger Faktor in jeder therapeutischen Annäherung und ist in der Lage alle anderen Ebenen zu durchdringen. Der Therapeut sollte sich seiner Intention bei jeder Art von Kontaktaufnahme und Palpation bewusst machen.

Erspüren der Gesundheit des Patienten I

Der Therapeut folgt den Bewegungen im Gewebe. Diese sind Ausdruck des vitalen Potenzials im Patienten. Sie sind der Zipfel seiner Gesundheit, die sichtbar an der Oberfläche liegen. Der Therapeut hat nur die Aufgabe, ihnen durch die Schichten der Adaptationen an innere und äußere Einflüsse bis zu ihrem Entstehungsort zu folgen.

Ausführung

Der Therapeut nähert seine Hände sanft dem Körper an. Diese werden an einer Körperstelle abgelegt, zum Beispiel als Schädeldachhaltung.
Der Therapeut folgt den Gewebebewegungen stets in ihre freie Bewegungsrichtung. Er lässt sich nicht von den Bewegungseinschränkungen aufhalten. Wenn der Therapeut eine Bewegungseinschränkung wahrnimmt, welcher Art diese auch sein mag, richtet er seine entspannte Aufmerksamkeit wieder auf die Bewegung, die wahrnehmbar ist. Vielleicht erspürt er auch in der Bewegungseinschränkung selbst eine plötzlich wahrnehmbare Bewegung. Sehr wichtig ist, dass der Therapeut nichts tut, nicht aktiv wird und die Bewegung nicht zu lenken versucht oder ihr vorauseilt. Er ruht in einer rezeptiven, offenen, entspannten Wahrnehmung und folgt mit seinen Händen durch die Gewebestrukturen im Patienten dem Strom der Gesundheit bis zu ihrer Ursprungsquelle, zu dem mesenchymalen Urmeer, dem Potenzial und dem SINN. Ist der Therapeut den Gewebebewegungen bis zu ihrem Endpunkt, zu ihrer Ursprungsquelle, dem vitalen Potenzial des Patienten gefolgt, wird eine qualitative Veränderung der Gewebepalpation in Erscheinung treten. Die Bewegung wird sich nicht mehr in eine bestimmte Richtung ausdrücken, sondern als eine rhythmische Expansion und Retraktion wahrnehmbar werden.
Hier kann sich der Organismus in einem unmittelbaren Erleben neu orientieren und vom Fulcrum der Krankheit zum Fulcrum der Gesundheit hinüberbewegen.

Erspüren der Gesundheit des Patienten II

Grundvoraussetzung ist, dass der Therapeut in Kontakt mit seinem eigenen Fließen, mit seiner eigenen Quelle der Vitalität ist. Erst wenn dieses eigene Fließen, dieses „im Fluss sein" wahrgenommen wird, beginnt der Therapeut seine liebevolle, nicht invasive Achtsamkeit auf den Patienten zu richten, ohne jedoch den Kontakt zu seinem eigenen Fließen zu verlieren.

Ausführung

a) Der Therapeut lässt seine Hände über den Körper des Patienten gleiten. Er richtet seine Aufmerksamkeit – nicht nur mit Hilfe seiner Hände, sondern mit all seinen Sinnen – auf die Bereiche im Körper, die besonders lebendig sind. Wo ist Bewegung? Wo ist Lebendigkeit? Wo ist Pulsation?
Die Aufmerksamkeit des Therapeuten ist nicht darauf gerichtet, was starr, unlebendig, unbeweglich, verkrampft, dysfunktionell, blockiert und stagniert ist, sondern auf das was weich/elastisch, lebendig, beweglich, entspannt, funktionell und frei ist und fließt.
Hat der Therapeut diesen Bereich gefunden, bzw. sich dorthin führen lassen, beginnt er in diesem Bereich Kontakt zum Patienten aufzunehmen. Er legt seine Hände auf diesen Bereich und schenkt ihm Aufmerksamkeit und Anteilnahme. Allein dadurch wird das Lebendige und das Fließen im Patienten verstärkt. Was immer auch dieser Bereich höchster Gesundheit ausdrückt – sei es über das Gewebe oder darüber hinaus – lässt der Therapeut geschehen. Der Therapeut lässt sich „berühren" von der Lebendigkeit

und Ursprünglichkeit des Patienten und gibt diese Berührung über seine Hände zum Ausdruck.

b) Anschließend nimmt der Therapeut den Bereich im Körper wahr, an dem der freie Fluss auf Widerstände, Bewegungseinschränkungen und Kontraktionen trifft. Es ist wichtig, genau diese Stelle zu erspüren. Nicht die Stelle größter Bewegungslosigkeit, sondern die Stelle, an der noch relativ viel Fließen, Rhythmizität und Pulsation vorhanden ist, sozusagen die Grenzlinie zwischen Weichheit und Erstarrung. Die Erstarrung bzw. Bewegungslosigkeit ist hier noch nicht ausgereift. Genau an dieser Stelle unterstützt der Therapeut die inhärente Rhythmizität und das Fließen, denn hier kann sich die Gesundheit relativ leicht ausbreiten und die verminderte Beweglichkeit und die Widerstände aufweichen. Nur im Bereich des größten rhythmischen Fließens und höchster Lebendigkeit zu verbleiben, wäre sinnlos, denn in diesem Bereich ist der freie Fluss schon vorhanden. Auf der anderen Seite, wäre es invasiv und eher gewalttätig an der Stelle eine Veränderung herbeiführen zu wollen, wo die Bewegungslosigkeit am ausgeprägtesten wäre. Hier würde der Therapeut „machen", anstatt den Organismus des Patienten „machen zu lassen".

Durch das natürliche Bestreben der Lebendigkeit im Körper sich auszuweiten, werden Bewegungseinschränkungen und Blockierungen aufgeweicht. Der Therapeut könnte ein Leben lang Blockierungen finden und diese lösen und doch der Gesundheit dadurch kaum näher kommen, ebenso wie man sich ein Leben lang mit den Widrigkeiten seines Lebens psychoanalytisch auseinandersetzen könnte und nur immer weitere Störungen aufdecken würde. Hier geschieht die Heilung von innen nach außen. Der Patient bekommt ein unmittelbares Erleben seiner Gesundheit, seines Fließens. Er erhält zunehmend die Bewusstheit und damit auch die Verantwortung, wie er mit seinem Leben bzw. seinem Organismus umgeht, um dieses Fließen zu unterstützen, anstatt es zu blockieren. Es ist nicht der Therapeut, der handelt. Diese Berührung spiegelt unmittelbar den Ausdruck *Still's* wieder, dass unser vorrangiges Ziel sein sollte Gesundheit zu finden – Krankheiten kann jeder finden.
Dabei ist eine wichtige Voraussetzung, dass der Therapeut in sich nachempfinden kann, was im Körper des anderen passiert. Das Erspüren der Gesundheit ist weniger als eine Art Technik oder Manipulation im herkömmlichen Sinne zu verstehen. Hier ist es vielmehr essenziell, dass der Therapeut Kontakt zu seinem Fließen und zu seiner eigenen Ursprünglichkeit hat und Bewusstheit für das eigene unmittelbare Empfinden entwickelt sowie die Fähigkeit Intimität und Nähe zuzulassen, geschehen zu lassen ohne intervenieren zu müssen. In dem Maße wie er selbst Kontakt zu dieser Ursprünglichkeit, zu seinem eigenen Fließen besitzt, wird er in der Lage sein, diesen Kontakt zum Patienten herzustellen.
Ist dieser Kontakt zum Patienten hergestellt und das Fließen im Patienten gefunden, begrüßt und gewürdigt worden, kann der Therapeut je nach Eigenart des Patienten den Körper darin unterstützen, Dysfunktionen bzw. Bewegungseinschränkungen und Blockierungen zu lösen, die dem freien Fluss und der Homöostase entgegenstehen.

Zusätzliche Behandlungshinweise

1. Jede Erst- wie Folgebehandlung sollte stets zuerst mit der **Untersuchung** und Palpation der zu behandelnden Strukturen begonnen werden.

2. Die Ellenbogen liegen, wann immer es möglich ist, auf dem Behandlungstisch als Fixpunkt. Beide Füße sind auf dem Boden aufgestellt, so dass diese zusammen mit den Sitzhöckern auf dem Behandlungsstuhl ein Fulcrum darstellen. Der Therapeut sitzt aufgerichtet und stützt sich weder physisch noch psychisch auf den Patienten.
   Sollte es nötig sein im Stehen zu arbeiten, kann sich der Therapeut zusätzlich mit seinem Körper an der Behandlungsliege abstützen. (s. auch S. 303 f.)
3. Alle bilateralen Handkontakte sollten – wann immer möglich – über ein Fulcrum verbunden sein (in der Regel über den Kontakt der Daumen miteinander).
4. Von *Robert Fulford* wurde in den letzten Jahren darauf hingewiesen, dass es für die Behandlung wichtig sein kann, dass der Behandler mit seiner rechten Hand die linke Körperhälfte des Patienten und mit seiner linken Hand die rechte Körperhälfte berührt. In der Beschreibung der Techniken wurde dieser energetische Polaritätsaspekt nicht berücksichtigt. Gegebenenfalls können die Techniken so geändert werden, dass der Therapeut stehend und zum Patienten gerichtet seinen Handkontakt ausführt.
5. Der Therapeut sollte besondere Aufmerksamkeit auf die Bedürfnisse und die Reaktionen des Patienten in jedem Moment der Behandlung richten. Hinweise, die stattfindende Berührung zu beenden, geben folgende Wahrnehmungen:
   - qualitatives Härterwerden der Haut des Patienten, ähnlich wie eine Art Rüstung/Panzerung und ein Gefühl des Abgestoßenwerdens
   - eine Empfindung, den Kontakt zum Patienten als Ganzes zu verlieren

   In dieser Situation ist es hilfreich, in die eigene Stille hineinzuhorchen und innerlich oder verbal zu erfragen, was gerade passiert und was der Patient in diesem Moment braucht.
   Plötzlich auftretende schnelle laterale hin- und her schwingende Pulsationen deuten meist auf eine zu invasive Palpation des Therapeuten hin. Der Therapeut sollte seinen physischen Palpationsdruck vermindern und seine Intention und Konzentration sich entspannen lassen. Hilfreich ist es außerdem, die Palpationsstelle zu wechseln.
   Anzeichen für Gewebeentspannung sind auf S. 416 beschrieben.
6. Es ist wichtig, das kraniosakrale System stets im Kontext mit dem gesamten Organismus zu betrachten. Eine kraniosakrale Dysfunktion kann primärer oder sekundärer Natur sein (s. Kap 1). Falls eine kraniosakrale Dysfunktion durch eine andere Dysfunktion im Organismus verursacht wird, ist es notwendig diese andere Struktur zu behandeln, da ansonsten die alleinige Behandlung kraniosakraler Strukturen nur palliative zeitweilige Erfolge bringt. Das beinhaltet die Korrektur anderer struktureller Dysfunktionen (ossär, muskulär, ligamentär, faszial, viszeral), wie z. B. Beinlängendifferenz oder Magenptose, die Auflösung psychischer Belastungen, die Regulierung der Ernährung oder die Behandlung von lokalen oder generalisierten Infektionen und Entzündungen.
7. Morphogenetische Einflüsse, Geburtstraumata oder Unfälle in früher Kindheit können die Körperstruktur unter Umständen **irreparabel** verändert haben, so dass der Körper des Patienten seit langem bestehende Kompensationsmuster entwickelt hat. Häufig sind diese Veränderungen symptomlos, bis sich ein akutes Trauma dazugesellt.
   Die Behandlung in diesen Fällen verlangt aufmerksame Palpation und Diagnose der beeinträchtigten Strukturen. Sie sollte sich nur mit den strukturellen Veränderungen des akuten Traumas beschäftigen und die alten Kompensationsmuster des Patienten nicht durcheinander bringen.
8. Kompressionen zum Beispiel am Lendenwirbel-/Kreuzbeingelenk, am Atlanto-Okzipitalgelenk und an der Schädelbasis sollten stets gelöst werden. Bei

schweren, lange bestehenden Kompressionen sollten zuvor vorbereitende Techniken durchgeführt (z. B. die Sinus-venosus-Technik) und spezifische periphere abnorme Spannungsmuster befreit werden.
Am Schädel ist es meist ratsam, zuerst die intrakranialen Membranen und die Dysfunktionen der Schädelbasis zu behandeln.
Es gibt bei der Abfolge der zu behandelnden Strukturen allerdings keine festen Regeln. Eine der hohen Künste eines Osteopathen besteht darin, zu entscheiden, welche Dysfunktionen als primär oder sekundär einzuschätzen sind und welche Strukturen zuerst einer Behandlung bedürfen. Einfühlsame Kontaktaufnahme mit dem Gewebe und Anamnese sind dabei unentbehrlich.

9. Dauer und Häufigkeit der Behandlungen:
Chronische Dysfunktionen brauchen meist eine längere Behandlungsdauer als akute. Das betrifft vor allem die Fälle, bei denen mehrere traumatische Ereignisse und kompensatorische Veränderungen übereinander geschichtet oder miteinander verwoben sind. Vor allem in diesen Fällen niemals Veränderungen forcieren, das würde die Auflösung von Restriktionen nur verhindern! Geben Sie dem Gewebe die nötige Zeit, sich aus diesen alten Spannungsmustern in seinem ihm eigenen Tempo zu lösen.
Bei chronischen Dysfunktionen genügt meist eine Behandlung alle 2 Wochen oder seltener, da das Gewebe Zeit braucht, die neuen Behandlungsimpulse zu integrieren. Bei akuten Geschehen kann einmal pro Woche bis täglich behandelt werden.
Diese Zeitangaben sind allerdings variabel und die Häufigkeit der Behandlung ist abhängig von der Reaktion des einzelnen Patienten. Auf welche Art der Organismus auf den therapeutischen Impuls reagiert und wie sich dieser Impuls in den verschiedenen Regelsystemen des Organismus auswirkt, ist nie ganz genau vorhersehbar, da jeder Organismus anders auf einen Impuls reagiert, ebenso wie der gleiche Organismus zu einem anderen Zeitpunkt den gleichen therapeutischen Impuls auf unterschiedliche Weise verarbeiten und integrieren wird.

10. Reaktionen auf die Behandlung:
Es können Kopfschmerzen, Schwindel und Übelkeit auftreten. Diese Symptome können durch zu starke und forcierte Kraftanwendungen oder durch einen falsch lokalisierten Handkontakt oder falsch gerichtete Zuganwendung seitens des Therapeuten zustande kommen.
Sie können aber auch ein Wiederauftreten alter Störungen darstellen. Alte Schmerzen können sich bemerkbar machen und nicht richtig ausgeheilte oder medikamentös unterdrückte alte Krankheiten können in vermindertem Maße erneut auftreten. Diese Vorgänge sind positiv zu bewerten. Sie zeigen an, dass das Gewebe reagiert und chronische Vorgänge wieder in ein akutes Stadium übergehen, um sich anschließend aufzulösen. Wiederum sollte darauf geachtet werden, die Behandlungsabfolgen der Reaktion des Gewebes anzupassen, ihm die nötige Zeit der Integration der Behandlungsimpulse zu geben und es nicht zu übertherapieren.
Auch innerhalb einer Behandlungssitzung können solche Schmerzen oder Sensationen kurzzeitig auftreten, um dann wieder zu verschwinden. Sie können dem Therapeuten wertvolle Informationen über die Organisierung der Dysfunktionen des Patienten geben.
Der Patient sollte ermuntert werden, diese Wahrnehmungen mitzuteilen. Außerdem sollte er auf mögliche Erstverschlimmerungen hingewiesen werden.

11. Nach einer Behandlung sollte der Patient die Möglichkeit bekommen, noch einen Moment auf der Behandlungsliege ruhen zu können und darauf hingewiesen werden, auch nachdem er die Praxis verlassen hat, sich noch möglichst Ruhe zu gönnen und stressbeladene Situationen zu vermeiden. Der Or-

ganismus ist unmittelbar nach einer Behandlung sensibler und verletzlicher. Die Integration der Veränderungen während der Therapie oder die noch fortdauernden Prozesse nach der Therapiesitzung und die positiven Auswirkungen können leicht behindert, gemindert und gestört werden. Es benötigt anscheinend einige Zeit, bis diese neuen Erfahrungen im gesamten Organismus physisch wie psychisch integriert und gefestigt sind.

Methodik der Behandlung

- „Neutraler Zustand" nach *J. Jealous*
- Resonanz zwischen Hand, Herz und Geist des Behandlers und der betroffenen Struktur und Ebene des Patienten
- „Point of balanced tension" (PBT): PBMT, PBLT, PBFT
- Methoden zum Erreichen des PBT: Übertreibungstechnik, direkte Technik, entgegengesetzte physiologische Bewegung, Auseinanderziehen („Disengagement") der Gelenkfacetten, Modellieren (Molding)
- Unterstützung durch: Fluktuation des LCS und extrazellulärer Fluida, pulmonale Atmung, myofasziales System
- Einstellen eines lokalen, regionalen und globalen PBT
- Behandlung elektrodynamischer Felder: Unwinding, PBET
- Behandlung komplexer Wellenformen
- Behandlung der Felder nicht physikalischer Energie
- Erspüren der Gesundheit des Patienten

Quellenangabe:

1 Bochurberg, C.: Une aproche ostéopathique de l'angoise. Maloine, Paris 1988, S. 66.
2 Becker, R. E.: Be still and know. A dedication to William G. Sutherland D. O. Cranial Academy Newsletter, 12/1965, S. 7.
3 Still, A. T.: Autobiography of A. T. Still. American Academy of Osteopathy. Indianapolis, 1981, S. 182.
4 Magoun, H. I.: Osteopathy in the cranial field. 3rd ed. Journal Printing Company, Kirksville 1976, S. 98.
5 Donovan, J. B.: Nutrition and cranial problems. (1958) in Keith Swan. (Hrsg.) J. Osteopath. Cranial Assoc., The Cranial Academy, Meridian, Idaho, 1988, S. 47.
6 Donovan, J. B.: Nutrition and cranial problems. (1958) in Keith Swan. (Hrsg.) J. Osteopath. Cranial Assoc., The Cranial Academy, Meridian, Idaho, 198, S. 50.
7 Sutherland, W. G.: Teachings in the science of osteopathy. Sutherland Cranial Teaching Foundation, Rudra Press 1991, S. 119, 120.
8 Magoun, H. I.: Osteopathy in the cranial Field. 3rd ed. Journal Printing Company, Kirksville 1976, S. 99.
9 Sutherland, W. G.: Teachings in the science of osteopathy. Sutherland Cranial Teaching Foundation, Rudra Press 1991, S. 47. Magoun, H. I.: Osteopathy in the Cranial Field. 3rd ed. Journal Printing Company, Kirksville 1976, S. 99–100.
10 Magoun, H. I.: Osteopathy in the cranial field. 3rd ed. Journal Printing Company, Kirksville 1976, S. 101.

Weitere Literaturhinweise:

Beal, M., C.: Stress and the muskuloskeletal system. Osteopath. ann. 5 (10) 1977, 11–15.
Gordon, R. B.: Cranial treatment. AAO Yearbook 44 (1943) 21–23.
Kimberley, P. E.: The application of the respiratory principle to osteopathic manipulative procedures. JAOA 48 (1949) 331–334.
Lippincott, H. A.: The osteopathic technique of W. G. Sutherland. AAO Yearbook (1949).
Lippincott, R. C.: Types of cranial treatment and their application. J. Osteopath. Cranial Assoc., Cranial Academy, Meridian, Idaho (1949) 55–73.
Mitchell, F. L., Pruzzo, N. A.: Investigation of voluntary and primary respiratory mechanisms. JAOA 70 (1971) 1109–1113.
Stretch, O. M.: Entrapments of fluid flow. In: Brookes, D.: Lectures on cranial osteopathy. A manual for practitioners and students. Thorsons Publishers Limited, Wellingborough Northhamptonshire (1981) 135–141.
Weiss, P. A., Taylor, A. C.: Nerve has fluid drive. Medical World News. (1962) 58.

„Indem wir ein Gleichgewicht in den Geweben und fluiden Elementen in jedem Teil des gesamten Körpers suchen ..., lernen wir die Strömung in einen Gleichgewichtspunkt oder ein Fulcrum zu bringen, in welchem ein Umwandlungsprozess stattfinden kann, um mechanische Läsionen zu vermindern, Pathologien zu korrigieren und Gesundheit wiederzuerlangen."

Rollin E. Becker[1]

Modifikation des kraniosakralen Rhythmus

Die Fluktuation des Liquor cerebrospinalis (LCS) vollzieht sich in Form konzentrischer Wellen und breitet sich normalerweise gleichmäßig im Körper aus. Die Inspirations-Expansionsphase äußert sich in Form von zentrifugalen Wellen, die Exspirations-Retraktionsphase äußert sich in Form von zentripetalen Wellen des LCS. Die Wirkung und der große Einfluss des LCS auf den Organismus wurde bereits in Kapitel 9 dargestellt.
Abbildung 15.1 zeigt die Fluktuation des LCS in der Inspirations- und Exspirationsphase.

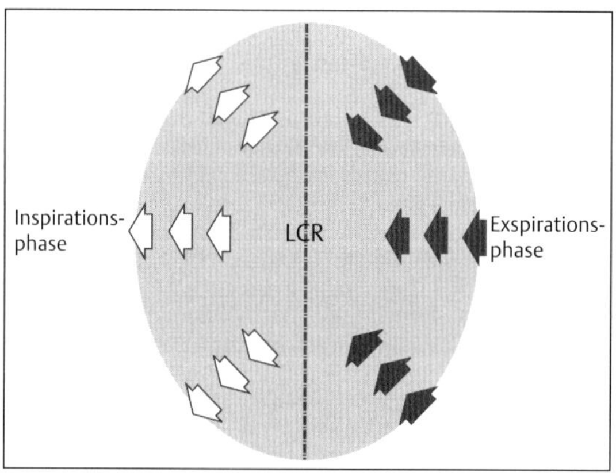

15.1
Fluktuation des LCS in der Inspirations- und Exspirationsphase (Ansicht von oben)

Die Fluktuationen des LCS können an allen Teilen des primär respiratorischen Mechanismus (PRM) palpiert werden. Eine sanfte Berührung ist Voraussetzung, um die Qualität dieser Fluktuationen bewerten und einschätzen zu können. Ansonsten würde man die Aktivität des primär respiratorischen Mechanismus stören und die Ausbreitung der Fluktuationen einschränken. Am besten geeignet zur Beurteilung der Fluktuationen ist die Schädeldachhaltung. Nachdem die Fluktuationen wahrgenommen wurden, können die Hände den minimalen Bewegungen dieser Fluktuationen folgen. Es werden die Amplitude, die Frequenz, die Symmetrie, die Kraft und die Aktivität der Fluktuationen beurteilt.

Die folgenden Techniken bewirken eine gezielte Veränderung der Fluktuationen des LCS und damit der Flüssigkeitsbewegungen des Körpers. Diese Techniken verbessern den Flüssigkeitsaustausch der Gewebe und die Homöostase des Organismus.
Unregelmäßige oder unphysiologische Fluktuationen werden zunächst sanft zur Ruhe gebracht, um anschließend eine physiologische Bewegung zu erreichen.

Stillpunktinduktion

Eine Stillpunktinduktion in der Körperperipherie ausgeführt, kann zu einem Ausgleich der Spannungsverhältnisse der dort befindlichen Gewebe und Faszien führen. Mit Hilfe einer Stillpunktinduktion ist es aber auch möglich, die gesamte Fluktuation des primär respiratorischen Mechanismus zum Stillstand zu bringen, so dass im gesamten kraniosakralen System keinerlei Bewegung mehr wahrnehmbar wäre. Aufgrund der vielfältigen faszialen Spannungsverhältnisse im Körper ist man allerdings nicht immer in der Lage, von der Peripherie einen Stillstand der gesamten Fluktuationen im primär respiratorischen Mechanismus auszulösen.

Der Stillpunkt kann von jeder Stelle im Körper induziert werden. Nachdem der Therapeut dem kraniosakralen Rhythmus passiv gefolgt ist und seine Qualitäten studiert hat, kann er diesen durch verschiedene Techniken modifizieren, normalisieren und dadurch ausgleichend auf die lokalen Spannungsverhältnisse, auf das kraniosakrale System wie auch auf den gesamten Körper einwirken. Die Techniken sind äußerst sanft, der Therapeut verhindert nur, dass sich die kraniosakrale Bewegung aus der extremen Flexions-/Außenrotationsposition oder Extensions-/Innenrotationsposition wieder herausbewegt.

Stillpunktinduktion an den Füßen *(Abb. 15.2)*

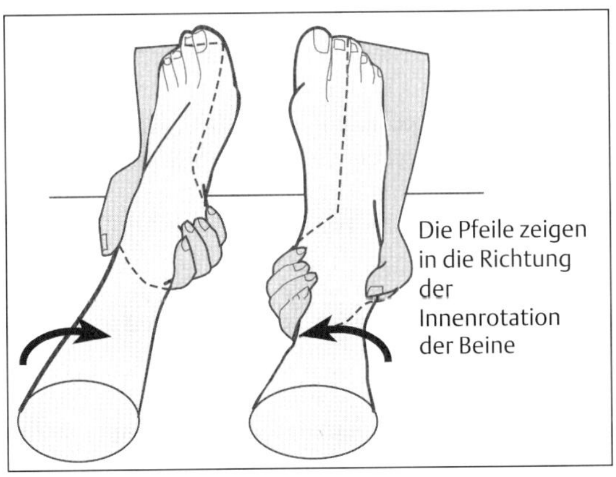

15.2
Stillpunktinduktion an den Füßen

Therapeut Er befindet sich am Fußende des Patienten.

Handposition Seine Hände umfassen die Fersen.

Ausführung

- Zunächst nimmt der Therapeut Frequenz, Amplitude, Symmetrie und Stärke des kraniosakralen Rhythmus wahr

- Die Amplitude der Außenrotation/Inspirationsphase und der Innenrotation/Exspirationsphase wird miteinander verglichen
- Die Bewegung mit dem größeren Bewegungsausschlag gibt dem Therapeuten die Richtung an, der er folgt, während er der verminderten Bewegungsrichtung Widerstand leisten wird
- Angenommen, die Beine bewegen sich stärker in die Innenrotation, dann folgt der Therapeut den Beinen in die Innenrotation und verhindert durch sanften Krafteinsatz, dass sich die Beine in der Inspirationsphase nach außen bewegen
- In jeder neuen Exspirationsphase folgen die Hände des Therapeuten dem Bein weiter in die Innenrotation, in die neue Bewegungsgrenze. In jeder erneuten Inspirationsphase widersteht der Therapeut der Rückkehr der Beine in die Neutralposition bzw. Außenrotation
- Das kann sich einige Zyklen wiederholen, wobei der Therapeut stets den neuen Bewegungsspielraum auffängt und der Außenrotation Widerstand leistet
- Nach ungefähr 5 bis 15 Zyklen kommt es zum so genannten Stillpunkt, das heißt, die kraniosakrale Bewegung ist zum Stillstand gekommen, und die Beine versuchen nicht mehr, in die Außenrotation bzw. in den neutralen Bereich zu gelangen
- Kurz vor dem Eintreten in den Stillpunkt kann sich dieser durch leichte Schwankungen, durch Beben oder Pulsieren im kraniosakralen System ankündigen. Auch können frühere Schmerzen kurz wieder auftreten, bestehende Schmerzen verstärkt werden oder die Atmung des Patienten sich vertiefen
- Beim Eintritt in den Stillpunkt entspannen sich die Gewebe und die Atmung. Schmerzen verringern sich oder verschwinden völlig, Selbstheilungskräfte werden mobilisiert. Das kraniosakrale System nutzt die Ruhepause und sammelt Kräfte, um anschließend leichte Dysfunktionen aufzulösen, so dass der Therapeut hinterher meist eine stärkere Symmetrie in der kraniosakralen Bewegung wahrnehmen kann
- Der Zeitraum, in dem die kraniosakrale Bewegung nicht mehr wahrnehmbar ist, variiert stark, von einigen Sekunden bis zu mehreren Minuten
- Nachdem die Bewegung wieder einsetzt, vergleicht der Therapeut die verschiedenen Qualitäten dieser Bewegung vor und nach dem Stillpunkt. Bei Bedarf kann die Stillpunktinduktion wiederholt werden, da jeder erneute Stillpunkt das System stärker harmonisiert
- Zu viele Stillpunkte können das System und den Patienten allerdings ermüden, denn was wir bei einer Stillpunktinduktion tun, ist nichts anderes, als eine künstliche Restriktion zu setzen, gegen die das kraniosakrale System zunächst anarbeitet, bevor es in den Stillpunkt fällt
- Grundsätzlich ist es leichter und wirkungsvoller, einen Stillpunkt in der Exspirationsphase zu induzieren und in der Inspirationsphase Widerstand zu geben
- Bei sehr schwachen, kranken oder alten Personen kann es aber passieren, dass es sie zu sehr ermüdet und schwächt, sich aus einem Stillpunkt in der Exspirationsphase/Entleerungsphase wieder zu lösen. In diesem Fall sollte man den Stillpunkt eher in der Inspirationsphase induzieren

Der Stillpunkt kann, wie eingangs erwähnt, an jeder Stelle im Körper ausgelöst werden. Die Vorgehensweise entspricht der Beschreibung für die Stillpunktinduktion an den Beinen. Vor allem bei Kleinkindern oder autistischen Kindern hat es sich bewährt, von dem Körperteil, der gerade zur Verfügung steht, einen Stillpunkt auszulösen. Kleinkinder halten selten still, und autistische Kinder reagieren zunächst sehr zurückhaltend und ablehnend auf Berührungen. Erstere werden durch den Stillpunkt beruhigt und letztere spüren, wie angenehm die Berührung sich auf ihren gesamten Körper auswirkt und entwickeln dadurch dem Therapeuten gegenüber Vertrauen.

Stillpunktinduktion am Kreuzbein *(Abb. 15.3 und 15.4)*

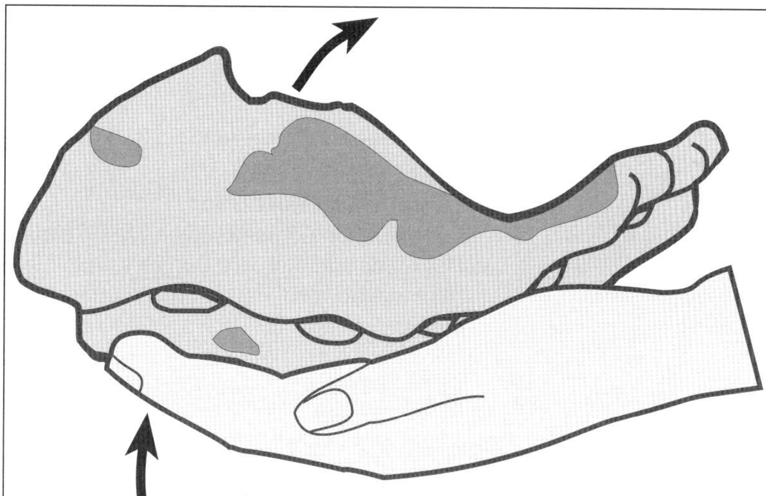

15.3
Stillpunktinduktion am Sakrum

Die Pfeile zeigen in die Richtung der Extension

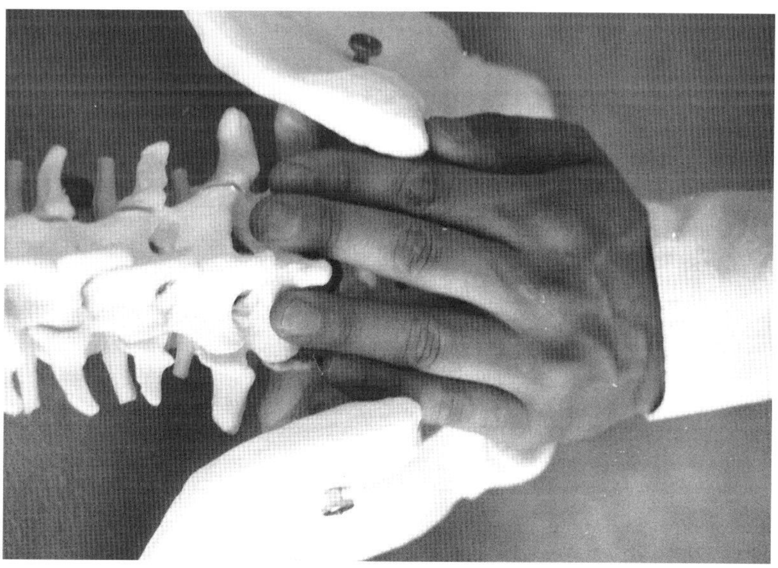

15.4
Fingerpositionierung am Sakrum

Therapeut

Er befindet sich seitlich am Körper, auf Höhe des Sakrums.

Handposition

- Die Handfläche liegt unterhalb des Sakrums, die Fingerspitzen zeigen nach kranial
- Die Dornfortsätze des Sakrums liegen zwischen dem Mittel- und dem Zeigefinger, Ellenbogen aufgestützt auf der Liege

Ausführung

Der Therapeut wird den Stillpunkt eher in der Phase ausüben, die bei dem Patienten an der palpierten Struktur stärker ausgeprägt ist. Zum Beispiel wird bei einer stärkeren Extensionsbewegung des Sakrums der Stillpunkt in der Extensionsposition des Sakrums ausgeübt.

- Der Therapeut folgt der Extensionsbewegung, indem er die Sakrumbasis nach anterior und die Sakrumspitze nach posterior begleitet
- In der Inspirationsphase leistet er der Flexionsbewegung der Sakrumbasis nach posterior Widerstand
- Weiteres Vorgehen wie bei der Stillpunktinduktion an den Füßen (S. 353)

Fluktuationstechniken

1. „Point of balance" des ZNS

2. Longitudinale Fluktuation:
Die Induktion der longitudinalen Fluktuation ist eine physiologische Fluktuation des Körpers. Durch die Induktion der longitudinalen Fluktuation wird vor allem die Frequenz des kraniosakralen Rhythmus beeinflusst.

2.1 Homöostatische Wirkung:
- a) CV-4-Technik
- b) EV-4-Technik
- c) CV-3-Technik

2.2 Verlangsamende Wirkung:
- a) Rotationstechnik der Schläfenbeine
- b) Verlangsamung über das Kreuzbein

2.3 Beschleunigende Wirkung:
- a) Rotationstechnik der Schläfenbeine
- b) Beschleunigung über das Kreuzbein

2.4 Wiederbelebungstechnik: „Vater-Tom"-Technik

3. Transversale Fluktuation:
Beeinflussung vor allem der Amplitude des kraniosakralen Rhythmus. Anwendung auch bei chronischer Seitneigungs-Rotationsdysfunktion des Okziput-Keilbeingelenks.

3.1 „Pussy-foot"-Technik
3.2 Dynamisierende „Pussy-foot"-Technik
3.3 Beruhigende „Pussy-foot"-Technik

4. Kombination longitudinaler und transversaler Fluktuationsinduktion

Ergänzung:

5. Schräge Fluktuation: Schläfenbeinschaukel
Die Induktion der schrägen Fluktuation ist eine aphysiologische Fluktuation des Körpers. Sie kann auch bei Torsionsdysfunktionen des Okziput-Keilbeingelenks angewendet werden.

„Point of balance" des ZNS

Wirkung
- Harmonisierung der ventrikulären Füll- und Entleerungsphasen sowie der Auf- und Entrollung der Großhirnhemisphären
- Harmonisierung des ZNS mit den Duralmembranen, den Schädelknochen und dem Kreuzbein sowie mit dem übrigen Körper.

Therapeut
Er befindet sich am Kopfende des Patienten.

Handposition
Eine der beschriebenen Positionen bei der Schädelpalpation (s. S. 309 ff.).

Ausführung

- Die Aufmerksamkeit auf das Auf- und Entrollen der Großhirnhemispähren und auf das Füllen und Entleeren der Hirnventrikel (Seitenventrikel, 3. und 4. Ventrikel) richten
- Feststellen restringierter Strukturen
- Anschließend: Finden des „point of balance" (s. S. 337)
- Diesen so lange beibehalten, bis eine Gewebsentspannung wahrnehmbar wird und ein neuer Impuls des kraniosakralen Rhythmus auftritt

Longitudinale Fluktuation

Kompression des 4. Ventrikels (CV-4-Technik) *(Abb. 15.5 – 15.8)*

Ursprünglich eine Technik zur Verlangsamung des Rhythmus. In neuerer Zeit geht man davon aus, dass sie einen homöostatischen Einfluss auf den gesamten kraniosakralen Rhythmus ausübt.
In *Abbildung 15.5* sind die Strukturen in der Umgebung des 4. Ventrikels dargestellt.

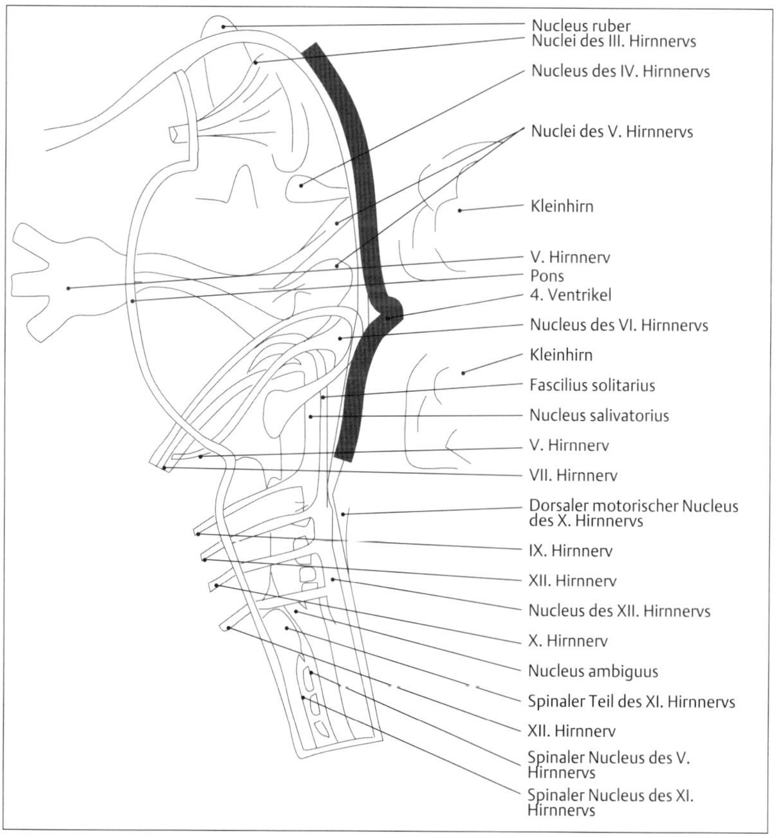

15.5
Vierter Ventrikel und Umgebung

Ziel der Kompression des 4. Ventrikels (CV-4) ist die Normalisierung des kraniosakralen Rhythmus:
- Verlangsamung, z. B. bei fiebrigen Erkrankungen
- Beschleunigung bei schweren Depressionen

Sutherland entwickelte diese Technik zur Beeinflussung der lebenswichtigen Nervenzentren.

Wirkungsweise

Die Kompression an den seitlichen Teilen des Hinterhaupts verringert die Anpassung der Hinterhauptschuppe an veränderte Druckverhältnisse der intrakranialen Flüssigkeit. Der intrakraniale Druck erhöht sich mit der Folge eines Anstiegs der Flüssigkeitsbewegung und des Flüssigkeitsaustauschs[6]. Der LCS wird so nicht nur über die großen Öffnungen, sondern bis in die kleinsten Verteilungswege abfließen, in die Umhüllungen der Nerven und der Gefäße, in die Mikrotubuli der Faszien bis in die extrazellulären und intrazellulären Flüssigkeitsräume. Dies führt allgemein zu einer verbesserten Versorgung der Zellen, zu einer verbesserten Lymphbewegung und zu einer Regeneration der Gewebe sowie zu einer Stimulation der Hirnnervenzentren am 4. Ventrikel. Über die biodynamischen, bioelektrischen und biochemischen Eigenschaften des LCS werden die gesamten Austauschvorgänge des Körpers angeregt[6, 7, 8].

Wirkung und Indikation

- Tonussenkung des sympathischen Nervensystems, dadurch positiver Einfluss bei Stresssymptomen, Angstzuständen, Schlaflosigkeit[8, 9]
- Tonussenkung des gesamten Bindegewebes, deshalb angezeigt bei akuten und chronischen Muskelstörungen, degenerativen Gelenkstörungen, Menstruationsschmerzen
- Fiebersenkung, bis zu 2° Celsius innerhalb 30 – 60 min[9]
- Bei Bluthochdruck
- Tachycardie[10]
- Bei Ödemen aufgrund venöser[11] Stauungen und bei anderen Stauungsproblematiken von Flüssigkeiten
- Bei Entzündungen und Infektionen[11]
- Bei schlechter Kalzifizierung der Knochen (unterstützt die Ossifikation)[12]
- Bei Depressionen
- Bei neuroendokrinen Störungen[12]
- Bei Schilddrüsenüberfunktion
- Epilepsie (allerdings muss berücksichtigt werden, dass ein Anfall ausgelöst werden kann)
- Unterstützt die uterinen Kontraktionen und somit den Geburtsvorgang und die Weheneinleitung
- Arthritische Beschwerden[9, 11]
- Sekundäre leichte Dysfunktionen der Wirbelsäule können sich lösen[2]
- Wirkt als lymphatische Pumpe[13]
- Primäre Dysfunktionen des Körpers können sich durch diese Technik bemerkbar machen und so erkannt werden[12]
- Universaltechnik: Nach *Sutherland*[3] kann die Technik immer dann angewendet werden, wenn der therapeutische Prozess in eine Sackgasse geraten ist und der Therapeut nicht mehr weiter weiß, was zu tun ist. Ebenso kann die CV-4 angewandt werden, um die negativen Effekte einer Technik zu beheben („Vergebungstechnik")
- Untersuchungen von *Magoun*[4] belegten eindeutig die blutzuckersenkende Wirkung der CV-4-Technik, weiterhin eine Reduktion der Leukozytenzahlen sowie eine Verminderung der Schweißdrüsenaktivität

Kontraindikationen

- Gefahr von Hirnblutungen, akuter Schlaganfall, Aneurysmen, maligner Hochdruck (aufgrund der Zunahme des intrakranialen Druckes)
- Schädelbasisfrakturen, Kopfverletzungen, insbesondere Frakturen des Os occipitale
- Schwangerschaften ab dem 7. Monat, da unter Umständen die Wehen ausgelöst werden können *(Dr. Frymann,* führende Kapazität für Neugeborene, ist allerdings der Ansicht, dass CV-4 nur homöostatisch auf die Geburt einwirkt)

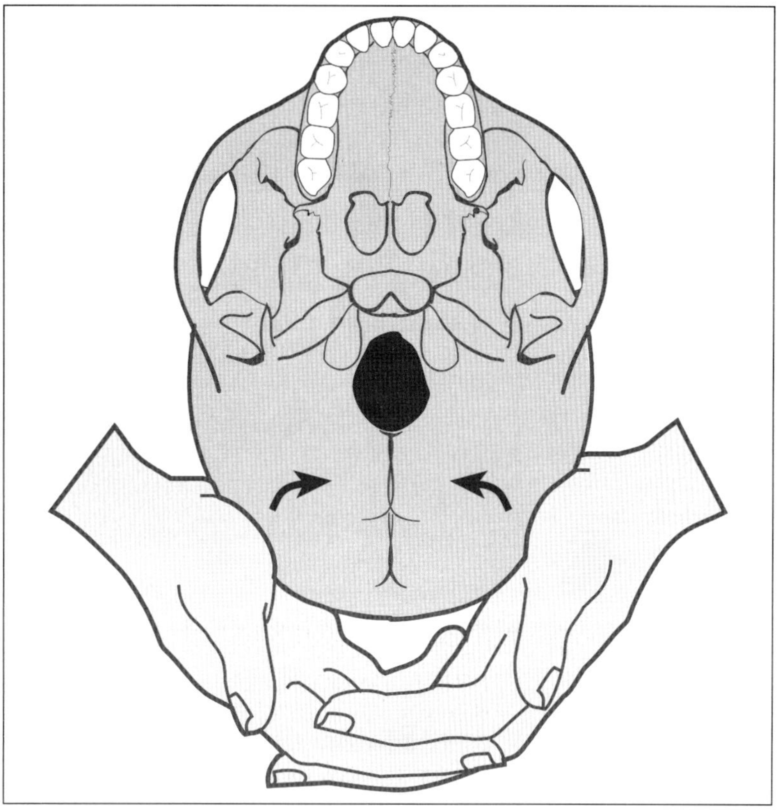

15.6

CV-4-Technik. Die Pfeile geben die Richtung der Extension/Innenrotation an

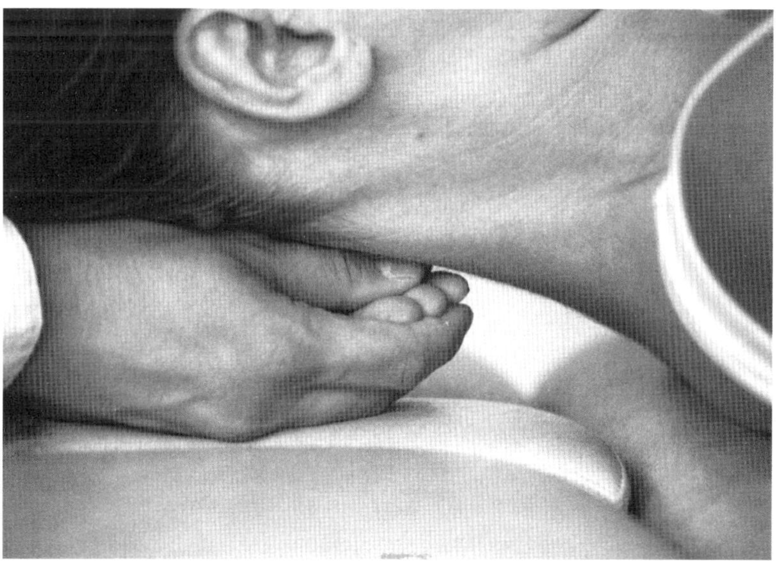

15.7

CV-4-Technik (Seitenansicht)

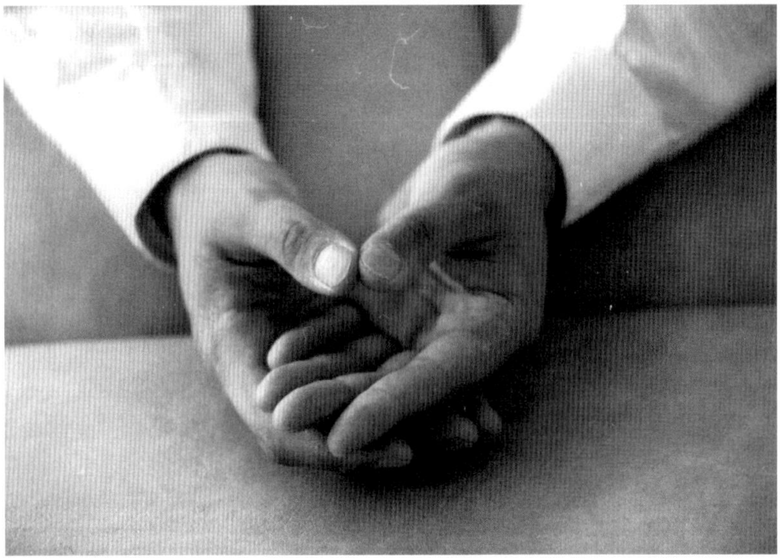

15.8
CV-4-Technik. Handhaltung

Therapeut

Er befindet sich am Kopfende des Patienten.

Handposition

- Die Hände muschelförmig ineinanderlegen, die Daumenspitzen berühren sich und bilden ein V
- Daumenspitzen zeigen nach distal und liegen ungefähr auf Höhe des 2. oder 3. Halswirbeldornfortsatzes
- Daumenballen liegen medial an der Hinterhauptschuppe

Vorsicht

Nicht über die Sutura occipitomastoidea legen: Es könnte sonst evtl. ein Brechreiz auftreten!

Ausführung

- Während der Exspirationsphase folgt der Therapeut mit seinen Daumenballen der Verschmälerung der Hinterhauptschuppe
- In der Inspirationsphase verhindern die Daumenballen die Außenrotation bzw. das sich Ausbreiten der Hinterhauptschuppe
- In der erneuten Exspirationsphase begleiten die Hände das Hinterhaupt noch weiter in die Innenrotation und widerstehen in der Exspirationsphase seiner Verbreiterung
- Nach einigen Zyklen lässt der Druck gegen die Daumenballen in der Inspirationsphase nach. Die Flexions-/Extensionsbewegung ist zum Stillstand gekommen: Stillpunkt
- Die Hände bleiben während des Stillpunktes am Hinterhaupt, folgen eventuell auftretenden Mikrobewegungen der Nackenmuskulatur. Diese stellen eine Art Entwirrung und Entspannung der Faszien, Muskeln und Knochen dar
- Dauer des Stillpunktes: Einige Sekunden bis mehrere Minuten
- Zeichen für einen erfolgreichen Stillpunkt: Vertiefung der Atmung, leichte Schweißbildung auf der Stirn, Senkung des Muskeltonus, Patient schläft ein
- Ende des Stillpunktes: Der Therapeut spürt einen kräftigen, gleichmäßigen Druck, beidseits des Hinterhaupts in Richtung Außenrotation. Der Therapeut folgt diesem Impuls passiv und richtet seine Aufmerksamkeit auf die Qualität des Rhythmus
- Nach Auswertung der Qualitäten des kraniosakralen Rhythmus kann der Therapeut sich entscheiden, ob er evtl. einen neuen Stillpunkt induziert

Erweiterung des 4. Ventrikels (EV-4-Technik nach *Jealous*) *(Abb. 15.9)*

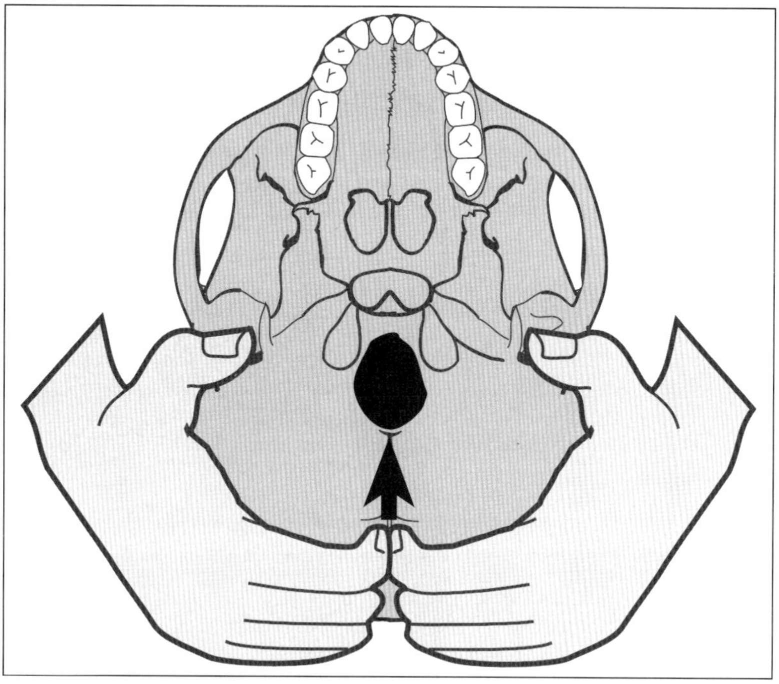

15.9
EV-4-Technik

Wirkung und Indikation Siehe CV-4-Technik

Kontraindikationen Siehe CV-4-Technik

Therapeut Er befindet sich am Kopfende des Patienten.

Handposition

- Das Okziput befindet sich in den Handflächen
- Die Fingerspitzen treffen sich in der Mitte und sind nach anterior gerichtet

Ausführung

- Während der Inspirationsphase begleitet der Therapeut die Hinterhauptsschuppe in die Außenrotation
- In der Exspirationsphase verhindert er die Extension und Innenrotation der Hinterhauptschuppe, indem er mit seinen Fingerspitzen in der Mittellinie des Okziputs einen sanften Druck nach anterior ausübt
- In der erneuten Inspirationsphase begleiten die Hände die Hinterhauptschuppe noch weiter in die Außenrotation
- Weiter entsprechend der Beschreibung der CV-4-Technik

Kompression des 3. Ventrikels (CV-3-Technik nach *Jealous*) *(Abb. 15.10)*

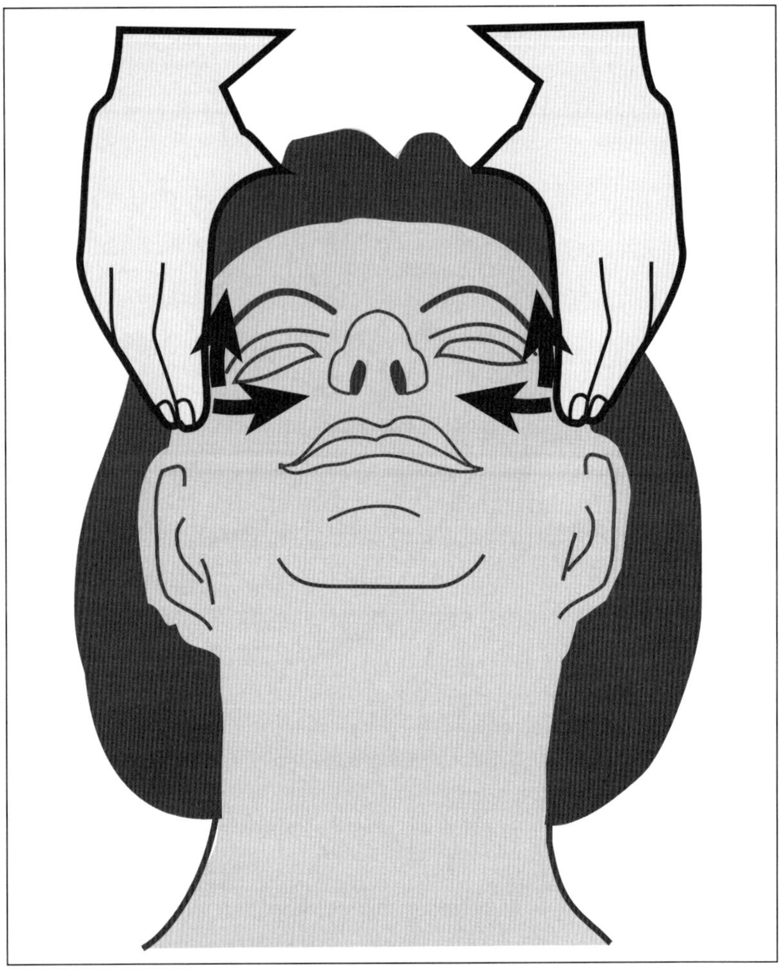

15.10
CV-3-Technik

Wirkung und Indikation

Ähnlich wie die CV-4-Technik. Die CV-3 Technik wird bevorzugt angewendet bei:

- Restriktionen im 3. Ventrikel
- Asymmetrien der rhythmischen Auf- und Entrollung der Großhirnhemisspären
- Dysfunktionen des Hypothalamus, der Hypophyse und der Epiphyse
- Dysfunktion der Lamina terminalis

Die Aufmerksamkeit bei dieser Technik ist vor allem auf die Lamina terminalis gerichtet. Diese stellt einen Fulcrumpunkt für das zentrale Nervensystem bzw. für die rhythmische Auf- und Entrollung der Großhirnhemisphären dar.

Therapeut

Er befindet sich am Kopfende des Patienten.

Handposition

- Zeige- und/oder Mittelfinger auf den großen Keilbeinflügeln
- Daumen auf der Sutura coronalis liegend

Ausführung

- Zunächst die Bewegung oder Restriktion am Boden (Hypothalamus und Hypophysenstiel), am Dach (Epiphyse) und an der anterioren Begrenzung des dritten Ventrikels erspüren und differenzieren
- Während der Exspirationsphase begleitet der Therapeut die Keilbeinflügel nach superior-posterior (Extension) und beide Keilbeinflügel nach medial (Innenrotation)
- In der Inspirationsphase verhindert er die Außenrotation der Keilbeinflügel, indem er einen sanften Druck nach superior-posterior und beidseitig nach medial ausübt
- In der erneuten Exspirationsphase begleiten die Hände die Keilbeinflügel noch weiter in die Innenrotation
- Die Aufmerksamkeit sollte stets auf den dritten Ventrikel in Höhe der Restriktion und auf die Lamina terminalis gerichtet sein
- Nach einigen Zyklen lässt der Druck gegen die Finger in der Inspirationsphase nach. Die Flexions-/Extensionsbewegung ist zum Stillstand gekommen: Stillpunkt
- Wenn die Spannungen sich abgebaut haben und der Therapeut einen kräftigen, gleichmäßigen Druck in Richtung Außenrotation spürt, folgt der Therapeut diesem Impuls
- Nach Auswertung der Qualitäten des kraniosakralen Rhythmus und der Bewegung der Großhirnhemisphären kann der Therapeut sich entscheiden, evtl. einen erneuten Stillpunkt zu induzieren

Kompression der Seitenventrikel

Wirkung und Indikation

Restriktionen in den Seitenventrikeln
Asymmetrien der rhythmischen Auf- und Entrollung der Großhirnhemisphären

Therapeut

Er befindet sich am Kopfende des Patienten.

Handposition

- Handwurzel auf dem Behandlungstisch aufgestützt
- Finger nach anterior gerichtet
- Ringfinger und kleiner Finger oberhalb der Processus zygomatici an der Squama temporalis (Cornu temporalis)
- Mittel- und Zeigefinger oberhalb der Sutura squamosa auf dem Os parietale (Cornu frontalis und Pars centralis)
- Handfläche etwa auf Höhe von Asterion (Cornu occipitalis)

Ausführung

- Während der Exspirationsphase begleitet der Therapeut den Schädel in die Innenrotation
- Während der Inspirationsphase verhindert er die Außenrotation des Schädels, indem er einen sanften Druck nach medial beidseitig ausübt
- Die Aufmerksamkeit sollte stets auf die Seitenventrikel gerichtet sein
- Nach einigen Zyklen lässt der Druck gegen die Finger in der Inspirationsphase nach. Die AR-/IR-, Flexions-/Extensionsbewegung ist zum Stillstand gekommen
- Wenn die Spannungen sich abgebaut haben und der Therapeut einen kräftigen, gleichmäßigen Druck in Richtung Außenrotation spürt, folgt er diesem Impuls

Verlangsamung des PRM-Rhythmus

Wirkung

Verminderung der Frequenz des CRI, z. B. bei Hyperaktivität oder Fieber.

Rotationstechnik der Schläfenbeine *(Abb. 15.11* und *Abb. 15.12)*

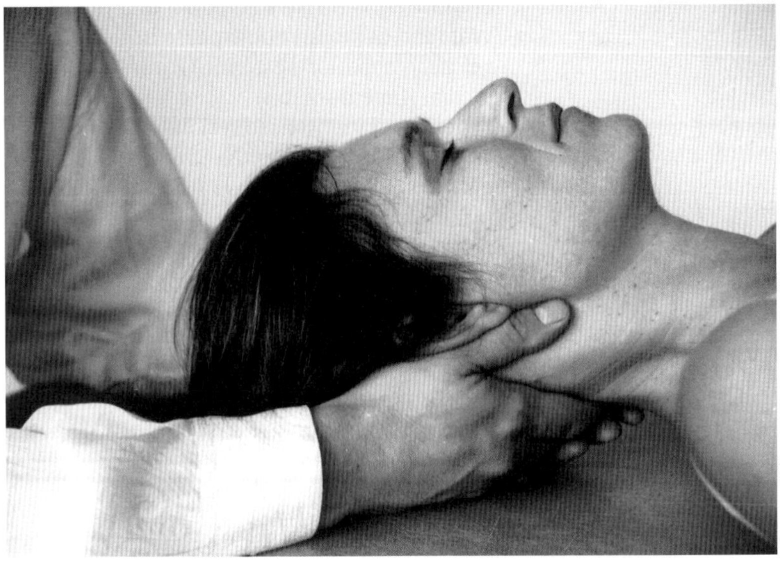

15.11

Rotation der Schläfenbeine (AR/IR): Handposition

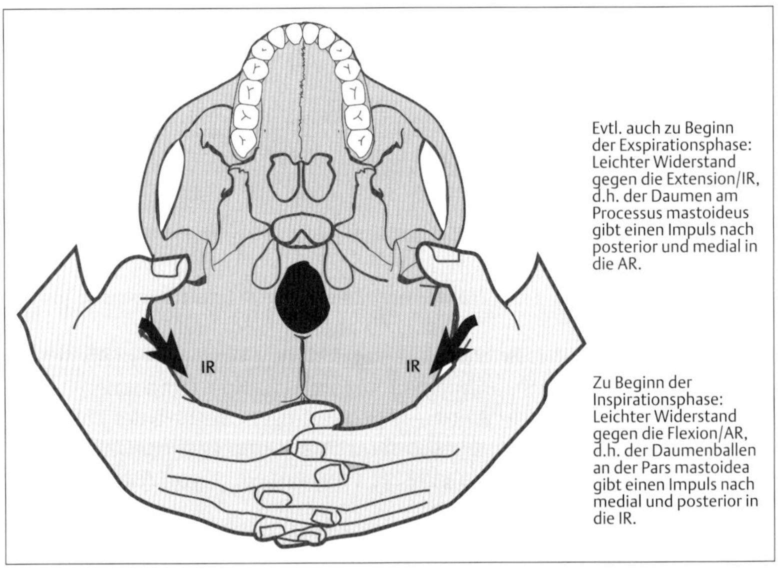

15.12

Rotation der Schläfenbeine (AR/IR): Verlangsamung

Therapeut

Er befindet sich am Kopfende des Patienten.

Handposition

- Die Daumenballen liegen beidseitig auf den Partes mastoideae der Schläfenbeine
- Die Daumen liegen auf den vorderen Spitzen der Processus mastoidei der Schläfenbeine

Ausführung

- Die Außenrotationsbewegung der Schläfenbeine wird abgebremst, indem die Daumenballen an den Partes mastoideae zu Beginn jeder Inspirationsphase einen sanften Druck nach posterior und medial ausüben
- Wichtig ist, darauf zu achten, dass der angewendete Druck die Außenrotationsbewegung nicht verhindert, sondern nur verlangsamt
- Ansonsten folgt der Therapeut nur passiv den Knochenbewegungen

- Es ist zusätzlich möglich, zu Beginn jeder Innenrotation an den Mastoidspitzen einen sanften Widerstand mit den Daumen nach posterior und medial auszuüben

Verlangsamung über das Kreuzbein *(Abb. 15.13)*

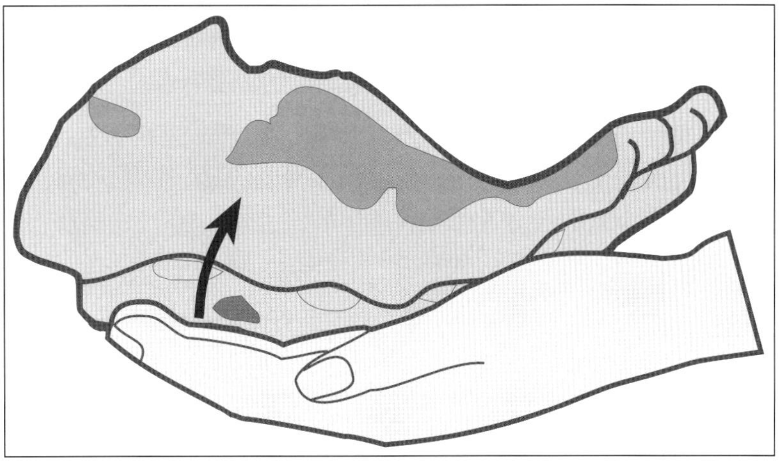

15.13
Verlangsamung des CRI mit Hilfe des Kreuzbeins

Therapeut Er befindet sich seitlich des Patienten, auf Höhe des Kreuzbeins.

Handposition

- Die distale Hand liegt so unter dem Kreuzbein, dass sich die Dornfortsätze zwischen dem Mittel- und dem Ringfinger befinden
- Die Fingerspitzen berühren den 5. Lendenwirbel

Ausführung

- Der Therapeut verlangsamt die Flexionsbewegung, indem seine Hand zu Beginn jeder Inspirationsphase an der Sakrumbasis einen leichten Druck nach anterior ausübt
- Der Druck sollte die Inspirationsbewegung nicht verhindern, sondern nur leicht abbremsen

Beschleunigung des PRM-Rhythmus

Wirkung Besonders die Frequenz des CRI wird beschleunigt, aber auch die Amplitude vergrößert sich. Dadurch wird eine Dynamisierung des kraniosakralen Rhythmus und der gesamten Körperfunktionen erreicht.

Rotationstechnik der Schläfenbeine *(Abb. 15.14)*

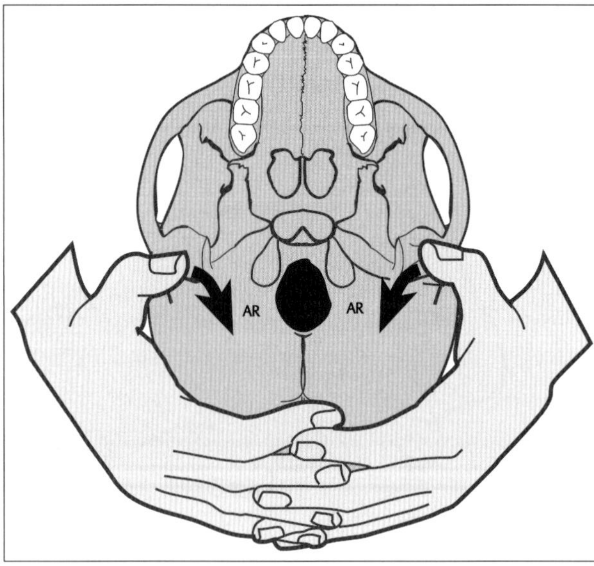

15.14

Rotation der Schläfenbeine (AR/IR): Beschleunigung

Therapeut

Er befindet sich am Kopfende des Patienten.

Handposition

- Die Daumenballen liegen beidseitig auf den Partes mastoideae der Schläfenbeine
- Die Daumen liegen auf den vorderen Spitzen der Processus mastoidei der Schläfenbeine
- Ellenbogen beider Arme sind auf der Liege aufgelegt

Ausführung

- Der Therapeut gibt einen feinen Impuls in die Außenrotation zu Beginn jeder Inspirationsphase des Schläfenbeins. Der Impuls wird durch eine beidseitige Bewegung der Daumen an den Mastoidspitzen nach posterior und medial induziert
- Dieser Impuls wird zu Beginn jeder neuen Außenrotation gegeben. Ansonsten folgt der Therapeut nur passiv den Bewegungen des Knochens
- Ähnlich wie man das Schwingen einer Schaukel beschleunigt, unterstützt der Therapeut die Bewegung der Schläfenbeine
- Zusätzlich ist es möglich, zu Beginn jeder Exspirationsphase einen Impuls mit den Daumenballen an den Partes mastoideae nach posterior und medial zu geben

Diese Dynamisierung des kraniosakralen Systems kann von jedem anderen Schädelknochen wie auch am Kreuzbein vorgenommen werden.

Beschleunigung über das Kreuzbein *(Abb. 15.15)*

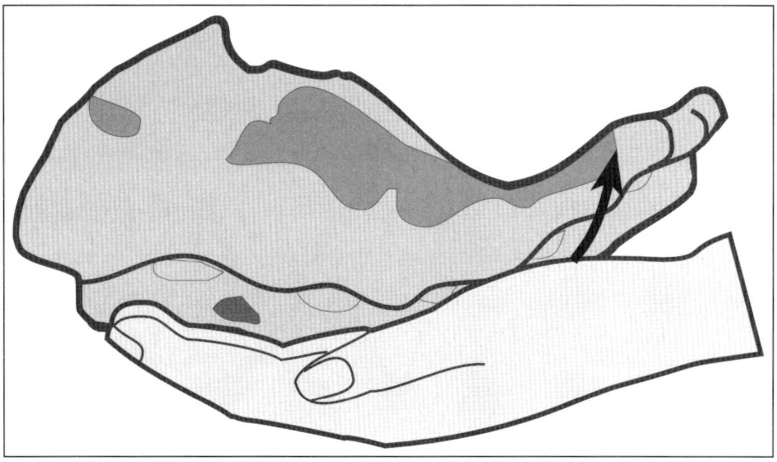

15.15
Beschleunigung des CRI mit Hilfe des Kreuzbeins

Therapeut

Er befindet sich seitlich des Patienten auf Höhe des Kreuzbeins.

Handposition

- Die distale Hand liegt so unter dem Kreuzbein, dass sich die Dornfortsätze zwischen dem Mittel- und dem Ringfinger befinden
- Die Fingerspitzen berühren den 5. Lendenwirbel

Ausführung

Zu Beginn jeder Inspirationsphase gibt die Hand an der Sakrumspitze einen Impuls nach anterior.

Wiederbelebungstechnik, „Vater-Tom"-Technik *(Abb. 15.16)*

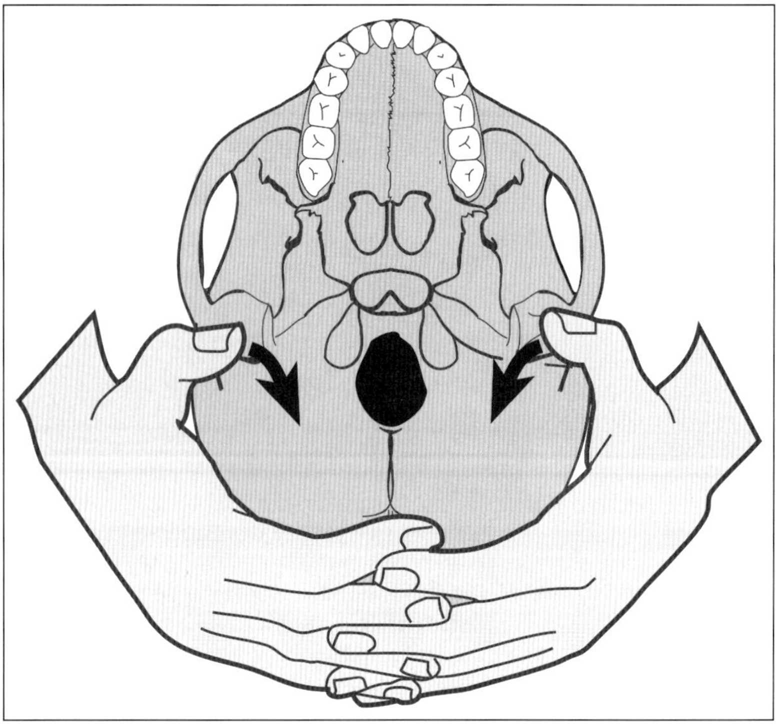

15.16
„Vater-Tom"-Technik

In seinem Buch „The Cranial Bowl" berichtet *Sutherland*[5], wie er einen klinisch toten Menschen am Eriesee mit Hilfe dieser Technik zurück ins Leben holte. „Ich griff die Schläfenbeine und rotierte die Felsenbeine in Außenrotation, das Hinterhaupt in die Flexion. ... Nachdem ich diese Knochen bewegt hatte, trat ein Wärmegefühl in meinen Händen auf, und der Mann begann zu atmen. Ich löste meine Hände, und die Atmung hörte auf ... Ich begann das Experiment von neuem, und dasselbe Wärmegefühl kam wieder. Es gab eine plötzliche Zuckung in seinem Schädel, und dann begann er zu seiner Schwester zu sprechen ..."

Wirkung

Beim Ableben kommt das kraniosakrale System in der Exspirationsphase zum Stillstand. Die reziproke Spannungsmembran fixiert die Schädelbasis in der Extension und die peripheren Knochen in Innenrotation.
In dieser Technik werden die Schläfenbeine mit großer Kraftanwendung in Außenrotation gebracht. Dadurch bewegt sich das Hinterhaupt in Flexion. Die Folge ist, dass die reziproke Spannungsmembran, vor allem das Tentorium cerebelli, in die Flexionsposition gebracht wird, wodurch eine Fluktuation des LCS ausgelöst wird. Unterhalb des Tentoriums befinden sich LCS und der Hirnstamm mit der Medulla oblongata, worin das Atemzentrum liegt. Das gesamte kraniosakrale System und der gesamte Organismus wird so in die Flexion/Außenrotation/Einatemphase gedrängt.

Indikation

- Bei Schock, lebensbedrohlichen Zuständen, wenn der CRI so gut wie nicht mehr zu spüren ist

- Bei sanfterer Ausführung kann eine tiefere Atmung des Patienten und eine Lösung von Restriktionen an der Sutura occipitomastoidea erzielt werden. Außerdem kann sie am Ende von Behandlungen eingesetzt werden oder um unerwünschte Therapiefolgen auszugleichen

Therapeut

Er befindet sich am Kopfende des Patienten.

Handposition

- Die Daumenballen liegen beidseitig auf den Partes mastoideae der Schläfenbeine
- Die Daumen liegen auf den vorderen Spitzen der Processus mastoidei der Schläfenbeine

Ausführung

- Die Schläfenbeine werden beidseitig in die Außenrotation gebracht, indem die Daumen die Mastoidspitzen nach medial und posterior drücken
- Dieser Druck wird einige Sekunden aufrechterhalten und dann gelöst. Mehrmalige Wiederholung, bis der Rhythmus wieder zu spüren ist und die Lungenatmung wieder einsetzt
- Das ist die einzige kraniosakrale Technik, die mit sehr starker Kraftanwendung ausgeübt wird!
- Gegebenenfalls wird diese Technik mit anderen Reanimationstechniken kombiniert. Dabei werden die Schläfenbeine während der Einatemphase der Lungenatmung in die Außenrotation gebracht
- Die sanftere Variante unterscheidet sich von der Wiederbelebungstechnik durch die verminderte Kraftanwendung

Variante: Wiederbelebungstechnik am Kreuzbein

Bei starken Schädelverletzungen, wenn eine starke Kraftanwendung am Schädel kontraindiziert ist, kann man das kraniosakrale System auch am Kreuzbein in die Inspirationsphase bringen:

- Der Patient befindet sich in Bauchlage
- Die Kreuzbeinspitze wird mit einem kräftigen Druck für einige Sekunden nach anterior bewegt
- Ansonsten gleiches Vorgehen wie an den Schläfenbeinen

Transversale Fluktuation

Wirkung, Indikation

- Die Außenrotation eines Schläfenbeins spannt das Tentorium cerebelli auf seiner Seite an. Die Falx cerebri wird zur Seite des nach außen rotierten Schläfenbeins gezogen. Diese Bewegung findet abwechselnd und gegensinnig an den beiden Schläfenbeinen statt
- Dadurch wird eine transversale Fluktuation induziert und eine Seitneigungs-Rotationsbewegung am Hinterhaupt-Keilbeingelenk ausgelöst
- Dynamisierende Technik: Die Amplitude des CRI vergrößert sich, die kranialen Fluktuationen werden angeregt
- Beruhigende Technik: Die Amplitude des CRI vermindert sich und die kranialen Fluktuationen werden sediert, z. B. um erregte, nervöse, ängstliche Patienten sich beruhigen und entspannen zu lassen
- Bei starken Körperdysfunktionen
- Bei Restriktionen der Suturen am Schläfenbein
- Bei chronischen Seitneigungs-Rotationsdysfunktionen am Hinterhaupt-Keilbeingelenk (SSB)
- Eine laterale Bewegung des Liquor cerebrospinalis kann nach *Lippincott* die Fluktuation wieder in einen harmonischen Rhythmus bringen

„Pussy-foot“-Technik *(Abb. 15.17)*

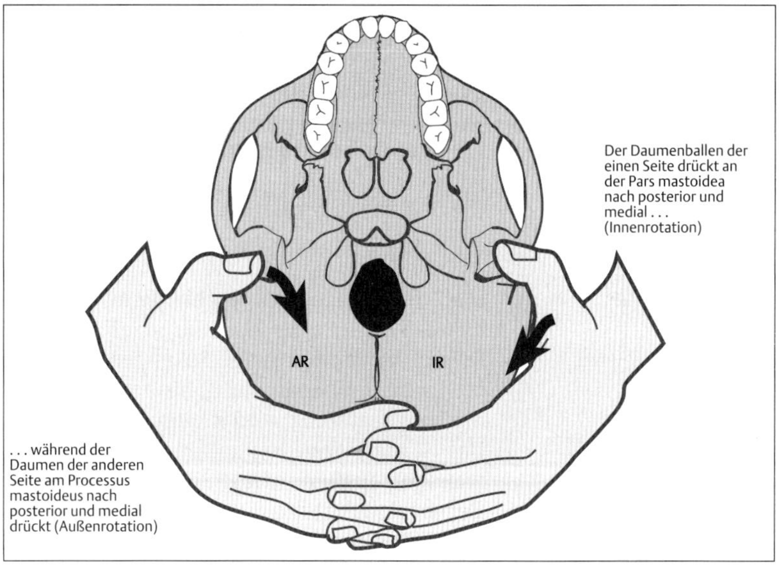

15.17
„Pussy-foot“-Technik

Therapeut

Er befindet sich am Kopfende des Patienten.

Handposition

- Die Daumenballen liegen beidseitig auf den Partes mastoideae
- Die Daumen liegen beidseitig auf den vorderen Spitzen der Processus mastoidei (Warzenfortsatz)
- Ellenbogen beider Arme sind auf der Liege aufgelegt

Ausführung

- Das Schläfenbein der einen Seite wird nach außen rotiert, indem das Gewicht auf den Ellenbogen der gleichen Seite verlagert wird. Dadurch bewegt sich der Daumen am Processus mastoideus nach medial und posterior
- Indem der andere Ellenbogen vom Körpergewicht entlastet wird, wird das andere Schläfenbein in die Innenrotation bewegt. Die Hand bewegt sich automatisch so, dass der Daumenballen auf der Pars mastoidea nach medial und posterior Druck ausübt
- Innenrotation des rechten Schläfenbeins/Außenrotation des linken Schläfenbeins und Außenrotation des rechten Schläfenbeins/Innenrotation des linken Schläfenbeins
- Im Rhythmus des CRI wird die Richtung gewechselt, so dass die Schläfenbeine abwechselnd und gegensinnig zueinander bewegt werden. Falls der CRI nicht wahrgenommen werden kann, ist es auch möglich, im Rhythmus der Lungenatmung zu wechseln
- Wenn diese gegensinnige Bewegungsinduktion vom primär respiratorischen Mechanismus übernommen wurde, folgt der Behandler nur passiv der Bewegung und wartet, bis diese gegensinnige Bewegung zur Ruhe kommt
- Nach einer kurzen Phase der Ruhe wird sich von selbst wieder eine natürliche symmetrische Bewegung einstellen

Dynamisierende „Pussy-foot"-Technik

Die Handposition entspricht der bereits beschriebenen „Pussy-foot"-Technik, ebenso die Ausführung, mit dem Unterschied, dass der Rhythmus der gegensinnigen Außen- und Innenrotationsbewegung im Rhythmus der Lungenatmung beschleunigt wird und die Amplitude der Bewegungsausführung verstärkt wird.

Beruhigende „Pussy-foot"-Technik

Die Handposition entspricht der bereits beschriebenen „Pussy-foot"-Technik, ebenso die Ausführung, mit dem Unterschied, dass der Rhythmus der gegensinnigen Außen- und Innenrotationsbewegung ebenso wie die Amplitude der Bewegungsausführung vermindert wird.

Alternative Technik für die laterale Fluktuation

Therapeut

Er befindet sich am Kopfende des Patienten.

Handposition

- Die Handflächen umfassen das Hinterhauptbein wie eine Suppenschüssel

Ausführung

- Der Therapeut nimmt wahr, auf welcher Seite eine stärkere Außenrotation spürbar ist.
- In Richtung dieser Seite beginnen die Hände eine transversale Fluktuation sanft zu stimulieren bzw. folgen der registrierten transversalen Fluktuation von einer Seite zur anderen.
- Nachdem ein Höhepunkt der transversalen Fluktuation palpiert wurde, folgen die Hände passiv der Bewegung, bis die transversale Bewegung zur Ruhe kommt.
- Nach einer kurzen Phase der Ruhe wird sich von selbst wieder eine natürliche symmetrische Bewegung einstellen.

Kombination longitudinaler und transversaler Fluktuationsinduktion

Indikation

- Förderung des Längenwachstums
- Harmonisierung der Körperphysiologien

Ausführung

- Der Therapeut führt eine „Pussy-foot"-Technik aus: Induktion der transversalen Fluktuation
- Der Patient beugt und streckt beide Füße: Induktion der longitudinalen Fluktuation

Schräge Fluktuationstechnik *(Abb. 15.18, 15.19 und 15.20)*

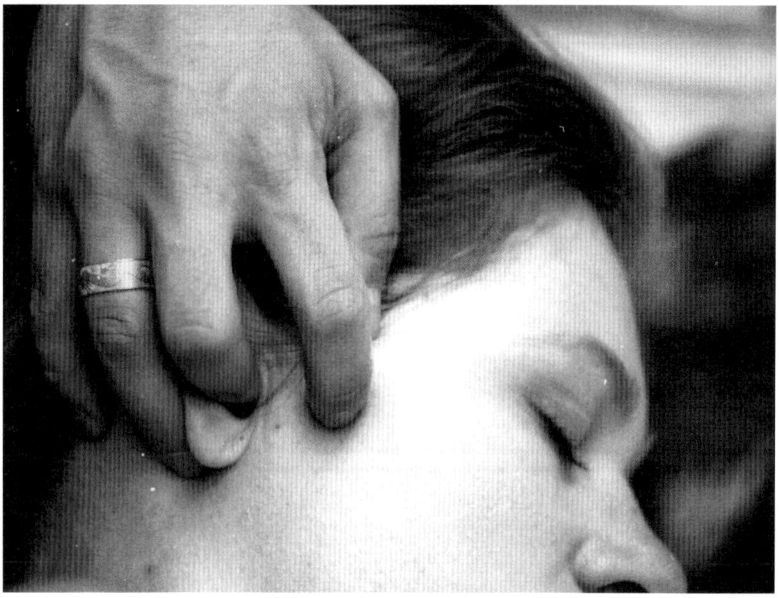

15.18

Ant./post. Rotationstechnik der Schläfenbeine (Finger-im-Ohr-Technik): Handposition

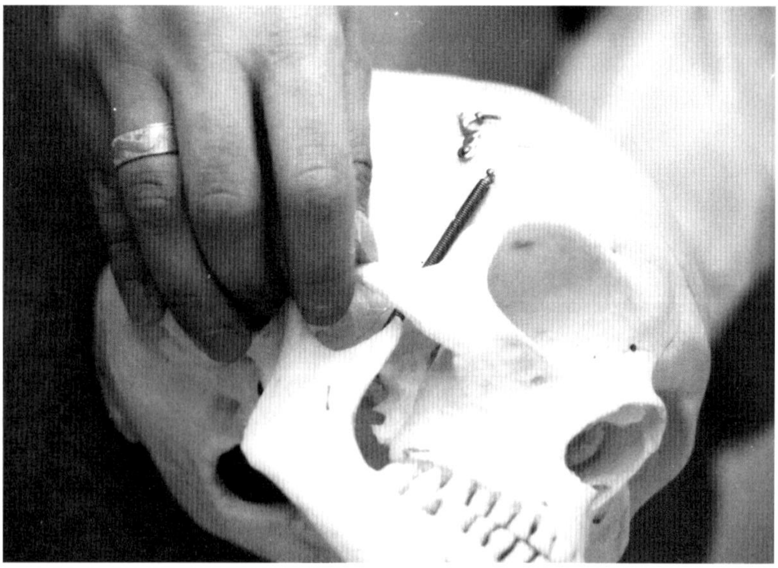

15.19

Ant./post. Rotationstechnik der Schläfenbeine (Finger-im-Ohr-Technik): Handposition

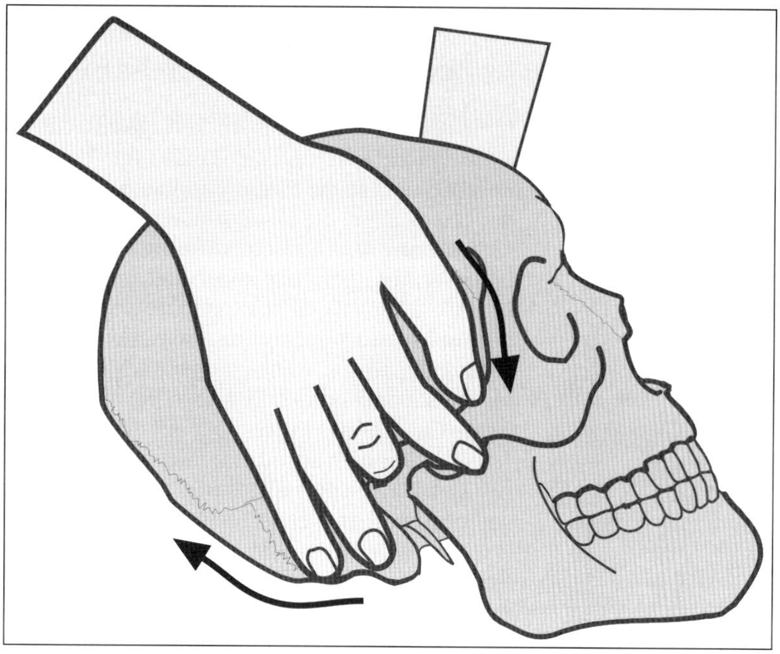

15.20

Ant./post. Rotationstechnik der Schläfenbeine

Wirkung/Indikation

- Diese Technik verursacht eine Torsion am Keilbein-Hinterhauptgelenk (SSB). Ein nach hinten rotiertes rechtes Schläfenbein führt zu einer Torsion der SSB
- Das Tentorium cerebelli verwringt sich mit der Folge einer schrägen Fluktuation
- Die Verbindung der Pars petrosa mit den angrenzenden Knochen werden normalisiert
- Indiziert bei chronischen Torsionsdysfunktionen an der SSB

Therapeut

Er befindet sich am Kopfende des Patienten.

Handposition

- Die Daumen und die Zeigefinger umgreifen die Processus zygomatici
- Die Mittelfinger liegen in den äußeren Ohrkanälen
- Die Processus mastoidei liegen zwischen den kleinen Fingern und den Ringfingern

Ausführung

- Das eine Schläfenbein wird nach anterior rotiert, indem Daumen und Zeigefinger eine Bewegung nach inferior und Ring- und kleiner Finger eine Bewegung nach superior ausführen
- Gleichzeitig wird das andere Schläfenbein nach posterior rotiert, indem Daumen und Ringfinger eine Bewegung nach superior und Ring- und kleiner Finger eine Bewegung nach inferior ausführen
- Bewegung der Schläfenbeine: Anteriore Rotation rechts/posteriore Rotation links und posteriore Rotation rechts/anteriore Rotation links
- Die Schläfenbeine werden abwechselnd und gegensinnig zueinander bewegt
- Wenn diese gegensinnige Bewegungsinduktion vom primär respiratorischen Mechanismus übernommen wurde, folgt der Behandler nur passiv der Bewegung und wartet, bis diese gegensinnige Bewegung zur Ruhe kommt
- Nach einer kurzen Phase der Ruhe wird sich von selbst wieder eine natürliche symmetrische Bewegung einstellen

Selbstbehandlung

Zur allgemeinen Entspannung oder bei Schlaflosigkeit kann der Effekt einer CV-4-Technik auch durch eine Selbstbehandlung herbeigeführt werden. Diese Behandlung wird in Rückenlage ausgeführt. Die Finger werden ineinander verschränkt, und die Hände unter die Squama occipitalis gelegt. Der Knochen wird in die Extension/Innenrotation begleitet, während die Hände der Bewegung in die Flexion/Außenrotation Widerstand leisten. Die sekundäre Atmung kann als Unterstützung eingesetzt werden, indem der Atem am Ende der Ausatemphase angehalten wird.

Falls diese Technik nicht ausgeführt werden kann, ist es auch möglich, zwei Tennisbälle in einem Strumpf zusammenzubinden, so dass sie sich berühren. Während man sich in entspannter Rückenlage befindet, werden die Bälle unter die Squama occipitalis gelegt, etwas oberhalb der Ohröffnung. Das gesamte Gewicht des Kopfes ruht auf den Bällen. Man kann diese Technik für 10 bis 15 Minuten ausführen. Auch in sitzender Position, auf die Ellenbogen gestützt, können die Hände auf die Schläfenbeine gelegt werden und ähnlich den oben beschriebenen Techniken die Fluktuationen beeinflusst werden. Die Indikationen und die Kontraindikationen entsprechen denjenigen der Kompressionstechnik des 4. Ventrikels (CV-4).

Diese Selbsthilfe-Techniken können dem Patienten erklärt und gelehrt werden, wodurch die Behandlungserfolge verbessert werden und der Patient in die Lage versetzt wird, sich ohne großen Aufwand effektiv zu entspannen.

Quellenangabe:

1 Becker, R. E.: Be still and know. A dedication to William G. Sutherland D.O. Cranial Academy Newsletter, 12/1965, S. 6.

2 Sutherland, W. G.: Teachings in the science of osteopathy. Sutherland Cranial Teaching Foundation 1991, S. 204.

3 Sutherland, W. G.: Contributions of thought. Sutherland Cranial Teaching Foundation 1967, 152.

4 Magoun, H. I.: Osteopathy in the cranial field. 3rd ed. Journal Printing Company. Kirksville 1976, S. 112–113.

5 Sutherland, W. G.: The cranial bowl. Free Press Company, Mankato, Minnesota 1939, S. 54.

Weitere Literaturhinweise:

Allain, A.: Le complexe musculo-aponevrotique sous-hyoidien et la circulation veineuse de retour cranien à propos de 10 études échotomographiques. Mémoire, Dijon 1992.

Bolet, P.: La compression du 4ème ventricule modifie-t-elle le profil ionique chez le patient. Mémoire, St. Etienne 1993.

Busquet, L.: L'osteopathie cranienne. Maloine, Paris 1985.

Gehin, A.: Atlas of manipulative techniques for the cranium and face. Eastland, Seattle 1981.

Ohanian, M.: Father Tom et asthme. Mémoire, Paris 1994.

Die Faszie. „Durch ihre Funktion leben und durch ihr Versagen sterben wir."

Still[1]

„Die Faszie ist der Ort, an dem die Ursache von Krankheiten zu betrachten ist, und sie ist der Ort, der untersucht werden und an dem die Behandlung aller Krankheiten ansetzen sollte."

Still[2]

Anatomie und Behandlung transversaler Diaphragmata

Diaphragmata

Die faszialen Verbindungen zwischen dem Schädel und dem übrigen Körper sind ein wichtiger Faktor bei der Übermittlung des kraniosakralen Rhythmus auf den Körper und für die einwandfreie Funktion des kraniosakralen Systems im engeren Sinne.

Die Faszie ist eine bindegewebige Struktur, die eine kontinuierlich zusammenhängende Schicht und Umhüllung innerhalb des Körpers darstellt. Hervorragende Verschiebe- und Gleitfähigkeit zeichnet dieses Fasziensystem aus. Die Faszien ermöglichen feine physiologische Bewegungen, wie die des kraniosakralen Rhythmus, des Herzschlages, oder deutlichere Bewegungen, wie die Ausdehnung der Lungen beim Atmen und das Heben eines Armes usw. Jede Veränderung dieser Fazien wie auch des übrigen weichen Bindegewebes vermindert nach *Erlingheuser* die Menge des LCS in den Mikrotubuli des Bindegewebes. Diese Verminderung wiederum habe die Entstehung pathologischer Prozesse auf interzellulärer Ebene zur Folge.

Prof. Dr. A. Pischinger[3], der die Funktion und Anatomie des Bindegewebes untersuchte, stellte in seinem Buch „Das System der Grundregulation" die herausragende Rolle des Bindegewebes und der extrazellulären Flüssigkeit für die Funktion der Organzellen heraus. In diese extrazelluläre Flüssigkeit wirken unmittelbar die Nerven, Kapillaren und Zellen hinein. Während seiner Forschungen kam er zu dem Schluss, dass der extrazelluläre Raum die primäre Steuerung und die Voraussetzung für die Funktion von Organzellen darstellt und nannte dieses System deshalb bezeichnenderweise „vegetatives Grundsystem".

Nie konnte er direkte Kontakte zwischen Gefäßen, Kapillaren und Nerven lokalisieren[4]. Diese müssen stets eine, wenn auch nur minimale, Strecke extrazellulären Raumes überwinden. Es stellte sich sogar heraus, dass je weiter man zur Peripherie untersucht, desto mehr die Nerven und Gefäße auseinanderrücken.

Das Bindegewebe setzt sich aus drei Komponenten zusammen: Zellen, Fasern (kollagene, elastische, retikuläre) und Grundsubstanz. Fasern und Grundsubstanz werden durch die Zellen gebildet. Die Grundsubstanz besteht aus Mucopolysacchariden, insbesondere der stark wasserbindenden Hyaluronsäure. Die Zusammensetzung der einzelnen Komponenten sowie das Mischungsverhältnis der drei Komponenten macht die Eigenart des jeweiligen Bindegewebes aus.

Entstehung des Bindegewebes

Beim Übergang vom Einzeller zum Mehrzeller hat sich in diesen ersten Phasen der zellulären Evolution auch ein Gewebe zwischen den Zellen entwickelt. Dieses interzelluläre Gewebe sicherte das Zusammenhaften der Zellen, ermöglichte Kontakt und Informationsaustausch zwischen den Zellen und wirkte als Schutz gegen äußere Einflüsse. Während sich die Mehrzeller weiter entwickelten, spezialisierte sich auch das Bindegewebe zunehmend. Dabei ist das Grundgerüst und die Zusammensetzung des Bindegewebes erstaunlicherweise relativ konstant geblieben.

Funktion der Faszien

1. **Stabilisation und Schutz:** Faszien stabilisieren und schützen z.B. Gelenke und Organe durch die Bildung von Kapseln, Bändern, Ligamenten. Sie können traumatische Einflüsse abdämpfen, ausgleichen oder notfalls begrenzen, einkapseln und speichern (s.u.).
2. **Unterteilung:** Faszien unterteilen bestimmte funktionell eng miteinander verbundene Körperbereiche (s.u.). Gleichzeitig stellen sie auch die Verbindung zwischen den einzelnen Unterteilungen dar.
3. **Umhüllung und Verbindung:** Faszien umhüllen jeden Muskel, jede Vene, jeden Nerven und alle Organe des Körpers. Sie bilden auch die durch den Körper ziehenden Verbindungsstrecken für die genannten Strukturen. Das weiche Bindegewebe (Mesoderm) ist das wichtigste Verbindungsmedium zwischen ekto- und entodermalen Strukturen.
4. **Posturale Integrität:** Aufgrund von Propriozeptoren in den Körperfaszien sind diese bei der dynamischen Organisation der Körperhaltung mitbeteiligt.
5. **Übertragung von Bewegungsimpulsen:** Herzschlag, Atmung, Bewegung des PRM etc.
6. **Übertragung, Regulation und Koordination von Spannungen:** Die faszialen Strukturen ermöglichen ein reziprokes Spannungsgleichgewicht der lokal beteiligten Strukturen und des Körpers als Ganzes. Dies gewährleistet dem jeweiligen Gewebe und dem Körper als Ganzes die größtmögliche Flexibilität und bestmögliche Funktion.
7. **Transportmilieu für die Lymphflüssigkeit**
   Dysfunktion der Faszien (Bewegungseinschränkung) führt zur:
   1. Beeinträchtigung des zellulären Stoffwechsels (Zellatmung, Ernährung, Ausscheidung)
   2. Beeinträchtigung des freien Flusses der Interzellularflüssigkeit und der Lymphflüssigkeit
   3. Beeinträchtigung des Immunsystems

   Damit wird der Boden bereitet, auf dem sich lokale und generalisierte Dysfunktionen und Symptome entwickeln können.
8. **Anpassung an mechanische Krafteinwirkungen:** Kollagen, Fibrin, Retikulin lagern sich entsprechend der Richtung der Krafteinwirkung an. Erhöhte Gewebespannung stimuliert die Anlagerung von Kollagen und Fibrin. Die Faszie verändert ihre Elastizität, Plastizität und ihre Viskosität in Anpassung an äußere und innere Krafteinwirkung.
9. **Bioelektrische Eigenschaften:** Die Faszie ist empfänglich für piezoelektrische Impulse. Traumata wie therapeutische Impulse wirken auch über die bioelektrischen Eigenschaften der Faszie.

Beziehungen zwischen Faszien und Körperflüssigkeiten

Ein Schema der Beziehungen zwischen Faszien und Körperflüssigkeiten ist in *Abbildung 16.1* wiedergegeben.

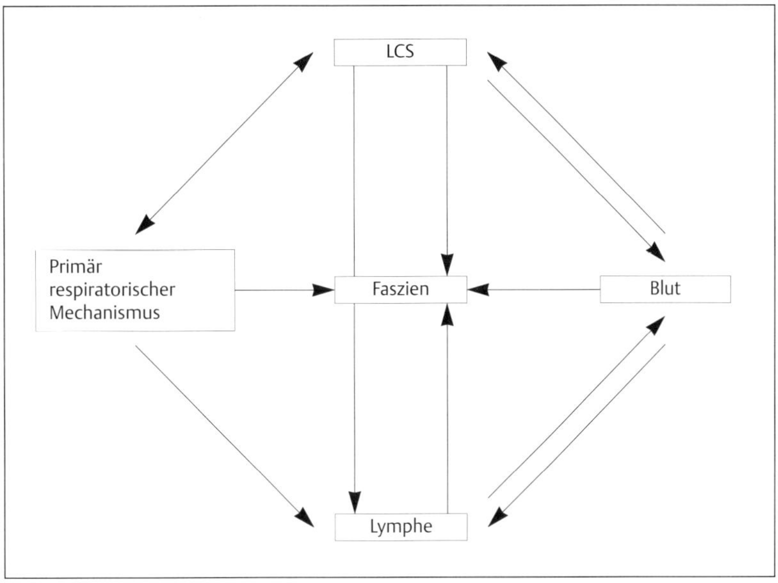

16.1

Schema der Beziehungen zwischen den Faszien und den Körperflüssigkeiten (nach B. Gabarel und M. Roques)

Der Liquor cerebrospinalis

- Er gelangt über die Plexi choroidei in das Blutsystem
- Über kollagene Hohlfasern (Mikrotubuli) gelangt der LCS in die Faszienstrukturen, von dort auch ins Lymphsystem
- Über die Duralscheiden steht der LCS direkt in Kontakt mit der Lymphflüssigkeit

Lymphe

- Von der Gewebsflüssigkeit wird die Lymphe in den Lymphwegen zurück in das venöse Blutgefäßsystem transportiert

Blut

- Über die Plexi choroidei wird ein Filtrat des Blutes in die Hirnventrikel sezerniert
- Das Blut versorgt die Faszien mit Nährstoffen, Sauerstoff und entsorgt seine Metaboliten
- Über die Poren der Arteriolen und Kapillaren gelangt Blutplasma in das Fasziensystem, wovon ungefähr 10% über die Lymphe wieder abtransportiert wird

Faszien

- In der Gewebsflüssigkeit der Faszien/des Bindegewebes kommen Blutplasma, die Lymphe und der LCS miteinander in Kontakt

Der **primär respiratorische Mechanismus (PRM)** beeinflusst die Drainage der faszialen Gewebe und Zellen. Der Rhythmus des PRM wird zudem über die faszialen Strukturen auf die gesamten Organstrukturen des Körpers übertragen.

Das Feder- und Stoßdämpfermodell[5] *(Abb. 16.2)*

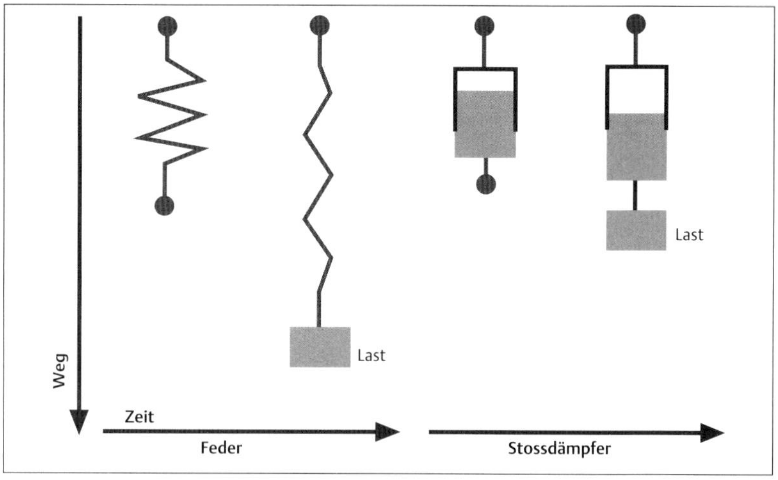

16.2

Feder- und Stoßdämpfermodell nach J. E. Upledger

Um die Organisationen der Dysfunktionen von bindegewebigen Strukturen und ihre Behandlung anschaulicher zu machen, wird an dieser Stelle das von *Little*[5] entwickelte Feder- und Stoßdämpfermodell beschrieben. Es handelt sich hierbei um ein theoretisches Modell. Es basiert auf den Erfahrungen, die Osteopathen bei faszialen Techniken erworben haben. Dieses Modell ist ein Versuch, die Speicherung traumatischer und dysfunktioneller Einflüsse sowie psychischer Traumata im Gewebe besser verständlich zu machen. Ausgangsbasis für dieses Modell sind die überall im Gewebe anzutreffenden elastischen und kollagenen Faserstrukturen. Die elastischen Fasern der Gewebe reagieren entsprechend dem Federmodell. Die Stärke der Verformung steht in unmittelbarem Zusammenhang mit der Stärke der einwirkenden Kraft. Hingegen verhalten sich die kollagenen Fasern entsprechend dem Stoßdämpfermodell. Dabei wird die Verformung durch die Geschwindigkeit der einwirkenden Kraft bestimmt.

Bindegewebige Strukturen verhalten sich wie ein elastokollaginöser Komplex, das heißt, es treten Kombinationen des Feder- und Stoßdämpfermodells auf. Nach *Little* verhalten sich fasziale, ligamentäre und muskuläre Strukturen entsprechend dem Serienmodell und die Knochen entsprechend dem Parallelmodell.

Serienmodell *(Abb. 16.3):*

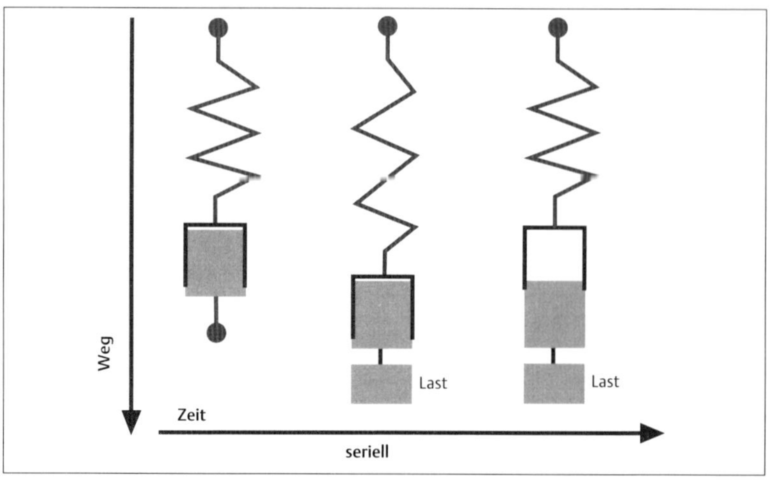

16.3

Feder- und Stoßdämpfermodell nach J. E. Upledger

Nach einiger Zeit der Krafteinwirkung bzw. der Belastung entsteht eine bleibende Verformung der faszialen Gewebe. Diese bleibt auch dann noch bestehen, wenn die Krafteinwirkung längst nicht mehr stattfindet *(Abb. 16.3).*
Erklärung: Bei einer Krafteinwirkung bzw. einer Belastung werden zunächst die elastischen Fasern (Feder) gedehnt. Nach einer gewissen Dauer der Krafteinwirkung bzw. der Belastung wird die visköse Stoßdämpferfunktion der kollagenen Fasern die Zugeinwirkung ausgleichen, so dass die elastischen Fasern (Feder) wieder in ihre ursprüngliche Position zurückkehren. Damit hat eine bleibende Veränderung stattgefunden, denn die elastische Zugkraft der Feder, die das fasziale Gewebe in seine Ausgangsposition hätte zurückbringen können, ist nicht mehr verfügbar.

Parallelmodell *(Abb. 16.4):*

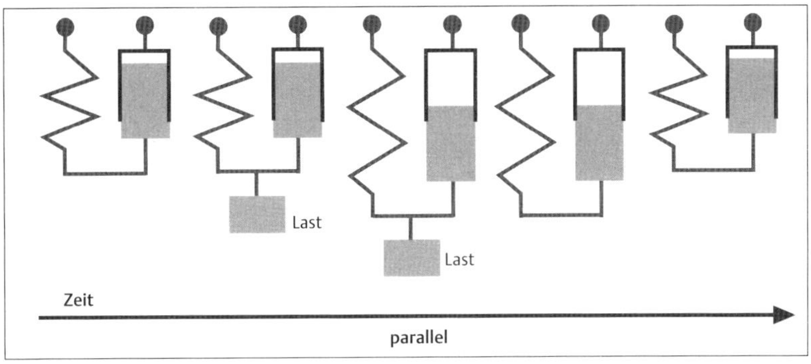

16.4
Feder- und Stoßdämpfermodell nach J. E. Upledger

Nach Beendigung der Krafteinwirkung bzw. der Belastung kehrt das Gewebe wieder in seinen ursprünglichen Zustand zurück *(Abb. 16.4).*
Erklärung: Die Belastung muss eine bestimmte Zeit einwirken, ehe der Stoßdämpfer sich verformen wird. Findet schließlich eine Verformung des Stoßdämpfers statt, wird sich auch die Feder verformen. Wenn die gesamte Krafteinwirkung auf die Feder übertragen wurde, wird sich diese nach Beendigung der Krafteinwirkung bzw. Belastung aufgrund ihrer elastischen Eigenschaften wieder in ihre Ausgangsposition zurückbewegen.
Nach *Roques* und *Gabarel*[5] wirkt sich eine Deformation unterschiedlich auf die faszialen Strukturen aus, je nachdem, ob das Gewebe sich um mehr oder weniger als 30 % seiner ursprünglichen Länge verändert hat. Bei einer Verformung faszialer Gewebe von weniger als 30 % ihrer ursprünglichen Länge verhält es sich, als wären Feder und Stoßdämpfer seriell miteinander verbunden. Nach einer gewissen Dauer der Krafteinwirkung werden die kollagenen Fasern in diesem veränderten Zustand verbleiben. Bei einer Verformung faszialer Gewebe von mehr als 30 % ihrer ursprünglichen Länge und bei kräftiger Zugeinwirkung verhält es sich entsprechend dem Parallelmodell. Bei einer kurzfristigen Krafteinwirkung kehren die Gewebe aufgrund ihrer elastischen Fasern meist wieder in ihre Ausgangsstellung zurück. Nach *Roques* und *Gabarel* führen langdauernde Krafteinwirkungen jedoch zu Reizungen und Entzündungen mit physiochemischen Veränderungen der Fasern und ihrer umgebenden Grundsubstanz mit der Folge einer bleibenden Veränderung der elastischen ebenso wie der kollagenen Fasern.

In der Therapie ist es von Bedeutung, den unterschiedlichen Eigenschaften der Fasern Beachtung zu schenken. Der Therapeut wird schneller auf die elastischen Fasern einwirken können, während die Veränderung oder Normalisierung der kollagenen Fasern meist eine längere Zeitdauer in Anspruch nimmt. Durch einen sanften kontinuierlichen Zug in Form der indirekten oder der direkten Technik ist der Therapeut imstande, die chemische Struktur der kollagenen Fasern wieder zu normalisieren und dadurch das so genannte zelluläre Gedächtnis von traumatischen Einflüssen zu befreien. Dies gilt gleichermaßen für intra- wie auch für extrakraniale fasziale Strukturen. Nach *Scott*[7] bieten die Faserstrukturen Schutz gegenüber Zugkräften, wohingegen die Grundsubstanz Widerstand gegenüber Kompressionskräften leistet. Dieser eher fluiden Eigenschaft des Bindegewebes muss in der Diagnose und Therapie ebenso Aufmerksamkeit gewidmet werden wie den Faserstrukturen. In diesem Zusammenhang ist eine Hypothese von *Gabarel* und *Roques*[8] zu nennen, die sich mit dem Zusammenspiel der fluiden Komponenten des Bindegewebes und dem primär respiratorischen Mechanismus auseinandersetzt.

Einfluss des PRM auf das Bindegewebe

Gabarel und *Roque*[5] vermuten, dass die rhythmische Inspirations- und Exspirationsphase zu einer phasenweisen Steigerung und Verminderung der Gewebspermeabilität und Viskosität der Grundsubstanz im Bindegewebe führt. Das bedeutet, dass im rhythmischen Wechsel während der Inspirationsphase vermehrt Flüssigkeit und Elektrolyte in die Zellen und ins Lymphsystem einströmen und in der Exspirationsphase Flüssigkeit und gelöste Stoffe die Zelle wieder verlassen.
B. Cabarel und *M. Roques* untersuchten die Beziehung des PRM auf die Faszien und stellten eine Hypothese auf über den Einfluss des PRM und der Flexions- und Extensionsphase auf die Bindegewebe und Faszien des Körpers (s. Anhang 3).

(Forschungsergebnisse zur Behandlung faszialer Gewebe von *Kostopoulos* und *Keramidas* sowie *Hubbard, Sacks* und *Chan* siehe in Kap. 10).

Fasziale Organisation

Die fasziale Organisation des menschlichen Körpers vollzieht sich hauptsächlich in **longitudinaler** Richtung. Innerhalb dieses sich longitudinal organisierenden Fasziensystems gibt es **quer verlaufende** horizontale Faszienebenen. Die quer verlaufenden transversalen Faszienebenen dienen einerseits als Stütze für das longitudinale System, können aber andererseits bei Störungen wie Hypertonus oder Verklebungen sehr leicht die feine Beweglichkeit der longitudinalen Faszien beeinträchtigen.
Auch wenn die transversalen Faszienebenen nicht direkt zum kraniosakralen System zu zählen sind, sollten diese bei allen Funktionsstörungen des kraniosakralen System mit untersucht und gegebenenfalls behandelt werden.
Die wichtigsten transversalen Ebenen sind

- Die Beckendiaphragmata (der Beckenboden) einschließlich der sakralen Gelenkverbindungen
- Das thorakolumbale Diaphragma (Zwerchfell)
- Das zervikothorakale Diaphragma einschließlich Zungenbein
- Das kraniozervikale Diaphragma (Atlanto-Okzipitalgelenk)
- Das intrakraniale horizontale Membransystem (Tentorium cerebelli) (s. S. 175 und S. 464 ff.).

Während sich der Beckenboden und das Zwerchfell aus tendomuskulären Bestandteilen zusammensetzt, bestehen das zervikothorakale Diaphragma zum größten Teil und das kraniale Diaphragma ausschließlich aus membranösen Anteilen.

Funktionelle Dreiecke *(Abb. 16.5)*

Es folgt eine kurze Beschreibung vom Aufbau der funktionellen Dreiecke, insbesondere im Hinblick auf ihre Beziehung und Verbindung zu den Diaphragmata. Die Einteilung in funktionelle Dreiecke stellt einen Versuch und ein Modell dar, die biomechanischen, arteriovenösen, nervalen, endokrinen und metabolischen Verbindungen und Wechselspiele im Gesamtorganismus nach physiologischen und strukturellen Gesichtspunkten zu unterteilen und zu erklären.

Der Körper kann entsprechend diesem Modell in drei funktionelle Bereiche unterteilt werden, schematisch dargestellt durch drei Dreiecke. Alle Strukturen innerhalb eines Dreiecks sind funktionell, physiologisch und pathologisch eng miteinander verbunden. Getrennt werden die Dreiecke durch die genannten Diaphragmata. Der Zustand der Diaphragmata ist für ein einwandfreies Funktionieren der unterschiedlichen Dreiecke von größter Bedeutung, da diese über die Diaphragmata miteinander in Verbindung stehen.

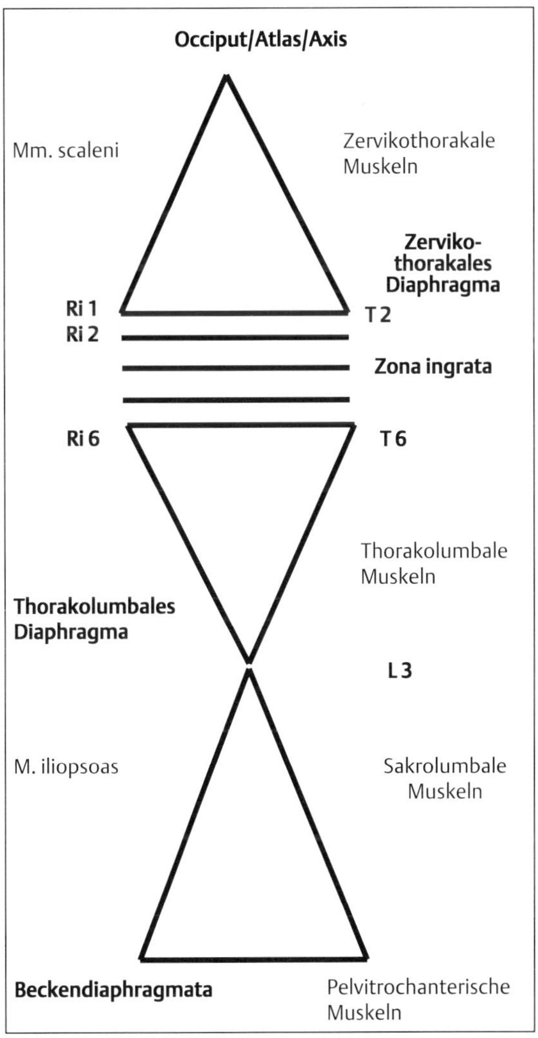

16.5 Funktionelle Dreiecke

Die funktionellen Dreiecke und ihre diaphragmale Begrenzung

- Beckendiaphragma
  Unteres funktionelles Dreieck
- Thorakolumbales Diaphragma
  Mittleres funktionelles Dreieck
- Zervikothorakales Diaphragma
  Oberes funktionelles Dreieck
- Kraniozervikales Diaphragma

Unteres funktionelles Dreieck

Ecken:
Vorne: Os pubis
Hinten: Articulatio sacro-iliaca
Oben: 3. Lumbalwirbel

Verbindungslinien:
Nach unten: Beckendiaphragmata und pelvitrochanterische Muskeln
Nach vorne: M. iliopsoas und Gewicht der viszeralen Organe
Nach hinten: Sakrolumbale Muskeln

Mittleres funktionelles Dreieck

Ecken:
Oben vorne: Articulatio sternocostalis 6
Oben hinten: 6. Brustwirbel
Unten: 3. Lumbalwirbel

Verbindungslinien:
Vorne: Diaphragma
Hinten: Thorakolumbale Muskeln
Oben: 6. Rippe

Oberes funktionelles Dreieck

Ecken:
Unten vorne: Articulatio sternoclavicularis
Unten hinten: 2. Brustwirbel
Oben: Axis/Atlas/Os Occipitale

Verbindungslinien:
Nach unten: 2. Rippe
Vorne: Mm. scaleni
Hinten: Zervikothorakale Muskeln (besonders der M. splenius)

Das obere Dreieck enthält als wichtigste Strukturen die Lunge und das Herz, das mittlere Dreieck die Verdauungsorgane, und das untere funktionelle Dreieck zusätzlich zu einem Teil des Darmes die urogenitalen Organe.
So wie der Schädel einen Schutz für das Gehirn darstellt, gewährt der knöcherne Thorax der Lunge und dem Herzen und das knöcherne Becken den Fortpflanzungsorganen einen Schutz.
Zwischen dem 2. und 6. Brustwirbel befindet sich die Zona ingrata (undankbare Zone). Diese besonders rigide Zone liegt zwischen dem oberen und dem mittleren funktionellen Dreieck. Ihre Aufgabe ist es, von oben und unten kommende Belastungen zu absorbieren und die kardialen Nervengeflechte zu schützen.
Der 3. Lendenwirbel nimmt im Modell der funktionellen Dreiecke eine Schlüsselposition ein:

1. Er verbindet das untere mit dem mittleren funktionellen Dreieck.
2. Er stellt den Apex der lumbalen Wirbelsäule und das Zentrum der Schwerkraft dar. Er hat somit das meiste Gewicht zu tragen, obwohl er gleichzeitig als der erste mobile lumbale Wirbel angesehen werden kann.

3. Über seine gelenkigen Verbindungen zum 2. Lendenwirbel und durch den Ansatz des Zwerchfells auch am 3. Lendenwirbel ist er mit dem mittleren funktionellen Dreieck verbunden.
4. Über seine Verbindungen zum 4. Lendenwirbel, der wiederum über das Lig. iliolumbale mit dem Becken verbunden ist, hat der 3. Lendenwirbel auch am unteren Dreieck Anteil.
5. Über den M. iliopsoas, der an den Querfortsätzen des 1.–4. Lendenwirbels seinen Ursprung nimmt, und über nervale Beziehungen zum N. femoris und N. obturatorius hat er Verbindungen zur unteren Extremität.
6. Der 3. Lendenwirbel besitzt einen besonders kräftigen Wirbelbogen, da an ihm auf- und absteigende Muskeln ansetzen. Er stellt den mobilen Punkt für die vom Kreuz- und Darmbein aufsteigenden Muskeln (M. longissimus) dar sowie den Fixpunkt für die kranial herunterziehenden Muskeln.
7. Das Rückenmark läuft außerdem auf Höhe des 2. Lendenwirbels aus und geht in das Filum terminale über.
8. Das Mesocolon (Nerven und Gefäße führendes Gekröse des Dickdarms) ist auf Höhe von L2/L3 fixiert.
9. Die Bifurkation der Aorta abdominalis befindet sich auf Höhe von L3.
10. Ebenso ist die Cisterna chyli nicht selten auf Höhe des 3. Lendenwirbels zu finden, so dass L3 auch auf den Lymphfluss Einfluss ausüben kann.

Anatomie der Diaphragmata

Beckendiaphragma *(Abb. 16.6)*

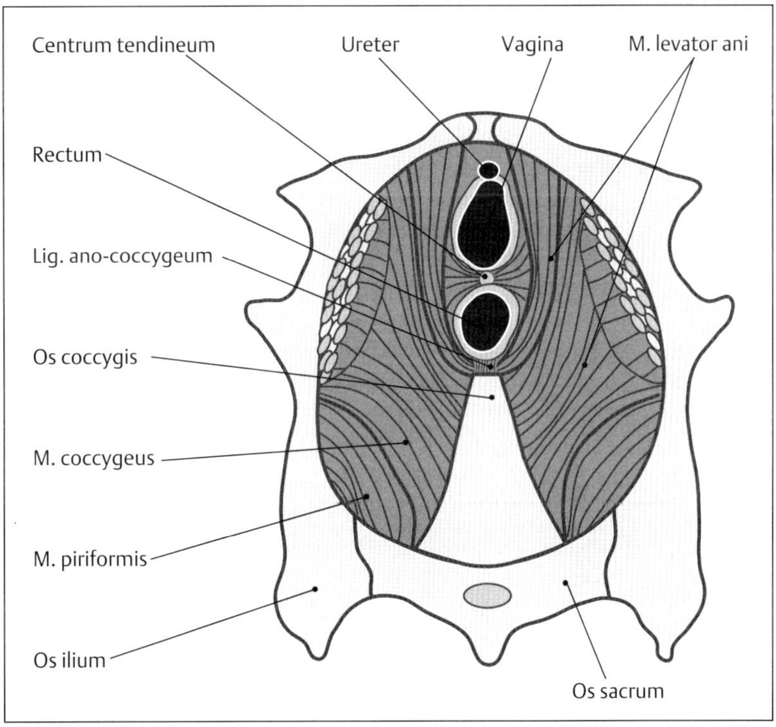

16.6
Diaphragma pelvis (Ansicht von oben)

Die muskulären Beckendiaphragmata werden unwillkürlich und willkürlich kontrolliert. Sie stehen insbesondere mit dem urogenitalen System in enger Verbindung und haben dadurch Einfluss auf die Ausscheidungsprozesse des Körpers, auf die Sexualität und die Fortpflanzung.

Beteiligte Strukturen

- Knöchern: Os sacrum, Os coccygis, Os coxae (bestehend aus Os ilium, Os ischii und Os pubis)
- Muskulär: M. levator ani, M. coccygeus, M. transversus perinei profundus und M. transversus perinei superficiale
- Viszeral: Anus, Harnröhre, Vagina, Prostata, Blase, Gebärmutter, Eileiter, aufsteigender und absteigender Dickdarm, Mastdarm
- Nerval: Äste der Spinalnerven L4 bis S5, z. B. N. ischiadicus, N. cutaneus femoris posterior, N. glutaeus inferior, N. pudendus; Ganglion impar, 3 bis 4 sakrale Grenzstrangganglien, Plexus hypogastricus, Nn splanchnici pelvici
- Vaskulär: A. und V. iliaca interna und externa sowie deren Äste und dazugehörige Lymphbahnen

Die Bauchhöhle wird kranial vom Zwerchfell und kaudal vom Diaphragma pelvis begrenzt.

Die Muskulatur des Beckenbodens ist dreischichtig und wird durch Faszien voneinander getrennt. Durchquert werden die Beckendiaphragmata vom Anus, von der Harnröhre und von der Vagina. Anatomisch und funktionell kann das Diaphragma pelvis vom Diaphragma urogenitale unterschieden werden.

Diaphragma pelvis

Es kann als ein Unterstützungssystem der Beckenorgane angesehen werden. Gebildet wird es vom M. levator ani, dem M. coccygeus und deren oberer und unterer Faszienbedeckung, Fascia diaphragmatis pelvis superior und inferior. Das trichterförmige Diaphragma verläuft hinter dem Schambein, schräg nach unten über die Fascia obturatoria, die Spina ischiadica und das Ligamentum sacrospinale zum Kreuzbein. Der M. levator ani besteht aus einem äußeren Sphinkteranteil und einem inneren, den After anhebenden Teil. Er kann in vier Bündel unterteilt werden.

Die Ursprünge dieses Muskels liegen an der Hinterseite des Schambeins, am Ramus ischiopubicus, an der Linea arcuata und an der Spina ischiadica. In die Ursprungssehne strahlen zudem Sehnenzüge aus der Fascia obturatoria ein. Der M. levator ani inseriert an der retroanalen Kreuzung, dem Ligamentum anococcygeum, und seitlich am Steißbein. Außerdem strahlt er in die Faszie der Prostata und in die Vaginalwand ein und kann so den Tonus dieser Strukturen mitbeeinflussen.

Innervation: Äste aus dem (II.,) III. und IV. Sakralsegment

Der M. coccygeus entspringt von der Spina ischiadica und setzt lateral am unteren Kreuzbein und am Steißbein an *(Abb. 16.7)*.

Innervation: Äste vom IV. und V. Sakralsegment

Durch seine Ansätze am Kreuzbein und am Steißbein kann er diese bei Kontraktion oder starker Verspannung nach vorne ziehen und dadurch das kraniosakrale System in Flexion fixieren bzw. die Extension behindern.

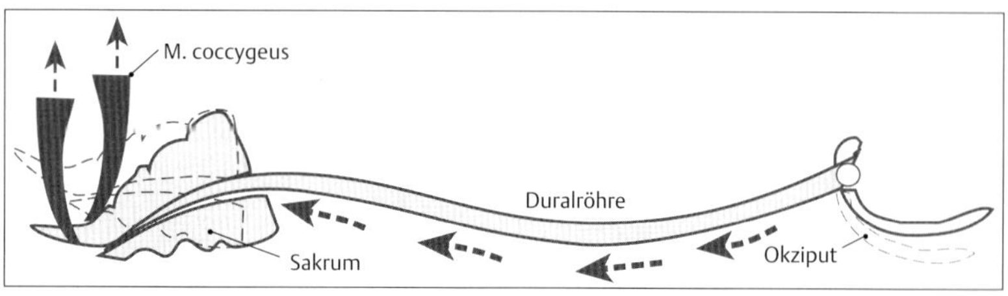

16.7

Hypertonus des M. coccygeus verursacht eine Flexionsbewegung des Sakrums und des Okziputs

Diaphragma urogenitale

Dieses Diaphragma ist eine bindegewebig-muskuläre, ca. 1 cm dicke Schicht, die zwischen dem linken und dem rechten Ramus inferior ossis pubis ausgespannt ist.
Der M. transversus perinei profundus bildet die Grundlage dieses Diaphragmas.
Der M. transversus perinei profundus sowie der Sphincter urethrae, Nerven und Gefäße werden von der Fascia diaphragmatica urogenitale superior und inferior umhüllt. Sie stützt außerdem die Harnröhre. Am vorderen oberen Rand des M. transversus perinei profundus vereinigen sich die beiden Faszien und bilden das Ligamentum transversum perinei.
Am hinteren Rand des Diaphragma urogenitale verläuft der M. transversus perinei superficiale, eine unregelmäßige Abspaltung des M. transversus perinei profundus. Er verläuft vom Sitzbein zum Centrum tendineum.
Beide Muskeln werden vom N. pudendus innerviert.
Weitere Strukturen:

- Sphincter ani externus
- Mm. bulbospongiosi
- Excavatio rectovesicalis beim Mann: Spaltförmige Ausbuchtung der Peritonealhöhle zwischen Harnblase und Rektum
- Excavatio rectouterina bei der Frau: Tiefste Stelle des Peritonealraums zwischen Uterus und Rektum
- Excavatio vesicouterina bei der Frau: Spaltförmiger Peritonealraum zwischen Uterus und Blase

Funktion der Beckendiaphragmata

1. Lagesicherung der Becken- und Bauchorgane
2. Passagefunktion
3. Sexuelle Funktion
4. Endokrine Funktion durch Einfluss auf den Uterus
5. Übertragung von Kräften auf die Beine und Aufrechterhaltung des Ganges
Aufgrund des Einflusses der Beckendiaphragmata auf die Beweglichkeit des Kreuz- und Steißbeins und auf die longitudinalen Faszien sowie aufgrund ihres Einflusses auf den Flüssigkeitsstrom in diesem Bereich ist die Entspannung dieses Diaphragmas für eine physiologische kraniosakrale Bewegung unbedingt erforderlich.

Einflüsse auf die Funktion der Beckendiaphragmata

- Position des Os sacrale und des Os coccygeum: Wichtig für die ligamentären, nervalen und zirkulatorischen Verbindungen zum Beckenboden
- Stellung des Os pubis: Bei veränderter Position des Schambeins (z. B. bei erhöhtem Tonus der vorderen Bauchmuskulatur, Dysfunktion der benachbarten Gelenke) kann es zum Ungleichgewicht und zu einer Insuffizienz dieser Diaphragmata kommen
- Position und Funktion der Articulatio coxo-femoralis: Bedeutsam für die muskulären Verbindungen (pelvitrochanterische Muskeln). Zudem kann das Hüftgelenk über den Verlauf der Kraftlinien die Biomechanik des Kreuz-, Steiß- und Schambeins beeinflussen
- Viszerale Organe: Die Beckendiaphragmata werden beeinträchtigt aufgrund der Folgen von Entzündungen der Beckenorgane, Vernarbungen oder Entbindungen. Auch eine Ptose der Verdauungsorgane kann zu einer verstärkten Belastung des Beckenbodens führen
- Thorakolumbales Diaphragma: Durch Beeinträchtigung der statischen Funktion des Zwerchfells können verstärkt Kräfte auf den Beckenboden einwirken

Thorakolumbales Diaphragma (Zwerchfell) *(Abb. 16.8)*

Am thorakolumbalen Übergang liegt eine weitere, die wohl bekannteste quer verlaufende Struktur des Körpers. Schon 1899 wies *Still*[9] darauf hin, dass das Diaphragma die Ursache von mehr Krankheiten sein kann als jeder andere Teil des Körpers, falls diese muskulotendinöse Struktur abnorme Spannungen aufweist oder ihre Anheftungen sich nicht an der richtigen Position befinden.

Das Zwerchfell ist eine kuppelförmige muskulös-sehnige Trennwand zwischen Bauch- und der Brusthöhle. Fast alle Körperstrukturen haben direkt oder indirekt mit dem Zwerchfell Kontakt. Die Zwerchfellmuskeln entspringen ringförmig an der unteren Thoraxapertur und ziehen bogenförmig aufwärts, in eine zentrale Sehnenplatte. Das Zwerchfell ist der einzige quer gestreifte Muskel, der auch in Ruhe aktiv ist. Das muskulär ligamentäre Zwerchfell wird willkürlich und unwillkürlich kontrolliert. Es hat über die Atmung und den Verdauungstrakt Beziehung zu Austauschprozessen und zur Instandhaltung des Körpers.

Beteiligte Strukturen

- Knöchern: Die 6 unteren Rippen, 1. bis 4. Lendenwirbel, Processus xiphoideus des Brustbeins
- Muskulär: M. psoas, M. quadratus lumborum
- Viszeral: Herz, Speiseröhre, Leber, Magen, Dickdarm, Lunge
- Nerval: N. vagus, N. phrenicus, N. splanchnicus major und minor, Grenzstrang des Sympathikus
- Vaskulär: Aorta, A. mammaria interna, A. thoracica interna, Vena cava inferior, V. lumbalis ascendens, Vv. azygos und hemiazygos, Ductus thoracicus

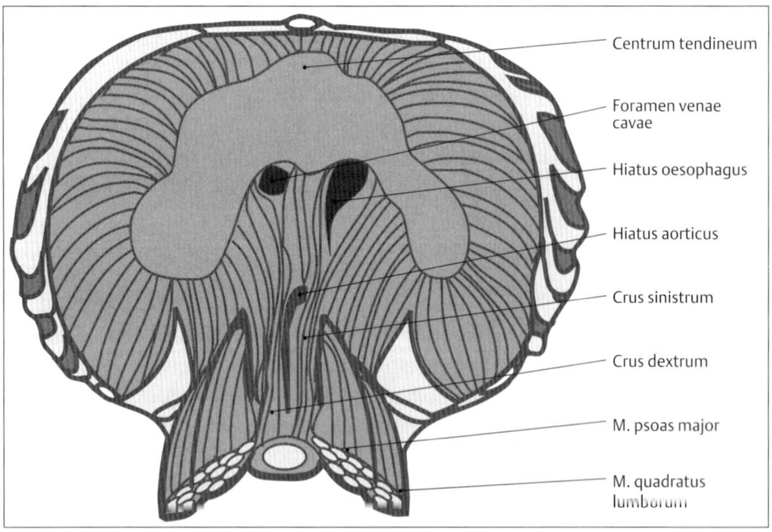

16.8
Zwerchfell (Ansicht von unten)

Die muskulären Zwerchfellanteile kann man in die Pars lumbalis, Pars costalis und Pars sternalis unterteilen. Die kräftigen Schenkel der **Pars lumbalis** entspringen am Ligamentum longitudinale anterius der Wirbelsäule, rechts an der Vorderfläche des 1. bis 3. (4.) und links an der Vorderfläche des 1. und 2. (3.) Lendenwirbelkörpers und deren Bandscheiben. Außerdem entspringen sie auch seitlich an den entsprechenden Wirbelkörpern und an einem Sehnenbogen für den Durchlass des M. psoas sowie an einem Sehnenbogen für den Durchgang des M. quadratus lumborum.

Die **Pars costalis** entspringt an der Innenfläche der 6 unteren Wirbel, die **Pars sternalis** an der Hinterseite des Schwertfortsatzes des Brustbeins.
Sie setzen alle an einer V-förmigen zentralen Sehnenplatte, dem Centrum tendineum, an. Die rechte Zwerchfellkuppel steht einen $^1/_2$ bis 1 Zwischenrippenraum höher als die linke. Unter der rechten Kuppel befindet sich die Leber und unter der linken der Magen.
Innervation: Nervus phrenicus aus dem Plexus cervicalis des 3.–5. Zervikalnerven und ventrale Äste der 9.–12. Nervi thoracici.
Das Zwerchfell mit seinem Centrum tendineum entsteht aus dem Septum transversum, das sich oberhalb der Somiten befindet und sich im Laufe der Entwicklung zunehmend absenkt, bis es zu ihrer Endposition im Thoraxbereich gelangt. Dort wird es zwischen den sich annähernden und vergrößernden Organen (Leber und Herz) abgeflacht[10]. Weitere Anlagen des Zwerchfells sind zum kleinsten Teil die pleuroperitoneale Membranen und zum größten Teil das Material der Körperwand.

Durchtrittsstellen

- Hiatus oesophageus: Links vom Hiatus aorticus, auf Höhe von Th 10, von Muskelfasern der Pars lumbalis gebildet.
  Durch ihn verlaufen der **Oesophagus** und die **Nn. vagi**
- Hiatus aorticus: Etwas links von der Mittellinie auf Höhe von Th 12, vom Lig. arcuatum medianum der Pars lumbalis gebildet.
  Durch ihn treten anterior die **Aorta descendens** und posterior der **Ductus thoracicus**
- Foramen venae cavae: Etwas rechts von der Mittellinie auf Höhe von Th 9, von fibrösen Strukturen des Centrum tendineum gebildet.
  Durch das Foramen treten die **Vena cava inferior** und der rechte **N. phrenicus**
- Zwischen den costalen Anheftungen des Zwerchfells verlaufen die **Intercostalnerven**
- Durch das Trigonum sternocostale verlaufen die **A.** und **V. thoracica interna** sowie einige lymphatische Äste
- Zwischen dem Crus mediale und dem Crus intermedius der Pars lumbalis liegen der **N. splanchnicus minor** und **inferior** sowie der **Grenzstrang des Sympathikus**
- Durch das Trigonum lumbocostalis treten **Lymphbahnen** vom Bauchraum in den Thoraxraum
- Öffnung am lumbalen Zwerchfellursprung an der Psoasarkade für die rechte und linke **V. lumbalis ascendens**

Das bedeutet, dass jede eingenommene Nahrung, der arterielle Blutstrom für den gesamten unteren Körperbereich, der venöse Rückfluss aus dem unteren Körperbereich, die Lymphe aus den unteren Extremitäten und den Verdauungsorganen sowie das autonome Nervensystem mit seinen Nervenfasern das Zwerchfell überqueren müssen und bei Dysfunktionen in diesem Bereich beeinflusst werden können.

Verbindungen

- Zur Leber: Über das Lig. triangulare, das Lig. coronarium hepatis, das Lig. falciforme hepatis, das Lig. teres hepatis
- Zum Duodenum: Über den M. suspensorius duodeni (von *Treitz)*
- Zum Magen: Über das Lig. gastrophrenicum
- Zum Dickdarm: Lig. phrenicocolicum
- Zur Niere: Über die Fascia renalis und Fascia retrorenalis
- Zur Blase: Über das Lig. falciforme hepatis und Lig. teres hepatis zum Bauchnabel und von dort weiter über die Chorda urachi zur Blase

- Zum Schambein: Über die Linea alba abdominalis
- Zum Herzen: Über das Lig. phrenicopericardiaca ist der mediale Teil des Centrum tendineum mit dem Perikard verwachsen
- Zur Lunge: Über das Lig. phrenicopleurale
- Zur Trachea: Über das Lig. pulmonale
- Zur Fascia endothoracica: über die fasziale Bedeckung des Zwerchfells
- Zum Schädel: Über die faszialen Verbindungen vom Zwerchfell zum Perikard und vom Perikard, z. B. über die Carotisscheide, weiter zum Schläfenbein und Unterkiefer. Über die Anheftung des Zwerchfells am Lig. longitudinale anterius zur Pars basilaris des Hinterhaupts. Über die Fascia phrenicopleuralis an die Pleurakuppel der Lungenspitze und weiter über die Lamina praevertebralis fasciae cervicalis zum Tuberculum pharyngeum des Hinterhaupts.
  Über fasziale Verbindungen zum Ösophagus, weiter zur Fascia buccopharyngea mit Anheftung am Hinterhaupt-, Keil- und Schläfenbein.
  Diese Beispiele erklären, warum bei einem chronischen Zwerchfellhypertonus die Beweglichkeit des kraniosakralen Systems meist eingeschränkt ist.
  Eine weitere enge Beziehung zum Schädel wird durch die embryologische Entwicklung des Zwerchfells deutlich. Das Centrum tendineum des Zwerchfells nimmt seinen Ursprung vom Septum transversum an der Region der Schädelbasis und beginnt von dort seinen Abstieg zu seiner späteren Position.

Beeinflussungsmöglichkeiten des Zwerchfells

Das Zwerchfell beeinflusst
- die Atmung
- die Statik
- die Zirkulation
- die Verdauung
- die Lautbildung

Atmung. Bei der sekundär respiratorischen Einatmung stützt sich das Centrum tendineum des Zwerchfells auf die viszeralen Organe. Dadurch kommt es bei einer Kontraktion der Pars costalis zur Rippenhebung. Eine Kontraktion der Pars sternalis führt zur Dorsalbewegung des Xiphoids und eine Kontraktion der Pars lumbalis zur Abnahme der Konvexität der unteren thorakalen Wirbelsäule.

Statik. Das Zwerchfell nimmt in der Statik des Körpers eine Schlüsselposition ein, da es als Hebel zwischen der hinteren und vorderen Schwerkraftslinie des Körpers wirkt. Es ist für das Gleichgewicht in Ruhe wie auch in Bewegung zwischen der hinteren und vorderen Muskelkette sowie zwischen den gekreuzten Muskelketten verantwortlich. Indirekt führt die Kontraktion des Zwerchfells zu einer Abflachung der Wirbelsäulenkrümmung. Außerdem verbindet es die oberen mit den unteren Diaphragmata.

Form und Lage des Zwerchfells sind für seine Funktion und die seiner Nachbarorgane von besonderer Bedeutung. Deshalb werden im Folgenden die bestimmenden Faktoren für die Lage des Zwerchfells aufgeführt:

1. Elastizität und Spannung der Zwerchfellmuskulatur und des Centrum tendineum
2. Ligamentäre Verbindungen zu Organen (s. S. 387)
3. a) Der vom Brustraum auf das Zwerchfell wirkende Druck
   b) Die Form der an das Zwerchfell angelagerten Brustorgane
4. a) Der vom Bauchraum auf das Zwerchfell wirkende Druck
   b) Die Form der an das Zwerchfell angelagerten Bauchorgane
5. Position der 6 unteren Rippen, des Brustbeins und der oberen Lendenwirbel

6. a) Der Einfluss der Schwerkraftslinie der Körperrückseite über die Pars lumbalis
   b) Der Einfluss der Schwerkraftslinie der Körpervorderseite über die Pars sternalis
   c) Der Einfluss der Schwerkraftslinie der lateralen Statik über seine gekreuzten Muskelfasern

Zirkulation: Bei der Inspiration entsteht eine Zunahme des abdominalen und Abnahme des intrathorakalen Druckes. Dadurch kommt es zu einem venösen Rückfluss zum Herzen. Auch der Lymphrückfluss in den Thorax wird so stimuliert.
Verdauung. Die Bewegung des Zwerchfells erleichtert die Passage im Ösophagus, die Vermischung des Mageninhaltes sowie die Peristaltik des Darmes. Durch Anspannung (Pressen) kann das Zwerchfell in Zusammenarbeit mit den Bauchwandmuskeln bei lumbaler Kyphose die Defäkation oder die Entbindung erleichtern.
Lautbildung. Zusammen mit dem M. transversus beeinflusst das Zwerchfell den Luftstrom im Kehlkopf (Vibration der Stimmbänder, Resonanz des Rachenraums etc.)

Beteiligung bei Krankheiten

Bei einer großen Anzahl von Krankheiten kann das Zwerchfell mit betroffen werden. Dabei kann es zu einem Zwerchfellhoch- oder tiefstand oder zu anderen Störungen des Zwerchfells kommen und damit auch das kraniosakrale System und die fasziale Beweglichkeit beeinträchtigt werden, z. B. bei:

- Entzündung oder Erkrankung des Rippenfells, des Herzbeutels, der Gallenblase/-gänge, der Leber
- Entzündungen der Strukturen, die das Zwerchfell durchqueren
- Blähbauch
- Störungen im Verlauf der Nervenversorgung des Zwerchfells, z. B. an der Halswirbelsäule
- Störungen der Ansatzstellen der Zwerchfellmuskulatur
- Störungen des M. psoas und des M. quadratus lumborum
- Störungen der faszialen Verbindungen zum Zwerchfell

Bei erhöhtem abdominalen Druck wird das Zwerchfell nach oben gedrängt und es kommt zu einem spastischen Zwerchfell in Inspirationsposition.
Bei erniedrigtem abdominalen Druck mit abdominaler Ptosis fehlt dem Zwerchfell die Stütze der Viszera, und es kommt zu einem Tiefstand des Zwerchfells mit der Folge von Fibrosierungen.

Zervikothorakales Diaphragma *(Abb. 16.9)*

Der zervikothorakale Übergang ist eine weitere Stelle quer verlaufender knöcherner, muskulärer und bindegewebiger Strukturen, die die longitudinale Faszienbeweglichkeit wie auch die feine Beweglichkeit der Schädelknochen beeinträchtigen können. Außerdem kann der venöse Abfluss des Schädels über die Vena jugularis interna und der arterielle Zufluss über die A. carotis interna behindert werden. Die anatomischen Strukturen in diesem Gebiet sind außerordentlich kompliziert.

Beteiligte Strukturen:

- Knöchern: Clavicula, Acromion des Schulterblattes, Manubrium und Corpus des Brustbeins, die oberen Rippen, die unteren Hals- und oberen Brustwirbel (C 6 bis Th 2), Art. sternocostalis, Art. sternoclavicularis, Art. costovertebrales C7-Th2, Os hyoideum
- Muskulär: Infrahyoidale Muskeln, Platysma, M. sternocleidomastoideus, Mm. scaleni, M. trapezius, M. deltoideus, M. levator scapulae, Spleniusmuskeln, tiefe Nackenmuskeln usw.

- Viszeral: Ösophagus, Trachea, Schilddrüse, Herz, Lunge
- Nerval: N. vagus, N. phrenicus, N. laryngeus recurrens, Truncus sympathicus (Ganglion stellatum)
- Vaskulär: Truncus brachiocephalicus, A. carotis communis, A. subclavia, A. vertebralis, A. thoracica interna, Vena jugularis, (Ductus thoracicus und der Venenwinkel auf Höhe des Schlüsselbeins)

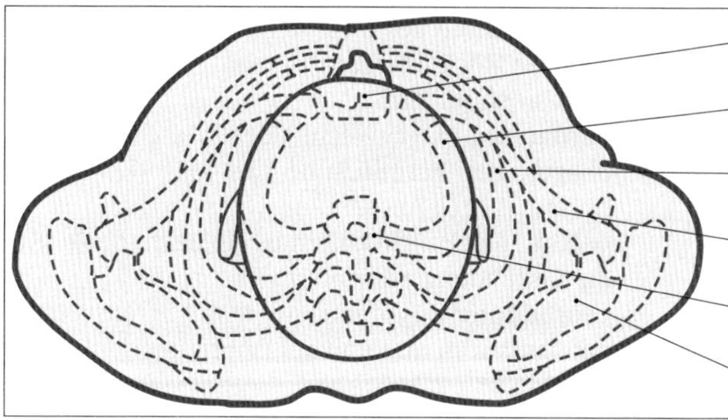

16.9

Thorax-Eingang (Ansicht von oben)

Muskulatur des zervikothorakalen Übergangs
(Abb. 16.10 und *16.11)*

Die Muskulatur des zervikothorakalen Übergangs kann schematisch in 4 Seiten unterteilt werden.

- Hintere Seite: Der Raum zwischen dem Hinterhaupt, dem Akromioklavikulargelenk und den oberen Brustwirbeln.
- Vordere Seite: Der Raum zwischen dem Unterkiefer, dem Zungenbein und dem Tuberculum anterior der Halswirbelquerfortsätze bis zur 1. und 2. Rippe, dem Brust- und Schlüsselbein.
- Seitliche Seiten: Die Räume zwischen Hinterhaupt, Warzenfortsatz und dem hinteren Tuberculum der Halswirbelquerfortsätze bis zum Schulterblatt und den Rippen.

Einige Muskeln sind aufgrund ihres Verlaufs in mehreren Seiten anzutreffen. Die Liste der Muskeln ist nicht vollständig; es wurden nur die praxisrelevanten Muskeln aufgeführt *(Tabelle 16.1 – 3)*.
Aufgrund des Verlaufs der zervikothorakalen Muskulatur ist festzustellen, dass sich die zervikale Wirbelsäule aus struktureller und pathophysiologischer Sicht bis zum 6. Brustwirbel erstreckt.

Besondere Aufmerksamkeit sollte auf die Verbindung der 2. Rippe mit den Mm. scaleni gerichtet werden. Ein Hypertonus der Mm. scaleni kann die Nerven und Gefäßstrukturen zwischen dem Schlüsselbein und der ersten Rippe komprimieren, mit der Folge von Brachialgien.

Tabelle 16.1: Hintere Seite

Muskel und Innervation	Ursprung	Ansatz
M. longus capitis I: Rr. ventrales Nn. cervicales I–V	Tuberculum anterior des 3.–6. Halswirbelquer-fortsatzes	Unterseite der Hinter-hauptsbasis
M. rectus capitis anterior I: R. ventralis n. cerv. I	Atlas	Unterseite der Hinter-hauptsbasis
M. rectus capitis posterior major I: Rr. dorsalis Nn. cerv. I+II	Dornfortsatz des Axis	Linea nuchae inferior des Hinterhaupts
M. rectus capitis posterior minor I: R. dors. n. cerv. I	Hinterer Höcker des Atlas	Linea nuchae inferior des Hinterhaupts
M. obliquus capitis superior I: Rr. dors. Nn. cerv. I+II	Atlasquerfortsatz	Oberhalb des M. rectus cap. post. maj.
M. obliquus capitis inferior I: Rr. dors. Nn. cerv. I+II	Dornfortsatz des Axis	Querfortsatz des Atlas
Mm. interspinales und intertransversarii I: Rr. dors. + ventr. Nn. spin.		
M. spinalis I: Rr. dors. Nn. spin.		
M. semispinalis capitis I: Rr. dors. Nn. spin.	4. Hals- bis 6. Brustwirbel	Hinterhaupt zw. Linea nuchae sup. und inf.
M. longissimus capitis I: Rr. dors. Nn. spin.	Querfortsatz des 3. Hals- bis 6. Brustwirbels	Proc. mastoideus des Schläfenbeins
M. longissimus cervicis I: Rr. dors. Nn. spin.	Querfortsatz des 1. bis 6. Brustwirbels	Querfortsatz des 2. bis 7. Halswirbels
M. splenius capitis I: Rr. dors. Nn. cerv.	Dornfortsatz des 4. Hals- bis 3. Brustwirbels	Seitlich an Linea nuchae sup. und Proc. mastoideus
M. splenius cervicis I: Rr. dors. Nn. verc.	Dornfortsatz des 3. bis 5. Brustwirbels	Tuberculum posterior des 1. und 2. Halswirbel-querfortsatzes
M. levator scapulae I: N. dors. scapulae, Rr. ventr. Nn. cerv. III–V	Querfortsatz des 1. bis 4. Halswirbels	Medialer Rand der Scapula
M. trapezius I: N. accessorius	Linea nuchae superior, Protuberantia occ., Lig. nuchae, Dornfortsatz des 1. bis 12. Brustwirbels	Spina scapulae, Acromion, Clavicula
Mm. rhomboidei I: N. dorsalis scapulae	Dornfortsatz des 6. Hals- bis 4. Brustwirbels	Medialer Rand des Schulterblatts

Tabelle 16.2: Laterale Seiten

Muskel und Innervation	Ursprung	Ansatz
M. trapezius	Siehe Tabelle 1	Siehe Tabelle 1
M. scalenus medius I: Rr. ventr. Nn. cerv. III – VIII, z. T. N. dors. scapulae	Querfortsatz des 2. bis 7. Halswirbels	1. Rippe, hinter dem Sulcus a. subclaviae, evtl. + 2. Rippe
M. scalenus posterior I: R. ventr. n. cerv. VII oder VIII	Querfortsatz des 5. und 6. Halswirbels	2. Rippe
M. sternocleidomastoideus I: N. accessorius	Oberrand des Brustbeins, Clavicula	Processus mastoideus, seitlich an Linea nuch. sup.

Tabelle 16.3: Vordere Seite

Muskel und Innervation	Ursprung	Ansatz
M. longus colli I: Rami ventrales der Nervi cervicales II – VI	Körper des 5. Hals- bis 3. Brustwirbels, Querfortsatz des 2. bis 5. Halswirbels	Querfortsatz des 5. bis 7. Halswirbels, Körper des 2. bis 4. Halswirbels, Tuberculum ant. des Atlas
M. scalenus medius	Siehe Tabelle 2	Siehe Tabelle 2
M. scalenus anterior I: Rr. ventr. Nn. cerv. IV + VIII	Querfortsatz des 3. bis 6. Halswirbels	Tuberculum m. scaleni anterioris der 1. Rippe
M. geniohyoideus I: Rr. ventr. Nn. cerv. I + II über den N. hypoglossus	Spina mentalis des Unterkiefers	Zungenbeinkörper
M. mylohyoideus I: N. mylohyoideus aus N. V/3	Linea mylohyoidea des Unterkiefers	Zungenbeinkörper
M. digastricus I: N. mylohyoideus und facialis	Incisura mastoidea des Schläfenbeins	Fossa digastrica des Unterkiefers; über eine sehnige Schlinge am Zungenbein verlaufend
M. stylohyoideus I: N. facialis	Processus styloideus des Schläfenbeins	Kleines Zungenbeinhorn
M. sternohyoideus I: Plexus cervicalis	Oberes Brustbein, Articulatio sternoclavicularis	Körper des Zungenbeins
M. sternothyroideus	Oberes Brustbein	Schildknorpel
M. thyrohyoideus	Schildknorpel	Körper und großes Horn des Zungenbeins
M. omohyoideus I. der letzten 4 Muskeln: Ansa cervicalis (C. 1 – 4)	Oberrand des Schulterblattes, medial der Incisura scapulae	Zungenbeinkörper
M. constrictor pharyngeus medius I: Plexus pharyngeus	Zungenbein (Cornu minus und majus)	Raphe pharyngeus
M. subclavius I: N. subclavius	1. Rippenknorpel	Unterfläche des Schlüsselbeins

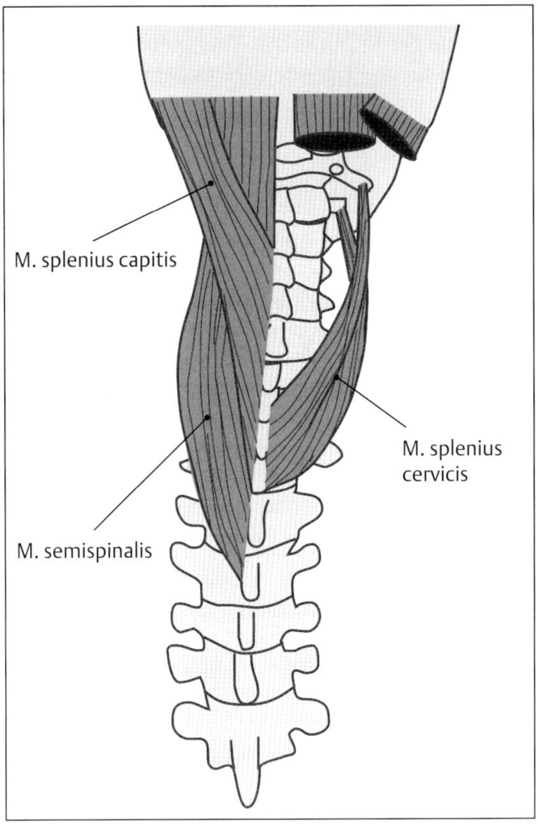

16.10

Muskulatur des zervikothorakalen Übergangs

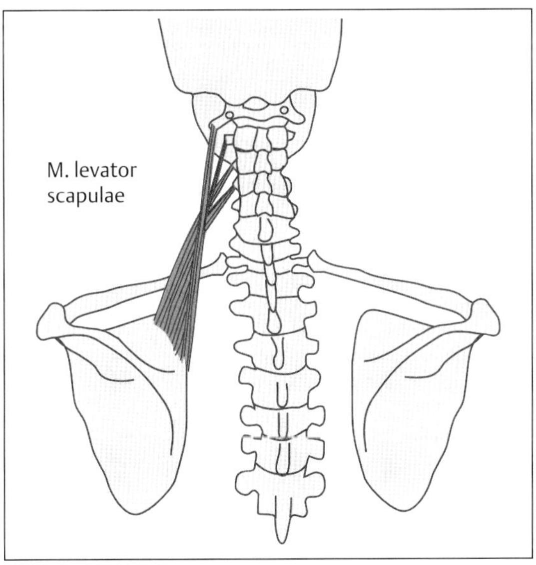

16.11

M. levator scapulae

Faszienverlauf

Die fasziale Kontinuität und der fasziale Verlauf sind für die Diagnose und Therapie des Kraniosakral-Therapeuten von besonderem Interesse. Deshalb werden sie im Folgenden etwas detaillierter beschrieben. Am zervikothorakalen Übergang können folgende Faszienblätter unterschieden werden *(Abb. 16.12):*

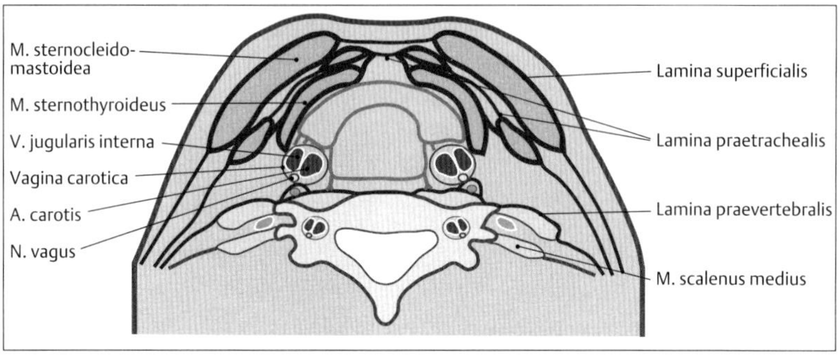

16.12

Halsfaszie auf Höhe von C6 (Ansicht von oben)

Lamina superficialis fasciae cervicalis *(Abb. 16.13)*

▶ Ein oberflächliches Blatt, das den M. sternocleidomastoideus sowie den M. trapezius umhüllt

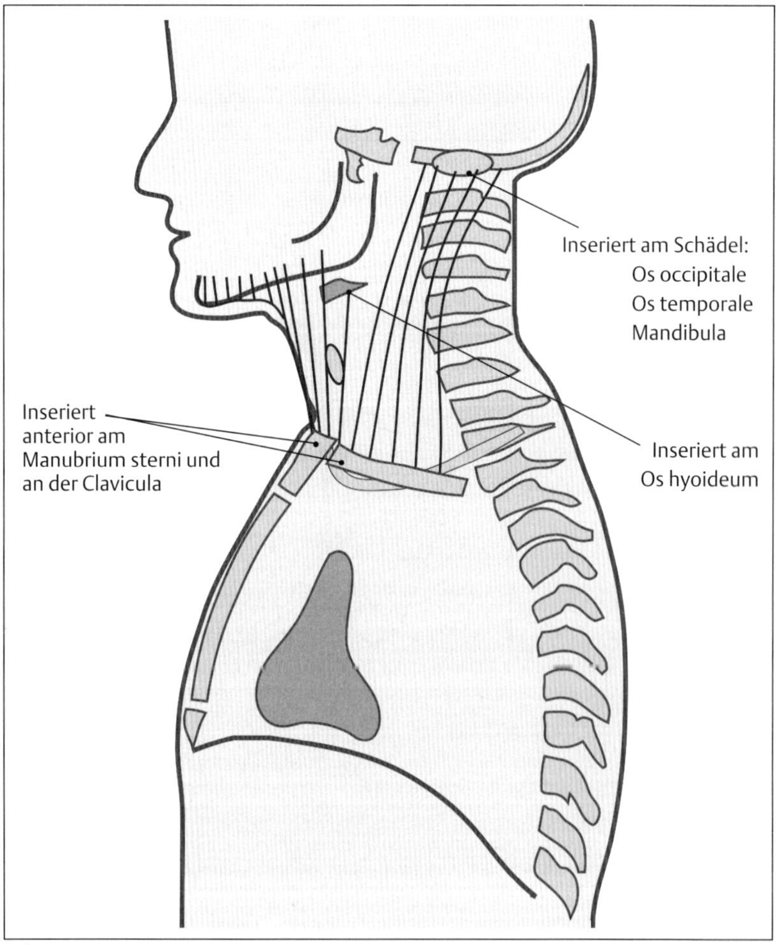

16.13

Lamina cervicalis superficialis

- Die Lamina superficialis liegt unter dem Platysma
- Sie setzt am Vorderrand des Manubriums, am Schlüsselbein, am Zungenbein und am Unterkiefer an
- Kaudal vereinigt sie sich mit der Fascia pectoralis
- Kranial geht sie in die Fascia masseterica, parotidea, temporalis und in die Galea aponeurotica über
- Dorsal verbindet sie sich mit der Nackenfaszie (Fascia nuchae) und über eine Bindegewebsnaht am Ansatz des Lig. nuchae mit der tiefen Halsfaszie sowie mit dem Gewebe der Nackenmuskulatur
- Zudem umhüllt die Lamina superficialis die muskulären und ligamentären Anheftungen am Processus styloideus

Durch den schrägen Verlauf dieser Faszie und der von ihr umhüllten Muskeln können über ihre knöchernen Anheftungen der Flüssigkeitsstrom und die fasziale Beweglichkeit der oberen Thoraxapertur beeinträchtigt werden.

Lamina praetrachealis fasciae cervicalis *(Abb. 16.14)*

- Ein mittleres Blatt, das die unteren Zungenbeinmuskeln umschließt
- Die Lamina praetrachealis breitet sich zwischen den beiden Mm. omohyoidei aus, ist mit ihnen verwachsen und kann von ihnen gespannt werden. Anspannung des M. omohyoideus führt zu einer Erweiterung der V. jugularis interna
- Sie liegt vor den Halseingeweiden
- Angeheftet ist sie an der Rückseite der Schlüsselbeine, des Brustbeins und am Zungenbein
- Die mittlere Halsfaszie beteiligt sich auch an der Bildung der Gefäßnervenscheide für V. jugularis, A. carotis und N. vagus. So kann durch einen erhöhten Muskeltonus und eine gesteigerte Faszialspannung in diesem Gebiet der venöse Abfluss aus dem Schädel behindert werden (s. auch *Abb. 16.12)*
- Die Lamina praetrachealis ist in der Medianlinie zwischen Zungenbein und Isthmus der Schilddrüse mit der Lamina superficialis verwachsen
- Weiter unten entfernen sich die beiden Faszienblätter wieder voneinander und bilden die Begrenzung der Suprasternalloge (mit dem Arcus venosus juguli)

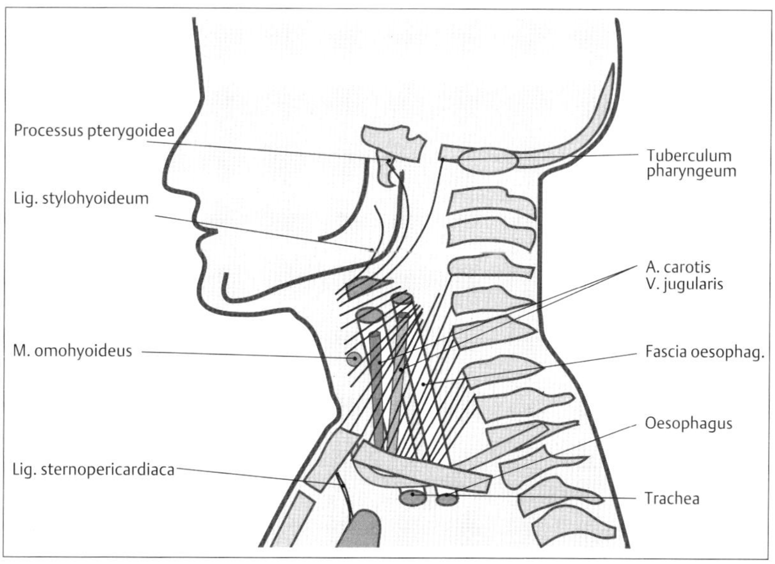

16.14
Lamina cervicalis praetrachealis

Lamina praevertebralis fasciae cervicalis *(Abb. 16.15)*

- Ein tief gelegenes Blatt, das den Kopf mit dem Brustkorb verbindet
- Sie verläuft auf der Sutura occipitomastoidea, hinter der Fossa jugularis sowie parallel zur Sutura petrobasilaris und petrojugularis
- Die Lamina praevertebralis ist nahe dem Tuberculum pharyngeum des Hinterhaupts fixiert und verläuft bis zum 3. Brustwirbel, wo es mit dem Lig. longitudinale anterius der Wirbelsäule verwachsen ist
- Dadurch verläuft sie kontinuierlich vom Schädel weiter über die vorderen Anteile der Wirbelfaszien bis zum Steißbein
- Die Mm. scaleni werden von ihr bedeckt
- Über die Mm. scaleni erreicht sie das Schlüsselbein wie auch die Außenfläche des Brustkorbs und geht in die Achselscheide über
- In der Achselhöhle umhüllt sie die A. subclavia und bedeckt den Plexus brachialis. So entsteht eine fasziale Kontinuität bis zum Oberarm
- Das tiefe Faszienblatt geht in die Faszie der Thoraxinnenmuskulatur und in die Fascia endothoracica (eine Verschiebeschicht zwischen Rippenfell und Brustkorb) über und bildet faserige Kuppeln über der Lungenspitze

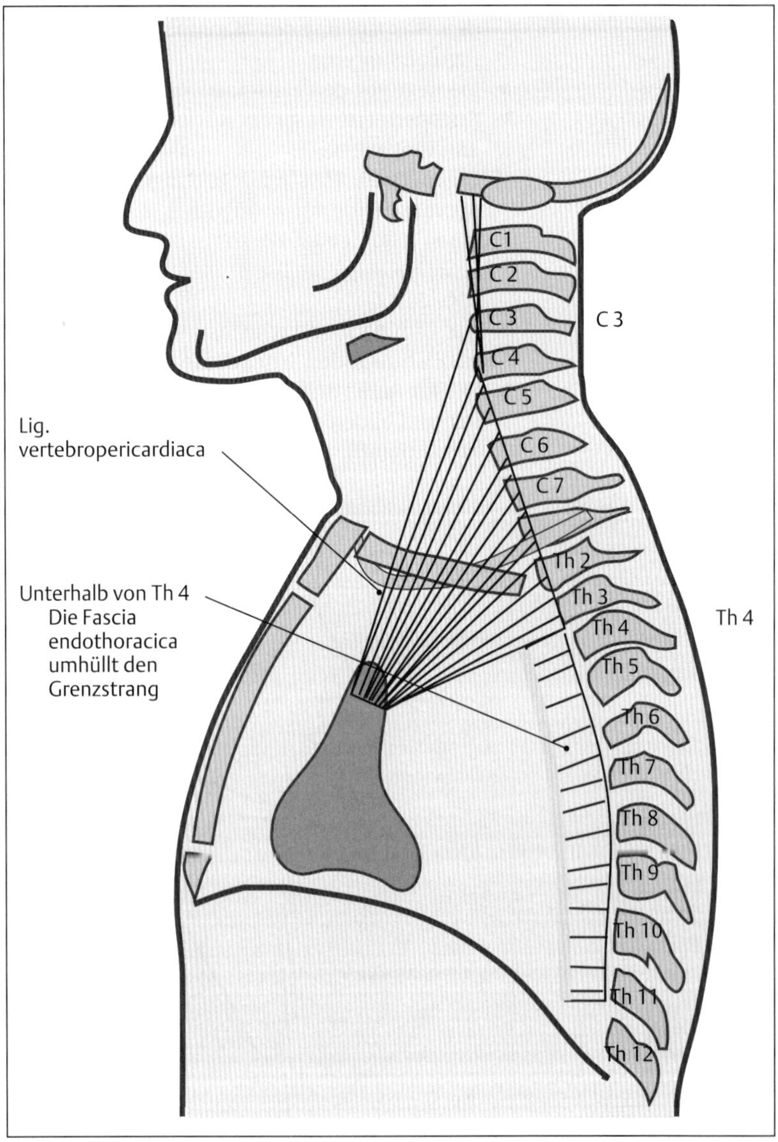

16.15
Lamina cervicalis praevertebralis

- Die Lamina praevertebralis verbindet sich über die Faszie der Mm. scaleni und die Faszie des M. levator scapulae mit dem oberflächlichen Faszienblatt der Nackenmuskeln (Fascia nuchae)
- So werden auch der M. rectus capitis major und minor, der M. obliquus capitis superior, der M. semispinalis capitis und der M. splenius capitis von ihr umhüllt
- Die tiefe Faszienschicht enthält außerdem den sympathischen Grenzstrang, die drei Halsganglien und den N. phrenicus. Die tiefe (Lamina praevertebralis) Faszienschicht liegt hinter der viszeralen Loge (Ösophagus, Trachea, Schilddrüse), die wiederum am Zwerchfell verankert ist

Therapeutisch ist von Bedeutung, dass der Schädel von den ersten beiden Brustsegmenten des Rückenmarks sympathisch innerviert wird. Präganglionäre Fasern verlassen das Rückenmark und erreichen den Grenzstrang im Brustbereich, von wo sie in den Halsbereich aufsteigen. Dort führen postganglionäre Fasern über synaptische Verbindungen zu Muskeln, Blutgefäßen und Drüsen des Halses und des Schädels.
Alle drei Faszienschichten sind direkt oder indirekt am Tuberculum pharyngeum an der Unterseite der Pars basilaris des Hinterhaupts befestigt!

Weitere fasziale Strukturen *(Abb. 16.16–16.18)**

„Rideau stylien"

Anheftung von posterior nach anterior:
- Entlang des vorderen Randes des Processus mastoideus
- Am vorderen Rand des M. sternocleidomastoideus
- Am M. digastricus
- Am Processus styloideus
- Am M. styloglossus: Vom Processus styloideus in den seitlichen Teil der Zunge
- Am Lig. stylomandibulare
- Am Lig. stylohyoideum
- Am M. stylohyoideus
- Vorbei am vorderen Rand des Canalis caroticus
- Verbindung mit der Fascia buccopharyngea

Fascia buccopharyngea und viszerale Loge

Die Fascia buccopharyngea bedeckt den M. buccinator und setzt sich nach posterior in die Raphe pterygomandibularis sowie in die Faszie der Schlundschnürer fort.
Anheftung der viszeralen Loge:
- Nach oben als Fascia pharyngobasilaris am Tuberculum pharyngeum des Hinterhaupts fest verankert
- An der unteren Fläche der Pars petrosa des Schläfenbeins bis zum medialen Rand des Canalis caroticus
- Am Foramen lacerum
- Am Lig. pterygomandibularis
- An der Lamina medialis des Processus pterygoideus
- Am hinteren Teil der Linea mylohyoidea
- Am Lig. stylohyoideum
- An den Cornuae des Zungenbeins
- An der Membrana thyrohyoidea
- An der hinteren Seite der Knorpelspangen des Kehlkopfes

*Die folgende Darstellung faszialer Strukturen basiert auf Beschreibungen der Anatomen *A. Buchet* und *J. Cuilleret* (Anatomie, topographique descriptive et fonctionelle I. Simep, Paris 1991, S. 336 f., S. 445) sowie auf Skriptaufzeichnungen des Osteopathen *Mark Wyvekens*.

Raphe pterygomandibularis

Dieser Sehnenstreifen verläuft zwischen dem Hamulus pterygoideus des Keilbeins und dem Unterkiefer. Er zieht zudem innen über das Temporomandibulargelenk. An seiner Hinterseite entspringt ein Teil der Schlundschnürer, während der M. buccinator an der Vorderseite entspringt.

Interpterygoidale Aponeurosis

Anheftung nach oben:

- An der Fissura petrotympanica, die dorsomedial von der Kiefergelenksgrube liegt
- An der Spina sphenoidale
- An den medialen Rändern des Foramen spinosum und des Foramen ovale
- Am Lig. pterygospinale (das vom Processus medialis des Processus pterygoideus zur Spina des Keilbeins verläuft)
- Nach vorne: Am hinteren Rand des Processus pterygoideus (Lamina lateralis) bis zur Raphe pterygomandibularis
- Nach unten: Am vorderen Teil des aufsteigenden Unterkieferastes befestigt
- Hinten befindet sich der freie Rand der Aponeurose, der sich mit dem Lig. sphenomandibulare verbindet (das Lig. sphenomandibulare verläuft von der Spina des Keilbeins zur Innenseite des Unterkiefers am Foramen mandibulae)

Aponeurosis pterygo-temporo-mandibulare

Anheftung:

- Nach hinten: Am vorderen Rand des Collum processus condylaris des Unterkiefers
- Nach vorne: An der Lamina lateralis des Processus pterygoideus
- Der obere Rand wird durch das Ligament von *Hyrtl* verstärkt
- Der untere Rand ist frei. Er läuft auf der medialen Seite des M. pterygoideus lateralis aus

Aponeurosis palatina

Diese Sehnenplatte ist die Fortsetzung der Gaumenmuskeln und der Knochenhaut des harten Gaumens.

Anheftung:

- Am hinteren Rand der Lamina horizontalis der Gaumenbeine
- An der Lamina medialis des Processus pterygoideus des Keilbeins

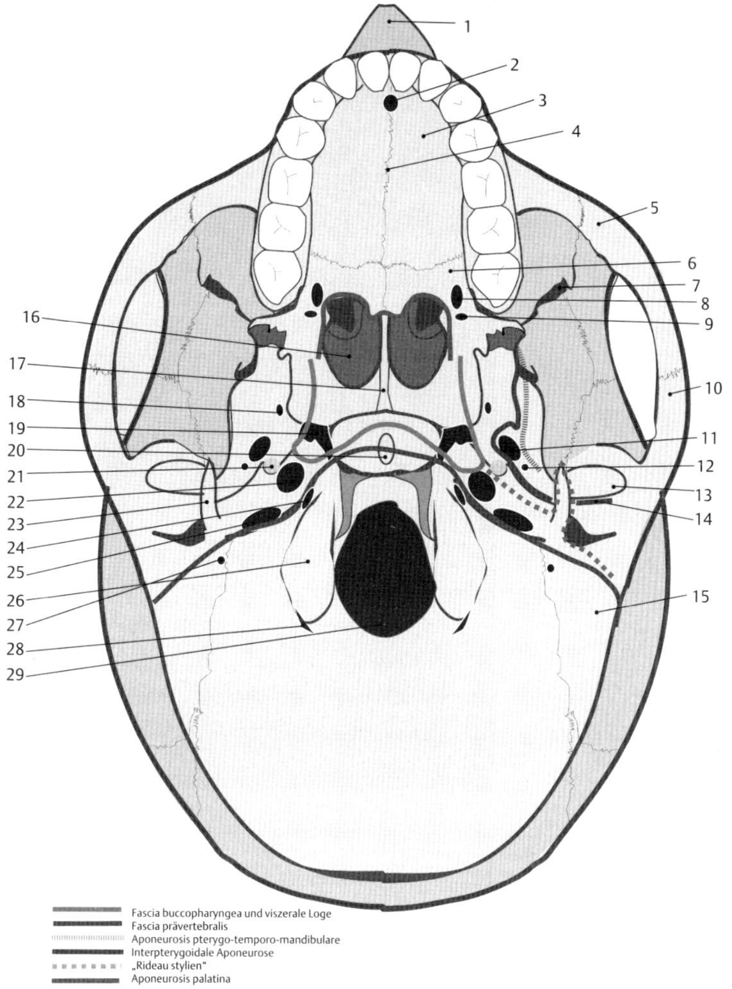

1 Os nasale
2 Foramen incisivum
3 Maxilla
4 Sutura intermaxillaris
5 Processus temporalis ossis zygomaticus
6 Os palatinum
7 Fissura orbitalis superior
8 Foramen palatinum majus
9 Foramen palatinum minor
10 Processus zygomaticus ossis temporalis
11 Foramen ovale
12 Foramen spinosum
13 Fossa mandibularis
14 Fissura petrotympanica
15 Processus mastoideus
16 Choanae
17 Vomer
18 Canalis pterygoideus
19 Foramen lacerum
20 Tuberculum pharyngeum
21 Tuba auditiva
22 Canalis caroticus
23 Processus styloideus
24 Canalis hypoglossi
25 Foramen jugulare
26 Condylus occipitalis
27 Foramen stylomastoideum

16.16

Faszienanheftung an der Schädelbasis

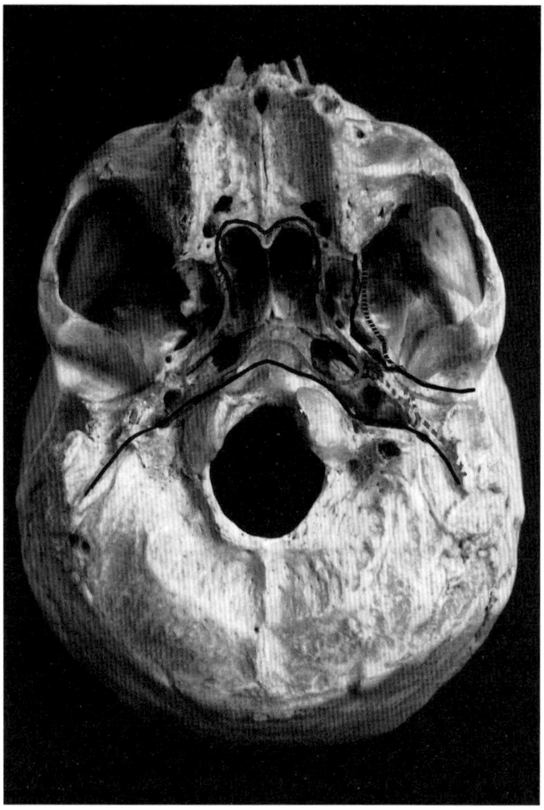

16.17

Faszienanheftung an der Schädelbasis (Foto)

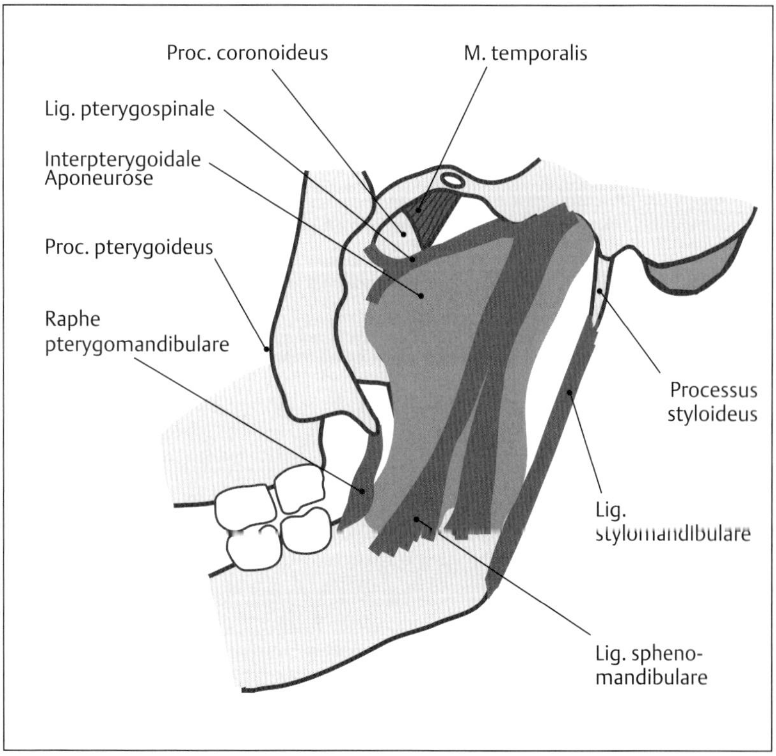

16.18

Fasziale Verbindungen (Ansicht von medial)

Zentrale Sehne

Als zentrale Sehne werden die faszialen und muskulären Strukturen bezeichnet, die eine Verbindung herstellen zwischen dem Centrum tendineum des Beckenbodens und dem Tuberculum pharyngeum der Schädelbasis *(Abb. 16.19 – 16.21)*.

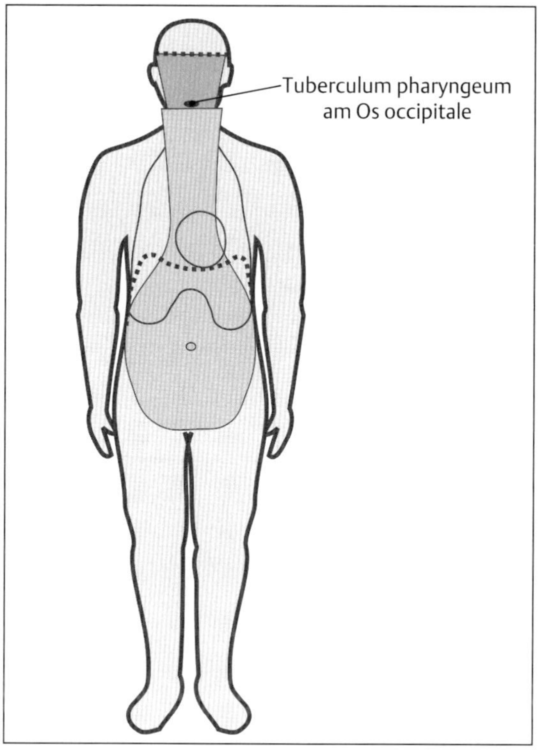

16.19
Die zentrale Sehne und ihre Anheftung am Tuberculum pharyngeum

Die Komplexität dieser Strukturen darf nicht darüber hinwegtäuschen, dass es letztendlich eine Faszienschicht ist, die Umhüllungen, Taschen, Einschübe etc. für die dortigen Strukturen bildet. Für Kraniosakral-Osteopathen ist es vor allem wichtig zu verstehen, dass diese vielfältigen Strukturen eine große Anzahl von Möglichkeiten darstellen, das kraniosakrale System, die freie Faszienbeweglichkeit und die freie Flüssigkeitsbewegung zu beeinträchtigen. Aus diesem Grunde ist es unumgänglich, Restriktionen in diesem Bereich zu lösen, um ein sich frei entfaltendes kraniosakrales System zu gewährleisten.

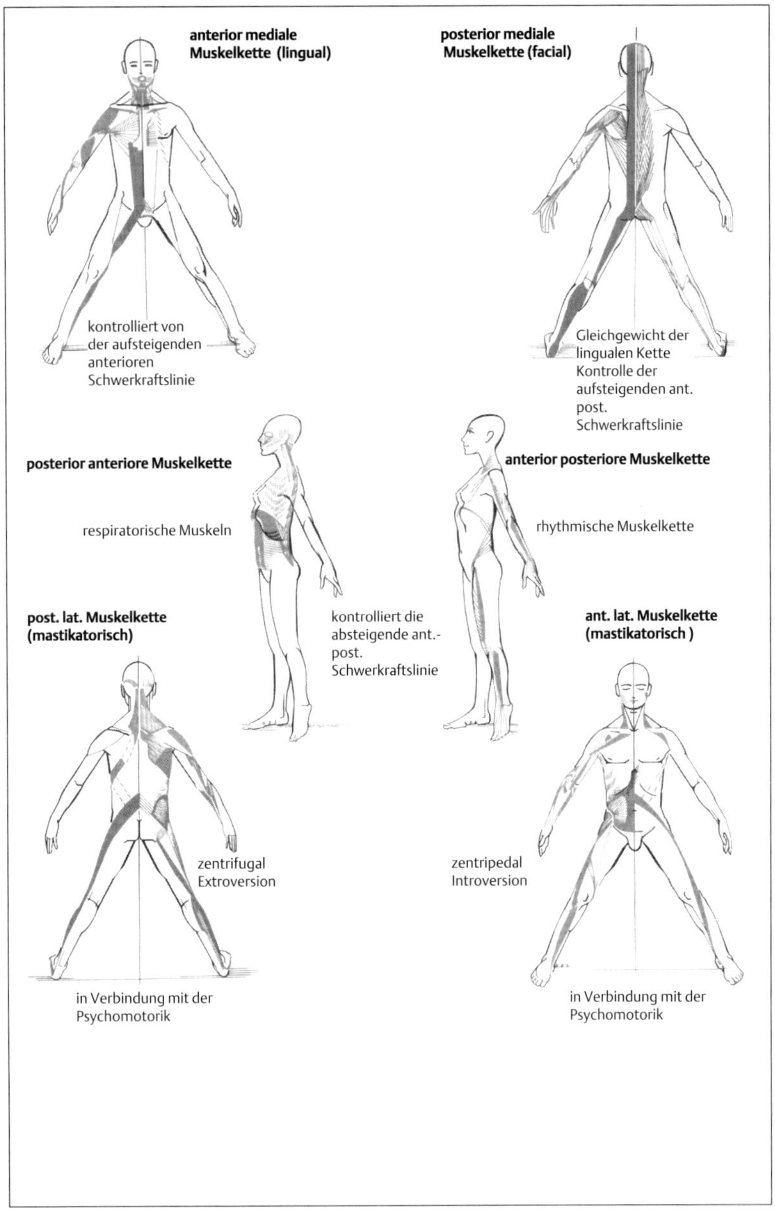

16.20

Muskelkettenschema (aus: G.struyf-Denys, Les chaînes musculaires et articulaires. 4. Aufl., I.C.T.G.D.S., Brüssel 1991)

Absteigende anterior posteriore Schwerkraftslinie:
Verlauf: Vom anterioren Rand des Foramen magnum durch den Corpus von Th11 und 12, durch die Gelenkverbindung von L4/L5 bis zur Steißbeinspitze
Funktion: Vereinigt die Wirbelsäule zu einem funktionellen Gelenksystem, dessen Zentrum sich auf Höhe von Th11 und Th12 befindet.

Aufsteigende posterior anteriore Schwerkraftslinie:
Verlauf: Sie beginnt beidseitig im Hüftgelenk, durch den Druck des Femurkopfes im Acetabulum. Die Linien verlaufen anterior von L3, anterior von Th4 und enden am posterioren Rand des Foramen magnum.
Funktion: Verstärkt die Stütze für die Becken- und Bauchorgane. Lenkt die Kräfte am Atlantookzipitalgelenk zu Th2 und zur 2. Rippe. Die Doppellinie entlastet L3, indem sie Spannungen zum Femurkopf lenkt.

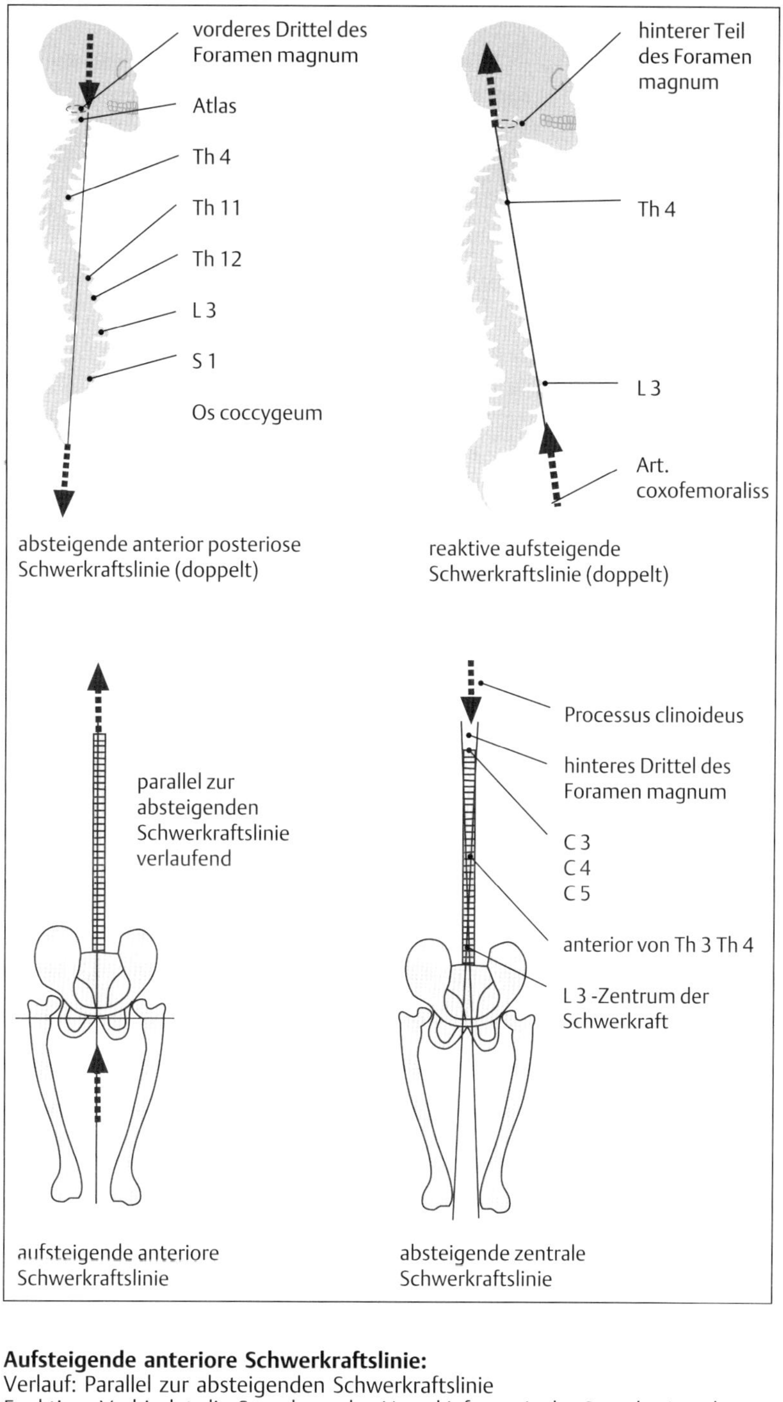

16.21

Schwerkraftslinien nach Littlejohn

Aufsteigende anteriore Schwerkraftslinie:
Verlauf: Parallel zur absteigenden Schwerkraftslinie
Funktion: Verbindet die Symphyse des Unterkiefers mit der Symphysis pubis

Absteigende zentrale Schwerkraftslinie:
Verlauf: Vom Vertex, posterior der Processi clinoidei, hinteres Drittel des Foramen magnum, Querfortsätze von C3 – C6, anterior von Th3, Th4, am unteren Rand der 3. Rippe, Corpus L1 – L4, Innenseite der Knie bis zu den Füßen.
Funktion: L3 stellt das Zentrum der Schwerkraft im Körper dar.

Os hyoideum *(Abb. 16.22 und 16.23, s. auch Kap. 5)*

Dieser hufeisenförmige quer verlaufende Knochen befindet sich an der Knickstelle des Mundboden-Halswinkels auf Höhe des 3. Halswirbels. Verbunden ist das Zungenbein mit anderen Knochen nur über Muskeln, Ligamente und Faszien: Unterkiefer, Schläfenbein, Brustbein, Schlüsselbein, Schulterblatt, Wirbelsäule.

Die Zungenbeinmuskulatur ebenso wie die anderen Verbindungen des Zungenbeins wurden bereits beschrieben (S. 127 f. und S. 392), so dass im folgenden nur die Funktion des Zungenbeins und einige Beziehungen mit besonderer praktischer Bedeutung herausgestellt werden.

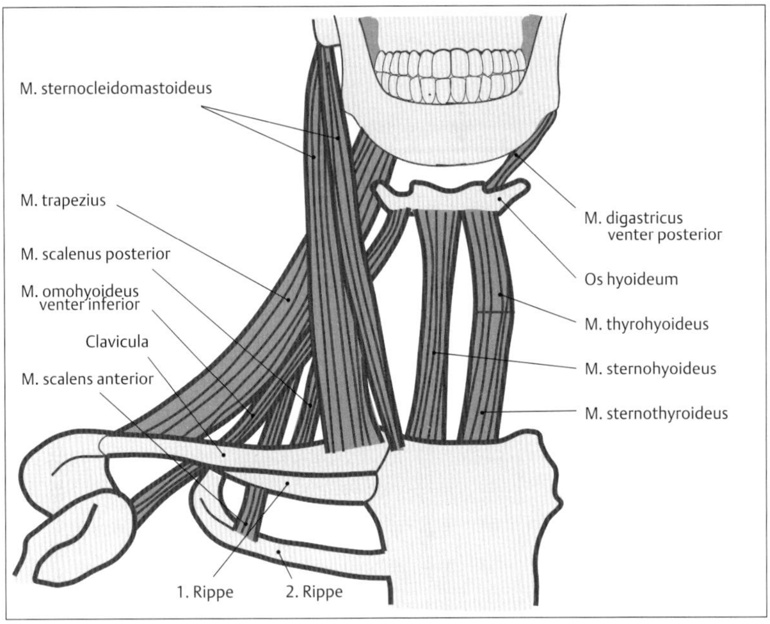

16.22
Muskuläre Verbindungen am Zungenbein

Das Zungenbein schützt den Kehlkopf und den Rachen und besitzt einen gewissen Bewegungsspielraum, der beim Schluckakt wie auch bei der Bewegung der Zunge und der Halswirbelsäule von Bedeutung ist. Das Zungenbein bietet außerdem einen Stützpunkt für die Bewegung des Unterkiefers durch die supra- und infrahyoidalen Muskeln. Obwohl die suprahyoidalen Muskeln am Hals liegen, gehören Sie zu den Kopfmuskeln und werden durch Hirnnerven innerviert, während die infrahyoidale Muskulatur die vordere Rumpfwand fortsetzt und durch die Zervikalnerven innerviert wird. Beim Schlucken wird das Zungenbein nach oben und vorne bewegt, während die unteren Zungenbeinmuskeln das Zungenbein und den Schildknorpel nach unten ziehen. Durch die ligamentäre Anheftung an der Schädelbasis, dem Lig. stylohyoideum, kann das Zungenbein nicht tiefer als bis zum 4. Halswirbel gelangen. Bei Abriss dieser Struktur kann das Zungenbein auf den Kehlkopf sinken, wodurch es sich beim Schluckakt nicht mehr mit nach oben und vorne bewegt und die Gefahr des Verschluckens entsteht.

Die Position des Zungenbeins ist Ausdruck der an ihm befestigten Muskeln, Ligamente und Faszien. Folglich kann jedes Ungleichgewicht und jede Spannungsänderung der genannten Strukturen sowie der Viszera zu einer Positionsänderung des Zungenbeins führen. *(Abb. 16.23 a und b)*

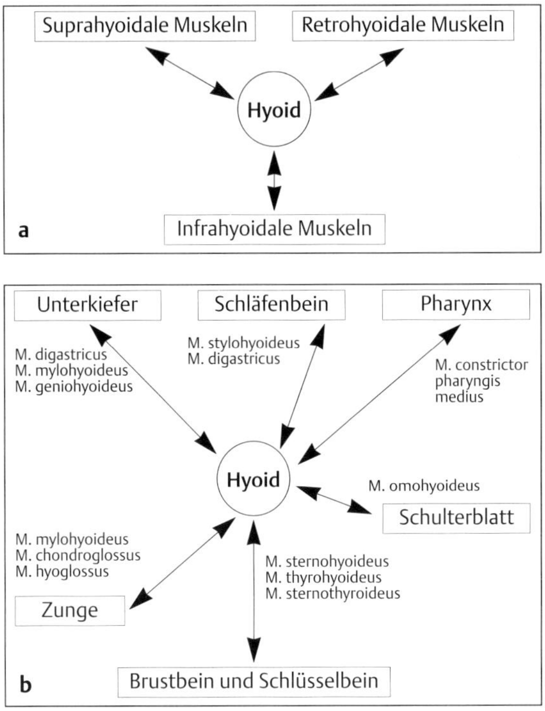

16.23
Wechselbeziehungen zwischen Zungenbein und inserierender Muskulatur (a) sowie zwischen Zungenbein, benachbarten Knochen, Zunge und Pharynx (b)

Venöse Drainage des Schädels

Bei einem Hypertonus der infrahyoidalen Muskeln kann die Vena jugularis interna eingeengt werden, wodurch die venöse Drainage des Schädels beeinträchtigt wird. Dadurch können zum Beispiel Kopfschmerzen entstehen.
Die Zwischensehne des M. omohyoideus ist mit der Lamina praetrachealis verwachsen, kann diese spannen, damit den Bulbus valvularis der V. jugularis interna etwas erweitern und somit den venösen Abfluss aus dem Schädel unterstützen.

Störungen von Seiten des Schulterblattes

Der M. omohyoideus ist durch seinen Ansatz am Schulterblatt abhängig von Spannungsverhältnissen z.B. des M. levator scapularis und der Mm. rhomboidei. Der M. omohyoideus ist nicht selten an Schultergürtelproblematiken beteiligt. Sein unterer Teil kann einen zusätzlichen Ursprung am Schlüsselbein besitzen.

Kompression der Karotisarterie

Die A. carotis communis (in einer Faszienscheide mit der V. jugularis und dem N. vagus) verläuft unter dem M. sternocleidomastoideus. Auf Höhe des Zungenbeins kann durch einen Hypertonus der sich dort befindenden Muskeln eine Kompression der Arterie verursacht werden. Die Karotisscheide wird dort von einem muskulären Dreieck umgeben, das gebildet wird vom M. omohyoideus, dem M. sternocleidomastoideus und dem hinteren Teil des M. digastricus. Der Boden dieses Dreiecks wird von den Mm. scaleni anteriores und mediales gebildet. Bedeckt wird die Karotisscheide von der Lamina superficialis.
Auf Höhe der Abzweigung der A. carotis interna und externa befindet sich die Karotisdrüse (Glomus caroticum), ein parasympathisches Ganglion, das über Chemorezeptoren an der Steuerung des Blutdruckes und der Atmung beteiligt ist.

Am Beginn der A. carotis interna befindet sich zudem der Sinus caroticus, an dessen Wände Pressorezeptoren für die Regulation des Blutdruckes lokalisiert sind. Beide werden vom R. sinus carotici (N. IX) innerviert, der auch mit dem N. X und den sympathischen Halsganglien verbunden ist. Kompression der Karotisgabel kann zu sofortiger Bewusstlosigkeit führen.

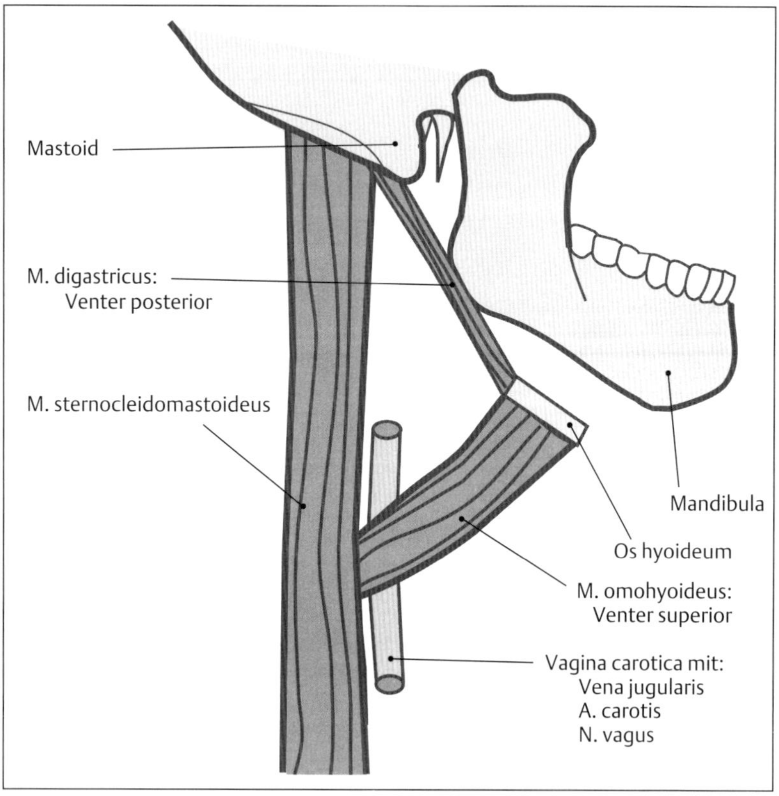

16.24

Topographie von Muskeln, Nerven und Gefäßen am Zungenbein

Tentorium cerebelli

Das Ligamentum stylohyoideum, das vom Cornu minus zum Processus styloideus des Schläfenbeins verläuft, bietet einen Mechanismus zur Herstellung eines Gleichgewichtes zwischen beiden Knochen. Über diese Verbindung übt das Zungenbein auch einen regulativen Einfluss auf Spannungen am Tentorium cerebelli aus.

Gefühl des Zusammenschnürens am Kehlkopf

Auf einen Hypertonus der suprahyoidalen Muskeln oder Ligamente können die infrahyoidalen Muskeln mit einer sekundären Spannungserhöhung reagieren, um erstere auszugleichen. Die Folge ist, dass an der Kehle ein Gefühl des Zusammenschnürens entsteht. Dieses Zusammenschnüren kann primär strukturellen oder emotionellen Ursprungs sein.
So kann ein kontinuierlicher Hypertonus des M. geniohyoideus nach *Upledger*[11] entweder durch emotionale Probleme verursacht werden oder durch Probleme des ersten Halswirbels über die Innervation des Muskels durch den ersten Zervikalnerven (und N. XII).
Auch der M. mylohyoideus kann nach *Upledger* bei einem Hypertonus indirekt zu einem Zusammenschnüren der Kehle führen, das mit Angst- und Hysteriezuständen in Verbindung steht. Auch hier ist die Genese entweder emotional oder die Folge von Störungen des N. mandibularis (N. V/3).

Schilddrüsenfunktion

Die hyoidalen Muskeln können durch ihren Tonus auch die Schilddrüsenfunktion beeinflussen. Gelegentlich strahlt sogar ein Muskelbündel vom M. thyrohyoideus in die Schilddrüsenkapsel ein (M. levator glandulae thyroideae).

Schluckstörung Heiserkeit

Beim Schlucken verkürzen sich die infrahyoidalen Muskeln und ziehen den Kehlkopf wieder nach unten. Insbesondere der M. thyrohyoideus ist in der Lage, den Kehlkopf an das Zungenbein heranzuziehen und die Stellung des Kehldeckels (Schluckakt) und des Stellknorpels (Stimmbildung) zu verändern.
Dysfunktionelle Spannungserhöhung dieser Muskeln können zu Heiserkeit oder Schluckstörungen führen.

Zungensymptomatiken

Über den M. hyoglossus und den M. chondroglossus werden die Zungenbewegung und somit die Nahrungsweiterleitung, der Saugakt und die Stimm- und Lautbildung beeinflusst.

Störungen der Stimm- und Lautbildung

Aufgrund ligamentärer, faszialer und muskulärer Verbindungen zum Kehlkopf, insbesondere zum Schildknorpel kann eine Bewegungseinschränkung des Zungenbeins sich unmittelbar auf die Phonation auswirken. Bereits erwähnt wurden die Einflüsse des Zungenbeins über die Zungenmuskeln.

Wirbelsäule

Es bestehen Wechselwirkungen zwischen dem Zungenbein und der Wirbelsäule. Schon *Littlejohn* erwähnte, dass das Zungenbein das Hinterhauptbein und den vierten Brustwirbel beeinflussen kann *(Abb. 16.25* und *16.26)*

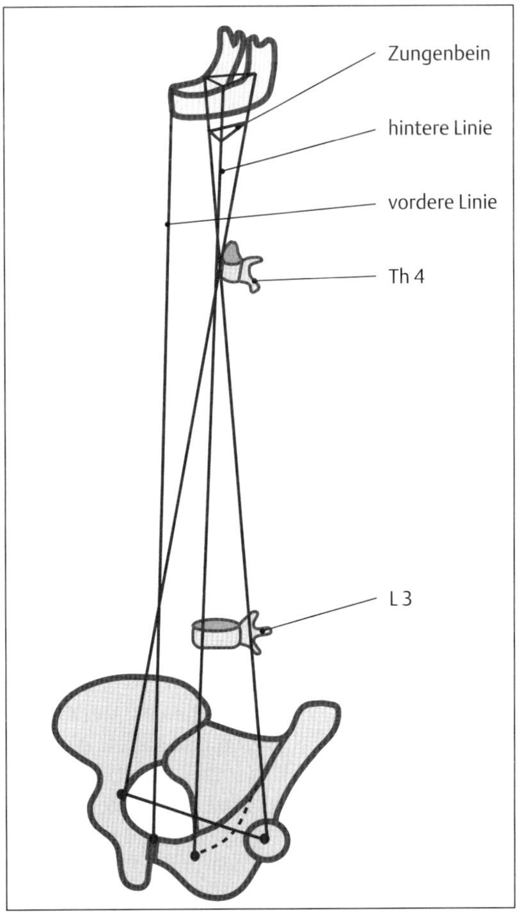

16.25

Das Vieleck der Kräfte, die an der Wirbelsäule wirken, nach Littlejohn

Eine Linie vom Vorderrand des Foramen magnum zum Steißbein. Diese steht im Gleichgewicht mit zwei Linien, die vom Hinterrand des Foramen magnum zum Acetabulum verlaufen und kreuzt diese auf Höhe von Th4. Dadurch bilden sich ober- und unterhalb von der 3. Rippe und Th4 (Zentrum der Schwerkraft) jeweils ein Dreieck. Funktionelle Verbindungslinie zwischen Symphysis des Unterkiefers und der Symphysis pubis.
Funktion: Die Dreiecke unterstützen die Wirbelsäule und die Organe.
Oberes Dreieck beinhaltet die gelenkigen Strukturen, die in Verbindung mit dem Foramen magnum stehen. Sie stellt die Basis für den Schädel dar, der auf Th4 balanciert wird. Rotationen des Schädels wirken bis zu Th4. Ein Ungleichgewicht des Zungenbeins und seiner Muskeln beeinflusst die Funktion des oberen Dreiecks.
Unteres Dreieck sichert die Bauchfunktion durch die rhythmische Aktivität des Thorax. Eine normale Beckenstatik (Basis des Dreiecks) ist die Voraussetzung für die Unterstützung der Bauchspannung.

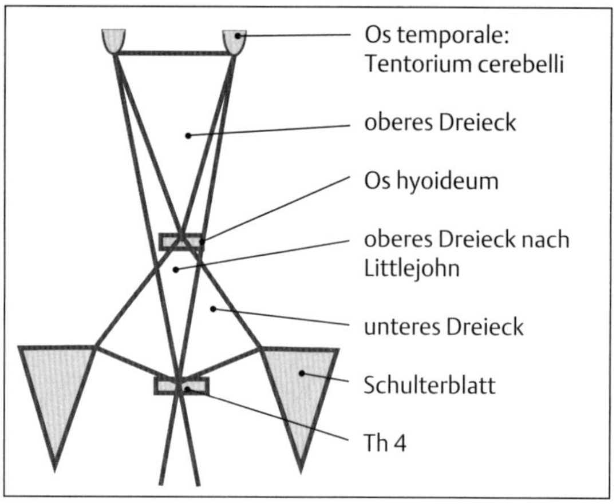

16.26

Die Integration des Zungenbeins in die Mechanik von Littlejohn

Oberes Dreieck: gebildet durch die beiden Schläfenbeine, das Zungenbein und den M. digastricus
Unteres Dreieck: gebildet durch das Zungenbein, die beiden Schulterblätter, Th4, den M. omohyoideus und den M. rhomboideus major

Bereits erwähnt wurde die nervale Verbindung des M. geniohyoideus zur Wirbelsäule.
Weiterhin ist das Zungenbein über die Anheftung des M. omohyoideus am Schulterblatt mit der Brustwirbelsäule indirekt verbunden.
Die suprahyoidalen Muskeln können den Unterkiefer nach posterior bewegen, wenn das Zungenbein durch die infrahyoidalen, aber auch insbesondere durch den M. constrictor pharyngis medius fixiert wird. Der letztgenannte Muskel verläuft um den Hals herum und setzt an der Raphe pharyngis an, die wiederum am Tuberculum pharyngeum der Schädelbasis befestigt ist und über straffes Bindegewebe mit den Halswirbeln verbunden ist. Chronische Anspannung des M. constrictor pharyngis medius kann so zu einer Dysfunktion der oberen Halswirbel führen.

Einen großen Einfluss üben auch die Halsfaszien auf die Beweglichkeit des Zungenbeins aus: Lamina cervicale superficiale, Lamina cervicale praetrachealis, Lamina suprahyoidea (vom oberen Rand des Zungenbeins zu beiden Seiten des Unterkiefers) und indirekt die Lamina praevertebralis.

Jede kleinste Spannungsänderung seiner vielfältigen muskulären, ligamentären und faszialen Verbindungen können zu einer Positionsänderung und Bewegungseinschränkung des Zungenbeins führen, so dass es bei viszeralen oder somatischen Dysfunktionen häufig mitbetroffen ist.

Kraniozervikales Diaphragma (Atlanto-Okzipitalgelenk)

Das Atlanto-Okzipitalgelenk, zusammen mit dem Atlanto-Axialgelenk und mit ihren zahlreichen muskulären Befestigungen, verbindet die Halswirbelsäule mit der Schädelbasis. Alle Muskeln und Faszien, die am Hinterhaupt ansetzen, können bei hypertoner Spannung das kraniosakrale System mehr oder minder behindern oder blockieren. In dieser Region, auf Höhe des 4. Ventrikels, liegen die meisten Hirnnervenkerne sowie die Medulla oblongata, die das Atem- und Kreislaufzentrum und andere lebenswichtige Zentren beinhaltet. Zudem kreuzen sich ungefähr auf dieser Höhe die Pyramidenbahnen, so dass diese Stelle auch für die motorische Koordination von Bewegungen besondere Bedeutung erlangt.
Die Entwicklung des zerviko-okzipitalen Übergangs weist auf die besondere Bedeutung dieser Struktur hin. Dieses Gelenk ist der am frühesten angelegte Teil des Axialskeletts.

Beim Neugeborenen ist das Atlanto-Okzipitalgelenk die einzige knöcherne Verbindung am Schädel.

Muskuläre Verbindungen *(Abb. 16.27)*

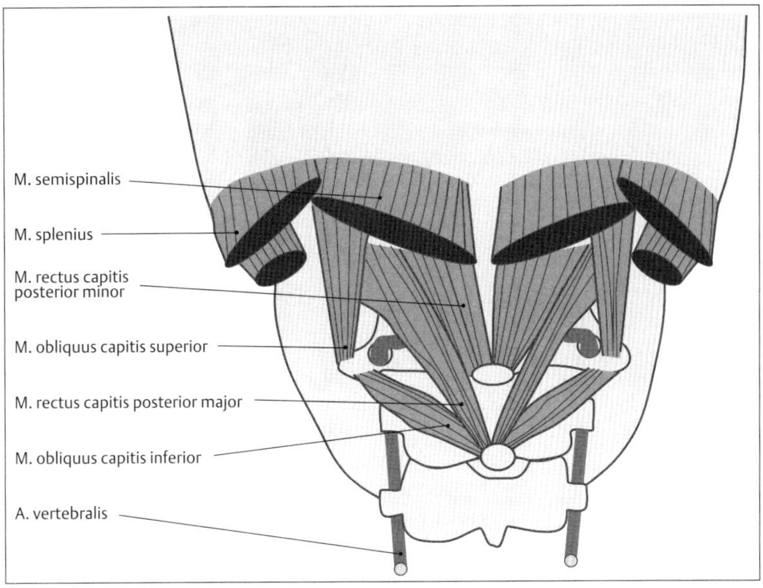

16.27

Muskulatur am Atlanto-Okzipitalgelenk

- M. longus capitis und M. rectus capitis anterior *(Abb. 16.28* und *16.29)*
  Dysfunktion: Ein beidseitiger Hypertonus des M. rectus capitis oder des M. longus capitis hat eine Extensionsdysfunktion des Schädels zur Folge, ein einseitiger Hypertonus eine Torsionsdysfunktion

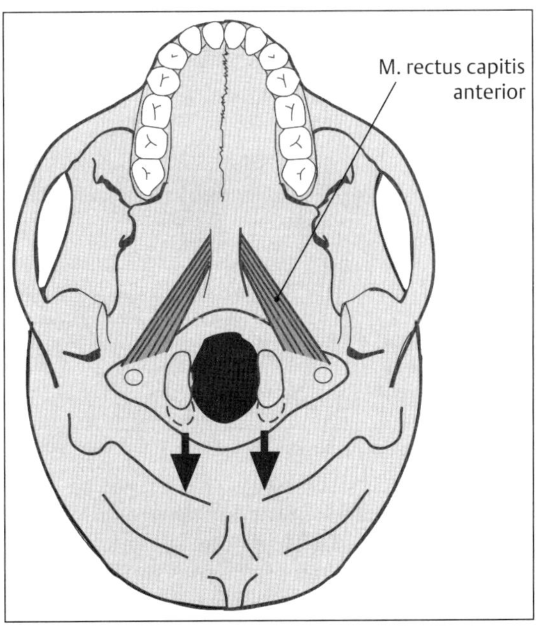

16.28

Extensionsdysfunktion der SSB durch Hypertonus des M. rectus capitis anterior

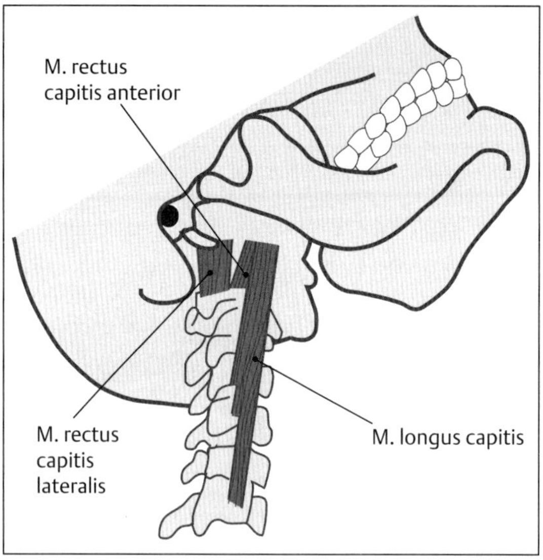

16.29
M. longus capitis, M. rectus capitis anterior und lateralis

▶ M. rectus capitis lateralis *(Abb. 16.30)*
Dysfunktion: Ein einseitiger Hypertonus neigt das Hinterhaupt zur Seite und verursacht so eine Torsionsdysfunktion der Schädelbasis. Durch seine Nähe zum Foramen jugulare kann er bei einer Verengung dieser Öffnung beteiligt sein, mit den Folgen des venösen Rückstaus ins Schädelinnere und Störungen des IX., X., und XI. Hirnnerven.

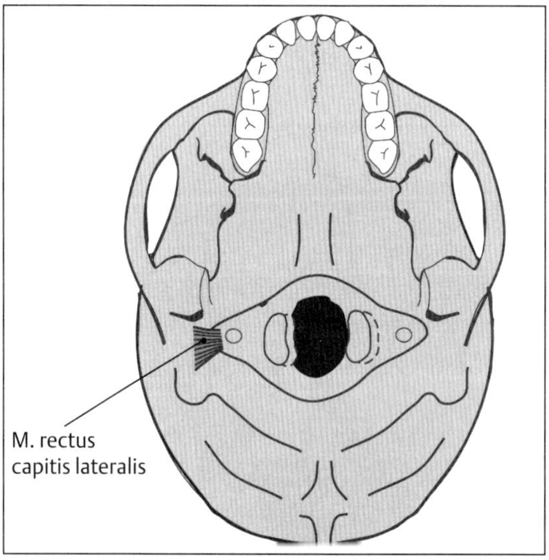

16.30
Torsion rechts der SSB durch Hypertonus des rechten M. rectus capitis lateralis

▶ M. rectus capitis posterior minor und major *(Abb. 16.31)*
Dysfunktion: Ein Hypertonus des M. rectus capitis posterior major oder minor führt zu einer Flexionsdysfunktion der Schädelbasis. Ein einseitiger Hypertonus des M. rectus capitis posterior major verursacht eine Torsion. Ein atrophischer M. rectus capitis posterior minor kann bei Nacken und Kopfextension zu einer Faltung der hinteren Dura mater spinalis in Richtung Rückenmark führen mit eventueller komprimierender Wirkung.

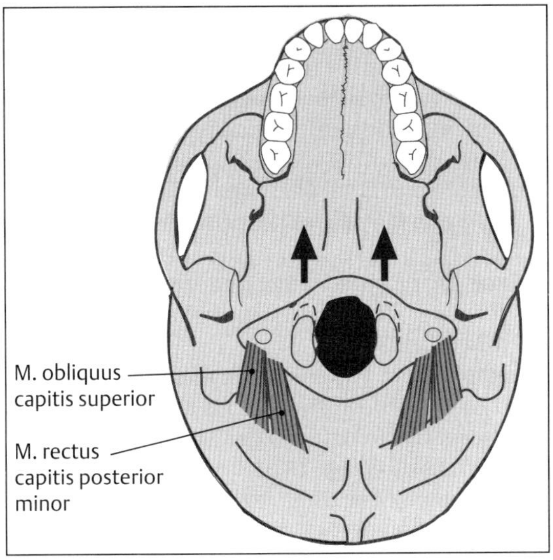

16.31

Flexionsdysfunktion der SSB durch Hypertonus des M. obliquus capitis superior und des M. rectus capitis posterior minor

► M. obliquus capitis superior *(Abb. 16.32)*
Dysfunktion: Ein beidseitiger Hypertonus des Muskels führt zu einer Flexionsdysfunktion der Schädelbasis. Ein einseitiger Hypertonus kann zu einer Seitneigungs-Rotations-Dysfunktion führen.

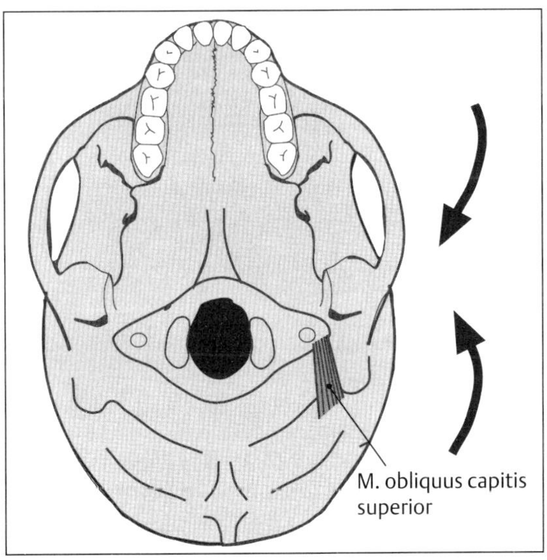

16.32

Seitneigung-Rotation rechts der SSB durch Hypertonus des M. obliquus capitis superior

► M. obliquus capitis inferior
Dysfunktion: Er setzt nicht direkt an der Schädelbasis an, beeinflusst aber, über Atlas und Axis, das Hinterhaupt in seiner feinen Beweglichkeit. Nicht zu vergessen sind dabei die Befestigung der Dura mater am Hinterhaupt und am 2. und 3. Halswirbel.
Die beiden letztgenannten Muskeln bilden zusammen mit dem M. rectus capitis posterior major das so genannte subokzipitale Dreieck, in deren Tiefe die A. vertebralis und der N. suboccipitalis verlaufen.
Bei einem Hypertonus einer dieser Muskeln kann über den N. suboccipita-

lis unter Umständen auch der Tonus der anderen Muskeln erhöht werden, mit der Folge einer Funktionsstörung der Schädelbasis.

- M. semispinalis capitis
  Dysfunktion: Ein beidseitiger Hypertonus kann eine Flexionsdysfunktion, einseitiger Hypertonus eine Torsionsdysfunktion an der Schädelbasis auslösen.
- Der M. constrictor pharyngis superior besitzt vier Anteile, die von den Processi pterygoidei des Keilbeins, der Raphe pterygomandibularis, dem Unterkiefer und der Zungenmuskulatur zur Raphe pharyngis ziehen. Die Raphe pharyngis ist eine Bindegewebsnaht, die am Tuberculum pharyngeum der Schädelbasis angeheftet ist und zwischen der Pharynxmuskulatur verläuft.
  Innervation: Plexus pharyngeus
  Dysfunktion. Ein Hypertonus dieses Muskels kann zu Flexions- und Extensionsdysfunktionen der Schädelbasis führen.
- M. trapezius *(Abb. 16.33)*
  Dysfunktion: Beidseitiger Hypertonus dieses Muskels kann eine Flexionsdysfunktion der Schädelbasis auslösen.

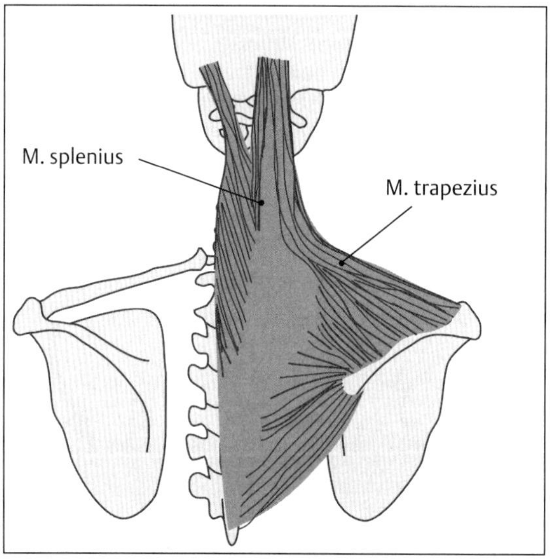

16.33

Flexionsdysfunktion der SSB durch Hypertonus des M. trapezius

- M. sternocleidomastoideus
  Dysfunktion: Da der M. sternocleidomastoideus quer über die Sutura occipitomastoidea verläuft, wird bei Hypertonus des Muskels die Beweglichkeit in dieser Schädelnaht vermindert, was zu schwerwiegenden Störungen führen kann.
  Der XI. Hirnnerv verläuft durch das Foramen jugulare, das durch einen Hypertonus des M. sternocleidomastoideus oder des M. trapezius beeinträchtigt werden kann. Das wiederum kann über den XI. Hirnnerven zu zusätzlicher Erhöhung der Muskelspannung dieser beiden Muskeln führen.
- Der M. occipitofrontalis verläuft mit seinem okzipitalen Teil von der Linea nuchae suprema in die Kopfschwarte. Nach *Upledger*[12] kann auch dieser Muskel an Bewegungsstörungen des Hinterhaupts beteiligt sein.
  Innervation: Venter occipitalis: Äste des Ramus auricularis posterior des N. facialis

- Venter frontalis: Äste des N. facialis
- Mm. scaleni: Diese verbinden die Halswirbelsäule mit der ersten und zweiten Rippe. Ein Hypertonus dieser Muskelgruppe kann die Mobilität der 1. und 2. Rippe sowie der Halswirbelsäule beeinträchtigen. Zudem können die arteriovenösen Gefäße und Nervenstrukturen, die zwischen dem Schlüsselbein und der ersten Rippe hindurchlaufen, komprimiert werden.

Ligamentäre, membranöse und fasziale Verbindungen

Siehe S. 66

Durale Verbindungen

- Dura mater spinalis: Befestigt am Foramen occipitale, am 2. und 3. Halswirbel
- Falx cerebri, Falx cerebelli, Tentorium cerebelli

Nervale Verbindungen

- N. vagus (X): Am Foramen jugulare für die parasympathische Innervation des Körpers und somit für den Stoffwechsel verantwortlich (auch N. glossopharyngeus [IX] und N accessorius [XI]
- Spinalwurzeln der Nn. accessorii (N. XI) am Foramen magnum
- N. hypoglossus (XII): Am Canalis hypoglossi
- Medulla oblongata, Decussatio pyramidalis am Foramen magnum
- Ganglion cervicale superius
- Siehe auch S. 67

Gefäßverbindungen

- A. vertebralis: Durch die Foramina vertebralia verlaufend
- Canalis condylaris: V. emissaria, meningealer Ast der A. pharyngea ascendens
- Aa. spinalis anteriores und posteriores

Endokrine Verbindungen

- Hypophyse: Indirekt über die Synchondrosis sphenoidalis
- Glandula thyroidea: Indirekte Verbindung über die Halsfaszien
- Glandula parathyoidea: Indirekte Verbindungen über die Halsfaszien

(Die Schilddrüse reguliert den gesamten Metabolismus des Körpers, die Nebenschilddrüse den Kalzium-Haushalt.)

Dysfunktionen des Atlanto-Okzipitalgelenkes

Das Hinterhaupt ist während des Geburtsvorgangs unterschiedlich starken Einflüssen unterworfen, die unter Umständen zu atlanto-okzipitalen Gelenksveränderungen und zu Dysfunktionen des Okziput-Keilbeingelenks führen können.

Die Dysfunktionen des Hinterhaupts und die sphenobasilaren Dysfunktionen wiederum beeinflussen die Entwicklung des lumbosakralen Übergangs und des Iliosakralgelenks.

Das Okziput und der Atlas bestehen zum Zeitpunkt der Geburt aus jeweils **vier Teilen,** die erst zwischen dem 4. bis 8. Lebensjahr verknöchern. Verbindungslinien dieser unterschiedlichen Knochenteile verlaufen durch ihre jeweiligen Gelenkfacetten. Während des Geburtsvorgangs können die Anteile des Hinterhaupts in eine abnorme Lagebeziehung zueinander gezwungen werden, wodurch sich an den Gelenkflächen abnorme Winkelstellungen der Facetten entwickeln können:

- Die **Hinterhauptschuppe** (Squama) kann sich von den beiden Seitenteilen des Hinterhaupts (Partes laterales) entfernen, sich über oder unter ihnen verschieben und dadurch unter Umständen das Rückenmark ernsthaft gefährden.

- Die **Partes laterales** mit den Hinterhauptkondylen können sich annähern, wodurch zusätzlich das Foramen magnum eingeengt und das Rückenmark zusammengedrückt wird.
  Im Verlauf der Geburt treten Rotationen auf, die den Winkel zwischen Schädel und Wirbelsäule verändern können.
- Ein **Kondylus** des Hinterhaupts kann im Verhältnis zum anderen mehr nach kranial und anterior verschoben werden, so dass die Lage der Pars basilaris des Hinterhaupts sich verändert.
- Die **Basis des Hinterhaupts** kann rotieren, sich zur Seite neigen, nach oben oder unten kippen und dadurch sphenobasilare Dysfunktionen verursachen, die wiederum den Grundstein für das Muster der gesamten Schädelentwicklung bilden.

Durch diese Veränderungen im Atlanto-Okzipitalgelenk können entsprechende Dysfunktionen an den lumbosakralen Gelenkflächen auftreten. Die Ursache einer Skoliose ist in 90% der Fälle unbekannt. Könnten nicht die Dysfunktionen an der Schädelbasis die Ursache sein für den Beginn eines großen Teils dieser Wirbelsäulenveränderungen, ebenso wie für Dysfunktionen am lumbosakralen Übergang und am Iliosakralgelenk?
Geburtstraumata oder frühkindliche Traumata, die zu asymmetrischen Spannungsverhältnissen im Bereich des Hinterhaupts, des Keilbein-Hinterhauptsgelenks, des Atlanto-Okzipitalgelenks und in der Wirbelsäule führen und zu diesem Zeitpunkt noch so gut wie nicht sichtbar sind, werden sich immer deutlicher zeigen, je weiter das Wachstum voranschreitet. Schon *Pope* schrieb, dass der Baum sich so biegt, wie man den Zweig biegt.

Weitere transversal verlaufende Strukturen

Fast alle Gelenke des Körpers können durch ihre quere Strukturierung zu einer Behinderung der Beweglichkeit der longitudinalen Faszien führen. Nach eingehender Untersuchung und Diagnostik der primären und sekundären Dysfunktionen sollten auch diese Restriktionen gegebenenfalls behandelt werden. Die Restriktion der Gelenke können durch kraniosakrale Techniken ebenso wie durch eine Vielzahl anderer Techniken gelöst werden.

Behandlung der Diaphragmata

Behandlungsprinzipien

Bei der Behandlung wird nicht nur die feine Beweglichkeit der longitudinalen Faszien wiederhergestellt, sondern indirekt werden auch die mit den Diaphragmata in Beziehung stehenden Organe behandelt. *Jean Pierre Barral* erwähnt, dass viszerale Organe ähnlich wie der Schädel als Kugel anzusehen sind. Sie könnten demnach ähnlich wie der Schädel behandelt werden.
Die Techniken für die Behandlung der ersten drei Diaphragmata sind sehr ähnlich. Der Therapeut folgt der Gewebespannung/-bewegung bis zu der Stelle, an der eine Barriere oder ein Widerstand wahrnehmbar sind. Dort hält der Therapeut das Gewebe in der Barriere. Es wird weder in eine Bewegungsrichtung forciert noch das Gewebe bedrängt, sich weiter in die blockierte Richtung hineinzubewegen. Der Therapeut verhindert nur, dass es sich in die gleiche Richtung zurückbewegt, aus der es gekommen ist, so lange, bis sich die Barriere auflöst und entspannt. Dadurch können sich alte dysfunktionelle Bewegungs-/Spannungsmuster des Gewebes auflösen. Das Gewebe erlangt wieder eine größere Bewegungsfreiheit und setzt seinen Weg fort zu einer neuen Barriere. Diese Technik nennt sich Gewebe- oder Faszien-**Unwinding** (= Gewebe-Lösung).

„Unwinding“-Technik

Der Therapeut beginnt die „Unwinding“-Technik damit, sanften Druck auf das Gewebe auszuüben. Dieser Druck wird langsam gesteigert, bis sich das Gewebe zu bewegen beginnt. Es wird gerade soviel Druck angewendet, wie notwendig ist, um diese Eigenbewegung auszulösen und aufrechtzuerhalten. Um Gewebedysfunktionen erfolgreich beheben zu können, muss der Therapeut als erstes lernen, die Lokalisation der Barrieren genau wahrzunehmen. An der Stelle der Barriere verhindert der Therapeut, dass sich das Gewebe von ihr wieder entfernt und unterstützt es, sich mit dieser Barriere auseinanderzusetzen. Der Körper besitzt nicht nur starke Selbstheilungskräfte, sondern es können auch starke dysfunktionelle Verteidigungsmechanismen vorhanden sein, die versuchen, Auflösungen von Spannungen zu verhindern, die unangenehme Empfindungen, Erinnerungen oder Gefühle zur Folge haben könnten.

Wenn man nur den Spannungen des Gewebes folgt, wird es sich regelmäßig von den Barrieren wegbewegen und seine Kreise ziehen, ohne dass die tiefer liegenden Barrieren jemals aufgelöst werden.

Zwei häufig anzutreffende Fehler beim Erlernen des „Unwinding“ bestehen darin, nur den oberflächlichen Gewebespannungen in ihren endlosen Bewegungskreisen zu folgen oder im Gegenteil dem Gewebe Bewegungen aufzudrängen, es zu forcieren und damit noch mehr zu verspannen. Die Kunst bei der „Unwinding-Technik“ besteht darin, das Gewebe weder mit Gewalt in die Barriere zu bringen, noch es sich von der Barriere einfach zurückziehen zu lassen.

Folgender weiterer wichtiger Aspekt ist beim „Unwinding“ zu beachten: Sobald der Kontakt zum faszialen Gewebe aufgenommen wurde, darf er nicht wieder verloren gehen, sondern muss stetig beibehalten werden. So kann gewährleistet werden, dass man in immer tiefer gelegene dysfunktionelle Mechanismen eindringt und sich die Folgen traumatischer Einflüsse Schicht für Schicht lösen können. Wird der Kontakt nach kleineren Gewebeentspannungen immer wieder gelöst, vermindert sich der Behandlungserfolg, und der Zugang zu den wichtigeren, in der Tiefe gelegenen Dysfunktionen erschwert sich. Den Kontakt beizubehalten, bedeutet in diesem Zusammenhang eine feine Spannung aufrechtzuerhalten, während man den Gewebebewegungen folgt, ähnlich dem Versuch, eine Hundeleine sanft gespannt zu halten, während dem Hund erlaubt wird, umherzuspringen und sich zu bewegen. Es erfordert kontinuierliche Aufmerksamkeit, die Faszie immer wieder zu begleiten, ohne die Verbindung zu ihr zu verlieren oder „schlaff“ werden zu lassen.

Die Lösung von Spannungen in den Faszien kann mit dem Entrollen eines verdrehten Telefonkabels, wenn man den Hörer nach unten baumeln lässt, verglichen werden. Die Windungen, die der Hörer ausführt, während sich das verdrehte Telefonkabel entwirrt, ist vergleichbar mit den Windungen, die bei der Lösung intrakranialer oder extrakranialer Faszienspannungen auftreten.

Dieser Kontakt kann aufrecht erhalten werden, indem der Therapeut eine leichte Traktion oder Kompression ausführt. Die Traktion wird vor allem an den Extremitäten, die Kompression vor allem am Körperstamm angewendet. Es wird dabei nur soviel Traktion oder Kompression ausgeübt, dass das Gewebe beginnt, sich zu bewegen. Es kann allerdings auch vorkommen, dass das Gewebe ohne diese so genannten Initialzündung beginnt, sich zu entwirren.

Mögliche Zeichen einer Gewebe-Entspannung

- Eine wahrnehmbare Verstärkung von Flüssigkeitsbewegung im Gewebe
- Eine größere Wärmeausstrahlung des Gewebes
- Ein Kühlerwerden des Gewebes
- Feuchtigkeitsbildung auf der Haut
- Ein verstärkter Energiefluss im Gewebe
- Eine wahrnehmbare Entspannung und ein Weicherwerden des Gewebes
- Eine Veränderung im Atemrhythmus des Patienten, z. B. eine tiefere Atmung, Gähnen oder Seufzen
- Ein plötzlicher Stopp des kraniosakralen Rhythmus
- Eine schaukelnde Bewegung (Wackeln) des Gewebes (s. Kap. 10)
- Vom Patienten wahrgenommene Schmerzen oder andere unangenehme Empfindungen, die sich während der Therapie wieder auflösen
- Aufsteigende Erinnerungen oder Gefühlsausbrüche des Patienten kurz vor der Gewebe-Entspannung oder in ihrem Verlauf. Diese Emotionen scheinen auf noch nicht genau erklärte Weise mit den Spannungen der Körpergewebe verbunden bzw. in diesen gespeichert zu sein. Es handelt sich meist um Erinnerungen, die für das Bewusstsein des Patienten mehr oder weniger unzugänglich waren.
- Eine Art therapeutischer Puls

Der therapeutische Puls[13]

Dieser Puls kann in Momenten der Selbstkorrektur und der Selbstheilung des Körpers auftreten, meist an der gerade behandelten Körperstelle. Seine Frequenz liegt zwischen der des CRI und dem Herzrhythmus. Die Amplitude steigert sich, bis sie für den Therapeuten wahrnehmbar wird. Nachdem sie einen Höhepunkt erreicht hat, nimmt sie wieder ab und verschwindet. *Upledger* hat diesen Puls beschrieben. Solange er auftritt, sollte das, was der Therapeut gerade tut, auf jeden Fall beibehalten und nicht geändert werden.

Anzeichen dafür, dass eine Gewebe-Entspannung nicht nur lokal wirksam ist, sondern dem Gesamtorganismus in seiner psychisch-physischen Einheit zugute kommt, können folgende Merkmale sein:

- Ein Verschwinden der Wahrnehmung des kraniosakralen Rhythmus an der berührten Stelle, ohne dass der Rhythmus gezielt verändert wurde (wie es zum Beispiel bei der CV-4-Technik der Fall ist). Der kraniosakrale Rhythmus dient in diesem Fall als Indikator. Ein Aussetzen des Rhythmus kann als Zeichen gedeutet werden, dass der Gesamtorganismus sich in einem tiefgreifenden Veränderungsprozess befindet
- Keine Abwehrspannung an der berührten Stelle. Eine Abwehrspannung bezeichnet eine Empfindung, als ob die berührten Gewebe des Patienten erstarren, sich zu einer Art Schutzpanzer verändern und als ob sie die Hand des Therapeuten wegdrücken wollten

Eine „Unwinding"-Technik kann beendet werden, wenn keine neuen asymmetrischen Bewegungsmuster mehr im Gewebe wahrzunehmen sind oder wenn die mit der Gewebeentspannung aufsteigenden Empfindungen, Erinnerungen und Gefühle die momentanen Integrationsmöglichkeiten des Patienten übersteigen. Auch eine Abwehrspannung und ein Wiederauftreten des kraniosakralen Rhythmus sind Zeichen für den Therapeuten, zu diesem Zeitpunkt seine Hände zu entfernen.

Sollten sehr starke Dysfunktionen vorhanden sein, ist es eventuell notwendig, diese auch direkt mit Hilfe spezifischer viszeraler Techniken zu behandeln.

Faszientechnik nach *Becker*

Für den Osteopathen *Becker*[14], der sich besonders den Faszientechniken widmete, spielen die Fulcrum-Positionen eine besondere Rolle. Der einzige Unterschied zur bereits beschriebenen „Unwinding"-Technik besteht darin, dass *Becker* keinen zusätzlichen Druck auf das Gewebe des Patienten ausübt. Seine am Patienten aufgelegten Hände üben einen gleichbleibenden Druck aus, unabhängig davon, ob er seine Hände an die Oberfläche oder in die Tiefe der Gewebe dirigiert.
Was *Becker* jedoch verändert, ist der Druck, den er über einen Fulcrum- oder Festpunkt mit einem anderen Teil seines Armes auf die Liege ausübt. Dieser Druck auf seinem Fixpunkt ermöglicht ihm, Strukturen in der Tiefe des Körpers wahrzunehmen und zu behandeln bzw. den „Unwinding"-Prozess auszulösen, ohne jemals seinen Druck am Patienten zu verstärken.

Vorgehen

Der Therapeut legt seine Hand auf die jeweiligen Diaphragmata oder auf sonstige zu untersuchende oder zu behandelnde Stellen. Der Ellenbogen oder der Unterarm dieser Hand berührt die Liege oder das Knie, den Oberschenkel etc. des Therapeuten. Dieser Kontakt stellt den Fulcrum-Punkt (Festpunkt) dar. Über diesen Kontakt übt der Therapeut einen stärkeren Druck aus, je nachdem, wie tief er seine Hand in das Gewebe dirigieren möchte. Möchte er seine Hand in oberflächliches Gewebe hineinprojizieren, bleibt der am Fulcrum-Punkt ausgeübte Druck schwach. Möchte er mehr in die Tiefe, verstärkt er den Druck seines Ellenbogens oder Unterarms auf die Unterlage. Der Druck der Hand am Patienten bleibt dabei unverändert. Ansonsten folgt die Hand, wie bereits beschrieben, den inhärenten Bewegungen oder Spannungen des Gewebes und gibt gegebenenfalls Widerstand.
Diese Behandlungs- und Diagnosemöglichkeit wird bei den weiter unten folgenden Techniken nicht stets wiederholt. Es braucht nur zusätzlich zur Beschreibung der jeweiligen Technik ein solcher Fulcrum-Punkt hergestellt werden und entsprechend weiter verfahren werden. Der Therapeut kann seine Fulcrum-Punkte so platzieren, wie es für ihn am entspanntesten ist.

Technik für die Beckendiaphragmata *(Abb. 16.34)*

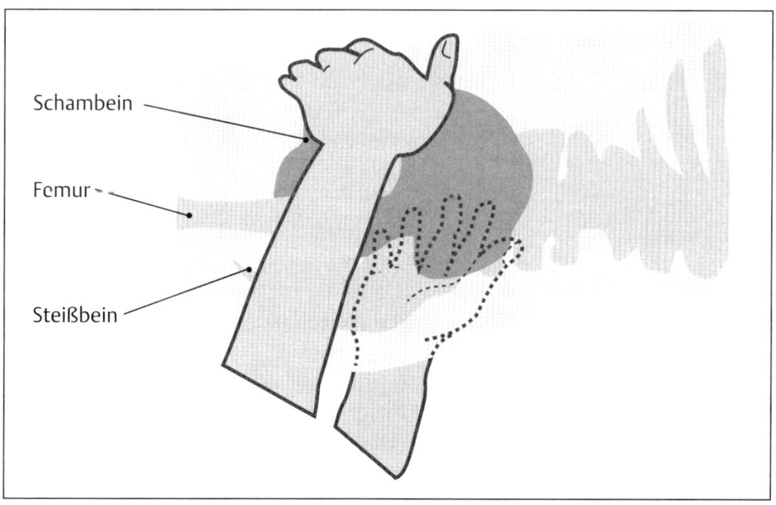

16.34
Beckendiaphragma-Entspannungstechnik

Therapeut

Er befindet sich seitlich am Patienten, auf Höhe des Beckens.

Handposition

- Die distale Hand liegt quer unter dem Kreuzbein
- Die proximale Hand liegt mit der ulnaren Seite auf dem Schambein, so dass die restliche Handfläche den Unterbauch des Patienten bedeckt

Ausführung

- Die oben aufliegende Hand übt leichten Druck von ventral nach dorsal aus, bis das Gewebe reagiert
- Die obere Hand folgt dem Gewebe, entsprechend der eingangs beschriebenen „Unwinding"-Technik
- Die untere Hand dient als Widerstand gegen den, von ventral nach dorsal ausgeübten Druck

Wirkung

Die Technik wirkt auf das Becken und die Beckenorgane, das Sakrum und seine Gelenkflächen auf L4, L5, die unteren Extremitäten sowie die Nebennieren und die Geschlechtsdrüsen.

Technik für das thorakolumbale Diaphragma *(Abb. 16.35)*

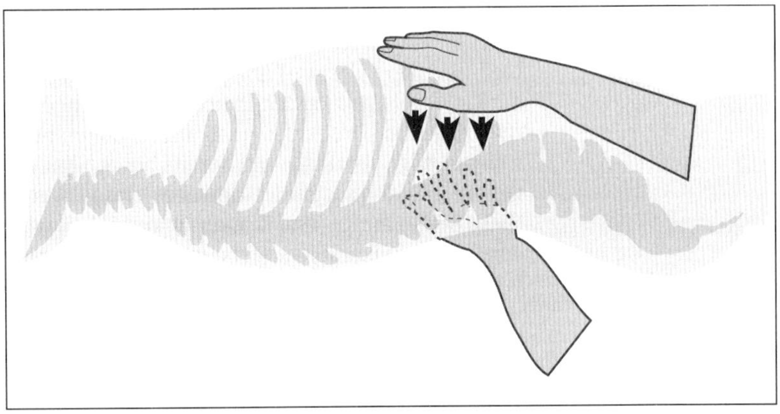

16.35
Technik für den thorakolumbalen Übergang

Therapeut

Er befindet sich seitlich des Patienten, auf Höhe des Zwerchfells.

Handposition

- Die distale Hand liegt quer unter dem thorakolumbalen Übergang, auf Höhe des 12. Brustwirbels und des 1. bis 3. Lendenwirbels
- Die proximale Hand liegt auf dem Schwertfortsatz des Brustbeins, den unteren Rippenrändern und dem Epigastrium

Ausführung

- Die oben liegende Hand übt sanften Druck nach posterior aus, bis das Gewebe reagiert
- Dann folgt sie dem Gewebe, entsprechend der eingangs beschriebenen „Unwinding"-Technik

Wirkung

Die Technik wirkt auf das Zwerchfell und seine angrenzenden Organe, auf L1, L2, auf Beschwerden an den unteren Rippen, M. iliopsoas, M. quadratus lumborum, die 3.–5. Zervikalwirbel (über den N. phrenicus) und die Bauchspeicheldrüse.

Alternative Technik für das thorakolumbale Diaphragma und die unteren Rippen

Therapeut

Er befindet sich seitlich neben dem Patienten auf Höhe des thorakolumbalen Diaphragma.

Handposition

- Die Hände umgreifen beidseitig die unteren Rippen

Ausführung

- Der Therapeut testet die Torsionsbewegung der unteren Rippen und des thorakolumbalen Diaphragmas
- Er folgt in die Richtung, in die sich die Rippen und das Diaphragma leichter bewegen lässt
- Dort wird der „point of balance" gesucht, bis eine Lösung der Spannung wahrnehmbar ist

Technik für das zervikothorakale Diaphragma I *(Abb. 16.36)*

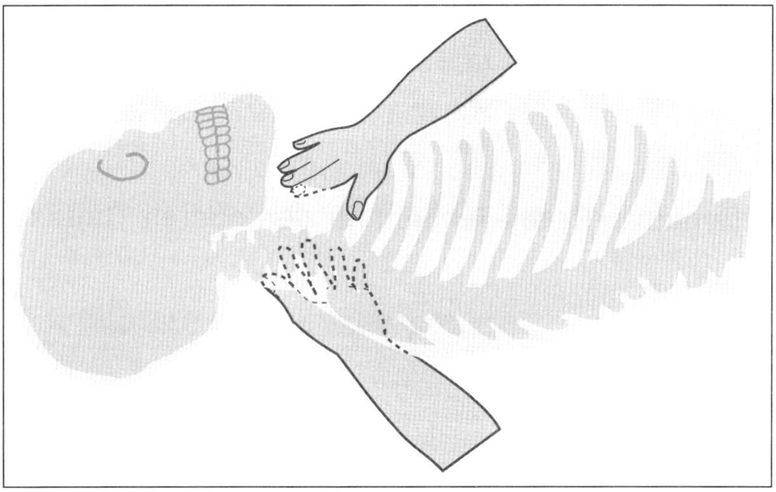

16.36
Technik für das zervikothorakale Diaphragma

Therapeut

Er befindet sich seitlich am Patienten, auf Höhe des zervikothorakalen Übergangs.

Handposition

- Die distale Hand liegt quer unter dem zervikothorakalen Übergang, auf Höhe des Dornfortsatzes des 7. Halswirbels bis zum 2. Brustwirbel
- Die proximale Hand liegt quer auf dem oberen Brustkorb. Sie berührt das Sternoklavikulargelenk, das Manubrium des Brustbeins und die oberen Rippenknorpel

Ausführung

- Die oben aufliegende Hand übt sanften Druck nach posterior aus, bis das Gewebe beginnt, sich zu bewegen
- Dann folgt sie dem Gewebe entsprechend der „Unwinding"-Technik
- Die untere Hand dient als Widerstand gegen den von ventral nach dorsal ausgeübten Druck. Mit fortschreitender Übung kann auch die unten liegende Hand den faszialen Spannungsmustern folgen

Wirkung

- Auf den Schultergürtel, das Schlüsselbein, die 1. und 2. Rippe, den 7. Zervikal- bis 6. Thorakalwirbel

- Auf die venöse, arterielle und lymphatische Zirkulation zwischen Schädel und Brustraum
- Auf die Belüftung der Lunge und Funktion des Herzens
- Auf die Thymusdrüse
- Auf den lymphatischen Rückfluss in den linken und rechten Venenwinkel

Technik für das zervikothorakale Diaphragma II

Therapeut

Er befindet sich am Kopfende des Patienten.

Handposition

- Die Daumen liegen beidseitig auf den Querfortsätzen des 1. Brustwirbels
- Die Zeigefinger liegen beidseitig auf den ersten Rippen
- Die Mittelfinger liegen beidseitig auf den zweiten Rippen
- Die Handinnenflächen liegen beidseitig auf den Schultern

Ausführung

- Der Therapeut testet die Torsionsbewegung der Rippen und des oberen Brustkorbs
- Er folgt in die Richtung, in die sich die Rippen und der Brustkorb leichter bewegen lassen
- Der Kopf wird dabei leicht in die entgegengesetzte Richtung rotiert (aufgrund der Biomechanik der Wirbelrippengelenke)
- Dort wird der „point of balance" gesucht, bis eine Lösung der Spannung wahrnehmbar ist

Alternative: Recoil-Technik für den oberen Thoraxbereich

(Abb. 16.37 und *16.38)*

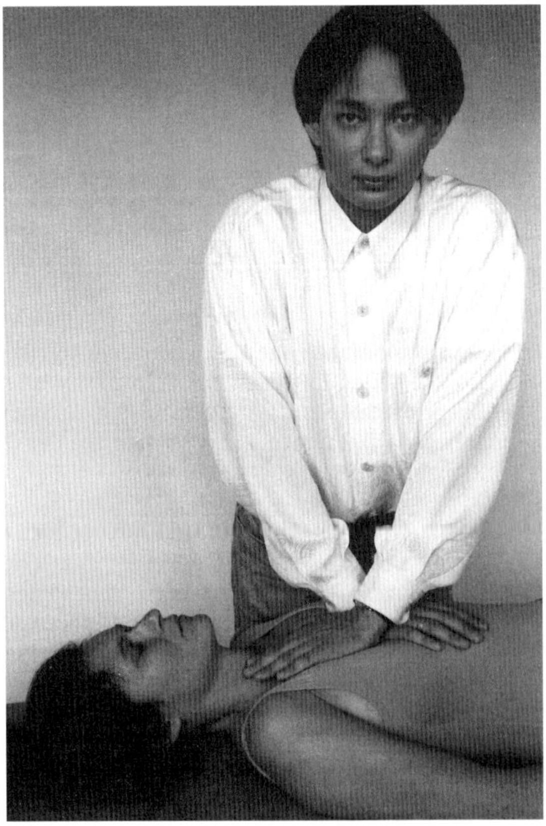

16.37

Recoil-Technik des oberen Brustkorbs

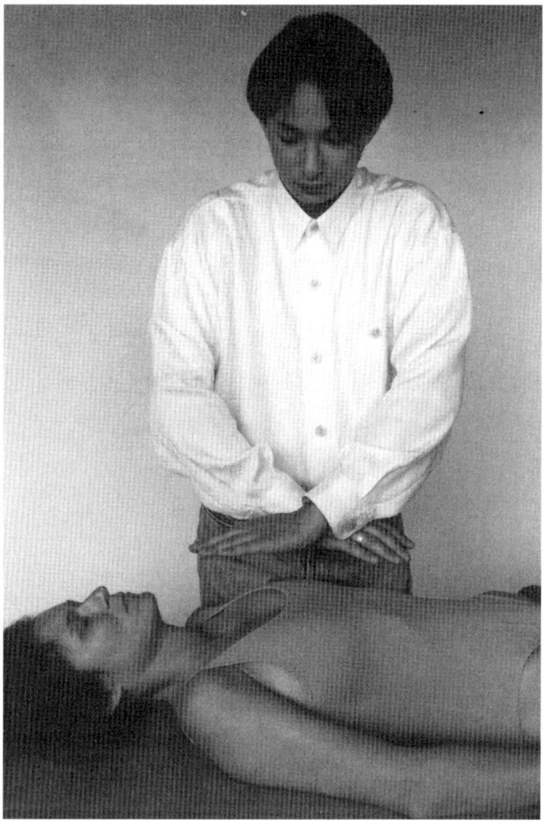

16.38
Recoil-Technik des oberen Brustkorbs

Diese Technik verbessert den Lymphabfluss am thorakalen Eingang und wird deshalb auch als Lymphpumpe bezeichnet.

Therapeut

Er steht seitlich des Patienten, auf Höhe des Brustbeins

Handposition

- Hände überkreuzt auf die Mitte des Brustbeins legen
- Der Therapeut beugt sich so weit über den Patienten, dass seine Arme sich vertikal über dem Brustbein befinden

Ausführung

- Der Therapeut folgt der Ausatmung des Patienten mit seinen Händen
- Während der Einatmung gibt der Therapeut am Brustbein Widerstand
- Während der Ausatmung folgt er erneut nach posterior
- Nach 1–3 Zyklen wird der Kontakt am Brustbein zu Beginn der Einatmung plötzlich und unerwartet gelöst
  Es können dabei spontanes Pfeifen, Husten oder Lachen auftreten
- Den gesamten Vorgang 3- bis 4-mal wiederholen

Kontraindikationen

- Fortgeschrittene Osteoporose
- Brüche der Rippen oder des Brustbeins
- Fortgeschrittene Herzerkrankungen oder Herzschrittmacher

Techniken für die Halsfaszien (siehe auch Zungenbeintechniken)

1. Technik *(Abb. 16.39)*

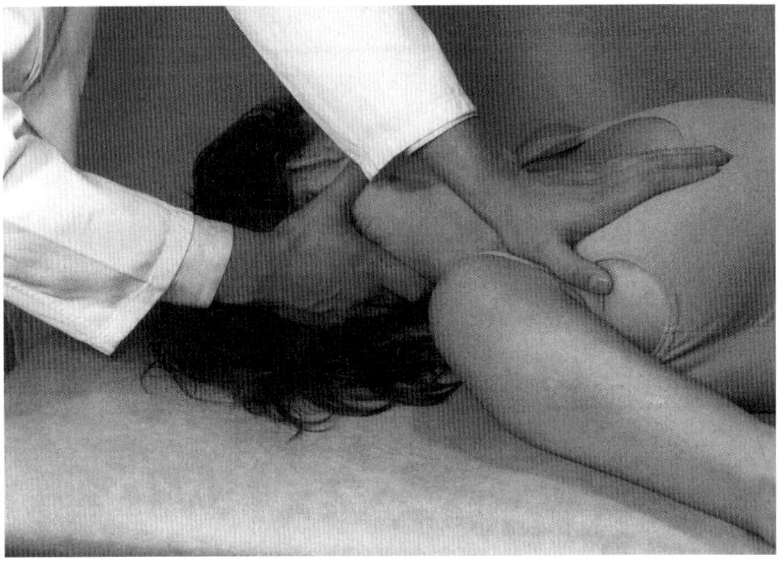

36.39

Technik für die Halsfaszien

Therapeut

Er befindet sich am Kopfende des Patienten.

Handposition

- Seine linke Hand befindet sich auf dem Thorax
- Seine rechte Hand umfasst das Hinterhauptbein

Ausführung

- Die Hand auf dem Brustkorb übt einen leichten Zug nach kaudal aus, während die kraniale Hand den Kopf nach links bis an die motorische Grenze rotiert
- Alle Gewebebewegungen werden zugelassen, ohne dass der sanfte Zug vermindert wird
- Bei jeder Entspannung der Gewebe, wird die neue Bewegungsgrenze durch weitere Kopfrotation oder Seitneigung aufgesucht
- Anschließend die andere Seite behandeln

2. Technik zur Spannungslösung des Platysma

Therapeut

Er befindet sich am Kopfende des Patienten.

Handposition

Die Hände werden beidseitig auf den Halsbereich gelegt. Die Finger sind nach kaudal gerichtet.

Ausführung

- Die oben aufliegenden Hände üben einen sanften Druck nach posterior aus, bis das Platysma unter der Haut beginnt, sich zu bewegen
- Die Hände folgen den Platysmabewegungen entsprechend der eingangs beschriebenen „Unwinding"-Technik

3. Technik zur Spannungslösung der Lamina superficialis nach F. Buset *(Abb. 16.39-1)*

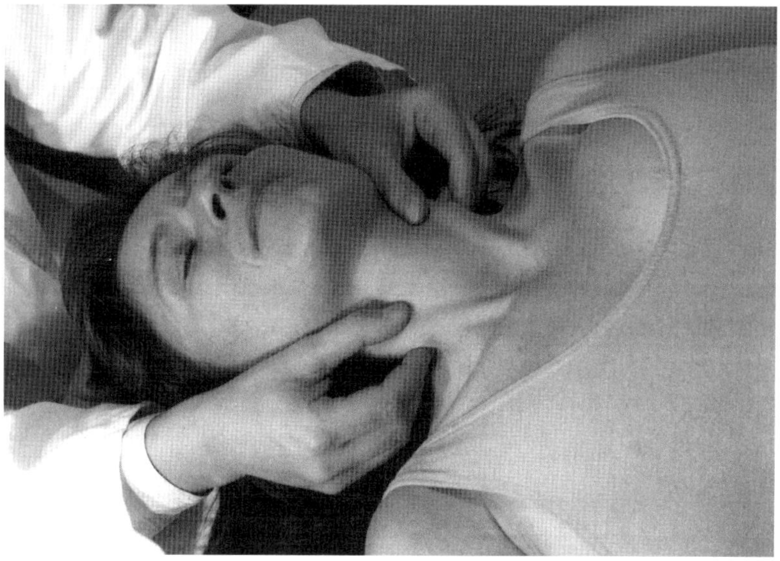

16.39-1
Technik zur Spannungslösung der Lamina superficialis

Therapeut Er befindet sich am Kopfende des Patienten.

Handposition Beidseitig wird der M. sternocleidomastoideus umgriffen.

Ausführung

- Der M. sternocleidomastoideus wird mitsamt der Lamina superficialis nach lateral und medial bewegt und gegenüber der Lamina praetrachealis und den Zungenbeinmuskeln mobilisiert

4. Technik für die Lösung der vorderen Halsmuskulatur und der viszeralen Loge gegenüber der Lamina praevertebralis nach F. Buset *(Abb. 16.39-2)*

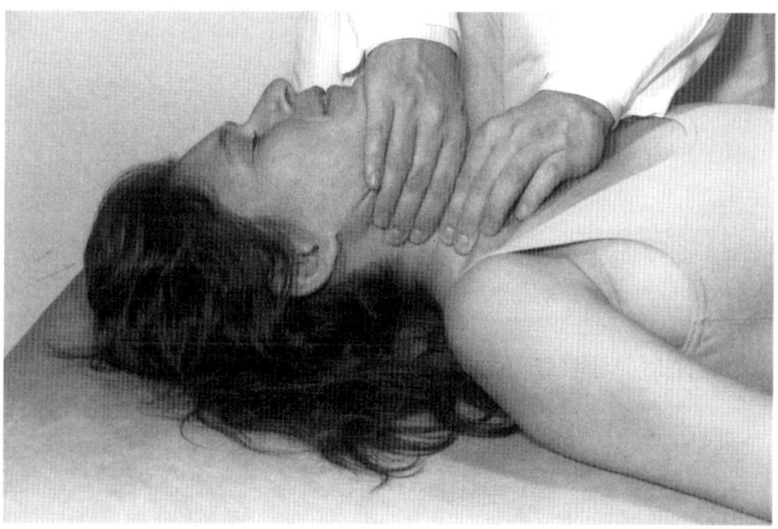

16.39-2
Technik für die Lösung der vorderen Halsmuskulatur und der viszeralen Lage gegenüber der Lamina praevertebralis

Therapeut

Er befindet sich seitlich am Kopf des Patienten.

Handposition

- Die Daumen befinden sich auf der einen Seite und die übrigen Finger auf der anderen Seite des Halses, so kranial wie möglich
- Auf diese Weise wird mit beiden Händen die hyoidale Muskulatur mitsamt der viszeralen Loge umgriffen
- Vorsicht: Nicht die Carotisarterie komprimieren

Ausführung

- Beide Hände üben einen sanften nach anterior gerichteten Zug aus
- Zusätzlich wird die vordere Halsmuskulatur und die viszerale Loge transversal gegenüber der Nackenmuskulatur (Lamina praevertebralis) mobilisiert
- Anschließend die Hände etwas nach kaudal versetzen und den übrigen Halsbereich behandeln
- Diese Technik nur für ca. 30 Sekunden ausführen

Technik für das Zungenbein *(Abb. 16.40)*

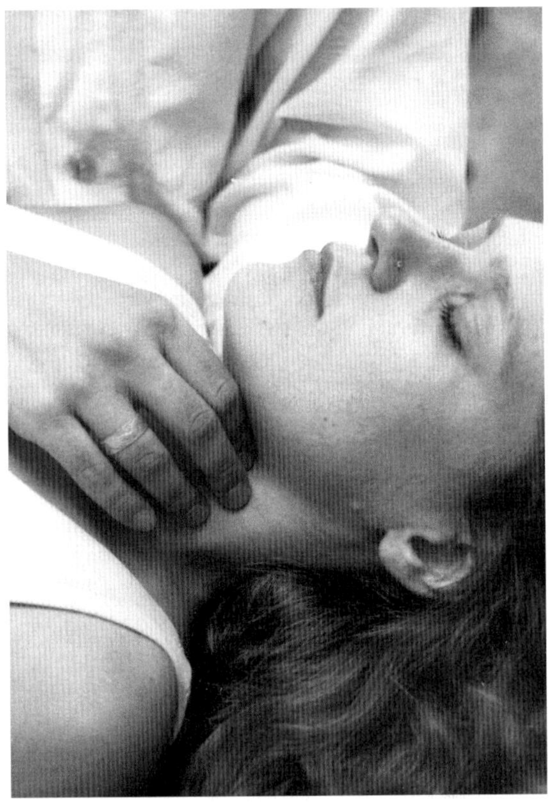

16.40
Hyoid-Technik

Aufgrund der Empfindlichkeit dieser Strukturen sollte man bei der Ausführung besonders vorsichtig sein. Dies gilt umso mehr bei direkten Techniken in diesem Bereich.

Therapeut

Er befindet sich seitlich am Patienten, auf Höhe des Zungenbeins.

Handposition

- Eine Hand liegt dorsal an der Halswirbelsäule
- Die andere Hand umgreift das Zungenbein mit Zeigefinger und Daumen

Ausführung

- Der Therapeut palpiert die Position des Zungenbeins (transversale oder kraniokaudale Verschiebung)
- Der Therapeut testet sanft die seitliche Beweglichkeit des Zungenbeins und bewegt es dann in die Richtung der leichteren Verschieblichkeit bis zu seiner Bewegungsgrenze (indirekte Technik)
- Bei einer Entspannung der Gewebe sucht der Therapeut die neue Bewegungsgrenze auf
- Dieser Vorgang wiederholt sich so lange, bis keine erneute Gewebeentspannung mehr wahrnehmbar ist
- Dann wird das Zungenbein in die neutrale Position zurückgebracht
- Um letzte Asymmetrien aufzulösen, kann jetzt eine direkte Technik ausgeführt werden; das heißt, das Zungenbein wird in die Richtung der Blockade bewegt
- Die Hand unter der Halswirbelsäule wird herausgenommen. Sie fixiert den Schädel lateral, auf der Seite der Bewegungseinschränkung
- Mit großer Wahrscheinlichkeit hat sich die Bewegungsamplitude in dieser Richtung schon stark vergrößert und ausgeglichen
- Ein sanftes Vorgehen ist äußerst wichtig. Immer unterhalb der Schwelle bleiben, an der das Gewebe sich gegenkontrahiert!
- Zum Abschluss können die Hände ober- und unterhalb des Halses aufgelegt, und das Gewebe auf die gleiche Weise wie bei den bereits beschriebenen Diaphragmen entspannt werden
- Eine weitere Möglichkeit Fixationen des Zungenbeins zu lösen besteht darin, das Zungenbein nach unten zu fixieren, während der Patient aufgefordert wird, den Schluckvorgang auszulösen
- Das Zungenbein kann auch in Beziehung zum Schildknorpel behandelt werden (M. thyrohyoideus)

Während die eine Hand das Zungenbein mit Zeigefinger und Daumen umgreift, umfasst die andere Hand den Schildknorpel. Die Ausführung entspricht der beschriebenen Technik, das heißt, es wird zunächst die seitliche Beweglichkeit des Zungenbeins gegenüber dem Schildknorpel getestet. Zur Korrektur kann eine indirekte und anschließend eine direkte Technik ausgeführt werden. *(Abb. 16.40-1)*
Wirkung auf das Zungenbein und dessen Muskulatur, den 1. bis 7. Halswirbel, den Schluckvorgang und die Schilddrüse.

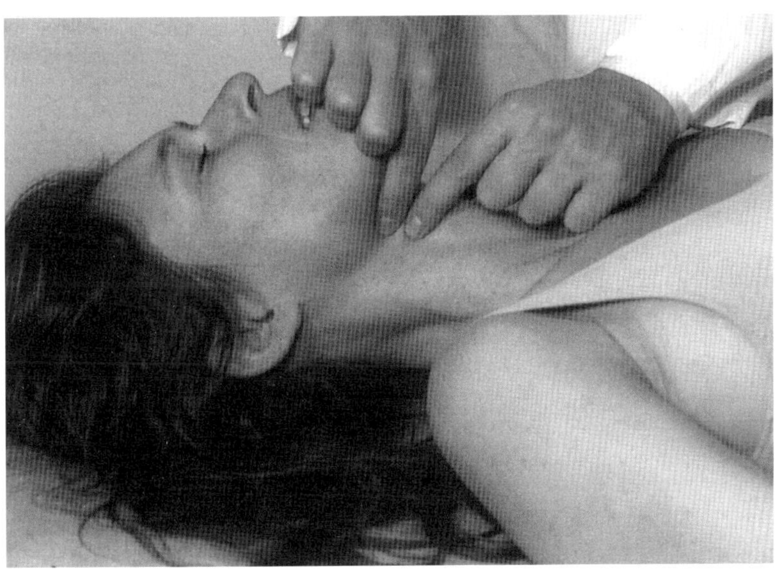

16.40-1
Technik für die Lösung des Hyoids gegenüber dem Schildknorpel

Technik für die suprahyoidale Muskulatur *(Abb. 16.41)*

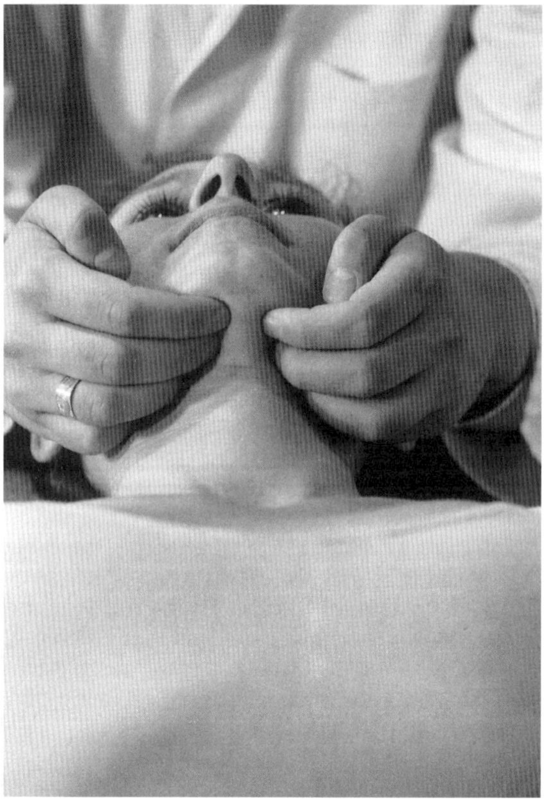

16.41

Technik für die suprahyoidale Muskulatur

Therapeut Er befindet sich am Kopfende des Patienten.

Handposition
- Die Hände liegen beidseits des Unterkiefers
- Die Fingerspitzen beider Hände liegen von unten auf der Muskulatur des Mundbodens

Ausführung
- Die Finger üben einen Zug nach kranial und medial aus
- Der Zug wird so lange aufrechterhalten, bis eine Lösung der Spannung wahrnehmbar ist

Technik für den M. omohyoideus *(Abb. 16.42)*

Therapeut Er befindet sich am Kopfende des Patienten.

Handposition
- Der Daumen der einen Hand befindet sich an der posterioren Anheftung des Muskels am Schulterblatt
- Die andere Hand liegt an der Unterseite des Unterkiefers

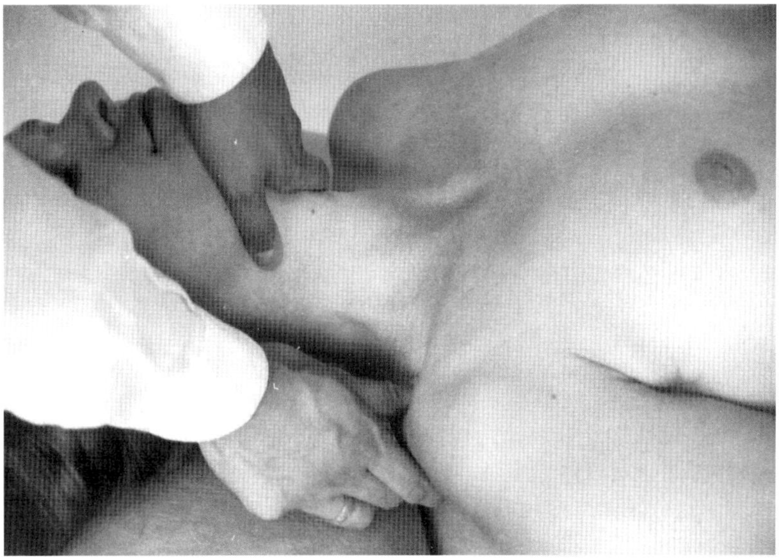

16.42
Entspannung des M. omohyoideus

Ausführung

- Die hintere untere Anheftung des M. omohyoideus kann nicht direkt behandelt werden. Der Daumen schiebt zunächst den M. trapezius nach posterior
- Er platziert sich im Verlauf des M. omohyoideus
- Die Muskeln, die den hinteren Rand dieses Muskels bedecken, können durch sanfte Anspannung gegen den Widerstand vom Therapeuten den Druck auf die V. jugularis mindern

Technik für das Atlanto-Okzipitalgelenk *(Abb. 16.43 – 16.45)*

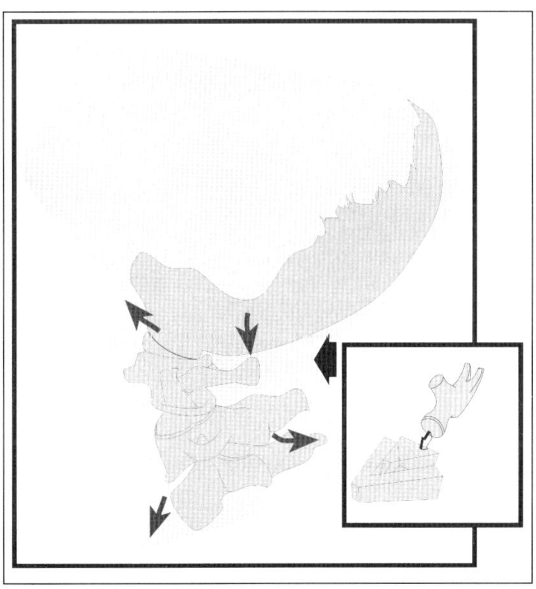

16.43
„Verkeilen" der Okziputkondylen in den Gelenkfacetten des Atlas

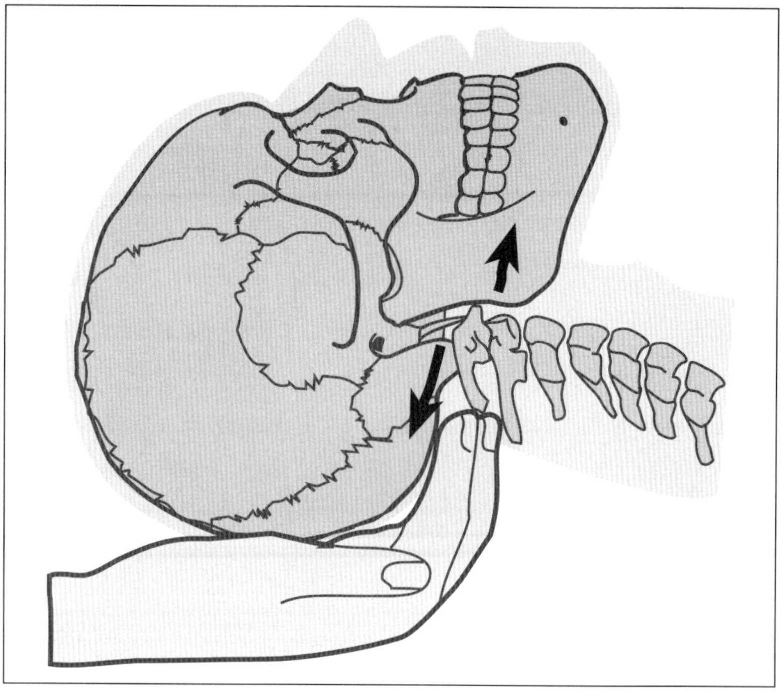

16.44

Technik für das Atlanto-Okzipitalgelenk

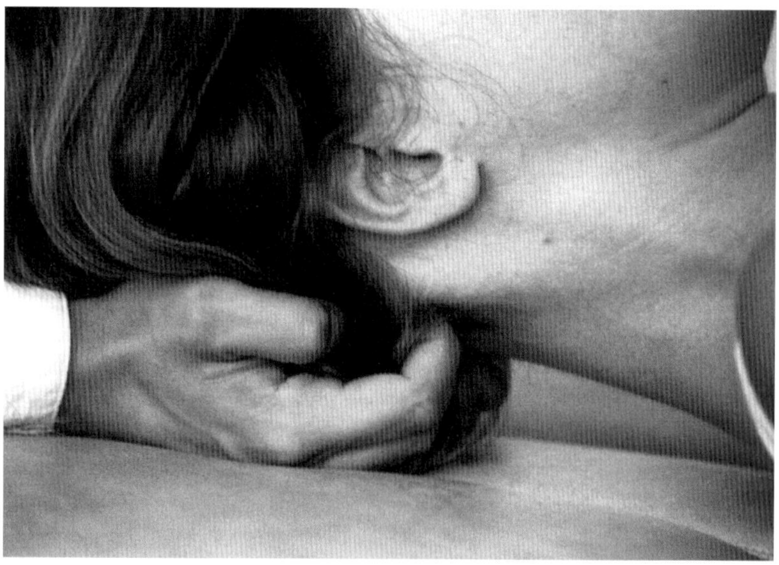

16.45

Technik für das Atlanto-Okzipitalgelenk

Therapeut

Er befindet sich am Kopfende des Patienten.

Handposition

- Beide Hände liegen unter dem Okziput, mit den Handflächen nach anterior gerichtet
- Das Hinterhaupt liegt zunächst in den Handflächen
- Die Finger sind rechtwinklig aufgestellt, so dass sie streng nach anterior gerichtet sind
- Die Fingerbeeren berühren den unteren Rand des Hinterhaupts

Ausführung

- Die Finger üben keinen zusätzlichen Druck aus. Nur durch das Eigengewicht des Schädels, mit den Fingern als Hebel, werden sich die Nackenmuskeln entspannen
- Die Finger immer wieder rechtwinklig aufstellen, falls sie sich durch die Entspannung der Nackenmuskeln abschrägen
- Mit zunehmender Entspannung der Nackenmuskeln kann der knöcherne Bogen des Atlas gespürt werden
- Zum Ende der Behandlung liegt der Schädel nicht mehr in der Handfläche, sondern wird nur noch durch die Finger am Atlas gestützt
- Nach Entspannung der Nackenmuskulatur können die Hinterhauptkondylen zusätzlich vom Atlas gelöst werden, indem die Mittelfinger den Atlasbogen fixieren, während die Ringfinger und die kleinen Finger das Hinterhaupt sanft nach kranial ziehen
- Danach werden die Hinterhauptkondylen transversal dekomprimiert. Die Finger werden auf das Hinterhaupt gelegt, so nahe wie möglich an den Hinterhauptkondylen. Sie sind in Richtung Foramen magnum in einem 45°-Winkel, entsprechend der Anordnung der Hinterhauptkondylen gerichtet
  Auch wenn der Behandler die Kondylen nicht direkt erreichen kann, richtet er bei der Ausführung der Technik seine Aufmerksamkeit auf die Hinterhauptkondylen. Um diese zu dekomprimieren, lässt der Therapeut seine Ellenbogen sich annähern, mit der Folge, dass die Hinterhauptkondylen auseinanderbewegt werden. Dies sollte so lange fortgesetzt werden, bis eine Erweichung und eine inhärente Bewegung der Gewebe wahrgenommen wird.

Kontraindikationen

- Densfraktur des Axis, z.B. bei einem Schleudertrauma
- Gefahr intrakranialer Blutungen, z.B. beim akuten Schlaganfall oder Aneurysma
- Schädelbasisfraktur

Wirkung

Befreiung des Atlanto-Okzipitalgelenks, Spannungslösung im Bereich der Foramina jugularia, dadurch Verbesserung des venösen Abflusses und der Funktion des IX., X. und XI. Hirnnerven.

Alternative Technik I *(Abb. 16.46)*

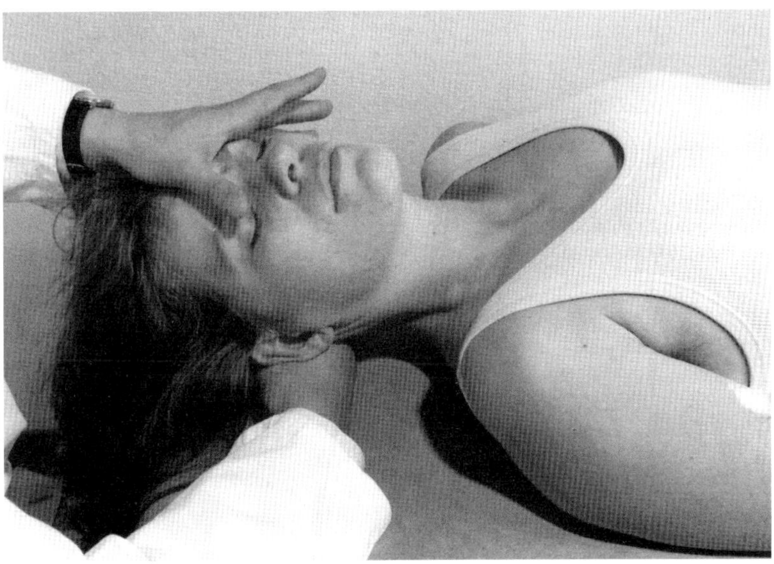

16.46
Alternative Technik I für das Atlanto-Okzipitalgelenk

Wenn ein Kondylus sich nicht mit der beschriebenen Technik lösen lässt, kann er spezifisch behandelt werden.

Patient

Er befindet sich in Rückenlage. Sein Schädel ist 45 Grad zur Seite des blockierten Kondylus gedreht.

Therapeut

Er befindet sich am Kopfende des Patienten.

Handposition

- Die Hand auf der Seite des blockierten Kondylus befindet sich unter dem Atlas und wird mit der Kleinfingerseite auf die Behandlungsbank aufgestellt
- Das Grundgelenk des Zeigefingers ist in Kontakt vor allem mit der Gelenkfläche des Atlas, die blockiert ist. Der Daumen liegt seitlich am Hals, ohne Druck auf ihn auszuüben
- Die andere Hand wird auf die Stirn gelegt

Ausführung

- Der Schädel hat keinen Kontakt mit der Behandlungsbank, sondern wird nur durch die Hand unter dem Atlas gestützt
- Es wird ein sanfter posteriorer Druck mit der Hand auf dem Stirnbein, von der kontralateralen Seite des blockierten Gelenks, in Richtung dieses Gelenks ausgeübt
- Dieser Druck wird so lange aufrechterhalten, bis sich das Hinterhaupt auf den Gelenkflächen des Atlas nach posterior bewegt, so dass sich das blockierte Gelenk öffnet

Alternative Technik II *(Abb. 16.47)*

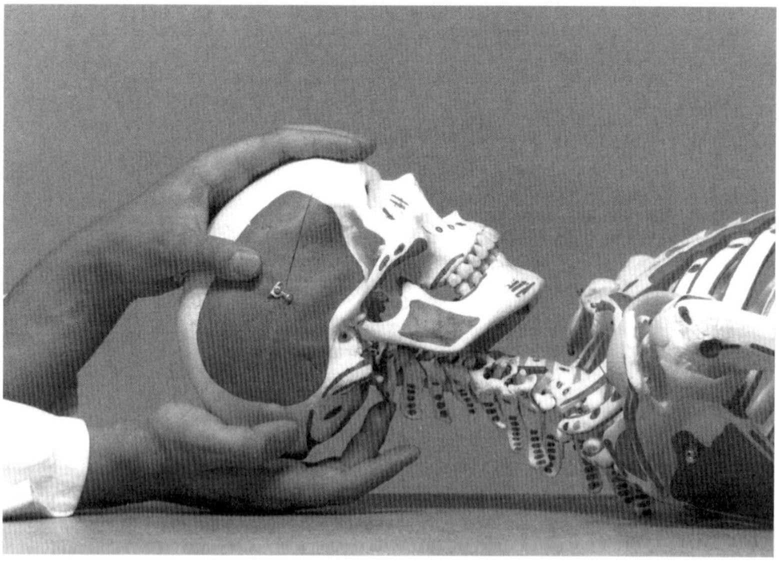

16.47

Alternative Technik II für das Atlanto-Okzipitalgelenk

Patient

Er befindet sich in Rückenlage.

Therapeut

Er befindet sich am Kopfende des Patienten.

Handposition

Der Mittelfinger der einen Hand befindet sich auf dem ersten Halswirbel. Die andere Hand befindet sich auf dem Stirnbein.

Ausführung

- Der Patient wird aufgefordert, den Kopf in Richtung Kehle leicht zu flektieren, um eine Auseinandersetzung am OA-Gelenk hervorzurufen
- Gleichzeitig wird ein ligamentäres und membranöses Spannungsgleichgewicht („point of balance") am OA-Gelenk eingestellt
- Bei jeder Entspannung am OA-Gelenk wird der Patient erneut aufgefordert, den Kopf noch etwas mehr Richtung Kehle zu flektieren, um den Bewegungsspielraum aufzuholen
- Die Hand am Stirnbein dient als Beobachter und unterstützt die leichte Flexionsbewegung des Kopfes. Sie kann bei Bedarf einen Fluid-drive Impuls (V-Spread) in Richtung OA-Gelenk senden (siehe Kap. 22)

Allgemeine Technik zum Ausgleich der Schädel-, Thorax-, Bauch- und Beckenaktivität *(Abb. 16.48)*

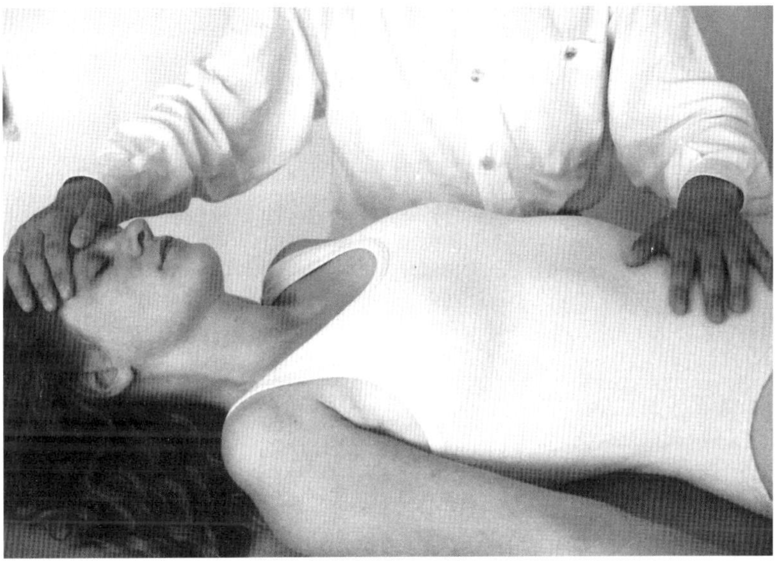

16.48
Ausgleich der Bauch-Schädelaktivität

Diese Technik wird eher zu den viszeralen Techniken gezählt, stellt aber dennoch eine gute Möglichkeit dar, eine kraniosakrale Behandlung ausklingen zu lassen.
Allgemein funktionelle Bedeutung des Schädel-, Thorax-, Bauch- und Beckenraums:

- Schädel (und die Wirbelsäule): Ausdruck der Neurosensorik
- Thorax, mit dem Herz und der Lunge: Ausdruck der Rhythmizität
- Bauchraum, mit dem Verdauungssystem: Ausdruck des Metabolismus
- Becken mit dem urogenitalen System: u.a. für die Fortpflanzung verantwortlich

Patient

Er befindet sich in Rückenlage.

Therapeut

Er befindet sich neben dem Patienten, in der Mitte zwischen dem Kreuzbein und dem Schädel.

Test

- Indem der Therapeut seine Hände nacheinander auf die vier Bereiche legt, kann er Temperatur, Aktivität und Vitalität dieser vier Systeme miteinander vergleichen

Ausführung

- Eine Hand auf den Schädel, die andere Hand auf den Bauch (oder das Becken) legen und die Aktivität dieser beiden Bereiche in den Brustbereich leiten
- Dadurch können Dysbalancen zwischen der Neurosensorik (katabole Aktivität) und dem Metabolismus (anabole Aktivität) ausgeglichen werden
- Diese Technik kann gut eine Behandlung abschließen

Technik zur Harmonisierung des Beckenbodens, des Zwerchfells und des intrakranialen Diaphragmas (nach *Frymann*[15] und *Richard*)[16]

Das membranöse kraniale Diaphragma hat Beziehungen zum Groß- und Kleinhirn und somit zur Intelligenz und zur Gefühlswelt (s. auch S. 175 und 457).
Das muskulär-ligamentäre Zwerchfell beeinflusst über die Atmung und den Verdauungstrakt vor allem Austauschprozesse und die Instandhaltung des Körpers. Das muskuläre Beckendiaphragma hängt mit Ausscheidungsprozessen, mit der Sexualität und der Fortpflanzung zusammen.
Diese Diaphragmata sind über die Dura mater spinalis und über die zentrale Sehne miteinander verbunden.
Befindet sich eines dieser Diaphragmata in Dysfunktion, so wird sich dies auch auf die anderen Diaphragmata auswirken, so dass über kurz oder lang auch ihre Funktion eingeschränkt sein wird. Deshalb ist die Behandlung aller Diaphragmata für die Heilung und Gesunderhaltung von größter Bedeutung.
Nach *Viola Fryman* bewegen sich bei der primären ebenso wie bei der sekundären Atmung die drei Diaphragmata synchron zueinander. Weil Aktivitäten der Diaphragmata physiologisch, strukturell und biomechanisch miteinander verknüpft sind, müssen sich diese Gewebe synchron bewegen, weil sonst das einwandfreie Zusammenspiel nicht mehr funktioniert. In diesem Fall ist es therapeutisch sinnvoll, dieses harmonische Zusammenspiel wieder herzustellen.

Test für das intrakraniale Diaphragma *(Abb. 16.49)*

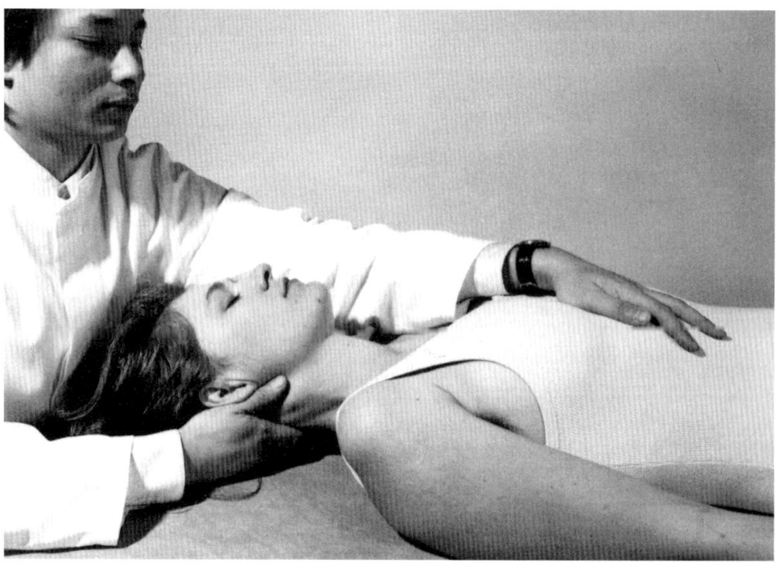

16.49
Test der Beweglichkeit des intrakranialen Diaphragma

Therapeut Er befindet sich am Kopfende des Patienten.

Handposition

- Die Daumenballen der einen Hand liegen beidseitig auf der Pars mastoidea der Schläfenbeine
- Die Daumen der gleichen Hand liegen auf der vorderen Spitze des Processus mastoideus der Schläfenbeine
- Die andere Hand wird auf den unteren Rand des Rippenbogens auf derselben Seite wie die Kopfhand gelegt

Ausführung

- Der Patient führt eine tiefe Einatmung aus: Dabei sollte sich das Zwerchfell senken und das Schläfenbein sich in Außenrotation bewegen. Das Tentorium ist gesenkt
  Falls das Schläfenbein sich stattdessen in die Innenrotation bewegt, sollte es mit dem Zwerchfell harmonisiert werden.
- Der Patient führt eine tiefe Ausatmung aus: Dabei sollte sich das Zwerchfell heben und das Schläfenbein in Innenrotation bewegen. Falls das Schläfenbein sich stattdessen in die Außenrotation bewegt, sollte es mit dem Zwerchfell harmonisiert werden

Technik für das intrakraniale Diaphragma *(Abb. 16.50)*

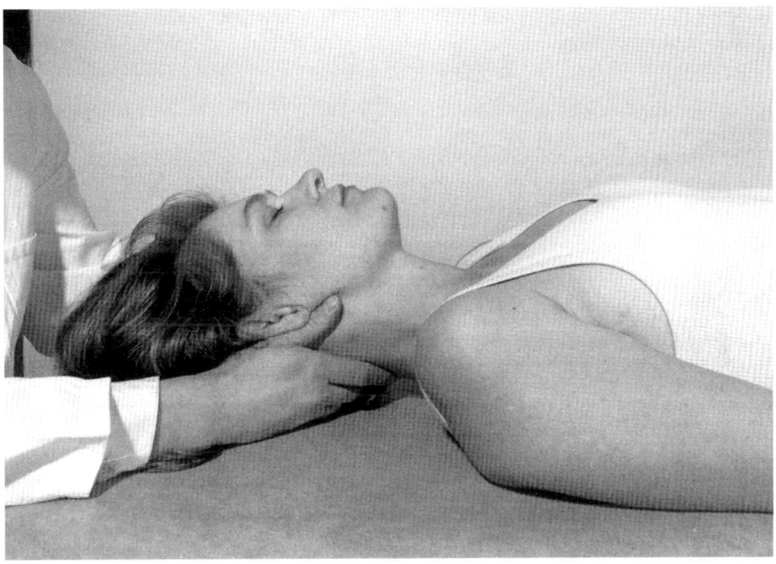

16.50
Behandlung des intrakranialen Diaphragma

Handposition

- Beide Hände befinden sich am Schädel wie oben beschrieben
- Die Technik kann ein- oder beidseitig ausgeführt werden

Ausführung

- Der Therapeut bringt die Schläfenbeine in die Außenrotation, wodurch sich das Tentorium cerebelli senkt
- Der Patient atmet gleichzeitig tief ein und hält den Atem am Ende der Einatemphase so lange wie möglich an. Das Zwerchfell und das Schläfenbein werden so beide in Einatemposition gebracht
- Der Therapeut sucht jetzt den „point of balance" zwischen Zwerchfell und Tentorium cerebelli
- In dem Moment, in dem der Atem nicht mehr länger angehalten werden kann und eine spontane Ausatmung einsetzt, senkt sich das Zwerchfell und bewegt sich das Schläfenbein automatisch mit in die Innenrotation

- Nach der Ausführung nochmals die Bewegung von Zwerchfell und Schläfenbein testen und gegebenenfalls die Technik wiederholen

Beckenboden-Test *(Ab. 16.51)*

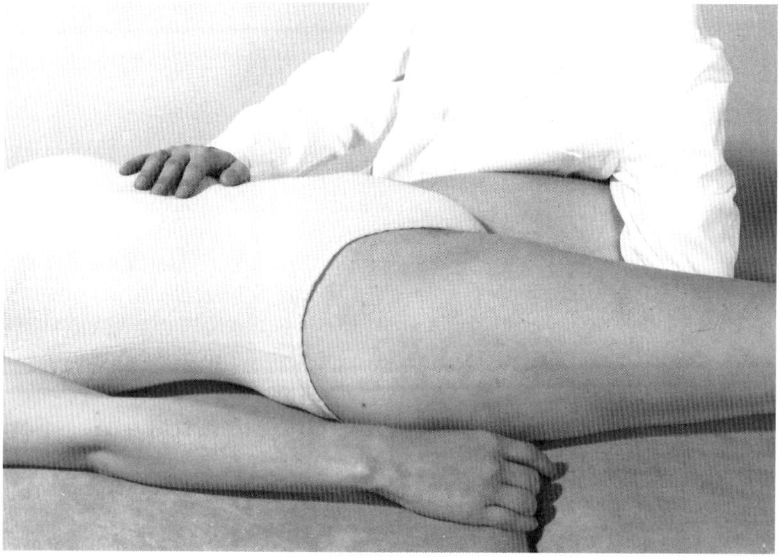

16.51
Test der Beweglichkeit des Beckenbodens

Therapeut

Er befindet sich auf Höhe des Beckens, seitlich am Patienten.

Handposition

- Entweder liegt die Hand unter dem Kreuzbein oder die Mittel- und Zeigefinger der einen Hand liegen medial vom Sitzbeinhöcker in der Fossa ischiorectalis
- Die andere Hand wird auf den unteren Rand des Rippenbogens auf derselben Seite wie die Hand am Beckenboden gelegt
- Der Patient führt eine tiefe Einatmung aus: Dabei sollte sich das Zwerchfell senken und der Beckenboden nach inferior ausdehnen. Das Tentorium ist gesenkt. Das Kreuzbein bewegt sich in die Flexionsposition
  Falls der Beckenboden sich nicht senkt, sollte er mit dem Zwerchfell harmonisiert werden.
- Der Patient führt eine tiefe Ausatmung aus: Dabei sollte sich das Zwerchfell heben und der Beckenboden nach superior ausdehnen. Falls der Beckenboden sich nicht hebt, sollte er mit dem Zwerchfell harmonisiert werden

Beckenboden-Technik *(Abb. 16.52)*

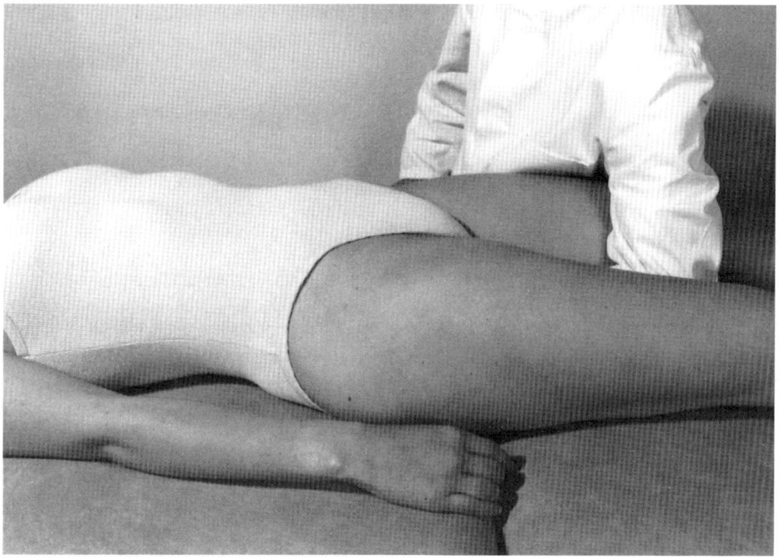

16.52
Behandlung des Beckenbodens

Handposition

- Für die Therapie wird die eine Hand unter das Kreuzbein gelegt oder die Mittel- und Zeigefinger befinden sich medial vom Sitzbeinhöcker in der Fossa ischiorectalis. Die andere Hand wird entspannt oberhalb der Symphysenfuge aufgelegt. Diese ist nur Beobachter während der Ausführung

Ausführung

- Der Therapeut bringt das Kreuzbein in Flexionsposition, wodurch sich das Beckendiaphragma senkt
- Der Patient atmet gleichzeitig tief ein und hält den Atem so lange wie möglich an. Das Zwerchfell und der Beckenboden werden so gleichzeitig in Einatemposition gebracht
- Der Therapeut sucht jetzt den „point of balance" zwischen Zwerchfell und Beckenboden
- In dem Moment, in dem der Atem nicht mehr länger angehalten werden kann und eine spontane Ausatmung einsetzt, folgt das Beckendiaphragma mit dem Kreuzbein der Ausatemphase und bewegt sich nach superior
- Nach der Ausführung nochmals die Bewegung von Zwerchfell und Beckendiaphragma testen und gegebenenfalls die Technik wiederholen

Falls zwei Behandler vorhanden sind, können alle drei Diaphragmata auch gleichzeitig harmonisiert werden. Dabei befindet sich ein Therapeut am Schädel, während der andere Kontakt zum Beckenboden aufnimmt.

Quellenangabe:

1 Still, A. T.: Philosophy and Mechanical Principles of Osteopathy. Hudson Kimberly, Kansas 1902. Peprinted 1986 by Osteopathic Enterprise, Kirksville, S. 60.
2 Still, A. T. zitiert von Truhlar, R. E.: Doctor A. T. Still in the living. Privately published, Ohio 1950, S. 104.
3 Pischinger, A.: Das System der Grundregulation. Haug, Heidelberg 1975.
4 Pischinger, A.: Das System der Grundregulation. Haug, Heidelberg 1975, S. 142.
5 Upledger, J. E., Vredevoogd, J. D.: Craniosacral Therapy. Eastland Press, Seattle 1983, S. 128–130.

6 Gabarel, B., Roques, M.: Les fasciae. Tome I, Maloine, Paris 1985, S. 129.
7 Scott, J.: Molecules that keep you in shape. New. Scient. (24) (1986) 49–53.
8 Gabarel, B., Roques, M.: Les fasciae. Tome I, Maloine, Paris 1985, S. 136–143.
9 Still, A. T.: Philosophy of Osteopathy. Kirksville. 6th Reprint. American Academy of Osteopathy, Ohio 1986, S. 122.
10 Blechschmidt, E.: Die pränatalen Organsysteme des Menschen. Hippokrates Verlag, Stuttgart 1973, S. 39, 98, 141, 160.
11 Upledger, J. E., Vredevoogd, J. D.: Craniosacral Therapy. Eastland Press, Seattle 1983, S. 228–229.
12 Upledger, J. E., Vredevoogd, J. D.: Craniosacral Therapy. Eastland Press, Seattle 1983, S. 210.
13 Upledger, J. E., Vredevoogd, J. D.: Craniosacral Therapy. Eastland Press, Seattle 1983, S. 287.
14 Becker, R. E.: Diagnostic Touch: Its Principles an Application, Part III, AAO Yearbook (162) 162, Part IV. AAO Yearbook (1965) 165.
15 Frymann, V. M.: The core-link and the three diaphragms. JAOA (1968) 13–19.
16 Richard, R.: Lésions Ostéopathiques du Sacrum. Maloine, Paris 1978, S. 199–205.

Weitere Literaturhinweise:

Alcolado, R., Weller, R. O., Parrish, E. P., Garrod, D.: The cranial arachnoid and Pia mater in man: Anatomical and Ultrastructural Observations. Neuropath. Appl. Neurobiol. 14 (1988) 1–17.
Allain, A.: Le complexe musculo-aponevrotique sous-hyoidien et al circulation veineuse de retour cranien, à propos de 10 études échotomographiques. Mémoire, Dijon, 1992.
Arbuckle, B. E.: Effects of the uterine forceps upon the fetus. JAOA 53 (1954) 499–508.
Arbuckle, B. E.: Scoliosis capitis. JAOA 70 (1971) 559–564.
Arbuckle B. E.: Selected writings. American Academy of Osteopathy, Indianapolis 1994.
Arbuckle, B. E.: The craniocervical area. JAOA 52 (1952) 415–422.
Becker, R. E.: The Meaning of fascia and fascial continuity. Osteopath. Ann. 3 (1975) 8–32.
Bochurberg, C.: Traitement ostéopathique des rhinites et des sinusites chroniques. Maloine, Paris 1986.
Buchet, A., Cuilleret, J.: Anatomie, topographique descriptive et fonctionelle. I: Le système nerveux central, la face, la tête et les organes des sens. II: Le cou, le thorax. IV: L'abdomen, la région, rétro-péritonéale, le petit bassin, le périnée. Simep, Paris 1991.
Cathie, A.: Fascia of head and neck as it applies to dental lesions. JAOA 51 (1952) 260–261.
Cathie, A.: The fascia of the body in relation to function and manipulative therapy. AAO Yearbook (1974) 81–84.
Desforges, G. et al.: Traumatic rupture of the diaphragm – Clinical manifestations and surgical treatment. J. Theracic Surg. 34 (6) (1957).
Frymann, V. M.: Kursaufzeichnungen.
Greenman, P. E.: Fascial considerations in treatment of the head and neck. Osteopath. Ann. 2 (1975) 34–42.
Heinl. H.: Körpertherapie in der Praxis. In: Lindauer Texte. Buchheim, P., Cierpka, M. & Seifert, Th. (Hrsg.). Springer, Berlin (1992) 146–159.
Kapandji, I. A.: Funktionelle Anatomie der Gelenke. Band 3, Rumpf und Wirbelsäule. Enke, Stuttgart 1992.
Kuchera, W. A. und M. L.: Osteopathie Principles in Practice. 2. Auflage, Greyden Press, Columbus Ohio, 1993.
Lang. J.: Klinische Anatomie der Halswirbelsäule. Thieme, 1991.
Magoun, H. I.: The craniocervical junction. D.O. Magazine 5 (1) (1964) 101–103.
Northup, George W.: Osteopathic research: Growth and development. Am. Osteopath. Assoc. 1987.
Page, E.: The role of the fasciae in the maintainance of structural integrity. AAO Yearbook (1952) 70–73.
Pernkopf, E.: Topographische Anatomie des Menschen. Bd. III. Urban und Schwarzenberg, München, Berlin, Wien 1952.
Schmitt, F. O., Hall, C. E., Jakus, M. A.: Electron microscope investigations of the structure of collagen. J. Cell Comp. Physiol. 20 (1942) 11–33.
Sruyff-Denys, G.: Les chaines musculaires et articulaires. Institut des Chaines musculaires et des Techniques G. D. S. Brüssel 1991.
Sutherland, W. G.: Teachings in the science of osteopathy. Sutherland Cranial Teaching Foundation, Rudra Press 1991.
Wales, A. L.: Cranial diagnosis. J. Osteopath. Cranial Assoc., Cranial Academy, Meridian, Idaho (1948) 14–23.
Wernham, J.: Lectures on osteopathy. Maidstone College of Osteopathy. Maidstone.
Wyckhoff, R. W. G.: The fine structure of connective tissues. Josiah Macy, Jr. Foundation. No. 3 (1952) 38–91.
Younoszi, R., Frymann, V. M., Nordell, B. E.: Effects of temporal manipulation of respiration. JAOA 80 (1981) 751.

„Das Kreuzbein ist in der Tat eine wichtige Körperstruktur, die direkt und indirekt das gesamte autonome Nervensystem beeinflusst und die ihre bedeutende Stellung in den osteopathischen Betrachtungen verdient.“

Beryl E. Arbuckle[1]

Anatomie und Behandlung der Sakralgelenke

Anatomie und Dysfunktion

Die Kreuzbeinbasis befindet sich in gleicher Ebene wie der vordere Teil der Okziputbasis und ist über eine Bandscheibe mit dem 5. Lendenwirbelkörper verbunden.
Während der embryonalen Entwicklung verändert sich die Kreuzbeinregion kaum in ihrem prozentualen Anteil an der Gesamtlänge der Wirbelsäule, im Gegensatz zur zervikalen, thorakalen, lumbalen und kokzygealen Region. Somit ist die Kreuzbeinregion ebenso wie die Schädelbasis eine Art Fulcrum.

Das Iliosakralgelenk

Das Kreuzbein besitzt seitlich gelegene Gelenkflächen zum Becken. Sie sind L-förmig und setzen sich zusammen aus einem oberen kurzen und einem unteren langen Arm. Zwischen beiden verläuft, auf Höhe des 2. Sakralwirbels, die Rotationsachse des Kreuzbeins. Außerdem befindet sich dort die Anheftung des Duralschlauches. Oberhalb der Rotationsachse nähern sich die Gelenkflächen nach anterior an, unterhalb dieser Achse entfernen sie sich voneinander.
Die Sutura occipitomastoidea hat einen auffallend ähnlichen Aufbau in ihren entsprechenden suturalen Gelenkfacetten wie die Gelenkflächen des Iliosakralgelenks.
Anatomische und physiologische Ähnlichkeiten zwischen Okziput, Sakrum und angrenzenden Strukturen sind in *Tabelle 17.1* gegenübergestellt.

Tabelle 17.1:

Anatomische und physiologische Entsprechungen zwischen Okziput und Sakrum

Okziput	Sakrum
2 Gelenkflächen für den Atlas 1 Gelenkfläche für das Keilbein 2 laterale Anteile mit Gelenkflächen für die Schläfenbeine 1 Öffnung (Foramen magnum) Verknöcherung zwischen Pars basilaris und Partes condylares: 7.–8. Lj. (= Anheftung der Duralmembran am Foramen magnum)	2 Gelenkfortsätze für den 5. Lendenwirbel 1 Gelenkfläche für das Steißbein 2 laterale Anteile mit Gelenkflächen für die Darmbeine 1 Öffnung (Canalis sacralis) Verknöcherung zwischen erstem und zweitem Sakralsegment: 7.–8. Lj. (= Anheftung der Duralmembran)
Okziput: Flexion und Extension Schläfenbeine: Außen- und Innenrotation	Sakrum: Flexion und Extension Darmbeine: Außen- und Innenrotation
Schädelbasis: Fulcrum während intrauteriner Entwicklung Kreuzbeinregion: Fulcrum während intrauteriner Entwicklung	

Das Kreuzbein hat nicht nur nach oben Verbindungen zur Wirbelsäule, sondern auch nach vorne zur Symphysis pubis und nach unten über die Articulatio sacro-iliaca und das Hüftgelenk zu den unteren Extremitäten. Die Iliosakralgelenke werden von oben und von unten durch Kraftlinien durchzogen. Sie stellen sozusagen Kreuzungspunkte dieser Kraftlinien dar und sind somit Integrationsstellen für Einflüsse von oben und unten. Aus diesem Grunde ist das Iliosakralgelenk nicht nur bei primär traumatischen Ursachen betroffen, sondern zudem häufig als Folge anderer Störungen beeinträchtigt.

Verbindungen zwischen Schädel und Sakrum:
Dura mater spinalis
Faszien der Rückenmuskeln
Lig. longitudinale posterius: vom Os occipitale zum Sakrum und übergehend in das Lig. sacrococcygeum posterius profundus
Lig. longitudinale anterius: vom Os occipitale zum Sakrum und auslaufend als Lig. sacrococcygeum anterius
Fascia praevertebralis: nahe des Tuberculum pharyngeum und an der Sutura occipitomastoidea über die vorderen Anteile der Wirbelfaszien bis zum Sakrum

Ebenso wie am Hirnschädel setzen auch am Sakrum kaum Muskeln an, mit Ausnahme des M. piriformis. Weitere ligamentäre, nervale, arteriovenöse und endokrine Verbindungen sind aus Kapitel 5 S. 132 ff. zu ersehen.
Ursachen für Störungen des Os sacrale und Os coccygis sind

- Stürze auf das Kreuz- und Steißbein
- Sexueller Missbrauch
- Starke psychische Traumata
- Geburtstraumata
- Unter Umständen Schädeltraumata
- Dysfunktion der Wirbelsäule und der unteren Extremitäten (Beinlängendifferenz etc.)

Da die Dura mater spinalis vom Foramen magnum des Hinterhaupts zum zweiten Kreuzbeinsegment verläuft, wird die kraniale Bewegung des Hinterhaupts bzw. des Kraniums direkt auf das Kreuzbein übertragen. In der Inspirationsphase des PRM bewegt sich das Foramen magnum des Hinterhaupts

anterior-superior, übt so einen leichten Zug auf die harte Rückenmarkshaut aus und lässt das Kreuzbein flektieren: Die Sakrumbasis verschiebt sich nach posterior superior, die Spitze nach anterior. In der Exspirationsphase geschieht das Umgekehrte.
Das Kreuzbein folgt jeder Bewegung oder jeder Positionsänderung des Hinterhaupts, ebenso wie das Hinterhaupt jeder Positionsänderung des Kreuzbeins folgt.

Dysfunktionen am Sakrum

Verschiebungen während der Geburt im Atlanto-Okzipitalgelenk oder im Sphenobasilargelenk führen zu entsprechenden Dysfunktionen an den lumbosakralen und iliosakralen Gelenkflächen.
Erinnert sei an die durale Fortsetzung von der Schädelbasis zum zweiten Sakralwirbel und zur Rückseite des Steißbeins. Wenn ein Hinterhauptkondylus nach kranial und anterior verschoben ist, wird das Kreuzbein die Tendenz haben, sich an der gleichen Seite nach kranial und posterior und an der gegenüberliegenden Seite nach kaudal und anterior zu bewegen.
Zu erwähnen ist außerdem, dass das Kreuzbein bei der Geburt aus fünf Segmenten besteht und die Verknöcherung dieses Knochens erst zwischen dem 25. bis 28. Lebensjahr abgeschlossen ist, so dass schwere Traumata oder lang anhaltende dysfunktionelle Einflüsse in dieser Zeit auch zu intraossalen Veränderungen führen können.
Das Kreuzbein nimmt eine zentrale Stellung im Becken ein. Aufgrund seiner gelenkigen Verbindungen zu den Hüftbeinen werden sich auch diese verschieben und an die veränderten strukturellen Verhältnisse anzupassen versuchen, häufig mit der Folge von Gelenkveränderungen an den Hüftgelenken oder eines scheinbar verkürzten oder verlängerten Beines. Eine Anteriorisierung des Kreuzbeins kann außerdem den venösen Rückfluss in die V. iliaca communis sinistra beeinträchtigen oder die nervale Innervation des Beckens und der unteren Extremitäten beeinflussen (s. S. 132).
Selbstverständlich passt sich das Kreuzbein auch an Veränderungen der unteren Extremitäten oder der Hüfte an, wie zum Beispiel bei einer Verstauchung des Fußes mit einer eventuellen erhöhten Traktion am M. biceps femoris etc.
Das Kreuzbein wird nicht nur durch kraniale oder vertebrale Einflüsse in seiner Beweglichkeit beeinflusst, sondern Dysfunktionen am Kreuzbein oder Steißbein können über die durale Verbindung zu Störungen der Schädelbasis führen. Eine primär traumatische oder kompensatorische Positionsänderung des Kreuzbeins verursacht über die Dura mater spinalis nicht nur eine Positionsänderung des Hinterhaupts, sondern auch Spannungen in den intrakranialen Duralmembranen und damit in den venösen Blutleitern des Schädels und/oder der Fluktuation des LCS.
Eine Kompression des lumbosakralen Übergangs kann durch einen Sturz auf die Sakrumkokzygealverbindung hervorgerufen werden. Die Blockierung oder Verkeilung des Os sacrale zwischen den beiden Beckenknochen kann durch einen Sturz auf die Sitzbeinhöcker verursacht werden, während ein Sturz auf das Os coccygis die Steißbeinspitze meist nach anterior flektieren lässt. Alle drei Läsionen können zu starken Kopfschmerzen führen. Selten treten diese Dysfunktionen symmetrisch auf, und immer spiegeln sie sich in der Schädelbasis wider.
Bei einer Fixation des Kreuzbeins in Extensionshaltung verschiebt sich die Basis zwischen den beiden Beckenkämmen nach anterior inferior und die Spitze nach posterior. Ursachen dafür können eine Uterussenkung, eine Beckenbodensenkung, eine Nieren- oder Magenptosis sein. Die Dura mater spinalis wird durch die Extensionsposition des Kreuzbeins nach kaudal gezogen und unter Spannung gesetzt.

Diese Spannung überträgt sich auf die intrakraniale Dura sowie auf die venösen Blutleiter, insbesondere den Sinus rectus. Dadurch wird der venöse Blutfluss der Vena magna verlangsamt. Es kommt zu venösen Stauungen im Gehirn und unter Umständen zu Funktionsstörungen der Hypophyse, mit einer Vielzahl von Auswirkungen auf die peripheren endokrinen Drüsen und den Gesamtorganismus.
Wenn die Kreuzbeinbasis nach posterior forciert wird (Kreuzbein in Flexion), wie zum Beispiel bei der Geburt, kann es über die durale Fortsetzung zum Hinterhaupt zu einer beidseitigen Dysfunktion der Sutura occipitomastoidea kommen. Eine einseitige Blockierung des Iliosakralgelenks kann unter Umständen eine Blockierung der Sutura occipitomastoidea oder der SSB auf der gleichen Seite hervorrufen.

Kompressionen

An dieser Stelle sind drei Kompressionen zu erwähnen, die nicht selten gemeinsam auftreten. Sie können sich gegenseitig verursachen, und es ist notwendig, alle drei zu lösen, um einen dauerhaften Behandlungserfolg zu erlangen:

1. Kompression der Synchondrosis sphenobasilaris
2. Kompression des Atlanto-Okzipitalgelenks
3. Kompression des lumbosakralen Übergangs

Stürze auf das Kreuzbein, Steißbein oder die Beckenknochen verursachen nicht nur Spannungen in der Dura mater und abnorme Gelenkspannungen, sondern können auch bereits vorhandene, aber noch symptomlose Verschiebungen im Iliosakralgelenk und im lumbosakralen Übergang verstärken. Außerdem beeinflusst das Kreuzbein direkt oder indirekt über die Nervenaustrittsstellen das autonome Nervensystem und die Versorgung der unteren Extremität. So besteht der sakrale Teil des Parasympathikus aus den Nn. splanchnici pelvici und den Ganglia pelvica. Die vom sakralen Parasympathikus innervierten Organe sind das Kolon ab dem letzten Teil des Colon transversum, das Rektum, die Harnblase, die männlichen und weiblichen inneren Geschlechtsorgane und die Schwellkörper von Penis und Klitoris.
Auch am Steißbein, auf der Vorderseite des M. coccygeus, liegt ein Nervenplexus, der Plexus coccygeus; seine Nervenfäden ziehen zur Haut zwischen Steißbeinspitze und Anus. Zudem befindet sich vor dem Steißbein das letzte Grenzstrangganglion, das Ggl. impar.
Für die Funktion des kraniosakralen Systems ist es deshalb sehr wichtig, eine normale Beweglichkeit des Os sacrale und des Os coccygis wieder zu gewinnen.
Dysfunktionen des Kreuzbeins und deren Behandlung werden in der osteopathischen Literatur ausführlichst beschrieben.
Die Darstellung der entsprechenden Techniken würde den Rahmen dieses Buches sprengen. An dieser Stelle werden nur einige allgemeine Techniken für die Sakrumbehandlung erläutert, die aber nichtsdestotrotz den größten Teil der vorkommenden Dysfunktion zu beheben imstande sind.

Behandlung des lumbosakralen Gelenks

Dekompression des lumbosakralen Übergangs *(Abb. 17.1)*

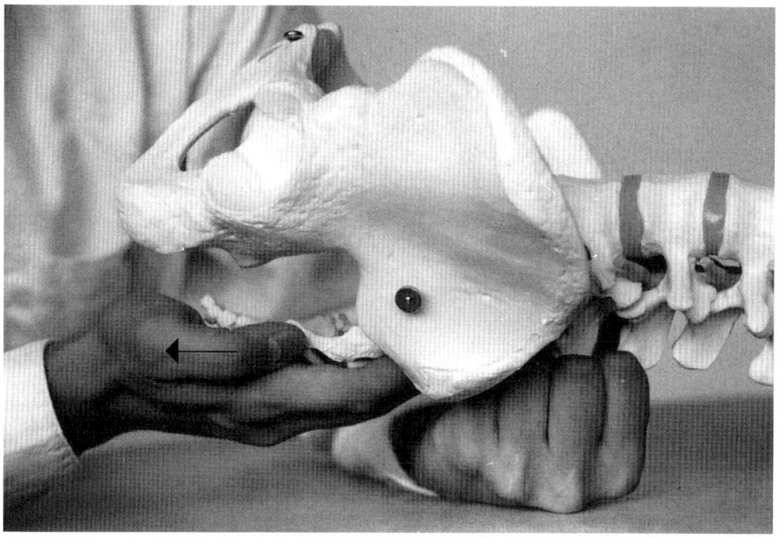

17.1
Dekompression des lumbosakralen Übergangs

Therapeut

Er befindet sich neben dem Patienten, auf Höhe von L5/S1.

Handposition

- Die distale Hand liegt mit der Handfläche nach oben, unter dem Kreuzbein. Die Fingerspitzen sind nach kranial gerichtet und berühren den 4. oder 5. Lendenwirbel. Der Ellenbogen ist auf der Liege aufgestützt
- Die sakralen Dornfortsätze befinden sich zwischen Ring- und Mittelfinger, die Sakrumspitze liegt in der Handfläche des Therapeuten
- Die proximale Hand wird seitlich unter die Lendenwirbelsäule gelegt
- Sie bildet eine Faust und fixiert die Dornfortsätze der unteren Lendenwirbelsäule zwischen den quer liegenden Fingern

Ausführung

- Die proximale Hand fixiert die unteren Lendenwirbel, während die andere Hand einen sanften, nach kaudal gerichteten Zug am Kreuzbein ausübt
- Bei jeder Entspannung der Gewebe, wird die neue Bewegungsgrenze des Kreuzbeins nach kaudal aufgesucht
- Alle Arten von Sakrum-Bewegungen werden zugelassen, ohne den sanften Zug zu vermindern

Alternative Technik für die L5/S1-Dekompression I *(Abb. 17.2)*

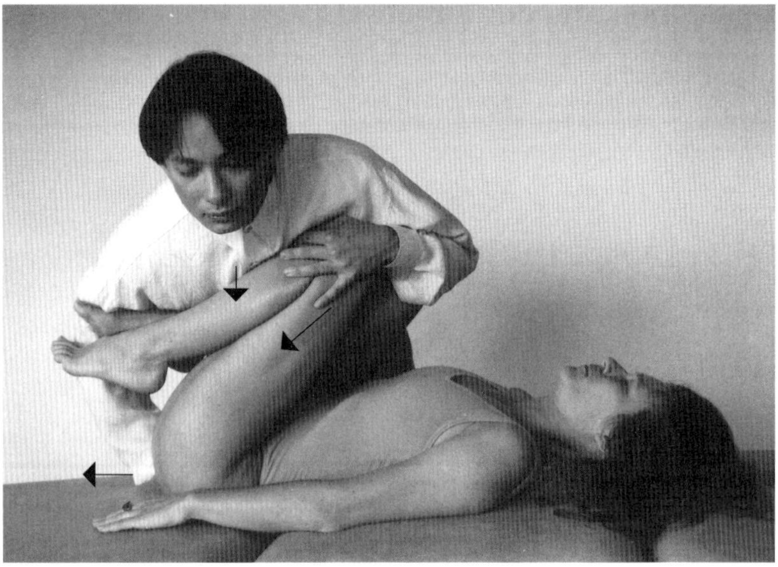

17.2
Alternative Technik für die Dekompression des lumbosakralen Übergangs

Patient
Er befindet sich in Rückenlage. Die Hüfte und das Knie sind flektiert.

Therapeut
Er steht neben dem Patienten auf Höhe von L5/S1.

Handposition
- Die proximale Hand umgreift die Knie, während sich der Oberkörper auf den Schienbeinen befindet
- Die distale Hand liegt unter dem Kreuzbein. Dornfortsätze zwischen Ring- und Mittelfinger

Ausführung
- Der Oberkörper übt einen vertikalen Druck auf die Unterschenkel aus.
- Die proximale Hand übt einen im Verlauf der Oberschenkel schräg nach unten gerichteten Druck in Richtung Knie aus
- Die distale Hand zieht das Sakrum sanft nach kaudal und löst es dadurch vom 5. Lendenwirbel

Kontraindikationen
- Starke Hüftgelenksarthrose/-arthritis
- Oberschenkelkopfveränderungen

Altenative Technik für die L5/S1-Dekompression II

(nach *Frymann*) *(Abb. 17.3)*

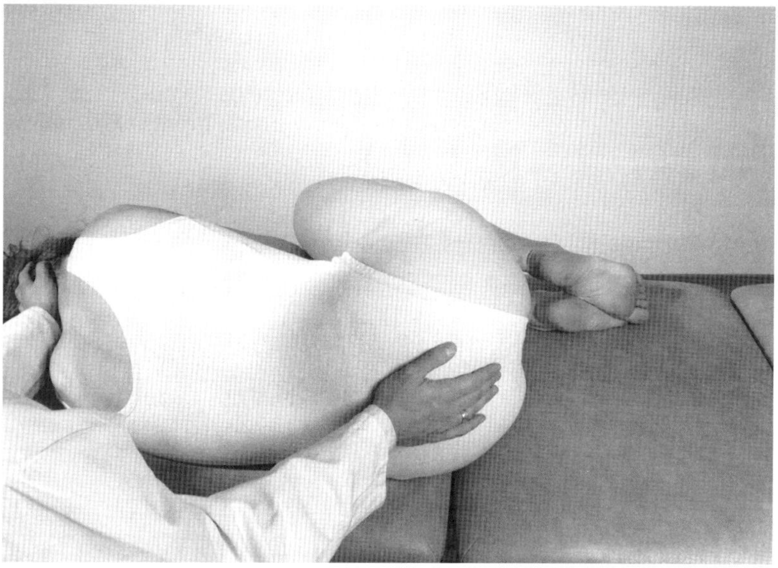

17.3
Zweite alternative Technik für die L5/S1 Dekompression, nach Viola Frymann

Patient Er liegt in Seitenlage, die Hüfte und Knie gebeugt.

Therapeut Er befindet sich hinter dem Patienten in der Mitte zwischen dem Kreuzbein und dem Schädel.

Handposition Eine Hand befindet sich am Hinterhaupt, die andere Hand am Kreuzbein

Ausführung

- Der Patient atmet tief ein. Dabei folgt der Therapeut mit seiner Hand der Aufwärtsbewegung des Kreuzbeins
- Anschließend atmet der Patient tief aus und hält den Atem am Ende der Ausatemphase so lange wie möglich an. Dabei folgt der Therapeut mit seiner Hand der Abwärtsbewegung des Kreuzbeins
- Bei der spontan einsetzenden Einatmung verhindert der Therapeut mit seiner Hand die Aufwärtsbewegung des Kreuzbeins
- Dieser Zyklus kann ein- bis dreimal wiederholt werden, je nach Schweregrad der Kompression
  In der Ausatemphase folgt der Therapeut mit seiner Hand der Abwärtsbewegung des Kreuzbeines, während er in der spontan einsetzenden Einatmung mit seiner Hand der Aufwärtsbewegung des Kreuzbeins Widerstand leistet
- Ein Indikator für die erfolgreich ausgeführte Dekompression ist eine wahrnehmbare Gewebeerweichung zwischen L5 und S1

Alternative Technik für die L5/S1-Dekompression III

Patient Er befindet sich in Bauchlage.

Therapeut Er steht neben dem Patienten auf Höhe L5/S1.

Handposition

- Die Hände liegen überkreuzt auf Kreuzbein und Lendenwirbelsäule
- Die kraniale Hand befindet sich auf dem Kreuzbein. Die kaudale Hand befindet sich auf der Lendenwirbelsäule

- Der Therapeut beugt sich so weit über den Patienten, dass seine Arme sich vertikal über dem Kreuzbein befinden

Ausführung

- Während auf dem Kreuzbein eine sanfte Traktion nach kaudal ausgeübt wird, wird auf dem 5. Lendenwirbel ein Zug nach kranial ausgeführt

In Bauchlage kann auch eine Recoil-Technik ausgeführt werden. Während einiger Atemzyklen wird sanft eine Dekompression an L5/S1 ausgeführt. Nach 1 – 3 Zyklen wird der Kontakt an L5/S1 plötzlich und unerwartet zu Beginn der Einatmungsphase gelöst.

Kontraindikation Prolaps, Schwangerschaft.

Alternative Technik für die L5/S1-Dekompression IV

Patient Er befindet sich in Seitenlage, Hüfte und Knie gebeugt.

Therapeut Er steht vor dem Patienten auf Höhe L5/S1.

Handposition

- Die kraniale Hand befindet sich auf der Lendenwirbelsäule, während sich die kaudale Hand auf dem Kreuzbein befindet
- Die Knie des Patienten liegen zwischen den Oberschenkeln des Therapeuten

Ausführung

- Über die Knie des Patienten kann die Hüfte so weit gebeugt werden, dass eine Dekompression zwischen dem Kreuzbein und dem 5. Lendenwirbel entsteht
- Diese Dekompression kann zusätzlich mit den Händen unterstützt werden

Testung und Behandlung des iliosakralen Gelenks

Testung der Iliosakralgelenke *(Abb. 17.4)*

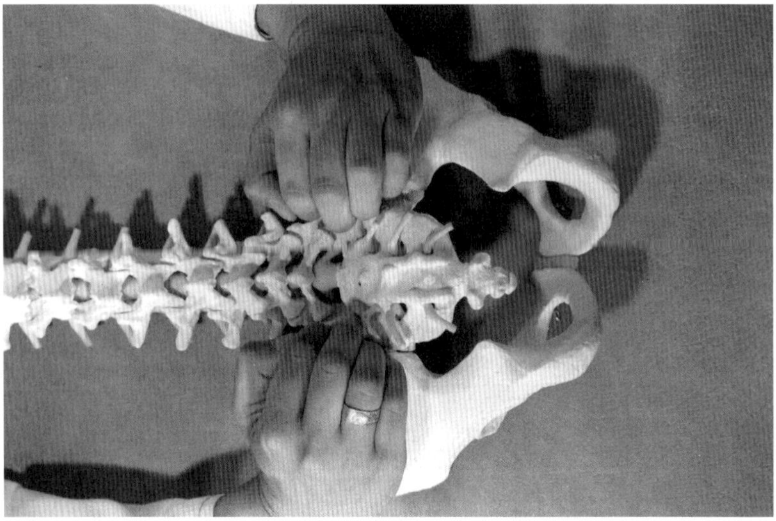

17.4

Testung der Iliosakralgelenke

Patient Er befindet sich in Rückenlage.

Therapeut Er befindet sich neben dem Patienten auf Höhe des Kreuzbeins.

Handposition

- Die Hände werden jeweils medial an beide hintere obere Darmbeinstachel gelegt

Ausführung

- Es wird eine nach lateral gerichtete Traktion an beiden Darmbeinen ausgeübt und ihre Beweglichkeit miteinander verglichen
- Die Seite, die sich schwieriger nach lateral bewegen lässt, bezeichnet die Seite des eingeschränkten Iliosakralgelenks

Befreiung des Iliosakralgelenks *(Abb. 17.5)*

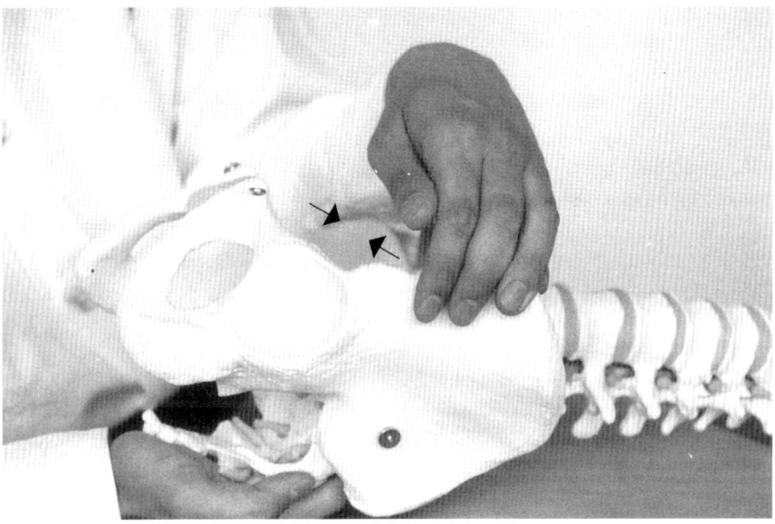

17.5
Befreiung des Iliosakralgelenks

Diese Beschreibung stellt eine Vereinfachung einer Technik dar, die von *Cathie* für die Behandlung eines bilateral flektierten Kreuzbeins beschrieben wurde.

Therapeut Er befindet sich neben dem Patienten auf Höhe des Kreuzbeins.

Handposition

- Die distale Hand liegt unter dem Kreuzbein, genauso wie bei der Lösung von L5/S1. Der Ellenbogen ist auf der Liege aufgestützt
- Die proximale Hand umgreift mit dem Unterarm/Ellenbogen die vorderen oberen Darmbeinstachel

Ausführung

- Der Therapeut führt mit seiner Hand und dem Unterarm/Ellenbogen eine mediale Kompression beidseitig der Darmbeinstachel aus. Dadurch öffnet sich das Iliosakralgelenk
- Gleichzeitig mobilisiert er das Sakrum, indem er es sanft nach kranial und kaudal bewegt oder indem er sanft die Flexions- und Extensionsbewegung des Kreuzbeins verstärkt
- Bei Befreiung des Iliosakralgelenks spürt der Therapeut, wie das Kreuzbein nach posterior in seine Hand zu sinken beginnt und das Kreuzbein sich freier und mit größerer Amplitude in die Flexion und Extension bewegt
- Falls die beiden Darmbeinstachel zu weit voneinander entfernt liegen, als dass der Therapeut diese umfassen kann, können als Alternative diese auch vom Patienten mit seinen eigenen Händen umgriffen und beidseitig nach medial zusammengedrückt werden

Alternative Technik für die Befreiung des Iliosakralgelenks *(Abb. 17.6)*

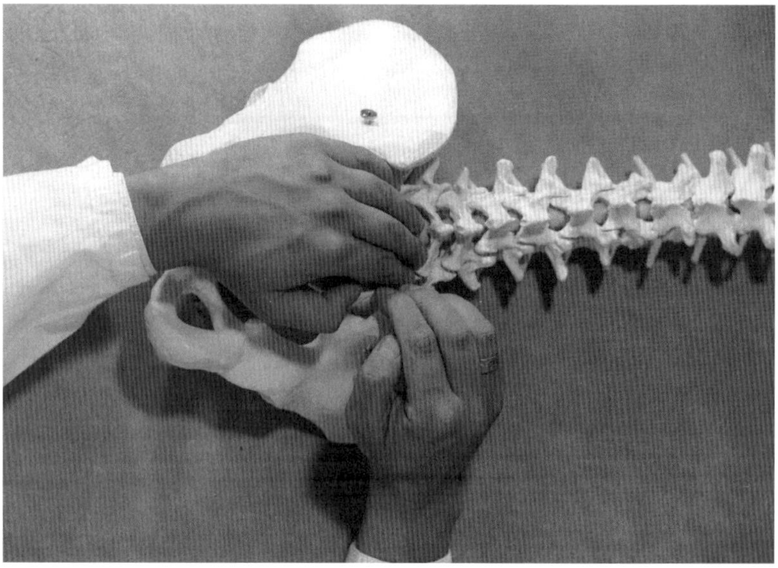

17.6
Alternative Technik für die Befreiung des Iliosakralgelenks

Diese Technik ist bei einem unilateralen stark komprimierten Iliosakralgelenk angezeigt.

Patient

Er befindet sich in Rückenlage.

Therapeut

Er befindet sich auf der Seite der Dysfunktion und sitzt neben dem Patienten auf Höhe des Kreuzbeins.

Handposition

- Die distale Hand wird unter das Kreuzbein gelegt
- Die proximale Hand wird medial an den hinteren oberen Darmbeinstachel gelegt

Ausführung

- Es wird eine nach lateral gerichtete Traktion am Darmbeinstachel ausgeübt, während das Kreuzbein leicht nach medial fixiert wird
- Alle wahrnehmbaren Bewegungen des Kreuzbeins werden zugelassen, ohne die sanfte Fixierung nach medial und die Traktion nach lateral zu vermindern
- Die Technik ist beendet, wenn eine Erweichung im Iliosakralgelenk spürbar wird

Nicht selten wird beobachtet, dass sakrale Dysfunktionen mit einem hypertonen oder verkürzten Piriformismuskel einhergehen. Der M. coccygeus kann bei Verkürzung die Sakrumspitze anteriorisieren und somit die Extensionsphase des kraniosakralen Systems behindern. In diesen Fällen ist es nötig, die genannten Muskeln zu behandeln und zu entspannen.

Behandlung des sakrokokzygealen Gelenks

Befreiung des sakrokokzygealen Gelenks *(Abb. 17.7)*

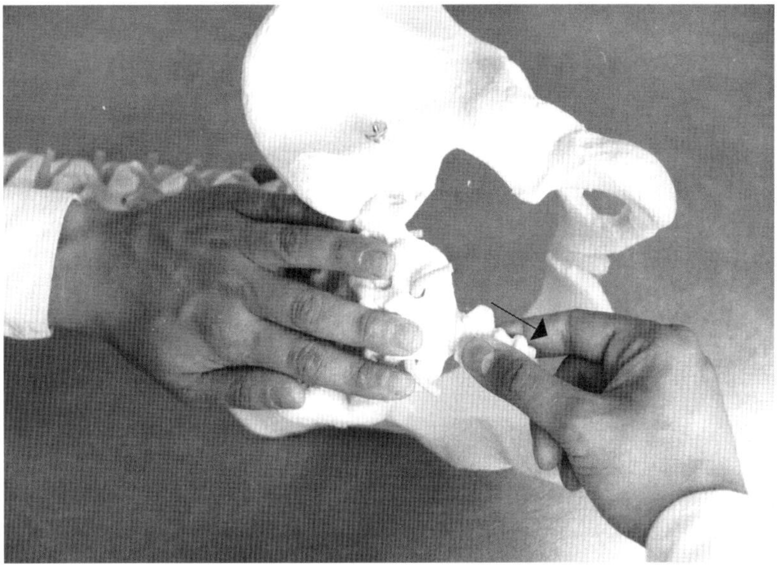

17.7
Befreiung des sakrokokzygealen Gelenks

Patient Er befindet sich in Seitenlage, Hüfte und Knie leicht gebeugt.

Therapeut Er sitzt dorsal vom Patienten, auf Höhe des Gelenks.

Handposition

- Zeige- oder Mittelfinger sanft in den Anus des Patienten einführen und den Daumen der gleichen Hand von außen auf das Steißbein legen
- Das Steißbein wird von beiden Fingern umgriffen
- Die kraniale Hand befindet sich auf dem Kreuzbein

Ausführung

- Mit einer leichten kaudalen Traktion am Os coccygeale den Eigenbewegungen des Knochens folgen
- Entsprechend den Membranentspannungstechniken werden nur sich wiederholende Bewegungen verhindert, um die Gelenkverbindungen von ihren abnormen Spannungsmustern zu befreien
- Zusätzlich oder alternativ kann mit Hilfe einer direkten Technik das Steißbein sanft in die Richtung der eingeschränkten Bewegung gebracht werden

Quellenangabe:

1 Arbuckle, B.: The selected writings of Beryl Arbuckle. American Academy of Osteopathy, Indianapolis 1994, S. 48.

Weitere Literaturhinweise:

De Jarnette, M. B.: The philosophy, art and science of Sacro Occipital Technique. Sacro Occipital Research Society Inc., USA 1989.

Dobbing, J., Sands, J.: Vulnerability of developing brain. IX. The effect of nutritional growth retardation on the timing of the brain growth-spurt. Biol.Neonate 19 (1971) 363 – 378.

Greenman, P. E.: Clinical aspects of sacroiliac function in walking. J. Manual Medicine 5 (1990) 125 – 136.

Magoun, H. I.: Idiopathic adolescent spinal scoliosis: A reasonable etiology. D.O. Magazine 13 (6) (1973) 151 – 160.

Magoun, H. I.: As the twig is bent. Sutherland Cranial Teaching Foundation 1959.

Mitchell, F. L.: Roentgenographic measurement of sacroiliac respiratory movement. JAOA 69 (1970) 81 – 82.

Perronneaud-Férré, R.: Ostéopathie cranio-pelvienne. Editions de Verlaque, Aix-en-Provence 1989.

Richard, R.: Lésions ostéopathiques du Sacrum. Maloine, Paris 1978.

Upledger, J. E., Vredevoogd, J. D.: Craniosacral therapy. Eastland Press, Seattle 1983.

„Alle Gefäße, die zum Herzen hin- und vom Herzen wegführen, müssen von allen Behinderungen befreit werden. Kein Nerv kann seine Arbeit verrichten, solange er nicht gut versorgt wird."

A. T. Still[1]

Techniken zur Verbesserung der Zirkulation

Zu den Techniken, die die Zirkulation verbessern, zählen die in Kapitel 15 (S. 356 ff.) beschriebenen Fluktuations-Techniken und die nachfolgend beschriebenen Techniken.

Sinus-venosus-Technik

Die venösen Blutleiter des Schädels unterscheiden sich deutlich von den anderen venösen Gefäßen des Körpers. Sie werden von duralen Einstülpungen im Schädelinneren gebildet. Dies hat zur Folge, dass der venöse Abfluss aus dem Kranium zum großen Teil von den Spannungsverhältnissen der intrakranialen Duralmembranen beeinflusst wird, ebenso wie von den duralen und knöchernen Verhältnissen am Foramen jugulare (s. S. 204 ff.).
Zudem liegen die Sinus nicht selten unter den Schädelnähten (z. B. Sinus sigmoideus an der Sutura parietomastoidea) und können deshalb auch durch Bewegungseinschränkungen der Schädelnähte in ihrer Funktion beeinträchtigt werden.

Zirka 95 % des venösen Blutes verlassen den Schädel am Foramen jugulare. Es ist deshalb äußerst wichtig, den freien venösen Abfluss am Foramen jugulare wieder herzustellen. Das heißt, dass das **Atlanto-Okzipitalgelenk** gelöst und die **Okziputkondylen** gespreizt wurden (s. Kap. 16, S. 427 f.).

Wirkungsweise

Die venöse Drainage des Schädels und der Augen (Sinus cavernosus) sowie die Mobilität der Schädelknochen können mit den im Folgenden beschriebenen Techniken deutlich verbessert werden. Ein verbesserter venöser Abfluss führt indirekt zu einem verbesserten Austausch zwischen Blut und Hirngewebe ebenso wie zu einer Verbesserung der Resorption des Liquor cerebrospinalis (LCS), die wiederum den Austausch zwischen LCS und Hirngewebe optimiert. Das vegetative Nervensystem und die nervalen Impulse zu den Organen und den übrigen Körperstrukturen werden dadurch harmonisiert.
Direkt werden folgende Blutleiter durch Sinus-venosus-Techniken beeinflusst:

1. Confluens sinuum
2. Sinus occipitalis
3. Sinus transversus und Sinus rectus
4. Sinus sagittalis superior

Indikationen

- Sehr restringierter fester Schädel
- Schwere Dysfunktionen der Schädelbasis
- Zahlreiche suturale Kompressionen
- Intrakraniale Stauungserscheinungen aufgrund verminderter venöser Drainage
- Intrakranialer Hochdruck
- Retro-orbitale Schmerzen und intrakraniale Schmerzen
- Migräneanfälle
- Verhaltensstörungen bei Kindern oder psychomotorische Entwicklungsstörungen
- Depressive Stimmungslage

Patient

In Rückenlage

Therapeut

Er befindet sich am Kopfende des Patienten.

Ausführung

Der Kontakt der Finger wird in jeder Position so lange aufrecht erhalten, bis der Therapeut eine „Erweichung" des Knochens an seiner Fingerbeere und ein Einsetzen der inhärenten Bewegungen wahrnimmt.
Bei sehr festen und komprimierten Schädeln kann es eine längere Zeit erfordern, diese Technik zu beenden. Es sollte aber stets erst zum nächsten Behandlungsschritt weitergegangen werden, wenn eine „Erweichung" und der Beginn inhärenter Bewegungen festgestellt wurde.

Confluens sinuum *(Abb. 18.1)*

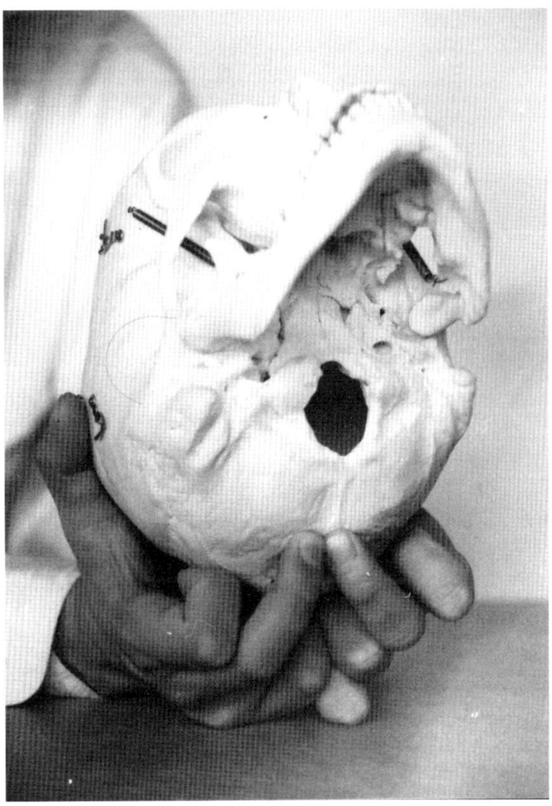

18.1

Technik für den Confluens sinuum

Handposition

- Die Mittelfinger beider Hände werden mit ihren Fingerbeeren unter die Protuberantia occipitalis externa gelegt
- Die Finger sind vertikal aufgestellt, so dass das gesamte Gewicht des Schädels auf ihnen ruht

Sinus occipitalis

Handposition

- Die Finger werden an der Mittellinie des Hinterhaupts eine Fingerbreite nach kaudal versetzt
- Nach Wahrnehmung der Erweichung auch an dieser Stelle können die beiden Mittelfinger wiederum um eine Fingerbreite im Verlauf des Sinus occipitalis nach kaudal versetzt werden
- Dieser Vorgang setzt sich fort, bis die Finger aufgrund der Nackenmuskulatur nicht weiter in Richtung Foramen magnum angelegt werden können

Sinus transversus und Sinus rectus *(Abb. 18.2)*

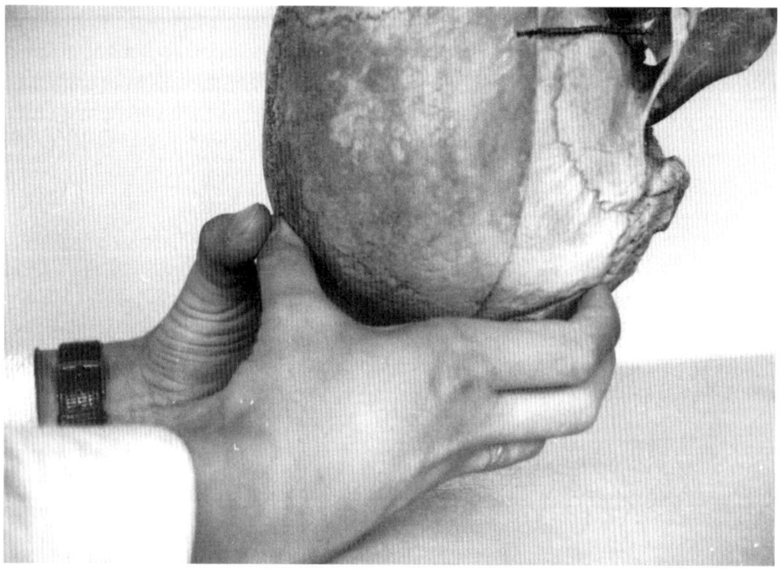

18.2

Technik für den Sinus transversus und Sinus rectus

Handposition

- Die Fingerbeeren der kleinen Finger beider Hände werden an die Protuberantia occipitalis externa gelegt, während die Fingerbeeren der übrigen Finger entlang der Linea nuchae superior am Hinterhaupt angelegt werden
- Das gesamte Gewicht des Schädels ruht wiederum auf den Fingern
- Die Daumen werden an der Sutura sagittalis übereinandergelegt
- Eine Verbindung von den Daumen zum vorderen Ende des Sinus rectus wird visualisiert
- Der Kontakt der Finger wird so lange aufrecht erhalten, bis eine Erweichung der Gewebe wahrnehmbar wurde

Sinus sagittalis superior *(Abb. 18.3 und 18.4)*

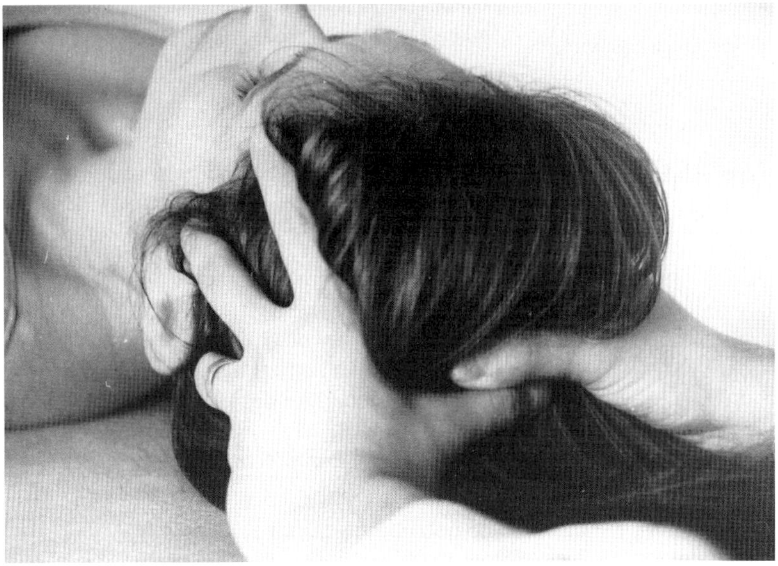

18.3
Technik für den Sinus sagittalis superior

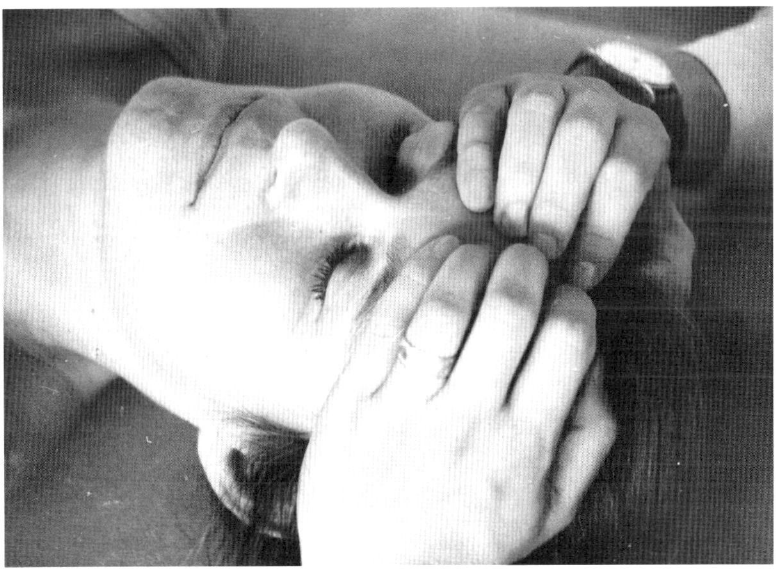

18.4
Technik für den Sinus sagittalis superior

Handposition

- Die Daumen der beiden Hände werden einen Querfinger oberhalb der Protuberantia occipitalis externa aufgelegt
- Sie werden überkreuzt auf die jeweils gegenüberliegende Seite beidseits der Mittellinie positioniert. Die Handflächen liegen währenddessen der Außenfläche des Kraniums auf
- Die Daumen üben eine leichte spreizende Krafteinwirkung auf Höhe des Sinus sagittalis superior aus
- Die Daumen werden nach der Erweichung der Gewebe einen Fingerbreit nach anterior verlegt, der Sutura sagittalis folgend, bis sie an Bregma ankommen
- Zum Abschluss werden die Finger beider Hände entlang der Sutura metopica auf das Stirnbein gelegt

Die Zeigefinger befinden sich anterior von Bregma, die kleinen Finger oberhalb von Nasion. Die übrigen Finger liegen dazwischen. Die Finger der rechten Hand befinden sich auf der rechten Seite der Sutur, die Finger der linken Hand an der linken Seite.

- Wiederum wird ein leichter Druck und eine spreizende Kraft ausgeübt, bis ein Aufweichen und eine inhärente Bewegung wahrnehmbar sind.

Lymphtechniken

Wenn die Lymphwege blockiert sind, kommt es meist zu einem therapieresistent erscheinendem Symptomenbild. Deshalb ist es sehr wichtig, Hindernisse zu lösen, die den Lymphfluss beeinträchtigen. Von *Measel* im Jahre 1981 durchgeführte Forschungen über die Wirkung osteopathischer Lymph-Pumptechniken kamen zu dem Ergebnis, dass Behandlungen durch diese Techniken die Funktion des Immunsystems deutlich stärkten.

Kontraindikationen für lymphatische Pumptechniken:

1. Nicht behandelter maligner Tumor
2. Akute Entzündungen mit Fieber
3. Thrombosen
4. Dekompensierte Herzinsuffizienz

Spannungs-Lösung im zervikothorakalen Diaphragma

Diese Technik wirkt vor allem auf den Lymphabfluss aus dem Kopf, aber auch die Lymphbewegung im übrigen Körper wird stimuliert, da die Lymphe im linken (und rechten) Venenwinkel hinter der Articulatio sternoclavicularis zurück in das Venensystem abfließt.

Insbesondere müssen der M. sternocleidomastoideus, die Mm. scaleni, die Articulatio sternoclavicularis, die oberen thorakalen Wirbel und die oberen Artt. sternocostales untersucht und gegebenenfalls behandelt werden, z.B. mit Hilfe der Recoil-Technik für den oberen Thoraxbereich oder indirekter faszialer Techniken (s. S. 419 ff.).

Recoil-Technik am oberen zervikothorakalen Übergang *(Abb. 18.5)*

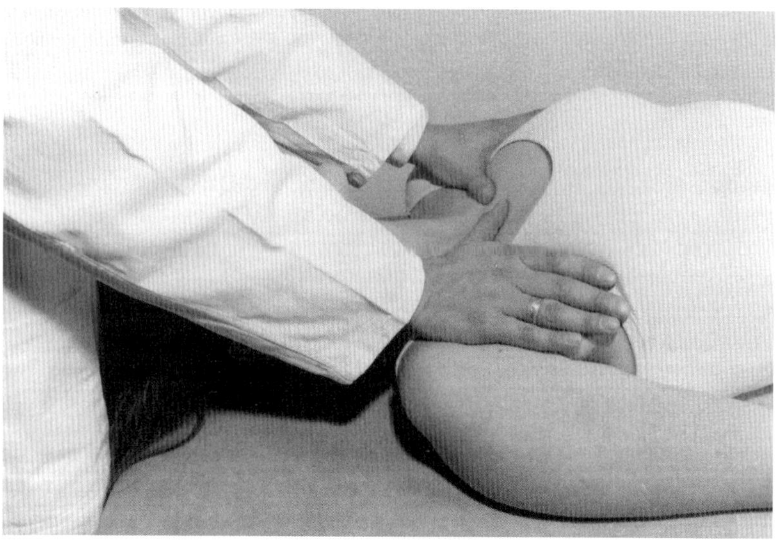

18.5
Recoil-Technik

Diese Technik ähnelt der auf S. 421 beschriebenen Recoil-Technik für den oberen Thoraxbereich.

Therapeut

Er steht hinter dem Kopf des Patienten

Handposition

- Daumen beidseitig unterhalb der Schlüsselbeine auflegen
- Die übrigen Finger liegen seitlich am Brustkorb

Ausführung

- Der Therapeut folgt der Ausatmung des Patienten mit seinen Händen
- Während der Einatmung gibt der Therapeut am Brustkorb, insbesondere unterhalb des Schlüsselbeins Widerstand
- Während der Ausatmung folgt er erneut nach posterior
- Nach 1–3 Zyklen wird der Kontakt am Brustkorb zu Beginn der Einatmung plötzlich und unerwartet gelöst
  Dabei können spontanes Pfeifen, Husten oder Lachen auftreten
- Den gesamten Vorgang 3- bis 4-mal wiederholen

Alternative Ausführung

- Es ist auch möglich, kontinuierliche rhythmische Stöße nach posterior und kaudal auf den Brustkorb zu geben. Wichtig ist dabei, dass die Krafteinwirkung den Brustkorb sichtbar in Bewegung versetzt
- Es sollten ungefähr 30 Stöße in der Minute ausgeführt werden für die Dauer von höchstens 3 Minuten

Kontraindikationen

- Fortgeschrittene Osteoporose
- Brüche der Rippen oder des Brustbeins
- Fortgeschrittene Herzerkrankungen, Herzschrittmacher

Lösen faszialer Spannungen

Jede lokale Behinderung des Lymphflusses durch Muskelhypertonus, Gewebespannung oder Knochenfehlstellungen etc. ist zu lösen.

Lösen von Zwerchfellspannungen (= primäre lymphatische Pumpe)

Die Funktion des Zwerchfells ist zu untersuchen und gegebenenfalls zu behandeln: Eine gute Beweglichkeit und Amplitude der Zwerchfellbewegungen sichern eine gute Drainage des Ductus thoracicus.

Verbesserung des Lymphabflusses in inneren Organen

Milz, Dünndarm und Blinddarmfortsatz sowie Leber und Gallenblase sind zu untersuchen und gegebenenfalls zu behandeln.

Lymphatische Pumpe der Füße *(Abb. 18.6)*

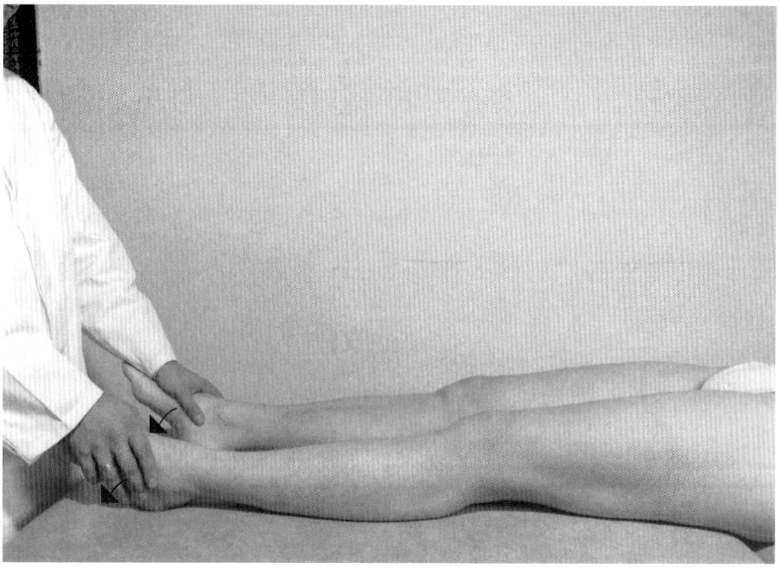

18.6
Lymphatische Pumptechnik an den Füßen

Therapeut Er befindet sich an den Füßen des Patienten.

Handposition Die Hände umgreifen beidseitig die Oberseite der Füße.

Ausführung

- Der Therapeut übt an den Füßen eine beidseitige rhythmische Kippbewegung in Richtung Plantarflexion aus
- Die Rückbewegung der Füße aus der Plantarflexion erfolgt stets passiv
- Diese rhythmische Bewegung sollte den gesamten Körper ins Schwingen bringen
- Dauer: ca. 5 min

Quellenangabe:

1 Still, A. T.: Philosophy of osteopathy. Kirksville. 6th Reprint. American Academy of Osteopathy, Ohio 1986, S. 99.

Weitere Literaturhinweise:

Frymann, V. M.: Kursaufzeichnungen
Kuchera, W. A. und M. L.: Osteopathic principles in practice, 2. Auflage, Greyden Press, Columbus Ohio 1993.
McCatty, R. R.: Essentials of craniosacral osteopathy. Ashgrove, Bath 1988.

„Das Allerweichste auf Erden
überholt das Allerhärteste auf Erden.
Das Nichtseiende dringt auch noch ein in das,
was keinen Zwischenraum hat.
Daran erkennt man den Wert des Nicht-Handelns.“

Laotse: Tao Te King[1]

Behandlung der kraniosakralen Dura

Hypertone Spannungsverhältnisse im Duralmembransystem sind eine der Hauptursachen für Störungen im kraniosakralen System. Diese können vor allem durch Geburtstraumata oder Schädeltraumata in frühester Kindheit verursacht werden. Aber auch später können Schädeltraumata, chronische Muskelverspannungen, die sich über fasziale Verbindungen ins Schädelinnere fortsetzen oder chronische emotionale Anspannungen zu hypertonen intrakranialen Membranspannungen führen.
Auch Störungen der Vaskularisation und der sensiblen Versorgung der Duralmembrane über Dysfunktionen der oberen Zervikalwirbel und der Schädelknochen und Schädelnähte sind möglich. Ebenso wie die vertebralen sind auch die kranialen Nerven und Ganglien anfällig für Störungen und können bei der Instandhaltung von komplexen Dysfunktionsmechanismen beteiligt sein.
So wie extrakraniale hypertone Muskelspannungen, z.B. am Hinterhaupt, sich auf die intrakranialen Membranen auswirken, können Funktionsstörungen am Hinterhaupt oder anderen extrakranialen Strukturen durch intrakraniale Fehlspannungen verursacht werden.
Es sei daran erinnert, dass eine osteopathische Dysfunktion immer eine Verminderung der Beweglichkeit darstellt, wie fein diese auch sein mag, mit den jeweiligen Folgewirkungen für das betroffene Gewebe oder den Gesamtorganismus. Unterliegt die Dura als Teil des primär respiratorischen Systems abnormen Spannungen, wird der venöse Abfluss des Gehirns ebenso gestört wie die Fluktuation des LCS, der so genannte „Fluss des Lebens“, und dadurch der gesamte Organismus geschwächt (s. Kap. 7).
Die kollagenelastischen Fasern der Duralmembran sind miteinander verflochten. Ihre Organisation richtet sich nach den auftretenden Zugspannungen an der Dura. Dabei verlaufen sie parallel zu diesen Zugkräften.
Die knöchernen Befestigungen der kraniosakralen Membranen an den Schädelknochen, dem Kreuz- und Steißbein können als Hebel benutzt werden, um die Spannungsverhältnisse zu bewerten und zu behandeln. Um diese Techniken zu verstehen und richtig auszuführen, ist es von Nutzen, die Insertionsstellen genau zu kennen (s. S. 173 ff.).
Um die hypertone Spannung in den Membranen zu lösen, ist es von Vorteil, die indirekte mit der direkten Technik zu kombinieren. Zuerst folgt man also der Membranspannung, vermindert diese dadurch und führt im Anschluss daran einen sanften Zug aus, um die Membran sich entwirren zu lassen und sie von ihren Spannungsmustern zu befreien. *Piet Dijs*, ein Osteopath aus Holland, brachte während eines Kurses den Vergleich mit einem Betrunkenen. Der beste Weg, ihn aus der Kneipe in sein Zuhause und in sein Bett zu bringen, ist nicht, von draußen in die Kneipe zu rufen, dass er herauskommen solle. Dann könnte es sein, dass er, dadurch angestachelt, noch weitere Ge-

tränke bestellen, Runden ausgeben oder sogar aggressiv reagieren würde. Es ist viel sinnvoller, in die Kneipe hineinzugehen, ein Bierchen mit ihm zu trinken, und während man ins Gespräch mit ihm kommt, ihn langsam nach draußen zu begleiten. Man geht also erst dorthin, wo er sich befindet, begibt sich auf seine Ebene.

Nichts anderes macht man bei den Membranentspannungstechniken. Zuerst folgt man der Spannung und entlastet sie dadurch schon. Daran anschließend löst man über einen feinen Zug ihre Spannungsmuster und begleitet sie in ihr eigentliches Zuhause, in den Zustand der größtmöglichen Entspannung.

Während der Lösung der Membranspannungen können verschiedene Phasen und Ebenen der Gewebeentspannung wahrgenommen werden:

1. Eine Restriktion in der Sutur zwischen zwei Schädelknochen kann als **„zementartiges"** Gefühl empfunden werden. Löst sich die Restriktion im Verlaufe der Membranentspannungstechnik nicht, müssen die Suturen zwischen den Schädelknochen zuerst spezifisch behandelt werden, bevor man mit der Membranentspannungstechnik fortfährt. Dies kann geschehen durch V-Spread-Techniken, durch Auseinanderziehen der Suturen oder Recoiltechniken.
2. Wird die knöcherne Restriktion an der Sutur gelöst, erreicht man die elastische Gewebespannung der Duralmembran, die häufig als **„gummibandartige"** Spannung wahrgenommen wird.
3. Kommt man auf die visköse Ebene der kollagenen Faserspannungen, ist dies häufig ein Gefühl, als würde man ein **„Kaugummi"** in die Länge ziehen.
4. Bei der Lösung dieser letzten Ebene, in der die chemische Stuktur dieser Fasern verändert wird und die meist etwas länger dauert, wird ein **„schwebendes, fließendes"** Gefühl wahrgenommen. Es ist keine Zugkraft des Knochens und der Membran in die alte Position mehr spürbar.

Es kann sein, dass dieser Zustand nicht gleich bei der ersten Sitzung erreicht wird, abhängig von der Schwere der Dysfunktion und der Dauer ihres Bestehens.

Die Behandlung der kranialen Membran erfordert aufgrund ihrer besonderen Strukturierung Zeit. Bei diesen Techniken wird deutlich, wie die Applikation einer sehr sanften Kraftanwendung über einen längeren Zeitabschnitt selbst jahrelang bestehende, sehr feste Restriktionen zu lösen imstande ist. Voraussetzung für die intrakraniale ebenso wie für die extrakraniale Behandlung der Duralmembran, ist die Lösung von Restriktionen in den transversalen Diaphragmata, insbesondere des Atlanto-Okzipitalgelenks.

Behandlung der intrakranialen Dura

Übersicht

1. Vertikales System: Falx cerebri, Falx cerebelli

1.1 Entspannung von anterior nach posterior:
Da die Falx cerebri an der Crista frontalis des Stirnbeins und posterior am Sulcus sinus sagittalis superior und der Protuberantia interna des Hinterhaupts ansetzt, kann das Stirnbein als Hebel benutzt werden, um die Falx zu dehnen und zu entspannen.
a) Os frontale-Spread-Technik
b) Os frontale-Hebetechnik (Lift)

1.2 Entspannung von kranial nach kaudal:
Die Falx cerebri setzt kranial an den beiden Scheitelbeinen an, so dass diese als Hebel benutzt werden können, um die Falx zu entspannen. Über die Anheftung des Tentorium cerebelli am unteren hinteren Scheitelbeinwinkel sowie ihre Fortsetzung im unteren Teil der Falx cerebri werden durch die Scheitelbeinhebetechnik auch Spannungsverhältnisse der horizontalen Membran beeinflusst.
a) Os parietale-Spread-Technik
b) Os parietale-Hebetechnik (Lift)

2. Horizontales System: Tentorium cerebelli

2.1 Entspannung von anterior nach posterior:
Die anteriore Anheftung des Tentoriums an den Processi clinoidei und die posteriore Anheftung am Sulcus transversus und an der Protuberantia interna des Hinterhaupts können genutzt werden, um das Tentorium cerebelli von anterior nach posterior zu dehnen und zu entspannen. Durch die Anheftung des Tentoriums am oberen Felsenbeinkamm wird die Membran auch zwischen diesen beiden Strukturen gestreckt.
a) SSB (Synchondrosis sphenobasilaris) Kompression
b) SSB (Synchondrosis sphenobasilaris) Dekompression

2.2 Transversale Entspannung:
Das Tentorium cerebelli setzt lateral an den beiden oberen Felsenbeinkämmen und an den Warzenfortsätzen der Schläfenbeine an. Über diese Anheftung kann das Tentorium mit Hilfe der Schläfenbeine als Hebel entspannt werden.
a) Innenrotation des Os temporale
b) Ohrzug-Technik

2.3 Kombination der anterior posterioren und transversalen Entspannung.
Diese Technik bewirkt die Lösung von Restriktionen am Kiefergelenk und an der Sutura parietosquamosa und von Spannungen der intrakranialen Membran.

Bei allen intrakranialen Membrantechniken befindet sich der Therapeut am Kopfende des Patienten.

Os frontale-Spread-Technik *(Abb. 19.1)*

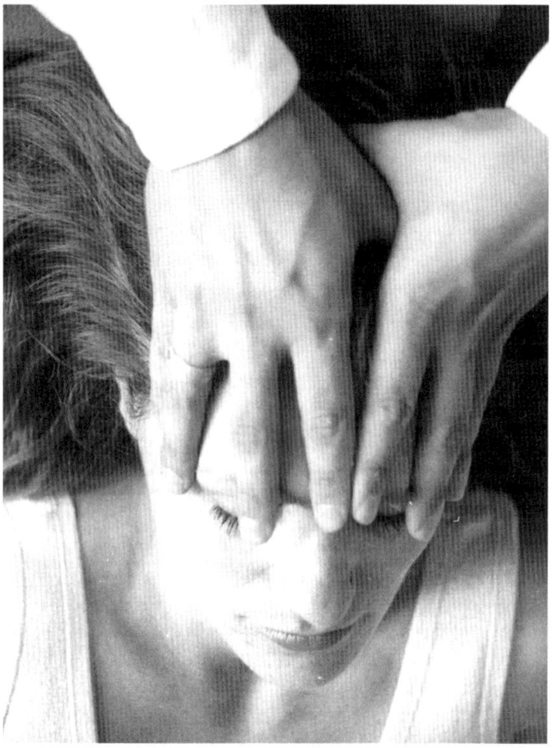

19.1
Os frontale-Spread-Technik

Handposition

- Die Ringfinger haken sich außen an den Processus zygomatici des Stirnbeins fest und benutzen diese als Befestigung
- Die kleinen Finger unterstützen die Ringfinger
- Die Mittelfinger und Zeigefinger liegen seitlich neben der Mittellinie des Stirnbeins
- Die Daumen berühren oder überkreuzen sich nach posterior

Ausführung

- Die Zeigefinger geben an der Mittellinie des Stirnbeins leichten Druck nach posterior. Dadurch wird die Falx in ihrem anterior-posterioren Durchmesser verringert und ihre Membranspannung vermindert
- Die Spread-Technik wird beendet, wenn keine weitere Entspannung mehr wahrnehmbar ist oder wenn die LCS-Fluktuation zum Stillstand gekommen ist und das Stirnbein sich in die Innenrotation bewegen möchte

Os frontale-Hebetechnik *(Abb. 19.2)*

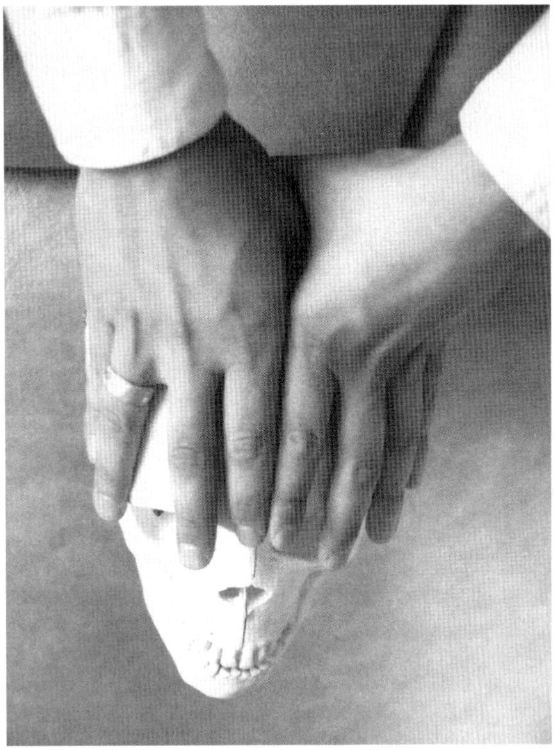

19.2
Os frontale-Hebetechnik

Handposition Gleiche Stellung wie in der Spread-Technik

Ausführung

- Die Ringfinger üben an den seitlichen Kanten des Stirnbeins einen sanften Druck nach medial aus und bringen das Stirnbein dadurch in die Innenrotation, um es vom Keilbein zu lösen
- Sobald sich das Stirnbein nach anterior zu bewegen beginnt, kann der nach medial ausgeübte Druck der Ringfinger nachgelassen werden
- Gleichzeitig üben die Finger einen Zug nach anterior aus. Dieser Zug ist sehr sanft. Er sollte ungefähr 5 Gramm stärker sein, als der abnorme dysfunktionelle Gewebewiderstand. Der Zug bleibt immer unterhalb der Schwelle, an der das Gewebe beginnt sich als Reaktion auf den Zug gegenzukontrahieren
- Das Schädelgewicht reicht aus, um das Hinterhaupt, die hintere Ansatzstelle der Falx, auf der Liege zu fixieren
- Die Finger führen weiterhin einen sanften Zug nach anterior aus. Bei jeder Entspannung der Gewebe wird die neue Bewegungsgrenze des Stirnbeins nach anterior aufgesucht
- Es kann passieren, dass sich das Stirnbein während des Zuges windet und alle Arten von Bewegungen ausführt: Torsion, Rotationen, Flexionen, Extensionen, Seitneigungen, Gleitbewegungen. Diese werden zugelassen, ohne den sanften Zug zu vermindern
- Nachdem die verschiedenen Phasen der Gewebeentspannung wahrgenommen wurden und die Falx von ihren Spannungsmustern befreit wurde, kann der nach anterior gerichtete Zug langsam nachgelassen werden, die Hände können entfernt werden
- Wichtig: Bei der Entspannungstechnik niemals plötzlich die Hände vom Knochen entfernen! Es können sonst Dysfunktionen verursacht werden

Alternative Handhaltung für die Hebetechnik des Stirnbeins I *(Abb. 19.3)*

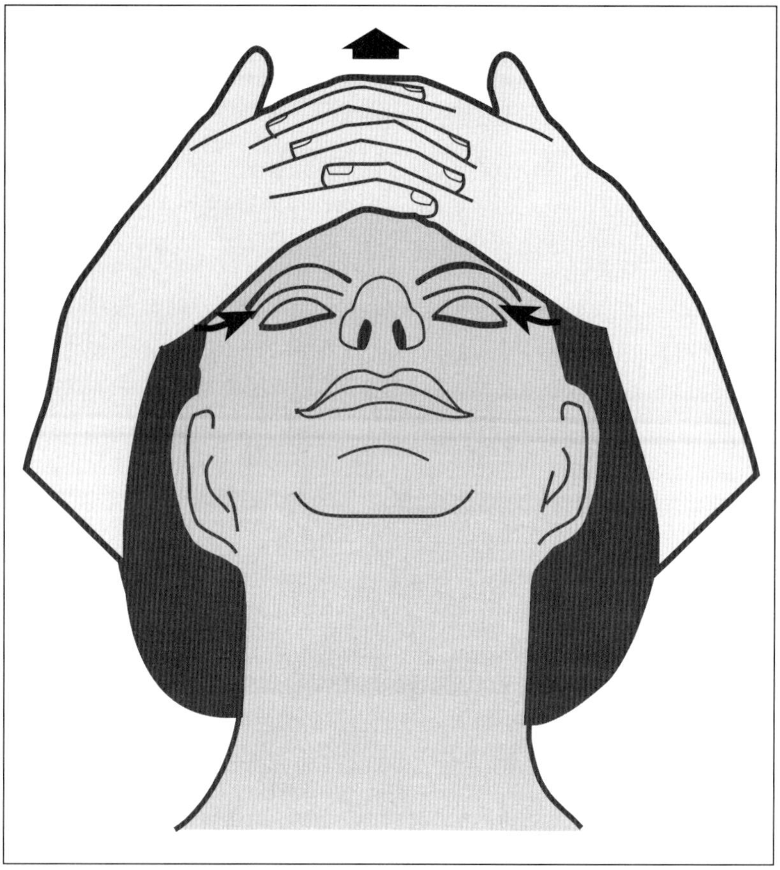

19.3
Os frontale-Hebetechnik (alternative Handhaltung I)

Handposition

- Die Kleinfingerballen werden hinter die Ränder der Lineae temporales des Stirnbeins befestigt
- Die Finger werden ineinandergehakt und die Ellenbogen etwas kaudal der Hände und seitlich von ihnen auf die Liege gestützt

Ausführung

- Die Handballen seitlich am Stirnbein üben einen nach medial gerichteten sanften Druck aus. *Viola Frymann* verfeinerte diese Ausführung, indem sie die leichte mediale Kompression durch ein laterales Auseinanderziehen der Fingerspitzen auslöste. Diese Innenrotation des Stirnbeins führt zu einer Loslösung der suturalen Verbindungen zum Keilbein
- Die Schädelknochen haben sich voneinander gelöst, wenn das Stirnbein sich leicht nach anterior zu bewegen beginnt
- Anschließend wird eine Traktion am Stirnbein und somit auch an der Falx cerebri nach anterior ausgeführt. Diese Traktion kann auch durch eine sanfte Streckung der Finger nach anterior ausgeübt werden

Alternative Haltetechnik für die Hebetechnik des Stirnbeins II

Fronto-okzipitale Schädelhaltung *(Abb. 19.4)*

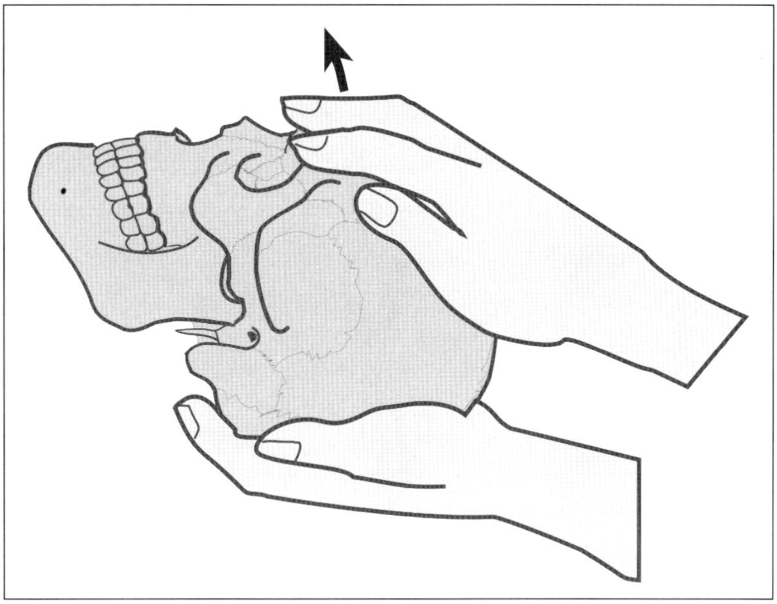

19.4
Os frontale-Hebetechnik (alternative Handhaltung II)

Eine Hand umfasst das Stirnbein, die andere Hand befindet sich am Hinterhaupt. Beide Ellenbogen befinden sich, wenn möglich, auf der Liege.
Indem Druck auf den Ellenbogen ausgeübt wird, beginnt die obere Hand das Stirnbein sanft zu heben.
Vorteil dieser Handhaltung ist, dass gleichzeitig die Nackenmuskulatur und der gesamte Schädel mit kontrolliert werden können. Der Nachteil, insbesondere für kleinere Hände, besteht erstens darin, dass das Stirnbein nicht ausreichend umgriffen werden kann und zweitens, dass die am Stirnbein nach anterior ausgeführte Zugkraft für den Therapeuten meist beschwerlich ist und mit mehr Verspannungen der Hände und Schultern einhergeht.

Os parietale-Spread-Technik *(Abb. 19.5 und 19.6)*

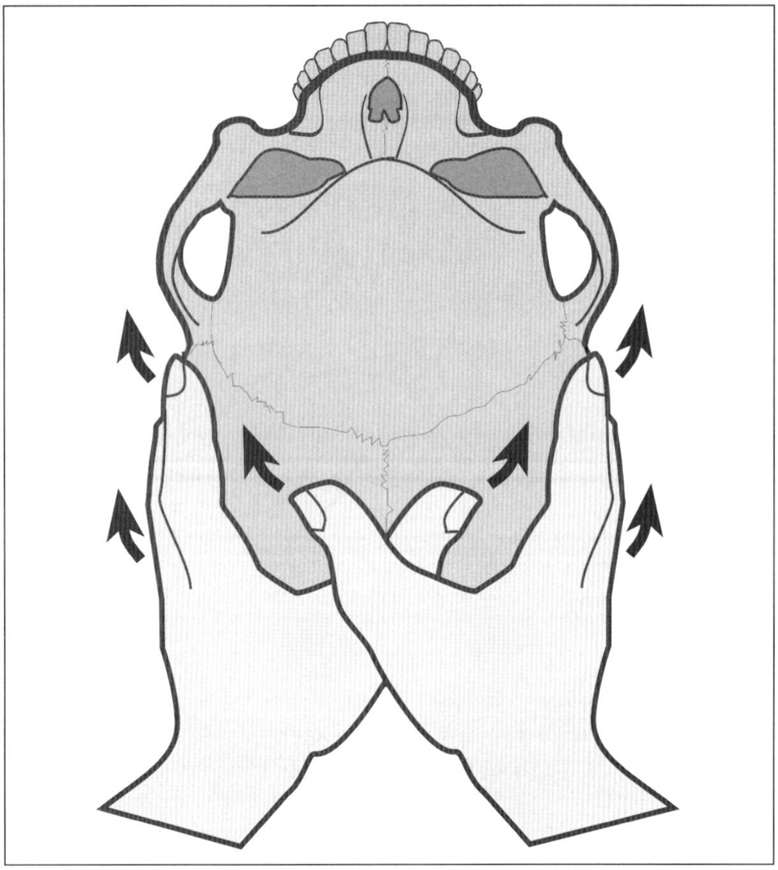

19.5
Os parietale-Spread-Technik

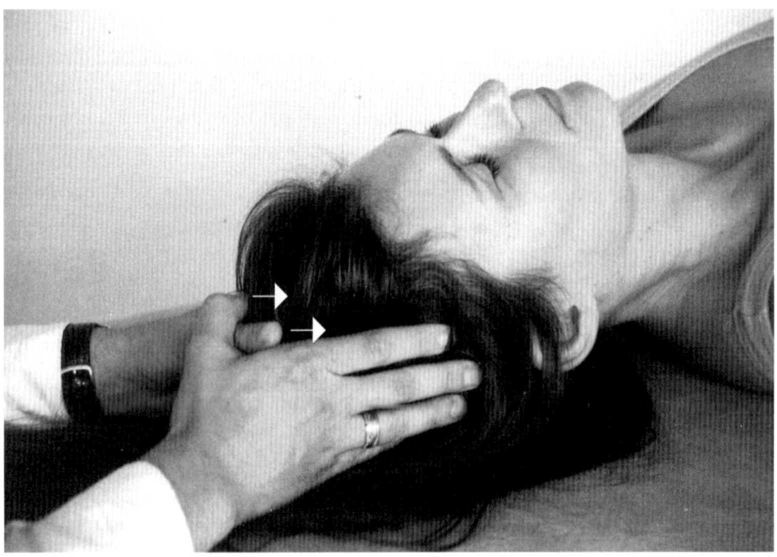

19.6
Os parietale-Spread-Technik

Handposition

- Die Zeige-, Mittel-, Ringfinger und die kleinen Finger liegen oberhalb der Suturae parietosquamosae bzw. parietomastoideae auf den Scheitelbeinen. Die kleinen Finger liegen anterior von Asterion und den Suturae lambdoideae
- Die Daumen sind überkreuzt und liegen auf der jeweils gegenüberliegenden Seite des Os parietale

Ausführung

- Die Daumenbeeren üben an den Scheitelbeinen einen sanften Druck nach kaudal aus, so dass sich die Sutura sagittalis absenkt und die Membranspannung der Falx in ihrem kranial-kaudalen Verlauf vermindert
- Die Spread-Technik kann beendet werden, wenn keine neue Entspannung mehr wahrnehmbar ist
- Diese Technik verbessert die Drainage im Sinus sagittalis superior und inferior und verbessert die Zirkulation im Subarachnoidalraum und in den lateralen Ventrikeln

Os parietale-Hebetechnik *(Abb. 19.7* und *19.8)*

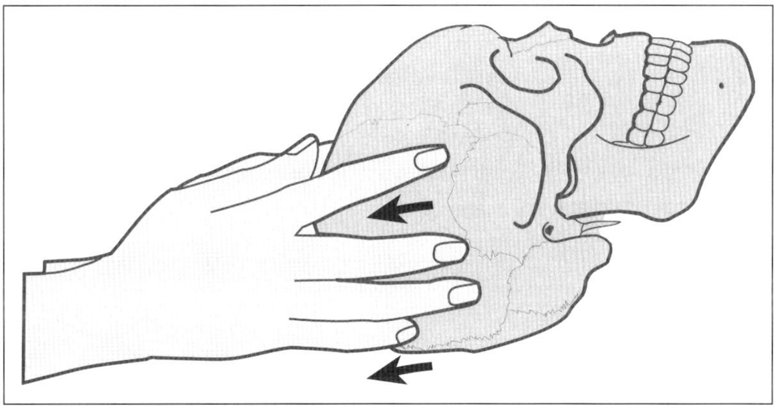

19.7 Os parietale-Hebetechnik

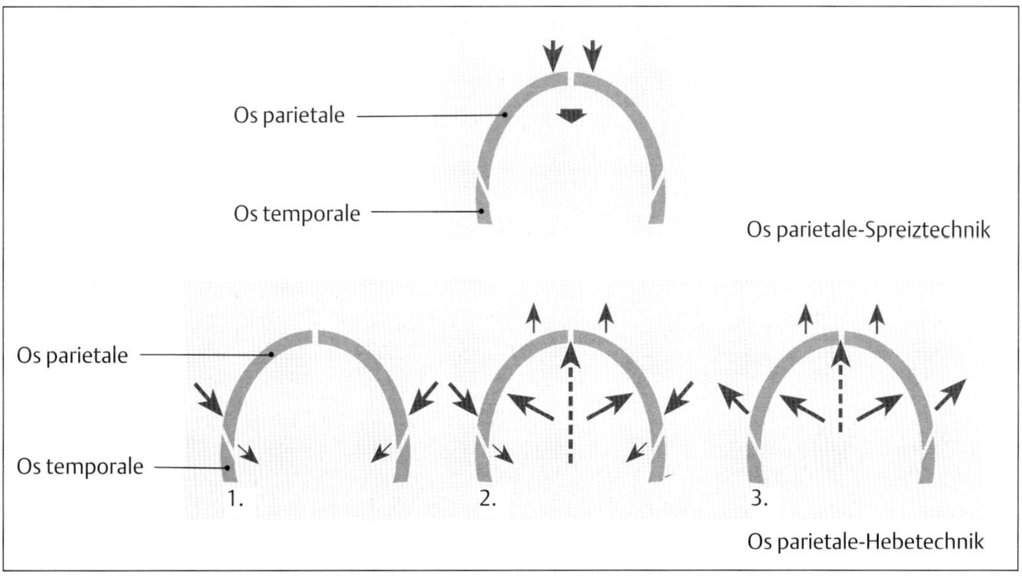

19.8 Schematische Darstellung der Os parietale-Spreiz- und -Hebetechnik

Handposition

Gleiche Stellung wie in der Spread-Technik, mit dem Unterschied, dass die Daumen sich nicht mehr überkreuzen, sondern oberhalb der Sutura sagittalis berühren.

Ausführung

- Die Zeige-, Mittel-, Ringfinger und die kleinen Finger üben am unteren Rand der Scheitelbeine einen sanften Druck nach medial aus. Dadurch werden die Scheitelbeine von den Schläfenbeinen gelöst
- Die Schädelknochen haben sich voneinander gelöst, wenn die Scheitelbeine sich leicht nach kranial zu bewegen beginnen und auseinanderweichen
- Dann wird an den Scheitelbeinen ein Zug nach kranial und leicht nach posterior ausgeübt
- Entsprechend der Beschreibung für die Stirnbeinhebetechnik wird weiter vorgegangen; die verschiedenen Phasen der Gewebeentspannung werden wahrgenommen

Wichtig

Bei allen diesen Techniken sollte die angewendete Kraft nur ungefähr 5 Gramm stärker sein, als der abnorme dysfunktionelle Gewebewiderstand. Niemals die Hände plötzlich entfernen!
Außerdem immer auf exakte Positionierung achten und die duralen Anheftungen an den Schädelknochen wahrnehmen, sonst wäre die Technik bestenfalls unwirksam und schlimmstenfalls, insbesondere wenn die Finger auf den Suturen liegen, könnten sich Symptome verschlimmern oder ausgelöst werden.

SSB-Kompression *(Abb. 19.9)*

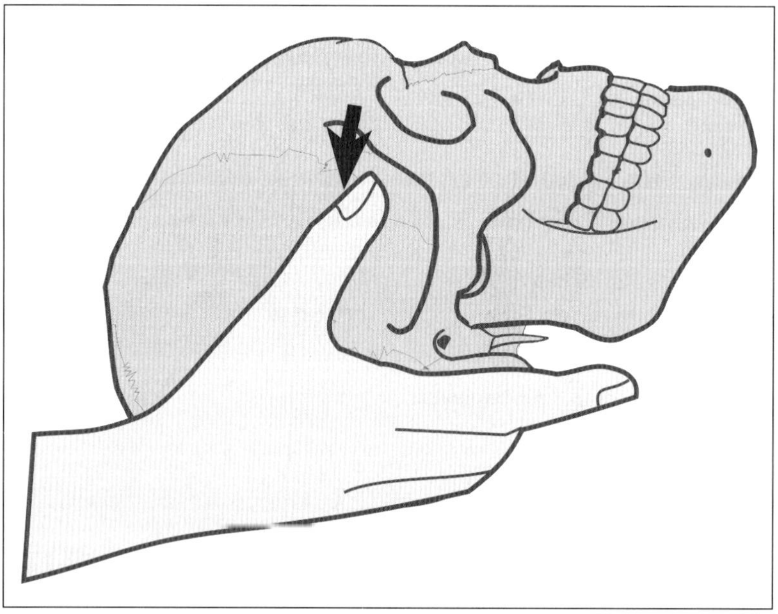

19.9
SSB-Kompression

Alle suturalen Kompressionstechniken haben den Vorteil, dass sie die Beziehung zwischen den Suturen und den Plexi choroidei stimulieren, so dass die Liquorproduktion gesteigert wird und das primär respiratorische System gestärkt wird.

Handposition

- Die Daumen liegen an den großen Keilbeinflügeln, posterior des lateralen Augenrandes
- Die Ring- und kleinen Finger berühren die seitlichen Flächen des Hinterhaupts

Ausführung

- Die Daumen üben einen nach posterior gerichteten Zug aus. Über die äußere Haut wird dieser Zug auf das Keilbein übertragen, so dass es nach posterior bewegt wird und das Gelenk zum Hinterhaupt eine Kompression erfährt

SSB-Dekompression *(Abb. 19.10)*

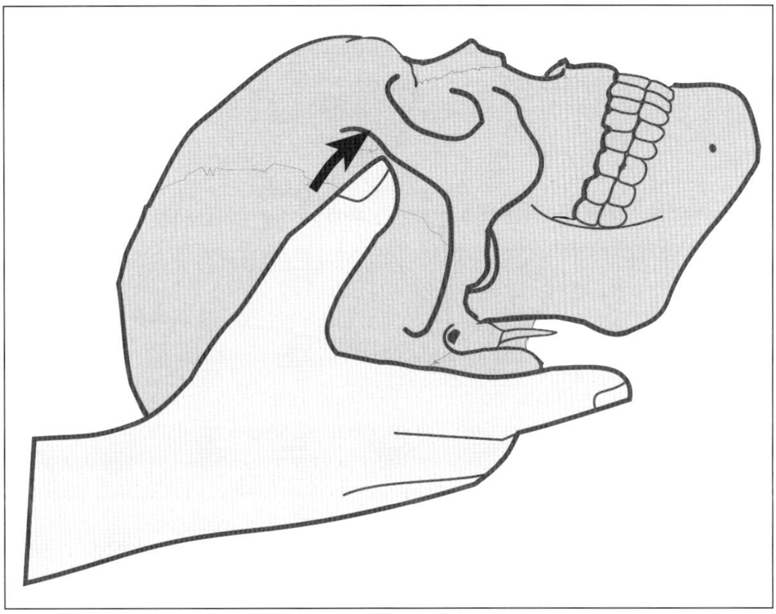

19.10
SSB-Dekompression

Handposition

Gleiche Position wie in der Kompressionstechnik (s. o.).

Ausführung

- Die Daumen üben einen nach anterior gerichteten Zug an den großen Keilbeinflügeln aus
- Weiter vorgehen wie bei der Stirnbeinhebetechnik beschrieben (s. S. 459). Dabei werden die verschiedenen Entspannungsphasen wahrgenommen
- Besonders am Keilbein sollte eine sehr sanfte Zugkraft ausgeübt werden

Innenrotation des Os temporale *(Abb. 19.11)*

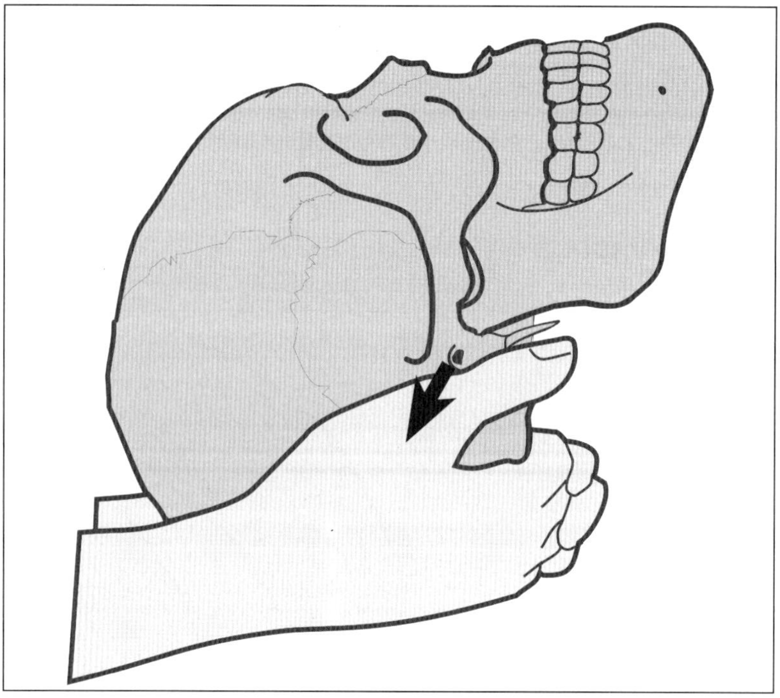

19.11

Innenrotation des Os temporale

Handposition

- Die Daumenballen liegen beidseitig auf den Partes mastoideae
- Die Daumen liegen beidseitig auf den vorderen Spitzen der Warzenfortsätze (Processis mastoidei) der Schläfenbeine

Ausführung

- Die Daumenballen üben an den Partes mastoideae beidseitig einen Druck nach posterior und medial aus
  Auf diese Weise werden die Schläfenbeine nach innen rotiert und die Spannung des Tentorium cerebelli vermindert.

Ohrzugtechnik *(Abb. 19.12)*

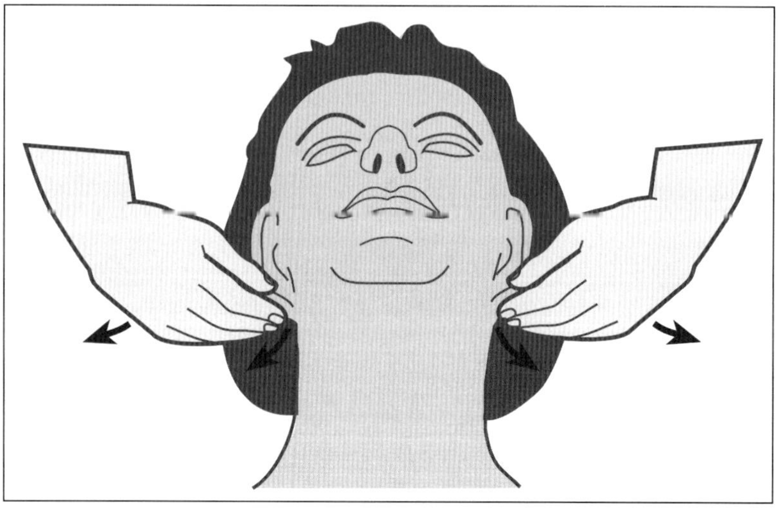

19.12

Ohrzugtechnik

Handposition

- Die Daumen liegen in den äußeren Gehörgängen
- Die Zeige- und Mittelfinger liegen hinter den Ohrläppchen, möglichst dicht an den Schläfenbeinen
- Die Daumen und die Finger umgreifen die Antitragis und die Ohrläppchen

Ausführung

- Es wird ein Zug ungefähr im Verlauf der Felsenbeine schräg nach lateral, posterior und kranial ausgeübt
- Die angewandte Kraft wird sanft und sehr langsam verstärkt. Nicht selten ist zur Lösung der Restriktionen am Schläfenbein eine etwas stärkere Kraftanwendung notwendig. Sie sollte jedoch immer unterhalb der Schwelle bleiben, an der das Gewebe sich als Reaktion auf den Zug gegenkontrahiert
- Während die Traktion ausgeführt wird, kann sich die Zugrichtung immer wieder leicht verändern, entsprechend der Spannungsmuster des Tentoriums und der Suturen
- Alle feinen Bewegungen dieser Membran werden zugelassen, indem der Therapeut ihnen mit seinen Händen passiv folgt
- Durch diesen Zug werden erst die suturalen Gelenkflächen zwischen dem Felsenbein und den entsprechenden Gelenkflächen des Keilbeins befreit und dann die unterschiedlichen Membranspannungen des Kleinhirnzeltes gelöst
- Weiter wird entsprechend der Beschreibung der Stirnbeinhebetechnik (s. S. 459) vorgegangen, dabei werden die verschiedenen Entspannungsphasen wahrgenommen

Kombination der anterior-posterioren und transversalen Entspannung *(Abb. 19.13)*

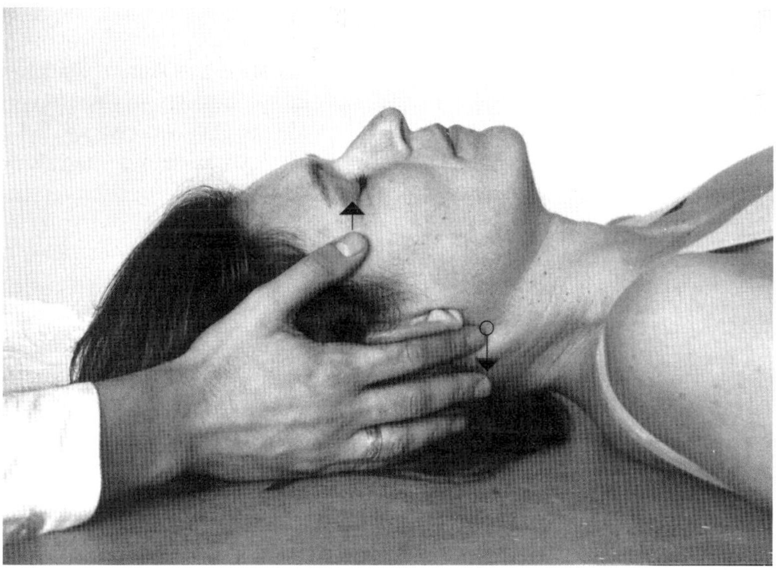

19.13

Kombination der anterior-posterioren und transversalen Entspannungstechnik

Handposition

- Die Daumen liegen beidseitig auf den großen Keilbeinflügeln, hinter den lateralen Augenrändern
- Die Zeigefinger liegen beidseitig entlang den anterioren Rändern der Warzenfortsätze der Schläfenbeine

Ausführung

- Die Daumen üben einen Zug nach anterior aus und dehnen dadurch das Tentorium cerebelli nach anterior
- Die Zeigefinger bringen das Schläfenbein in die Außenrotation
- Durch diese Technik wird das Tentorium cerebelli nach anterior und nach lateral gedehnt, so dass sich seine Spannungsmuster auflösen können

Behandlung der extrakranialen Dura

1. Duralschlauchzug
2. Duralröhrenschaukel
3. Behandlung der Dura über den N. ischiadicus
4. Behandlung der Dura über den Plexus brachialis

Duralschlauchzug

Diese Technik dient sowohl der Diagnose als auch der Therapie von Störungen der Dura spinalis. Die intrakranialen Membranen setzen sich über die Falx cerebelli, die den fibrösen Ring am Foramen magnum bildet, in das extrakraniale Duralsystem fort. Dieses ist außer an seiner Befestigung am Foramen magnum, am zweiten und dritten Wirbelkörper, am zweiten Kreuzbeinsegment und am Steißbein im Wirbelkanal relativ frei beweglich. Diese relativ freie longitudinale Gleitfähigkeit des Duralschlauches kann zur Lokalisation von Bewegungseinschränkungen in der Dura mater ebenso wie zum Auffinden von Dysfunktionen am Hinterhaupt, den oberen Halswirbeln, dem Kreuz- und Steißbein und an den Foramina intervertebralia benutzt werden. Außer der Diaphragmabehandlung ist es häufig auch notwendig, Dysfunktionen der Wirbelsäule und hypertone paravertebrale Muskelspannungen zu korrigieren, bevor die Spannungsmuster des Duralschlauchs erfolgreich behandelt werden können. Bei kranialem Zug vom Hinterhaupt müssen insbesondere das Atlanto-Okzipitalgelenk und bei Traktion vom Kreuzbein der lumbosakrale Übergang und das Iliosakralgelenk befreit werden, da ansonsten keine weitere Evaluation des Duralschlauches möglich ist.
Magoun[2] erwähnt ein Symposium an der Universität von Kalifornien, das sich mit der Pathologie der Halswirbelsäule und der Schulter auseinandersetzte. Es wurden lumbale Diskusadhäsionen als Ursache für Hals- und Schädelsymptomatiken untersucht. Mehrere Untersucher übten Zug an der Duralröhre aus und beobachteten die Auswirkung in den distalen Segmenten. Wenn die Dura auf einem Niveau fixiert war, nahm die Bewegungseinschränkung der Duralröhre deutlich zu. Kam es zu einer Lösung der lumbalen Diskusproblematik, verschwanden die Schädel- und Nacken-Symptomatiken. Bei der Lösung der zervikalen Diskusproblematik verschwanden gleichermaßen die Symptomatik der Lumbalregion.

Duralschlauchzug von kranial *(Abb. 19.14)*

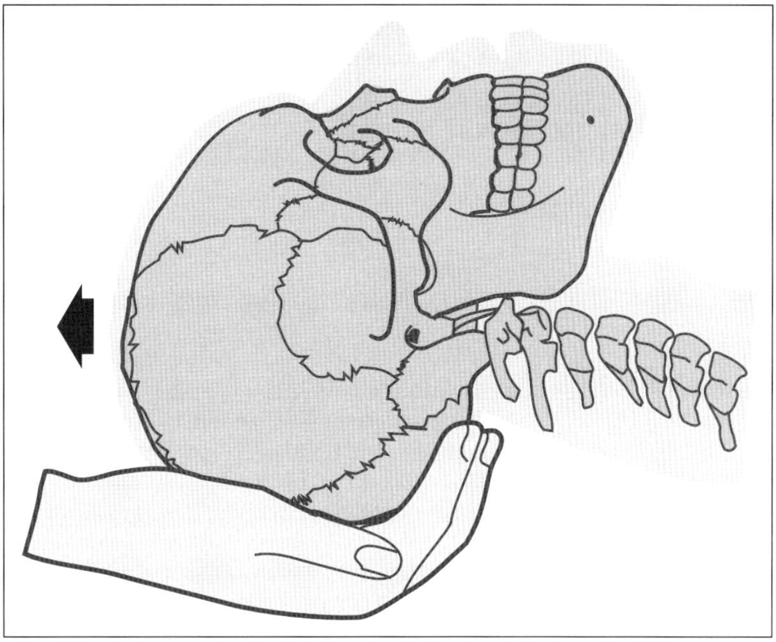

19.14
Duralschlauchzug von kranial

Therapeut Er sitzt am Kopfende des Patienten.

Handposition

- Das Hinterhaupt liegt in den Handflächen beider Hände

Ausführung

- Am Hinterhaupt wird ein sanfter nach kranial gerichteter Zug ausgeübt
- Der Zug darf nur so stark sein, dass keine Verspannung im Gewebe erzeugt wird

Diagnose

- Durch den kranialen Zug bewegt sich der Schädel und mit ihm der durale Schlauch in die Richtung des Therapeuten
- Die Traktion am Duralschlauch wird langsam verstärkt, während der Therapeut die Segmente, auf die der Zug wirkt, zu erspüren versucht. Er folgt mit seiner Aufmerksamkeit der durch die Traktion ausgelösten feinen Bewegungen des Duralschlauches im Rückenmarkskanal Segment für Segment
- Wenn die Bewegung des Duralschlauches stoppt, versucht der Therapeut zu ertasten, wie weit die Zugkraft an der Dura spinalis hinunterreicht, ohne auf Hindernisse zu stoßen, bzw. auf welcher Höhe im Rückenmarkskanal ein Widerstand wahrnehmbar ist. So können Restriktionen im Duralschlauch lokalisiert werden
- Diese können ihre Ursache in duralen Fibrosierungen, Wirbelblockaden, Organstörungen oder Muskelverspannungen haben

Therapie

- Durch Beibehaltung des sanften Zuges kann sich diese Restriktion auflösen
- Es kann eine V-Spread-Technik auf Höhe der Restriktion ausgeführt werden
- Alternativ kann eine Diaphragma-Entspannungstechnik auf Höhe der Restriktion ausgeübt werden

- Auch eine CV-4-Technik kann die Restriktion auflösen
- Anwendung der Duralröhrenschaukel (s. u.)
- Bei einer Wirbelblockade kann auch ein „Point of balance" an den Wirbelgelenken, eine so genannte „Thrusttechnik", das ist eine kurze schnelle Gelenkkorrektur, oder eine Muskelenergie-Technik angewendet werden

Duralschlauchzug von kaudal

Therapeut

Er sitzt auf Höhe des Kreuzbeins, seitlich vom Patienten.

Handposition

- Die Handfläche liegt unterhalb des Sakrums, die Fingerspitzen zeigen nach kranial
- Die Dornfortsätze liegen zwischen dem Mittel- und Zeigefinger, Ellenbogen auf der Liege aufgestützt

Ausführung

- Es wird ein sanfter kaudaler Zug am Sakrum ausgeübt
- Die Diagnose und Behandlung wird entsprechend der Beschreibung des kranialen Duralschlauchzuges fortgesetzt

Übung

- Ein Übungspartner befindet sich am Sakrum, der andere am Schädel einer dritten Person. Während einer von beiden einen sanften Zug an der Duralröhre der Testperson ausübt und eine Evaluation des Duralschlauches ausführt, bleibt der andere passiv und versucht zu verfolgen, auf welcher Höhe im Rückenmarkskanal sich der jeweils ausgeübte Zug befindet
- Jetzt blockiert einer der beiden Übungspartner die Bewegung des Kreuzbeins oder des Schädels, während der andere Therapeut versucht, diese Blockierung am anderen Ende der Duralröhre zu erspüren
  Anschließend wird der beobachtende Partner aktiv und hemmt die feine Beweglichkeit der Knochen, während der andere die Reaktion im Duralsystem wahrzunehmen versucht.

Duralröhrenschaukel nach *Sutherland* *(Abb. 19.15)*

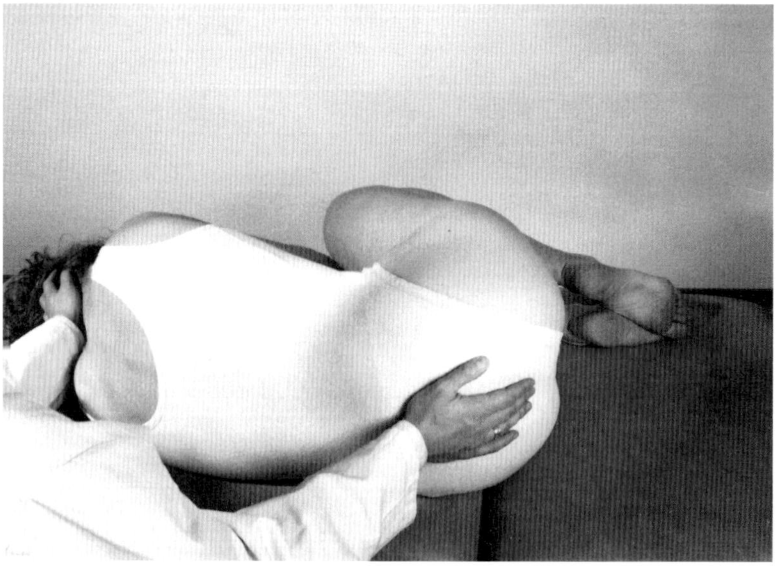

19.15

Duralröhrenschaukel nach Sutherland

Das Hinterhaupt ist mit dem Kreuzbein über die Duralmembran verbunden. Jede Bewegung des Kreuzbeins kann über diese Verbindung auch am Hinterhaupt wahrgenommen werden. Gleichermaßen kann jede Bewegung des Hinterhaupts auch am Kreuzbein palpiert werden. Das gilt für physiologische Bewegungen des kraniosakralen Rhythmus ebenso wie für dysfunktionelle Fehlstellungen einer der beiden Knochen.

Patient

Er befindet sich in gebeugter („fetaler") Seitenlage. Die Hüfte und Knie gebeugt.

Therapeut

Er befindet sich hinter dem Patienten, in der Mitte zwischen dem Kreuzbein und dem Schädel.

Handposition

Eine Hand befindet sich am Hinterhaupt, die andere Hand am Kreuzbein.

Ausführung

- Es wird ein sanfter gleichmäßiger divergierender Zug am Hinterhauptbein und am Kreuzbein ausgeübt. Das Hinterhaupt wird nach kranial, das Kreuzbein nach kaudal gezogen. Dieser Zug wird eher durch Körperverlagerung des Therapeuten als durch die Kraft der Arme erzeugt. Dabei verlagert der Therapeut sein Körpergewicht minimal nach vorne
- Der Spannungsaufbau bleibt unterhalb der Schwelle, an der das Gewebe beginnt sich als Reaktion auf die Traktion gegenzukontrahieren
- Ohne den Zug zu vermindern, werden alle auftretenden „Entwirrungen" zugelassen
- Der Therapeut behält den divergierenden Zug so lange aufrecht, bis eine Entspannung in der Duralröhre spürbar wird
- Anschließend folgt der Therapeut dem Hinterhaupt und dem Kreuzbein in ihrer Flexions- und Extensionsbewegung mit einer Art Schaukelbewegung der beiden Knochen
- Es ist auch möglich, diese Schaukelbewegung im Rhythmus des kraniosakralen Systems sanft zu stimulieren, indem am Anfang der Flexions- und Extensionsbewegung ein sanfter Impuls in die jeweilige Bewegungsrichtung gegeben wird
- Je länger die Schaukelbewegung ausgeführt wird, desto harmonischer und stärker wird die kraniosakrale Bewegung. Leichte Asymmetrien der Bewegung können durch die Stimulation der Schaukelbewegung korrigiert werden

Gleichzeitig wird durch diese Technik auch eine longitudinale Fluktuation induziert.

Alternative Technik *(Abb. 19.16)*

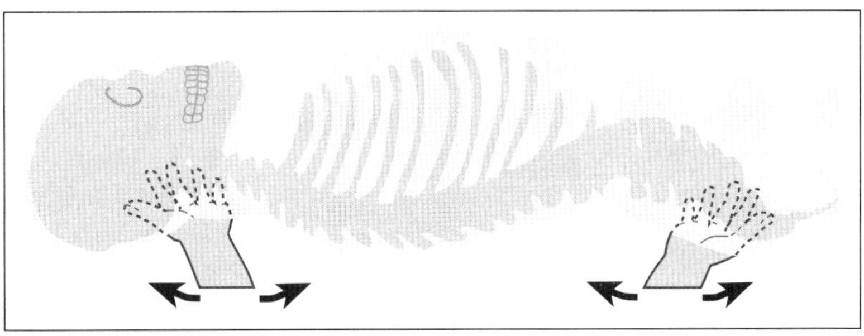

19.16
Duralröhrenschaukel in Rückenlage

Patient

Er befindet sich in Rückenlage.

Therapeut

Er befindet sich neben dem Patienten, in der Mitte zwischen dem Kreuzbein und dem Schädel.

Handposition

- Eine Hand liegt seitlich unter dem Hinterhaupt, die andere Hand seitlich unter dem Kreuzbein

Ausführung

- Die Bewegung von Hinterhaupt und Kreuzbein wird synchronisiert
- Zusätzlich wird eine leichte Schaukelbewegung im Rhythmus des kraniosakralen Systems stimuliert, indem am Anfang der Flexions- und Extensionsphase ein sanfter Impuls in die jeweilige Bewegungsrichtung gegeben wird
- Auch hier gilt: Je länger die Schaukelbewegung ausgeführt wird, desto harmonischer und stärker wird die kraniosakrale Bewegung. Leichte Asymmetrien der Bewegung können durch die Stimulation der Schaukelbewegung korrigiert werden

Behandlung der Duralmembran über den N. ischiadicus nach J. P. Barral *(Abb. 19.17)*

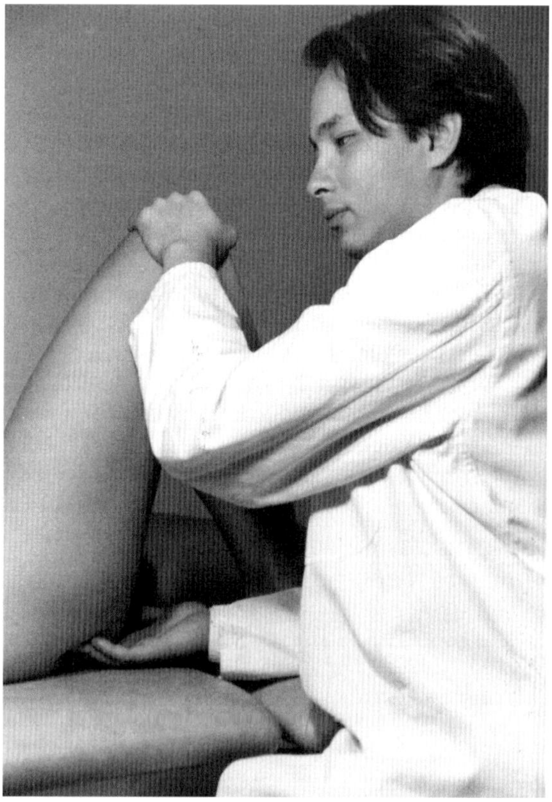

19.17

Traktion am N. ischiadicus

Durch die durale Kontinuität in das Epineurium der Rückenmarksnerven ist es möglich, dass Spannungen am gewaltigen N. ischiadicus in das Duralsystem weitergeleitet werden können (s. S. [redacted]). Mit Hilfe der folgenden Technik können über den N. ischiadicus Spannungen im Duralsystem gelöst werden.

Dies um so mehr, wenn diese ursächlich durch Fixation des N. ischiadicus hervorgerufen wurden.

Patient

Er befindet sich in Rückenlage.

Therapeut

Er befindet sich neben dem Patienten, auf Höhe des Kreuzbeins.

Handposition

- Der Mittelfinger der kranialen Hand wird auf den N. ischiadicus gelegt, unmittelbar an der Stelle, wo dieser am M. piriformis hervortritt. Diese Stelle befindet sich in einer Rinne, ungefähr in der Mitte zwischen dem Trochanter major und dem Tuber ischiadicum. Der Therapeut folgt dieser Rinne nach kranial, bis er an den unteren Rand des M. piriformis trifft
- Die kaudale Hand befindet sich auf dem Knie der gleichen Seite

Ausführung

- Der Behandler führt über die Hand am Knie des Patienten eine Hüft- und Knieflexion mit einer minimalen Adduktion im Hüftgelenk aus
- Die Hand auf dem N. ischiadicus übt eine leichte nach kaudal gerichtete Traktion am Nerven aus, während alle Bewegungsimpulse des Nerven im Verlauf dieser Traktion zugelassen werden. Die Aufmerksamkeit ist nicht nur auf das Epineurium des Nerven, sondern auch auf die Duralmembran gerichtet
- Bei starker Fixation des Nerven ist es zusätzlich möglich, Hüfte und Knie zunehmend zu strecken und eine Abduktion am Hüftgelenk auszuführen, während die andere Hand eine kaudale Traktion am Nerven ausübt. Diesen Vorgang sollte man 5- bis 6-mal wiederholen
- Am Ende der Behandlung kann am N. ischiadicus ein „point of balance" im Epineurium des Nerven etabliert werden

Behandlung der Duralmembran über den Plexus brachialis nach J. P. Barral *(Abb. 19.18)*

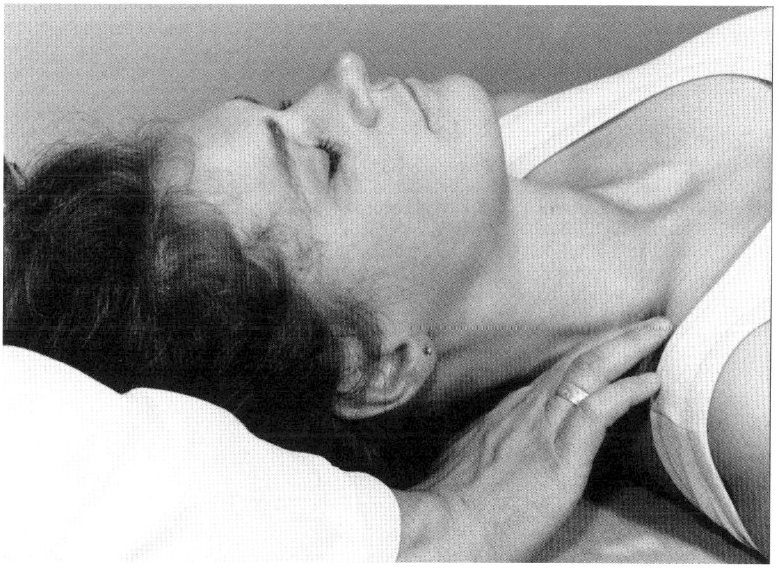

19.18

Traktion am Plexus brachialis

Patient

Er befindet sich in Rückenlage.

Therapeut

Er befindet sich neben dem Patienten, auf Höhe des zervikothorakalen Überganges.

Handposition

- Der Mittelfinger der kaudalen Hand wird oberhalb des Schlüsselbeins an der Vorderkante des M. trapezius auf den Plexus brachialis gelegt, wo dieser zwischen dem M. scalenus medius und anterior hervortritt
- Die kraniale Hand befindet sich an den Gelenkfortsätzen von C5 und Th1, möglichst nahe am Zwischenwirbelloch

Ausführung

- Die Hand auf dem Plexus brachialis übt eine leichte nach lateral gerichtete Traktion aus, während alle Bewegungsimpulse des Plexus im Verlauf dieser Traktion zugelassen werden
  Die Aufmerksamkeit ist nicht nur auf den Plexus, sondern auch auf die Duralmembran gerichtet.
- Am Ende der Behandlung kann ein „point of balance" im Epineurium des Plexus etabliert werden

Quellenangabe:

1 Laotse: Tao Te King. Diederichs, Köln 1996, S. 86.
2 Magoun, H. I.: Whiplash injury: A greater lesion complex. JAOA, 63, 1964, S. 531. Siehl, D.: Letter to the editor. The D.O. 3 (1963) 6.

Weitere Literaturhinweise:

Busquet, L.: L'Osteopathie cranienne. Maloine, Paris 1985.
Gehin, A.: Atlas of manipulative techniques for the cranium and face. Eastland, Seattle 1981.
Go, G., Houthoff, H. J., Hartsuiker, J., Blaauw, E. H., Havinga, P.: Fluid secretion in arachnoid cysts as a clue to cerebrospinal fluid absorption at the arachnoid granulation. J. Neurosurg. 65 (1986) 642 – 648.
Magoun, H. I.: Osteopathy in the cranial field, 3rd ed. Journal Printing Company, Kirksville 1976.
Sutherland, W. G.: The cranial bowl. Free Press Company, Mankato, Minnesota 1939.
Sutherland, W. G.: Teachings in the science of osteopathy. Sutherland Cranial Teaching Foundation, Rudra Press 1991.
Upledger, J. E., Vredevoogd, J. D.: Craniosacral therapy. Eastland Press, Seattle 1983.

„In der Palpation sollten wir darauf achten, nur das zu finden, was wirklich präsent ist und nicht, was wir denken oder wünschen, was anwesend sein sollte."

Harrison H. Fryette[1]

Funktionsstörungen der Schädelbasis

Die gelenkige Verbindung zwischen Hinterhaupt und Keilbein, die **Synchondrosis sphenobasilaris (SSB)**, verknöchert ungefähr ab dem 8. (13. bzw. 16.) Lebensjahr[7-10]. Ossifiziert ist sie zwischen dem 13. bis. 18. Lebensjahr[7,9]. In der Osteopathie wird angenommen, dass sie jedoch eine erhöhte Flexibilität beibehält bis ins hohe Alter.
Die knorpelige Anlage der Schädelbasis entsteht ungefähr um den 40. Tag intrauterin. Sie ist der Boden, auf dem sich das Gehirn entwickelt. Dadurch, dass der zentral gelegene Hirnstamm und das zu ihm in Beziehung stehende Keilbein-Hinterhauptgelenk relativ langsam wachsen, bleibt die Schädelbasis im Vergleich zum Schädeldach und zum Gesicht relativ stabil.
Um diese stabile Schädelbasis herum kommt es aufgrund der enormen Vergrößerung des Stirn- und Schläfenlappens vom Großhirn sowie der Vergrößerung des Kleinhirns zu einem sehr starken Wachstum der vorderen, mittleren und hinteren Schädelgrube. Die Schädelbasis mit der Synchondrosis sphenobasilaris stellt also eine Art Fulcrum in der Entwicklung des Schädels dar.

Schädelbasiswinkel

Der untere Winkel setzt sich aus der Verbindung der Linie von Nasion zur Sella turcica und der Linie von der Sella zum Basion zusammen. Oberhalb der Sella turcica ist der Schädelbasiswinkel leicht konvex, nach unten ist er leicht konkav. Nach *Lanz* und *Wachsmuth*[2] beträgt der durchschnittliche untere Schädelbasiswinkel eines Erwachsenen 117,7 Grad.
Die rhythmische kraniosakrale Bewegung der SSB besteht in einer sogenannten Flexions- und Extensionsbewegung. In der Inspirationsphase oder in der Flexionsdysfunktion bewegt sich die SSB nach kranial und verringert sich der untere Winkel, während sich der obere Winkel vergrößert. In der Exspirationsphase oder in der Extensionsdysfunktion geschieht das Umgekehrte.
Die Deckknochen sind elastischer als die Knochen der Schädelbasis und können sich dadurch zumindest in der Kindheit an die feinen Bewegungen der SSB anpassen. Die SSB und die intrakranialen Membranen sind der Schlüssel zum Verständnis der gesamten kranialen Organisation.
Störungen im Bereich der Schädelbasis wirken sich auf die übrigen Schädelknochen und die gesamte Schädelmobilität aus. Sie vermindern die kraniosakrale Beweglichkeit, blockieren mehr oder weniger stark das gesamte kraniosakrale System und vermindern den therapeutischen Erfolg bei der Behandlung anderer kraniosakraler Dysfunktionen. Andererseits können auch periphere extra- oder intrakraniale Störungen der erfolgreichen Behandlung der SSB im Wege stehen.
Im Gegensatz zu traditionellen Annahmen, die einen Bewegungsverlust der ossifizierten SSB beim Erwachsenen annehmen, scheint eine Art intraossaler Elastizitätsverlust der SSB wahrscheinlicher zu sein. Deshalb sollte man weniger von Bewegungen als von intraossalen elastizitären Spannungen auf Höhe der SSB sprechen.

Mögliche Ursachen für Störungen an der Schädelbasis

Schädeltraumata

Vor allem während der Geburt ist der Schädel starken Kompressions- und Zugkräften ausgesetzt, die unter Umständen zu bleibenden Veränderungen, insbesondere an der Schädelbasis, führen können. Schuld daran sind meist beschleunigte oder verlangsamte Geburten, veränderte Zivilisationsgewohnheiten, wie zu wenig Bewegung und schlechte Ernährung, sowie Stürze der Mutter auf das Becken.
Stürze und Schläge auf den Schädel können, vor allem, so lange die Schädelknochen noch nicht verwachsen sind, aber auch in späteren Jahren Dysfunktionen an der Schädelbasis verursachen. Die Stärke und die Richtung der Krafteinwirkung sowie der begleitende psychische Zustand bestimmen das Ausmaß der Störungen.

Hypertone Spannungen der Nackenmuskeln

Muskeln, die am Hinterhaupt ansetzen, und fasziale Spannungen können die Beweglichkeit dieser Knochen behindern. Diese Muskelspannungen können wiederum auch durch psychische Störungen hervorgerufen werden.

Intrakraniale Spannungen der Dura

Diese sind über ihre Ansatzstellen am Keil- und Hinterhauptbein verantwortlich für eine eingeschränkte Beweglichkeit der SSB.

Suturale Restriktion der Schädelknochen

Sie können die Bewegung der SSB blockieren. Zum Beispiel kann die Beweglichkeit des Keilbeins durch Krafteinwirkungen auf das Joch- oder Stirnbein eingeschränkt werden, verbunden mit Restriktionen der suturalen Verbindungen zu diesen Knochen. Die Beweglichkeit des Hinterhaupts kann durch Traumata des Schläfenbeins oder des Atlas beeinträchtigt werden.

Unfälle und Stürze auf das Kreuz- oder Steißbein

Diese können über die Dura mater spinalis ihre Dysfunktion auf die SSB übertragen.

Viszerale Dysfunktion

Viszerale Störungen, z. B. eine Magenptose, können sich über fasziale Verbindungen bis in die SSB auswirken.

Muskuloskelettale Dysfunktion

Diese können über myofasziale Verbindungen zur Schädelbasis die Beweglichkeit der SSB beeinträchtigen.
Letztendlich kann sich an der SSB eine Vielzahl von Störungen des Organismus widerspiegeln. In diesem Falle werden die Dysfunktionen an der SSB so lange immer wieder auftreten, bis die ihnen zugrunde liegende Störung behoben wird.
Insbesondere aufgrund muskulärer Verbindungen und der faszialen Anheftungen an der Schädelbasis (siehe S. 388 und 394 ff.) sind die Verhältnisse an der SSB Abbild der übrigen körperlichen Organisation. Zusammenfassend ist also festzustellen, dass sich die Organisationsmuster des Organismus an der SSB abbilden. Theoretisch würde ein völlig symmetrisches und harmonisches Spannungsverhältnis in der SSB voraussetzen, dass im untersuchten Organismus keinerlei dysfunktionelle Spannungen bestehen. Auf der anderen Seite bedeutet dieser Zusammenhang, dass mit zunehmendem Feingefühl und Verständnis der strukturellen Verbindungen im Organismus der Therapeut über die Palpation an der SSB in der Lage ist, nicht nur dysfunktionelle Spannungen im übrigen Körper zu lokalisieren, sondern auch die räumliche Organisation des Organismus über die SSB wahrzunehmen. Die Bedeutung der SSB in der Diagnose und Therapie geht weit über die folgende mechanische Beschreibung der SSB-Dysfunktionen hinaus. Zudem ist anzumerken, dass die SSB-Dysfunktionen selten isoliert vorkommen, sondern in der

Praxis meist kombiniert auftreten, das heißt, dass verschiedene Dysfunktionen übereinandergelagert sind. Auch können die so genannten traumatischen Dysfunktionen sekundäre Folgeerscheinungen sein und die sogenannten sekundären Dysfunktionen traumatischen Ursprung haben.

Dysfunktionen der Synchondrosis sphenobasilaris (SSB)

Übersicht

1. Flexion
2. Extension
3. Torsion
4. Lateralflexion-Rotation (Lat. Flex. Rot.)
5. Superiorer und inferiorer „Vertical Strain"
6. „Lateral strain"
7. Kompression

Die ersten vier Dysfunktionen einschließlich der Lateralflexion/Rotation entstehen meist sekundär, als Kompensation anderer Dysfunktionen inner- oder außerhalb des kraniosakralen Systems, während die drei nachfolgenden Dysfunktionen in der Regel eine Folge traumatischer Krafteinwirkung sind, mit entsprechend schwerwiegender Symptomatik. Nicht selten treten mehrere Dysfunktionen der SSB gleichzeitig auf und überlagern sich gegenseitig.

Die ersten vier genannten Dysfunktionen beeinflussen das Allgemeinbefinden des Patienten in geringerem Ausmaß und erfordern auch seltener eine direkte Behandlung. Vielmehr lösen sie sich häufig von selbst, wenn die ursächlichen Störungen bzw. die primären Dysfunktionen gefunden und behandelt wurden. Überhaupt ist das Bewerten und Erkennen von wirklich störenden Spannungsmustern und primären Dysfunktionen die vielleicht am schwierigsten zu erlernende Kunst der kraniosakralen Osteopathie.

Die Dysfunktion bezeichnet die Richtung, in die die Synchondrosis sphenobasilaris (SSB) leichter zu bewegen ist. Demnach würde sich die SSB bei einer Flexionsdysfunktion leichter in die Flexion/Außenrotation bewegen, während die Extensionsbewegung vermindert wäre.

Bestimmte Symptome wurden in der Klinik wiederholt mit bestimmten Dysfunktionen der SSB in Verbindung gebracht, so dass diese Symptome bei den jeweiligen Dysfunktionen angeführt werden. Allerdings sind diese Symptomatiken eher als Hinweise für mögliche Störungen der Schädelbasis zu bewerten.

Ausschlaggebend für die Behandlung sind die palpatorischen Untersuchungen der SSB. Strukturelle Störungen können aufgrund einer Vielzahl von Wechselbeziehungen sehr vielfältige Symptome erzeugen, so dass in der Osteopathie selten von feststehenden Symptomen der jeweiligen Dysfunktion gesprochen wird. Vielmehr versucht man, die möglichen physiologischen und pathologischen Wechselwirkungen der unterschiedlichen Strukturen zu verstehen. Dadurch ist es möglich, eine Vorstellung von den vielfältigen Äußerungen und zum Teil widersprüchlichen Symptomen der Dysfunktionen und von der Organisation eines Menschen zu bekommen.

Für das Verständnis der SSB-Dysfunktionen ist es wichtig, den Einfluss des Hinterhaupts und des Keilbeins auf die jeweiligen anderen Schädelknochen zu kennen. In der physiologischen ebenso wie in der dysfunktionellen rhythmischen Bewegung des Kraniums beeinflusst das Keilbein die vorderen Schädel- und Gesichtsknochen, während das Hinterhaupt Einfluss auf das Schläfen- und Scheitelbein, den Unterkiefer und das Kreuzbein ausübt.

Greenman, Professor für Biomechanik, konnte anhand röntgenologischer Untersuchungen des Schädels Flexions-, Extensions-, Torsions- und Lateralflexionsdysfunktionen der SSB aufzeigen. „Lateral-strain" und „Vertical-strain"-Dysfunktionen konnten dabei nur teilweise röntgenologisch nachgewiesen werden.

Flexionsdysfunktion *(Abb. 20.1)*

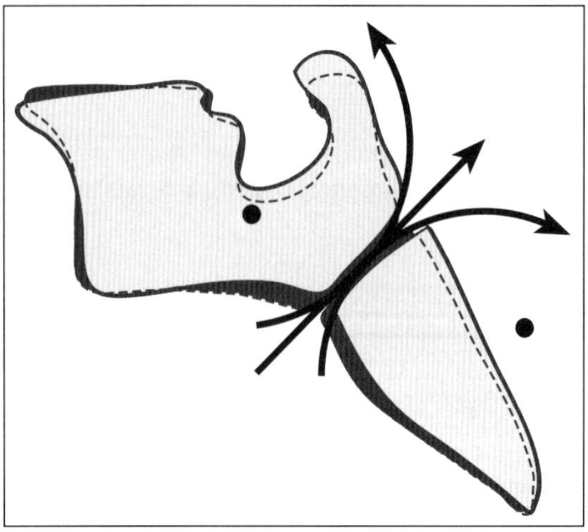

20.1
Flexion der SSB

- Die Bewegungsachsen: zwei transversale Achsen. Eine Achse verläuft durch das Keilbein, anterior von der Sella turcica, und die andere durch das Hinterhaupt, oberhalb des Foramen magnum, auf Höhe des Processus jugularis
- Das Keilbein bewegt sich leichter und mit größerer Bewegungsamplitude in die Flexion als in die Extension, d. h. der hintere Teil des Keilbeinkörpers bewegt sich nach superior. Der vordere Teil der Pars basilaris des Hinterhaupts bewegt sich leichter nach superior

Diagnostische Merkmale *(Abb. 20.2–20.4)*

- Die großen Keilbeinflügel bewegen sich leichter nach anterior, inferior und lateral
- Der transversale Durchmesser des Schädels wird größer
- Die Stirn ist abgeflacht und breit
- Die lateralen Ränder der Processus zygomatici des Stirnbeins sind nach anterior verschoben
- Die Augen treten hervor, da der anterior-posteriore Durchmesser der Orbita sich vermindert hat
- Die schrägen Durchmesser der Orbitae von superior medial nach posterior lateral vergrößern sich
- Die Nasolabialfalten sind tief aufgrund der Außenrotation der Oberkiefer
- Das Gaumendach ist flach, breit und nach posterior verschoben
- Die horizontalen Teile der Mandibula sind verbreitert und nach posterior verschoben, da sich die Schläfenbeine in Außenrotation und die Fossae mandibulares posterior-medial befinden
- Die lateralen Winkel der Hinterhauptschuppe bewegen sich nach inferior-lateral
- Die Squama occipitalis ist angewinkelt
- Die Ohren stehen ab, da die Schläfenbeine sich in Außenrotation befinden
- Der gesamte Schädel befindet sich in Außenrotation

- Die Kreuzbeinbasis bewegt sich nach posterior und superior, die Kreuzbeinspitze nach anterior

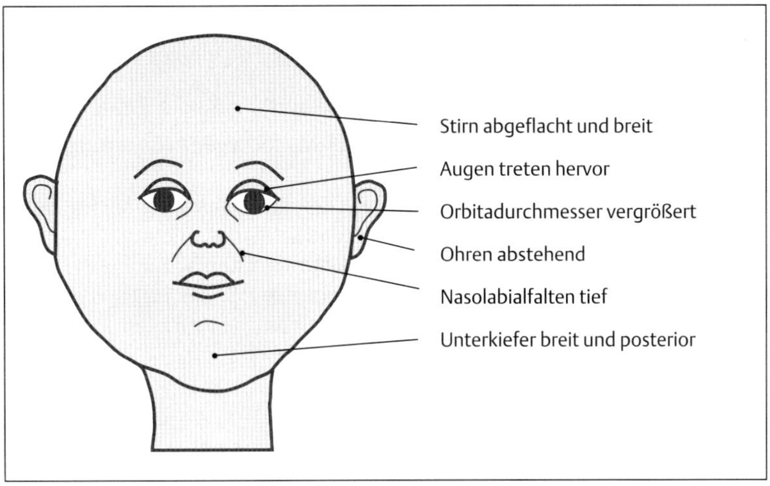

20.2 Diagnostische Merkmale einer Flexion der SSB

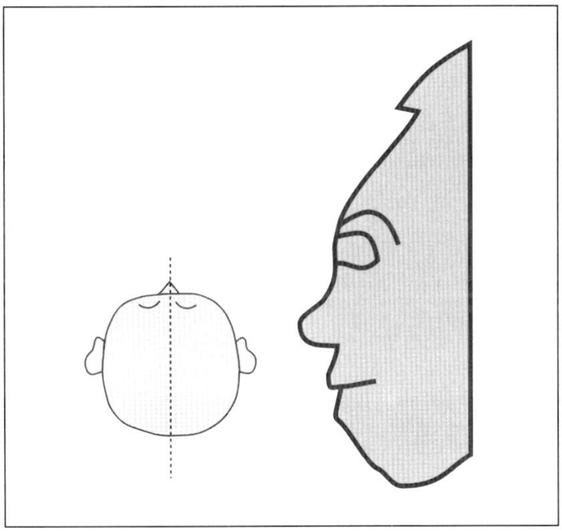

20.3 Diagnostische Merkmale einer Flexion der SSB

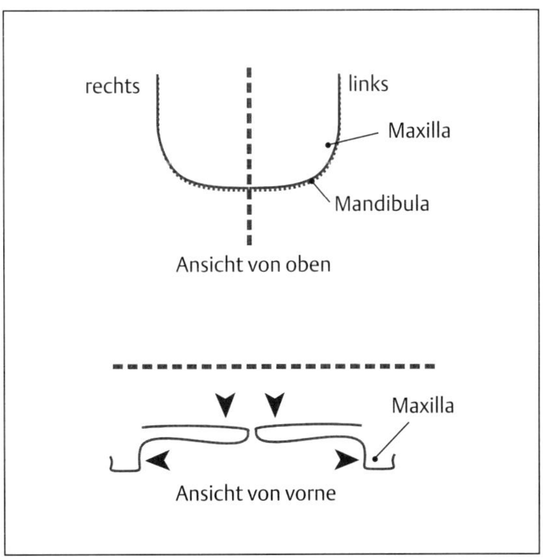

20.4 Diagnostische Merkmale einer Flexion der SSB

Ursachen

- Meist adaptiv, kompensatorisch bei viszeralen oder anderen Störungen
- Geburtstraumata, z.B. Krafteinwirkung vom Schambein der Mutter auf das Hinterhaupt
- Drüsenfunktionsstörungen: Überfunktion der Nebennieren oder der Schilddrüsen, mit der Folge einer verstärkten Außenrotation des kraniosakralen Systems
- Hydrozephalus
- Hypertonus des M. coccygens (Fixierung des Sakrums in Flexion)

Symptome

Die Patienten werden meist nur über leichte Beschwerden klagen. Es treten einzelne der folgenden Symptome auf:

- Geringgradige, dumpfe Kopfschmerzen
- Endokrine Störungen, z.B. der Hypophyse
- Weitsichtigkeit (Orbita verkürzt in ihrem anterior-posterioren Durchmesser)
- Sinusitis, Rhinitis
- Maskierte Allergien
- Schwäche des Beckenbodens und des Lumbosakralbereichs
- Es sind meist extrovertierte Menschen, die sehr kommunikationsfreudig sind. Unter Umständen befindet sich ihr gesamter Körper in Außenrotation, und es ist ein etwas nach außen gerichteter watschelnder Gang feststellbar

Extensionsdysfunktion *(Abb. 20.5)*

- Die Bewegungsachsen: zwei transversale Achsen, die durch das Keilbein und das Hinterhaupt verlaufen
- Das Keilbein bewegt sich leichter und mit größerer Bewegungsamplitude in die Extension. Der hintere Teil des Keilbeinkörpers bewegt sich nach inferior. Der vordere Teil der Pars basilaris des Hinterhaupts bewegt sich nach inferior

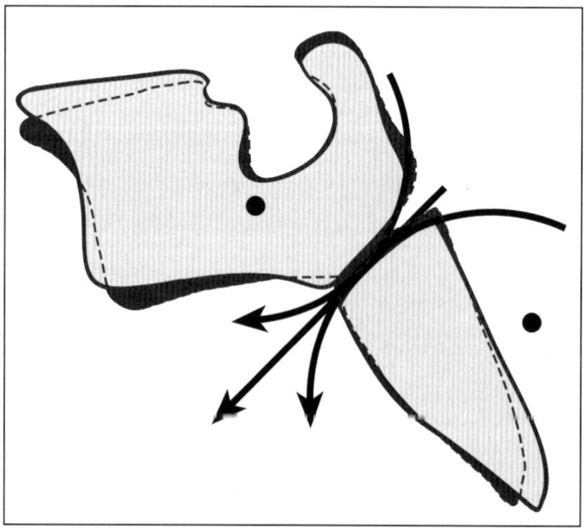

20.5
Extension der SSB

Diagnostische Merkmale *(Abb. 20.6–20.8)*

- Die großen Keilbeinflügel bewegen sich leichter nach posterior superior
- Der transversale Durchmesser ist vermindert und der anterior-posteriore Durchmesser vergrößert
- Die Stirn ist hoch, wölbt sich nach anterior und ist schmal
- Die lateralen Ränder der Processus zygomatici des Stirnbeins sind nach posterior verschoben
- Die Augen treten zurück, da sich der anterior-posteriore Durchmesser der Orbita vergrößert hat
- Die schrägen Durchmesser der Orbitae verkleinern sich
- Die Nasolabialfalten sind weniger ausgeprägt aufgrund der Innenrotation der Oberkiefer
- Das Gaumendach ist hoch, schmal und nach anterior verschoben
- Die horizontalen Teile der Mandibula sind verschmälert und nach anterior verschoben, da die Schläfenbeine sich in Innenrotation und die Fossae mandibulares sich anterior lateral befinden
- Die lateralen Winkel der Hinterhauptschuppe bewegen sich nach superior medial
- Die Squama occipitalis ist abgeflacht
- Die Ohren liegen eng an, da sich die Schläfenbeine in Innenrotation befinden
- Der gesamte Schädel befindet sich in Innenrotation
- Bewegung des Kreuzbeins: Die Kreuzbeinbasis bewegt sich nach anterior, inferior die Kreuzbeinspitze nach posterior

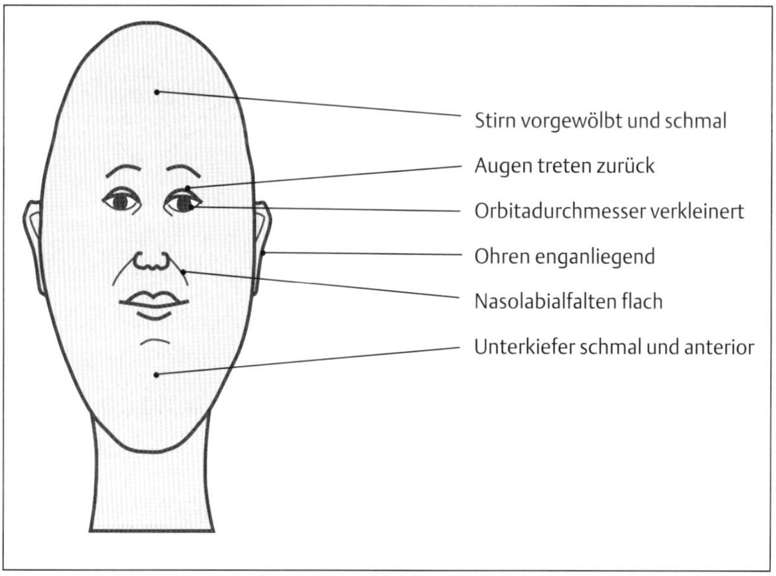

20.6
Diagnostische Merkmale einer Extension der SSB

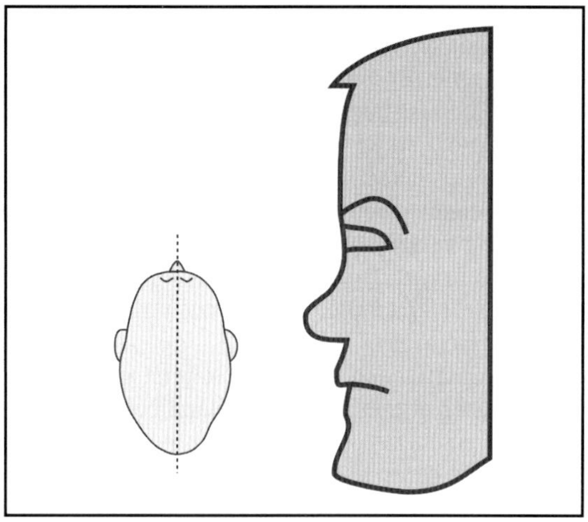

20.7
Diagnostische Merkmale einer Extension der SSB

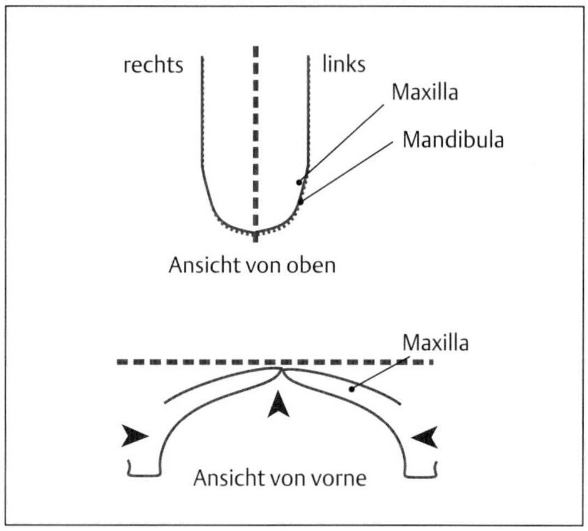

20.8
Diagnostische Merkmale einer Extension der SSB

Ursachen

- Meist adaptiv, kompensatorisch bei viszeralen oder anderen Störungen
- Traumata während des Geburtsvorganges oder durch intrauterine Kontraktionen
- Drüsenstörungen, v.a. Hypophysenstörungen
- Mikroenzephalie

Symptome

- Schwerwiegende Kopfschmerzen und Migräneanfälle
- Asthma und Sinusitis
- Kurzsichtigkeit (Orbita verlängert in ihrem anterior-posterioren Durchmesser)
- Tendenz zu Launenhaftigkeit
- Einzelgängertum
- Unter Umständen befindet sich der gesamte Körper in Innenrotation mit einem nach innen gedrehten Gang

Torsionsdysfunktion *(Abb. 20.9)*

- Bewegungsachsen: Eine anterior-posteriore Achse, die durch die Mitte der SSB verläuft. Die Achse verläuft von anterior superior (Nasion) nach posterior inferior (Opisthion)

- Das Keilbein und das Hinterhaupt rotieren in entgegengesetzte Richtungen
- Die Seite der Dysfunktion wird nach der Seite bezeichnet, an der der große Keilbeinflügel sich weiter kranial befindet, d.h. „rechter großer Keilbeinflügel kranial“ bedeutet Torsion rechts

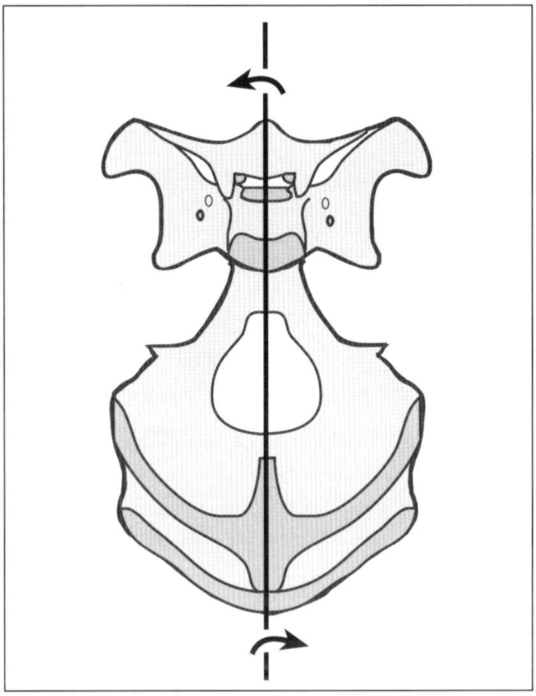

20.9
Torsion rechts der SSB

Diagnostische Merkmale

(Beispiel einer Torsion rechts) *(Abb. 20.10–20.12)*

- Der rechte große Keilbeinflügel bewegt sich mehr nach kranial, der linke mehr nach kaudal
- Die rechte Stirnbeinhälfte ist abgeflacht und breit. Die linke Stirnbeinhälfte ist hoch, vorgewölbt und schmal
- Der rechte äußere Rand des Processus zygomaticus des Stirnbeins ist nach anterior verschoben, der linke nach posterior
- Das rechte Auge tritt hervor, da sich der anterior-posteriore Durchmesser der Orbita verringert hat. Das linke Auge tritt zurück, da sich der anterior-posteriore Durchmesser der Orbita vergrößert hat
- Der schräge Durchmesser der Orbita von superior-medial nach inferior-lateral vergrößert sich rechts und verkleinert sich links
- Die rechte Nasolabialfalte ist tiefer als die linke
- Das rechte Gaumendach wird breiter, flacht sich ab und ist nach posterior verschoben. Das linke Gaumendach wird schmaler, steht höher und ist nach anterior verschoben
- Der rechte horizontale Teil der Mandibula ist breit, flach und nach posterior, der linke ist schmal, hoch und nach anterior verschoben
- Die Kinnspitze ist nach rechts verschoben
- Der Biss bleibt folglich harmonisch
- Der rechte laterale Winkel der Hinterhauptschuppe bewegt sich nach inferior lateral, der linke nach superior medial

- Rechtes Ohr abstehend, linkes Ohr anliegend, da sich das rechte Schläfenbein in Außenrotation und das linke Schläfenbein in Innenrotation befindet
- Der rechte Processus mastoideus ist nach posterior-medial, der linke nach anterior-lateral verschoben
- Der vordere und der hintere rechte Quadrant befinden sich in Außenrotation. Der vordere und der hintere linke Quadrant befinden sich in Innenrotation. Bei der Einteilung der Quadranten orientiert man sich an dem posterioren Teil des Keilbeinkörpers und an dem posterioren Teil des Hinterhauptes
- Bewegung des Kreuzbeins. Das Kreuzbein bewegt sich weitgehend um eine vertikale Achse. Die rechte Kreuzbeinseite bewegt sich nach kaudal und anteriorisiert sich

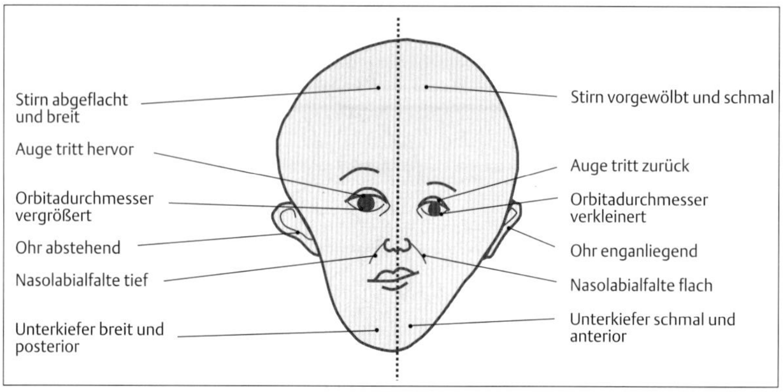

20.10

Diagnostische Merkmale einer Torsion rechts der SSB

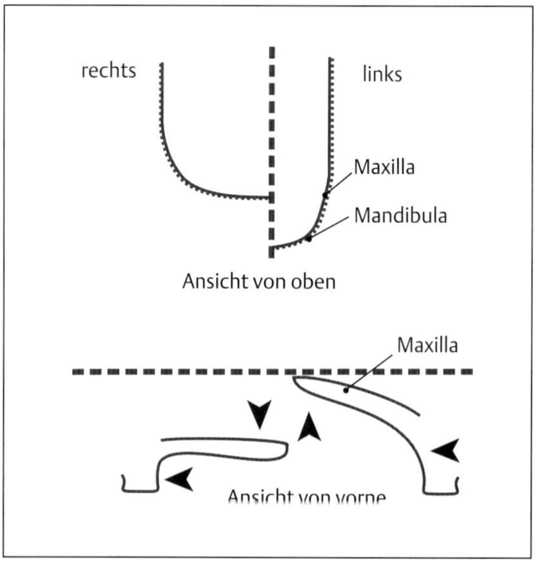

20.11

Diagnostische Merkmale einer Torsion rechts der SSB

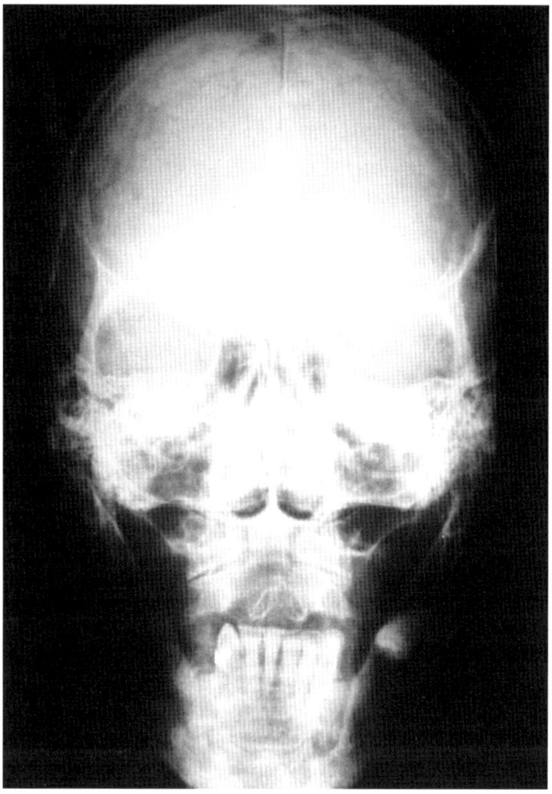

20.12

Röntgenaufnahme einer Torsion rechts der SSB. Von P. E. Greenman.

Ursachen *(Abb. 20.13)*

- Meist adaptiv, kompensatorisch bei Störungen des Muskelfaszienskelettsystems, bei viszeralen oder anderen Störungen
- Seltener primär traumatisch

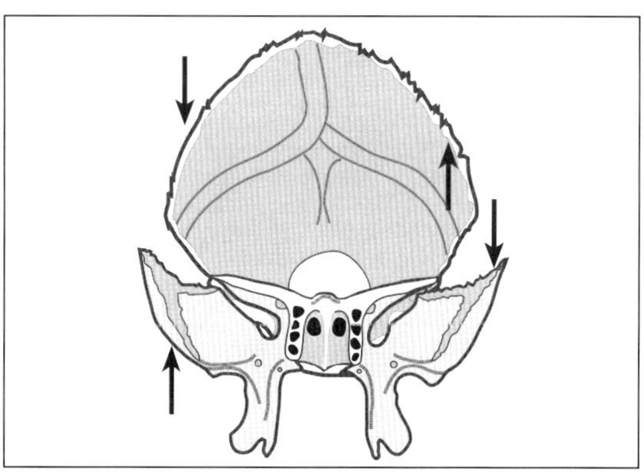

20.13

Mögliche Krafteinwirkung bei einer Torsion rechts

Symptome

- Stärkere Kopfschmerzen
- Schmerzsyndrome des Nervenmuskelskelettsystems
- Skoliosen
- Endokrine Störungen
- Augenstörungen
- Sinusitis, Allergien
- Legasthenie

- Gefühle von Zerrissenheit
- Gleichgewichtsstörungen

Lateralflexion-Rotation (LFR) *(Abb. 20.14–20.15)*

- Bewegungsachsen: Die Lateralflexion (Seitneigung) ist eine Bewegung um zwei vertikale Achsen. Die eine Achse führt durch die Mitte der Sella turcica, die andere durch die Mitte des Foramen magnum.
  Die Rotation findet um eine anterior-posteriore Achse statt, die mitten durch die SSB verläuft
- Die Lateralflexion führt aufgrund der spezifischen Beweglichkeit der Synchondrose zu einer Rotation der SSB
- Die Seite der Dysfunktion wird nach der Seite der Rotation bezeichnet, an der der große Keilbeinflügel und die Hinterhauptschuppe beide nach kaudal rotieren
- In seltenen Fällen, bei extrem starken traumatischen Krafteinwirkungen, können eine Lateralflexion und eine Rotation auch getrennt voneinander auftreten

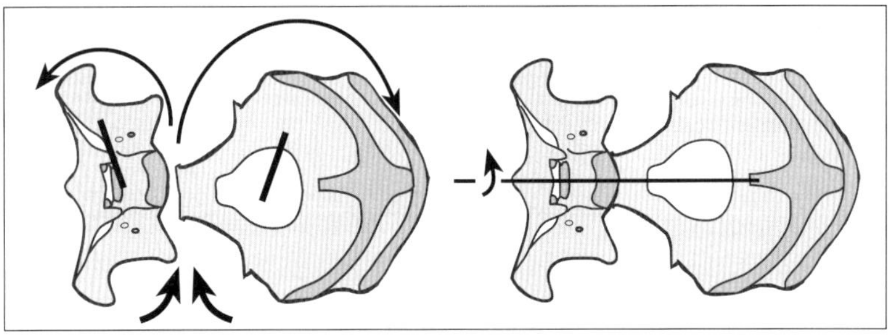

20.14
Seitneigung-Rotation rechts

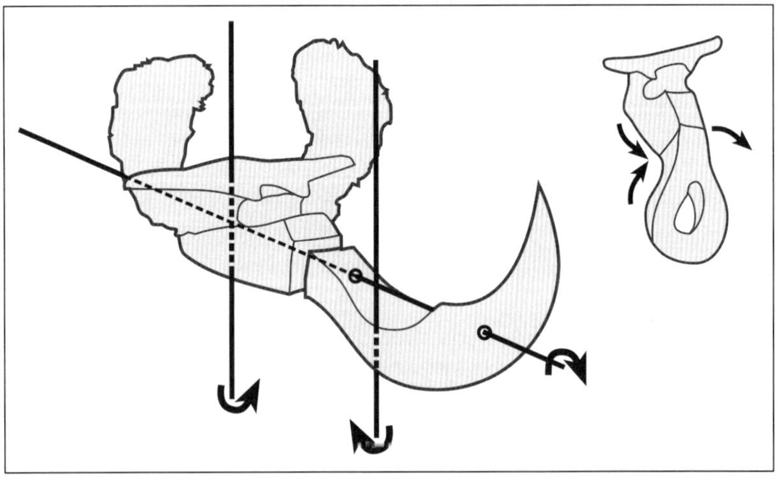

20.15
Seitneigung-Rotation rechts

Diagnostische Merkmale

(Beispiel einer LFR rechts) *(Abb. 20.16–20.20)*

- Diese Dysfunktion bezeichnet eine Lateralflexion links der SSB. Diese Lateralflexion lässt die SSB auf der rechten Seite nach kaudal rotieren
- Der rechte große Keilbeinflügel und die rechte Hinterhauptschuppe entfernen sich voneinander. Der linke große Keilbeinflügel und die linke Hinterhauptschuppe nähern sich an

- Der rechte große Keilbeinflügel und die rechte Hinterhauptschuppe rotieren nach kaudal. Der linke große Keilbeinflügel und die linke Hinterhauptsschuppe rotieren nach kranial
- Rechts des Schädels besteht eine Konvexität, links des Schädels eine Konkavität
- Die rechte Stirnbeinhälfte ist hoch, vorgewölbt und schmal. Die linke Stirnbeinhälfte ist abgeflacht und breit
- Der rechte äußere Rand des Processus zygomaticus des Stirnbeins ist nach posterior verschoben, der linke nach anterior
- Das rechte Auge tritt zurück. Das linke Auge steht hervor
- Der schräge Durchmesser der Orbita von superior-medial nach posterior-inferior verkleinert sich rechts und vergrößert sich links
- Die linke Nasolabialfalte ist tiefer als die rechte
- Das rechte Gaumendach wird schmaler, steht höher und ist nach anterior verschoben. Das linke Gaumendach wird breiter, flacht sich ab und ist nach posterior verschoben
- Der rechte horizontale Teil der Mandibula ist breit, flach und nach posterior verschoben. Die linke Mandibula ist schmal und hoch und nach anterior verschoben
- Die Kinnspitze ist nach rechts verschoben
- Der Biss ist folglich asymmetrisch!
- Der rechte laterale Winkel der Hinterhauptschuppe bewegt sich nach inferior lateral, der linke nach superior medial
- Rechtes Ohr abstehend, linkes Ohr anliegend, da sich das rechte Schläfenbein in Außenrotation und das linke Schläfenbein in Innenrotation befindet
- Der rechte Processus mastoideus ist nach posterior-medial, der linke nach anterior lateral verschoben
- Der vordere linke und der hintere rechte Quadrant befinden sich in Außenrotation, der vordere rechte und der hintere linke Quadrant in Innenrotation
- Bewegung des Kreuzbeins: Die Dura mater spinalis bewegt sich rechts mit der erniedrigten Hinterhauptseite nach kaudal. Die Folge ist eine Verschiebung der rechten Kreuzbeinbasis nach kaudal und nach posterior

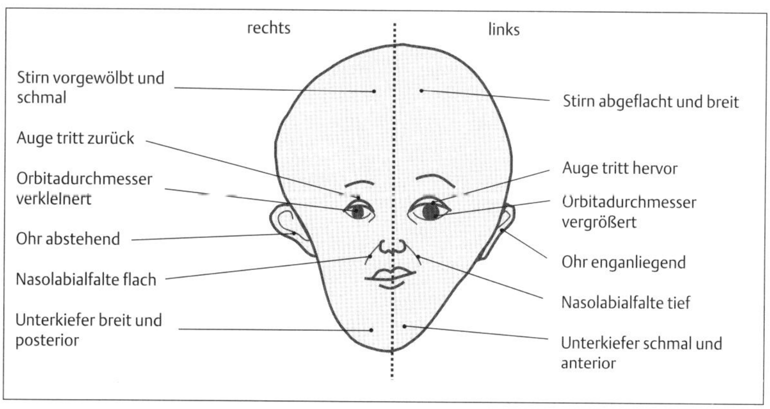

20.16

Diagnostische Merkmale einer Seitneigung-Rotation rechts

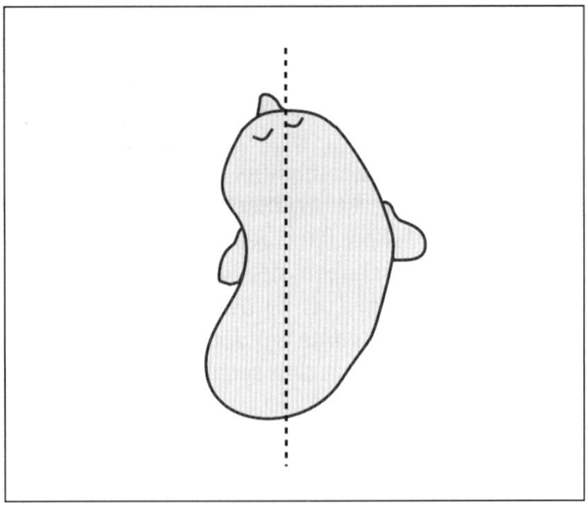

20.17

Diagnostische Merkmale einer Seitneigung-Rotation rechts

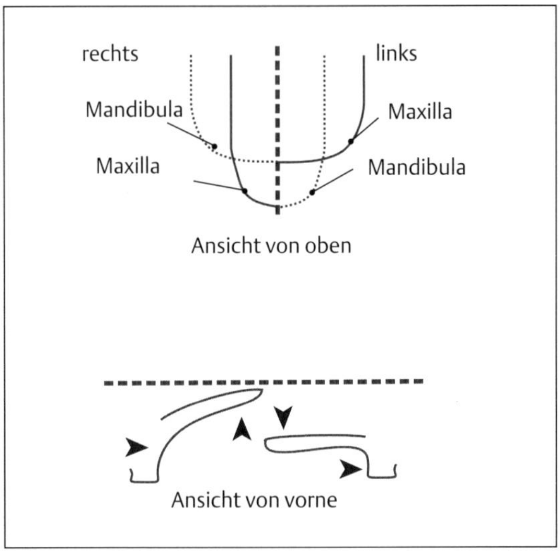

20.18

Diagnostische Merkmale einer Seitneigung-Rotation rechts

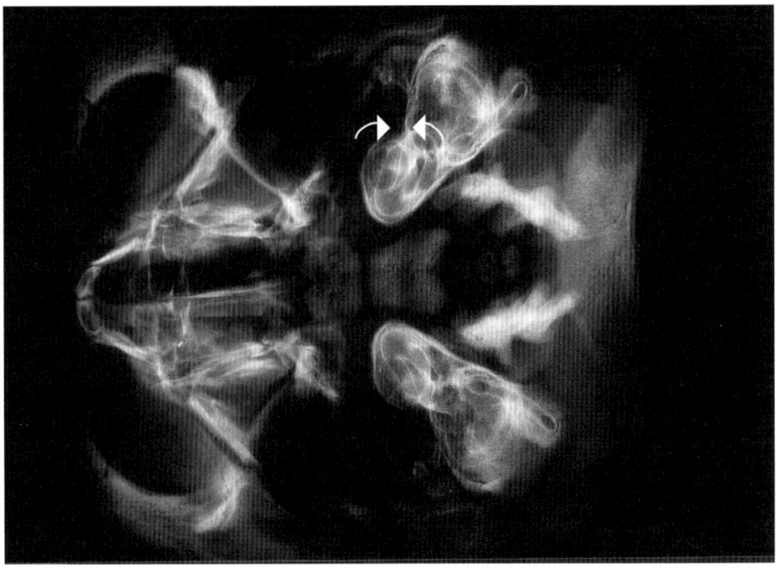

20.19

Röntgenaufnahme einer Seitneigung-Rotation rechts. Von L. P. Dombard

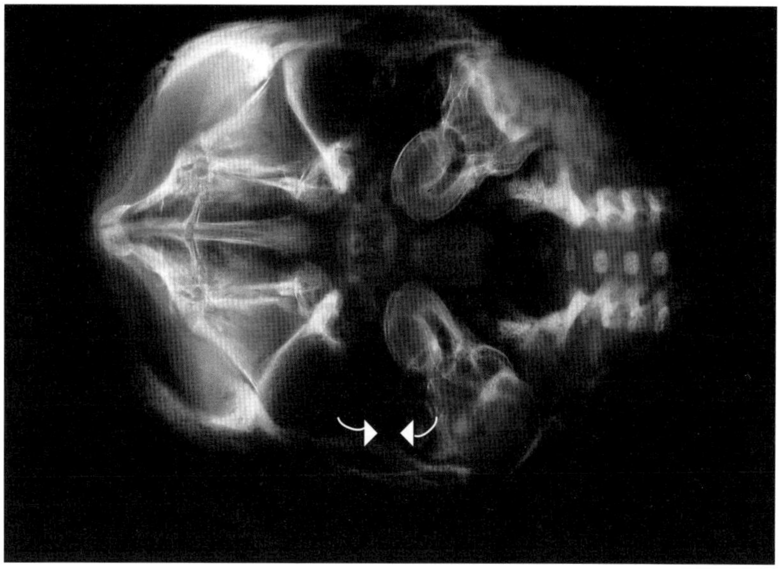

20.20
Röntgenaufnahme einer Seitneigung-Rotation links. Von L. P. Dombard

Ursachen
(Abb 20.21)

- Meist adaptiv, kompensatorisch bei Störungen des Muskelfaszienskelettsystems, bei viszeralen oder anderen Störungen
- Seltener primär traumatisch

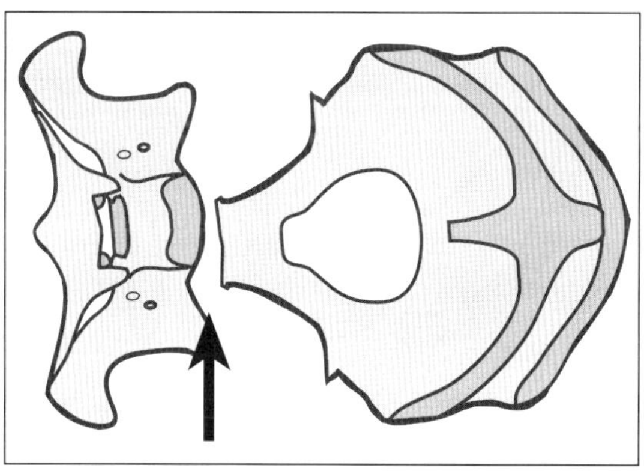

20.21
Mögliche Krafteinwirkung bei einer Seitneigung-Rotation rechts

Symptome

Die Symptome sind schwerwiegender als bei Torsionsdysfunktionen. Zusätzlich zu den bisher genannten Symptomen:

- Bissstörungen und Dysfunktionen des Kiefergelenks
- Hypermobilität des 1. bis 3. Zervikalwirbels
- Leichte psychische Störungen

Superiorer „vertical strain" *(Abb. 20.22 und 20.23)*

- Bewegungsachse: zwei transversale Achsen. Eine Achse verläuft durch das Keilbein, anterior von der Sella turcica. Die andere Achse führt durch das Hinterhaupt, oberhalb des Foramen magnum, auf Höhe des Processus jugularis
- Das Keilbein führt eine Flexion, das Hinterhaupt eine Extension aus

- Die Dysfunktion wird nach der sich kranial befindenden hinteren Fläche des Keilbeinkörpers bezeichnet. Die großen Keilbeinflügel sind nach (anterior) inferior und die Hinterhauptschuppe nach (posterior) superior verschoben
- Bei bestimmten traumatischen Krafteinwirkungen kann es auch vorkommen, dass die hintere Fläche des Keilbeins in Beziehung zum Hinterhaupt eine reine kraniale Verschiebung erfährt ohne Rotationskomponente (s. *Abb. 20.23)*

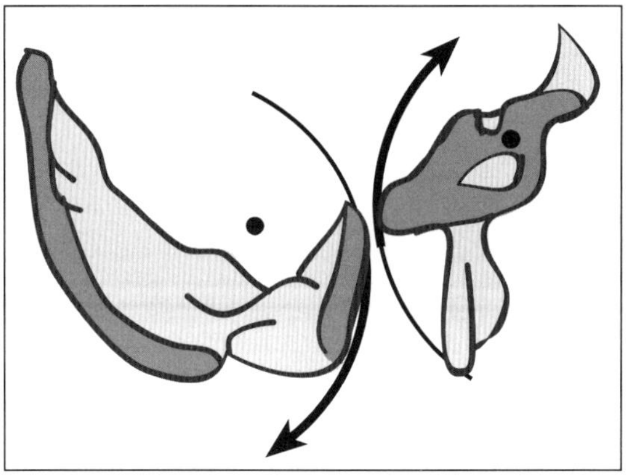

20.22

„Superior vertical strain"

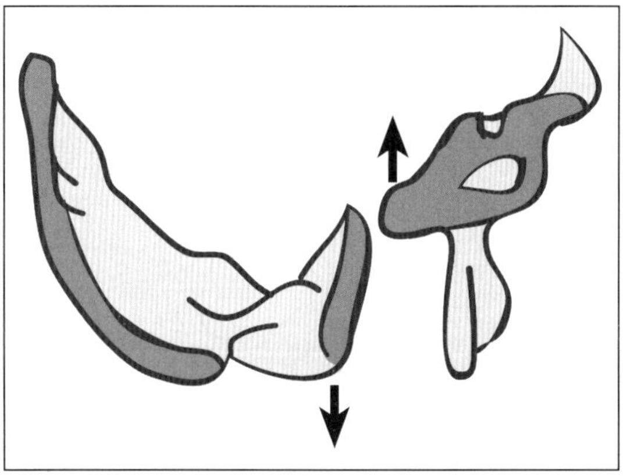

20.23

„Superior vertical strain"

Diagnostische Merkmale *(Abb. 20.24* und *20.25)*

- Die großen Keilbeinflügel bewegen sich mit größerer Amplitude nach anterior inferior und die Hinterhauptschuppe nach posterior-superior.
- Die Stirn ist abgeflacht und breit
- Die äußeren Ränder der Processus zygomatici des Stirnbeins sind nach anterior verschoben
- Die Augen stehen hervor
- Die schrägen Durchmesser der Orbitae von superior-medial nach inferior-lateral vergrößern sich
- Die Nasolabialfalten sind tief aufgrund der Außenrotation der Oberkiefer
- Das Gaumendach ist flach, breit und nach posterior verschoben
- Die transversalen Teile der Mandibula sind hoch, schmal und nach anterior verschoben, da die Schläfenbeine sich in Innenrotation befinden
- Der Biss ist folglich asymmetrisch!
- Die Squama occipitalis ist abgeflacht
- Die Ohren liegen an, da beide Schläfenbeine innenrotiert sind, aufgrund der Extension des Hinterhaupts

- Die vorderen Quadranten befinden sich in Außenrotation, die hinteren in Innenrotation
- Die Kreuzbeinbasis bewegt sich nach anterior, die Kreuzbeinspitze nach posterior (Extension des Kreuzbeins entsprechend dem Hinterhaupt)

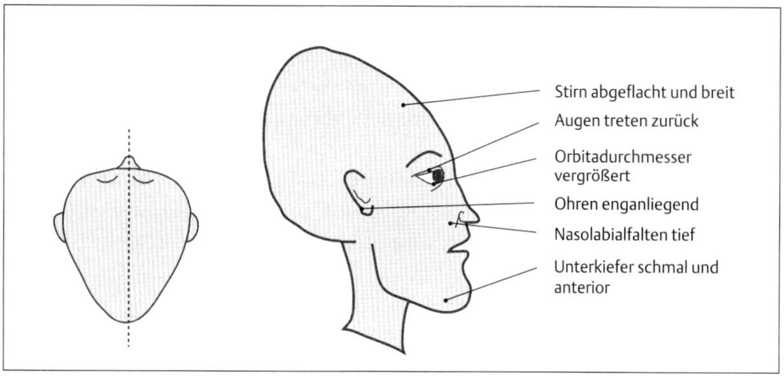

20.24
Diagnostische Merkmale eines „superior vertical strain" mit Sphenoid in Flexion

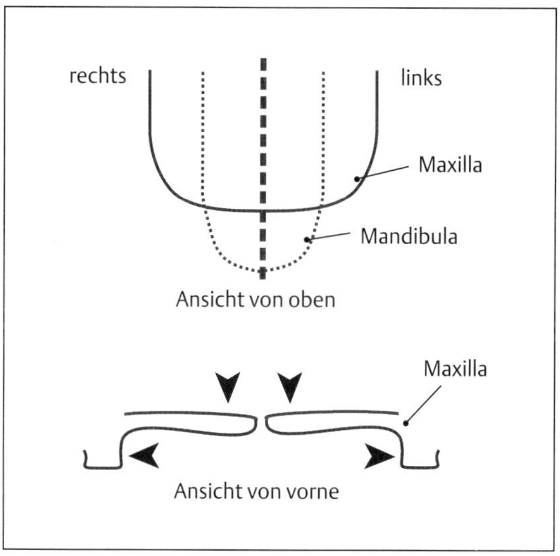

20.25
Diagnostische Merkmale eines „superior vertical strain" mit Sphenoid in Flexion

Ursachen
(Abb. 20.26)

- Krafteinwirkung von oben auf die Pars basilaris des Hinterhaupts
- Krafteinwirkung von posterior auf das Hinterhaupt
- Viszerale Störungen, z.B. des Rachens

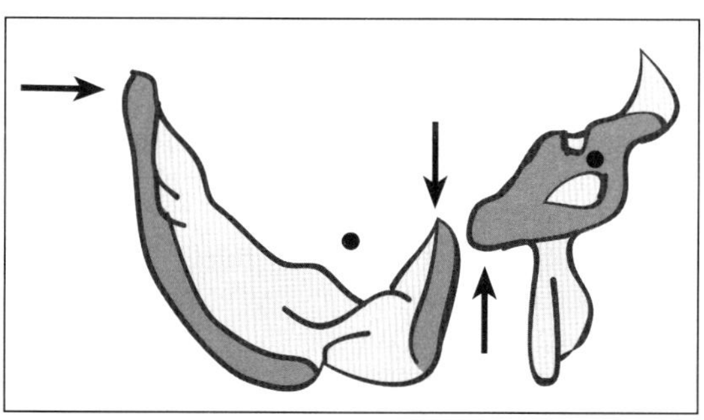

20.26
Mögliche Krafteinwirkung bei einem „superior vertical strain"

Symptome

S. „vertical strain", S. 494.

Inferiorer „vertical strain“ *(Abb. 20.27* und *20.28)*

- Bewegungsachse: zwei transversale Achsen. Eine Achse verläuft durch das Keilbein, anterior von der Sella turcica. Die andere Achse führt durch das Hinterhaupt, oberhalb des Foramen magnum, auf Höhe des Processus jugularis
- Das Keilbein führt eine Extension, das Hinterhaupt eine Flexion aus
- Die Dysfunktion wird nach der sich kaudal befindenden hinteren Fläche des Keilbeinkörpers bezeichnet
  Die großen Keilbeinflügel sind nach posterior-superior und die Hinterhauptsschuppe nach anterior-inferior verschoben
- Bei bestimmten traumatischen Krafteinwirkungen kann die hintere Fläche des Keilbeins, in Beziehung zum Hinterhaupt, eine reine kaudale Verschiebung erfahren, ohne eine Rotationskomponente (s. *Abb. 20.28)*

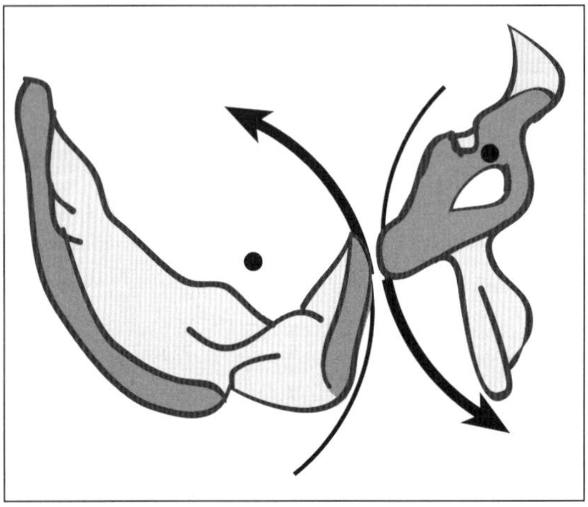

20.27
„Inferior vertical strain“

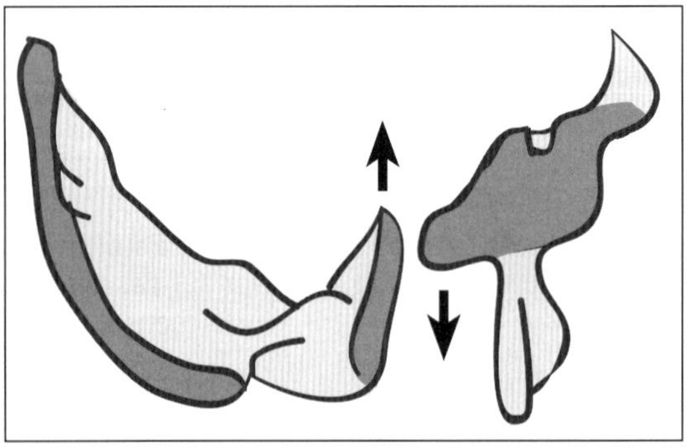

20.28
„Inferior vertical strain“

Diagnostische Merkmale *(Abb. 20.29–20.31)*

- Die großen Keilbeinflügel bewegen sich mit größerer Amplitude nach (posterior) superior und die Hinterhauptschuppe nach (anterior) inferior.
- Die Stirn ist hoch und schmal
- Die äußeren Ränder der Processus zygomatici sind nach posterior verschoben
- Die Augen treten zurück
- Die schrägen Durchmesser der Orbitae von superior-medial nach lateral-inferior verkleinern sich

- Die Nasolabialfalten sind weniger ausgeprägt, aufgrund der Innenrotation der Oberkiefer
- Das Gaumendach ist hoch, schmal und nach anterior verschoben
- Die transversalen Teile der Mandibula sind flach, breit und nach posterior verschoben, da die Schläfenbeine sich in Innenrotation befinden
- Der Biss ist folglich asymmetrisch!
- Die Squama occipitalis ist angewinkelt
- Die Ohren stehen ab, da beide Schläfenbeine außenrotiert sind, aufgrund der Flexion des Hinterhaupts
- Die vorderen Quadranten befinden sich in Innenrotation, die hinteren Quadranten in Außenrotation
- Die Kreuzbeinbasis bewegt sich nach posterior, die Kreuzbeinspitze nach anterior (Flexion des Kreuzbeins entsprechend dem Hinterhaupt)

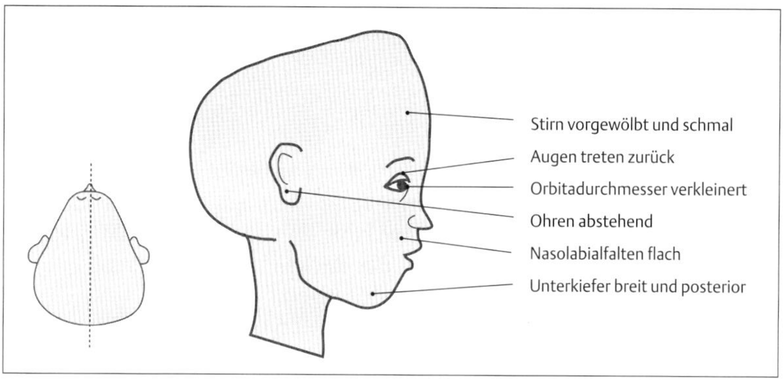

20.29
Diagnostische Merkmale eines „inferior vertical strain" mit Sphenoid in Extension

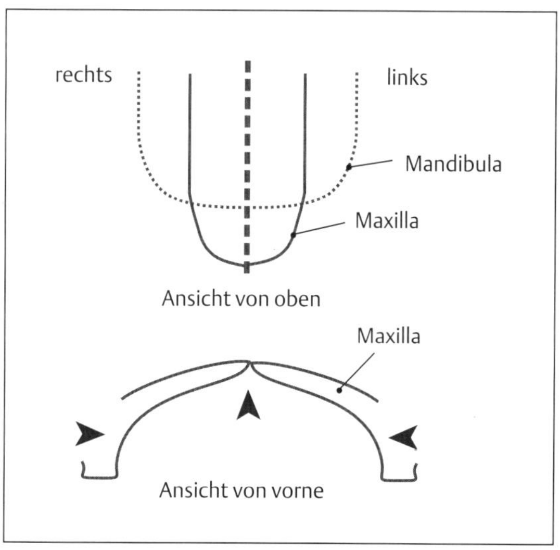

20.30
Diagnostische Merkmale eines „inferior vertical strain" mit Sphenoid in Extension

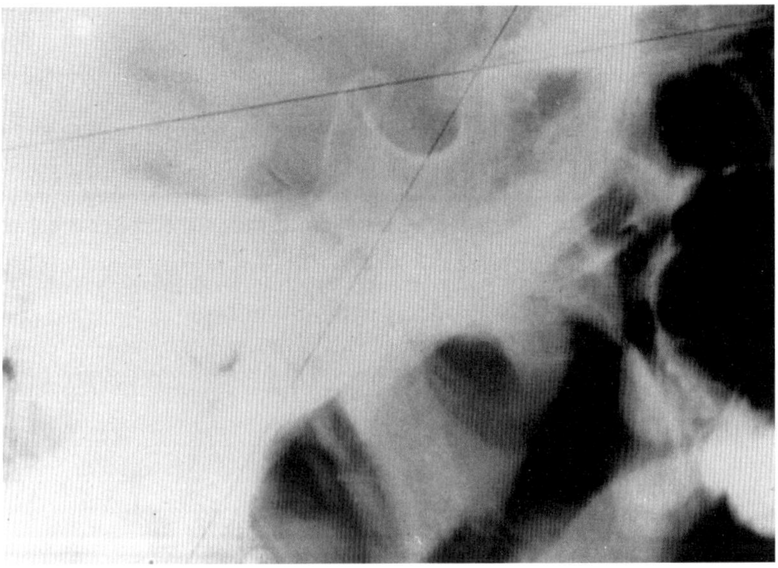

20.31

Röntgenaufnahme eines „inferior vertical strain“. Von P. E. Greenman

Ursachen
(Abb. 20.32)

- Krafteinwirkung von oben auf die Keilbeinbasis
- Krafteinwirkung von anterior auf das Stirnbein
- Sturz auf das Becken oder die Fersen
- Viszerale Störungen
- Störungen der embryonalen Entwicklung der Zunge

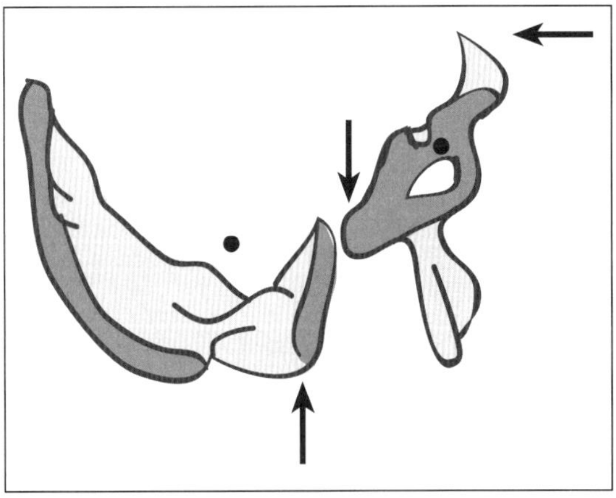

20.32

Mögliche Krafteinwirkung bei einem „inferior vertical strain“

Symptome des „vertical strain“

Die Symptomatik des „vertical strain“ ist schwerwiegender als bei den vorher genannten Dysfunktionen. Sie führen häufiger zu Arbeitsunfähigkeit, ebenso wie die folgenden Dysfunktionen. Symptome sind

- Endokrine Störungen
- Bissstörungen und Kiefergelenksdysfunktionen
- Augen-/Sehstörungen
- Periodisch auftretende Kopfschmerzen und Migräne
- Depressive oder schizoide Zustände
- Beim inferioren „vertical strain“ kommt es eher zu Sinusitis, Rhinitis, Allergien (Os sphenoidale in Extension)
- Beim superioren „vertical strain“ kommt es eher zu Störungen des Gehörvorgangs (Os temporale in Innenrotation)

„Lateral strain" *(Abb. 20.33 und 20.34)*

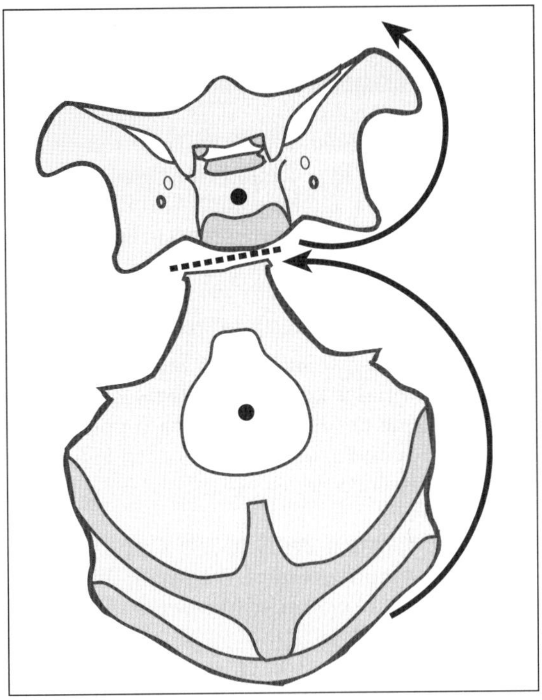

20.33
„Lateral strain" rechts

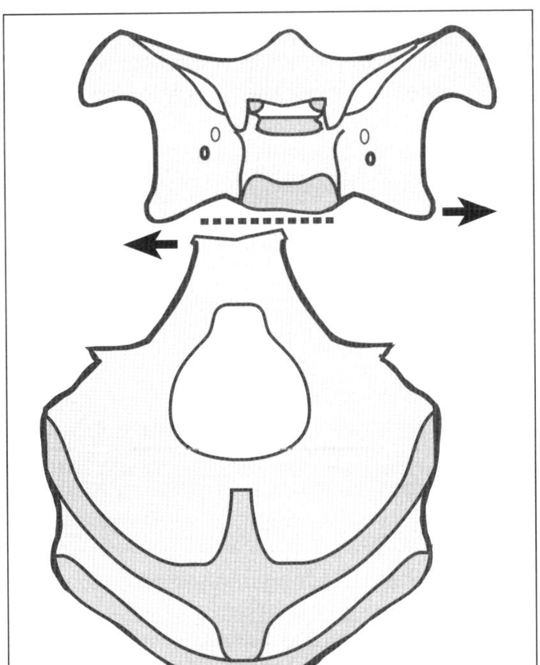

20.34
„Lateral strain" rechts

- Bewegungsachse: Die Dysfunktion des „lateral strain" kann man sich vorstellen als eine Bewegung des Keilbeins und des Hinterhaupts um zwei vertikale hypothetische Achsen. Die eine Achse führt durch die Mitte der Sella turcica, die andere durch die Mitte des Foramen magnum
  Bei sehr starken traumatischen Krafteinwirkungen seitlich auf die großen Keilbeinflügel bewegt sich die SSB nicht um zwei vertikale Achsen, sondern das Keilbein wird rein seitlich verschoben relativ zur Gelenkfläche des Hinterhaupts
- Das Keilbein und das Hinterhaupt rotieren in die gleiche Richtung um diese beiden hypothetischen Achsen
- Die Seite des „lateral strain" wird nach der Seite bezeichnet, an der der hintere Teil des Keilbeinkörpers in Beziehung zum Hinterhaupt nach lateral verschoben ist

Diagnostische Merkmale

(Beispiel eines „lateral strain" rechts) *(Abb. 20.35* und *20.36)*

- Linker großer Keilbeinflügel bewegt sich nach posterior
- Rechter großer Keilbeinflügel bewegt sich nach anterior
- Linke Seite des Hinterhaupts nach posterior verschoben
- Rechte Seite des Hinterhaupts nach anterior verschoben
- Der Keilbeinkörper ist gegenüber der Hinterhauptbasis nach rechts verschoben
- Die Quadranten des Schädels sind nicht im Sinne einer Außen- oder Innenrotation verändert. Der rechte Teil der Stirn und die gesamte rechte Schädelhälfte wölben sich im Verhältnis zur linken Schädelhälfte nach anterior
- Von kranial betrachtet entsteht am Schädel der Eindruck eines Parallelogramms, er ist sozusagen rhombusartig verschoben
- Bewegung des Kreuzbeins: Das Kreuzbein folgt der Richtung des „lateral strain" nach rechts
- Im Falle extremer Krafteinwirkung, wenn die Dysfunktion sich nicht um zwei Achsen organisiert, könnte der rechte Keilbeinflügel auch nach rechts verschoben sein)

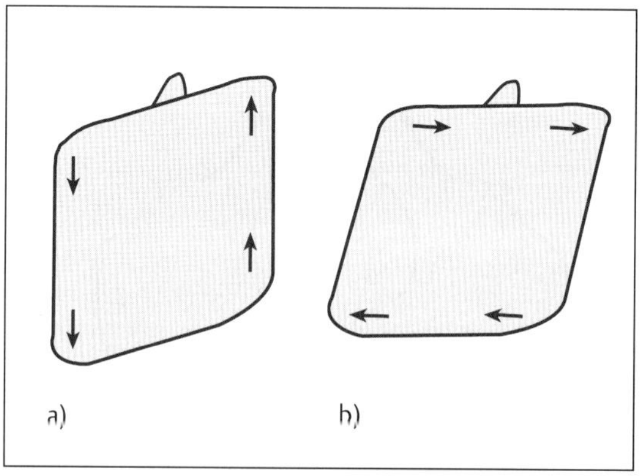

20.35
Diagnostische Merkmale eines „lateral strain" rechts

a) Diese rhombusartige Organisation ist meist anzutreffen. Je nach Krafteinwirkung können die großen Keilbeinflügel auch geringfügig nach rechts verschoben sein
b) Bei sehr starken Krafteinwirkungen direkt seitlich auf die großen Keilbeinflügel entsteht eine Rhombusform, wobei die seitliche Verschiebung nach rechts in den Vordergrund tritt

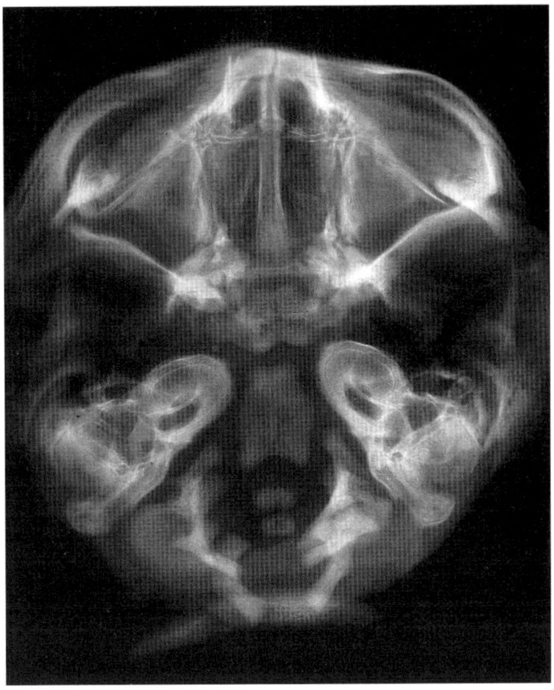

20.36

Röntgenaufnahme eines „lateral strain“ links. Von L. P. Dombard

Ursachen

(Abb. 20.37)

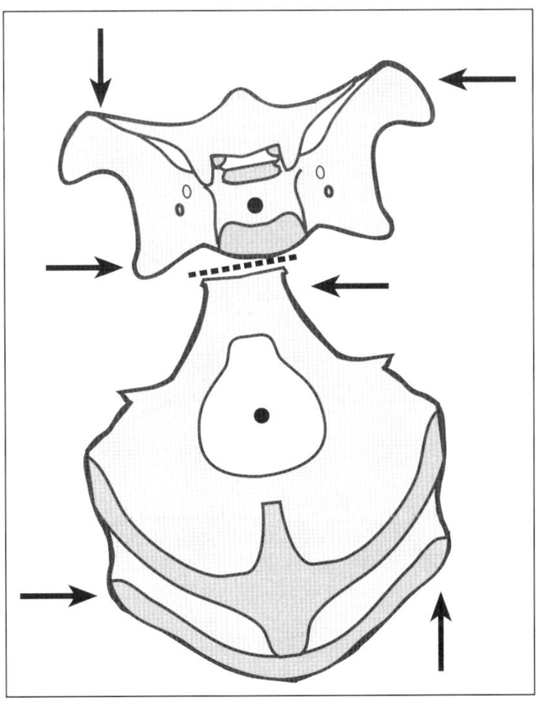

20.37

Mögliche Krafteinwirkung bei einem „lateral strain“ rechts

Ein „lateral strain“ wird meist traumatisch verursacht, selten kann er sich auch kompensatorisch entwickeln.

- Laterale Krafteinwirkung auf einen der beiden großen Keilbeinflügel, vor oder hinter seiner vertikalen Bewegungsachse

- Laterale Krafteinwirkung auf das Hinterhaupt, vor oder hinter seiner vertikalen Bewegungsachse
- Krafteinwirkungen von vorne einseitig auf das Stirnbein oder von hinten einseitig auf das Hinterhaupt
- Uteruskontraktionen oder Krafteinwirkungen während des Geburtsvorgangs
- Die lateralen Krafteinwirkungen können vor oder nach der Verknöcherung beider Knochen auftreten
- Membranöse Restriktionen
- Traumata des Schläfenbeins oder des Hinterhaupts
- Zahn- oder kieferorthopädische Eingriffe

Symptome

- Augen- und/oder Sehstörungen
- Starke Kopfschmerzen und/oder Migräne
- Endokrine Störungen
- Gleichgewichtsstörungen
- Lernstörungen
- Stärkere psychische Störungen

Kompression der SSB *(Abb. 20.38 – 20.40)*

- Die Rückseite des Keilbeinkörpers und die Basis des Hinterhaupts sind komprimiert mit der Folge, dass die rhythmische Flexions- und Extensionsbeweglichkeit der SSB eingeschränkt oder fast ganz blockiert wird

Diagnostische Merkmale

- Verminderte Flexions- und Extensionsbewegungen der SSB
- Eventuell verminderte Frequenz des CRI (insbesondere bei psychischer Genese)
- Meist scheinbar stärkere Bewegung des Schädeldaches im Verhältnis zur Schädelbasis

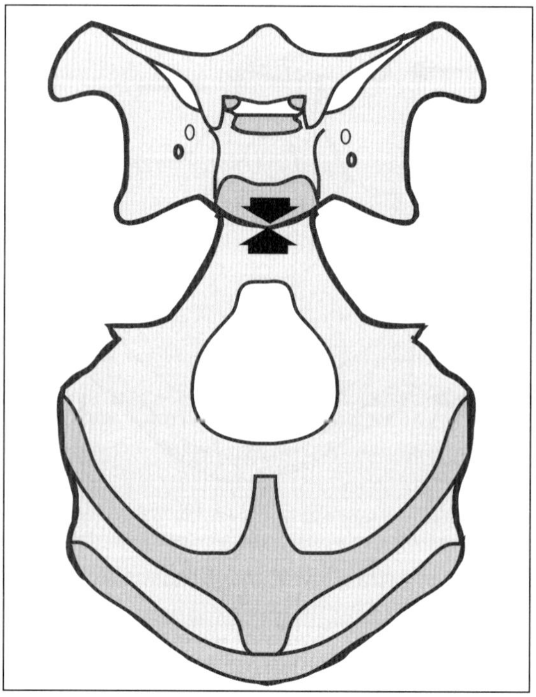

20.38
Kompression der SSB

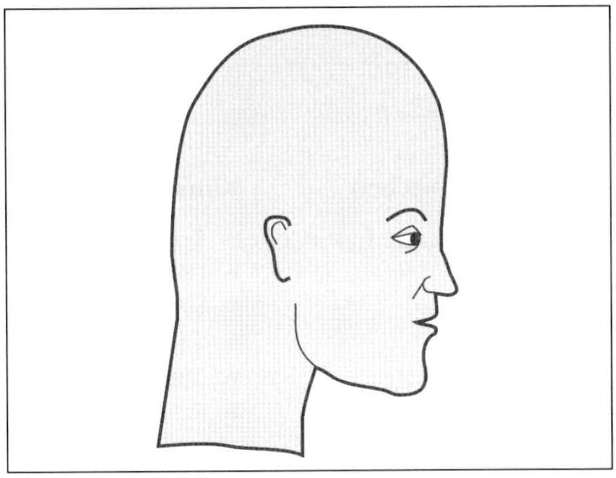

20.39

Anterior-posteriore Kompression der SSB

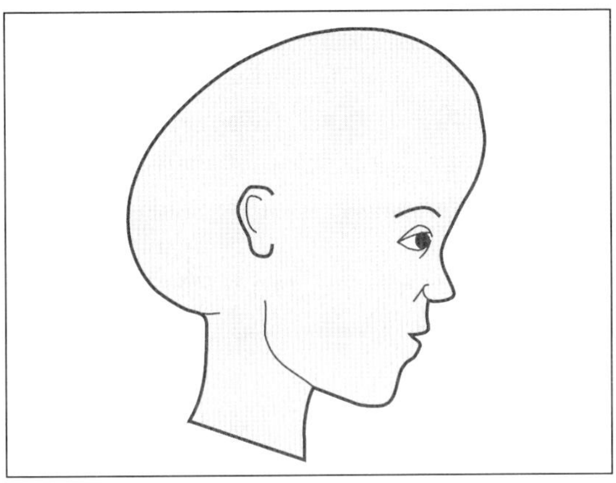

20.40

Laterale Kompression der SSB

Ursachen

Verkeilung des Keilbeins mit dem Hinterhaupt, Restriktionen der Duralmembranen oder der Schädelnähte, verursacht durch:

- Starke uterine Kontraktionen sowie Geburtstraumata im Geburtskanal und Zangeneinsatz
- Starke Schädeltraumata durch Schläge auf den Schädel oder Sturz auf das Okziput/Gesicht
- Folge mehrerer Läsionen an der SSB oder das Resultat mehrerer Restriktionen an den Schädelnähten
- Entzündungen und Verwachsungen an der Duralmembran
- Kompression des lumbosakralen Übergangs
- Anteriorisierung des Steißbeins
- Kompression der Hinterhauptkondylen zwischen dem Atlas
- Psychische Störungen

Symptome

Alle bisher genannten Symptome können in noch schwerwiegenderem Ausmaße auftreten, zusätzlich:

- Schwere Stoffwechselstörungen
- Neuropsychiatrische Störungen: Schwere Depressionen, Selbstmordtendenzen, Autismus etc.

Dysfunktion der Synchondrosis sphenobasilaris (SSB)

Tabelle 20.1: Dysfunktion der SSB

Dysfunktion	Achsen	Ursachen	Klinik	Schweregrad
Flexion	Transversal 2	Kompensatorisch	▶ Kopfschmerzen ▶ Endokrine Störung ▶ Weitsichtigkeit ▶ Sinusitis, Rhinitis ▶ Maskierte Allergie ▶ Schwäche in LWS und Sakrum ▶ Extrovertiert	1
Extension	Transversal 2	Kompensatorisch	▶ Stärkere Migräne ▶ Asthma und Sinusitis ▶ Kurzsichtigkeit ▶ Launenhaftigkeit ▶ Einzelgängertum	1–2
Torsion	Longitudinal 1	Kompensatorisch	▶ Stärkere Migräne ▶ Schmerzsyndrome ▶ Skoliosen ▶ Endokrine Störung ▶ Sehstörungen ▶ Sinusitis, Allergie ▶ Legasthenie ▶ Zerissenheitsgefühl ▶ Gleichgewichtsstörungen	2
Lat. Flexion-Rotation	Vertikal 2 Longitudinal 1	Kompensatorisch	Zusätzlich: ▶ Bissstörungen und TMG-Syndrom ▶ Hypermobilität der oberen HWS ▶ Leichte psychische Störungen	2–3
Vertical strain	Transversal 2	Primär traumatisch	▶ Endokrine Störung ▶ Bissstörungen ▶ TMG-Syndrom ▶ Sehstörungen ▶ Kopfschmerzen und Migräne ▶ Depression ▶ Schizoide Zustände ▶ Inf. „vert. strain“: Sinusitis, Allergie ▶ Sup. „vertical strain“: Gehörstörungen	3

Tabelle 20.1: Dysfunktion der SSB – Fortsetzung

Dysfunktion	Achsen	Ursachen	Klinik	Schweregrad
Lateral strain	Vertikal 2	Primär traumatisch	▶ Sehstörungen ▶ Starke Migräne und Kopfschmerzen ▶ Endokrine Störung ▶ Gleichgewichtsstörungen ▶ Lernstörungen ▶ Starke psychische Störungen	4
Kompression		Kompression von: L5–S1, Atlanto-Okzipitalgelenk, Suturen, Membranen, emotionaler Stress	Zusätzlich: ▶ Schwere Störung des Stoffwechsels ▶ Neuropsychiatrische Störungen: Depression Selbstmordtendenz, Autismus etc.	5

Mögliche Folgen von Dysfunktionen an der SSB

Gefäße und Nerven am Foramen jugulare können behindert werden.

Störung der willkürlichen Kontrolle des muskulären Systems: Das Zentrum dieser Steuerung im Gebiet des Frontallappens wird durch die A. cerebri media versorgt, ein Endast der A. carotis interna. Die A. carotis interna verläuft durch den Canalis caroticus und kann vor allem bei Torsion und Lateralflexion der SSB gestört werden.

Störung der Fluktuation des LCS im Subarachnoidalraum: V. a. bei Torsion oder Lateralflexion der SSB.

Hirnnerven. Jeder Hirnnerv kann gestört werden, mit den entsprechenden Folgen und Symptomen:

- Der N. olfactorius (I) bei seiner Überquerung des kleinen Keilbeinflügels
- Der N. Opticus (II) im Foramen opticum oder am Keilbeinkörper
  Die motorischen Sehnerven, wie der N. oculomotorius (III), der N. trochlearis (IV) und der N. abducens (VI), ebenso wie der N. ophthalmicus (V/1) können betroffen sein bei Spannungen am Lig. petrosphenoidale, am Tentorium oder in der Fissura orbitalis superior; häufig beim „vertical strain" anzutreffen
- Der N. maxillaris (V/2) am Foramen rotundum
- Der N. mandibularis (V/3) am Foramen ovale
- Das Ganglion trigeminale (V) an der Kante des Felsenbeins
- Der N. facialis (VII) und der N. vestibulocochlearis (VIII) bei ihrem Weg durch den Meatus acusticus internus
- Der N. glossopharyngeus (IX), der N. vagus (X) und der N. accessorius (XI) am Foramen jugulare
- Der N. hypoglossus (XII) am Canalis hypoglossi

Der N. petrosus major kann beeinträchtigt werden: Er zieht im Sulcus n. petrosi majoris zum Foramen lacerum, einer Öffnung in der Sutura sphenopetrosa. Insbesondere beim „vertical strain" kann dieser Nerv, ein parasympathischer Ast des Fazialisnerven, abnormen Spannungen ausgesetzt sein. Nach *Upledger* kann eine Störung des N. petrosus superficialis major an diesem Foramen die Durchblutung im Lobus occipalis beeinträchtigen.

Bewegungsstörungen und Zittern: Diese können durch Störung der Versorgung und der Drainage der Basalganglien verursacht werden. Die Basalganglien werden durch den Sinus cavernosus und den Sinus rectus drainiert, Strukturen, die direkt mit dem Keilbein, dem Hinterhaupt und dem Tentorium verbunden sind.

Das Mittelhirn und jede Verbindung zwischen Rückenmark und Hirnrinde müssen durch die Öffnung des Tentoriums oberhalb der SSB verlaufen. Bei Torsionen und Seitneigungsdysfunktionen können diese Strukturen gestört werden.

Der Aquaeduct kann bei Torsion verdreht und bei Seitneigungsdysfunktion geknickt werden mit der Folge eines Hydrocephalus.

Das Foramen interventriculare kann blockiert werden.
mit der Folge eines Hydrocephalus.

Der Hypothalamus kann bei Seitneigungsdysfunktion der SSB gestört werden.

Die Funktion der **Hypophyse** kann gestört werden: Sie hat ihren Sitz in der Sella turcica des Keilbeins und ist die Zentralstelle der humoralen Regelung. Veränderung der feinen Beweglichkeit des Keilbeins beeinflusst die Funktion der Hypophyse. Die Öffnung im Diaphragma sellae für den Hypophysenstiel vergrößert sich in der Inspirationsphase der SSB und verkleinert sich in der Exspirationsphase, so dass bei abnormen Spannungszuständen des Diaphragma sellae die Hypophyse gestört werden kann. Außerdem kann die Hypophyse über die Spannung an den Wänden des Sinus cavernosus beeinträchtigt werden.

Die Hirnrindenzentren können beeinträchtigt werden: Der große Keilbeinflügel kann den Geschmack, Geruchs- und Gehörsinn, der kleine Keilbeinflügel das Sprachzentrum beeinträchtigen.

Die Orbita kann sich in ihrer Größe leicht verändern, und durch Restriktion der feinen Beweglichkeit und Lage des Keilbeins können die Augenmuskeln beeinträchtigt werden.

Venöser Abfluss des Gehirns. Er kann gestört werden durch abnorme Spannungen in den Duralmembranen und durch Veränderungen am Foramen jugulare, an dem 95% des gesamten venösen Blutes den Schädel verlassen. Die Folge sind Fluktuationsstörungen des LCS.

Alle Strukturen, die mit dem Hinterhaupt verbunden sind, können gestört werden.

Torsionen führen zu einer Verdrehung der Falx cerebri aufgrund ihrer Anheftung anterior am Stirn- und posterior am Hinterhauptbein. Anterior entfernt sich die Falx vom kranialen großen Keilbeinflügel, posterior nähert sie sich der Seite dieses Keilbeinflügels bzw. dem erniedrigten Hinterhaupt an. Das Tentorium cerebelli bewegt sich nach kaudal auf der Seite des erniedrigten Hinterhaupts und nach kranial auf der gegenüberliegenden Seite. Die Dura mater spinalis bewegt sich nach kaudal auf der Seite des erniedrigten Hinterhaupts.

Seitneigungs-Rotationsdysfunktionen führen zu einer Neigung der Falx cerebri zur konvexen Seite, d. h. zur Seite der Dysfunktion. Das Tentorium neigt sich ebenfalls zur konvexen Seite. Die Dura mater spinalis bewegt sich nach kaudal auf der Seite des kaudalen Hinterhaupts.

Diese abnormen Spannungen der intrakranialen und extrakranialen Duralmembranen verursachen Störungen in der Drainage der venösen Abflüsse und der Plexi choroidei sowie in den durch die Dura umhüllten und begleiteten Hirnnerven.

Anzumerken ist, dass sich nach kranialer und zervikaler Behandlung die Hämodynamik anhand Doppler-Sonographie in 75 % der Fälle normalisiert. Veränderung der Hämodynamik anhand palpatorischer, Doppler-Sonographie, Röntgen- und CT-Untersuchungen bei Kindern mit kranialen Dysfunktionen nach *Andrianov* und *Bespala*[6].

Dysfunktion der SSB	**Blutfluss**
Torsion und Seitneigung	▶ Zunahme auf der Seite der Konvexität ▶ Gegenüberliegend: Abnahme um 15 – 20 % (wahrscheinlich durch Spannung der A. carotis und A. vertebralis)
Flexion	▶ Verminderung im vertebrobasilaren Bereich (A. basilaris)
Seitneigung, Rotation und Torsion	▶ Kompression der Kondylen mit Verminderung auf Seite der Seitneigung ▶ Torsionen: Verminderung entlang der A. carotis interna auf Seite der Dysfunktion ▶ Bei reiner Seitneigung ohne Rotation keine Blutflussminderung
Extension	▶ Zunahme in Aa. vertebrales
Superior und inferior vertical strain	▶ Verminderung in Aa. supratrochleares und im Circulus arteriosus cerebri

Quadranteneinteilung *(Abb. 20.41)*

Zur besseren Übersicht der Auswirkungen von Dysfunktionen der SSB auf das Kranium kann der Schädel in Quadranten eingeteilt werden. Die vorderen zwei Quadranten entsprechen den linken und rechten vorderen Schädel- und Gesichtsknochen. Diese werden vom Keilbein beeinflusst.
Die hinteren beiden Quadranten entsprechen den linken und rechten hinteren Schädel- und Unterkieferknochen. Diese Knochen werden vom Hinterhaupt beeinflusst.
Als Anhaltspunkt für die Einteilung in Außen- oder Innenrotation kann man sich an der relativen Position des hinteren Sphenoids und des hinteren Teils des Okziput-Anteils orientieren.
In Flexion befindet sich das Hinterteil des Sphenoids superior und das Hinterteil des Okziputs inferior; die peripheren Schädelknochen/Knochenteile sind in Außenrotation.
In Extension befindet sich das Hinterteil des Sphenoids inferior und das Hinterteil des Okziputs superior, so sind die peripheren Schädelknochen/Knochenteile in Innenrotation.
In Torsion rechts befinden sich das rechte Hinterteil des Sphenoids in Superiorität und das rechte Hinterteil des Okziputs inferior.
Auf der linken Seite verhalten sich die Knochen genau umgekehrt. Folglich sind die rechten Schädelquadranten in Außenrotation und die linken in Innenrotation.

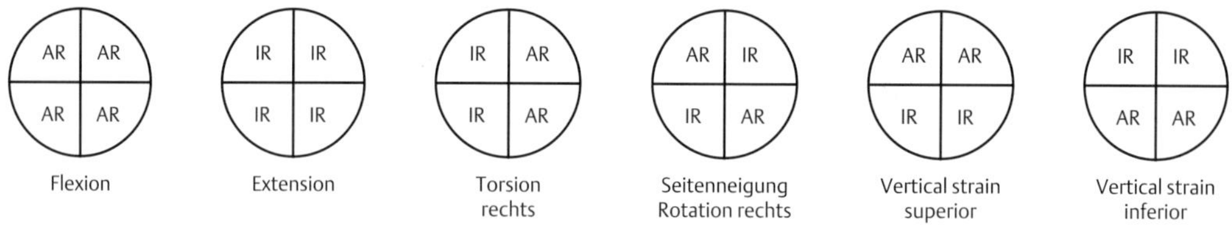

20.42 Quadranteneinteilung bei den SSB-Dysfunktionen nach Magoun

In der Seitneigung-Rotation rechts befindet sich der rechte hintere Teil des Sphenoids inferior und der rechte hintere Teil des Okziputs inferior. Folglich ist der rechte vordere Quadrant in Innenrotation und der rechte hintere Quadrant in Außenrotation.

Auf der linken Seite befindet sich der vordere Quadrant in Außenrotation und der hintere Quadrant in Innenrotation.

Im superioren „vertical strain“ mit dem Sphenoid in Flexion befindet sich der hintere Teil des Sphenoids und der hintere Teil des Okziputs in Superiorität. Folglich sind die vorderen Quadranten in Außenrotation und die hinteren Quadranten in Innenrotation.

Entsprechend umgekehrt verhält es sich im inferioren „vertical strain“ mit dem Sphenoid in Extension. Im „lateral strain“, ebenso wie bei der Kompression, sind die Quadranten nicht im Sinne einer Außen- oder Innenrotation verändert.

Die Betrachtung der Dysfunktionen der Schädelbasis entsprechend der Quadranteneinteilung ist nur eine mechanische Annäherung an die wirklichen Veränderungen. Am ehesten entspricht diese bei der reinen Flexions- und Extensionsdysfunktion der Wirklichkeit.

Zudem ist es ohne weiteres möglich, dass die Quadranteneinteilung nicht in der beschriebenen Weise anzutreffen ist. Ein Beispiel: Normalerweise organisiert sich bei einer Torsion rechts der hintere rechte Quadrant in Außenrotation. Sind allerdings zudem Fixationen im Bereich der rechten Sutura occipitomastoidea oder der Sutura petrojugularis vorhanden, so dass das Schläfenbein sich nicht mehr gegenüber dem Hinterhauptbein bewegen kann, wird sich der hintere rechte Quadrant in Innenrotation fixieren.

Ein anderes Beispiel: Die rechte Ala major bewegt sich bei einer Seitneigung-Rotation rechts nicht in einer reinen Innenrotation, sondern passt sich an das Schläfenbein an. Dieses Schläfenbein wiederum befindet sich auch nicht in einer reinen Außenrotation, sondern vermittelt zwischen dem sich in relativer Außenrotation befindenden rechten Hinterhaupt und der sich in relativer Innenrotation befindenden rechten Ala major. Der Schädel mit all seinen Strukturen zeigt ein typisches Spannungsmuster einer Seitneigung-Rotation-rechts-Dysfunktion.

Auch gibt es einige Differenzen bei der Beurteilung der Torsion und Seitneigungs-Rotationsdysfunktion in Bezug auf die Quadranteneinteilung. *Busquet*[4] kam aufgrund der Betrachtung der osteoartikulären Kinematik der Schädelknochen ebenso wie *Chauffour*[5] aufgrund der Betrachtung der faszialen Kinematik in Bezug auf die Schädelbasis zu einer umgekehrten Beurteilung der Quadranteneinteilung in der Torsions- und Seitneigungs-Rotationsdysfunktion. Nach ihnen verhalten sich die homolateralen Quadranten in der Torsion entgegengesetzt zueinander, während sich in der Seitneigungs-Rotationsdysfunktion die rechten und die linken Quadranten voneinander unterscheiden.

Fasziale und muskuläre Einflüsse bei SSB-Dysfunktionen

(s. auch S. 394 ff. und S. 409 ff.)

Die folgende Darstellung soll nur einen Eindruck geben von den vielfältigen faszialen Einflussmöglichkeiten auf die SSB. Sie ist weder vollständig noch werden die Einflüsse aus anderen Körperbereichen wie den unteren Extremitäten, des Beckenbodens, der Viszera oder des Zwerchfells beschrieben.

Flexionsdysfunktion

Bilaterale Zugspannung der anterioren superficialen Halsfaszien

- Erhöhte Spannung des vorderen Teils der Lamina cervicalis superficialis, der Fascia masseterica, parotidea und temporalis
- Diese Tonuserhöhung führt zur Vorwärtsneigung des Schädels/Okziputs auf dem Atlas
- Die Fasern der genannten Faszien haben ihren Ansatz an den Schläfen-, Scheitel- und Jochbeinen sowie an Stirnbein und Unterkiefer
  Durch den kaudalwärts gerichteten Zug werden diese Schädelknochen in die Außenrotation geführt
- Das Keilbein und die übrigen unpaarigen Schädelknochen werden durch die genannten Knochen in die Flexion fixiert. (Das Hinterhauptbein wird über die Außenrotation des Scheitel- und Schläfenbeins in die Flexion geführt.)

Bilaterale Zugspannung der posterioren superficialen Halsfaszien

- Erhöhte Spannung des hinteren Teils der Lamina cervicalis superficialis, insbesondere der Faszie des M. trapezius
- Diese Tonuserhöhung führt zur Rückwärtsneigung des Schädels/Okziputs auf dem Atlas. Das entspricht der kraniosakralen Flexion des Okziputs.
- Die Flexion des Okziputs bringt die Schläfen- und Scheitelbeine in die Außenrotation
- Das Keilbein wird über die Außenrotation der paarigen Schädelknochen in die Flexion geführt

Bilateraler Hypertonus der folgenden Muskeln

- M. rectus capitis posterior minor und major
- M. obliquus capitis superior
- M. semispinalis capitis
- M. trapezius

Extensionsdysfunktion

- Hypertonus der Fascia buccopharyngea und der viszeralen Loge sowie der Lamina praevertebralis fasciae cervicalis führt zu einem kaudalwärts gerichtetem Zug am Tuberculum pharyngeum. Dadurch wird die SSB in die Extension gebracht, die wiederum die peripheren Schädelknochen in die Innenrotation führt
- Bilateraler Hypertonus des M. longus capitis und des M. rectus capitis anterior

Torsion (z. B. rechts)

Unilaterale Zugspannung der anterioren superficialen Halsfaszien links und der posterioren superficialen Halsfaszien rechts

- Links: Erhöhte Spannung des unilateralen vorderen Teils der Lamina cervicalis superficialis, der Fascia masseterica, parotidea und temporalis
- Rechts: Unilaterale Zugspannung der Faszie des M. trapezius

Unilateraler Hypertonus der folgenden Muskeln

- M. longus capitis
- M. rectus capitis anterior
- M. rectus capitis lateralis
- M. rectus capitis posterior major
- M. semispinalis capitis
- M. trapezius

Lateralflexion-Rotation (LFR)

Unilaterale Zugspannung der anterioren und posterioren superficialen Halsfaszien der gleichen Seite:

- Erhöhte Spannung des vorderen Teils der Lamina cervicalis superficialis, der Fascia masseterica, parotidea, temporalis und der Faszie des M. trapezius

Unilateraler Hypertonus der folgenden Muskeln:

- M. obliquus capitis superior

„Superior vertical strain", Os sphenoidale in Flexion

Sehr starke bilaterale Zugspannung der anterioren superficialen Halsfaszien

- Stark erhöhte Spannung des vorderen Teils der Lamina cervicalis superficialis, der Fascia masseterica und parotidea
- Diese Tonuserhöhung führt zu einer verstärkten Außenrotation der Scheitel- und Jochbeine sowie des Stirnbeins und des Unterkiefers
- Das wiederum führt zu einer verstärkten Flexion des Keilbeins
- Auch die Vorwärtsneigung des Okziputs auf dem Atlas wird so stark erhöht, dass das Okziput auf dem Atlas in dieser Stellung fixiert wird. Diese Stellung des Okziputs auf dem Atlas entspricht einer kraniosakralen Extension des Okziputs
- Während sich das Keilbein in Flexion befindet, ist das Okziput relativ dazu in Extension: Superior vertical strain

„Inferior vertical strain", Os sphenoidale in Extension

Sehr starke bilaterale Zugspannung der posterioren superficialen Halsfaszien

- Eine stark erhöhte Spannung des hinteren Teils der Lamina cervicalis superficialis, insbesondere der Faszie des M. trapezius
- Diese kann zu einer Fixierung des Okziputs in Rückwärtsneigung auf dem Atlas führen. Das entspricht einer kraniosakralen Flexion des Okziputs

Tabellen zu Flexion, Torsion und Lateralflexion – Rotation der SSB

Tabelle 20.2: Flexion der Synchondrosis sphenobasilaris (SSB)

Struktur	Bewegungsrichtung	Bemerkungen
Achse	Zwei transversale Achsen a) Durch das Corpus sphenoidalis vor der Sella turcica b) Oberhalb des Foramen magnum auf Höhe des Processus jugularis	
SSB	▶ Nach superior	
Os occipitale		Das Os occipitale bewegt das Os temporale und das Os parietale
● Pars basilaris	▶ Nach anterior-superior	
● Foramen magnum	▶ Erhöht, anterior mehr als posterior	
● Pars condylaris	▶ Nach anterior	
● Oberer Winkel, Lambda	▶ Nach posterior-inferior	
● Lateraler Winkel, Asterion	▶ Nach inferior-lateral	
● Margo mastoidea	▶ Nach anterior und lateral	
Os sphenoidale		
● Ala major	▶ Nach anterior inferior lateral	
● Margo petrosus	▶ Nach superior	
● Margo squamosus:		
Unterhalb der SSP, nach innen gerichteter Rand	▶ Nach superior	Der Margo squamosus, unterhalb des sphenosquamösen Pivotpunktes, hat seinen größten Ausschlag am unteren hinteren Teil der Sutura sphenosquamosa.
Oberhalb des SSP, nach außen gerichteter Rand	▶ Nach anterior und leicht nach lateral	
● Margo parietale, nach innen gerichteter Rand	▶ Nach anterior und leicht nach lateral	
● Margo zygomaticus	▶ Nach anterior und leicht nach inferior	
● Margo frontalis, die L-förmige Gelenkfläche	▶ Nach anterior und leicht nach inferior-lateral	Die langen Arme der Gelenkverbindung divergieren posterior, um die unteren Stirnbeinwinkel nach lateral zu bewegen und so die Incisura ethmoidalis zu weiten.
● Facies orbitalis	▶ Nach anterior und leicht nach inferior	Die Orbita verkürzt sich und der Bulbus wölbt sich nach anterior vor.
● Facies temporalis	▶ Nach lateral; Fossa temporalis verkleinert	
● Facies infratemporalis	▶ Nach posterior	
● Ala minor:		
Facies orbitalis	▶ Nach anterior	Die Facies orbitalis bewegt das Foramen opticum und die Fissura orbitalis nach superior und überträgt Spannungen an den Wänden des Sinus cavernosus.

SSP = Sphenosquamöser Pivotpunkt (Wechsel der Suturenränder)

Struktur	Bewegungsrichtung	Bemerkungen
Anterior-mediale Fläche, Verbindung zum Os frontale mit nach oben gerichtetem Rand Laterale Fläche der Ala minor	▶ Nach anterior-inferior und lateral ▶ Nach anterior und relativ nach lateral	Die anterior-mediale Fläche der Ala minor gleitet unter dem Os frontale.
● Corpus, hinterer Teil Sella turcica Corpus, vorderer Teil Spina ethmoidalis mit Lamina cribrosa	▶ Nach superior ▶ Nach anterior superior ▶ Nach inferior ▶ Nach inferior	
Crista sphenoidalis mit Lamina perpendicularis Rostrum	▶ Nach inferior ▶ Posterior inferior	
Fissura orbitalis superior Foramen opticum Fissura orbitalis inferior Processus pterygoideus	▶ Vergrößert ▶ Vergrößert ▶ Vergrößert ▶ Nach inferior-lateral und posterior	Der „Cranio Rhythmic Impulse" (CRI) hat eine Pumpwirkung auf die Augen Der Processus pterygoideus führt eine Gleitbewegung mit dem Processus pyramidalis des Os palatinum aus.
Os ethmoidale ● Spitze der Crista galli	▶ Nach posterior superior mit der Falx	
● Lamina cribrosa: Vorderer Teil Hinterer Teil	▶ Nach superior ▶ Nach posterior-inferior	
● Lamina perpendicularis Vorderer Teil Hinterer Teil	▶ Nach superior ▶ Nach inferior	Der vordere Teil der Lamina perpendicularis bewegt sich mit der Spina nasalis des Os frontale, der hintere Teil folgt dem vorderen Os sphenoidale.
● Labyrinthus ethmoidalis (lateral)	▶ Außenrotation	Die lateralen Teile des Labyrinths öffnen durch ihre Außenrotation die Nasenhöhlen.
Vomer	a) Hinten: Nach posterior-inferior b) Vorne: Erhöht sich leicht	Der Vomer fördert die Zirkulation des sphenoidalen Sinus und ermöglicht die Ausdehnung des Corpus sphenoidalis.
Os frontale ● Incisura ethmoidalis	▶ Verbreitet sich posterior und senkt sich	Die Glabella bewegt sich mit der Crista galli nach posterior-superior und wird durch die Falx und das Os sphenoidale beeinflusst.
● Winkel der Sutura frontozygomatica	▶ Vergrößert sich	
● Sutura coronalis	▶ Erniedrigt an Bregma, anterior-medial an Pterion	
Orbita	▶ Vergrößert	

Struktur	Bewegungsrichtung	Bemerkungen
Os temporale		
• Margo superior partis petrosae	▶ Nach anterior-lateral	
• Petrobasilare Zone	▶ Nach superior	Die petrobasilare Zone erhöht sich zusammen mit der Apex partis petrosae, rotiert nach außen und entfernt sich von der ansteigenden Pars basilaris des Os occipitalis (s. auch S. 157, S. 268). Die Margo parietalis der Squama bewegt sich nach anterior lateral.
• Spitze des Processus mastoideus	▶ Nach posterior medial	
• Pars mastoidea	▶ Nach anterior-lateral	Während das Os temporale nach außen rotiert, bewegt sich der konvexe hintere Rand der Pars mastoidea nach posterior-superior. Während das Os occipitale sich in die Flexion bewegt, rotiert der konkave Margo mastoideus des Hinterhaupts nach anterior-inferior. Die beiden Gelenkflächen gleiten also in genau entgegengesetzter Richtung. Die Sutura occipitomastoidea schließt sich. Die umgekehrte Bewegung geschieht am Processus jugularis des Hinterhaupts und der jugulären Gelenkfläche des Schläfenbeins.
• Fossa mandibularis	▶ Nach posterior-medial	Durch die Bewegung der Fossa mandibularis nach posterior wird die Mandibula nach posterior verschoben. Der Processus zygomaticus mit nach außen gerichteter Gelenkfläche bewegt sich mit dem Processus temporalis des Jochbeins nach anterior-lateral.
Os parietale		Das Os parietale wird vom Os occipitale und Os temporale bewegt.
• Angulus mastoideus	▶ Nach anterior-lateral	
• Margo squamosus	▶ Nach anterior-lateral	
• Margo frontalis	a) Außen: Nach anterior-lateral b) Innen: nach inferior	
• Margo sagittalis	▶ Flacht sich ab	Die Sutura sagittalis spreizt sich posterior stärker als anterior, da hinten die Zähne der Gelenkflächen größer werden als vorne.
• Margo occipitalis	▶ Gleitet leicht auseinander	
Maxilla		
• Processus frontalis, posterior	▶ Nach lateral (schräg)	Die Maxilla wird über die Ossa palatina vom Os sphenoidale kontrolliert, nach *Busquet* auch vom Vomer und den Ossa temporalia. Die Sutura intermaxillaris, eine mediane Naht, anterior zwischen linkem und rechtem Oberkieferknochen, bewegt sich nach posterior.
• Processus palatinus	▶ Nach inferior	Die Sutura palatina mediana bewegt sich nach posterior-inferior. Der Processus palatinus horizontalisiert sich. Die Maxilla senkt zusammen mit dem Os palatinum und dem Vomer das Gaumendach.
• Processus alveolaris	▶ Verbreitet sich nach lateral (hinten stärker als vorne)	

Struktur	Bewegungsrichtung	Bemerkungen
● Processus zygomaticus	▶ Nach anterior-superior	Der Processus zygomaticus an der Sutura zygomaticomaxillaris torquiert leicht. Ein Teil von ihm folgt dem Os zygomaticum, der andere Teil dem übrigen Oberkieferknochen.
Os palatinum		Das Os palatinum wird vom Os sphenoidale kontrolliert.
● Processus orbitalis ● Lamina horizontalis	▶ Nach inferior ▶ Nach posterior-inferior	Der Processus orbitalis reguliert die Spannung des N. infraorbitalis während der Flexions- und Extensionsbewegungen und übt einen Drainageeffekt auf diesen Nerven aus.
● Processus pyramidalis, posteriorer Rand	▶ Nach lateral	Der Processus pyramidalis wirkt als Bremse bei der Übertragung der Bewegung des Os sphenoidale auf die Maxilla. In der Gelenkfläche des Processus pterygoideus bewegt er sich in einer pendelartigen Gleitbewegung, die es ihm ermöglicht, sich weniger als das Os sphenoidale zu bewegen.
Os zygomaticum		Das Os zygomaticum wird vom Os sphenoidale bewegt. Es wirkt als Puffer zwischen den Bewegungen des Os sphenoidale, des Os temporale und der Maxilla. Die pumpende Einwirkung des Os zygomaticus auf die Maxilla fördert die Drainage des Sinus maxillaris.
● Facies orbitalis	▶ Nach anterior und leicht nach inferior	Durch die anterior-inferiore Bewegung der Facies orbitalis wird der Durchmesser der Orbita vergrößert. Die Facies orbitalis wird unter dem Einfluss der Ala major bewegt.
● Processus frontalis ● Processus temporalis	▶ Nach anterior ▶ Nach inferior, lateral und leicht nach anterior	Der Processus temporalis passt sich an die anterior-laterale Bewegung des Processus zygomaticus des Os temporale an. Der Processus maxillaris des Jochbeins bewegt sich nach oben in den Orbitaboden und ist dadurch mit an der Erweiterung der Orbita beteiligt.
Reziproke Spannungsmembran		
● Falx An der Crista galli	▶ Senkt sich ▶ Nach posterior und leicht nach superior	
● Tentorium cerebelli An Processi clinoidei posteriores An Margo superior Pars petrosae	▶ Senkt sich ▶ Steigen an ▶ Nach superior-anterior-lateral	
● Sinus rectus	▶ Leicht nach anterior	
● Dura mater spinalis	▶ Nach superior, vorne stärker als hinten	

Tabelle 20.3: Torsion der SSB (Beschreibung der Seite, an der die Ala major erhöht ist; auf der Seite der erniedrigten Ala major finden sich genau entgegengesetzte Zeichen!)

Struktur	Bewegungsrichtung	Bemerkungen
Achse	▶ Anterior-posteriore Achse, durch die Mitte der SSB	
SSB	▶ Sphenoid. superior ▶ Okziput: inferior	Torsion bezeichnet eine gegensinnige Rotation des Os occipitale und des Os sphenoidale.
Os occipitale		
• Pars basilaris	▶ Nach inferior	
• Foramen magnum	▶ Nach inferior	
• Pars condylaris	▶ Nach inferior	
• Oberer Winkel, Lambda	▶ Nach inferior, lateral	
• Lateraler Winkel, Asterion	▶ Nach inferior-lateral	
• Margo mastoidea	▶ Nach inferior-anterior	
Os sphenoidale		
• Ala major	▶ Nach superior, Außenrotation	
• Margo petrosus	▶ Außenrotation	
• Margo squamosus		
Unterhalb der SSP, nach innen gerichteter Rand	▶ Annäherung an das Os temporale	
Oberhalb der SSP, nach außen gerichteter Rand	▶ Entfernung vom Os temporale	
• Margo parietalis, nach innen gerichteter Rand	▶ Annäherung an das Os parietale	Dadurch wird die Sutura sphenoparietale komprimiert.
• Margo zygomaticus	▶ Nach superior	Indem sich der Margo zygomaticus nach oben bewegt, rotiert das Os zygomaticum nach außen, mit der Folge einer vergrößerten Orbita auf dieser Seite.
• Margo frontalis, L-förmige Gelenkfläche	▶ Nach superior und leicht nach medial	Aufgrund der Außenrotation der Ala major befindet sich die Gelenkfläche in Beziehung zum Corpus sphenoidalis leicht in Anteriorität.
• Facies orbitalis	▶ Nach superior	
• Facies temporalis	▶ Nach superior	
• Facies infratemporalis	▶ Nach superior	
• Ala minor	▶ Nach superior	
Facies orbitalis	▶ Nach superior	
Anterior-mediale Fläche, Verbindung zum Os frontale mit nach oben gerichtetem Rand	▶ Nach superior	
Laterale Fläche der Ala minor	▶ Nach superior	
Corpus, hinterer Teil	▶ Nach superior	
Sella turcica	▶ Nach superior	
Corpus, vorderer Teil	▶ Nach superior	
Spina ethmoidalis mit Lamina cribrosa	▶ Nach superior	
Crista sphenoidalis mit Lamina perpendicularis	▶ Zur erniedrigten Ala major geneigt	

Struktur	Bewegungsrichtung	Bemerkungen
Rostrum	▶ Zur erniedr. Ala major geneigt	
Fissura orbitalis superior	▶ Vergrößert sich	
Foramen opticum	▶ Vergrößert sich	
Fissura orbitalis inferior	▶ Vergrößert sich	Die Fissura orbitalis inferior vergrößert sich auf der Seite der erhöhten Ala major, da die Ala major sich durch die superiore Bewegung von der Maxilla entfernt.
Processus pterygoideus	▶ Nach superior und lateral	
Os ethmoidale		
• Spitze der Crista galli	Zur erniedr. Ala major geneigt	
• Lamina cribrosa		
Vorderer Teil	▶ Nach superior	
Hinterer Teil	▶ Nach superior	
• Lamina perpendicularis		
Vorderer Teil	▶ Zur erniedr. Ala major geneigt	
Hinterer Teil	▶ Zur erniedr. Ala major geneigt	
• Labyrinthus ethmoidalis (lateral)	▶ Nach superior	Das erhöhte Os ethmoidale auf der Seite der erhöhten Ala major erleichtert die Nasenatmung dieser Seite.
Vomer	▶ Zur erniedr. Ala major geneigt	
Os frontale		
• Incisura ethmoidalis	▶ Vergrößert sich	
• Winkel der Sutura frontozygomatica	▶ Vergrößert sich	
• Sutura coronalis	▶ Nach anterior	Durch die Außenrotation des Os parietale wird die Sutura coronalis nach anterior verschoben.
Orbita	▶ Vergrößert	
Os temporale		
• Margo superior partis petrosae	▶ Nach anterior lateral	
• Petrobasilare Zone	▶ Nach inferior	Die Sutura petrobasilaris senkt sich mit der Pars basilaris des Os occipitale (im Gegensatz zur Flexion).
• Spitze des Processus mastoideus	▶ Nach posterior-medial	
• Pars mastoidea	▶ Nach anterior-lateral	
• Fossa mandibularis	▶ Nach posterior-medial	... so dass sich die Mandibula auf der Seite der erhöhten Ala major nach posterior verschiebt.
Os parietale		Durch die Außenrotation des Os parietale.
• Angulus mastoideus	▶ Vorwölbung	
• Margo squamosus	▶ Vorwölbung	
• Margo frontalis	▶ Nach anterior	
• Margo sagittalis	▶ Anteriorer Teil zur Gegenseite, posteriorer Teil zur Seite der erhöhten Ala major	
• Margo occipitalis	▶ Vorwölbung	
Maxilla		Die Maxilla wird über die Ossa palatina vom Os sphenoidale kontrolliert, nach Busquet auch vom Vomer und den Ossa temporalia.
• Processus frontalis, posterior	▶ Schräg nach lateral	
• Processus palatinus	▶ Nach inferior	
• Processus alveolaris	▶ Verbreitet sich nach lateral	
• Processus zygomaticus	▶ Nach superior	

Struktur	Bewegungsrichtung	Bemerkungen
Os palatinum		Das Os palatinum wird vom Os sphenoidale kontrolliert.
• Processus orbitalis	▶ Nach superior	
• Lamina horizontalis	▶ Nach posterior-inferior	
• Processus pyramidalis, post. Rand	▶ Nach lateral superior	Der Processus pyramidalis bewegt sich zusammen mit dem Processus pterygoideus nach lateral-superior.
Os zygomaticum • Facies orbitalis • Processus frontalis • Processus temporalis	▶ Außenrotation	Das Os zygomaticum rotiert nach außen, da sich die Sutura spheno-zygomatica hinter der Rotationsachse befindet. Dadurch weitet sich die Orbita.
Reziproke Spannungs-membran		
• Falx An der Crista galli	▶ Neigung zur erniedrigten Ala major	Posterior neigt sie sich, aufgrund ihrer Anheftung am Os occipitale und Os temporale, zur Seite der hochstehenden Ala major. Die Folge ist eine Torsion der Falx.
• Tentorium cerebelli An Processi clinoidei posteriores	▶ Nach superior	
An Margo superior pars petrosae	▶ Nach inferior	Das Tentorium neigt sich hinten zur Seite des erniedrigten Os occipitale.
• Sinus rectus		
• Dura mater spinalis	▶ Nach inferior	Die Dura mater spinalis senkt sich leicht auf der Seite der erniedrigten Os occipitale (= Ala major superior). Die Folge kann eine leichte Inferiorität des Os sacrale auf der Seite des erniedrigten Os occipitale sein.

Tabelle 20.4: Lateralflexion-Rotation (LFR) der SSB (Beschreibung der Zeichen auf der konvexen Seite [Ala major und Okziput erniedrigt]. Auf der entgegengesetzten Seite sind die Zeichen genau umgekehrt).

Struktur	Bewegungsrichtung	Bemerkungen
Achse	a) Eine anterior-posteriore Achse (Nasion-Opisthion) b) Zwei vertikale Achsen durch Os sphenoidale und Os occipitale	An den zwei vertikalen Achsen vollzieht sich die Lateralflexion der Synchondrosis sphenobasilaris (SSB). An der anterior-posterioren Achse vollzieht sich die Rotation der SSB. Auf der erniedrigten Seite entsteht eine Konvexität, auf der erhöhten Seite eine Konkavität.
SSB	▶ Divergent und nach inferior	Lateralflexion-Rotation rechts (LFR re.) = Seitneigung links und Rotation rechts mit Konvexität rechts. Lateralflexion-Rotation links (LFR li.) = Seitneigung rechts und Rotation links mit Konvexität links.

Struktur	Bewegungsrichtung	Bemerkungen
Os occipitale		
• Pars basilaris	▶ Nach posterior und inferior	
• Foramen magnum	▶ Nach posterior und inferior	
• Pars condylaris	▶ Nach posterior und inferior	
• Oberer Winkel, Lambda	▶ Hervorwölbung	
• Lateraler Winkel, Asterion	▶ Hervorwölbung	
• Margo mastoidea	▶ Nach posterior-inferior	
Os sphenoidale		
• Ala major	▶ Nach anterior inferior	
• Margo petrosus	▶ Nach inferior, Suturenspreizung	
• Margo squamosus,		
Unterhalb der SSP, nach innen gerichteter Rand	▶ Nach inferior	
Oberhalb der SSP, nach außen gerichteter Rand	▶ Nach lateral und relativ nach posterior	
• Margo parietalis, nach innen gerichteter Rand	▶ Nach lateral und relativ posterior	Der Margo parietale nähert sich dem Os parietale an.
• Margo zygomaticus	▶ Nach inferior und lateral	
• Margo frontalis, L-förmige Gelenkfläche	▶ Nach inferior und posterior	Die inferior-posteriore Bewegung des Margo frontalis ist in Relation zum Corpus sphenoidalis und des Os frontale zu sehen. Ebenso sind die Bewegungen des Margo squamosus und des Margo parietalis in Relation zum Corpus sphenoidalis zu verstehen.
• Facies orbitalis	▶ Nach inferior und posterior	
• Facies temporalis	▶ Nach inferior und leicht nach posterior	Durch die inferior-posteriore Bewegung der Facies temporalis ist die Einbuchtung der Fossa temporalis vermindert.
• Facies infratemporalis	▶ Nach inferior medial und anterior	
• Ala minor		
Facies orbitalis	▶ Nach inferior medial	Die Facies orbitalis der Ala minor bewegt sich nach inferior-medial. Sie folgt dem hinteren Rand der Facies orbitalis des Stirnbeins. Das Foramen opticum ist nach medial verschoben.
Anterior mediale Fläche, Verbindung zum Os frontale mit nach oben gerichtetem Rand	▶ Nach medial	Etwas lateraler wird die vordere Oberfläche nach anterior verschoben.
Laterale Fläche der Ala minor	▶ Nach posterior	Die nicht mehr artikulierende laterale Extremität der Ala minor wird durch das am Processus clinoideus anterior anheftende Tentorium leicht nach posterior gezogen. Das kann zu einer Störung der A. cerebri media führen.
Corpus, hinterer Teil	▶ Nach inferior und anterior	Der hintere Teil des Corpus sphenoidalis senkt sich mit dem Os occipitale auf der konvexen Seite. Die Folge ist ein Zug auf den Sinus cavernosus, auf die III., V. und VI. Hirnnerven und die A. carotis interna dieser Seite.
Sella turcica	▶ Nach inferior und anterior	
Corpus, vorderer Teil	▶ Nach anterior und inferior	
Spina ethmoidalis mit Lamina cribrosa		

Struktur	Bewegungsrichtung	Bemerkungen
Crista sphenoidalis mit Lamina perpendicularis Rostrum:		
Fissura orbitalis superior Foramen opticum	▶ Vergrößert ▶ Verengung	Während die Ala minor sich nach inferior medial bewegt, bewegt sich die Ala major nach posterior-inferior, so dass sich die Fissura orbitalis superior weitet.
Fissura orbitalis inferior Processus pterygoideus	▶ Verengung ▶ Nach inferior-medial	Der maxilläre Rand der Ala major bewegt sich nach anterior, so dass sich die Fissura orbitalis inferior verengt. Die Folge ist eine verminderte okuläre Drainage.
Os ethmoidale • Spitze der Crista galli • Lamina cribrosa Vorderer Teil Hinterer Teil • Lamina perpendicularis Vorderer Teil Hinterer Teil • Labyrinthus ethmoidalis (lateral)	▶ Seitneigung ▶ Komprimiert auf dieser Seite ▶ Bewegt sich zur gegenüberliegenden Seite	
Vomer	▶ Bewegt sich zur gegenüberliegenden Seite	
Os frontale		Das Os frontale bewegt sich relativ nach anterior. Dies führt zu einer Verlängerung des Schädels auf dieser Seite.
• Incisura ethmoidalis	▶ Nach medial	Die Incisura ethmoidalis bewegt sich in die Richtung der gegenüberliegenden Seite und verengt sich auf der konvexen Seite (= Ala major tief). Auf dieser Seite ist die Nasenatmung eingeschränkt.
• Winkel der Sutura frontozygomatica • Sutura coronalis	▶ Vermindert sich ▶ Nach anterior, lateral ausgebuchtet	Der Winkel der Sutura sphenozygomatica vermindert sich durch die Innenrotation dieses Knochens.
Orbita	▶ Verkleinert	
Os temporale • Margo superior partis petrosae	▶ Nach anterior-lateral	Der Margo superior partis petrosae rotiert nach anterior-lateral. Die Spitze bewegt sich nach kaudal und entfernt sich vom Os sphenoidale.

Struktur	Bewegungsrichtung	Bemerkungen
• Petrobasilare Zone	► Nach inferior-lateral	Die Pars basilaris des Hinterhaupts bewegt sich an der Sutur stärker nach posterior.
• Spitze des Processus mastoideus	► Nach posterior-medial	
• Pars mastoidea	► Nach anterior-lateral	
• Fossa mandibularis	► Nach posterior-medial	Der Processus zygomaticus bewegt sich nach inferior-lateral.
Os parietale		
• Angulus mastoideus	► Wölbung nach lateral	
• Margo squamosus	► Wölbung nach lateral	
• Margo frontalis	► Nach superior und anterior-lateral (gering)	
• Margo sagittalis	► Verschoben zur konvexen Seite	
• Margo occipitalis	► An Lambda: Hervorstehend	
Maxilla		Die Organisation der Maxilla in Innenrotation wird insbesondere durch das halbseitige Os ethmoidale und das Os frontale verursacht. Die Sutura intermaxillaris neigt sich zur gegenüberliegenden Seite. Das Gaumendach steigt.
• Processus frontalis, posterior	► Sagittalisiert sich	
• Processus palatinus	► Nach superior	
• Processus alveolaris	► Vertikalisiert sich	
• Processus zygomaticus	► Nach inferior-medial	
Os palatinum		
• Processus orbitalis		
• Lamina horizontalis	► Nach superior	
• Processus pyramidalis, posteriorer Rand	► Nach inferior medial und leicht nach anterior	Der Processus pyramidalis folgt dem Processus pterygoideus des Keilbeins.
Os zygomaticum		
Facies orbitalis	► Innenrotation	
Processus frontalis	► Nach medial, prominenter	Das Os zygomaticum rotiert nach innen. Die Orbita verengt sich.
Processus temporalis		
Reziproke Spannungsmembran		
• Falx		
An der Crista galli	► Neigung zur konvexen Seite	
• Tentorium cerebelli		
An Processi clinoidei posteriores	► Neigung zur konvexen Seite	
An Margo superior pars petrosae	► Neigung zur konvexen Seite	
• Sinus rectus	► Neigung zur konvexen Seite	
• Dura mater spinalis	► Nach inferior	

Quellenangabe:

1 Fryette, H. H.: Principles of osteopathic technic. Academy of applied Osteopathy, California 954, S. 46.
2 Lanz, T., Wachsmuth, W.: Praktische Anatomie, Bd. 1, Teil A. Springer, Berlin 1985, S. 48.
3 Upledger, J. E., Vredevoogd, J. D.: Craniosacral therapy. Eastland Press, Seattle 1983, S. 92.
4 Busquet, L.: L'osteopathie cranienne. Maloine, Paris 1985, S. 59–70, 75–78.
5 Chauffour, P., Guillot, J. M.: Le lien mécanique ostéopathique. Maloine, Paris 1985, S. 102 ff.
6 Persönliche Korrespondenz mit Andrianov, V., Bespala, N.: Research. Academy of Child's development. St. Petersburg, 1999, S. 2.
7 Schalkhaußer, A.: Schließung und Mobilität der Synchondrosis sphenobasilaris. C.O.E., München (2000) 26 - 27.
8 Madeline, L. A., Elster, A. D.: Suture closure in the human chondrocranium. CT assessment. Radiolog. 196 (1995 b) 747 - 756.
9 Okamoto, K., Ito, J., Tokiguchi, S., Furusawa, T.: High resolution CT findings in the development of the sphenooccipital synchondrosis. AJNR AM J. Neuroradiol., 17 (1996) 117 - 120.
10 Ingervall, B., Thilander, B.: The human spheno-occipital synchondrosis. The time of closure appraised amcroscopically. Acat. Odont. Scand. 30 (1972) 349 - 356.

Weitere Literaturhinweise:

Arbuckle, B.: Selected writings. American Academy of Osteopathy, Indianapolis 1994.
Arbuckle, B. E.: Through the cranial base. JAOA 48 (1949) 458–460.
Austin, J. J. M., Gooding, C. A.: Roentgenographic measurment of skull size in children. Radiology 99 (1971) 641–646.
Coffin, G. S.: Asymmetry of the human head: Clinical observations. Clin. Pediatr. 25 (1986) 230–232.
Greenman, P. E.: Roentgen findings in the craniosacral Mechanism. JAOA 70 (1970) 24.
Magoun, H. I.: Osteopathy in the cranial field. 3rd. ed. Journal Printing Company, Kirksville 1976.
Richard, R.: Lésions ostéopathiques du Sacrum. Maloine, Paris 1978.
Sperber, G. H.: Embryologie des Kopfes. Quintessenz, Berlin 1992.
Sutherland, W. G.: Teachings in the science of osteopathy. Rudra Press 1991.
Wales, A. L.: Cranial diagnosis. J. Osteopath. Cranial Assoc., Cranial Academy, Meridian, Idaho (1948) 14–23.

„Es kann nicht genug betont werden, dass in der Palpation der Position und der Bewegung, ebenso wie in der Behandlung eine leichte Berührung und ein sanftes Umgehen grundlegend sind."

Harold I. Magoun

Funktionsstörungen der Schädelbasis

Palpation und Behandlung der Synchondrosis sphenobasilaris (SSB)

Palpation der Inspirations- und Exspirationsphase

- Der Therapeut folgt der Extensions- und Flexionsbewegung der SSB passiv, mit einer der beschriebenen Schädelhaltungen (siehe Kapitel 12)
- Während der Inspirationsphase bewegen sich die großen Keilbeinflügel und der untere Teil der Hinterhautsschuppe nach inferior anterior
- Während der Exspirationsphase bewegen sich die großen Keilbeinflügel und der untere Teil der Hinterhauptschuppe nach superior posterior
- Die Amplitude der Flexions- und der Extensionsbewegung werden miteinander verglichen
- Eine ungleiche Amplitude oder andere wahrgenommene Bewegungen der beiden Knochen (Torsionen, Seitneigung-Rotationen, vertical strain etc.) während der Inspirations- und Exspirationsphase weisen auf eventuelle Dysfunktionen der SSB hin

Bewegungstestung der SSB

- Die Bezeichnung der Dysfunktion richtet sich nach der Seite oder Richtung mit der größeren Bewegungsamplitude und Beweglichkeit
- Zwischen der Flexions- und Extensionsbewegung gibt es einen neutralen Punkt des CRI (= kurze Pause am Übergang von der Flexions- in die Extensionsbewegung)
  Ausgehend vom neutralen Punkt des CRI gibt der Therapeut einen kurzen Impuls in die zu testende Richtung und begleitet das Gelenk anschließend passiv und aufmerksam in die jeweils zu testende Richtung:
  in die Flexion und Extension
  in die linke und rechte Rotation
  in die linke und rechte Seitneigung
  in die superiore und inferiore vertikale Bewegungsrichtung
  in die linke und rechte laterale Bewegungsrichtung
- Anschließend vergleicht er die Leichtigkeit der Bewegungen und die beiden jeweiligen Bewegungsausschläge miteinander. So kann er Asymmetrien feststellen und bewerten, in welche Richtung die Bewegung eingeschränkt ist bzw. in welche Richtung sie leichter und mit größerer Amplitude auszuführen ist
- Bei den ersten vier eher kompensatorisch auftretenden SSB-Dysfunktionen sollten die Bewegungstests und Normalisierungen im Einklang mit dem kraniosakralen Rhythmus begonnen werde, also zu Beginn der Inspirations- und Exspirationsphase

- Die Kompressionsdysfunktion lässt sich nicht mit einer reziproken Bewegungsrichtung vergleichen, sie vermindert die Beweglichkeit in allen Testungen an der SSB. Indem der Therapeut die Kompressions-Dekompressionsbewegung bei normal beweglicher SSB testet, diese Bewegung aufmerksam verfolgt und speichert, ist er später imstande, zu erkennen, wenn eine echte Kompression vorliegt

Während bei starken Kompressionen keinerlei Bewegung in der SSB wahrnehmbar ist, ist bei leichterer Kompression die Amplitude und Stärke der SSB-Bewegung mehr oder weniger deutlich vermindert.
Bei Kompressionen aufgrund psychischer Genese ist zudem auch die Frequenz der kraniosakralen Bewegung verändert.

Korrektur der SSB-Dysfunktion (siehe auch Kap. 14):

Die Behandlung der SSB wird in der Regel entsprechend des „point of balance" ausgeführt, insbesondere bei länger bestehenden Dysfunktionen. Evtl. kann diese mit der Übertreibungstechnik kombiniert werden.
Bei akuten Traumata oder bei Kindern unter dem 4. Lebensjahr ist die direkte Technik indiziert.

a) „point of balance":

- Zunächst palpiert der Therapeut die Extensions- und Flexionsbewegung der SSB passiv, mit einer der beschriebenen Schädelhaltungen
- Bei einer Flexions- oder Extensionsdysfunktion wird die Technik im Einklang mit dem „cranio rhythmic impulse" (CRI) ausgeführt
  Bei allen anderen SSB-Dysfunktionen erspüren die Hände zunächst den neutralen Punkt des CRI (= kurze Pause am Übergang von der Flexions- in die Extensionsbewegung).
  Ausgehend von dem neutralen Punkt des CRI begleiten die Hände die Synchondrosis sphenobasilaris in die Richtung der Dysfunktion, das heißt in die Richtung der größeren Beweglichkeit. Beispielsweise wird bei einer Torsion rechts die SSB in die Torsion rechts begleitet.
- Es wird versucht die Position zu finden, in der sich die membranösen Gelenkfehlspannungen im bestmöglichen Gleichgewicht zueinander befinden („point of balance"). Sie liegt zwischen dem normalen Bewegungsspielraum der einen Richtung und der blockierten Bewegung der anderen Richtung
- Der „point of balance" der membranösen und ligamentären Strukturen wird anschließend in Einklang mit dem fluiden „point of balance" gebracht. Dort wird die SSB gehalten
- Durch diese Position, in der sich die reziproke Spannungsmembran und die fluiden Komponenten im Gleichgewicht befinden, können die Selbstheilungskräfte des Organismus die Korrektur ausführen
- Die SSB wird so lange im „point of balance" gehalten, bis eine Lösung der Bewegungseinschränkung bzw. der restringierten Gewebe wahrgenommen wird
- Mit zunehmender Übung wird der Therapeut in der Lage sein, den lokalen „point of balance" an der SSB auszuweiten und einen „point of balance" der SSB in Beziehung zum kraniozervikalen Bereich und schließlich zu den gesamten übrigen Körperstrukturen sich einstellen zu lassen. Die Grundlage dafür besteht in der faszialen und fluiden Kontinuität des kraniosakralen Systems mit dem übrigen Körper

b) Übertreibung („exaggeration"):
Diese stellt eine alternative Möglichkeit der Korrektur dar. Sie kann vor allem bei fibrotisierten Veränderungen der Gewebe angewendet werden

- Zunächst wird die SSB in den „point of balance" begleitet
- Ausgehend vom „point of balance" wird eine Bewegung der SSB noch weiter in die Richtung der Dysfunktion bis an seine physiologische Bewegungsgrenze induziert. Beispielsweise wird bei einer Torsion rechts die SSB in die Torsion rechts geführt
- Dort angekommen wird nur verhindert, dass sich das Gelenk zurück in die neutrale Lage bewegt
- Alle anderen wahrnehmbaren Bewegungen des Keilbeins oder des Hinterhaupts, wie Flexionen/Extensionen, Torsionen, Seitneigungen etc., werden zugelassen. Sie stellen „Entwirrungen" der membranösen Spannungen des Sphenoid-Okziputsgelenks dar (und geben unter Umständen einen Hinweis auf weitere Dysfunktionen der SSB)
- Jeder neue Bewegungsspielraum in Richtung der Dysfunktion wird aufgefangen und das Gelenk in seine neue Bewegungsgrenze geführt
- Nachdem ein Weicherwerden oder Loslassen des Gewebes erreicht ist und wenn sich keine neue Bewegungsgrenze in Richtung der Dysfunktion mehr einstellt, wird das Gelenk in die neutrale Lage zurückbegleitet

c) Direkte Technik:
Die zusätzliche Anwendung direkter Techniken wird häufiger bei traumatischen Dysfunktionen der SSB, wie beim „vertical oder lateral strain" oder Kompression notwendig. Wenn nach der Anwendung der indirekten Techniken keine zufriedenstellende Verbesserung der SSB-Bewegung wahrgenommen wird, kann im Anschluss daran eine direkte Technik ausgeführt werden. Bei Kindern unter dem 4. Lebensjahr werden SSB Dysfunktionen meist mit Hilfe direkter Techniken behandelt.

- Zunächst palpiert der Therapeut die Extensions- und Flexionsbewegung der SSB passiv, mit einer der beschriebenen Schädelhaltungen
- Bei einer Flexions- oder Extensionsdysfunktion wird die Technik im Einklang mit dem „cranio rhythmic impulse" (CRI) ausgeführt
  Bei allen anderen SSB-Dysfunktionen erspüren die Hände zunächst den neutralen Punkt des CRI (= kurze Pause am Übergang von der Flexions- in die Extensionsbewegung)
- Vom neutralen Punkt wird die SSB zunächst in den „point of balance" begleitet
- Ausgehend vom „point of balance" wird eine Bewegung der SSB in Richtung der Bewegungseinschränkung induziert, das heißt in die Richtung der verminderten Beweglichkeit. Beispielsweise wird bei einer Torsion rechts die SSB in die Torsion links geführt
- Die SSB wird bis an die Bewegungsgrenze geführt. Anschließend lässt man die SSB sich minimal zurückbewegen damit sich die Duralmembrane entspannen können und sich der Kraftanwendung nicht widersetzen. Dort wird die SSB gehalten
- Durch diese Position können die Selbstheilungskräfte des Organismus die Korrektur ausführen
- Die SSB wird so lange in dieser Position gehalten, bis eine Lösung der Bewegungseinschränkung bzw. der restringierten Gewebe oder ein Stillpunkt wahrgenommen wird
- Es ist auch möglich, jeden neuen Bewegungsspielraum aufzufangen und das Gelenk in die neue Bewegungsgrenze zu begleiten

Wiederholte Testung

- Nach einem Zyklus der Extension/Innenrotation und Flexion/Außenrotation kann die Amplitude der jeweiligen SSB Bewegungen erneut getestet werden. Eine 50%ige Verbesserung der Symmetrie der Bewegungsamplituden kann als therapeutischer Erfolg bewertet werden

Unterstützung der Selbstheilungskräfte

- Wann immer der Therapeut es für nötig ansieht, kann er mit Hilfe von Fluid-Impuls-Techniken (V-Spread-Techniken) oder der Patient durch Atemtechniken die Behandlung unterstützen

Weitere Hinweise

Falls die SSB-Dysfunktionen durch Bewegungseinschränkung des Kreuzbeins, durch periphere Störungen der übrigen Schädelknochen, der viszeralen Gewebe etc. hervorgerufen oder aufrecht erhalten werden, sollte der Therapeut immer auch die primären peripheren Dysfunktionen behandeln. Es bestehen enge Beziehungen zwischen Kompressionen an der Schädelbasis, am atlanto-okzipitalen Gelenk und am lumbosakralen und sakroiliakalen Übergang. Diese können sich gegenseitig verursachen und nicht selten treten sie gemeinsam auf. Es ist deshalb außerordentlich wichtig, auch die übrigen Kompressionen zu lösen, um einen dauerhaften Therapieerfolg zu gewährleisten.
Die bei der Testung der SSB-Dysfunktionen ausgeübte Kraft sollte nicht mehr als 5 bis 10 Gramm entsprechen. Weitere Beschreibungen der Behandlungsprinzipien sind im Kapitel 14 nachzulesen.
Es sind unterschiedliche Schädelhaltungen möglich, um die Mobilität der SSB zu testen und um die SSB zu behandeln. Jeder Student der kraniosakralen Osteopathie sollte zunächst alle in Kapitel 12 beschriebenen Schädelhaltungen üben, ihre jeweiligen Vor- und Nachteile kennenlernen und fähig werden, mit jeder von ihnen die SSB zu testen und zu behandeln. Später kann er sich für die Schädelhaltung entscheiden, die ihm am meisten liegt.
Die Beschreibung der Testungen und der Behandlungen der SSB wird sich vorrangig an der Schädeldach- und der okzipito-sphenoidalen Haltung orientieren. Die Testung und Behandlung der SSB mit den anderen Schädelhaltungen entspricht weitgehend der Beschreibung dieser Schädelhaltungen, bis auf die veränderte Handhaltung und die z. T. veränderten Stellen der Bewegungsauslösung.
Verschiedene Autoren widersprechen sich zum Teil bei der Beschreibung der Flexions- und Extensionsbewegung der Hinterhauptschuppe. Die Erklärung dafür ist, dass sich der kraniale Teil der Hinterhauptschuppe anders verhält als der kaudale Teil. In Flexion bewegt sich der kraniale Teil (Lambda) nach posterior inferior, während sich der kaudale, zum Basio-Okziput weisende Teil nach anterior inferior bewegt.
Wichtig:
Bei der folgenden Beschreibung der Testung und Behandlung von Dysfunktionen wird die Bewegungsrichtung für die Testung, für den „point of balance“ sowie für die indirekte Technik angegeben. Die Bewegungsinduktion bei der Behandlung mit der direkten Technik wäre genau entgegengesetzt zu der beschriebenen Bewegungsrichtung.

Palpation und Behandlung der SSB:

Flexion	
Links	Rechts
Ala major	
Inferior (ant.)	Inferior (ant.)
Inferior (ant.)	Inferior (ant.)
Squama occipitalis	

Extension	
Links	Rechts
Ala major	
Superior (post.)	Superior (post.)
Superior (post.)	Superior (post.)
Squama occipitalis	

Torsion rechts	
Links	Rechts
Ala major	
Inferior	Superior
Superior	Inferior
Squama occipitalis	

Torsion links	
Links	Rechts
Ala major	
Superior	Inferior
Inferior	Superior
Squama occipitalis	

Seitneigung Rotation rechts	
Links	Rechts
Ala major	
Superior (post.)	Inferior (ant.)
Superior (ant.)	Inferior (post.)
Squama occipitalis	

Seitneigung Rotation links	
Links	Rechts
Ala major	
Inferior (ant.)	Superior (post.)
Inferior (post.)	Superior (ant.)
Squama occipitalis	

Superior vertical strain	
Links	Rechts
Ala major	
Inferior (ant.)	Inferior (ant.)
Superior (post.)	Superior (post.)
Squama occipitalis	

Inferior vertical strain	
Links	Rechts
Ala major	
Superior (post.)	Superior (post.)
Inferior (ant.)	Inferior (ant.)
Squama occipitalis	

Lateral strain rechts	
Links	Rechts
Ala major	
Posterior	Anterior
Posterior	Anterior
Squama occipitalis	

Lateral strain links	
Links	Rechts
Ala major	
Anterior	Posterior
Anterior	Posterior
Squama occipitalis	

Bei allen Testungen und Behandlungen der SSB befindet sich der Patient in Rückenlage, und der Therapeut sitzt am Kopfende des Patienten.

Schädeldachhaltung

Die Zeigefinger befinden sich beidseitig an den großen Keilbeinflügeln, hinter dem lateralen Augenrand.
Die Mittelfinger liegen vor, die Ringfinger hinter dem Ohr, auf dem Schläfenbein.
Die kleinen Finger befinden sich auf Höhe des Hinterhaupts.
Die Daumen berühren sich nach Möglichkeit oberhalb des Schädels. Sie dienen als so genannter „Fulcrum-" oder Fixpunkt.

Flexion *(Abb. 21.1)*

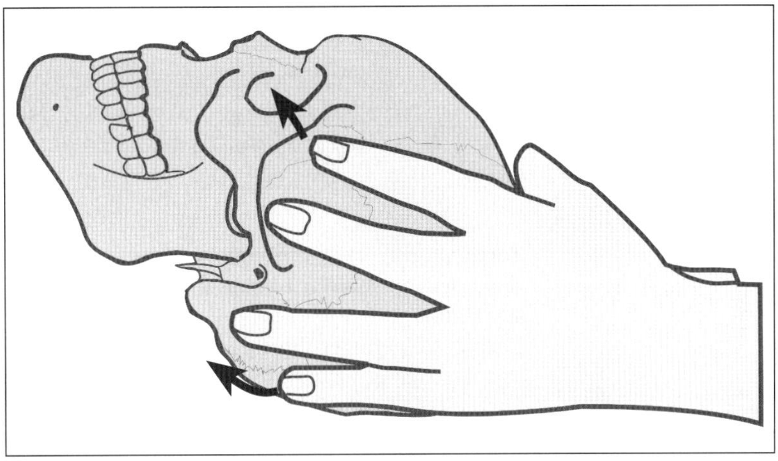

21.1
Flexion der SSB

Flexionsdysfunktion: Die Amplitude der Flexionsbewegung ist größer als die Amplitude der Extensionsbewegung.
Korrektur:
Die Zeigefinger führen die großen Keilbeinflügel nach inferior anterior.
Die kleinen Finger führen den unteren Teil der Hinterhauptschuppe nach inferior anterior.

- Für die Atemtechnik hält der Patient seinen Atem am Ende der Einatmung so lange wie möglich an, während seine Füße eine Dorsalflexion ausführen. Dies wird für einige Atemzyklen wiederholt

Extension *(Abb. 21.2)*

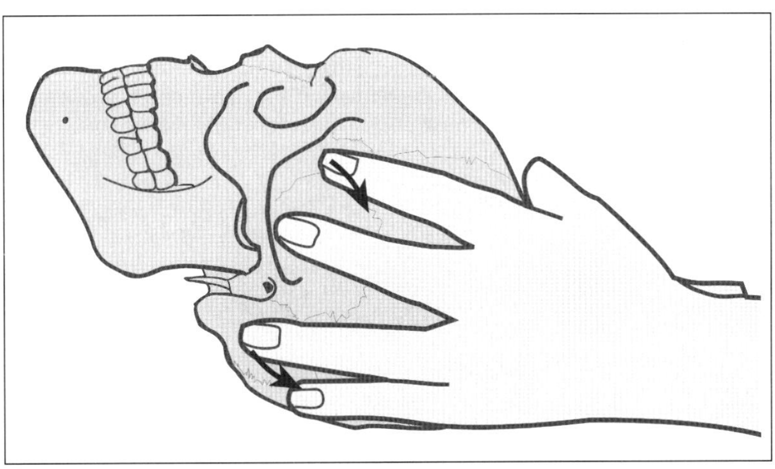

21.2
Extension der SSB

Extensionsdysfunktion: Die Amplitude der Extensionsbewegung ist größer als die Amplitude der Flexionsbewegung.
Korrektur:

- Die Zeigefinger führen die großen Keilbeinflügel nach superior posterior. Die kleinen Finger führen den unteren Teil der Hinterhauptschuppe nach superior posterior
- Für die Atemtechnik hält der Patient seinen Atem am Ende der Ausatmung so lange wie möglich an, während seine Füße eine Plantarflexion ausführen. Dies wird für einige Atemzyklen wiederholt

Torsion rechts
(Abb. 21.3)

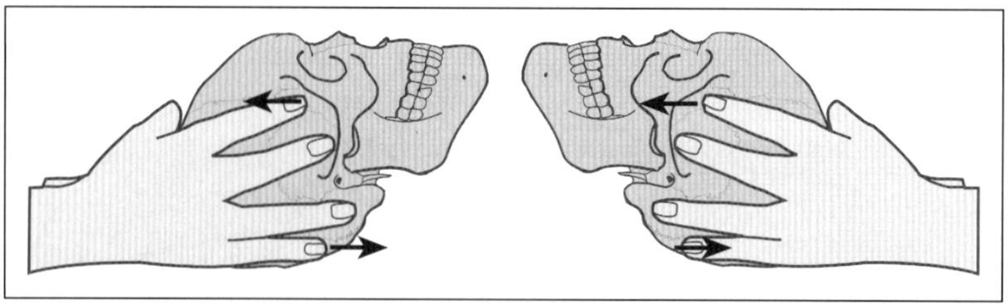

21.3
Torsion rechts der SSB

Torsion rechts: Die Amplitude einer induzierten Torsion rechts ist größer als die einer induzierten Torsion links.
Korrektur:
Rechter Zeigefinger führt den rechten großen Keilbeinflügel nach kranial.
Rechter kleiner Finger führt die rechte Seite des Hinterhaupts nach kaudal.
Linker Zeigefinger führt den linken großen Keilbeinflügel nach kaudal.
Linker kleiner Finger führt die linke Seite des Hinterhaupts nach kranial.

Torsion links
(Abb. 21.4)

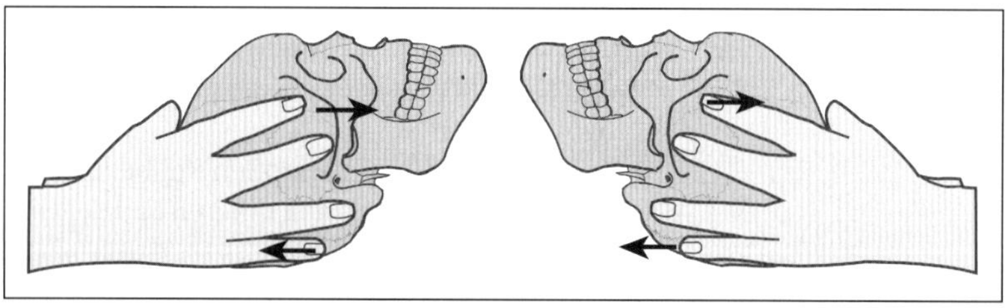

21.4
Torsion links der SSB

Torsion links: Die Amplitude einer induzierten Torsion links ist größer, als die einer induzierten Torsion rechts.
Korrektur:
Linker Zeigefinger führt den linken großen Keilbeinflügel nach kranial.
Linker kleiner Finger führt die linke Seite des Hinterhaupts nach kaudal.
Rechter Zeigefinger führt den rechten großen Keilbeinflügel nach kaudal.
Rechter kleiner Finger führt die rechte Seite des Hinterhaupts nach kranial.

Lateralflexion-Rotation rechts
(Abb. 21.5)

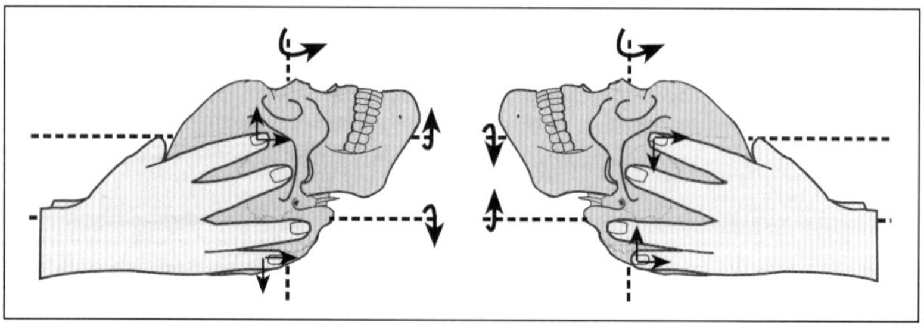

21.5
Seitneigung-Rotation rechts

LFR rechts: Die Amplitude einer induzierten Seitneigung-Rotation rechts ist größer als die einer induzierten Seitneigung-Rotation links.
Korrektur:
Rechte Hand: Der Zeigefinger und der kleine Finger entfernen sich voneinander. Die rechte Hand bewegt sich nach kaudal.
Linke Hand: Der Zeigefinger und der kleine Finger nähern sich an. Die linke Hand bewegt sich nach kranial.

Lateralflexion links *(Abb. 21.6)*

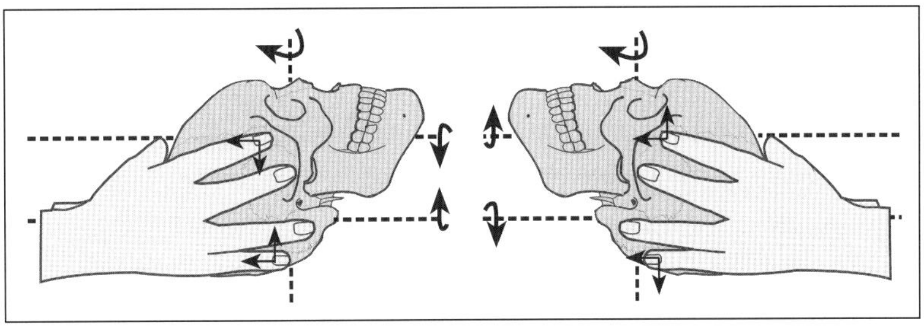

21.6
Seitneigung-Rotation links

LFR links: Die Amplitude einer induzierten Seitneigung-Rotation links ist größer, als die einer induzierten Seitneigung-Rotation rechts.
Korrektur:
Linke Hand: Der Zeigefinger entfernt sich vom kleinen Finger. Die linke Hand bewegt sich nach kaudal.
Rechte Hand: Der Zeigefinger nähert sich dem kleinen Finger an. Die rechte Hand bewegt sich nach kranial.

Superiorer „vertical strain" *(Abb. 21.7)*

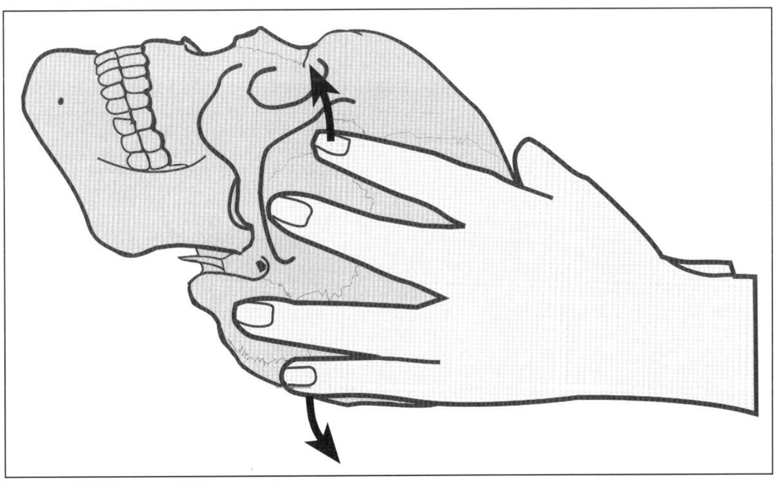

21.7
„Superior vertical strain"

Superiorer „vertical strain": Die Amplitude eines induzierten „superior vertical strain" ist größer als die eines induzierten „inferior vertical strain".
Korrektur:
Die Zeigefinger führen die großen Keilbeinflügel nach inferior anterior (Flexion).
Die kleinen Finger führen die Hinterhauptschuppe nach superior posterior (Extension).

Inferiorer „vertical strain" *(Abb. 21.8)*

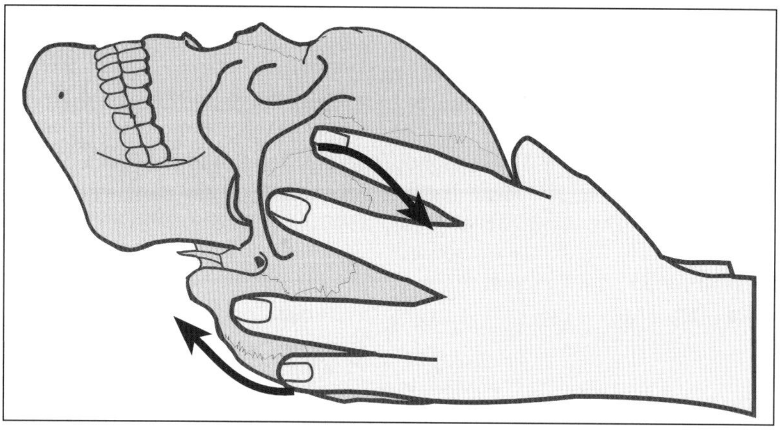

21.8

Inferior „vertical strain"

Inferiorer „vertical strain": Die Amplitude eines induzierten „inferior vertical strain" ist größer als die eines induzierten „superior vertical strain".
Korrektur:
Die Zeigefinger führen die großen Keilbeinflügel nach superior posterior (Extension).
Die kleinen Finger führen die Hinterhauptschuppe nach inferior anterior (Flexion).

„Lateral strain" rechts
(Abb. 21.9 und *21.10)*

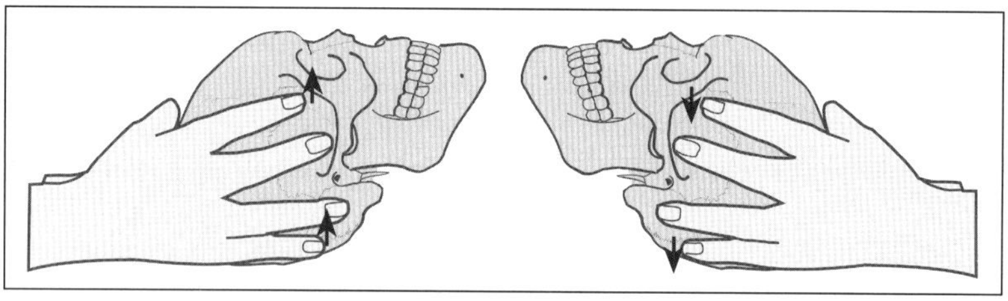

21.9

„Lateral strain" rechts

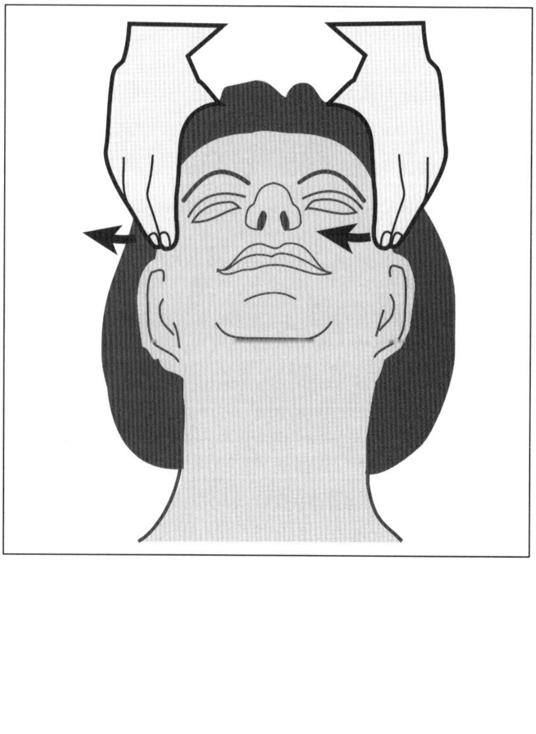

21.10

„Lateral strain" rechts (ohne Dysfunktionsachse)

„Lateral strain" rechts: Die Amplitude eines induzierten „lateral strain" rechts ist größer, als die eines induzierten „lateral strain" links.
Korrektur:
Der rechte Zeigefinger führt den rechten großen Keilbeinflügel nach anterior.
Der rechte kleine Finger führt die rechte Seite des Hinterhaupts nach anterior.
Der linke Zeigefinger führt den linken großen Keilbeinflügel nach posterior.
Der linke kleine Finger führt die linke Seite des Hinterhaupts nach posterior.
(Oder bei extremer Krafteinwirkung ohne Dysfunktionsachsen: Rechter und linker Zeigefinger bewegen sich nach rechts.)

„Lateral strain" links
(Abb. 21.11)

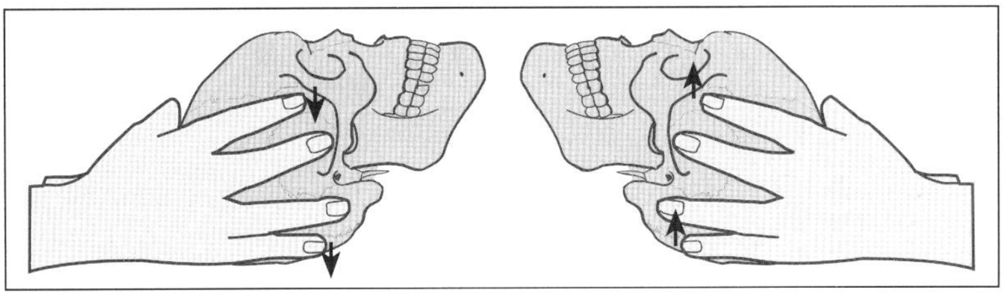

21.11
„Lateral strain" links

„Lateral strain" links: Die Amplitude eines induzierten „lateral strain" links ist größer als die eines induzierten „lateral strain" rechts.
Korrektur:
Der linke Zeigefinger führt den linken großen Keilbeinflügel nach anterior.
Der linke kleine Finger führt die linke Seite des Hinterhaupts nach anterior.
Der rechte Zeigefinger führt den rechten großen Keilbeinflügel nach posterior.
Der rechte kleine Finger führt die rechte Seite des Hinterhaupts nach posterior.
(Oder bei extremer Krafteinwirkung ohne Dysfunktionsachsen: Linker und rechter Zeigefinger bewegen sich nach links.)

Kompression der SSB
(Abb. 21.12 und *21.13)*

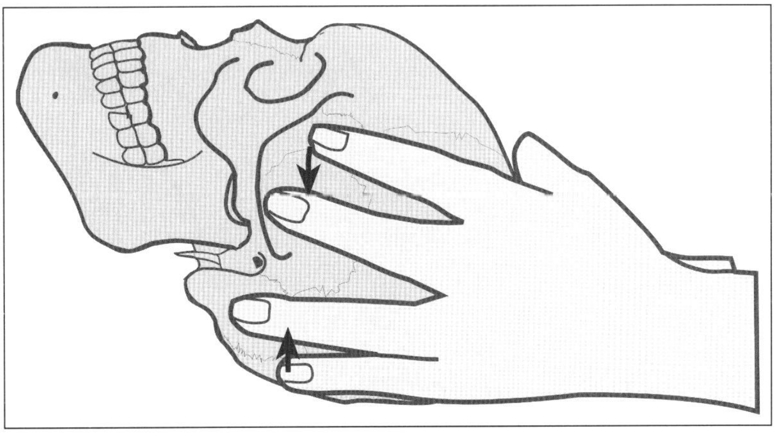

21.12
Kompression der SSB

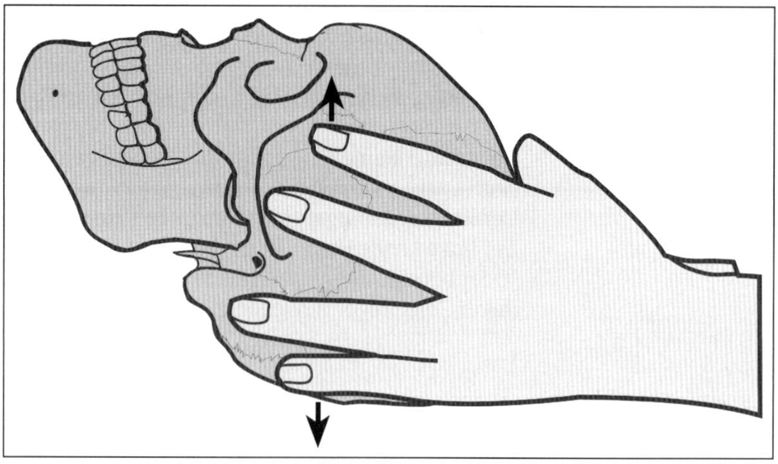

21.13

Dekompression der SSB

Kompressions-Dysfunktion: Das Keilbein bewegt sich nach posterior, aber nicht nach anterior, d.h. es entfernt sich nicht vom Hinterhaupt.
Korrektur:
Kompression: Zuerst bewegen sich die Zeigefinger nach posterior, während die kleinen Finger sich nach anterior bewegen.
Dekompression: Anschließend bewegen sich die Zeigefinger nach anterior, während die kleinen Finger sich nach posterior bewegen.
Dieser Zug wird aufrechterhalten, bis die Membranspannung sich aufgelöst hat.

Okzipito-sphenoidale Schädelhaltung

Ausführung entsprechend der Schädeldachhaltung.
Die Daumen befinden sich beidseitig an den großen Keilbeinflügeln, direkt hinter dem lateralen Augenrand.
Die kleinen Finger und Ringfinger liegen beidseitig am Hinterhaupt.

Flexion *(Abb. 21.14)*

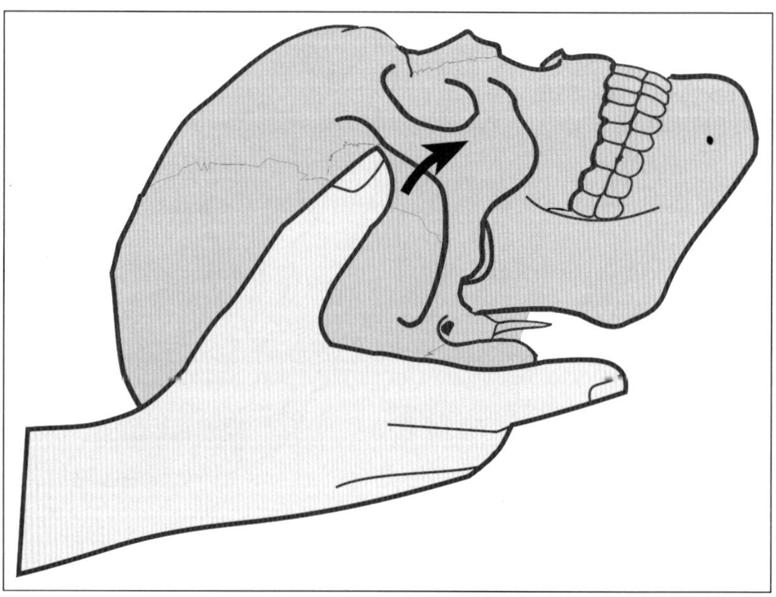

21.14

Flexion der SSB

Korrektur:
Die Daumen führen die großen Keilbeinflügel nach inferior anterior.
Die Ringfinger und die kleinen Finger führen die großen Keilbeinflügel nach inferior anterior.

Extension

Korrektur:
Die Daumen führen die großen Keilbeinflügel nach superior posterior.
Die Ringfinger und die kleinen Finger führen die großen Keilbeinflügel nach superior posterior.

Torsion rechts
(Abb. 21.15)

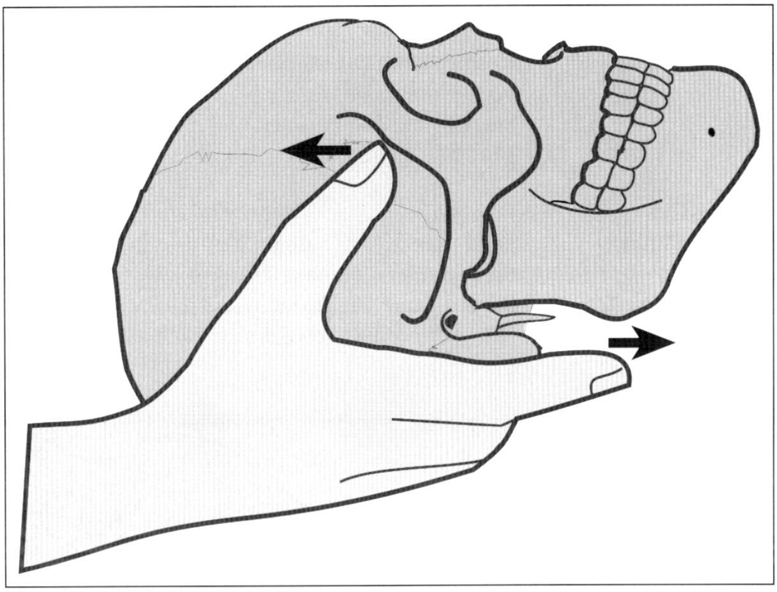

21.15
Torsion rechts der SSB

Korrektur:
Der rechte Daumen bewegt sich mit dem rechten großen Keilbeinflügel nach kranial.
Der rechte kleine Finger und Ringfinger fixieren das Hinterhaupt oder bewegen es auf der rechten Seite nach kaudal.
Der linke Daumen bewegt sich mit dem linken großen Keilbeinflügel nach kaudal.
Der linke kleine Finger und der Ringfinger fixieren das Hinterhaupt oder bewegen es auf der linken Seite nach kranial.

Torsion links

Korrektur:
Der linke Daumen bewegt sich mit dem linken großen Keilbeinflügel nach kranial.
Der linke kleine Finger und Ringfinger fixieren das Hinterhaupt oder bewegen es auf der linken Seite nach kaudal.
Der rechte Daumen bewegt sich mit dem rechten großen Keilbeinflügel nach kaudal.
Der rechte kleine Finger und Ringfinger fixieren das Hinterhaupt oder bewegen es auf der rechten Seite nach kranial.

Lateralflexion rechts (LFR rechts) *(Abb. 21.16)*

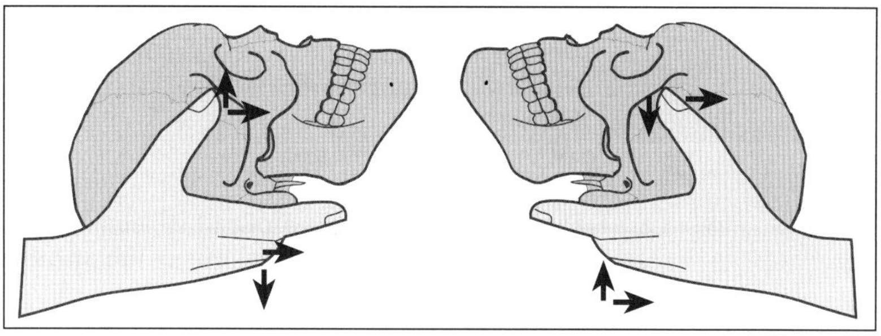

21.16

Seitneigung-Rotation rechts

Korrektur:
Rechte Hand: Die Daumen und die kleinen Finger/Ringfinger entfernen sich voneinander. Die rechte Hand bewegt sich nach kaudal.
Linke Hand: Die Daumen und die kleinen Finger/Ringfinger nähern sich an. Die linke Hand bewegt sich nach kranial.

Lateralflexion-Rotation links (LFR links)

Korrektur:
Linke Hand: Die Daumen und die kleinen Finger/Ringfinger entfernen sich voneinander. Die linke Hand bewegt sich nach kaudal.
Rechte Hand: Die Daumen und die kleinen Finger/Ringfinger nähern sich an. Die rechte Hand bewegt sich nach kranial.

Superiorer „vertical strain" *(Abb. 21.17)*

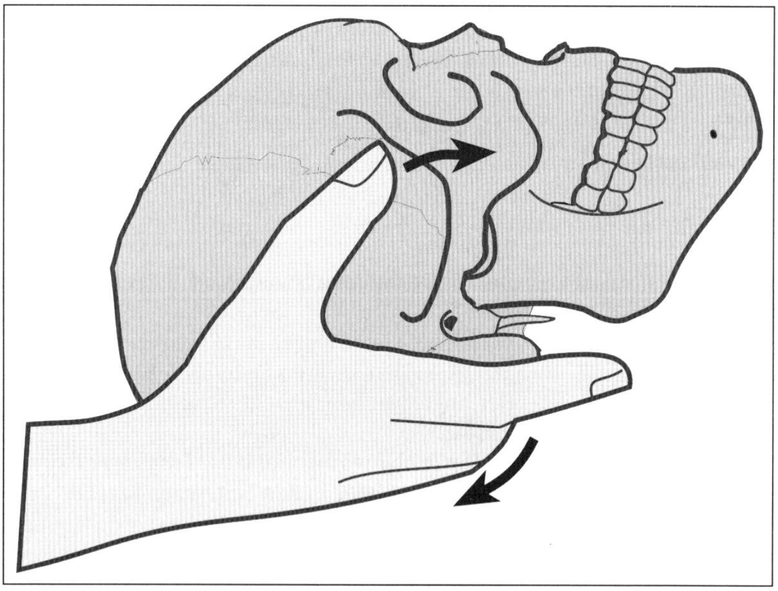

21.17

„Superior vertical strain"

Korrektur:
Die Daumen führen die großen Keilbeinflügel nach inferior (anterior).
Die kleinen Finger und die Ringfinger führen die Hinterhauptschuppe nach superior (posterior).

Inferiorer „vertical strain" *(Abb. 21.18)*

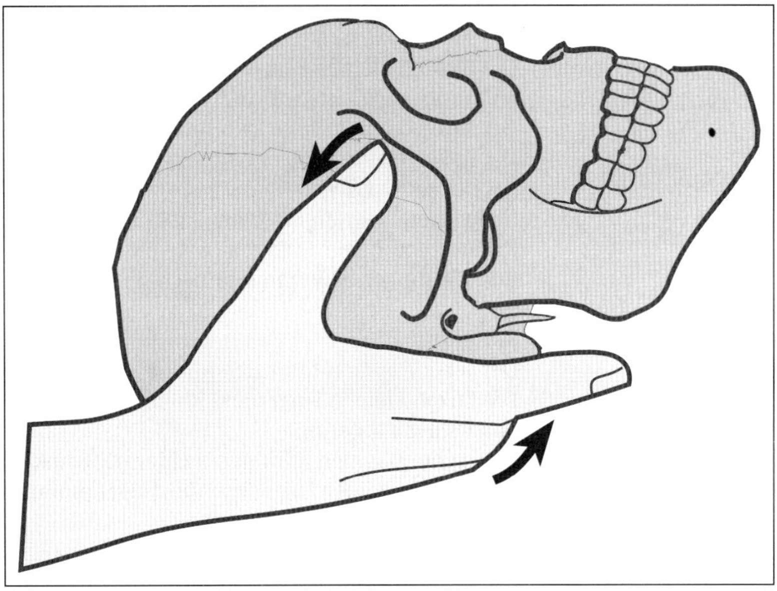

21.18
„Inferior vertical strain"

Korrektur:
Die Daumen führen die großen Keilbeinflügel nach superior (posterior). Die kleinen Finger und die Ringfinger führen die Hinterhauptschuppe nach inferior (anterior).

„Lateral strain" rechts *(Abb. 21.19 und 21.20)*

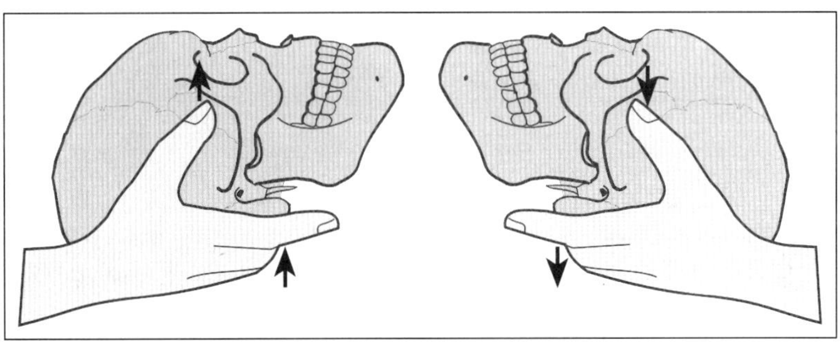

21.19
„Lateral strain" rechts

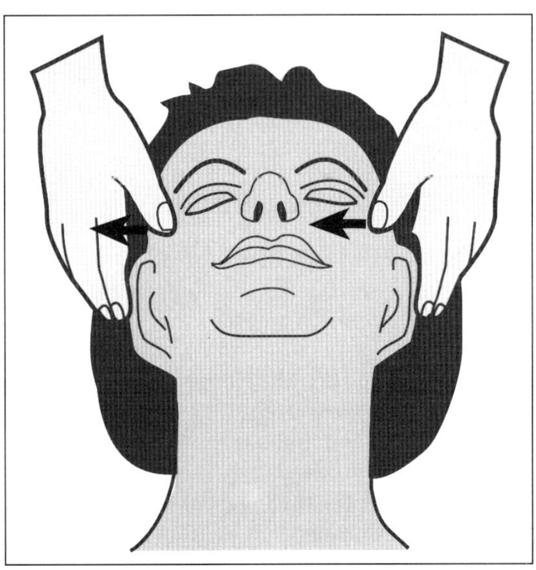

21.20
„Lateral strain" rechts

Korrektur:
Der rechte Daumen führt den rechten großen Keilbeinflügel nach anterior.
Die rechten kleinen Finger und Ringfinger führen den rechten Teil des Hinterhaupts nach anterior.
Der linke Daumen führt den linken großen Keilbeinflügel nach posterior.
Die linken kleinen Finger und Ringfinger führen den linken Teil des Hinterhaupts nach posterior.
(Bei extremer Krafteinwirkung auf das Keilbein ohne Dysfunktionsachsen: Rechter und linker Daumen bewegen sich nach rechts. Die kleinen Finger und Ringfinger bewegen sich nach links.)

„Lateral strain" links

Korrektur:
Der linke Daumen führt den linken großen Keilbeinflügel nach anterior.
Die linken kleinen Finger und Ringfinger führen die linke Seite des Hinterhaupts nach anterior.
Der rechte Daumen führt den rechten großen Keilbeinflügel nach posterior.
Die rechten kleinen Finger und Ringfinger führen die rechte Seite des Hinterhaupts nach posterior.
(Bei extremer Krafteinwirkung auf das Keilbein ohne Dysfunktionsachsen: Rechter und linker Daumen bewegen sich nach links. Die kleinen Finger und Ringfinger bewegen sich nach rechts.)

Kompression der SSB *(Abb. 21.21)*

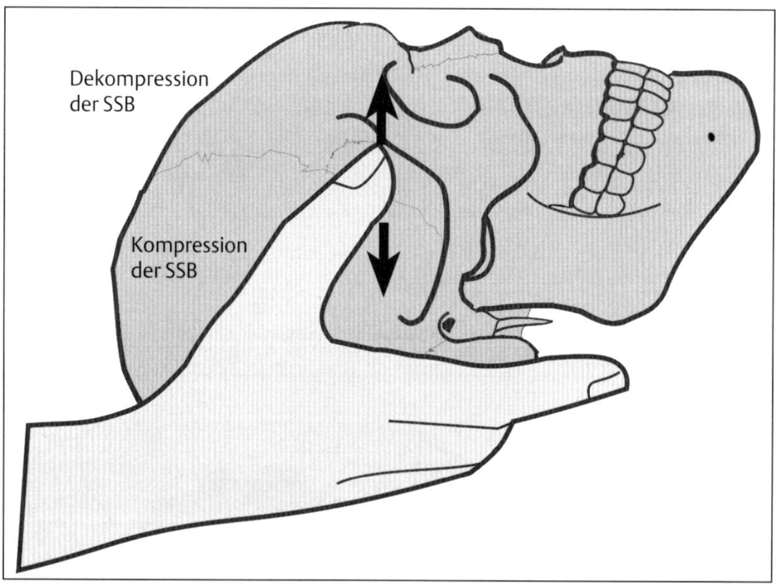

21.21

Kompression und Dekompression der SSB

Korrektur:
Zuerst führen die Daumen das Keilbein nach posterior und dekomprimieren es anschließend nach anterior.

Spheno-okzipitale Schädelhaltung

Der Daumen und der Mittelfinger (Zeigefinger) der oberen Hand umgreifen die großen Keilbeinflügel.
Die untere Hand nimmt das Hinterhaupt in seine Handfläche, Finger zeigen nach lateral.
Die Ausführung der Tests und der Techniken entspricht den Beschreibungen der okzipito-sphenoidalen Haltung.

Fronto-okzipitale Schädelhaltung

Die obere Hand umfasst das Stirnbein, die Finger zeigen nach kaudal. Die untere Hand umgreift das Hinterhaupt, Finger zeigen nach kaudal. Das Stirnbein bewegt sich in der Flexion, Extension und im „vertical strain" zum Teil entgegengesetzt zum Keilbein. Dies ist für die Testung und Behandlung der SSB mit dieser Schädelhaltung zu berücksichtigen. Ansonsten entsprechen die Bewegungsimpulse den bereits beschriebenen Ausführungen.

Flexion *(Abb. 21.22)*

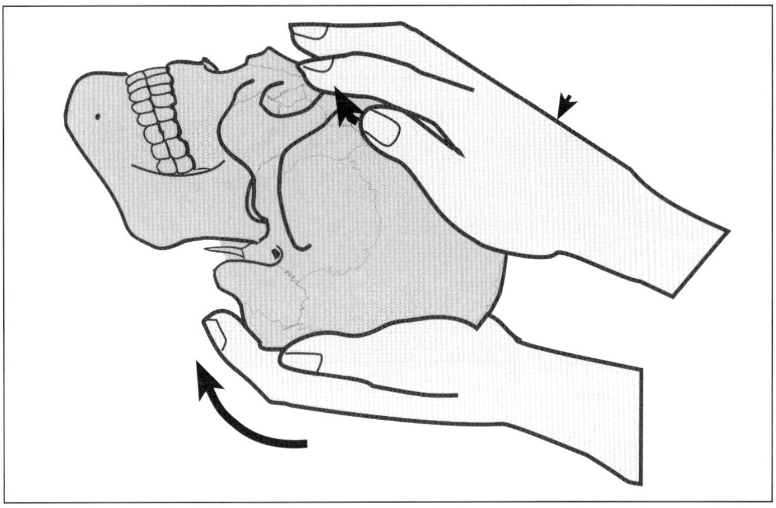

21.22
Flexion der SSB

Der kraniale hintere Teil der Stirnbeinschuppe wird nach kaudal geführt. Der untere Teil der Hinterhauptschuppe wird nach inferior anterior bewegt.

Extension *(Abb. 21.23)*

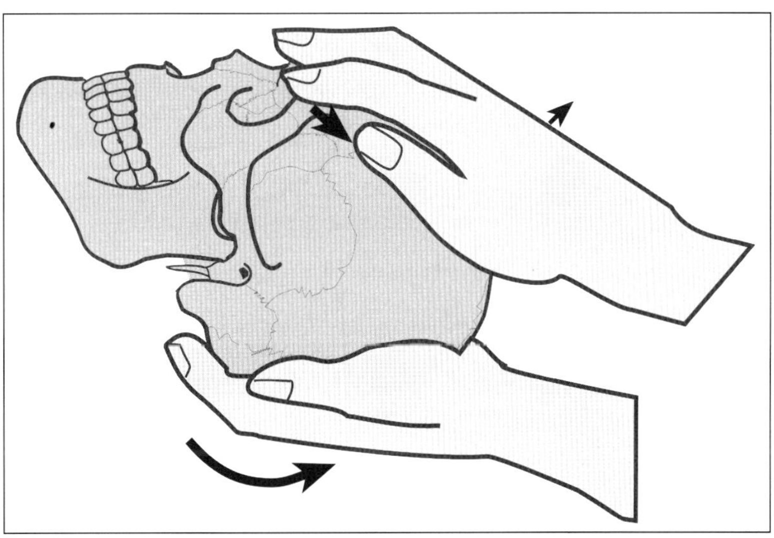

21.23
Extension der SSB

Der kraniale hintere Teil der Stirnbeinschuppe wird nach kranial geführt. Der untere Teil der Hinterhauptschuppe wird nach superior posterior bewegt.

Superiorer „vertical strain" *(Abb. 21.24)*

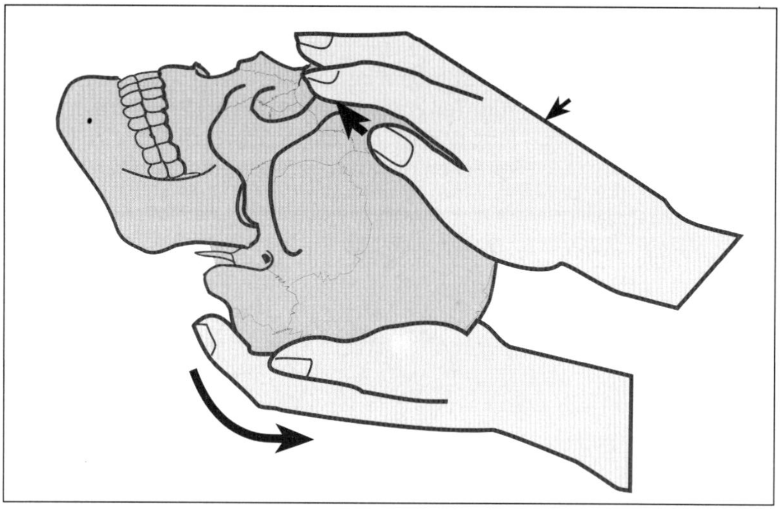

21.24
„Superior vertical strain"

Der kraniale hintere Teil der Stirnbeinschuppe wird nach kaudal geführt (Flexion). Der untere Teil der Hinterhauptschuppe wird nach superior posterior geführt (Extension).

Inferiorer „vertical strain" *(Abb. 21.25)*

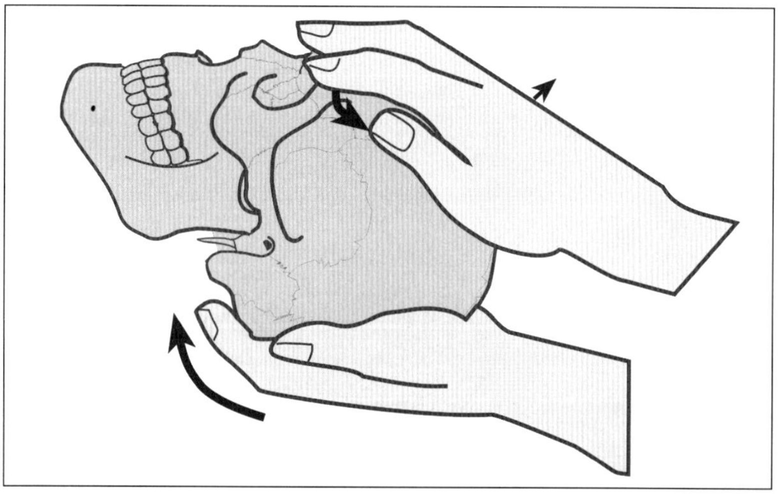

21.25
„Inferior vertical strain"

Der kraniale Teil der Stirnbeinschuppe wird nach kranial geführt (Extension). Der untere Teil der Hinterhauptschuppe wird nach inferior anterior geführt (Flexion).

Viele-Hände-Technik („multiple hand technique")
(Abb. 21.26)

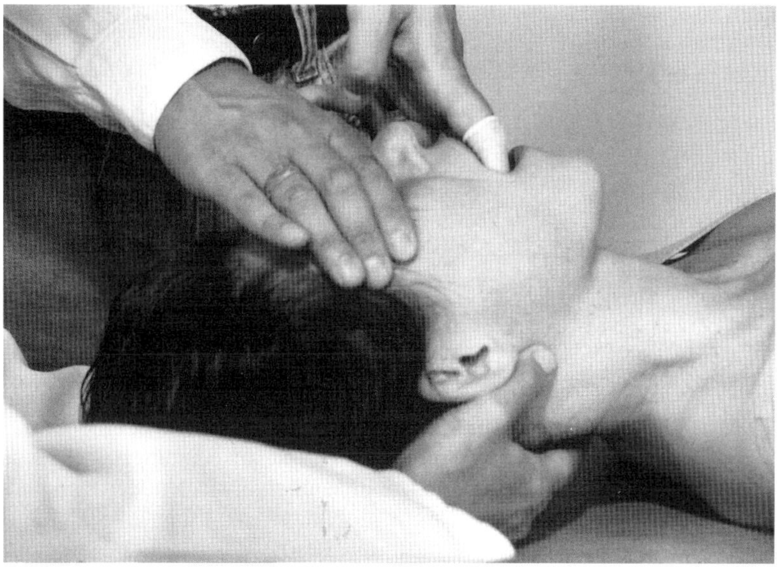

21.26
Viele-Hände-Technik

Kompression der SSB:
Therapeut 1: Seitlich am Kopf
Daumen und Zeigefinger seiner kranialen Hand umfassen beidseitig die großen Keilbeinflügel.
Zeige- und Mittelfinger der kaudalen Hand befinden sich intraoral.
Sie haken sich hinter die letzten Molare ein.
Therapeut 2: Am Kopfende
Das Hinterhaupt liegt in den Handflächen.
Die Daumen haken sich beidseitig an den vorderen Spitzen der Processus mastoidei der Schläfenbeine ein.

Korrektur:
- Therapeut 2 fixiert das Hinterhauptbein über die Schläfenbeine, indem die Daumen einen sanften nach posterior gerichteten Zug auf die Processus mastoidei ausüben.
- Therapeut 1 übt einen nach anterior gerichteten Zug auf die Maxillae und die großen Keilbeinflügel aus.

Quellenangabe:

1 Magoun, H. I.: Osteopathy in the cranial field. 3rd ed. Journal Printing Company, Kirksville 1976, S. 83.

Weitere Literaturhinweise:

Busquet, L.: L'Osteopathie cranienne. Maloine, Paris 1985.
Gehin, A.: Atlas of manipulative techniques for the cranium and face. Eastland, Seattle 1981.

„Gekantet wie die Kiemen eines Fisches als Zeichen einer Gelenkbeweglichkeit für einen respiratorischen Mechanismus.“

Sutherland[1]

Behandlung der Schädelnähte

Ursachen für suturale Restriktionen können traumatischer Natur sein, wie Stürze, zahnchirurgische Eingriffe oder Geburtstraumata, ebenso wie sie durch chronische Muskelanspannungen, des Temporalismuskels oder seelische Anspannungen hervorgerufen werden können.
Eine sorgfältige Anamnese bringt häufig die Erklärung für besonders schwere suturale Restriktionen primär traumatischer Genese.
Die Schädelnähte können vor allem durch zwei Techniken spezifisch behandelt werden: Durch die V-Spread-Technik und durch Auseinanderziehen der Suturen („Disengagement“).
Die allgemeinen Prinzipien der V-Spread-Technik und der „Disengagement“-Techniken sind in Kapitel 14 (s. S. 343) nachzulesen.
Bei der V-Spread-Technik werden mit Hilfe der Fluktuationen des LCS die Suturen gelöst. Das Auseinanderziehen („Disengagement“) wirkt direkt an den Nähten und ist insbesondere bei traumatischen Dysfunktionen der Suturen und bei starken chronischen suturalen Restriktionen indiziert. Die intrasuturalen Gewebestrukturen der Nähte werden gedehnt und entspannt. Anschließend können gegebenenfalls mit Hilfe einer indirekten Technik die noch vorhandenen feinen Spannungsmuster in den Suturen gelöst werden.
Beide Techniken kommen zur Anwendung, wenn sich suturale Restriktionen während der Ausführung anderer Techniken, wie zum Beispiel bei den Entspannungstechniken der intrakranialen Membranen, nicht lösen und die suturalen Dysfunktionen eine gezieltere Behandlung erforderlich machen.

V-Spread-Technik

Sutherland[2] verglich die Fluktuationen des LCS gerne als Gezeitenbewegungen der Meere. Diese inhärente Kraft im Menschen kann mit Hilfe der V-Spread Technik genutzt werden, um selbst stärkste Restriktionen auf sanfteste Weise zu lösen.

Lokalisierung der exakten Fingerposition *(Abb. 22.1* und *22.2)*

Mittel- und Zeigefinger werden V-förmig an die restringierte oder zu testende Schädelnaht gelegt. Genau an der **diametral gegenüberliegenden** Stelle mit dem weitesten Durchmesser wird eine sanfte Pulsation ertastet, dort, wo der Vektor der V-förmig angelegten Finger den Schädel verlässt. Dies ist die optimale Stelle, von der aus ein Impuls in Richtung der restringierten Sutur gegeben werden kann.

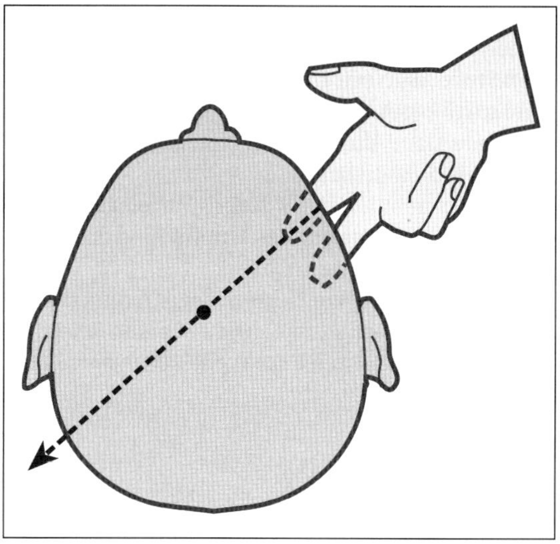

22.1

V-Spread: Finger V-förmig an restringierter Sutur

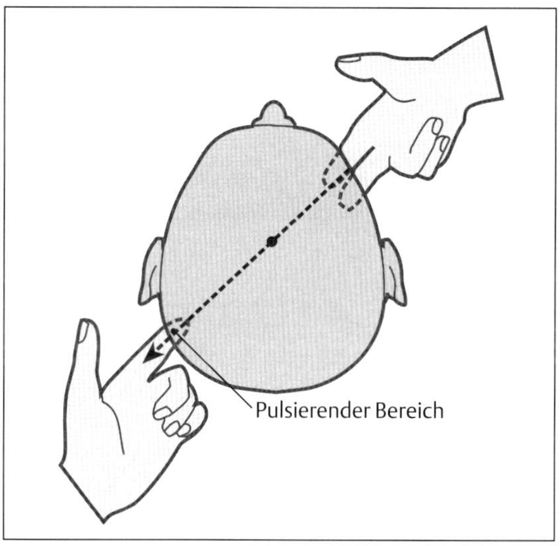

22.2

V-Spread: Palpation der Pulsation

Testung einer Sutur *(Abb. 22.3)*

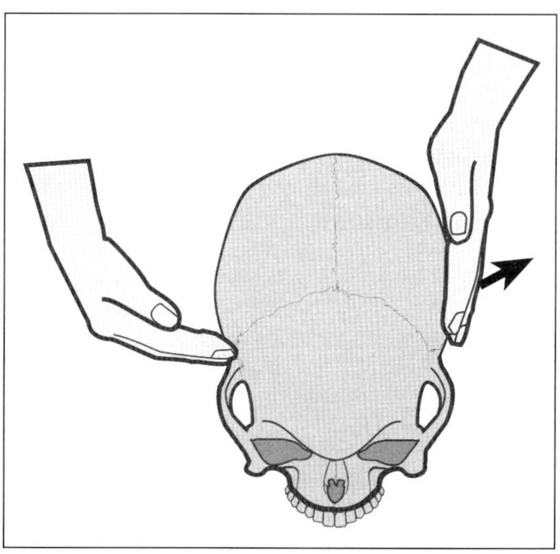

22.3

V-Spread: Suturentestung

Die Mittel- und Zeigefinger bilden ein V und platzieren sich über die zu testende Schädelnaht. Die andere Hand wird an der diametral gegenüberliegenden Stelle angelegt. Die V-förmig angelegten Finger spüren die rhythmische Fluktuation des LCS. Am Beginn der Inspirationsphase sendet die gegenüberliegende Hand durch einen feinen Impuls eine Welle im LCS gegen die zu prüfende Schädelnaht.
Entweder nehmen die V-förmig angelegten Finger eine Öffnung der Sutur wahr, vergleichbar mit der Empfindung einer an den Sandstrand angespülten Welle: Die Sutur ist offen.
Oder die V-förmig angelegten Finger nehmen keine Öffnung der Sutur wahr. Ähnlich der Empfindung einer auf einen Felsen anschlagenden Welle stößt die durch den LCS geleitete Welle gegen die restringierte Sutur: Die Sutur ist blockiert.

Befreiung der Schädelnaht *(Abb. 22.4)*

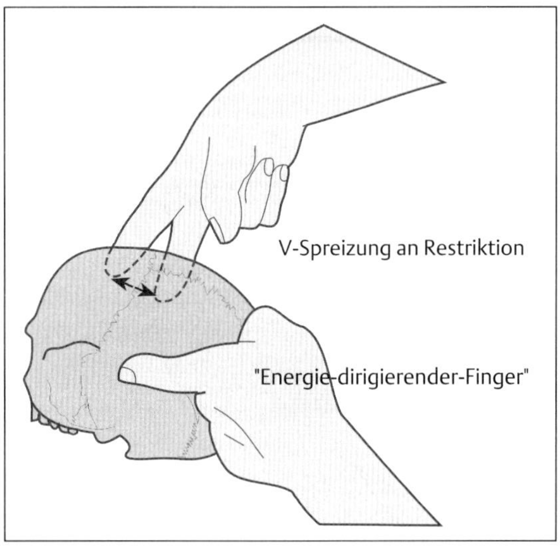

22.4
V-Spread: Energiedirektion

Während jeder Inspirationsphase des kraniosakralen Rhythmus sendet die der restringierten Sutur gegenüberliegende Hand durch einen sanften Impuls eine LCS-Welle an diese Sutur.
Zusätzlich spreizen die V-förmig angelegten Finger mit minimaler Kraftanwendung die Schädelnaht, um deren Befreiung zu unterstützen. Die Spannungen im betroffenen Bereich werden auf diese Weise sozusagen weggeschmolzen.
Es kann auch, unabhängig von der Inspirationsphase, ein kontinuierlicher Impuls in Richtung der restringierten Naht gesendet werden.
Für einige Therapeuten scheint es hilfreicher und wirkungsvoller zu sein, sich vorzustellen, sie würden Energie in die restringierte Naht schicken.

Weiterführende Techniken

Magoun [3] beschrieb, dass man einen Flüssigkeitsimpuls auch vom Kreuzbein oder von den Füßen zur gegenüberliegenden Schädelnaht senden könne.

- Man kann diese Flüssigkeitswelle, zur Lösung von intrakranialen Membranrestriktionen, entlang dieser Membran oder an eine spezifische Stelle in diesen Membranen schicken. z.B. vom Sakrum zur Falx cerebri

- Man kann nicht nur mit der Hand, sondern letztlich mit jedem Körperteil Fluktuationswellen durch den Körper schicken, z. B. mit dem Bauch, dem Fuß, dem Kopf
- Diese so genannte Fluktuationswelle kann auch in jeden anderen Teil des Körpers geschickt, dirigiert oder gelenkt werden, mit dem Ziel, jede Art von Dysfunktion und Fehlspannung im Organismus zu lösen; meist in Kombination mit anderen Techniken
- Diese Fluktuationswellen können unter Umständen sogar von außerhalb des Körpers gelenkt werden. So erwähnt schon Sutherland, dass die Willenskraft fähig ist, auf die Körperflüssigkeiten einzuwirken. Es ist möglich mit gezielter mentaler Konzentration die Körperstruktur zu beeinflussen, wie zum Beispiel *Larry Dossey* in seinem Buch „Heilende Worte" an vielen Versuchen belegte
- *Upledger* experimentierte damit, dass zwei, drei, vier oder noch mehr Personen, die hintereinander stehen und sich gegenseitig berühren, gemeinsam eine gebündelte Fluktuationswelle aussenden

Es hat sich herausgestellt, dass eine genaue Visualisierung der zu behandelnden Strukturen die Behandlungserfolge verbessert. Auch die innere Haltung des Therapeuten sowie die Fähigkeit, sich zu konzentrieren und sich „leer" zu machen sind von großer Bedeutung für die erfolgreiche Anwendung dieser Techniken.

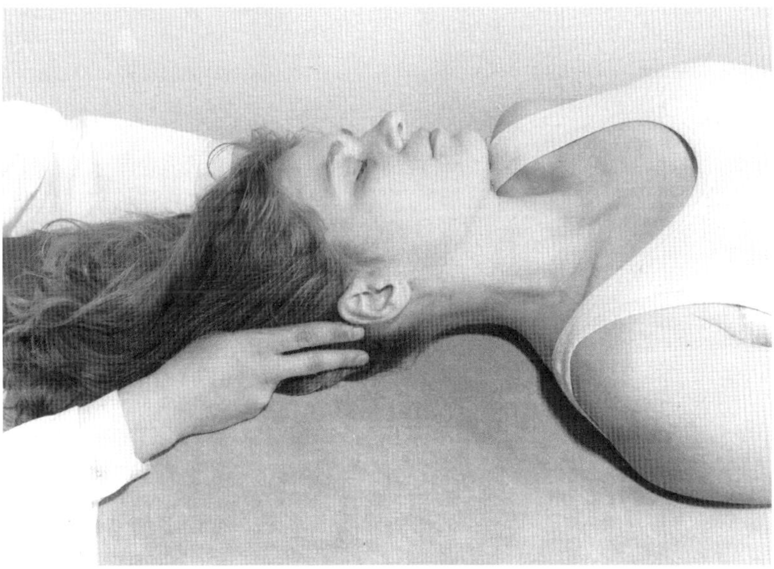

22.5
Sutura lambdoidea: Energie dirigierender Finger an Pterion

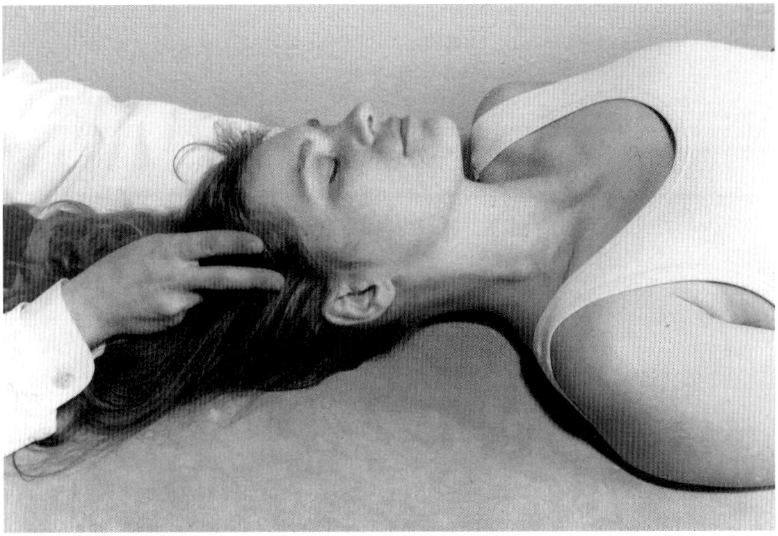

22.6

Sutura coronalis: Energie dirigierender Finger an Squama occipitalis

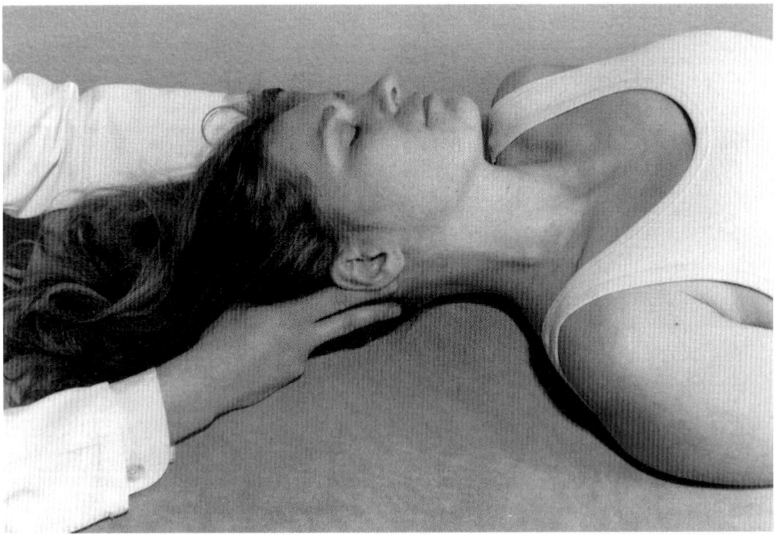

22.7

Sutura occipitomastoidea: Energie dirigierender Finger am Tuber frontale

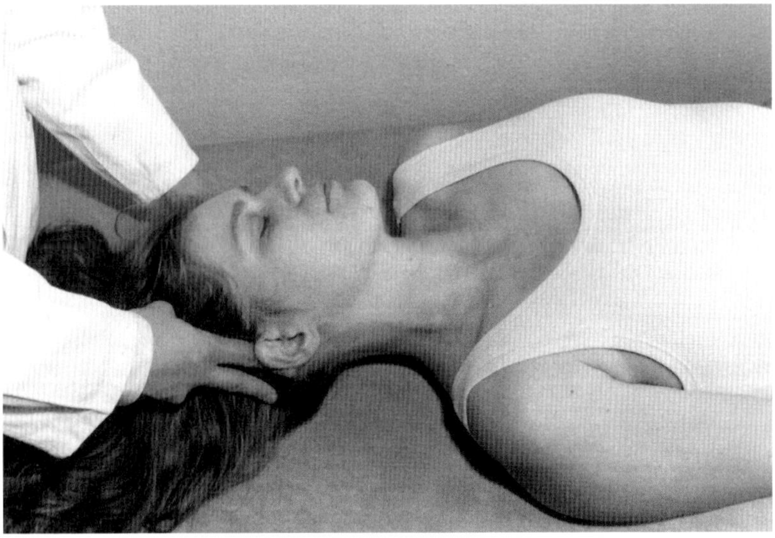

22.8

Sutura parietomastoidea: Energie dirigierender Finger an Pterion

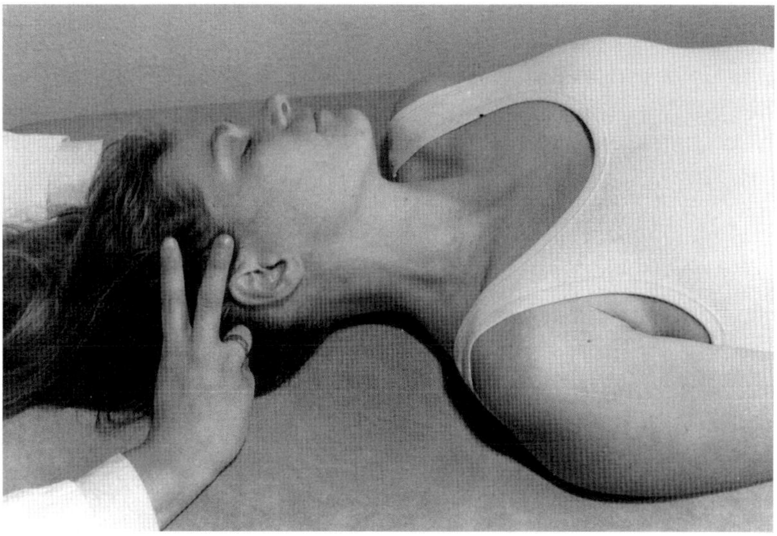

22.9

Sutura parietosquamosa: Energie dirigierender Finger an der Sutura occipitomastoidea oder an der gegenüberliegenden Sutura parietosquamosa

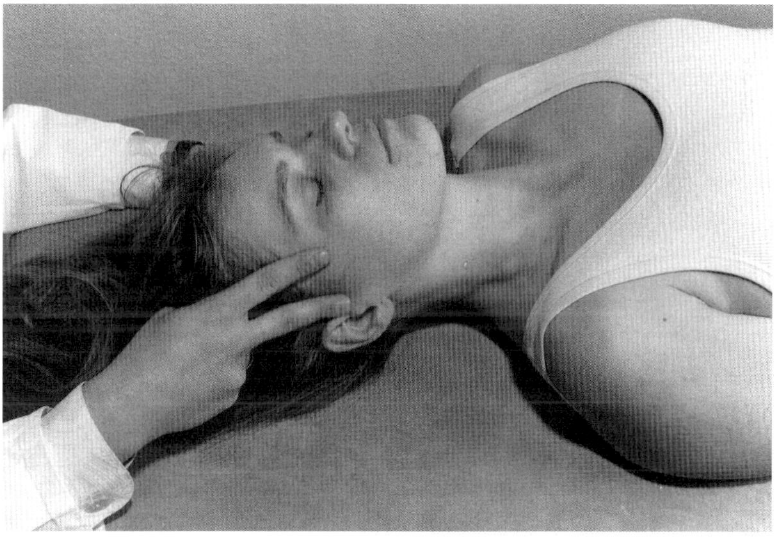

22.10

Sutura sphenosquamosa: Energie dirigierender Finger am Tuber parietale

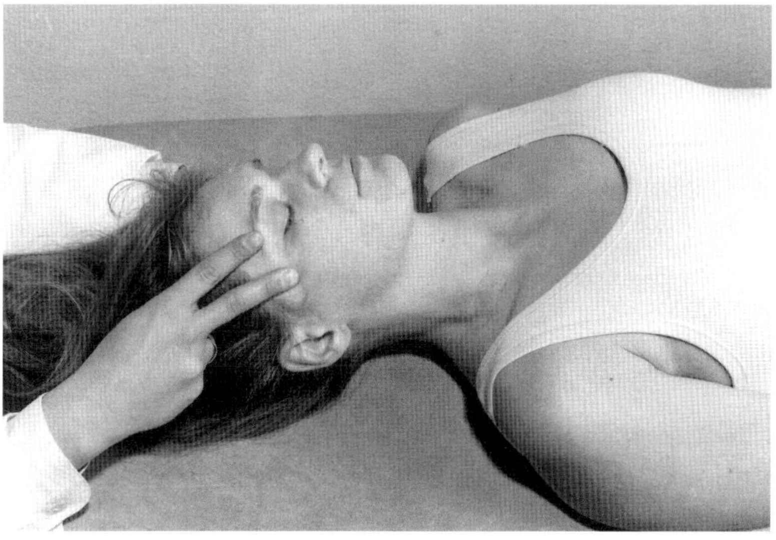

22.11

Sutura sphenofrontalis: Energie dirigierender Finger an Asterion

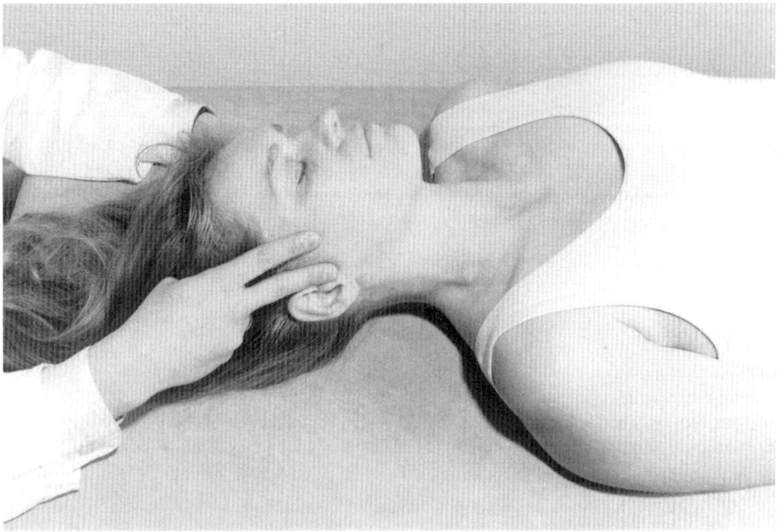

22.12

Sutura temporozygomatica: Energie dirigierender Finger an Asterion

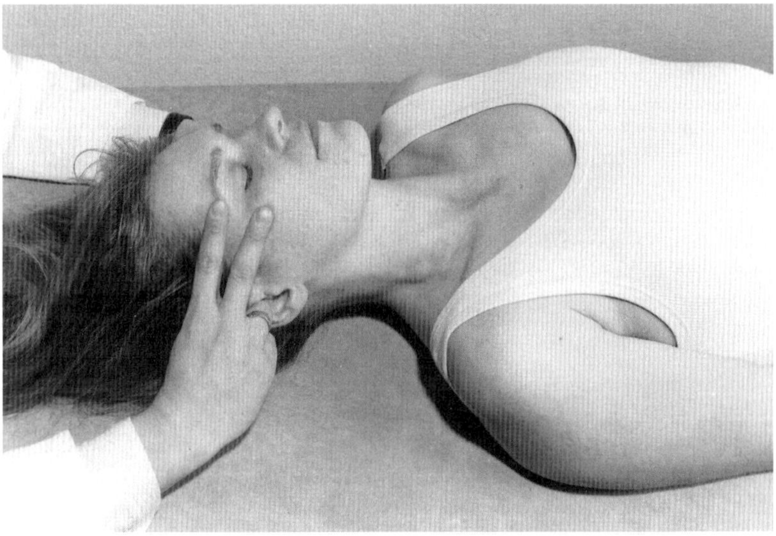

22.13

Sutura frontozygomatica: Energie dirigierender Finger an der Sutura occipitomastoidea

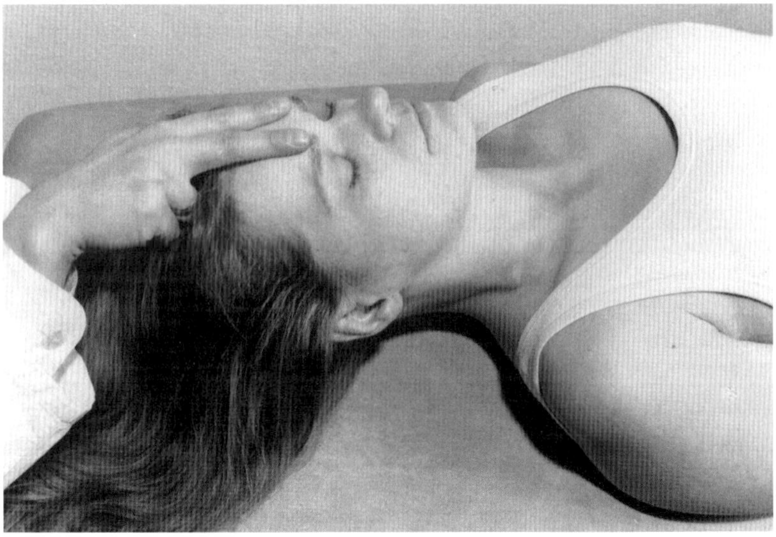

22.14

Sutura metopica: Energie dirigierender Finger am Inion

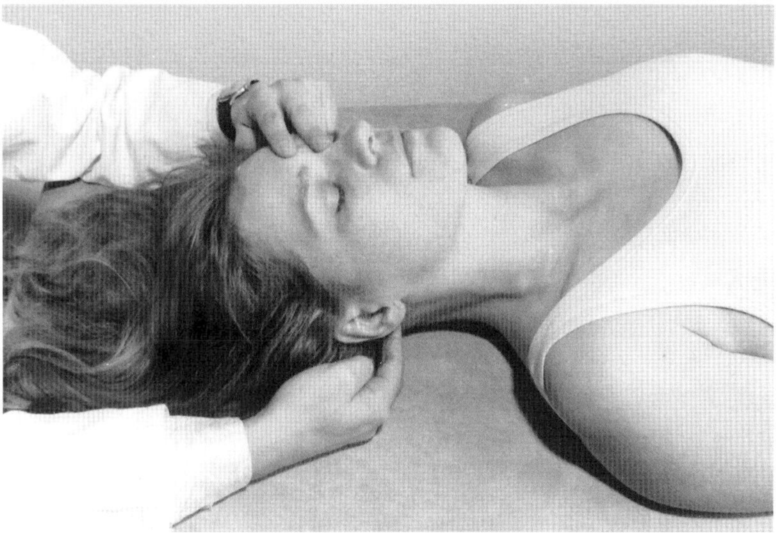

22.15

Sutura frontomaxillaris: Energie dirigierender Finger an der Sutura occipitomastoidea

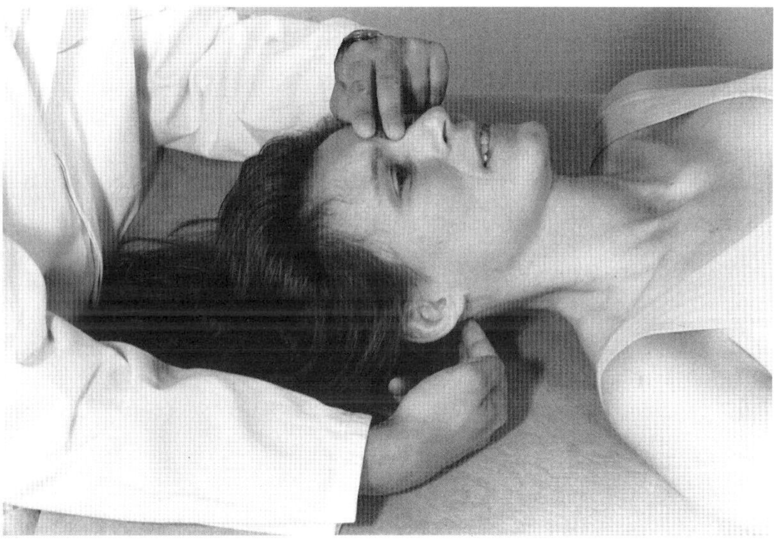

22.16

Sutura frontonasalis: Energie dirigierender Finger medial von der Sutura occipitomastoidea

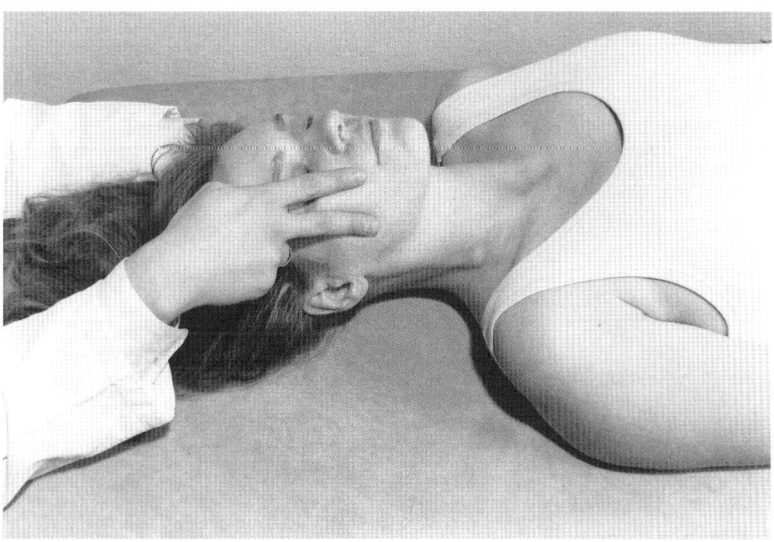

22.17

Sutura zygomaticomaxillaris: Energie dirigierender Finger am Tuber parietale

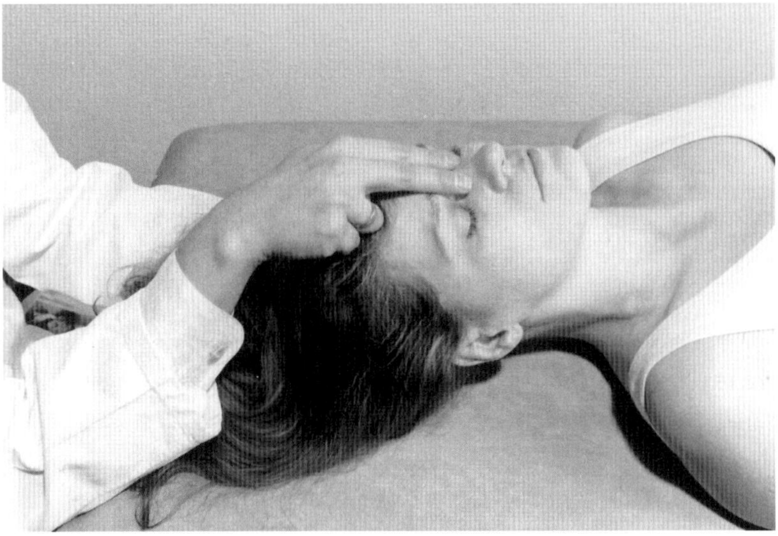

22.18

Sutura internasalis: Energie dirigierender Finger am Inion

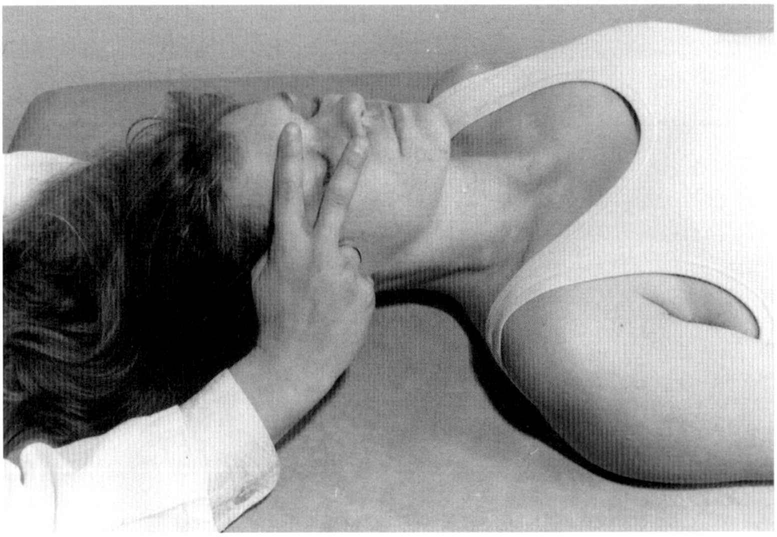

22.19

Auge: Energie dirigierender Finger an Asterion

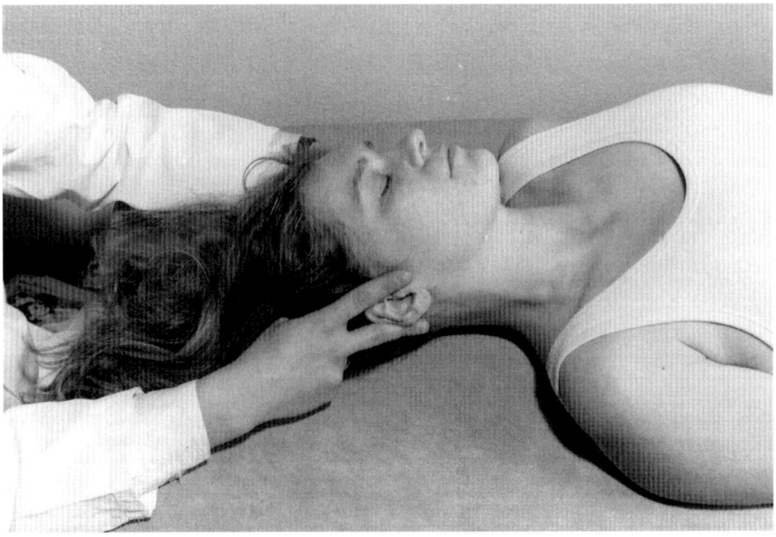

22.20

Ohr: Energie dirigierender Finger an Pterion

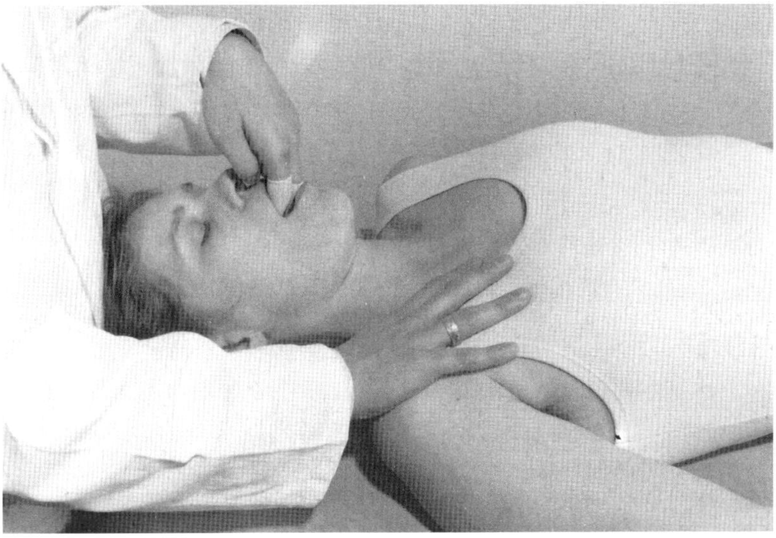

22.21

Sutura palatina mediana: Energie dirigierender Bauch oder Finger an Bregma

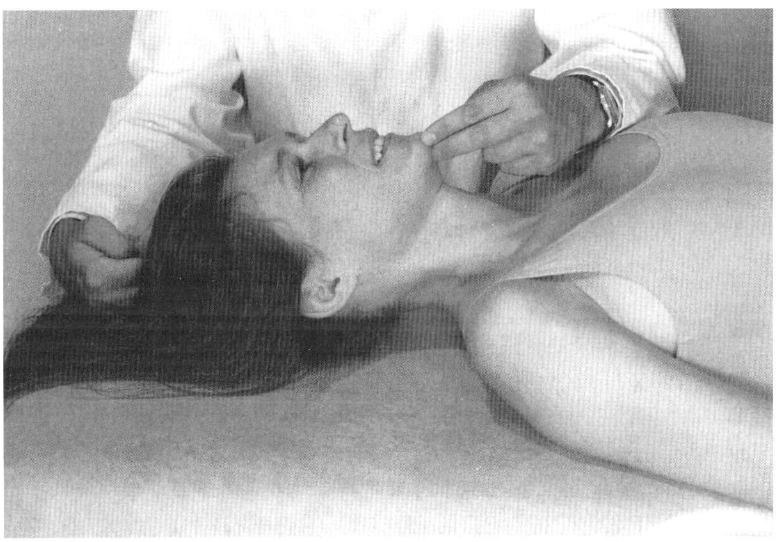

22.22

Synchondrosis sphenobasilaris: Energie dirigierender Finger an Vertex oder/und an der Symphysis mentalis des Unterkiefers

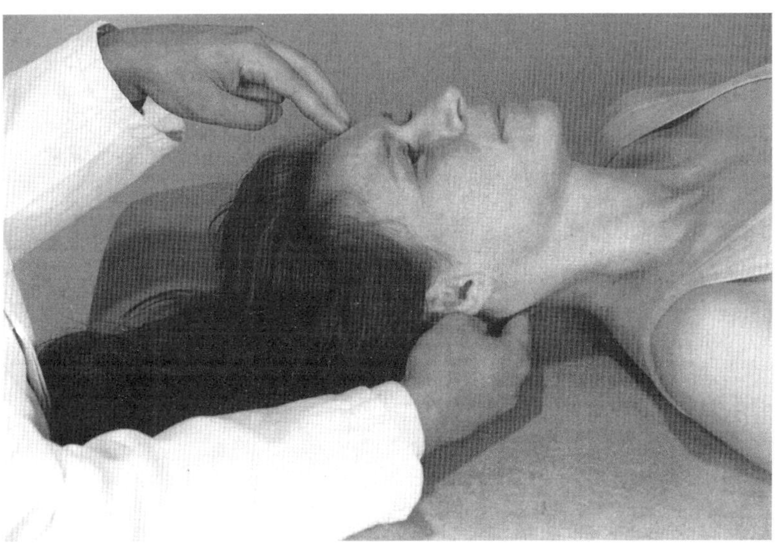

22.23

Unilaterale Kondylenkompression: Energie dirigierender Finger am Tuber frontale

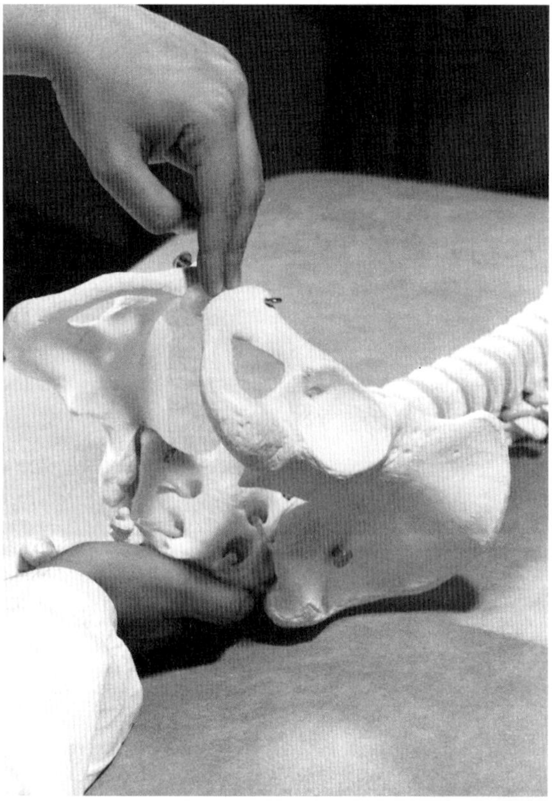

22.24
Articulatio sacro-iliaca: Energie dirigierender Finger an der Symphysis pubis

Behandlung weiterer Suturen:
Sutura petrobasilaris: Energie dirigierender Finger am Tuber parietale
Sutura petrojugularis: Energie dirigierender Finger seitlich vom Vertex
Sutura sphenopetrosa: Energie dirigierender Finger am Tuber frontale
Pterion: Energie dirigierender Finger an Asterion.

Auseinanderziehen/„Disengagement“

Die „Disengagement“-Technik setzt genaue anatomische Kenntnisse der einzelnen Verbindungen der Schädelknochen zueinander, der jeweiligen Richtung der so genannten Gelenkflächen der Schädelknochen und der Art dieser Suturen voraus. Diese Kenntnisse sind die Grundlage für die exakte Ausrichtung der therapeutischen Kraftanwendung und somit für die erfolgreiche Lösung der jeweiligen Sutur. Die Suturen werden mit Hilfe einer direkten Technik gelöst, indem die beiden betroffenen Schädelränder in die entgegengesetzte Richtung auseinander gezogen werden. Es ist möglich, die Lösung der Suturen durch Atem- oder Fluktuationstechniken zu unterstützen. Auch die gleichzeitige Wahrnehmung des kraniosakralen Rhythmus bei der Ausführung einer „Disengagement“-Technik kann bei der Entspannung der Schädelnähte behilflich sein.
An dieser Stelle sollen die „Disengagement“-Techniken für die wichtigsten äußeren suturalen Gelenkflächen erläutert werden.

Übersicht

Techniken für

1. Lambda
2. Bregma
3. Sutura lambdoidea
4. Sutura occipitomastoidea
5. Sutura petrobasilaris und Sutura petrojugularis
6. Sutura parietomastoidea
7. Sutura sagittalis
8. Sutura coronalis
9. Sutura sphenosquamosa
10. Sutura temporozygomatica, sphenosquamosa, parietosquamosa
11. Pterion
12. Asterion
13. Allgemeine Lösung der Sutura der Maxilla, des Os zygomaticum, des Os nasale, des Os frontale und des Os ethmoidale

Patient und Therapeut

Der Patient befindet sich in Rückenlage. Falls nicht anders erwähnt, sitzt der Therapeut am Kopfende des Patienten.

Lambda *(Bild 22.25* und *22.26)*

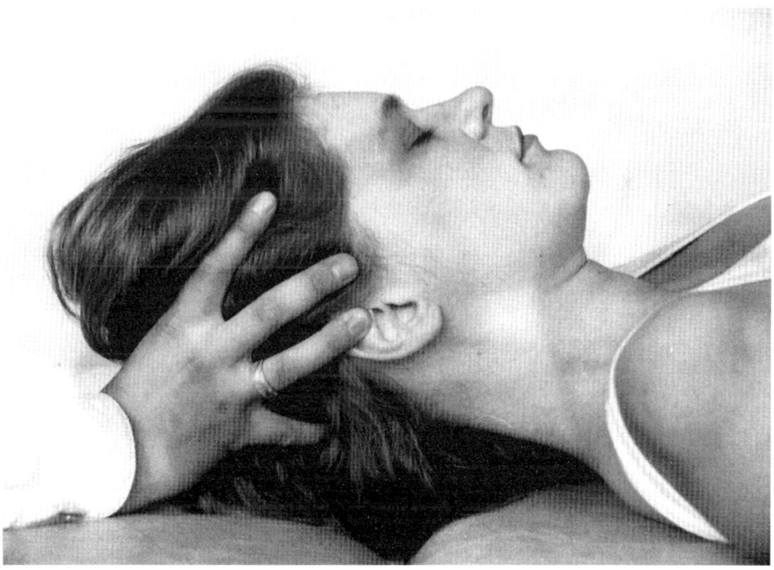

22.25
Lambda

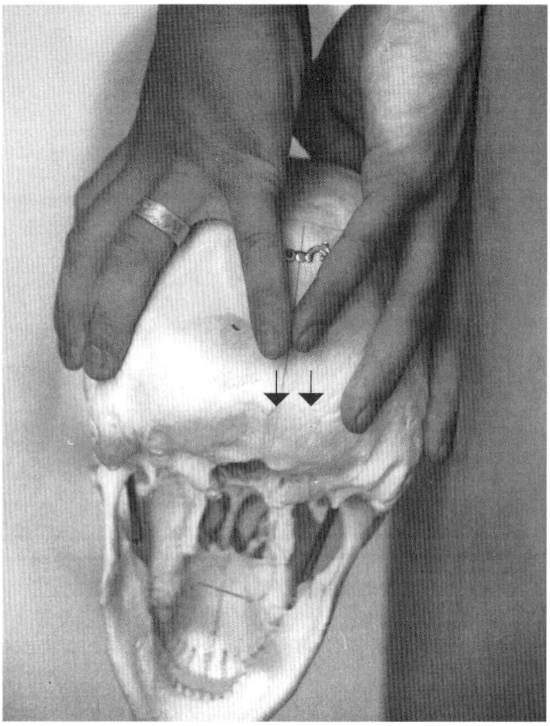

22.26
Lambda

Handposition

- Die Daumen sind überkreuzt und liegen neben der Sutura sagittalis an den gegenüberliegenden Scheitelbeinen
- Die kleinen Finger liegen an der Squama occipitalis und berühren sich mit den Fingerspitzen
- Die übrigen Finger liegen beidseitig seitlich am Schädel auf den Scheitelbeinen

Ausführung

- Während die kleinen Finger das Hinterhauptbein nach kaudal bewegen, führen die Daumen die Scheitelbeine nach lateral-anterior. Die restlichen Finger bleiben passiv.
- Einstellung des PBMT und PBFT

Alternative: Drei-Finger-Technik

- Der Zeige- und der Mittelfinger einer Hand werden auf die beiden Ossa parietalia, der Daumen dieser Hand wird auf das Os occipitale gelegt
- Während sich der Daumen nach kaudal bewegt, bewegen sich der Mittel- und der Zeigefinger nach anterior-lateral und üben einen leichten Druck auf die Scheitelbeine aus

Bregma *(Abb. 22.27)*

Handposition

- Der Zeigefinger befindet sich auf dem Stirnbein
- Die Daumen liegen überkreuzt neben der Sutura sagittalis auf den gegenüberliegenden Scheitelbeinen
- Die übrigen Finger befinden sich seitlich am Schädel

Ausführung

- Die Zeigefinger bewegen das Stirnbein nach anterior
- Gleichzeitig bewegen die Daumen die Ossa parietalia nach posterior lateral

Alternative: Drei-Finger-Technik

- Der Zeige- und der Mittelfinger einer Hand werden auf die beiden Ossa parietalia, der Daumen dieser Hand wird auf das Os frontale gelegt

- Während sich der Daumen nach anterior bewegt, bewegen sich der Mittel- und der Zeigefinger nach posterior lateral und üben einen leichten Druck auf die Scheitelbeine aus
- Einstellung des PBMT und PBFT

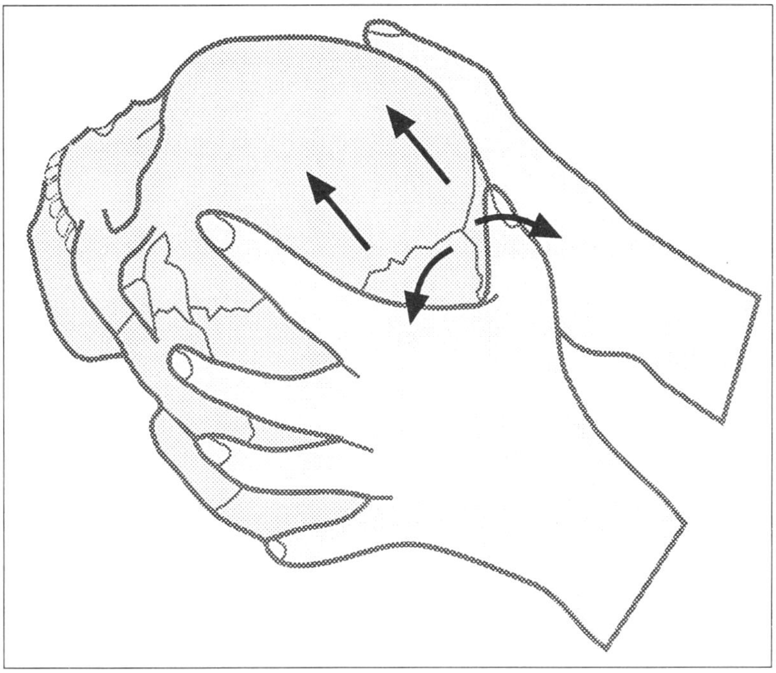

22.27
Bregma

Sutura lambdoidea (rechts) *(Abb. 22.28)*

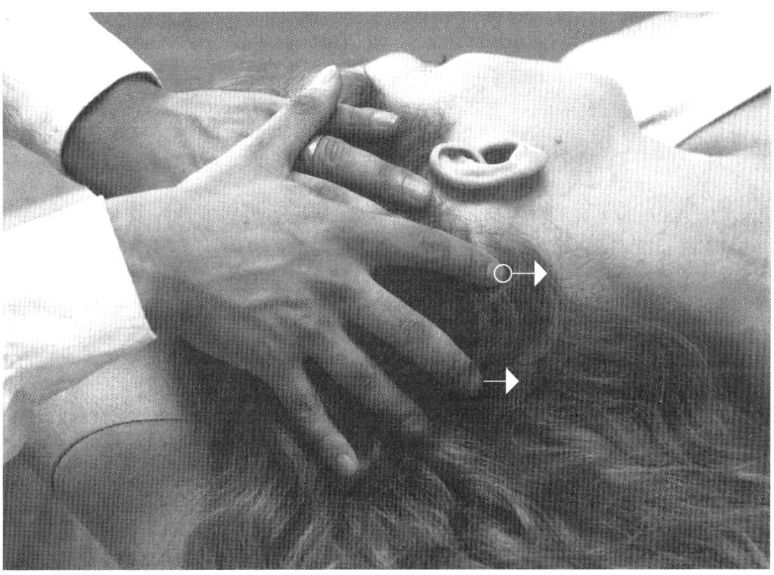

22.28
Sutura lambdoidea

Therapeut

- Er befindet sich links, auf der gegenüberliegenden Seite der zu behandelnden Sutur

Handposition

- Die Hände liegen übereinandergelagert an der rechten Seite des Schädels, die Finger zeigen nach posterior

- Der Zeige- und Mittelfinger der linken Hand liegen anterior der Sutur, auf dem Scheitelbein
- Der Zeige- und Mittelfinger der rechten Hand liegen posterior der Sutur, auf dem Hinterhauptbein

Ausführung

- Die Finger auf dem Os parietale üben einen Zug nach anterior aus. Der Zeigefinger oberhalb des Pivotpunktes übt zusätzlich einen Druck auf den Knochen aus (Margo occipitalis des Scheitelbeins)
- Die Finger auf dem Hinterhauptbein üben einen Zug nach posterior aus. Der Zeigefinger, der sich unterhalb des Pivotpunktes befindet, übt zusätzlich einen Druck auf den Knochen aus (Margo parietalis des Os occipitale)
- Einstellung des PBMT und PBFT

Sutura occipitomastoidea, zum Beispiel rechts *(Abb. 22.29)*

Mögliche Ursachen für eine Kompression der Sutur:
Bei einer beidseitigen Kompression: Sturz oder Schlag auf die Squama occipitalis
Bei einer einseitigen Kompression: Sturz oder Schlag auf den seitlichen Teil der Squama occipitalis
Die Folge ist, dass die Squama nach anterior, die Pars basilaris des Hinterhaupts nach inferior und die Schläfenbeine in die Innenrotation gedrängt werden. Der konkave Margo mastoideus des Hinterhaupts wird nach anterior superior gedrängt: Er wird in den konvexen Hinterrand der Pars mastoidea des Schläfenbeins eingekeilt, der sich nach posterior medial bewegt.
Normalerweise gleiten das Hinterhaupt und der Warzenfortsatz entgegengesetzt zueinander: In der Inspirationsphase des PRM bewegt sich der Rand des Hinterhaupts nach anterior, während der Rand des Warzenfortsatzes nach posterior gleitet.
Eine Kompression dieser Sutur könnte dazu führen, dass die gegensinnige Bewegung der Nahtränder nicht möglich wäre. Das würde bedeuten, dass das Schläfenbein in der Inspirationsphase vom Rand des Hinterhaupts mitgeführt wird und sich somit in die Innenrotation bewegt. In der Exspirationsphase würde das Schläfenbein sich dementsprechend in die Außenrotation bewegen.

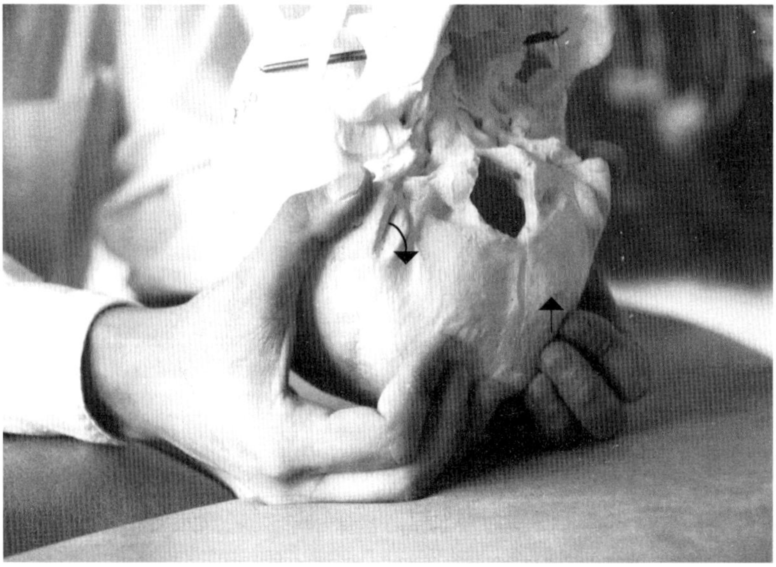

22.29
Sutura occipitomastoidea

Handposition

- Die Daumen liegen anterior an den Processi mastoidei
- Die übrigen Finger befinden sich auf dem Hinterhauptbein

1. Direkte Technik, bei einem Os temporale in Innenrotation *(Abb. 22.29)*

Ausführung

- Dysfunktionelle Seite: Die Daumen üben auf den Processus mastoideus einen Druck nach medial und posterior aus (AR)
- Die übrigen Finger führen das Hinterhauptbein nach lateral (nach links), weg von der Sutur und nach vorne in die Flexion
- Die suturalen Ränder werden so voneinander entfernt und vor allem der posteriore Teil der Sutur dadurch geöffnet
- Unterstützung durch die Atmung: Der Patient hält seinen Atem am Ende der Einatmung so lange wie möglich an
- Einstellung des PBMT und PBFT

2. Entgegengesetzte physiologische Bewegung nach *Magoun*

Ausführung

a) Indirekte Technik
Wenn sich die Pars petrosa in Innenrotation befindet: *(Abb. 22.30)*

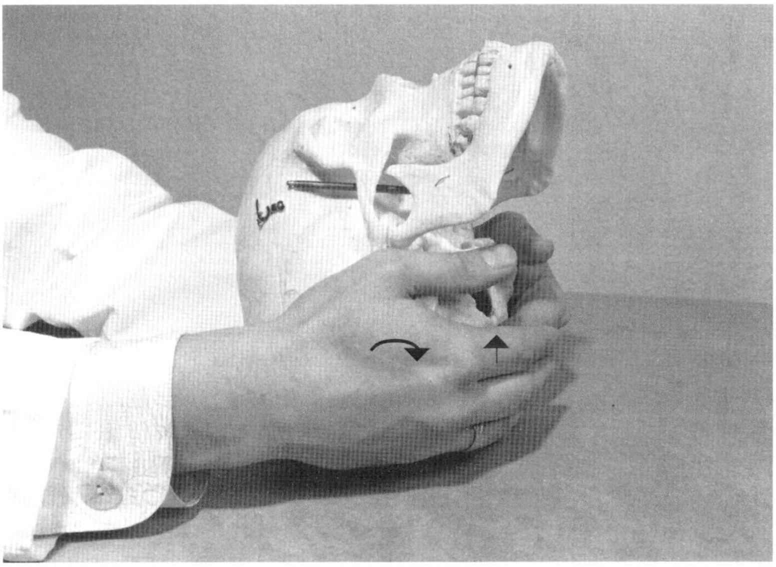

22.30
Sutura occipitomastoidea. Indirekte Technik: Rechtes Os petrosa in Innenrotation

- Mit dem Daumenballen wird ein Druck nach medial und posterior auf die Pars mastoidea ausgeübt (IR)
- Die übrigen Finger bewegen das Hinterhauptbein nach vorne in die Flexion
- Unterstützung durch die Atmung: Der Patient hält seinen Atem am Ende der Ausatmung so lange wie möglich an

Wenn sich die Pars petrosa in Außenrotation befindet:

- Der Daumen der betroffenen Seite übt auf den Processus mastoideus einen Druck nach medial und posterior aus (AR)
- Die übrigen Finger führen das Hinterhauptbein nach hinten in die Extension
- Unterstützung durch die Atmung: Der Patient hält seinen Atem am Ende der Einatmung so lange wie möglich an

b) Anschließend direkte Technik
Wenn sich die Pars petrosa in Innenrotation befindet: (Abb. 22.31)

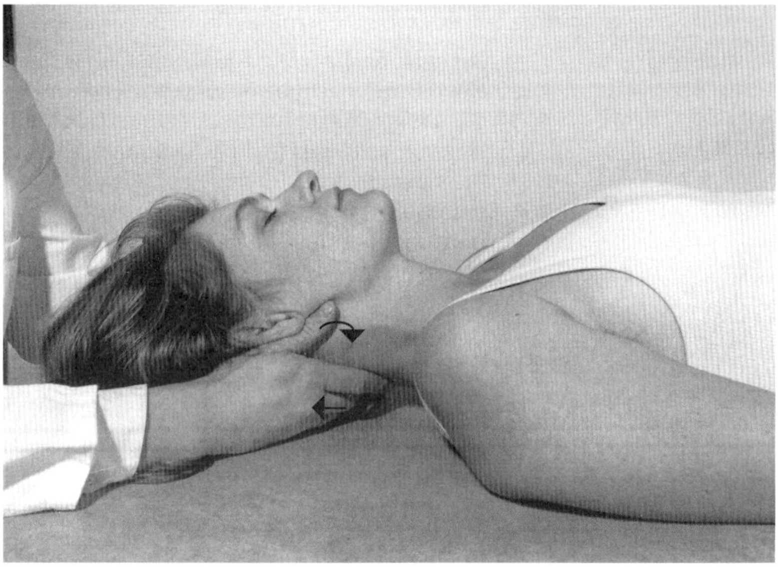

22.31

Sutura occipitomastoidea. Direkte Technik: Rechtes Os petrosa in Innenrotation

- Der Daumen der betroffenen Seite übt einen Druck auf den Processus mastoideus nach medial und posterior aus (AR)
- Die übrigen Finger führen das Hinterhauptbein nach hinten in die Extension
- Unterstützung durch die Atmung: Der Patient hält seinen Atem am Ende der Einatmung so lange wie möglich an

Wenn sich die Pars petrosa in Außenrotation befindet:
- Mit dem Daumenballen der betroffenen Seite wird ein Druck nach medial und posterior auf die Pars mastoidea ausgeübt (IR)
- Die übrigen Finger bewegen das Hinterhauptbein nach vorne in die Flexion
- Unterstützung durch die Atmung: Der Patient hält seinen Atem am Ende der Ausatmung so lange wie möglich an

Sutura petrobasilaris und Sutura petrojugularis (rechts) *(Abb. 22.32)*

1. Allgemeine Technik:

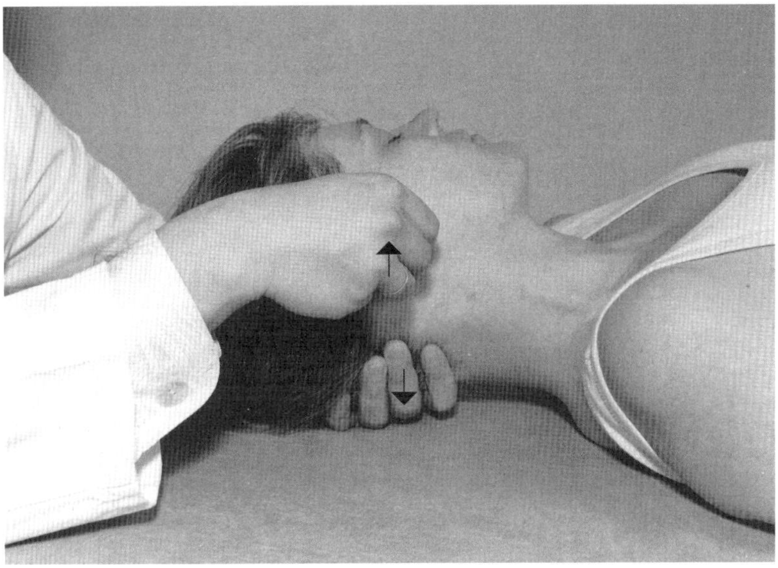

22.32
Sutura petrobasilaris und petrojugularis. Allgemeine Technik

Handposition

Rechte Hand am Schläfenbein der betroffenen Seite:
- Der Daumen liegt im äußeren Gehörgang
- Der Zeige- und Mittelfinger liegen hinter dem Ohrläppchen, möglichst dicht am Schläfenbein
- Der Daumen und die Finger umgreifen den Antitragus und das Ohrläppchen
  Die linke Hand befindet sich auf dem Hinterhaupt.

Ausführung

- Es wird ein Zug auf dem Schläfenbein nach anterior ausgeübt
- Das Hinterhaupt wird in die entgegengesetzte Richtung fixiert
- Ohne den Zug zu vermindern, werden alle anderen feinen Bewegungen der Knochen zugelassen
- Die Finger können diese Suturen nicht direkt palpieren, aber der Therapeut sollte während der gesamten Ausführung seine Aufmerksamkeit auf diese Suturen richten
- Einstellung des PBMT und PBFT

2. Spezifische Technik *(Abb. 22.33* und *22.34)*

Handposition

Rechte Hand am Schläfenbein der betroffenen Seite:
- Der Daumen und der Zeigefinger umgreifen den Processus zygomaticus
- Der Mittelfinger liegt im äußeren Ohrkanal
- Der Ringfinger befindet sich auf dem Processus mastoideus
- Der kleine Finger befindet sich auf der Pars mastoidea
  Die linke Hand befindet sich auf dem Hinterhaupt.

Ausführung

- Mit Hilfe des „Disengagement" wird das Schläfenbein vom Hinterhaupt gelöst, so dass mit der indirekten Technik der „point of balance" zwischen dem Hinterhaupt- und Schläfenbein an der Sutur aufgesucht werden kann

a) Für die Sutura petrobasilaris:

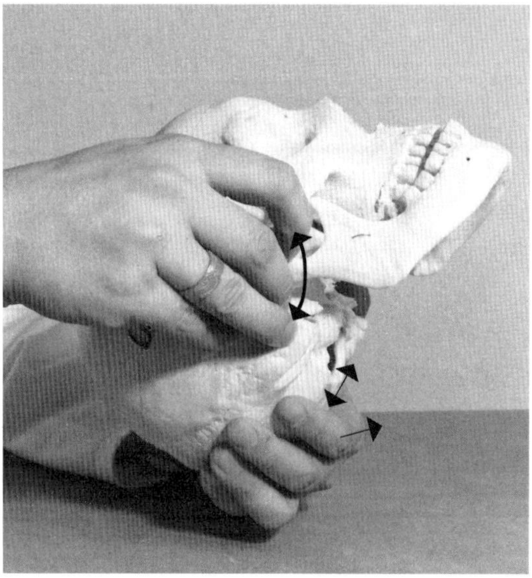

22.33
Sutura petrobasilaris

- Das Hinterhaupt wird lateral zur entgegengesetzten Seite (nach links) bewegt und dort gehalten
- Das Schläfenbein wird nach anterior oder posterior rotiert, um den PBMT einzustellen
- Zusätzlich wird das Hinterhaupt in die Flexion oder Extension bewegt entsprechend der vorhandenen Spannung, um den PBMT einzustellen

b) Für die Sutura petrojugularis

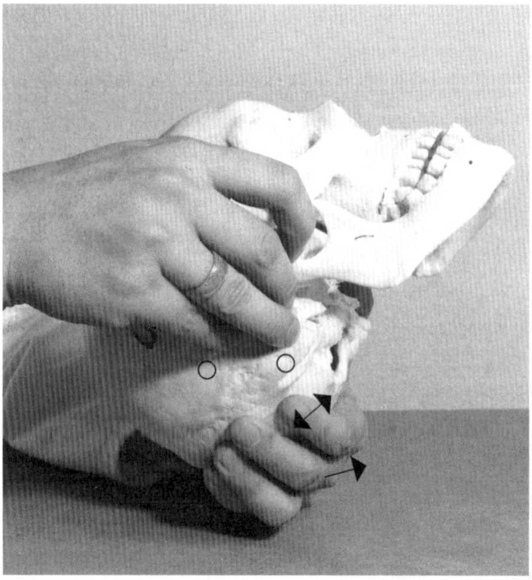

22.34
Sutura petrojugularis

- Das Hinterhaupt wird lateral zur entgegengesetzten Seite (nach links) bewegt und dort gehalten
- Anschließend aufsuchen des PBMT zwischen der Außenrotation und Innenrotation des Schläfenbeins
  Für die Außenrotation übt der Therapeut einen Druck nach medial posterior mit dem Ringfinger auf den Processus mastoideus aus
  Für die Innenrotation übt der Therapeut einen Druck nach medial posterior mit dem kleinen Finger auf die Pars mastoidea aus
- Zusätzlich wird das Hinterhaupt in die Flexion oder Extension bewegt entsprechend der vorhandenen Spannungen, um den PBMT einzustellen

Sutura parietomastoidea (links) *(Abb. 22.35)*

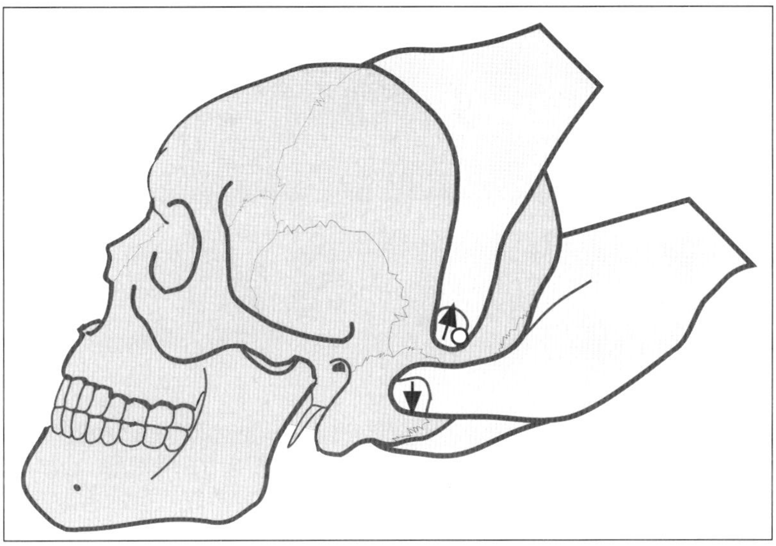

22.35
Sutura parietomastoidea

Mögliche Ursache für eine Kompression der Sutur:
Ein Schlag oder ein Sturz von oben auf das Scheitelbein der gleichen Seite.

Patient

Der Kopf des Patienten ist nach rechts, zur gegenüberliegenden Seite der Dysfunktion gedreht.

Handposition

- Der Daumen der rechten Hand liegt nahe dem Angulus mastoideus auf dem Os parietale
- Der Daumen der anderen Hand liegt nahe dem Margo parietalis auf dem Mastoid

Ausführung

- Der Daumen auf dem Os parietale übt einen Zug nach kranial aus
- Der Daumen auf dem Mastoid übt einen Zug nach kaudal aus

Sutura sagittalis *(Abb. 22.36)*

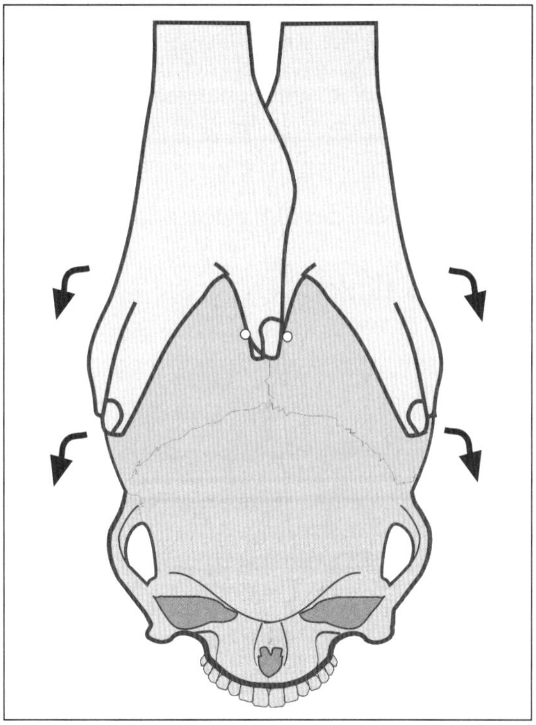

22.36
Sutura sagittalis

(Entspricht der Os parietale-Spread-Technik)

Handposition

- Die Daumen sind überkreuzt und liegen auf den jeweils gegenüberliegenden Scheitelbeinen. Die übrigen Finger liegen seitlich auf den Scheitelbeinen

Ausführung

- Die Daumen üben an den Margo sagittalia der Scheitelbeine einen nach kaudal gerichteten Zug aus
- Einstellung des PBMT und PBFT

Sutura coronalis (links) *(Abb. 22.37)*

Patient

- Der Kopf des Patienten ist nach rechts zur gegenüberliegenden Seite gedreht. Der Therapeut befindet sich an der gegenüberliegenden Seite der Dysfunktion

Handposition

- Zeige- und Mittelfinger der rechten Hand liegen auf dem Stirnbein, nahe der Sutura coronalis
- Zeige- und Mittelfinger der linken Hand liegen auf dem Scheitelbein, nahe der Sutura coronalis

Ausführung

- Zeige- und Mittelfinger der rechten Hand üben einen nach anterior gerichteten Zug auf das Stirnbein aus. Der Mittelfinger, der sich unterhalb des Pivotpunktes befindet, übt zusätzlich einen Druck auf den Knochen aus
- Zeige- und Mittelfinger der linken Hand üben einen posterioren Zug auf den Margo frontalis des Scheitelbeins aus. Der Zeigefinger, der sich oberhalb des Pivotpunktes befindet, übt zusätzlich einen Druck auf den Knochen aus
- Einstellung des PBMT und PBFT

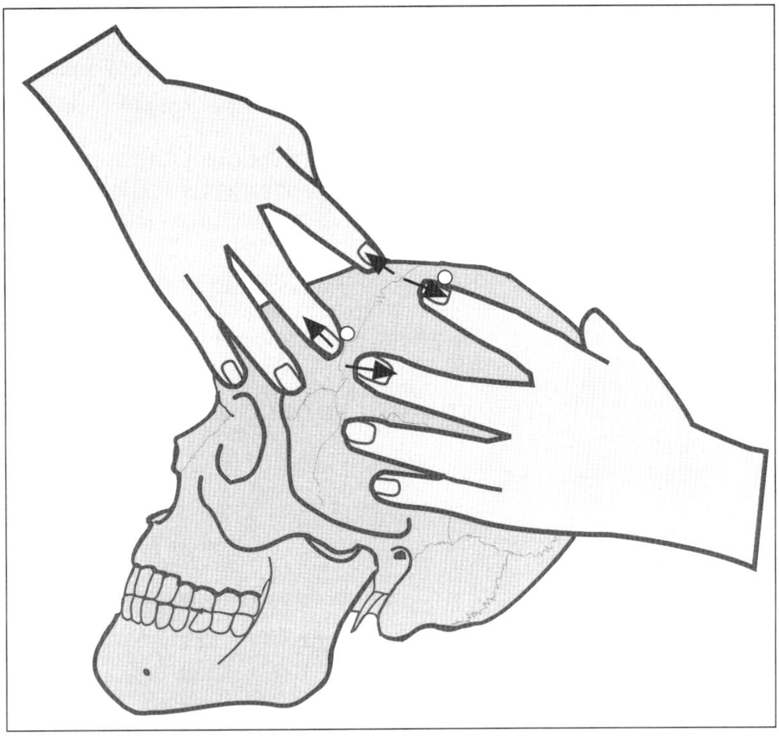

22.37
Sutura coronalis

Sutura parietosquamosa (links) *(Abb. 22.38)*

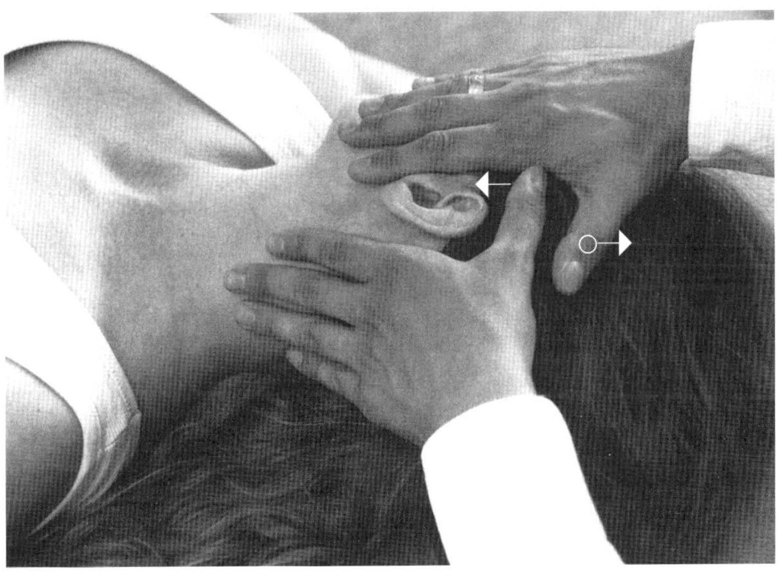

22.38
Sutura parietosquamosa

Patient

Der Kopf des Patienten ist nach rechts gedreht.

Handposition

- Der rechte Daumen befindet sich auf dem Scheitelbein, nahe der Sutura parietosquamosa. Die übrigen Finger der rechten Hand sind nach kaudal gerichtet. Der Daumen bildet mit den übrigen Fingern einen rechten Winkel

- Der linke Daumen befindet sich auf dem Schläfenbein, nahe der Sutura parietosquamosa. Die übrigen Finger der linken Hand liegen auf dem Nacken und sind nach kaudal gerichtet. Der Daumen bildet mit den übrigen Fingern einen rechten Winkel

Ausführung

- Der rechte Daumen übt einen nach kranial gerichteten Zug auf das Scheitelbein am Margo squamosus aus. Zusätzlich führt er, entsprechend der Gelenkfläche, auch einen Druck auf den Margo squamosus des Scheitelbeins aus (Innenrotation des Os parietale)
- Der linke Daumen übt einen nach kaudal gerichteten Zug auf das Schläfenbein am Margo parietalis aus
- Einstellung des PBMT und PBFT

Sutura temporozygomatica, sphenosquamosa, parietosquamosa (links) *(Abb. 22.39–22.41)*

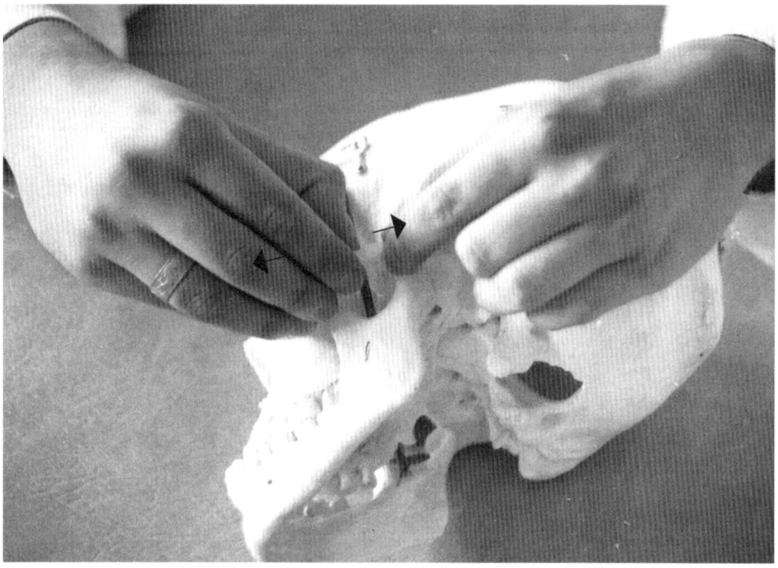

22.39

Sutura temporozygomatica

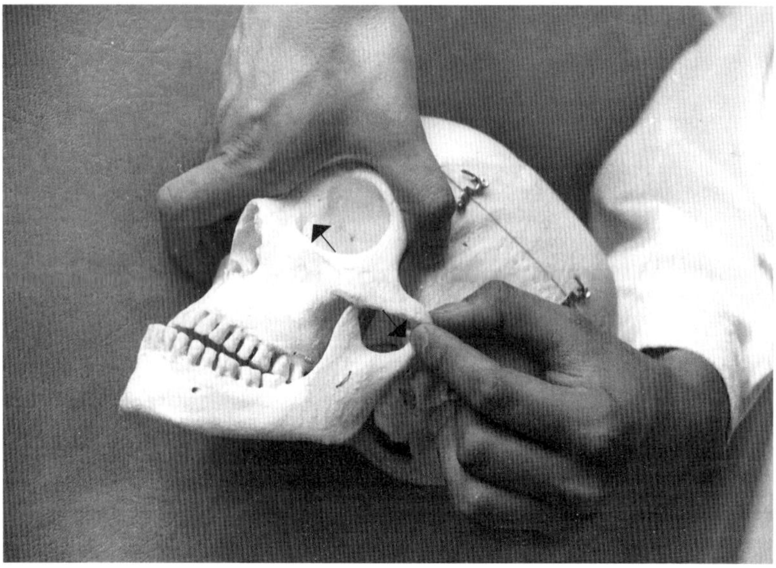

22.40

Sutura sphenosquamosa

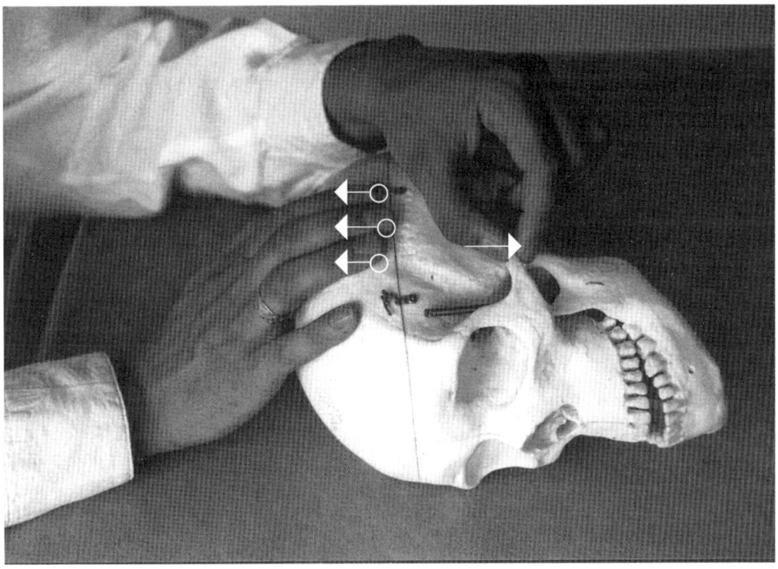

22.41
Sutura parietosquamosa

Eine Blockierung der Sutura temporozygomatica könnte dazu führen, dass während der Inspirationsphase der Processus zygomaticus des Schläfenbeins nicht mit dem Processus des Jochbeins nach außen unten gleiten könnte (s. S. 254). Dadurch wäre in der Inspirationsphase das Schläfenbein in Innenrotation fixiert. Zur Erinnerung. Das Jochbein wird vom Keilbein, das Schläfenbein vom Hinterhaupt beeinflusst.

Patient

- Der Kopf des Patienten ist zur gegenüberliegenden Seite gedreht

Handposition

- Linke Hand: Der kleine Finger liegt hinter dem Processus mastoideus, der Ringfinger vor dem Processus mastoideus
  Der Mittelfinger liegt im äußeren Ohrkanal. Daumen und Zeigefinger umgreifen den Processus zygomaticus. Der Daumen befindet sich mit seiner seitlichen Fläche zusätzlich auf der Squama des Schläfenbeins.
- Rechte Hand:
  Sutura temporozygomatica: Der Daumen und der Zeigefinger umgreifen den Processus temporalis des Jochbeins
  Sutura sphenosquamosa: Der rechte Daumen befindet sich auf dem linken großen Keilbeinflügel. Wenn möglich, können beide großen Keilbeinflügel mit dem Daumen und dem Zeigefinger umgriffen werden.
  Sutura parietosquamosa: Die Zeige-, Mittel- und Ringfinger liegen auf dem Scheitelbein.

Ausführung

- Die jeweiligen Knochen werden voneinander entfernt, indem an den entsprechenden angrenzenden Knochen ein entgegengesetzter Zug ausgeführt wird
- Einstellung des PBMT und PBFT

Pterion *(Abb. 22.42)*

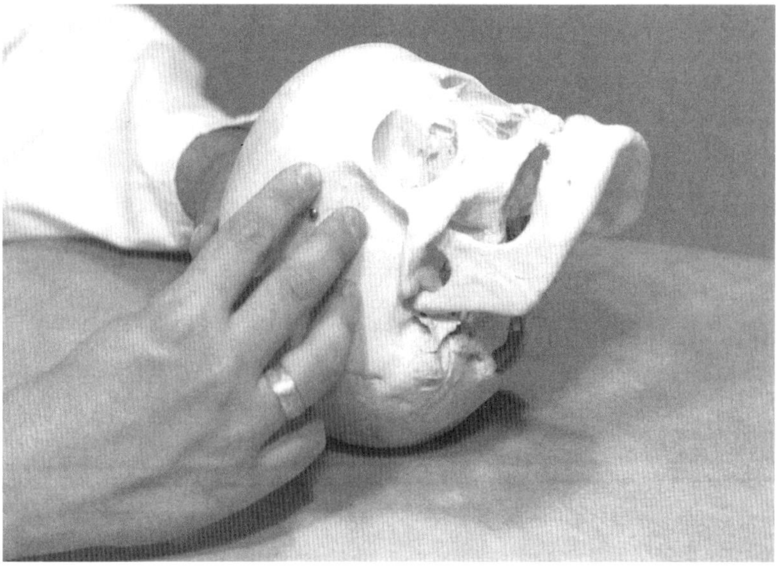

22.42
Pterion

Als Vorbereitung zur Lösung von Pterion dient die vorangegangene Suturen-Technik.
An Pterion überlagern sich suturale Flächen. Unten liegt das Os frontale, darauf folgen das Os parietale und das Os sphenoidale, am oberflächlichsten liegt das Os temporale. Entsprechend dieser Anordnung der suturalen Flächen findet auch deren Lösung statt, beginnend von dem am tiefsten liegenden Knochen.

Handposition

- Alle Finger befinden sich nahe Pterion
- Der Zeigefinger befindet sich auf dem Stirnbein
- Der Daumen befindet sich auf dem Scheitelbein
- Der Mittelfinger befindet sich auf dem Keilbein
- Der Ringfinger befindet sich auf dem Schläfenbein

Ausführung

- Der Zeigefinger übt einen sanften Druck auf das Stirnbein sowie einen Zug nach anterior superior aus
- Wenn sich das Stirnbein von den anderen Knochen zu lösen beginnt, übt der Daumen einen sanften Druck sowie einen Zug am Scheitelbein nach superior und etwas nach posterior aus
- Wenn sich das Scheitelbein von den anderen Knochen zu lösen beginnt, übt der Mittelfinger auf das Keilbein einen sanften Druck sowie einen Zug nach anterior und etwas nach kaudal aus
- Wenn sich das Keilbein von den anderen Knochen zu lösen beginnt, übt der Ringfinger am Schläfenbein einen Zug nach kaudal und posterior aus
- Am Ende führen alle Finger einen zentrifugalen Zug an den Knochen aus.
- Einstellung des PBMT und PBFT

Asterion *(Abb. 22.43)*

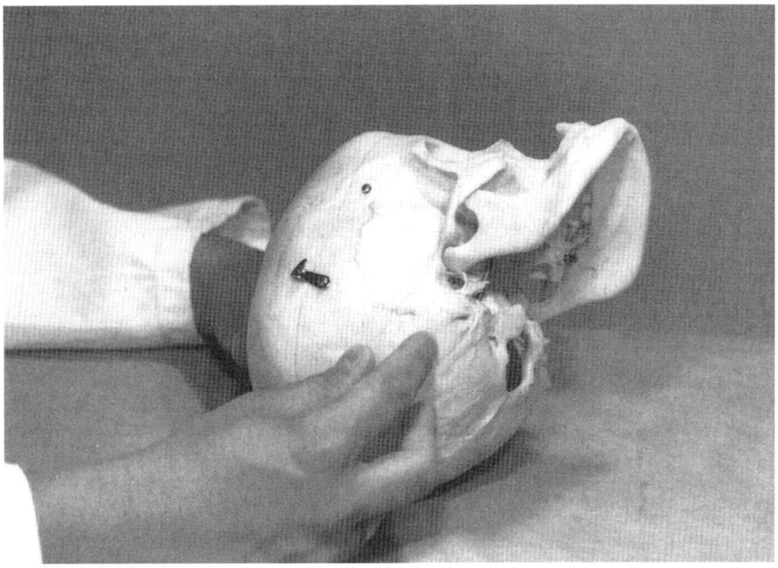

22.43
Asterion

Patient

- Der Kopf des Patienten ist zur gegenüberliegenden Seite gedreht

Handposition

- Alle Finger befinden sich nahe Asterion
- Der Daumen befindet sich auf dem Scheitelbein
- Der Zeigefinger befindet sich auf dem Schläfenbein
- Der Mittelfinger befindet sich auf dem Hinterhauptbein

Ausführung

- Der Mittelfinger übt einen sanften Druck auf das Hinterhauptbein sowie einen Zug nach posterior aus
- Der Daumen auf dem Scheitelbein und der Zeigefinger auf dem Schläfenbein üben anschließend zusammen mit dem Mittelfinger einen zentrifugalen Zug an den Knochen aus
- Einstellung des PBMT und PBFT

Allgemeine Lösung der Suturen der Maxilla und der Ossa zygomaticum, nasale, frontale und ethmoidale (links) *(Abb. 22.44)*

Dies ist keine reine „Disengagement“-Technik. Sie wird aber dennoch an dieser Stelle angeführt, da sie eine Vielzahl von Suturen des Gesichtsskeletts zu lösen imstande ist.

Patient

Der Kopf des Patienten ist nach rechts, auf die entgegengesetzte Seite der Dysfunktion gedreht.

Handposition

- Der rechte Zeigefinger liegt intraoral auf der Eckzahnkante an der Außenseite des Oberkiefers. Die Fingerspitze liegt innen am Jochbein
- Daumen und Zeigefinger der linken Hand umgreifen die Stirnbeinfortsätze der Oberkieferknochen

Ausführung

- Der Zeigefinger im Mund übt von medial einen nach außen gerichteten Druck auf das Jochbein aus, so dass die Sutura zygomaticomaxillaris gelöst wird

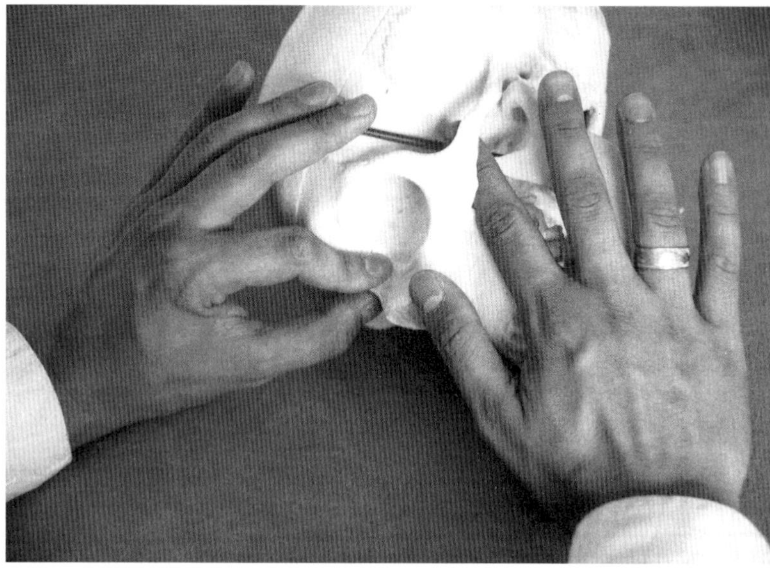

22.44
Suturen des Gesichts

- Zudem wird der Zeigefinger so gedreht, dass die Maxilla nach außen rotiert. Dadurch können sich die Verbindungen zum Nasen-, Stirn- und Siebbein lösen.
- Einstellung des PBMT und PBFT

Diese Technik erfordert viel Übung. Zudem sollten für eine erfolgreiche Ausführung die unterschiedlichen Verbindungsstellen der beteiligten Knochen visualisiert werden.

1929 trug *Sutherland* den Aufsatz „Bedside Technique" in einer Konferenz der *Minnesota State Osteopathic Association* vor, in dem er auch eine Technik erwähnte, die dazu geeignet ist, die physiologische Beweglichkeit der suturalen Verbindungen in einer Art Selbsthilfetechnik zu unterstützen und zu erhalten, sowie die Hirndurchblutung zu verbessern.
Als erstes empfahl Sutherland, dafür an die frische Luft zu gehen.

Ausführung

1. Tiefe und langsame Ausatmung (Diaphragma senkt sich):
   - Dabei den Kopf beugen
   - Gleichzeitig werden die Mastoidfortsätze der Schläfenbeine nach lateral gebracht
   - Am Ende der Ausatmung den Atem für einige Augenblicke anhalten und in dieser Position verweilen
2. Tiefe und langsame Einatmung (Diaphragma hebt sich):
   - Dabei den Nacken strecken
   - Gleichzeitig werden die Mastoidfortsätze der Schläfenbeine nach medial gebracht

Quellenangabe:

1 Sutherland, W. G. in Sutherland, A. S.: With thinking fingers. The Cranial Academy, USA 1962, S. 13.
2 Sutherland, W. G.: Teachings in the science of osteopathy. Sutherland Cranial Teaching Foundation 1991, S. 16.
3 Magoun, H. I.: Osteopathy in the cranial field. 3rd ed. Journal Printing Company, Kirksville 1976, S. 102.

Weitere Literaturhinweise:

Busquet, L.: L'Osteopathie cranienne. Maloine, Paris 1985.
Dossey, L.: Heilende Worte. Bruno Martin, Südergellersen, 1995.
Lippincott, H. A., Lippincott, R. C.: A manual of cranial technique. Cranial Academy, 1995.
Sutherland, W. G.: Contributions of thought. Sutherland Cranial Teaching Foundation, 1967.
Upledger, J. E., Retzlaff, E. W., Vredgevoogd, J. D.: Diagnosis and treatment of temporoparietal suture head pain. Osteopathic medicine 78 (1978) 19–26.

Anhang 1

Beispiel für einen Anamnesebogen

Anamnese bei Erwachsenen:

Name:	Geburtsdatum:
Adresse:	Versicherung:
Beruf:	Telefon:

Symptome:
(Art der Symptome, Lokalisation; Seit wann? Zeitliche Zusammenhänge oder Aufeinanderfolge von Symptomen; Welche bisherigen Therapien?)

Unfälle/Traumata:

Geburt:

Stürze, Sport-, Autounfall, Frakturen etc. (inkl. Traumata des Kreuz- und Steißbeins):

Operationen, schwere Krankheiten, Anästhesien:

Zahnärztliche Eingriffe:

Ernährung:

Drogen/Medikamente/Impfungen:

Familienanamnese:

Gewohnheiten des Patienten:

Blutdruck:

Puls:

Harndrang:

Stuhlgang, Verdauung:

Menstruation:

Schlaf:

Anhang 2

Einige Indikationen für kraniosakrale Techniken

Die folgende alphabetische Auflistung stellt nur eine Auswahl möglicher Indikationen für kraniosakrale Behandlungen dar. Letztendlich steht für den Osteopathen nicht die Bezeichnung der Erkrankung im Vordergrund, sondern die individuellen strukturellen Veränderungen und die Ursachen, die zu diesen geführt haben.

In diesem Sinne werden in der Osteopathie nicht Techniken für bestimmte Krankheiten gelehrt, sondern es steht die Vermittlung von Funktion und Dysfunktion im Mittelpunkt, um das Verständnis des Studenten für die Faktoren und Prozesse zu wecken, die zu Gesundheit und zu Krankheit führen. Auf diese Weise kann der Therapeut in Kommunikation mit den Körpergeweben und im Verständnis der spezifischen Entstehung von Krankheitssymptomen die geeignete Herangehensweise für den jeweiligen Patienten wählen. So kann bei zwei Patienten mit exakt der gleichen Krankheitsbezeichnung eine ganz unterschiedliche Behandlung erfolgen. Es gilt ausdrücklich: Es werden keine Krankheiten, sondern Menschen behandelt.

Indem die Struktur der unterschiedlichen Körpergewebe auf den verschiedensten Ebenen von Spannungen befreit wird, indem Dysfunktionen behoben und die eigenen Heilkräfte wieder instandgesetzt werden, ist eine Heilung und Besserung bei fast allen Krankheitsäußerungen möglich. Bei irreversiblen Veränderungen kann zumindest eine Verbesserung der Kompensationsmöglichkeiten des Körpers erreicht werden. Bei angeborenen und erworbenen Missbildungen, sowie bei Karzinomen, Geschwüren etc. sind die Behandlungsmöglichkeiten beschränkt und sollten immer in Verbindung mit anderen Therapien und in Absprache mit den jeweiligen Fachärzten durchgeführt werden.

Die erwähnten Behandlungsmöglichkeiten sind nur als Anregung zu verstehen und sollten stets in Zusammenarbeit mit einem Facharzt durchgeführt werden. Jeder Behandlung sollte stets eine ausführliche Anamnese und Untersuchung vorangehen, um die jeweiligen zugrundeliegenden Störungen erkennen und ihre Bedeutung für den Gesamtorganismus und für die Symptomatik einschätzen zu können. Jede Behandlung ist höchst individuell, sie ist angepasst z. B. an die Natur der Störung, an das spezifische Verlangen des Patienten, an sein Alter, seine psychische Verfassung und seinen Lebensstil.

Akute fieberhafte Infektionen

Neben allen anderen notwendigen Maßnahmen kann mit Hilfe der CV-4-Technik, weiteren Fluktuationstechniken und lymphatischen Pumptechniken der Heilungsprozess beschleunigt und die Körpertemperatur gesenkt werden.

Bei chronisch rezidivierenden Infektionen ist es nötig, die jeweils zugrundeliegenden strukturellen Störungen zu normalisieren, um einen freien Flüssigkeitsstrom und Drainage zu gewährleisten, mit der Folge einer Verbesserung der Versorgung und des Abtransports von Metaboliten der betroffenen Gewebe. Außerdem spielen die Ernährung und die Behandlung des Locus minoris resistentiae sowie die Aktivierung der Ausscheidungsorgane eine große Rolle.

Apoplex

In den ersten Wochen nach einem Apoplex sollte aufgrund der Gefahr erneuter Blutungen keine kraniosakrale Behandlung vorgenommen werden. Später ist eine kraniosakrale Behandlung angezeigt zur Unterstützung der Re-

generation wie auch zur Verbesserung der Flüssigkeitszirkulation und Drainage im Gehirn.
Techniken: CV-4 und andere Fluktuationstechniken sowie Techniken zur Normalisierung struktureller Restriktionen.

Asthma bronchiale

Asthma ist ein multifaktorielles Geschehen mit genetischen und psychischen Einflüssen.
Aus kranial-osteopathischer Sicht können folgende Strukturen beteiligt sein:

- Foramen jugulare: Der N. vagus innerviert die Bronchien
- 2. bis 6. Brustwirbel und ihre zugehörigen Rippenpaare: Vor den Rippenköpfchen liegen die Sympathikusganglien, die die Bronchien innervieren. Störungen der Schädelbasis und der genannten Brustwirbel und Rippenpaare können die Sekretion der Bronchien und ihre kontraktile Bewegung beeinträchtigen
- Os palatinum, Os sphenoidale, Os maxillaris mit Einwirkung auf das Ganglion sphenopalatinum:
  Insbesondere Extensionsdysfunktionen und traumatische Krafteinwirkung von anterior können dieses Ganglion beeinträchtigen. Die Folge ist eine schlechte Funktion der Schleimhäute und somit eine verminderte Anwärmung, Befeuchtung und Säuberung der eingeatmeten Luft
- Spannungen des thorakalen Einlasses und des Zwerchfells: Flüssigkeitsbewegungen und insbesondere der Lymphabfluss können durch diese Strukturen beeinträchtigt werden
- Bewegungseinschränkung der Gesichtsknochen und des Keilbeins führen zu einer verminderten Drainage in diesem Gebiet mit der Begünstigung von Rhinitis, Sinusitis und Asthma. Behandlung der genannten bzw. betroffenen Strukturen unter Berücksichtigung der psychischen Faktoren sind die Grundlagen für einen Heilungserfolg. Weitergehend sollte gegebenenfalls eine Rauchentwöhnung durchgeführt werden

Bissanomalien und Störungen des Kiefergelenks

Eine Vielzahl von Ursachen können zu Kiefergelenks- und Bissstörungen führen: z. B. Veränderungen in der SSB durch Geburtstraumen oder Unfälle (mit der Folge asymmetrischer Kieferstellungen), Störungen des Schläfenbeins, zahnchirurgische Eingriffe, psychische Anspannung mit Hypertonus der Kaumuskulatur. Eine differenzierte Befunderhebung des gesamten Körpers, des Kiefergelenks und der Schädelbasis sind Voraussetzung für eine erfolgreiche Behandlung.
Die Behandlung umfasst die Normalisierung der betroffenen Strukturen und der zugrundeliegenden Ursachen: z. B. SSB, Os temporale, Mandibula, Kaumuskulatur, intraorale Muskulatur, Atlanto-Okzipitalgelenk, Oberkieferkomplex, Iliosakralgelenk, psychische Komponenten, Ernährung.

Depressionen

Depressionen gehen meist mit einer starken Kompression der Schädelbasis einher. Durch Aufhebung der SSB-, der Okziput/Atlas-, und der L5/S1-Kompression, der Dysfunktionen des Os temporale sowie weiterer primärer Dysfunktionen können die Depressionen häufig erfolgreich gebessert werden.

Glaukom

Unterstützt werden kann die Therapie durch Entlastung und Drainage venöser Stauungen, insbesondere durch die Lösung der Sutura petrosphenoidale, der Sutura occipitomastoidea und die Behandlung des Tränenbeins.

Hyperaktivität des Kindes

Die strukturelle Basis für das Entstehen dieser Störung ebenso wie bei Lernschwierigkeiten ist häufig in Geburtstraumata und in früher Kindheit zu suchen. Durch eine kraniosakrale Behandlung der Neugeborenen könnten diese Symptomatiken wahrscheinlich zum großen Teil vermieden werden.

Die wichtigsten Techniken: Behandlung der SSB, der suturalen Verbindungen der Schläfenbeine und, wenn nötig, die Lösung der Kompressionen am Atlanto-Okzipitalgelenk und am lumbosakralen Übergang. Die Ernährung ist ein nicht zu vernachlässigender Faktor bei diesem Symptomenbild. Eine rohkostreiche Ernährung mit wenig zuckerhaltigen Speisen und Getränken ist zu empfehlen.
Ebenso sollte das psychosoziale Umfeld dieser Kinder mit in die Therapie integriert werden.

Katarakt

Die Entwicklung eines Katarakt kann unter Umständen verlangsamt werden durch Lösung der orbitalen Strukturen, insbesondere der Sutura frontomaxillaris und des atlanto-okzipitalen Gelenks. Die Ernährung spielt ebenfalls eine außerordentlich große Rolle.

Migräne und Kopfschmerzen

Ein multifaktorielles Geschehen. An dieser Stelle können die unterschiedlichen Formen von Kopfschmerzen, die vielfältigen Ursachen, die zugrundeliegenden strukturellen Veränderungen und die entsprechenden Therapiemöglichkeiten nur andeutungsweise und sehr unvollständig behandelt werden. Aus kraniosakraler Sicht können folgende Strukturen beteiligt sein:

- Spannungen der Dura, die sich auf die venösen Blutleiter und die arteriellen Blutgefäße auswirken, wie z.B. die Arteria meningea media. Die Folgen sind u. a. zerebrale Ödeme, Entzündungen, reflektorische Muskelspannungen im Nacken etc.
- SSB-Dysfunktionen mit Blockierungen der Sutura sphenosquamosa, occipitomastoidea, petrojugularis, petrosphenoidale
- Hinterhaupt und Schläfenbein: Am Foramen jugulare kann der Vagusnerv Spannungen der Duralmembran ausgesetzt sein und der venöse Rückfluss behindert werden, mit Folgen von Übelkeit, Schwindel, Erbrechen. An der Vorderwand der Felsenbeinspitze des Schläfenbeins befindet sich eine flache Mulde für das Ganglion trigeminale. Der N. trigeminus versorgt sensibel das Gesicht, die Stirn sowie die intrakraniale Dura
- Obere Halswirbelsäule und Spannungen der Nackenmuskulatur: Die sensible Innervation eines Teils des Schädels und der Dura verläuft über die ersten drei zervikalen Nerven
- Spannungen der Kaumuskulatur. Vor allem der M. temporalis ist in der Lage, Schmerzen zu verursachen, indem er die Sutura sphenosquamosa komprimiert
- Die hyoidale Muskulatur mit ihrem Einfluss auf die V. jugularis (s. Kap. 16)
- Von den Gefäßen sind die Arterien am schmerzempfindlichsten, dann kommen die großen Sinus, und am geringsten sind die kleinen Sinus und die Venen schmerzempfindlich. Die Blutgefäße des Kopfes werden präganglionär von C8 bis Th3, vom Ganglion stellatum (über die A. vertebralis) und vom Ganglion cervicale superius (über die A. carotis interna und externa) versorgt. Auch parasympathische Innervationen sind unregelmäßig anzutreffen, z. B. über den N. facialis. Nicht selten ist die Arteria meningea media an der Sutura sphenosquamosa Spannungen ausgesetzt, die zu Kopfschmerzen führen können
- Viszerale Strukturen des Thorax oder des Verdauungsapparats (über die faszialen Verbindungen zum Tuberculum pharyngeum des Hinterhaupts)

Die Behandlung dieser Strukturen und aller anderen zugrundeliegenden Dysfunktionen können die Migräne und Kopfschmerzen sehr positiv beeinflussen. Selbstverständlich sollten alle weiteren möglichen Ursachen abgeklärt, psychische Anspannungen reguliert, Herde ausgeschaltet und gegebenenfalls eine Ernährungsberatung durchgeführt werden.

Mögliche Techniken: CV-4, Atlanto-okzipitale-Entspannung, Behandlung der SSB, Befreiung der Sutura occipitomastoidea, intrakraniale Duralentspannungstechniken, Lösung von Verspannungen der Nackenmuskulatur und der hyoidalen Muskulatur.

Chronische Mittelohrentzündungen

Das Mittelohr ist ähnlich wie ein nasaler Sinus gestaltet. Ein Drittel der Tuba auditiva, ihre lateralen knöchernen Anteile, sind meist kontinuierlich geöffnet, während die medialen zwei Drittel sich öffnen und schließen mit jedem Schlucken oder Gähnen. Normalerweise werden über die Tuba auditiva Sekrete aus dem Mittelohr in den Rachenraum befördert. Bei Dysfunktionen kann am knorpeligen Anteil der Tuba auditiva das Lumen verengt sein. Es kommt dann zu einer verminderten Drainage und zur erhöhten Anfälligkeit von Infektionen im Mittelohr. Auch hier sind außer der entsprechenden Ganzheitsbehandlung, vor allem das Schläfenbein, die Eustachische Röhre und das Kiefergelenk zu behandeln.

Psychosomatische Leiden und viszerale Funktionsstörungen

Diese Störungen können meist sehr gut durch kraniosakrale Behandlungen beeinflusst werden. Der Einfluss des vegetativen Nervensystems ist von großer Bedeutung. Das Foramen jugulare (N. vagus) sollte korrigiert werden. Die CV-4-Technik hilft, das vegetative Nervensystem zu harmonisieren. Auch die faszialen Strukturen der betroffenen Organe sind zu normalisieren. Durch die Normalisierung struktureller Fehlspannungen, Fehlstellungen und faszialer Restriktion sowie durch die Bewusstwerdung und Integration zugrundeliegender nicht bewusster/verdrängter Emotionen und Erlebnisse (die sich in der Gewebestruktur manifestieren und wiederfinden) ist die Grundlage für eine ganzheitliche Heilung geschaffen.
Ebenso haben die Ernährung, der Alkoholkonsum, der Lebenswandel, die körperliche Aktivität, die Lebens- und Arbeitssituation des Patienten einen großen Einfluss auf die Heilung.
Bei Tumoren und Fehlbildungen kann in Verbindung mit allen anderen notwendigen medizinischen Maßnahmen meist nur das Fortschreiten verlangsamt werden oder eine Begleit- bzw. Nachbehandlung durchgeführt werden.

Pyloruspasmus bei Kleinkindern

Meist ist der N. vagus am Foramen jugulare betroffen. Techniken zur Lösung der Spannungen am Foramen jugulare und an der Sutura occipitomastoidea sind in diesen Fällen angezeigt. Auch bei Magenbeschwerden und Zwölffingerdarmgeschwüren in späteren Jahren sollte diese Region auf jeden Fall untersucht werden. Ebenso sollte die embryologische Magen-Zwölffingerdarmrelation palpiert werden. Seltener ist auch das Zwerchfell und der zervikothorakale Übergang mit ursächlich beteiligt.

Schleudertrauma

Schleudertraumata sprechen gut auf kraniosakrale Behandlungen an. Zur Erinnerung: es sollte keine atlanto-okzipitale Entspannungstechnik bis 3 Monate nach einem Schleudertrauma ausgeübt werden, da ein Anbruch des Dens vom 2. Halswirbel nicht ausgeschlossen werden kann. Es ist unbedingt notwendig, außer der Halswirbelsäule auch die Körperstrukturen ober- und unterhalb dieser und die weiter entfernt gelegenen Strukturen zu untersuchen, denn der ganze Patient war dem Trauma ausgesetzt, nicht nur die Halswirbelsäule. Die Auswirkung auf die Brust- und Lendenwirbelsäule, das Kreuzbein und Becken, die paravertebralen Muskeln, Ligamente, Faszien, Nerven, Gefäße, sowie den Schädel mit den intrakranialen Membranen, zerebralen Gefäße, das Foramen jugulare und das Nervensystem etc. sind nicht vorhersehbar. Zur lokalen Behandlung empfiehlt *Magoun*[1] eine sanfte Traktion von zwei bis fünf Kilopond 2- bis 3-mal am Tag für 15 bis 20 Minuten auszuführen. Die Wirkung der Traktion wird nach meiner Erfahrung verbessert, wenn sie mit einem Unwinding der Halswirbelsäule verbunden wird.

Bei einem Schleudertrauma wird häufig auch das Sakrum im Becken fixiert und seine feine kraniosakrale Bewegung eingeschränkt. Es können sich dann weitere Dysfunktionen einstellen: Ein- oder beidseitige sakroiliakale oder lumbosakrale Dysfunktionen sowie Dysfunktionen der Symphyse mit der Folge einer Einschränkung der Bein-, Rücken- und Kopfbeweglichkeit. Die Lösung der Blockierungen des Iliosakralgelenks, der lumbosakralen und anderer Wirbelgelenke ist von grundlegender Bedeutung für die Behandlung des Schleudertraumas.

Chronische Schmerzen

Chronische Schmerzen sind eine sehr gute Indikation für kraniosakrale Techniken. CV-4, Energiezuführungstechniken, Gewebeentspannungstechniken (entsprechend den Techniken für die Diaphragmata, s. S. 417 ff.), „Unwinding" und Mobilisation der betroffenen Partien. Die Lösung der jeweiligen zugrundeliegenden Dysfunktionen ist Voraussetzung für eine dauerhafte Schmerzbefreiung.

Sehstörungen

Generell sollten stets die folgenden Strukturen untersucht und behandelt werden:

- Die knöchernen Verbindungen der Orbita und die Orbita als Ganzes
- Das Keilbein und die SSB (aufgrund der Ansatzstellen der Augenmuskeln) und die Öffnungen am Keilbein für den Sehnerven und die Augenmuskelnerven
- Die intrakranialen Duralmembranen (insbesondere das Tentorium cerebelli), da die Augenmuskelnerven an ihnen entlangführen. Insbesondere der N. abducens ist anfällig, da er unter dem Lig. sphenopetrosum des Tentorium verläuft und mit diesem faserig verbunden ist
- Das Hinterhaupt und der Atlas
- Unter Umständen das Schläfenbein, aufgrund der Anheftung des Tentoriums an diesem Knochen

Geeignete ophthalmologische Indikationen sind

- Astigmatismus, Schielen
- Akkommodationsstörungen und Strabismus bei Kindern
- Entzündungen der Augenstrukturen
- Kurzsichtigkeit: Das Keilbein befindet sich meist in Extension, so dass die Orbita in ihrem longitudinalen Durchmesser vergrößert ist. Die Behandlung zielt darauf hin, die Orbita und den Bulbus in ihrem longitudinalen Durchmesser zu vermindern
- Weitsichtigkeit: Das Keilbein befindet sich meist in Flexion, so dass die Orbita in ihrem longitudinalen Durchmesser verkürzt ist. Die Behandlung zielt darauf hin, die Orbita und den Bulbus in ihrem longitudinalen Durchmesser zu verlängern
  Kraniosakrale Behandlung bei Weit- und Kurzsichtigkeit sollten in jedem Falle gemeinsam mit Augenübungen und einem Sehtraining durchgeführt werden.
- Nystagmus: Dieser kann durch eine Vielzahl von Faktoren verursacht werden. *Magoun*[2] erwähnt eine Überreizung des N. vestibulocochlearis, der Verbindungen hat zum III., IV. und VI. Hirnnerven. Er führt dies z. T. auf Störungen im Bereich der Pars condylaris und der Sutura petrosphenoidale zurück. Entspannungen der Dura können oft Besserung verschaffen

Chronische Sinusitis

Betroffene Strukturen: Stirn-, Sieb-, Keil- und Gaumenbein, Oberkiefer und Vomer (Joch- und Schläfenbein), sowie die beteiligten weichen Gewebe, z. B. die hyoidale Muskulatur und die arteriovenösen (A. carotis communis, V. jugularis interna) und nervalen (Ganglion pterygopalatinum, N. trigeminus)

Strukturen. Die Therapie zielt darauf ab, alle beteiligten knöchernen und muskulofaszialen Restriktionen zu lösen und einen freien Flüssigkeitsstrom und Drainage in diesem Bereich zu gewährleisten.

Skoliosen

Über 90% aller Skoliosen sind aus medizinischer Sicht idiopathisch. Nicht selten sind Geburtstraumata am atlantookzipitalen Gelenk, am Hinterhaupt und an der SSB die Ursache. Auch primäre oder sekundäre Dysfunktionen am Sakrum und Ilium oder eine echte Beinlängendifferenz sowie traumatische Krafteinwirkungen am Gesicht und Oberkiefer, zahnchirurgische Eingriffe, Zahnklammern, Organstörungen etc. können die zugrundeliegende Ursache darstellen.

Mögliche Techniken:

- Behandlung der SSB, der atlantookzipitalen Gelenkflächen und aller zugrundeliegender Strukturen und primären Dysfunktionen.

Tinnitus und Schwerhörigkeit

Soweit wie die Sinneszellen im Gehör- und Gleichgewichtsorgan noch intakt sind, bestehen gute Aussichten auf eine Verbesserung bis hin zum Verschwinden der Symptomatik. Anderenfalls kann meist nur ein Fortschreiten der Symptomatik aufgehalten werden. Je früher der Tinnitus behandelt wird, desto größer sind die Erfolgschancen. Tinnitus hat eine Vielzahl von Ursachen. Abgesehen von strukturellen Dysfunktionen, scheint auch Stress bei der Auslösung von Tinnitus häufig mitbeteiligt zu sein. Psychische Anspannungen können über muskuläre Anheftungen am Schläfenbein zu Tinnitus führen.

Eine wichtige Ursache hängt mit dem Zustand der Tuba auditiva[3] zusammen. Eine Dysfunktion des Os temporale in Innenrotation führt zu einem Engerwerden des knorpeligen Teils der Tuba auditiva und erzeugt einen hohen Ton. Eine Dysfunktion des Os temporale in Außenrotation lässt die Tuba offen und erzeugt einen tiefen Ohrton. Dieser Ton wird wahrscheinlich durch den Blutfluss in der Arteria carotis interna an ihrer Umknickung in der Pars petrosa des Schläfenbeins erzeugt. Sie ist nur durch eine feine Knochenplatte vom Innenohr getrennt, so dass bei strukturellen Veränderungen in diesem Bereich ein Tinnitus entstehen kann. Ebenso kann der vestibuläre Nerv des N. vestibulocochlearis durch Spannungen der Dura im Meatus acusticus internus des Schläfenbeins beeinträchtigt werden, mit der Folge von Hörstörungen.

Die Techniken der Wahl sind alle Schläfenbeintechniken, einschließlich der Behandlung des Kiefergelenks, die Lösung der suturalen Verbindungen des Schläfenbeins und die Technik der Eustachischen Tube (siehe Band II). (Die Nadelung des Dü 19 und die Behandlung der Nieren- oder Leberstörung entsprechend der chinesischen Medizin können die kraniosakrale Behandlung unterstützen.)

Verstauchungen, Verrenkungen und Frakturen

Die wichtigsten Techniken sind CV-4, Fluid Drive-Techniken, lokales „Unwinding" und Gewebeentspannungstechniken, entsprechend den in Kapitel 16 beschriebenen Diaphragmatechniken. An Frakturen müssen selbstverständlich zuerst alle notwendigen medizinischen Untersuchungen und Behandlungen durchgeführt werden. Die Regeneration der betroffenen Gewebe kann später aber durch Fluid Drive-Techniken und CV-4 beschleunigt werden.

Zerebrale ischämische Anfälle

Techniken: Diaphragma-Entspannungstechnik an der oberen Thoraxapertur, Lösung der hyoidalen Muskelspannungen, v. a. des M. omohyoideus, der Nackenmuskulatur und des M. sternocleidomastoideus, Behandlung der SSB und der intrakranialen Membranen (insbesondere die Os-parietale-Hebetechnik) sowie im Weiteren die Lösung aller anderen Dysfunktionen. Je nach zugrundeliegender Ursache für die Durchblutungsstörung des Gehirns sind Ernährungsberatungen und andere naturheilkundliche Maßnahmen durchzuführen. In jedem Fall ist eine weitere Abklärung von einem Facharzt angezeigt.

Weitere Krankheiten, die auf die kraniosakrale Behandlungsmethode ansprechen

- **Atemwegserkrankungen:** Infektiös, viral, allergisch, akut und chronisch, Husten, Atemnot, Emphysem, Tracheitis, Pharyngitis, Rhinopharyngitis, Angina tonsillaris, Laryngitis, funktionelle Heiserkeit, Rhinitis
- **Endokrine Störungen:** Hypophyse, Schilddrüse, Nebennieren, Ovarien
- **Fazialisparese sowie weitere Hirnnervsymptomatiken**
- **Gelenkbeschwerden:** Arthrosen, Arthritis, Rückenschmerzen, Lumbalgie, Ischialgie
- **Gynäkologische Störungen:** Amenorrhö, Dysmenorrhö, Störungen der Menopause, Stauungen im kleinen Becken, Schmerzen beim Sexualakt
- **Herz- und Gefäßstörungen:** Hypertonie, Hypotonie, Arrhythmie, Palpitation, Bradykardie, Tachykardie, Hämorrhoiden
- **Schlafstörungen**
- **Schwindel**
- Verbesserung des **Stimmvolumens** bei professionellen Sängern
- **Verdauungsstörungen:** Übelkeit, Aufstoßen, Leber-, Gallenblasenstörungen, Obstipation, Diarrhö, Kolitis, Enteritis, Gastritis, Hiatushernie

Quellenangabe:

1 Magoun, H. I.: Whiplash injury: A greater lesion complex. JAOA 63 (1964) 524–535.
2 Magoun, H. I.: Osteopathy in the cranial field. 3rd ed. Journal Printing Company, Kirksville 1976, S. 284.
3 Magoun, H. I.: Osteopathy in the cranial field. 3rd ed. Journal Printing Company, Kirksville 1976, S. 300.

Weitere Literaturhinweise:

Arbuckle, B. E.: The value of occipational and osteopathic manipulative therapy in the rehabilitation of the cerebral palsy victim. JAOA 55 (1955) 227–237.
Baily, K. G.: Head and trauma in children and its effects on pituitary gland. JAOA 54 (1954) 208–211.
Becker, R. E.: Whiplash Injuries. AAO Yearbook of Selected Osteopathic Papers, California (1958) und (1961).
Beckwith, C. G.: Headache. JAOA 48 (1949) 385–390.
Beter, T. R., Cragin, WE. & Drury, M.: The mentally retarded child and his motor behavior. Charles C. Thomas, Springfield 1972.
Billig, H. E. jr.: Traumatic neck, head, eye syndrome. J. Int. Col. Surg. 20 (1953) 558–561.
Blood, H. A.: Infections of the ear, nose and throat. Osteopath. Ann. 6 (1978) 14–18.
Busquet, L., Gabarel, B.: Ophtalmologie et osteopathie. Maloine, Paris 1988.
Bochurberg, C.: Traitement ostéopathique des rhinites et des sinusites chroniques. Maloine, Paris 1986.
Frymann, V. M.: Learning difficulties of children viewed in the light of osteopathic concept. JAOA 76 (1976) 46–61.
Frymann, V. M.: The osteopathic approach to cardiac and pulmonary problems. JAOA 77 (1978) 668–673.
Gelb, H. L., Tarte, J.: Two-year clinical dental evaluation of 200 cases of chronic headaches: The Cranioservical-Mandibular Syndrome. J. Am. Dent. Assoc. 91 (1975) 1230–1236.
Gelb, H. L. (Ed.): Clinical management of head, nech and TMJ pain and dysfunction. W. B. Saunders Co., Philadelphia 1976.
Harakal, J. H.: An osteopathically integrated approach to the whiplash complex. JAOA 74 (1975) 941–955.
Hier, D. R. et al.: Autism: Association with reversed cerebral asymmetry. Neurology 28 (1978) 348–349.
Hussar, C. J., Retzlaff, E. W., Mitchell, F. L. Jr., Kalbfell, J. J., Briner, B. J.: Combined osteopathic and dental treatment of cephalgia. JAOA 85 (1985) 605–606.

Issartel, L. und M.: L'osteopathie exactement. Robert Laffont, Paris 1983.

Lavitan, S.: The whiplash syndrome in the light of the craniosacral mechanisms. J. Clin. Chiropract. 2 (1977) 28.

Lay, E. M.: The osteopathic management of trigeminal neuralgia. JAOA 74 (1975) 55–71.

Lay, E. M.: The osteopathic management of temporomandibular joint dysfunction. In: Gelb, H. L. (Ed.): Clinical management of head, neck and TMJ pain and dysfunction. W. B. Saunders Co., Philadelphia 1976.

Lebowitz, M.: Treating the adrenal glands. Chiro Econ 2 (4) (1986).

Lippincott, R. C.: „Old timer's" osteopathy – an appreciation. AAO Yearbook 44 (1943) 24.

Magoun, H. I.: A pertinent approach to pituitary pathology. D.O. Magazine 11 (11) (1971) 133–141.

Magoun, H. I.: Idiopathic adolescent spinal scoliosis: A reasonable etiology. D.O. Magazine 13 (6) (1973) 151–160.

Magoun, H. I.: Osteopathic approach to dental enigmas. JAOA 62 (1962) 110–118.

Magoun, H. I.: The cranial concept in general practice. Osteopath. Ann. 4 (1976) 32–42.

Magoun, H. I.: The dental search for a common denominator in craniosacral pain and dysfunction. JAOA 78 (1979) 810.

Magoun, H. I.: Trauma – A neglected cause of cephalgia. JAOA 74 (1975) 400–410.

McCatty, R. R.: Esentials of craniosacral osteopathy. Ashgrove, Bath 1988.

Miller, H.: Head pain. JAOA 72 (1972) 135–143.

Mitchell, F. L.: Office management of acute torticollis. Osteopath. Ann. 2 (1974) 22–27.

Ramfjord, S. P.: Bruxism, a clinical and electromyographical study. J. Am. Dent. Assoc. 62 (1961).

Reid, C. C.: Cranial technik as related to eye, nose and throat. JAOA 48 (1948) 47–63.

Roca, P. D.: Ocular manifestations of whiplash injuries. Ann. Ophthalmol. 4 (1972) 63–73.

Rogal, O.: Head, facial and neck pain treatment. Position paper. Am. Acad. Head, Facial, Neck Pain & TMJ Ortho 1986.

Sergueef, N.: Die kraniosakrale Osteopathie bei Kindern. Deutsche Übersetzung von M. Seitschek. Verlag für Osteopathie Dr. Erich Wühr, Kötzing, Bayr. Wald.

Shapiro, S. L.: Otologie symptoms of cervical whiplash injuries. Eye, Ear, Nose & Throat Monthly 51 (1972) 259–263.

Sibayan, R. Q., Begemann, P. C., King, A. I., Gurdjian, E. S., Thomas, L. M.: Experimental hydrocephalus: ventricular cerebrospinal fluid pressure and waveform studies. Arch. Neurol. 23 (1970) 165–172.

Smith, S. D.: Head pain and stress from jaw point problems: Diagnosis & treatment in temporomandibular orthopedics. Osteopathic medicine 5 (2) (1980) 35–54.

Stevenson, G. M.: Improvement of traumatic head injuries under osteopathic care. JAOA 43 (1943) 120.

Stretch, O. M.: The pituitary and the ageing process in relation to the cranial concept. In: Brookes, D.: Lectures on cranial osteopathy. A manual for practitioners and students. Thorsons Publishers Limited, Wellingborough Northhamptomshire (1981) 129–134.

Tersant, C. D. de: Les sinus veineux du crane une cle des migraines. Verlaque, Aix en Provence 1993.

Travell, J. G.: Lecture on Head pain. Convocation of AAO, Colorado Springs 1973.

Upledger, J. E., Vredevoogd, J. D.: Craniosacral therapy. Eastland Press, Seattle 1983.

Upledger, J. E., Vredgevoogd, J. D.: Management of autogenic headache. Osteopath. Ann. 7 (1979) 6.

Wilson, P. T.: Cerebral palsy – a study of ninety-two cases. AAO Yearbook (1953) 157–161.

Wilson, P. T., Muir, W. P.: Tic douloureux. AAO Yearbook (1946) 47–55.

Winchell, C. S.: The hyperkinetic child. Greenwood publishers, Westport CT 1975

Woods, D.: Treatment of facial sinus dysfunction – An osteopathic approach. AAO Yearbook 1973, 49–54.

Woods, R. H.: Structural normalization in infants and children with particular reference to disturbances of the central nervous system. JAOA 72 (1973) 903–908.

Anhang 3

B. Cabarel und *M. Roques* untersuchten die Beziehung des PRM auf die Faszien und stellten eine Hypothese auf über den Einfluss des PRM und der Flexion- und Exspirationsphase auf die Bindegewebe und Faszien des Körpers. Dabei spielen die Hyaluronsäure in der Grundsubstanz des Bindegewebes und in der Gelenkflüssigkeit sowie das Enzym Hyaluronidase eine entscheidende Rolle. Die Hyaluronsäure ist ein hochvisköses und stark wasserbindendes Mukopolysaccharid. Ihre Funktion besteht darin, die Zellpermeabilität zu regulieren. Gleitbewegungen zu ermöglichen sowie das Eindringen von Keimen zu verhindern.
Die Hyaluronidase spaltet die Hyaluronsäure und führt auf diese Weise zu einer Strukturauflockerung des Bindegewebes und Erhöhung des Flüssigkeitsaustausches zwischen Gewebe und Gefäßsystem.
Während die Hyaluronidase die Viskosität des Gewebes erhöht und die Permeabilität senkt, senkt die Hyaluronidase die Gewebeviskosität und erhöht die Permeabilität.
Gabarel und *Roques* vermuten, dass die Wirkung dieser zwei Stoffe phasenweise zur Geltung kommt, und zwar im Rhythmus des primär respiratorischen Mechanismus und unter Mitwirkung des LCS und der extrazellulären Flüssigkeit. Dabei wirken der LCS und die extrazelluläre Flüssigkeit als Transportmedium für Elektrolyte in der Grundsubstanz, die wiederum zu einem Anstieg der Hyaluronidase führen.

In der Exspirationsphase des PRM werden nach *Gabarel* und *Roques* der Liquor cerebrospinalis und die extrazelluläre Flüssigkeit aus den extrazellulären Räumen verdrängt, mit der Folge, dass die Elektrolytspiegel in der Grundsubstanz abnehmen.
Bei jeder Inspirationsphase des PRM erhöht sich das Volumen des LCS und der extrazellulären Flüssigkeit in der Grundsubstanz mit der Folge, dass die Elektrolytspiegelung in der Grundsubstanz relativ zunehmen.
Da die Hyaluronidase ansteigt bei einer Zunahme von Elektrolyten in der Grundsubstanz, nehmen *Gabarel* und *Roques* an, dass während der Inspirationsphase des PRM die Konzentration der Hyaluronidase zunimmt. Die Folge ist erhöhte Permeabilität und verminderte Viskosität im Gewebe. Entsprechend nimmt die Konzentration der Hyaluronsäure während der Exspirationsphase zu, mit der Folge von verminderter Permeabilität und erhöhter Viskosität.

Inspirationsphase: Zunahme von Flüssigkeit und LCS in der Grundsubstanz → Elektrolytsteigerung in der Grundsubstanz → Anstieg der Hyaluronidase → Senkung (Depolymerisation) der Hyaluronsäure → Erhöhung der Permeabilität → Wasser und Elektrolyte dringen in die Zelle ein. Wasser und Metaboliten dringen in das Lymphsystem.

Exspirationsphase: Abnahme von Flüssigkeit und LCS in der Grundsubstanz → Elektrolytsenkung in der Grundsubstanz → Senkung der Hyaluronidase → Anstieg (Polymerisation) der Hyaluronsäure → Senkung der Permeabilität → Wasser und gelöste Stoffe verlassen die Zelle.

Literaturhinweis:

Gabarel, B., Roques, M.: Les fasciae. Tome I, Maloine, Paris 1985.

Anhang 4

Tabellen

Tabelle 23.1:

Sympathische Segmente

Segment	Innervationsgebiet
Th1 – 2	Kopf
Th 1 – 5	Herz
Th 2 – 5	Atmungstrakt
Th 4 – 6	Ösophagus
Th 6 – 12	Verdauungsorgane
Th 10 – L 2	Dickdarm, Nieren, Nebennieren, Blase, Genitalien
Th 2 – 9	Blutgefäße (Arteriolen) der oberen Extremitäten
Th 10 – L 2	Blutgefäße (Arteriolen) der unteren Extremitäten

Tabelle 23.2:

Parasympathische Segmente

Begleiteter Hirnnerv/Segment	Innervationsgebiet
N. oculomotorius (III)	Augen
N. facialis (VII)	Gesichtsdrüsen
N. glossopharyngeus (IX)	Gesichtsdrüsen
N. vagus (X)	Bauch- und Brustorgane, erste Colonhälfte (bis nahe der linken Flexur)
S 2/3/4 (Nn. splanchnici pelvici)	Beckenorgane und zweite Colonhälfte
S 1 – 2	Distales Kolon: Defäkation
S 2	Genitale: Erektion
S 3 – 4	Blase: Miktion

Tabelle 23.3: Segmentale Integration somatoviszeraler Impulse

Innervationsgebiet	Segment	Umschaltung	Weg in die Peripherie
Gesicht	C 8 – Th 3	Ggl. cervicale sup.	A. carotis externa
Haut von Kopf und Hals	C 8 – Th 3	Ggl. cervicale sup.	C 1 – 4
Hirn- und Kopfgefäße	C 8 – Th 3	Ggl. cervicale sup. Ggl. cervicale inf.	A. carotis interna/ A. vertebralis
Vertebrale Gefäße	C 8 – Th 3	Ggl. cervicale sup. med. inf.	A. carotis interna A. vertebralis
Schulter, obere Extremitäten	Th 2 – 7	Ggl. cervicale med. und inf. Th 1-Th 2	N. spinalis C 4 – Th 2, A. subclavia
Thorax, Abdomen	Th 1 – 12	Ggl. paravertebrale	N. spinalis Th 7 – L 2
Becken, untere Extremitäten	Th 10 – L2	Ggl. paravertebrale lumbale und sakrale	N. spinalis L 1 – S 5, A. femoralis

Tabelle 23.4: Segmentale Integration viszerovegetativer Impulse (Sympathicus)

Organ	Segment	Umschaltung
Auge	C 8 – Th 3	Ggl. cervicale sup.
Herz	Th 1 – 4	Ggl. cervicale sup., med., inf., Ggl. thoracale 1 – 4
Lunge	Th 1 – 5	Ggl. cervicale inf., Ggl. thoracica 1 – 5
Abdominale Organe	Th 6 – 12	Ggl. coeliacum, Ggl. mesentericum sup.
Magen	Th 6 – 9	Ggl. coeliacum
Dünndarm	Th 10 – 11	Ggl. coeliacum, Ggl. mesentericum sup.
Proximales Kolon	Th 12 – L 1	Ggl. mesentericum sup.
Leber	Th 6 – 9	Ggl. coeliacum
Pankreas	Th 6 – 10	Ggl. coeliacum
Niere	Th 12 – L 1	Ggl. renalis, Ggl. coeliacum
Nebennierenmark	Th 10 – L 4	Chromaffine Zellen
Beckenorgane	L 1 – 2	Ggl. mesentericum inf., Plexus hypogastricus
Distales Kolon	L 1 – L 2	Ggl. mesentericum inf., Plexus hypogastricus sup.
Blase, Genitalien	Th 12 – L 2	Plexus hypogastricus sup. und inf.
Prostata, Uterus	Th 12 – L 2	Plexus hypogastricus inf.

Tabelle 23.5: Segmentale Integration viszerovegetativer Impulse (Parasympathicus)

Organ	Segment	Umschaltung
Auge	Nucl. N. III rostral der Brücke	Ggl. ciliare
Tränen-Nasen-Gaumendrüse	Nucl. N. VII Kleinhirn-Brückenwinkel	Ggl. pterygopalatinum
Gland. submandibularis Gland. sublingualis	Nucl. N. VII Kleinhirn-Brückenwinkel	Ggl. submandibulare
Gland. parotidea	Nucl. N. IX Medulla oblongata	Ggl. oticum
Herz	Nucl. dors. N. X Medulla oblongata	Plexus cardiacus. superf. + prof.
Lunge	Nucl. dors. N. X Medulla oblongata	Plexus pulmonalis
Magen	Nucl. dors. N. X Medulla oblongata	Plexus myentericus + submucosus
Dünndarm	Nucl. dors. N. X Medulla oblongata	Plexus myentericus + submucosus
Proximales Kolon	Nucl. dors. N. X Medulla oblongata	Ggl. mesentericum inf.
Leber	Nucl. dors. N. X Medulla oblongata	Plexus heapaticus (Ggl. coeliacum)
Pankreas	Nucl. dors. N. X Medulla oblongata	Plexus pancreaticus (Ggl. coeliacum)
Niere	Nucl. dors. N. X Medulla oblongata	Plexus renalis, Ggl. coeliacum
Distales Kolon	S 1 – 2 Rückenmark	Plexus hypogastricus inf. + intramurale Ggl.
Genitalien	S 1 – 2 Rückenmark	Plexus hypogastricus inf. + intramurale Ggl.
Blase	S 1 – 2 Rückenmark	Plexus vesicalis + intramurale Ggl.

Zwei allgemeine Tabellen über Organ-Wirbel-Beziehungen werden im Folgenden dargestellt. Sie erlauben einen schnellen Überblick für die Praxis. Eine Vielzahl weiterer Wirbelzuordnungen wurden und werden veröffentlicht. Der Nachteil dieser Tabellen ist dabei meist, dass nicht zu ersehen ist, auf welcher Grundlage diese Zuordnungen erstellt wurden. Dies ist aber wichtig, um zu verstehen, welche Strukturen beteiligt sind und auf welchen Wegen mögliche Störungen übertragen werden können. Aus diesem Grunde wurden Tabellen über die sympathischen und parasympathischen Segmente, sowie über die segmentale Integration der somatoviszeralen und viszerovegetativen Impulse vorangestellt. Nicht das bloße Lernen von Zuordnungen sollte das Ziel eines Osteopathen werden, sondern das Verstehen, um die Zusammenhänge der verschiedenen Strukturen.

Tabelle 23.6:

Wirbel-Organ-Beziehungen

Wirbel	**Organe, Strukturen**
C 1	Zunge, Gesicht, Nacken, Larynx, Pharynx, Nase, Augen, Tonsillen, Ohren, Gehirn
C 2	Wie 1 + Magen
C 3	Wie 1 + Diaphragma
C 4	Diaphragma und Thyroidea
C 5	Thyroidea, Pharynx, Tonsillen, Mamma
C 6	Wie 5 + Herz
C 7	Wie 6 + Schulter, Ellenbogen, Nebennieren
Th 1	Gehirn, Gesicht, Nase, Ohren, Hals, Tonsillen, Ösophagus, Arm, Herz
Th 2	Herz, Mamma, Bronchien, Lunge, Thyroidea, Ohren, Augen, Gehirn
Th 3	Lunge, Pleura, Gehirn, Ohren
Th 4	Allgemeine Zirkulation, Herz, Leber, Magen, Pharynx, Tonsillen, Thyroidea
Th 5	Blut, Augen, Magen, Diaphragma, Herz
Th 6	Magen, Gehirn, Diaphragma, Leber
Th 7	Magen, Leber, Pankreas, Duodenum, Diaphragma
Th 8	Milz, Pankreas, Leber, Diaphragma
Th 9	Diaphragma, Pankreas, Milz, Leber
Th 10	Nieren, Pankreas, Leber, Augen, Schädel
Th 11	Dünndarm, Magen, Nieren, Peritoneum, Uterus, Gallenblase
Th 12	Peritoneum, Dünndarm, lymphatische Zirkulation, Niere, Prostata
L 1	Dickdarm, Blase, Prostata
L 2	Blase, Blinddarm, Dickdarm, Prostata
L 3	Ovarien/Hoden, Uterus
L 4	Uterus, Prostata, Ovarien/Hoden, Penis/Vagina, Ischiasnerv, untere Extremitäten
L 5	Rektum, Uterus, Ischiasnerv, untere Extremitäten
Os sacrale/ Os coccygeum	Rektum, Anus

Tabelle 23.7:

Organ-Wirbel-Beziehungen

Organ	Wirbel
Augen	C 1 – C 4, Th 5, Th 10
Blase	L 1, L 2, L 4
Blinddarm	L 2
Bronchien	Th 1, Th 2
Diaphragma	C 3 – C 5, Th 5 – Th 9
Dickdarm	L 1, L 2
Dünndarm	Th 11, Th 12
Gehirn	C 1, C 2, C 3, C 4, C 7, Th 2, Th 3
Gesicht	C 1 – C 4, Th 1, Th 2, Th 10
Herz	C 1 – C 4, Th 2 – Th 6
Larynx	C 1 – C 4, Th 1, Th 2
Leber	Th 4, Th 6, Th 7, Th 8, Th 9, Th 10
Lunge	C 1 – C 4, Th 2, Th 3, Th 7
Magen	C 1 – C 4, Th 4 – Th 7, Th 11
Mamma	C 6, C 7, Th 2 – Th 6
Milz	Th 6 – Th 9
Nase	C 1 – C 4, Th 1
Nebennieren	Th 9, C 7
Nieren	Th 10, Th 11, Th 12
Ohren	C 1 – C 4, Th 1 – Th 3
Ovarien/Hoden	Th 12, L 3
Pankreas	Th 8, Th 9
Penis/Vagina	L 4, L 2
Peritoneum	Th 11, Th 12, L 2
Pharynx	C 1, C 2, C 5 – C 7, Th 1, Th 4
Prostata	Th 12, L 1 – L 4
Rektum	L 4, L 5, Os sacrum/Os coccygeum
Schädel	C 1, C 2, C 3, C 4, Th 6, Th 10
Thyroidea	C 6, C 7, Th 2, Th 3, Th 4
Tonsillen	C 1 – C 7, Th 1, Th 4
Uterus	L 4, L 5, Os sacrum
Zähne	C 3, C 4, Th 1, Th 2
Zunge	C 1 – C 4, Th 1, Th 4

Anhang 5

Hirnnerven

Tabelle 23.8: Funktion der Hirnnerven (Mot. = motorisch, sens. = sensibel, sekr. = sekretorisch, sensor. = sensorisch) * = parasympathisch innervierte Strukturen

Hirnnerv	**Funktion**
N. olfactorius (I)	Riechnerv
N. opticus (II)	Sehnerv
N. oculomotorius (III)	**Mot.:** M. obliquus inferior, M. rectus superior, inferior, medialis; Augenhebung, -senkung, -medialbewegung, Verengung der Pupille*, Muskeln der Akkomodation* und Oberlidhebung
N. trochlearis (IV)	**Mot.:** M. obliquus superior: Blicksenkung, Abduktion, Einwärtsrollung
N. trigeminus (V)	**Sens.:** Gesicht, Nasennebenhöhlen, Zähne, Dura
N. ophtalmicus (V/1)	**Sens.:** Cornea, Conjunctiva, Iris, Tränendrüsen, Oberlid, Augenbrauen, frontale Kopfhaut, Nasenschleimhaut, Gefäße
N. maxillaris (V/2)	**Sens.:** Oberlid, seitlicher Nasenanteil, Oberlippe, Oberkiefer, Zähne, Teil der Wangenschleimhaut, Nasenhöhle, Nasopharynx, Gefäße, Drüsen
N. mandibularis (V/3)	**Sens.:** Unterkiefer mit Zähnen, Haut und Schleimhaut, Wangenhaut und -schleimhaut, Ohrmuschel, äußerer Gehörgang, Kiefergelenk, Kaumuskeln, Speicheldrüsen, Gefäße, vordere $^{2}/_{3}$ der Zunge, Schläfengebiet **Mot.:** Kaumuskeln, Mm. tensores veli palatini, Trommelfell
N. abducens (VI)	**Mot.:** M. rectus lateralis; Lateralbewegung des Augapfels
N. facialis (VII)	**Mot.:** Gesichtsmuskeln. Muskeln der Kopfhaut und der Ohrmuschel Mm. buccinator, stapedius, stylohyoideus, Venter posterior des M. digastricus; Mimik, zum Teil die Sprech- und Kaubewegung **Sekr.:** Unterzungen-*, Tränendrüse*, Nasen*- und Gaumenschleimhautdrüsen* **Sensor.:** Vordere $^{2}/_{3}$ der Zunge, weicher Gaumen
N. vestibulocochlearis (VIII)	**Sensor.:** N. vestibularis: Gleichgewicht, Lage, Hals- und Kopfbewegungen N. cochlearis: Hörnerv
N. glossopharyngeus (IX)	**Mot.:** M. stylopharyngeus **Sekr.:** Parotis* und Schleimdrüsen* **Sens.:** Hintere $^{2}/_{3}$ der Zunge, Pharynx, pharyngealer Zungenanteil, Schlund, Tonsillen, Paukenhöhle, Tube, Mastoidzellen, Glomus* caroticum, Sinus caroticus* **Sensor.:** Hintere $^{2}/_{3}$ der Zunge
N. vagus (X)	**Mot.:** Rachenmuskeln, Schlundschnürer **Parasympath.:** Trachea, Bronchien, Herz und Herzgefäße, Verdauungstrakt bis fast zur linken Kolonflexur, Niere **Somatosensibel:** Hirnhaut der hinteren Schädelgrube, Teile des Ohrs, des äußeren Gehörgangs und des Trommelfells **Sensor.:** Teil der Geschmacksempfindung aus Epiglottis und Valleculae
N. accessorius (XI)	**Mot.:** R. externus: M. trapezius, M. sternocleidomastoideus R. internus: Weicher Gaumen, außer M. tensor veli palatini
N. hypoglossus (XII)	**Mot.:** Zungenmuskeln

Tabelle 23.9: Allgemeine Klinik der zwölf Hirnnerven (Zusammenfassung)

Hirnnerv	Dysfunktion	Betroffene Strukturen
N. olfactorius (I)	Anosmie, Dysosmie	Os ethmoidale, Corpus sphenoidalis, Ala minor
N. opticus (II)	Gesichtsfeldausfälle Diplopie (Doppeltsehen)	Corpus sphenoidalis, Ala minor Tentorium cerebelli
N. oculomotoricus (III)	Divergenter Strabismus, Ptosis, Mydriasis	Ala major und Ala minor: (Fissura orbitalis superior), Sinus cavernosus, Tentorium cerebelli
N. trochlearis (IV)	Schwierigkeiten, nach außen und unten zu blicken	Tentorium cerebelli an seiner Anheftung am Keilbein, s. N. III
N. trigenimus (V)	Migräne, Trigeminusneuralgien, Sinusitis, Tic douloureux	Os temporale (Pars petrosa), Dura, C1, C2
N. ophthalmicus (V/1)	s. N. V	s. N. III und N. V
N. maxillaris (V/2)	s. N. V	Os sphenoidale, Ganglion sphenopalatinum, Sinus cavernosus, s. N. V
N. mandibularis (V/3)	Kiefergelenksschmerzen, s. N. V	Os sphenoidale
N. abducens (VI)	Konvergenter Strabismus, Nystagmus	Os sphenoidale, Ligamentum sphenopetrosum, Os temporale, s. N. III
N. faszialis (VII)	Fazialislähmung: Mundasymmetrie, Stirnrunzeln und Augenschluss nicht möglich Vorher genannte Symptome + Geschmacksstörungen der vorderen $^{2}/_{3}$ der Zunge, Speichelflussverminderung, Hyperakusis Vorher genannte Symptome + Retroaurikuläre Schmerzen, Hörstörung Vorher genannte Symptome + Störung weiterer Hirnnerven	Distal des For. stylomastoideum Canalis facialis, Chorda tympani, Fissura petrotympanica, Articulatio temporomandibularis Ggl. geniculi Intrakranial
N. vestibulocochlearis (VIII)	Schwerhörigkeit, Schwindel	Intraossale Läsionen des Os temporale, Art. temporomandibularis
N. glossopharyngeus (IX)	Schluckstörungen, Geschmacksstörung, hintere $^{1}/_{3}$ der Zunge, trockener Mund	Os occipitale, Os temporale: Foramen jugulare
N. vagus (X)	Erbrechen, Dyspnoe, Dysphagie, Herzstörung, Sprechstörung	Os occipitale, Os temporale: Foramen jugulare
N. accessorius (XI)	Torticollis (Schiefhals)	Os occipitale, Os temporale: Foramen jugulare
N. hypoglossus (XII)	Saugprobleme	Os occipitale: Canalis hypoglossalis

Anhang 6

Entwicklung und Verknöcherung der kranialen und sakralen Knochen

Anhang 6

Entwicklung und Verknöcherung der kranialen und sakralen Knochen

Tabelle 23.10:

Knochen	Intrauterin	Bei Geburt	1. Jahr
		Alle kranialen Knochen verbunden durch Knorpel 6 Fontanellen	Verdoppelte Schädelgröße Suturen beginnen sich zu formen Alle Fontanellen geschlosssen, bis auf die anteriore (ca. bis 18. Monat)
Os occipitale		4 Teile: ▶ 2 Partes condylares ▶ 1 Pars squamosa ▶ 1 Pars basilaris	
Os sphenoidale	Anteriorer und posteriorer Teil verbinden sich zw. dem 7. und 8. Fetalmonat	3 Teile: ▶ Corpus und Alae minores ▶ Ala major und Proc. pterygoideus links und rechts	Ossifiziert
Os temporale	3 Teile: ▶ Pars squamosa: 3. Monat ▶ Pars petrosa: 4. Monat ▶ Anulus tympanicus: 5. Monat	3 Teile: ▶ Pars squamosa ▶ Pars petrosa ▶ Anulus tympanicus	▶ Ossifiziert ▶ Bildung des Processus mastoideus
Os frontale		2 Teile: ▶ Rechter und linker Teil, verbunden durch die S. metopica	
Os parietale	45. Tag	▶ S. sagittalis ▶ Auszackungen beginnen sich zu bilden	
Os ethmoidale		2 laterale Teile, getrennt durch die Lamina perpendicularis	
Vomer	Vereinigung der 2 Septen im 3. Monat		
Os maxilla	6. Monat	Sutura incisiva trennt os incisivum von der Maxilla	
Os palatinum	45. Tag		

3. Jahr	6. Jahr	7.–9. Jahr	10.–25. Jahr
Alle Suturen und Auszackungen sind gebildet			
Condylosquamöse Verbindung geschlossen	Condylosquamöse Verbindung völlig ossifiziert	Pars basilaris ossifiziert mit Partes condylares	SSB ossifiziert
	Pars petrosa hat seine volle Größe entwickelt		
S. metopica beginnt sich zu verschließen	S. metopica geschlossen		
Auszackungen gebildet			
			Vollständig ossifiziert im 16 Lj.
			S. incisiva kann bis ins mittlere Lebensalter bestehen

Knochen	Intrauterin	Bei Geburt	1. Jahr
Os zygomaticum	5. Monat		
Os nasale	3. Monat		
Mandibula		2 „Hemi-Mandibulae" durch Knorpel (Symphyse) verbunden	Ossifiziert
Os lacrimale	3. Monat		
Atlas		3 Teile: ▶ Arcus anterior ▶ 2 laterale Teile, durch Knorpel verbunden	
Wirbel		3 Teile: ▶ Corpus ▶ 2 Teile des Arcus vertebrae	Die 2 Teile des Arcus verbinden sich posterior (von lumbal nach zervikal)
Os sacrale	Jeder Kreuzbeinwirbel entsteht aus mindestens 7–8 Ossifikationszentren	▶ 5 Kreuzbeinwirbel ▶ Ihre Corpora sind durch Knorpel getrennt	

3. Jahr	6. Jahr	7.–9. Jahr	10.–25. Jahr
Arcus posterior ossifiziert		Vollständig ossifiziert	
Der Corpus verbindet sich mit dem Arcus (von zevikal nach lumbal)	Der Corpus verbindet sich mit dem Arcus in Lumbalregion		Processus transversus wächst
			▶ Bis zum 25. Lj. ist die Ossifikation des Sakrum abgeschlossen

Sachverzeichnis

D

E

F

O

P

Q

R

T

U

V

W

Z

Ausbildung
Osteopathie Schule Deutschland (OSD)

Osteopathie Schule Deutschland

Osteopathen benötigen fundierte medizinische Kenntnisse. Sie müssen die menschliche Anatomie und ihre funktionellen Wechselbeziehungen verinnerlicht haben. Sie brauchen ein hohes Maß an Feingefühl in den Fingern, damit sie mit den verschiedenen Organsystemen des Körpers Kontakt aufnehmen und ihre Signale verstehen können. Unerlässlich ist außerdem ein umfassendes Verständnis der Philosophie und der Konzepte der Osteopathie und ein hohes Maß an Verantwortlichkeit.

Deshalb steht in der Ausbildung der OSD die richtige Kombination von Herz, Hand und Kopf an vorderster Stelle.

Das Vermitteln und Erarbeiten von Kenntnissen auf theoretischer und praktischer Ebene erfolgt auf hohem Niveau. Der Unterricht wird stets den neuesten Erkenntnissen in der Lehre angepasst. Die Dozenten haben durch ihre Lehrtätigkeit an Universitäten und anderen Instituten in Europa und in den USA reiche Erfahrung und ein internationales Renommee. Nicht zuletzt durch die enge Zusammenarbeit mit der European School of Osteopathy (ESO), die 1951 in Paris ihren Ursprung nahm, steht die OSD verwurzelt in der osteopathischen Tradition und ist gleichzeitig in der Lage, gemeinsam neue Wege in der Osteopathie zu beschreiten sowie die weitere Erforschung der Osteopathie zu unterstützen.

Großen Wert wird auch auf die ganzheitliche Didaktik des Unterrichts gelegt, die Atmosphäre des Lernens und den Umgang miteinander. So werden die Voraussetzungen geschaffen für ein tiefgehendes erfüllendes Lernen sowie persönliches Wachstum. Gleichzeitig entsteht die Basis für eine Begegnung mit Patienten, die von Vertrauen und Respekt begleitet ist.

Die Atmosphäre im Seminarraum wird bestimmt durch die Dozenten und Dozentinnen, die ihre Freude am Lehren, ihre Begeisterung für die Osteopathie, ihre Praxiserfahrung und ihr Einfühlungsvermögen in den Unterricht einfließen lassen.

Bewusstes Berühren, „thinking, feeling, seeing, knowing fingers" zu erlangen ist ein Prozess, der nie endet. Die Osteopathie Schule Deutschland möchte den Studenten darin jedoch eine fundierte ganzheitliche Basis vermitteln, die ein erfüllteres Praktizieren, mehr Freude in der Therapie und tiefere Heilungserfolge möglich macht. Selbstverständlich ist immer genügend Zeit für praktisches Üben unter fachlicher Anleitung, so dass nach jedem Kursteil das Gelernte in der Praxis angewendet werden kann.
Der Lehrplan und die Gesamtstundenzahl entspricht den Anforderungen der europäischen Konventionen und der Deutschen Akademie für Osteopathie. Am Ende der Ausbildung findet zusätzlich ein Abschluss an der European School of Osteopathy statt. Im Anschluss an eine nationale Prüfung ist die Erlangung eines D.O.-Titels möglich.
Die OSD leitet Ausbildungen in verschiedenen Städten Deutschlands.

„Der erste Schritt in der Osteopathie ist der Glaube an deinen eigenen Körper."

Andrew Taylor Still

Osteopathie Schule Deutschland
Sekretariat Eimsbütteler Chaussee 37
D-20259 Hamburg

Fax 0 40-46 88 23 99 · e-mail: OSD@osteopathie-schule.de
Video: Hypothesen und Forschungen über den Rhythmus des PRM.
Vortrag von Torsten Liem